# 요가 아나토미

## YOGA ANATOMY

# 요가아나토미

(ILLUSTRATED)

# YOGA ANATOMY

KEY CONCEPTS FOR EVERYDAMNDAY!

WORDS STU GIRLING
IMAGES BUG FAWCETT

영 문 출 판 사

■ 대표역자
◆ **서하린**(울산 요가하루 원장/요메코 교육강사)
◆ **류남미**(한국체대 박사과정/요가강사/요메코 교육강사)
◆ **박해나**(물리치료과 해부학수료/요가강사/요메코 교육강사)

■ **공동 역자**(가나다 순)
**민보현**(두바이 항공승무원/요가강사)
**박솔아**(모브필라테스/요가강사)
**박수진**(창원 유일요가 원장)
**신다은**(모던필라테스, 한국치유요가)
**장은영**(파고다어학원 밀착오픽 대표강사)
**장혜진**(소메코 교육강사)
**전예린**(소메코 교육강사)
**정혜진**(요가/필라테스 강사)
**조환희**(리바디 요가강사)
**유현진**(리온필라테스 교육강사)
**한석영**(미국 요가 얼라이언스 E-ryt 500)



**요가아나토미**

2023년 9월 15일 초판 인쇄
2023년 9월 22일 초판 발행

지 은 이 : WORDS/STU GIRLING, IMAGES/BUG FAWCETT
옮 긴 이 : 서하린 · 류남미 · 박해나
발 행 인 : 박 병 조
발 행 처 : 도서출판 영문출판사
등 록 : 1987년 12월 21일 제2-419호
주 소 : 서울시 강남구 삼성동 69-2
전 화 : (02) 514-5590, 776-5590
팩 스 : (02) 756-8943
E-mail : yeongmunsa@empas.com
홈페이지 : www.ymsbook.net
정 가 : 35,000원
ISBN 978-89-7224-548-3 93510

※ 파본은 교환해 드립니다.

# 역자 소개

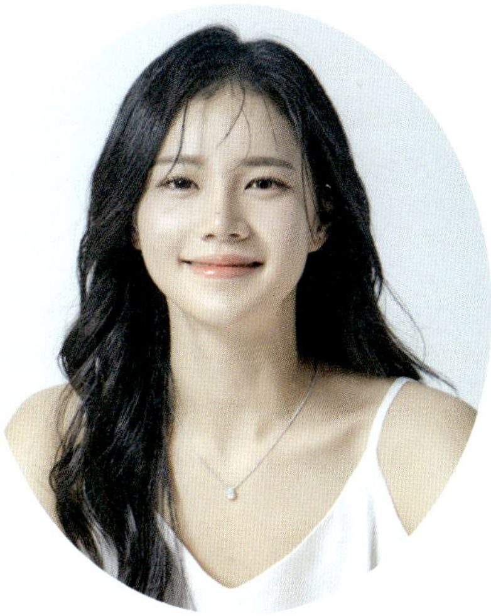

## 서하린

- 요가하루 대표원장
  등록민간자격 요가 지도자 양성
- 요가메디컬코리아(요메코) 교육강사

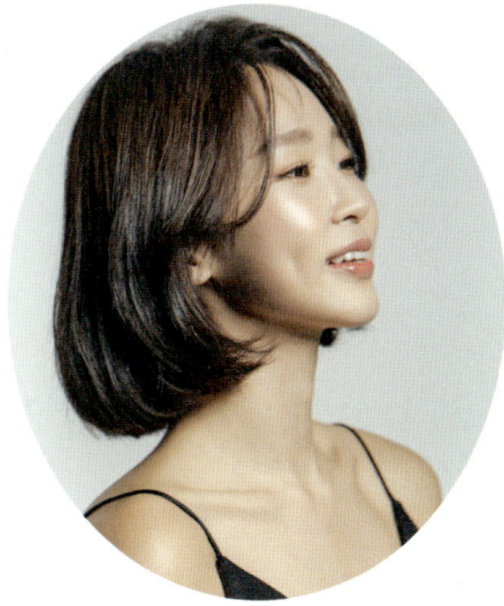

## 류남미

- 한국체육대학교 건강교육학 박사과정
- 한국체육대학교 사회체육대학원 석사
- 요가메디컬코리아(요메코) 교육강사
- NIKE YOGA INSTRUCTOR

## 박해나

- 수원여자대학교 물리치료학,
  해부학 전공과목이수
- 요가메디컬코리아(요메코) 교육강사
- 다수 기업강의 강사

천천히 간다고 걱정할 필요는 없다. 정말 걱정해야 할 것은 멈춰 있는 것이다.

소메코 故 이영진 그리고 요메코 드림.

# CONTENTS


## INTRODUCTION 9

## KEY CONCEPTS 13

Making shapes 자세 만들기 ..... 15
Individuality 개성 ..... 17
Gravity 중력 ..... 21
ROM 관절가동범위 ..... 25
Neurophysiology 신경생리학 ..... 31
Flexibility 유연성 ..... 35
Multi-segmental movement 다중 분절 움직임 ..... 51
Alignment 정렬 ..... 53
Moving in patterns 움직임 패턴 ..... 59
Compression 압박 ..... 63
Fighting own restrictions 저항에 맞서기 ..... 67
Fundamental movements 기본적인 움직임 ..... 71
Open & Closed Kinetic Chain 열린 & 닫힌 사슬 ..... 75
Relational movement 관련 움직임 ..... 79
Polyarticular muscles 다관절근육 ..... 81
Strength 근력 ..... 85
Variety 다양성 ..... 91
Opposing muscles restrict 길항근의 저항 ..... 95
Secondary action of muscles 근육의 이차 움직임 ..... 99
Psychology 심리학 ..... 103
Balance 균형 ..... 105
Risk Factors 위험요소 ..... 113
Fascial Considerations 근막에 대한 고찰 ..... 119
Breath 호흡 ..... 125
Breath and Posture 호흡과 자세 ..... 129
Breath and Trauma 호흡과 트라우마 ..... 133
Environmental Influences 환경적인 영향 ..... 139
Lifestyle 라이프스타일 ..... 141
Personal History 개인력 ..... 143

## BODY BITS 145

Body Bits Introduction Body Bits 들어가기 ..... 147
Foot & Ankle 발 & 발목 ..... 149
Knee 무릎 ..... 161
Hip 고관절 ..... 169
Spine 척추 ..... 181
Sacroiliac Joint 천장관절 ..... 195
Shoulder 어깨 ..... 199
Elbow & Wrist 팔꿈치 & 손목 ..... 215

## POSTURE GROUPS 225

Forward Bends 전굴 ..... 227
Hip Rotations 고관절회전 ..... 243
Backbends 후굴 ..... 255
Twists 비틀기 ..... 273
Postures Involving the Shoulders 어깨와 관련된 자세들 ..... 275
Inversions 거꾸로서기 ..... 291
Arm Balances 팔균형 ..... 297

## STU'S MODEL 307

## APPENDIX 325

# INTRODUCTION

# INTRODUCTION

이 책은 이해하기 쉽고 유용한 방식으로 여러분에게 기능적인 요가 아나토미의 핵심 개념을 소개하고자 합니다. 요가지도자와 수련생들이 수련하는 방법에 관해 현명한 결정을 내리도록 도움이 되는 여러 개념들을 제공할 예정입니다. 이를 위해 엄청난 재능을 가진 비주얼 아티스트 Bug Fawcett와 협력했으며 그의 대단하고도 놀라운 이미지들이 여러분의 전두엽 피질에 수많은 아이디어로 곧장 연결되기를 바랍니다.

해부학을 잘못된 방법으로 다루면 무미건조하고 재미없는 주제가 될 수 있으며, 오로지 직관에만 의지하는 것을 선호할 정도로 주제를 외면하기 매우 쉽습니다. 아직까지는 해부학을 이해하는데 있어 시간이 꽤 걸릴 수 있지만 약간의 추가적인 정보만 있다면 가능성은 무궁무진할 것입니다.

인간의 몸은 놀랍고 믿을 수 없을 정도로 복잡합니다. 그리고 이것을 성공적으로 움직이기 위한 열쇠는 쓸데없는 정보에서 길을 잃지 않고 우리가 사랑하는 요가에 초점을 유지하는 것입니다. 가능한 한 이해하기 쉬운 책을 만들기 위해, 저는 이 책 전체를 통해 간결한 어휘와 해부학적으로 정확한 단어를 사용할 것입니다. 또한 편안한 스타일로 아이디어를 구현하는 방법과 주요개념을 이해하기에 충분한 정보를 제공할 것입니다.

만약 여러분이 이러한 개념들을 받아들일 수 있다면, 요가 자세를 신체적 관점에서 분석할 수 있게 되며 더 효과적으로 시퀀스를 구성하고, 수련자의 한계를 이해해 요가 자세의 경험에서 그 특성을 인식할 수 있게 될 것입니다.

### 내용의 구성 Structure of Contents

이 책에는 다섯 개의 주요 챕터가 있습니다. 먼저 Key Concepts 다음으로 Body Bits, Posture Group, Stu의 Simple Model of Infinite Complexity 그리고 마지막으로 Appendix가 있습니다.

일반적인 책들과는 다른 것들을 다룰 것입니다. 많은 해부학 책들은 흥미진진한 내용으로 들어가기 전에 어떻게 사용하는지 인지하기 어려운 신체에 관한 모든 정보들로 시작합니다. 대신에 우리는 Key Concepts 챕터에서 인체의 구성과 그것이 움직임에 어떻게 영향을 미치는지 그리고 요가 자세를 만드는 능력에 대해 생각해 볼 것입니다.

이러한 개념들은 요가자세의 틀 안에서 신체적인 관점으로 몸을 어떻게 움직이는지 이해하는 도구를 제시합니다. 우리는 물론 요가의 맥락에서 Individuality, Pattern, Restriction, Variety, Breath 그리고 Strength와 같은 주제들 또한 고려할 것입니다.

우선, 여러분은 뼈와 근육의 이름을 다 알 필요는 없지만 어느 단계에서는 관절의 움직임과 함께 그것들을 머릿속으로 이해하고 싶어질 것입니다. 여러분 중 일부는 이미 충분히 알고 있을 것이기 때문에 이 내용들은 뒷부분의 Appendix에 실어두었습니다. 관련된 움직임과 함께 20여 개의 근육과 뼈에 대한 세부정보들은 여러분에게 필요한 용어로 쓰일 것입니다. 뼈와 근육의 이름을 먼저 알려고 하는 것은 여러분이 처음으로 파리를 여행하고 프랑스어로 아침을 주문할 수 없다는 사실을 알게 되기 전에 프랑스어 회화 한 토막을 배우는 것과 비슷합니다.

우리는 통합된 신체를 전체론적인 의학의 관점에서 보기를 원하지만, 이러한 것들을 배울 때 한 번에 한 영역을 보는 것이 작업을 더 간단하게 만듭니다. 이를 위해 Body Bits 챕터에서는 신체를 주요 관절인 Hip, Shoulder, Spine, Knee, Ankle 그리고 Wrist로 챕터를 나누었습니다. 각 챕터에서 우리는 관절 구조에 영향을 미칠 수 있는 요인들과 각 관절을 움직이는 근육들을 다뤄 볼 것입니다.

Body Bits 챕터에 이어 Backbend, Twists, Forward Bends, Hip Rotations, Shoulders Postures, Inversions 그리고 Arm Balances 챕터가 있습니다.

이전 챕터에서 주요 관절에 대해 배운 초반 개념과 결합하여 신체의 다른 부위 및 관련된 움직임 그룹에 적용할 것입니다. 어떤 자세나 시퀀스를 고려하기 위해 동일한 생각을 떠올릴 수 있도록 모든 것이 예시와 함께 제공될 것입니다.

Stu's Model 챕터에서는 현재까지의 삶뿐만 아니라 환경영향 그리고 라이프 스타일을 고려하여 보다 전체적인 틀 안에서 모든 것을 하나로 모으기 위해 노력할 것입니다.

책의 마지막 부분은 Appendix입니다. 여기서는 정의, 학습도구 그리고 Q n A를 찾을 수 있습니다.

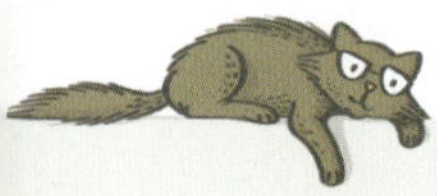

제가 직접 가르칠 때마다 대부분의 사람들은 신체적으로 경험하는 것이 이해력을 크게 향상시킨다는 것을 알기 때문에 저는 약 50%의 이론과 50%의 실기를 혼합하려고 노력합니다. 이를 위해 책 전체에 여러분이 시도할 수 있는 동작들을 꽤 많이 배치했고, 몸에 적절하다면 포기하지 마시고 도전해 보기를 확실히 제안하고 싶습니다. 또한 이 책에서는 해부학 괴짜들을 위해 몇 가지 세부사항을 추가한 곳이 몇 군데 있습니다. 머리가 터져버리겠다면 굳이 소화할 필요는 없습니다. 두 유형의 영역 모두 주변 텍스트와 구별되고 찾기 쉽도록 여기서와 같이 배경색이 지정됩니다. 아마 Betty의 고양이 Gerald도 출연할 것이며, 괴짜 파트라면 안경을 쓰고 있을 것입니다.

앞표지 안에는, 신체활동과 관련된 일반적인 면책조항과 이 책에서 제시하는 견해들이 나와 있습니다. 우리는 요즘 이런 종류의 것들을 보는데 너무 익숙해져서 충분히 인지하지 않고 있습니다. 그러나 우리는 이 책을 읽을 때뿐만 아니라 타의적이든 자기 주도적이든 신체활동에 참여할 때마다 자신의 몸에 대한 책임을 지는 것은 매우 중요합니다. 이 책의 목적은 요가를 어떻게 수련할 수 있는지에 대해 정보에 근거한 결정을 내리는데 도움을 주지만, 이것들이 전체적인 권장 사항은 아닙니다. 타당성이나 의학적인 이슈에 대해 의문이 있는 경우, 위험을 감수하지 말고 전문적인 의료진의 조언을 구하시길 바랍니다.

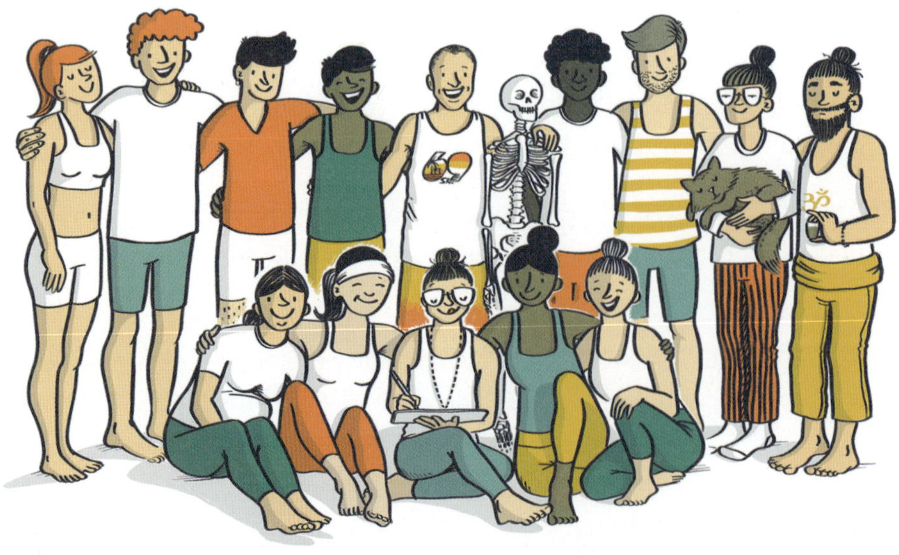

우리의 요가 친구들 – 우리는 모든 형상과 크기로 존재합니다.
뒷 줄 왼쪽에서 오른쪽으로 – Victoria, Doug, Dave, Vihan, Stu, Skelly, Aren, Ben, Betty, Zane
앞 줄 – Wendy, Jasmine, Bug, Myra, Sasha.

# KEY CONCEPTS

# MAKING SHAPES

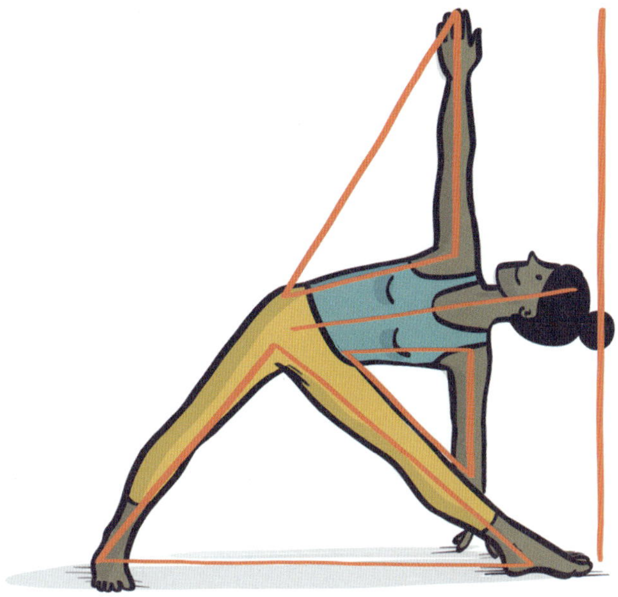

다양한 요가의 자세는 세부자세(sub-shapes)들로 구성되어 있습니다.

어떻게 몸으로 요가 자세를 만들 수 있을까요? 우리는 지도자의 가르침이나 책 또는 우리가 생각하는 자세와 거의 비슷하거나 그렇지 않은 자세로 우리의 몸을 입체적으로 움직여야 합니다. 이것은 우리 신체의 일부분을 매트나 주변 환경과 특별한 관계로 두는 것을 포함합니다. 팔은 천장을 향해 뻗고, 다리는 멀리 벌리고, 앞다리는 이러쿵 뒷다리는 저러쿵, 서고, 앉고, 고개를 들고, 숙이고, 한쪽 다리로, 한 손으로 상관없이 우리는 모양새를 만듭니다. 이것은 활동적이거나 정신적으로 또는 그 이상이 될 수도 있지만 신체적으로 우리는 자세를 만드는 것이 됩니다. 그것이 우리에게 미치는 영향은 우리가 어떤 형태를 만드는지, 얼마나 주의 깊게 하는지 그리고 어떤 취약점이 있는지의 여부에 달려있습니다. 뿐만 아니라 우리가 자세를 얼마나 오래 유지하는지, 수동적인지 능동적인지, 자세의 기반과 자세를 하려는 의도 등 그리고 어떤 맥락에 있는지도 필요합니다. 이것이 정렬처럼 들릴 수 있지만, 정렬은 몸을 가장 적절하게 위치시켜 자세의 본질을 이루는 것입니다. 물론 정렬도 관련이 있습니다. 그렇기에 정렬에 대한 또 다른 Key Concept 챕터가 있다는 것은 놀라운 일이 아니지요. Making Shapes 챕터는 자세의 모양을 만들거나 특정 정렬을 달성하기 위해 어디로 움직여야 하는지에 관한 것입니다. 자세의 모양에 대한 이해를 통해 필요한 움직임, 적극적으로 모양을 만들어 낼 근육 그리고 어디에서 제한이 생기는지 알아낼 수 있습니다.

여러분이 상상하는 방식으로 모양이나 자세를 만드는 것이 항상 가능한 것은 아니라는 것을 알아차렸을 수도 있고, 그 자세를 경험하는 방식을 바꾸려는 변화가 있을 수도 있습니다. 어떤 자세는 편안할 수도 있지만 다른 자세는 힘들거나 심지어 불가능해 보일 수도 있습니다. 이것은 각 형태의 구성요소와 매우 관련 있습니다. 여러분은 모든 자세를 스스로 다 잘할 수 있을지 모르겠지만, 다른 사람들에게는 끊임없는 도전이 될 수도 있다는 것을 기억하시길 바랍니다.

자세를 만들기 위해 움직임이 필요한 곳은 관절들이고 여러 요소들은 필요한 곳으로 원하는 만큼 움직일 수 있는지 여부에 영향을 줍니다. 비율, 유연성, 힘, 협응성, 골격구조 그리고 기술적 이론들은 단지 고려사항일 뿐이며 우리는 다음 챕터에서 더 자세히 살펴보도록 하겠습니다.

우리는 한 걸음 더 나아가 각 자세들은 세부자세(sub-shapes)들의 조합으로 통합된 몸에 살기 때문에 모두가 서로 관계가 있다고 말할 수 있습니다. 요컨대, 한 곳에서 충분히 움직일 수 없다면 일반적으로 다른 곳에서 그 차이를 메우려고 노력합니다. 보통 이것은 세부자세와 비슷하면서도 다르며, 항상 일어나지만은 않습니다. 부주의로든 무의식적으로 일어나든, 심지어 자발적으로 일어나든지 간에 우리는 자세의 의도에서 벗어나거나 특정 부위에 스트레스를 주기 쉽습니다.

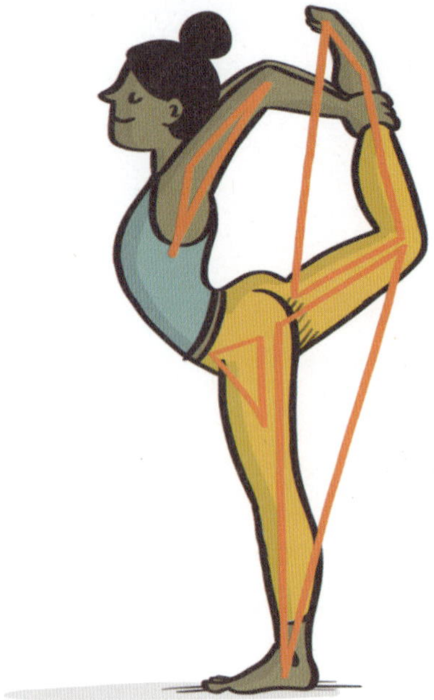
나타라자사사나와 자세의 세부 모양들

여러분은 *Natarajasana*(나타라자사사나, 댄서포즈)의 변형 동작 이미지에서 요가하는 숙녀분이 가장 많이 보상하는 부위가 어디인지 짚을 수 있나요? 그녀의 골반 각도를 보면 여전히 아래를 향하고 있고, 고관절 신전(다리가 엉덩이 보다 뒤로 움직이는)은 최소한으로 되어 있습니다. 그녀는 대부분 허리뿐만 아니라 어깨에서 이 움직임을 만들어내고 있습니다. 나중에 알게 되겠지만 우리 대부분은 고관절 신전이 많이 되지 않기 때문에 이런 자세를 할 경우 과한 움직임을 만들어내는 부위가 있을 수 있습니다. 그런 관점에서 우리는 이 자세를 완벽히 재현하는 것이 모든 사람에게 합리적이지 않을 수 있다고 말할 수 있습니다.

특정 부위에 제한된 ROM(Range of Motion)을 지니거나 다른 부위에서 과하게 유연한 경우, 이와 관련된 많은 동작에서 보상 패턴을 볼 수 있습니다. 예를 들면, *Virabhadrasana A*(비라바드라사나 A, 전사A 자세)에서 요추를 쉽게 신전하는 수련생들은 보통 골반을 앞으로 기울이고, 후굴을 증가시키는 보상작용으로 뒤로 뻗은 다리의 고관절 신전 움직임을 피합니다. 척추는 골반과 어깨 사이에 있기 때문에 대게는 보상 부위가 됩니다. 또한 수련생들은 어깨 굴곡(팔을 머리 위로 가져가는 것)이 제한될 때 허리에서 과도한 곡선을 자주 만들어냅니다.

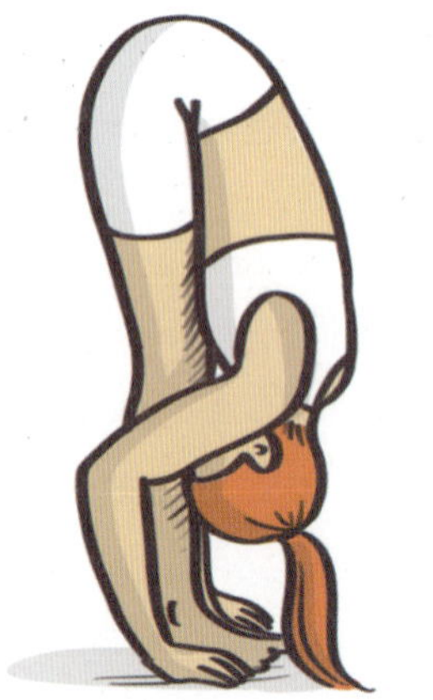
다리를 곧게 뻗은 고관절 굴곡의 기본적인 동작이에요.

여러분이 어렵거나 쉽다고 생각하는 많은 자세나 동작은 움직여야 하는 부위의 공통점이 있습니다. 우리는 최소에서 최대에 이르기까지 다양한 양을 요구하는 다른 움직임과 함께 특정 깊이까지 자세를 성공적으로 완성시키는 근본적인 움직임이 있다고 생각할 수 있습니다. 예를 들면, 서 있든 앉아있든 뻗은 다리 위 꼿꼿한 형태의 몸통을 만들고 싶다면 고관절 굴곡이 많이 필요합니다. 이처럼 특정 형태를 만들 수 있는 능력은 아마도 가장 많은 자세를 만들 수 있는 근본적인 움직임 중 하나가 될 수 있습니다.

보시다시피 우리는 기본적인 움직임을 통해 자세들을 고려할 수 있게 될 것입니다.

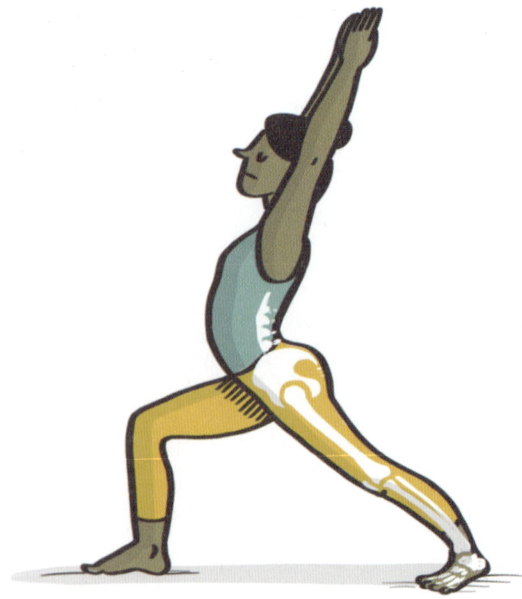
앞으로 기운 골반과 요추곡선을 볼 수 있어요.

## INDIVIDUALITY

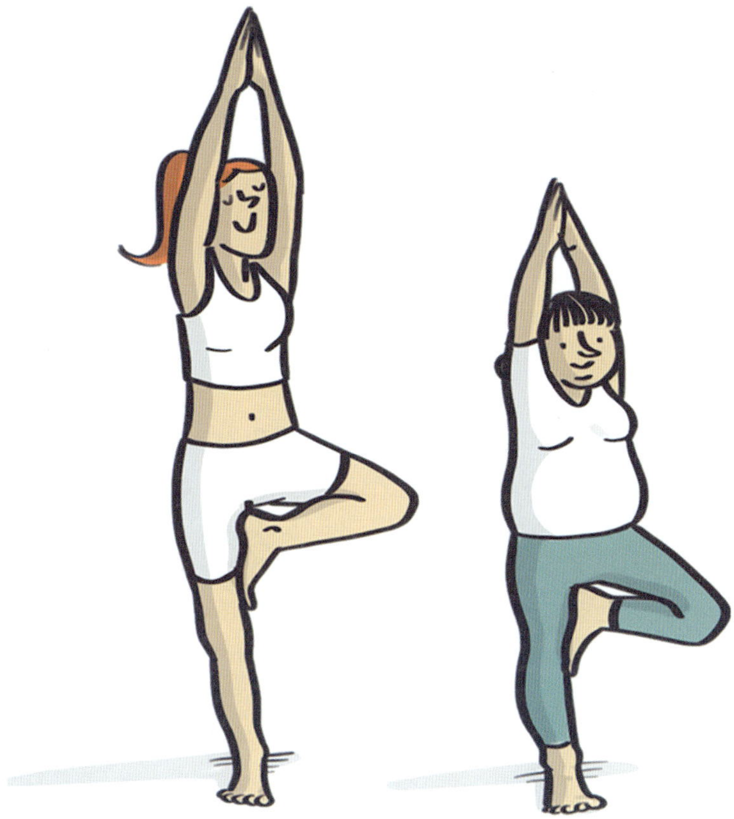

우리는 비슷해 보일지 모르지만 서로의 복제품은 아닙니다. 우리의 심리상태, 직업, 식습관과 수면 습관, 운동 선호, 인간관계, 민족성 등 다른 모든 것들을 제쳐두고 단지 신체적인 요소들만 고려한다 해도 우리는 같지 않습니다. 여러분의 친구, 가족, 직장동료들의 차이를 잠시 생각해 보세요. 키가 크고 작고, 뚱뚱하고, 날씬하고, 긴 팔과 짧은 팔, 긴 몸통, 두꺼운 다리, 넓은 몸통, 좁은 어깨, 긴 목, 짧은 목, 등 이들의 잠재적인 조합은 엄청납니다.

여기에 강함, 약함, 조화로움, 투박함, 유연함, 뻣뻣함, 활기참, 게으름, 건강함, 약함, 차분함, 느긋함, 스트레스, 불안 등 몇 가지 속성을 추가해 보도록 하겠습니다.

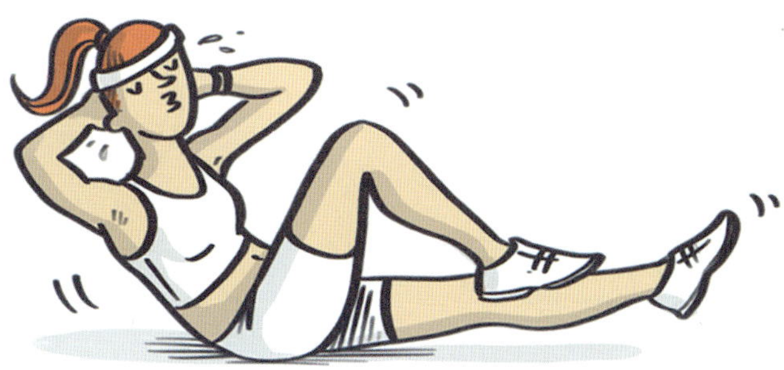

요가는 나를 매우 침착하게 만들어요, 하지만...

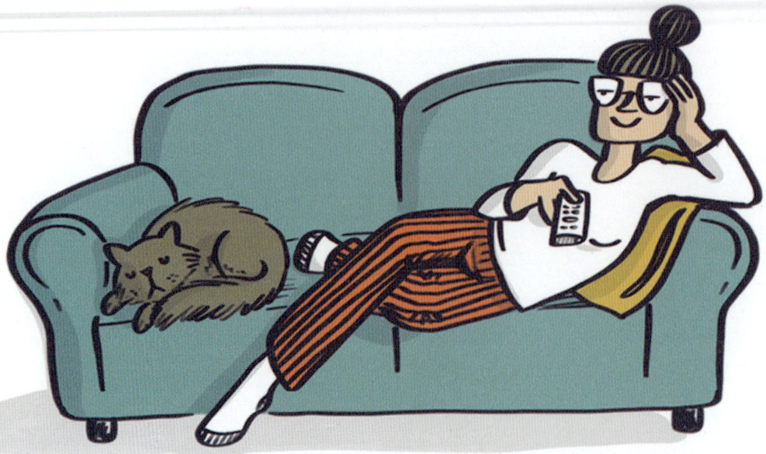

오늘은 요가를 건너뛰고 Gerald와 여기에 앉아있어야겠어요.

인간의 몸은 환상적이며 우리의 잠재력을 과소평가하고 싶지는 않지만, 우리 모두가 완전히 똑같거나 같은 방식으로 행동할 수 있게 만들어지지는 않았습니다.

간단한 실험을 해보시길 바랍니다. 여러분의 손목을 다른 손으로 움켜잡았을 때 엄지와 검지가 만날 수 있나요? 전 안돼요.

이것은 비례 관계로 이야기할 수 있습니다. 저는 여리여리한 손가락은 갖고 있지 않고 크고 튼튼한 손목이라, 아무리 반복하거나 매일 연습해도 결과가 바뀌지 않습니다. 이런 종류의 신체 부위 관계는 어느 부위에서나 반복되며, 어떤 것은 요가 자세를 만드는데 도움이 될 것이지만 또 어떤 것들은 해로울 수 있습니다. 우리가 흔히 볼 수 있는 비율의 한 가지 예는 몸통 길이에 대한 팔 길이입니다. 이 비율이 줄어들면 L자 버티기(L-sits)나 점프스루 같은 움직임이 더 어려워집니다. 이 중 많은 부분은 복부와 견갑대의 좋은 결합으로 보완할 수 있지만 여전히 힘들 수 있습니다. 짧은 팔은 머리서기 자세에서 머리에 가해지는 잠재적인 압력과도 관련이 있으며 이것은 나중에 논의하도록 하겠습니다.

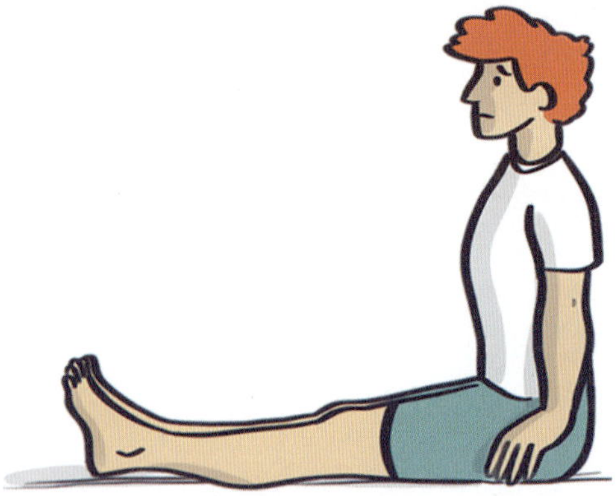

Doug는 몸통이 길고 팔은 길지 않아요.

어떤 특정한 요가 자세 자체가 특정 비율의 필요성을 강조할 수도 있지만, 중요하지 않을 수도 있습니다. *Kurmasana*(쿠르마사나, 거북이자세)를 생각해 보면, 다른 어떤 것도 이 자세에 방해되지 않는 것을 알 수 있습니다. 다리가 벌어져 있고 고관절에 여유가 있으면, 몸통은 다리 사이로 내려올 것이며, 이때 몸집이 크더라도 다리 길이는 중요하지 않습니다. 반면 허벅지가 굵고 몸통이 넓고 팔이 짧은데 *Supta Kurmasana*(숩타 쿠르마사나, 누운 거북이자세) 같은 자세를 취하려고 하면 손이 닿을 수 없을 것입니다. 고관절과 어깨에서 움직일 수 있는 충분한 가동범위(ROM)가 있을 수 있지만 비율이 이 자세에서 방해가 되기 때문입니다. 이때에는 당연히 스트랩을 잡아야 하며, 이와 같이 뒤로 두 손을 묶는 자세에서 비슷한 장애물을 쉽게 경험할 수 있습니다. 반대로,

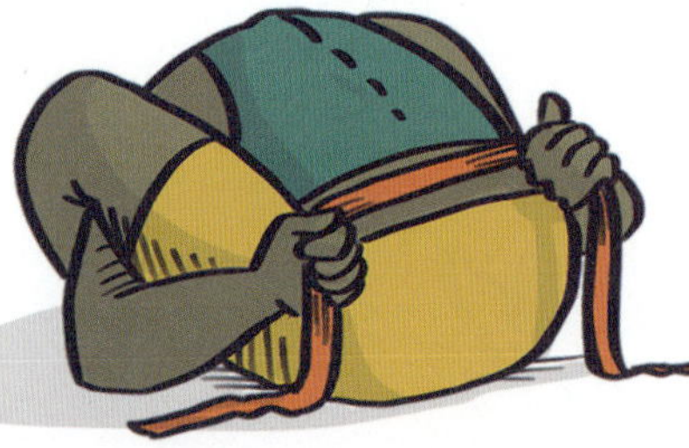

긴 팔을 원한다면 스트랩을 사용하세요.

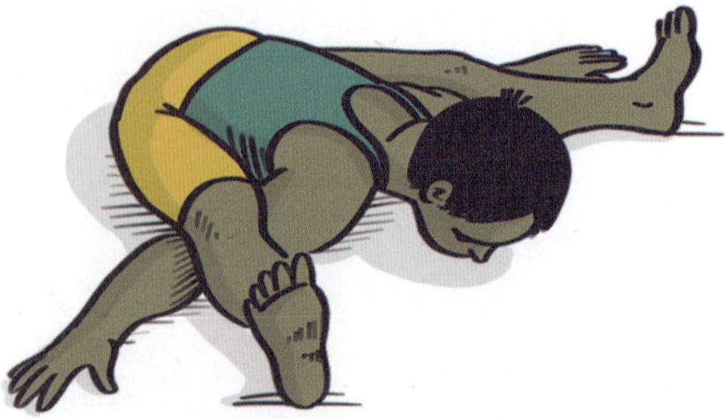

Vihan은 고관절 굴곡은 좋지만 체격이 다부지네요.

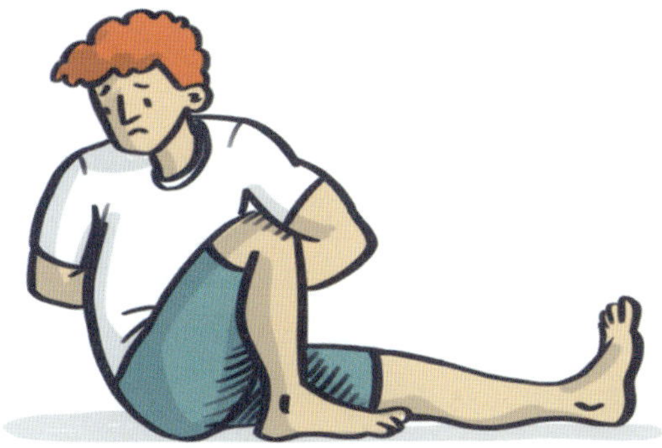

뒤로 두 손을 감쌀 때 Doug의 허리를 보세요.

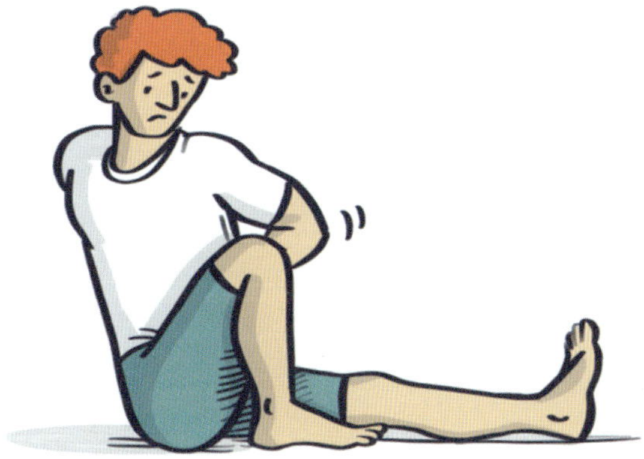

앗, 이렇게 긴 몸통을 가지고 있을 줄이야.

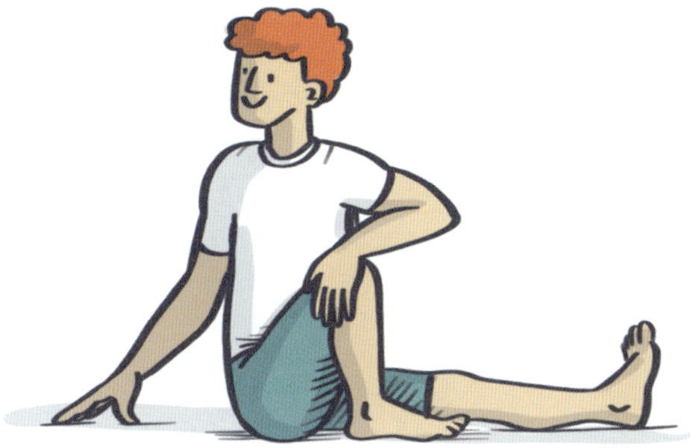

Doug의 경우, 감싸지 않는 것이 더 건강하답니다.

긴팔과 호리호리한 몸을 가진 수련생은 충분하지 않은 ROM을 그들의 비율이 보충함으로써 이러한 작업들로부터 벗어날 수 있습니다.

자세를 완벽히 재현할 수 없는 경우라면 오히려 다르게 하는 것이 건강에 좋을 수 있습니다. 몸통이 길고 평균의 다리 길이를 가진 사람을 생각해 봅시다. 이 사람이 *Marichyasana C*(마리차아사나 C, 현인마리치의 자세 C)와 같은 자세를 할 준비를 한다면, 다리를 접고 비틀 준비를 할 때 무릎이 겨드랑이의 높이보다 낮은 것을 볼 수 있습니다. 이때 척추로 다리를 감싸 안기 위해 척추를 둥글게 말고 싶은 유혹이 생길 것입니다. 그러나 이것은 둥글게 말린 척추에서 비틀어지기 때문에 그리 건강하지는 않습니다. 척추를 길게 유지하고 다리를 감싸는 것이 훨씬 더 낫습니다.

비율을 고르게 하기 위해서 또 다른 경우에는 블럭을 사용할 수 있습니다. 예를 들면, *Ardha Chandrasana*(아르다찬드라사나, 반달자세)의 경우, 긴 다리를 지닌 수련생은 손을 아래로 놓기 위해 몸통을 바닥으로 기울여야 할 것입니다. 이는 서 있는 다리의 고관절에 더 큰 유연함이 필요하고 다른 곳에서 보상을 유발할 수 있기 때문에 간단한 해결책으로 손아래에 블록을 놓을 수 있습니다.

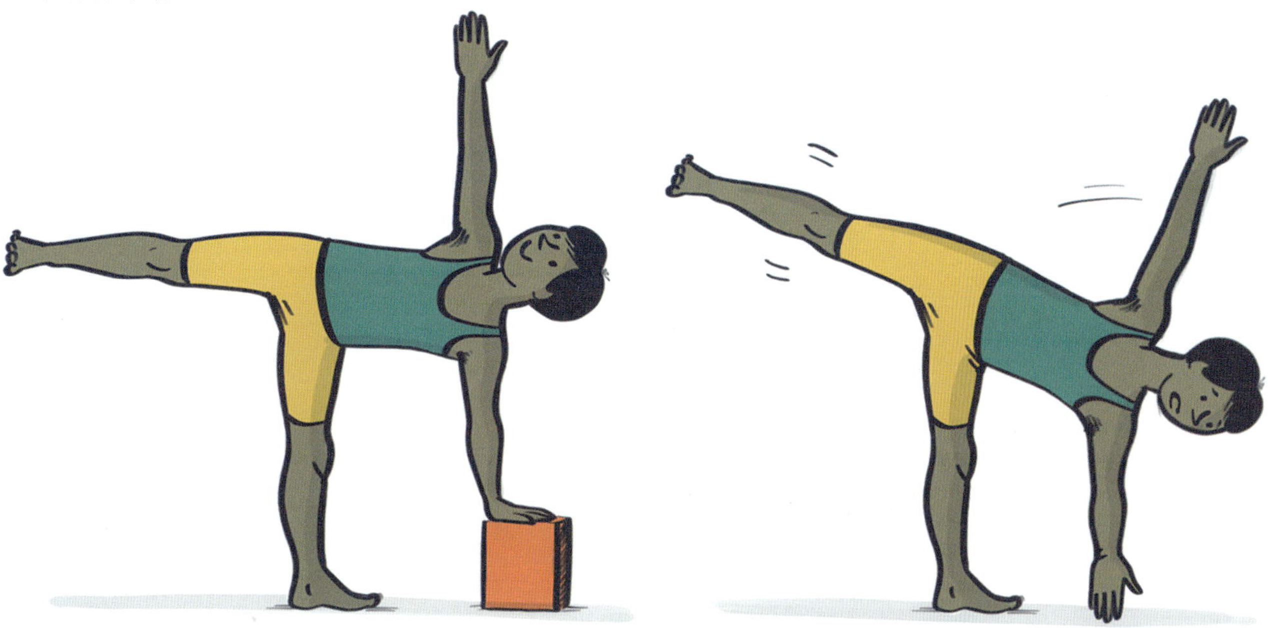

Vihan의 경우, 손 아래의 블록을 놓음으로써 몸을 더 나은 정렬로 가져갈 수 있어요.

아마 여러분도 자신의 몸에서 신체적인 불균형을 느낄 수 있습니다. 저는 큰 흉곽을 가지고 있어 흉곽의 아래쪽에서부터 장골능(골반의 둥근 위쪽 능선)까지 고작 엄지손가락 길이 정도밖에 되지 않습니다. 어린 시절 상급 사립학교에 다녔던 저는 교복을 입어야 했는데 절대 맞지가 않아 가슴부위는 터지고 허리 주변에 많은 천가지들로 펄럭이던 것을 기억합니다. 저는 워크샵에서 수련생들에게 골반 위에서 늑골 아래 사이에 얼마나 많은 공간이 있는지 느끼게 했으며, 이것은 손 한 뼘에서 저처럼 거의 없는 사람에 이르기까지 다양했습니다. 이때 제가 발견한 것 중 하나는, 비틀기를 할 때 꼿꼿하게 앉지 않으면 뼈끼리 서로 마찰이 된다는 사실이었습니다(좋은 예시니 기억하세요). 여러분은 제가 이러한 신체적 특성 때문에 얼마나 많은 기준 이하의 동작을 탓하는지 알게 되면 놀랄 것입니다. 후굴, 측굴, 마리차아사나 B와 D에서 발의 위치, 물론 비틀기는 일부에 불과합니다. 그런데도 긍정적인 측면으로 보자면 어떤 깡패가 제 신장에 펀치를 날리면, 신장은 잘 보호될 수 있겠지요.

아쉬탕가와 같은 일부 요가 스타일에서는 점프, 들어 올리기 및 밀기는 매우 중요합니다. 제 생각에 누군가의 비율은 이러한 동작을 수월하게 수행하는 데 큰 영향을 미칠 뿐만 아니라, 또 다른 의미로 신체가 너무 많은 일을 하는 것이 건강에 좋지 않다는 것을 나타낼 수도 있습니다. 예를 들면, 엉덩이가 크고, 허리 아래에 상대적으로 무거운 체질량을 갖고 있다면, 손목과 어깨는 동작 전환 시 그 부하를 감당해야 하므로 관절은 상대적으로 불안정하게 됩니다.

저는 여러분이 불안이나 스트레스를 겪는 사람, 10대 또는 80대, 운동을 처음 하는 사람 또는 운동선수를 위한 가장 알맞은 요가 수련에 대해 생각하셨으면 합니다. 우리는 개성 있는 사람들이고 우리의 요가 수련은 그것을 반영해야 하기 때문입니다. 일반적인 지도법은 움직임을 따라하게 하는 신호는 되겠지만, 대부분의 경우 다양한 사람들로 가득 찬 수업을 적절하게 처리하기에는 충분하지 않다는 것을 알아두시길 바랍니다.

## GRAVITY

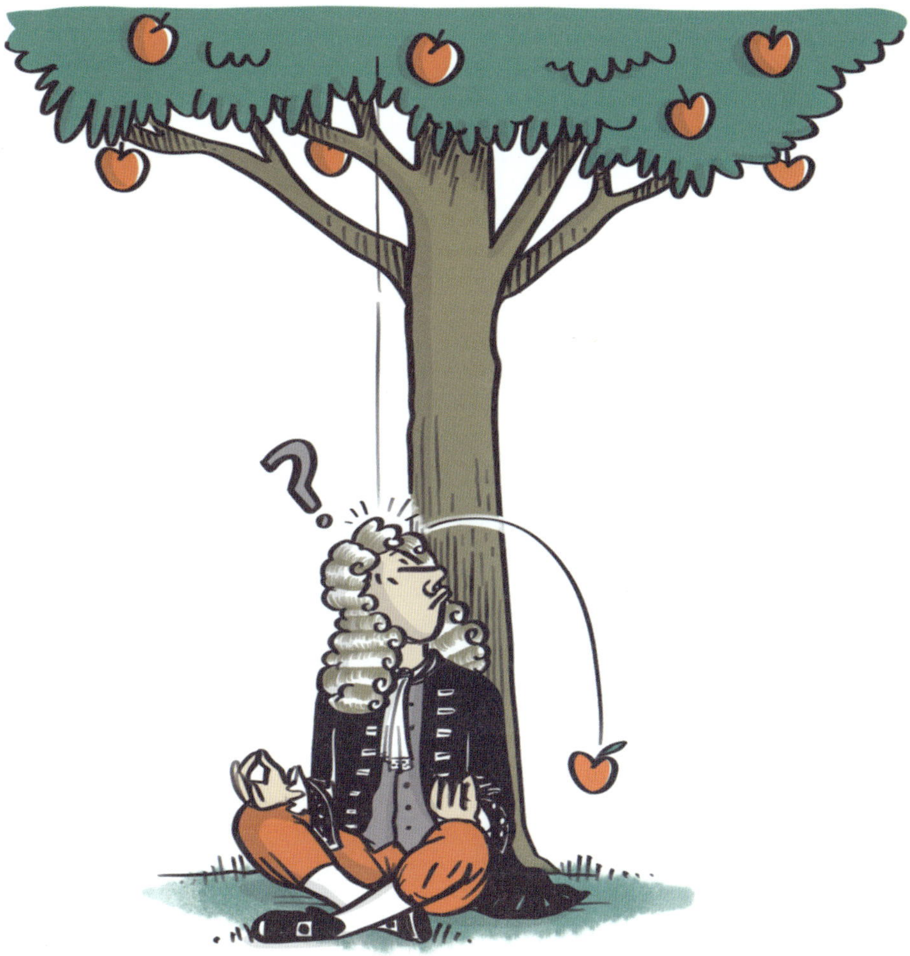

중력은 우리를 바닥과 요가매트로 끊임없이 당깁니다. 어두운 겨울날 매트 위에 앉는 것이 충분하지 않을 수도 있지만, 중력이 없다면 우리는 나무 위를 향해 떠올라갈 것입니다. 요가자세에서 중력이 우리에게 미치는 영향을 이해하면 여러분은 수많은 유레카의 순간들을 얻을 수 있습니다. 아이작 뉴턴이 처음 그 말을 한 건 아니지만, 그가 종종 아르키메데스의 유명한 감탄사를 사용했던 이유가 분명히 있었을 것이라고 확신합니다. 중력은 우리를 동작에 더 깊게 들어가게 하거나 더 깊이 들어가지 못하게 하고, 서두르게 하거나, 지면에 닿게 만들고 위치, 균형 그리고 필요한 근력에도 영향을 줄 수 있습니다. 중력은 우리가 매트 위에서 하는 모든 것의 구성요소가 되며, 이 영향은 사소한 수준에서 상당한 수준까지 다양합니다. 또한 중력은 방향이 바뀜에 따라 특정 동작을 수행하는데 어떤 근육이 필요한지에 대해 많은 수련생을 혼란스럽게 만듭니다.

팔을 들어 올린 다음 모든 근육에 힘을 빼보세요. 놀랍게도 팔은 그 자리에 머무르지 않고 다시 떨어집니다. 매번 반복할 때마다 결과는 똑같으며 여러분들도 마찬가지로 약 9.807m/s2의 가속도로 떨어집니다. 이제 손을 다리 위에 얹어보세요. 여러분은 팔의 무게가 다리를 누르는 것을 느낄 수 있습니다. 마치 사이비 과학처럼 우리가 요가 매트에서 무엇을 하든지 중력은 우리를 그쪽으로 데려가고 있다는 것을 인식할 필요가 있습니다. 그런 다음 이 지식을 사용하여 위에서 언급한 것과 어떻게 관련 있는지 알아보도록 하겠습니다.

동작의 깊이와 관련해 중력이 어떻게 우리를 돕거나 방해하는지에 대해 생각해 보도록 하겠습니다. 이와 관련하여 V포즈의 세 가지 예를 사용할 것이며, 간략하게 설명하기 위해 이름, 근육의 활동 또는 관절의 움직임에 대해 신경 쓰지 않고 오로지 우리 몸이 가고자 하는 방향과 결과에 대해서만 생각할 것입니다.

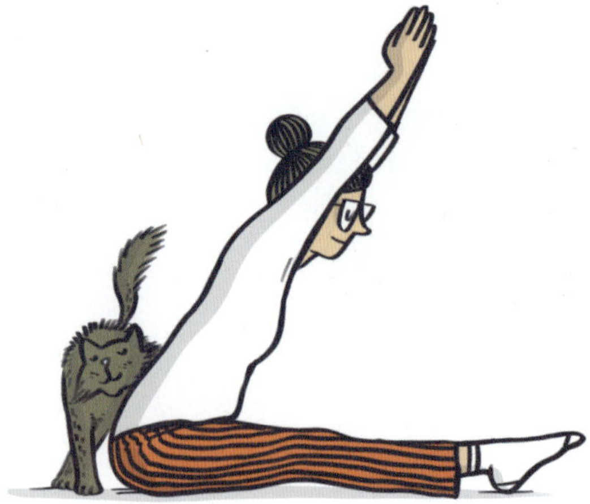

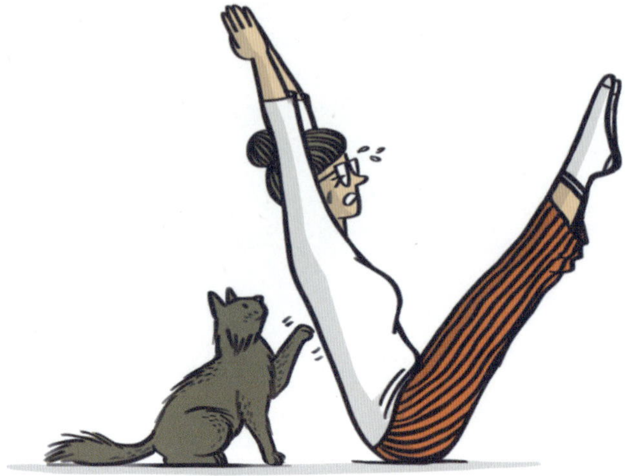

왼쪽 이미지에서 중력은 신체를 하체 쪽으로 끌어당겨 자세를 깊게 하는데 도움을 줍니다. 만약 상체를 하체로 끌어당기기 위해 어떠한 근육들도 쓰지 않기로 했다면 우리는 여전히 그 방향대로 가게 될 것입니다. 매우 수동적이면서, 잠시 동안 유지하는 것도 가능할 것입니다. 우리는 이것을 중력 보조 위치라고 부르며, 이것의 올바른 방향을 찾을 수 있다면 더 쉽게 동작을 만들 수도 있습니다.

다음 이미지에서 중력은 상체와 하체를 서로 멀어지게 하고 바닥을 향해 끌어당깁니다. 여기서 긴장을 풀지 않고 자세를 유지하기 위해 근육을 사용해야 합니다. 이 자세를 깊게 취하고 싶다면 중력과 연부조직의 제약을 극복하는 힘을 가질 필요가 있습니다. 이것은 중력에 맞섬으로써 더 강해지게 됩니다.

아래 이미지의 마지막 예에서 몸은 옆으로 누워 중력의 중립 위치에 있습니다. 물론 중력은 여전히 몸을 당기고 있지만, 자세를 더 깊게 하거나 상·하체를 떼어 놓고 있지는 않습니다. 여기서 더 깊은 자세를 유지하기 위해서는 근육의 개입이 필요하겠지만, 우리는 바닥으로부터 약간의 마찰과 연부조직의 제한에 맞서기만 하면 됩니다. 이것은 활동적인 움직임을 테스트하기 좋은 방향이 될 수 있습니다.

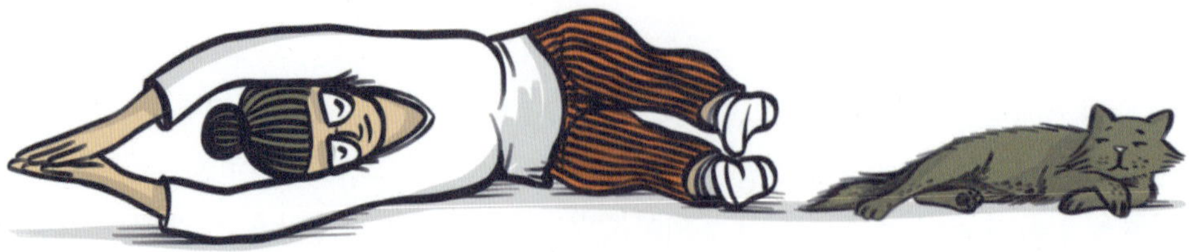

다음으로 가장 쉽게 생각할 수 있는 것은 근육 활동과 관절의 움직임의 잠재적 혼동을 유발한다는 것입니다. 관절이 움직일 때 그 방향으로 수축하는 근육들이 있고 이를 다시 가져오기 위해 수축하는 근육들이 있습니다. 예를 들면, 중력의 중립위치로 이동할 때 근육 수축은 몸으로부터 사지를 멀게 했다가 다시 돌아오기 위한 반대의 두 방향으로 관절을 움직일 필요가 있을 것입니다. 그러나 예시들과 팔 들어 올리기 테스트에서 볼 수 있듯이, 때로는 방향은 중력이 동작을 수행할 수 있도록 하는 것이므로 우리가 해야 할 일은 움직임을 조절하는 것입니다. 우리는 Strength 챕터에서 더 자세히 다루겠지만 지금 여러분이 거꾸로 매달려 팔을 들어 천장을 가리킨다고 상상해 보세요. 이번에는 팔을 몸 옆으로 가져오기 위해 근육을 움직여야 하지만

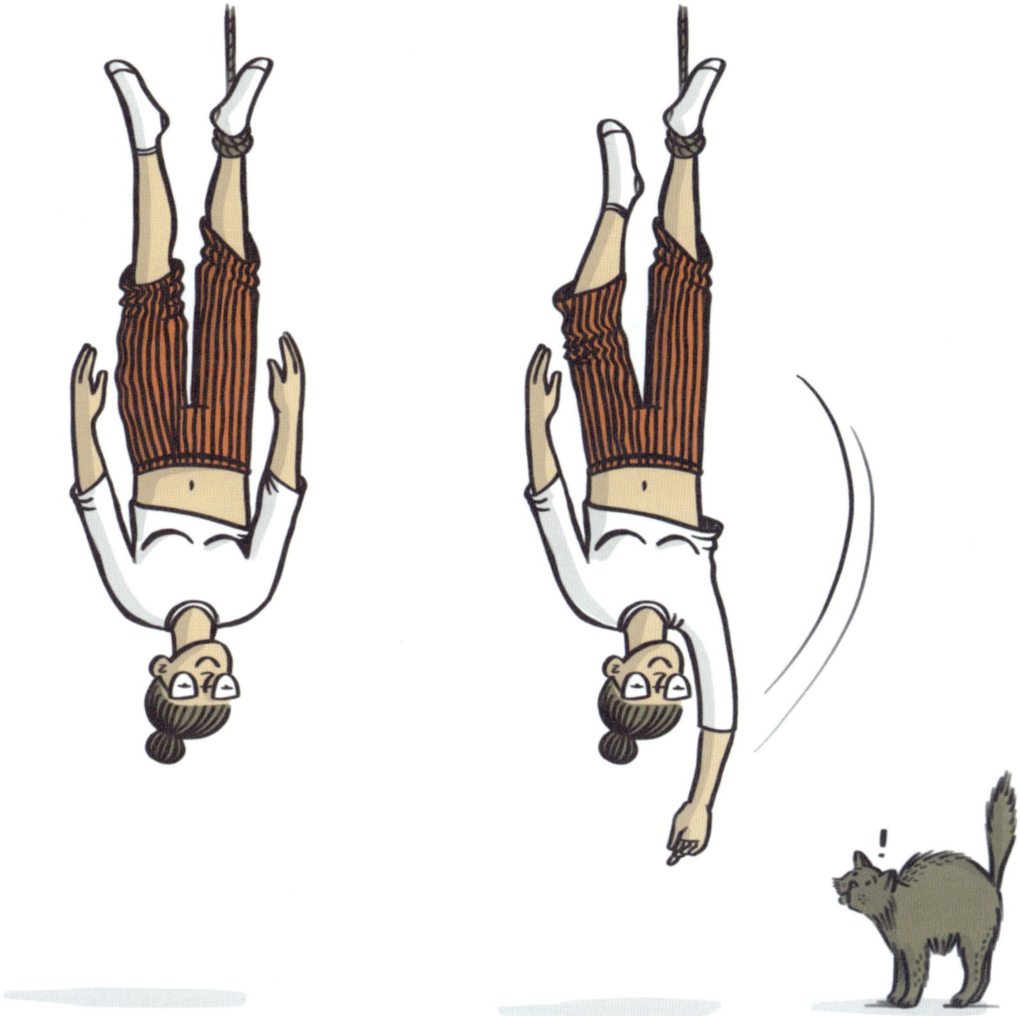

Betty가 플라잉요가를 등록했을 때 그녀가 상상했던 것은 아니었지만, 적어도 그녀는 우리를 위해 중력 개념을 시연할 수 있었어요. 중력의 방향은 움직임을 만들기 위해 근육을 수축할 필요가 있는지 또는 저항할지 결정하게 되지요.

이전의 예시에서는 팔이 옆으로 떨어졌습니다. 거꾸로 매달려 있는 상태에서 팔을 놓으면 머리 위로 자유롭게 떨어지지만, 머리 위로 팔을 뻗기 위해서는 근육을 사용해야 한다는 것을 알 수 있습니다.

이제 여러분은 제가 아주 명백한 사실을 지적하고 있다고 생각할 수도 있지만 놀랍게도 거의 모든 사람들이 자세를 취하기 위해 필요한 근육이 무엇인지 생각할 때 중력을 고려하지 않는 함정에 빠지게 됩니다. 만약 "하이플랭크에서 차투랑가까지 내려가는데 이두근이 사용된다"는 말을 수련생으로부터 들을 때마다 손가락 하나를 잘라낸다면 저는 손가락이 하나도 남아 있지 않을 것입니다. 지금 여러분 스스로 왜 이두근이 쓰이지 않는지에 대한 이유를 잘 생각해 보세요. 이는 책의 뒤에서 다시 다루도록 하겠습니다.

속도를 줄이지 않으면 팔이 얼마나 빨리 떨어지는지 눈치 채셨나요? 점프 전환 동작에서 중력에 저항하여 속도를 조절하지 않는 경우에도 마찬가지입니다. 더 빨리 이동할수록 더 서두르게 느껴질 것입니다. 운동량은 질량과 속도에 정비례하기 때문에 중력이 매트를 향해 가속할수록 몸을 제어하는데 더 많은 힘이 필요합니다. 우아하고 부드러운 움직임의 핵심은 빠르게 내려가는 것을 제어하는 것과 목적지에 천천히 도달할 수 있는지에 달려있습니다.

사람의 COG(Center of Greavity, 무게중심)는 질량이 고르게 분포된 지점입니다. 해부학적 자세에서 성인의 경우 COG는 서 있을 때 골반 중간 정도에 위치하지만 개인마다 질량 분포의 차이가 있어 다소 위 또는 아래로 움직입니다. 여성은 엉덩이

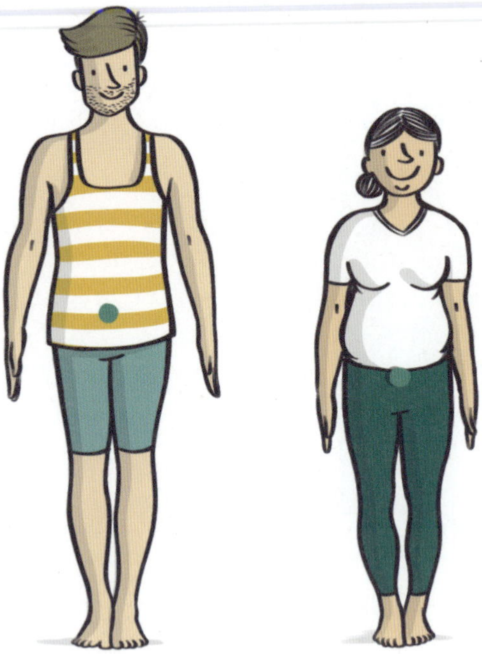

전체적인 비율과 체중 분포에 따라
무게 중심이 위·아래로 이동해요.

와 허벅지에 살이 더 많은 경향이 있어, 일반적으로 어깨가 더 큰 남성보다 COG가 약간 아래쪽에 위치합니다. 저는 다리가 무거운 편인데, 제 무거운 다리는 COG를 더 쉽게 균형을 이룰 수 있는 곳으로 가져오기 위해 어떤 자세에서는 위치를 조정해야 할 수도 있음을 의미합니다. 모든 사람들은 각자의 비율에 따라 자신만의 섬세한 조정을 수행해야 합니다.

COG는 신체에 고정된 지점이 아니라서 요가자세를 만들기 위해 몸을 이리저리 움직이는 것처럼 신체의 COG도 마찬가지로 이동합니다. 우리의 위치에 따라 COG는 심지어 신체 외부에 있을 수도 있습니다. COG와 BOS(Base of Support, 기저면)의 관계는 균형을 유지하기 위해 몸의 위치를 어떻게 잡아야 할지 결정할 것입니다. 균형에 대한 또 다른 챕터가 있으니 이 주제는 그 챕터에서 이야기하도록 하겠습니다. 여러분은 중력이 다른 많은 주제들에 어떻게 영향을 미치는지 알 수 있었으며, 아마 책 전반적으로 중력을 언급하거나 고려하는 것을 자주 볼 수 있을 것입니다.

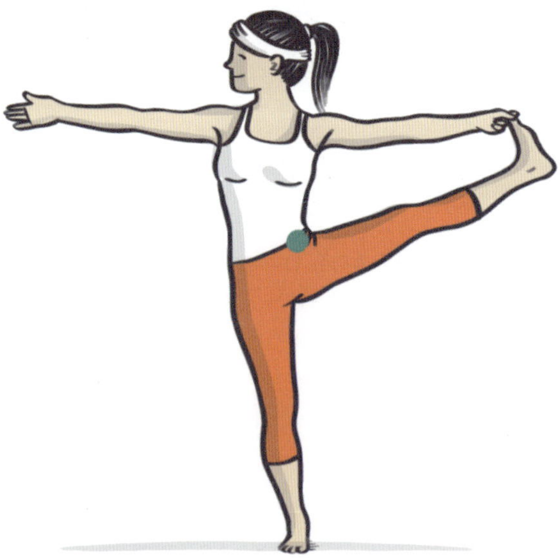

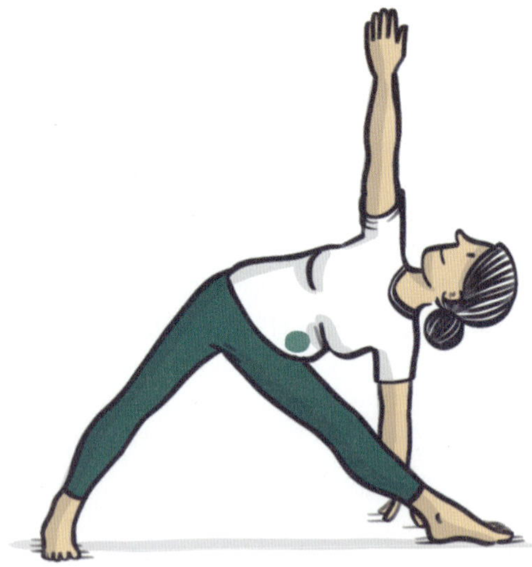

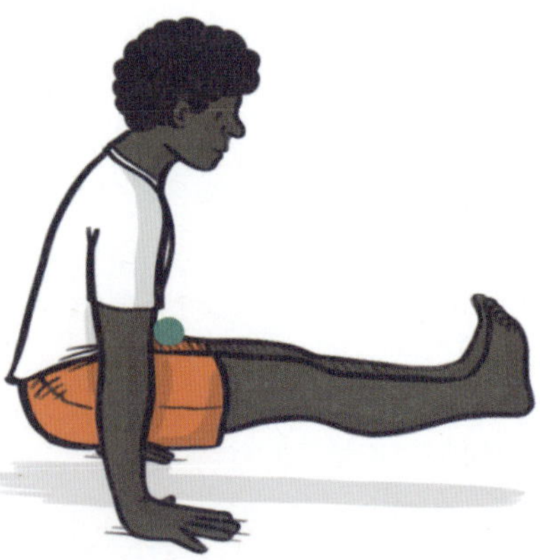

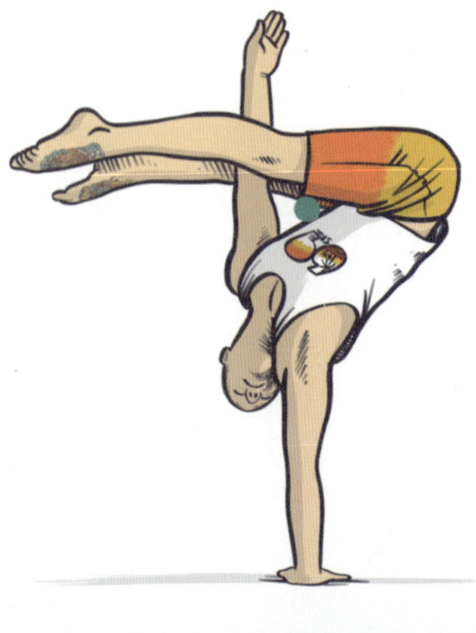

신체부위들의 관계가 바뀌어도 COG는 이동해요.

# RANGE OF MOTION

## 관절가동범위는 관절 및 방향에 따라 다릅니다.

저는 관절가동범위(Range of motion, ROM)를 개념의 왕이라고 부릅니다. 이것을 잘 이해한다면 의심의 여지없이 자세를 수행하는데 필요한 움직임과 동작의 구성요소를 직접적이고 훌륭한 방법으로 바라볼 수 있게 합니다. 여러분은 수련생이 어떤 자세에서 어려움을 겪을지 예측할 수 있고, 더욱 효과적인 시퀀스와 자세의 본질은 유지하면서, 개개인에게 맞춰 제공할 수 있게 될 것입니다. 따라서 이 챕터는 조금 길어질 것이므로 시간을 내어 완전히 이해되지 않은 것은 무엇이든지 짚고 넘어가세요. 일부 용어가 어렵다면 Appendix를 참조할 수 있습니다.

ROM은 관절이 특정 방향으로 움직일 수 있는 능력입니다. 과학적 환경에서는 각도 단위로 측정됩니다. 우리는 특정 수련생이 120°의 고관절 굴곡을 가지고 있고, 이는 이러한 동작 그룹에서 요구되는 주요 움직임이기 때문에 전굴에 문제가 없다고 말할 수 있습니다. 그에 비해 고관절 굴곡이 평균적인 사람은 90°를 달성할 수 있고 심하게 제한된 사람은 아마도 70°를 달성할 수 있을 것입니다. 고관절 ROM의 기록을 살펴보면 무릎을 굽힌 상태에서 고관절 굴곡을 측정하는데 여기서는 곧게 편 다리로 측정합니다. 우리의 목적을 위해, 편 다리와 굽힌 다리로 측정하는 고관절 굴곡을 구별하고 싶지만 이에 대해서는 나중에 다루겠습니다.

유연성은 우리가 움직일 수 있는 ROM과 직접적으로 연관됩니다. 따라서 위의 예를 가져오면, 고관절 굴곡에 있어 120°의 움직임을 지닌 사람은 유연하고 90°는 평균적인 유연성을 지니고 70°는 유연하지 않다고 말할 수 있습니다.

저는 다리를 곧게 펴거나 수직으로 들어 올리거나 또는 이와 비슷한 것보다는 90°라고 말하지만, 요가적 환경에서는 훨씬 더 많은 수련생이 이러한 특정 움직임을 많이 갖고 있거나 또는 이 움직임이 어렵다고 말할 가능성이 훨씬 높습니다. 특정 ROM의 여부는 기본적인 움직임과 그에 따른 요가 동작을 만드는 능력에 직접적인 관련이 있습니다. 제가 여러분에게 많은 것을 던졌어도 걱정하지 마시길 바랍니다.

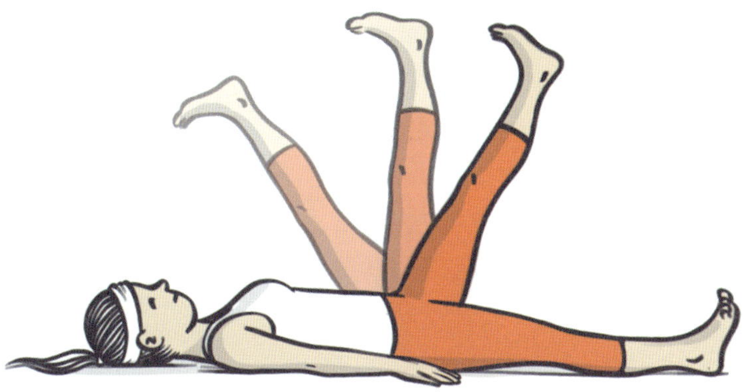

왼쪽에서 오른쪽으로 120°, 90°, 70°의 곧게 편 다리의 고관절 굴곡의 예

ROM을 생각할 때 고려해야 할 몇 가지가 있습니다. 각 관절의 디자인 때문에 특정 움직임만 수행할 수 있다고 말함으로써 시작할 수 있습니다. 그래서 예를 들면, 고관절과 같은 구상관절은 무릎과 같은 경첩관절 보다 더 많은 방향으로 움직인다는 것을 알고 있을 것입니다. 사람의 몸을 다룰 때 간단한 것은 없기에 비록 무릎을 경첩관절이라 부르더라도 실제로는 열고 닫는 문과는 달리 약간은 회전할 수 있기 때문에 변형된 경첩에 가깝습니다. 지금 직접 해보세요. 무릎에서 다리를 곧게 펴고(신전) 구부립니다(굴곡). 이제 무릎을 90°로 굽힌 상태에서 위쪽 다리를 가만히 유지한 채 아래쪽 다리를 바깥쪽과 안쪽으로 돌립니다. 이 움직임은 무릎에서도 일어납니다. 이 동작을 수행하는 동안 다른 방향보다 한 방향으로 더 많이 회전하는지 그리고 다시 되돌아오는지 주목해 보세요.

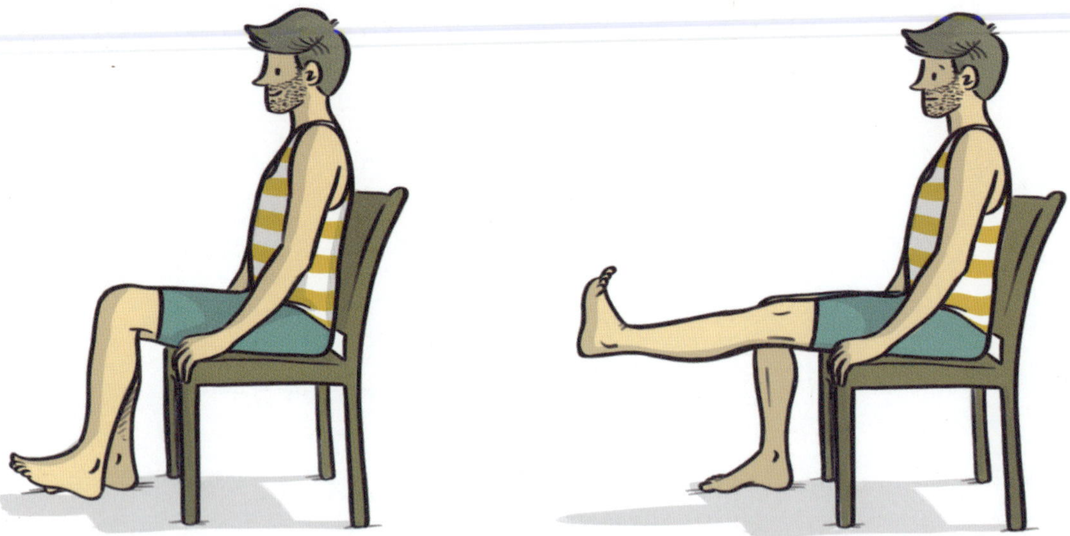

무릎의 경첩 움직임, 굴곡(왼쪽)과 신전(오른쪽)

이 모든 것들이 의미하는 바는, 우리는 다른 관절에서 어떤 움직임을 만들 수 있는지 알고 싶다고 해서 관절이 수행하지 않도록 디자인된 움직임은 시도하지 않아야 한다는 것입니다. 예를 들면, 무릎은 굴곡, 신전 그리고 약간 회전하도록 디자인되었지만 좌우로 움직이도록 의도된 것은 아닙니다. 우리가 요가 자세를 취할 때, 무릎에 좋지 않은 힘을 가하는 방식으로 아래쪽 다리를 지렛대로 사용하지 않도록 해야 합니다. 예를 들면, 고관절의 외회전이 충분하지 않고 다리를 *Padmasana*(파드마사나, 연꽃자세)로 두어야 할 때 이런 일이 발생할 수 있습니다.

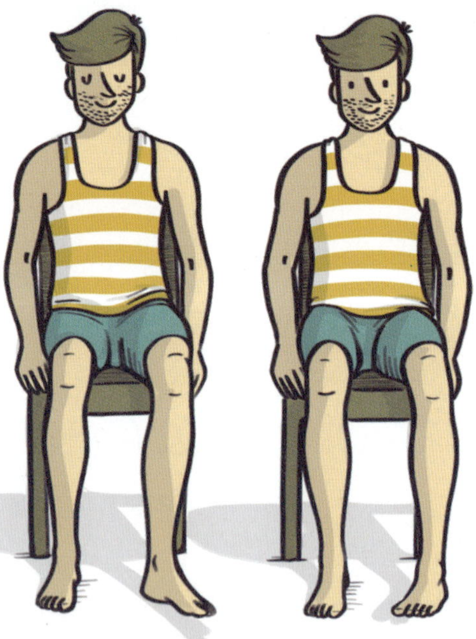

무릎은 회전도 하는 변형된 경첩이랍니다.

또한, 이 같은 정보는 특정 자세를 수행하기 위해 어떤 관절에서 무슨 움직임이 요구되어지는지 이해하는데 도움이 됩니다. 심지어 필요한 움직임에 따라 동작들을 나눌 수 있습니다. 따라서 우리는 이 그룹의 자세들은 고관절 굴곡에 좋다, 또 다른 그룹의 자세들은 고관절 외회전에 좋다라고 말할 수 있습니다. 물론 둘 이상의 그룹에 속하는 자세도 있을 수 있습니다.

각 개인마다 설계된 관절의 각도는 어느 정도의 차이가 있을 수 있으며 이러한 약간의 차이로 인해 일부 움직임이 더 쉽게 또는 어렵게 만들어질 수 있습니다. 예를 들면, 저의 고관절 소켓이 여러분보다 더 깊다면 더 안정적일 수는 있지만 대퇴부 측면의 큰 돌출부(대전자)가 평균보다 크다고 가정하면 이것은 뼈와 접촉하는 뼈(강한 압박)에 의해 특정 움직임이 제한된다는 것을 의미할 수 있습니다.

지금까지 이야기해 본 것을 바탕으로 우리는 다음과 같이 말할 수 있습니다.

- 모든 관절이 동일한 움직임을 할 수 있도록 만들어진 것은 아니다.
- 개인마다 약간의 차이가 있을 수 있다.
- 자세는 어떤 특정한 움직임을 필요로 한다.

우리는 초반에 ROM은 방향에 따라 다르다고 언급하였기 때문에 ROM에 대해 이야기할 때 특정 관절에서 수행하는 단일 움직임을 언급하고 있습니다. 우리는 가능한 모든 방향에서 동일하게 예상되는 ROM을 갖도록 설계되어 있지는 않습니다. 모두가 크게 다를 수 있습니다. 여러분이 무릎을 돌렸을 때 생각해 보세요. 제 무릎은 안쪽보다 바깥쪽으로 더 많이 돌아가는 것을 확인할 수 있습니다. 여러분은 어떠신가요? 보통 평균적으로, 무릎이 30°에서 90° 사이에서 굴곡될 때 외회전은 약 45°,

내회전은 약 25°입니다. 이것은 무릎이 완전히 펴질 때, 회전을 할 수 없을 때까지 다리가 곧게 펴지면서 감소합니다. 원한다면 지금 한번 시도해 보세요. 고관절 움직임이 개입되면 혼란스러우니 허벅지는 가만히 잡도록 합니다. 또한 여러분은 넘어질 수 있기 때문에 아랫다리와 관련된 발목은 가만히 유지하시길 바랍니다. 이것은 앞서 언급된 것처럼 무릎은 양쪽 방향으로 동일하게 회전되지 않습니다. 따라서 우리는 무릎의 회전을 동일하게 하려고 노력할 필요가 없습니다.

요가에서는 고관절 가동성을 매우 많이 사용하므로 관절의 움직임을 사용하여 방향별 개념을 탐구해 보도록 하겠습니다. 고관절에서 우리가 만드는 움직임은 굴곡, 신전, 내회전 및 외회전, 내전과 외전이 있습니다. 수평의 내전과 외전도 있지만 신경 쓰지 않겠습니다. 이러한 방향은 각각 고관절 각도가 약간 또는 많이 바뀔 가능성을 지닌 고유의 ROM이 있습니다. 개인마다 이러한 자세를 더 잘할 수 있으며 이를 통해 우리는 어떤 자세가 어려운지, 쉬운지 알 수 있습니다.

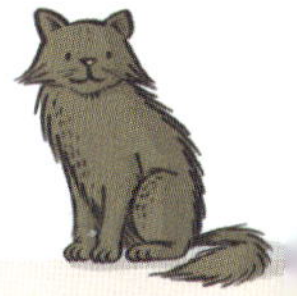

또 다른 실기 시간입니다. 우선 근육을 사용해 관절을 움직일 수 있는 정도인 능동적인 ROM으로 움직여 보겠습니다. 일어서서 여러분의 왼쪽 다리에 체중을 실어주세요.

- 오른쪽 다리는 쭉 펴고, 고관절만 움직이면서 가능한 한 높이 앞으로 들어 올리세요(뻗은 다리의 고관절 굴곡).
- 다리를 아래로 내린 다음 골반을 앞으로 기울이지 말고 쭉 뻗은 다리를 가능한 한 뒤로 가져가세요(고관절 신전).
- 이번에는 굽힌 무릎을 앞으로 가져오고, 허벅지는 바닥과 평행을 이루며 무릎은 90°가 됩니다. 고관절만 움직이고 무릎은 정면을 유지하면서, 고관절을 바깥으로 회전시키기 시작합니다. 그러면 발의 안쪽 날이 천장을 향하게 됩니다(외회전). 할 수 있는 만큼 회전한 다음, 다시 시작 위치로 돌아와 다른 방향을 시도합니다.

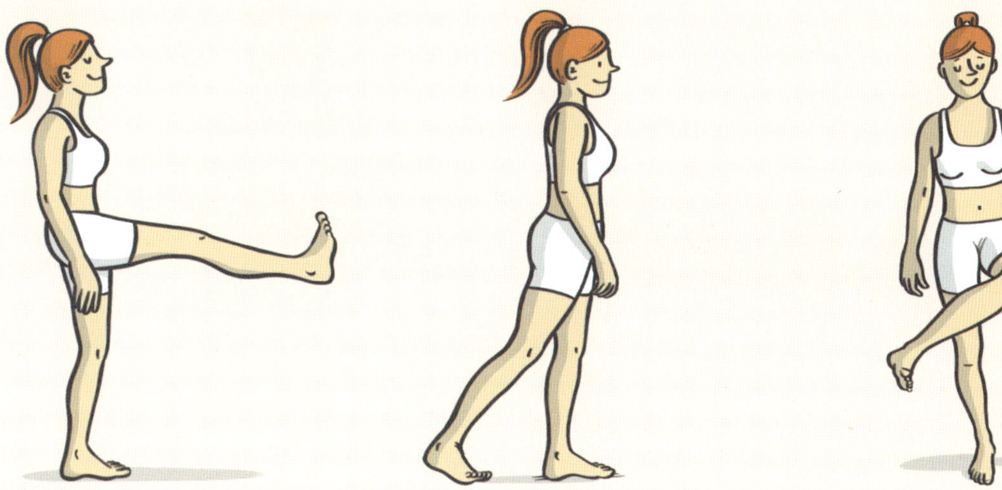

- 이번에는 고관절을 안쪽으로 회전시켜 발의 바깥쪽 날이 천장을 향해 이동합니다(내회전).
- 곧게 편 다리로 시작해 옆으로만 빼주세요(외전).
- 마지막으로 지지한 다리의 앞쪽으로 가로질러 가져가세요(내전).
- 이제 다른 쪽 다리로 바꾸어 같은 움직임을 시도해 보세요.

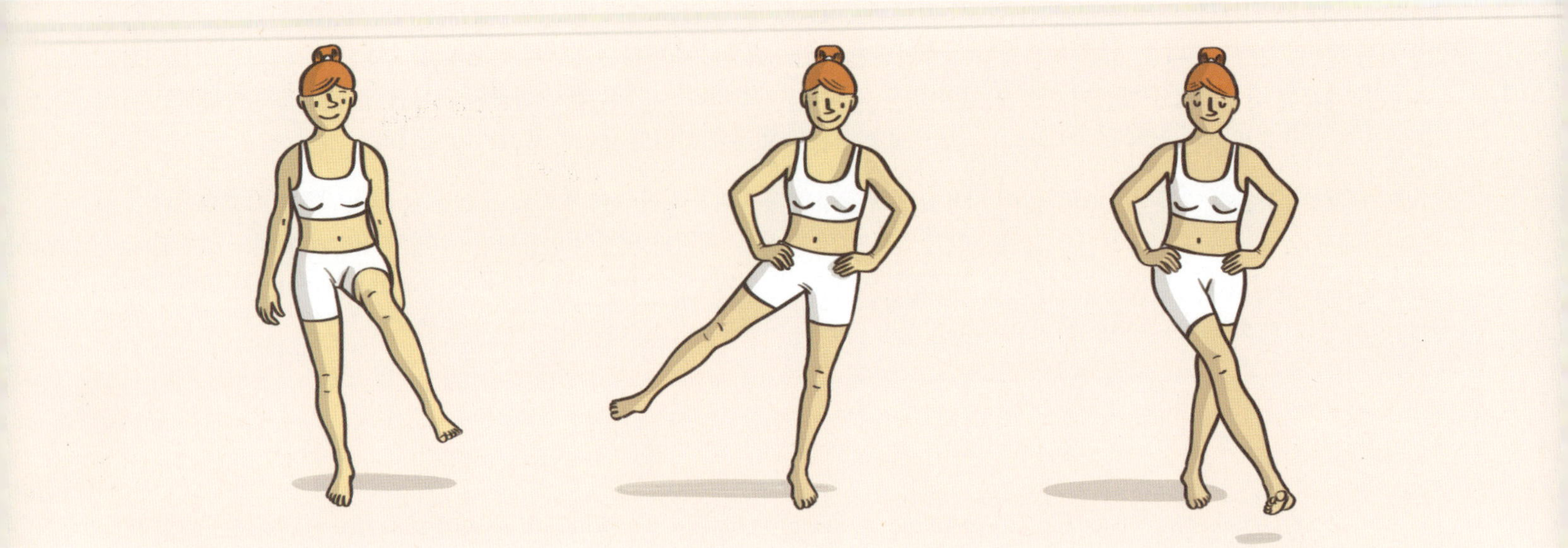

저는 여러분이 움직임 사이에 많은 차이를 발견하였을 거라 장담합니다. 아마도 어떤 곳에서 얼마나 적게 움직이는지 느꼈다면 조금 놀랐을 것입니다. 고관절 신전은 얼마나 되셨나요? 평균은 대략 20°입니다. 고관절 굴곡에 비하면 얼마 안 되는 각도이지만, 내전보다는 외전이 더 많고 일반적으로 내회전보다 외회전이 더 크다는 것을 알 수 있습니다. 그러나 어떤 사람들은 회전에 있어 반대가 맞을 수도 있습니다. 여러분이 수행한 그 움직임이 여러분의 익숙한 자세와 어떻게 관련이 있는지, 자신이 지니고 있는 어려움의 정도와 타당한 관계를 보여주는지 스스로 생각해 보세요. 한 방향으로 매우 자유롭게 움직이고 다른 방향으로 극도로 제한되는 경우는 드문 일이 아닙니다. 저는 전굴에 만족하지만 고관절 외회전을 수반한 다른 자세에서 큰 어려움을 겪는 수련생들을 종종 만나왔습니다.

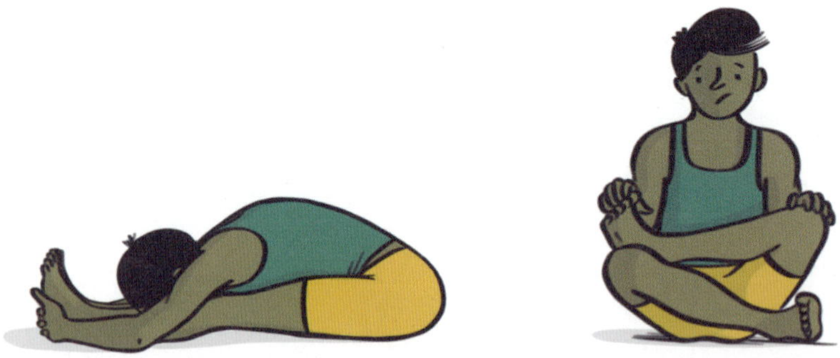

**어떤 움직임이 다른 움직임 보다 훨씬 더 쉽다는 것을 발견하는 것은 매우 흔한 일이죠.**

이러한 지식으로 무장하면, 우리는 더 많이 필요한 방향으로 ROM을 늘리기 위해 움직이면서 거기에서 의미하는 내재된 차이점들을 존중할 수 있습니다. 따라서 고관절은 움직임에 저항하기 위한 강력한 인대가 있기 때문에 90°의 고관절 신전을 할 수 있다고 생각하지 마세요. 30°를 달성하는 것도 엄청나게 고통스러운 일일 것입니다.

Q. 수련생이 *Hanumansana*(하누만아사나, 앞뒤로 다리찢기)를 할 수 있도록 하려면 어떻게 해야 될까요?

이제 답은 "어느 방향으로 고관절이 타이트 한가?"가 될 것이기 때문에 "고관절 전체가 뻣뻣해요"라고 말할 수 없게 되었네요.

앞서 관절마다 디자인(볼과 소켓, 경첩 등)으로 인해 다양한 움직임이 가능하다고 소개했습니다. 이것은 앞서 말한 '관절의 특징'을 말합니다. 여기에서 독립된 관절과 관련된 또 다른 요소가 있습니다. 고관절 굴곡에 움직임이 있다고 무릎, 고관절, 어깨, 척추 또는 팔꿈치 굴곡에 어려움이 있다는 건 아닙니다. 각 부위는 직업, 스포츠, 이전의 상해, 스트레스 등과 같은 노출된 요소에 영향을 받습니다. 예를 들면, 후굴 동작이 쉽고 전굴은 어렵다거나 그 반대인 경우와 같이 움직임의 종류 사이에 극단적인 차이가 있는 수련생들을 보는 것은 비교적 일반적일 것입니다.

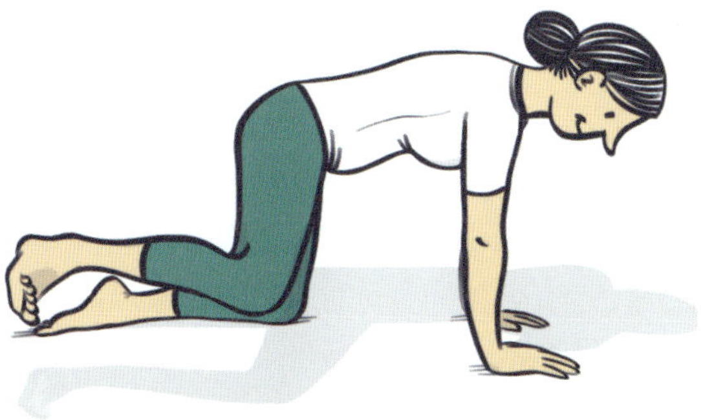

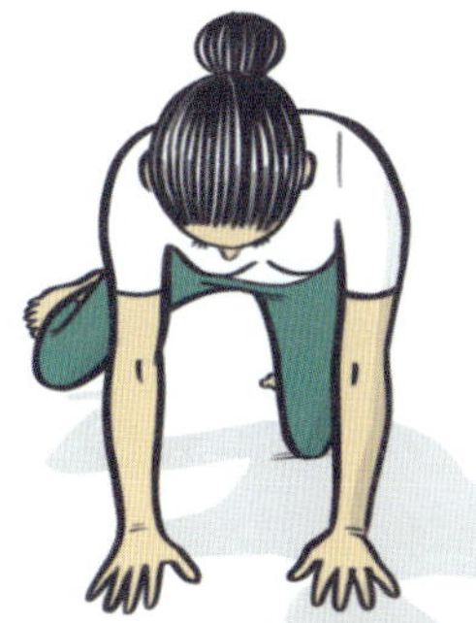

그림과 같이 한 다리를 옆으로 들어 올린 개 자세(peeing dog pose)는 능동적인 고관절 외전을 수반해요.

이제 여러분은 관절 ROM과 요가 수련에 대해 생각해보기 딱 좋은 시간이 될 것입니다. 하지만 걱정 마세요, 책 후반부에서 각각의 주요 관절을 차례로 볼 때 모든 개념을 하나로 묶을 것입니다.

앞서 고관절 실습에서 능동적인 ROM을 테스트하고 있다고 언급했습니다. 이것은 외부의 힘이 아닌 다른 긴장된 저항을 극복하기 위해 근육을 사용해야 했기 때문에 수동적이라고 불리는 다른 ROM의 형태보다 항상 적습니다. 수동적인 ROM의 예로는 중력의 도움을 받는 것, 제자리로 끌어당기는 것 또는 지도자의 도움을 받는 것을 포함합니다. 스트레칭을 하고 있는 근육의 반대쪽은 수동적으로 ROM을 통해 이완되고 능동적으로 움직일 때는 수축됩니다. 이상적으로는 우리가 가지고 있는 ROM을 제어할 수 있는 것이 바람직하기 때문에 능동적인 ROM과 수동적인 ROM 사이의 간극을 좁히는 것을 생각하고 싶습니다. 강화는 능동적인 ROM을 개선하는데 필수적인 요소이며 다음 챕터에서 더 자세히 설명하도록 하겠습니다.

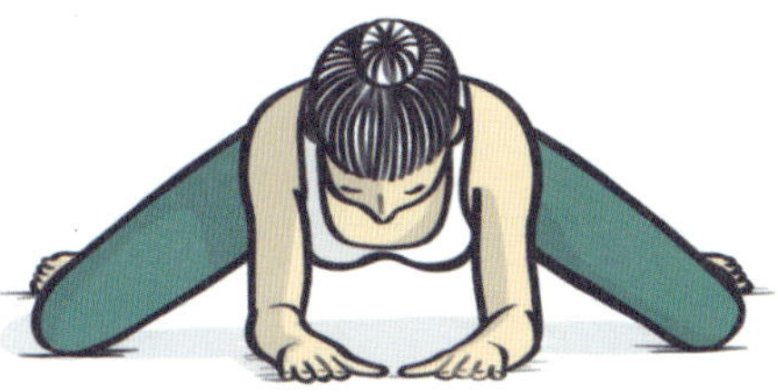

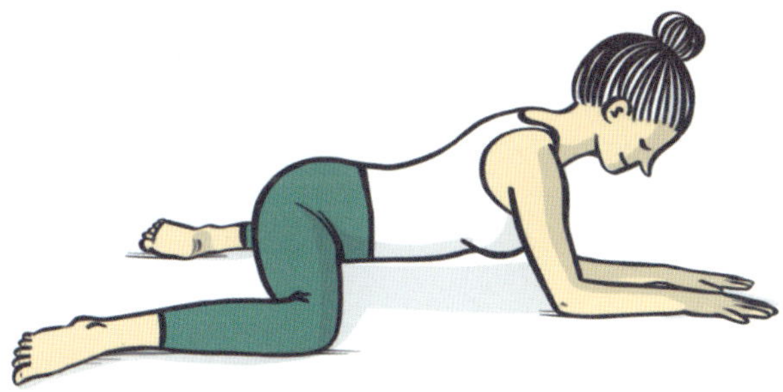

개구리 자세는 수동적인 고관절 외전을 만들어요.

ROM에 영향을 미치는 몇 가지 사항을 생각해 봅시다. 우리는 물리적인 것, 긴장, 압박, 비율 그리고 방향 등 몇 가지로만 주제를 제한할 것입니다. 또한 온도, 시간, 노화, 심리, 생활방식, 일, 수면 등과 영향을 미치는 다른 측면들도 있습니다. 방향을 제외하고 강조된 모든 요소는 각각의 Key Concept 챕터의 *Opposite Muscles Restrict*과 *Compression* 그리고 *Individuality*에서 다루므로 여기서는 아이디어 정도만 소개하겠습니다.

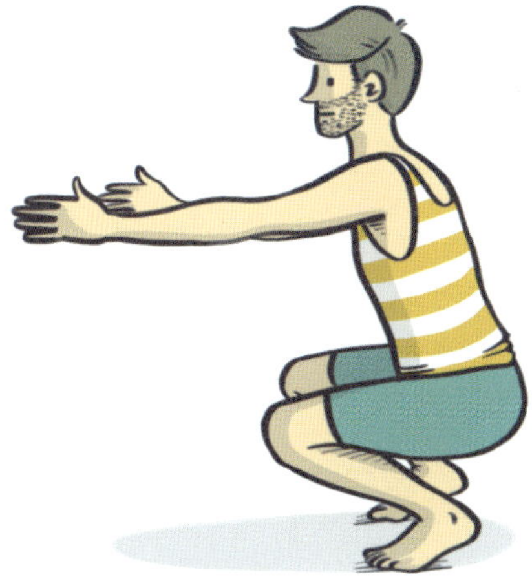

요가자세로 더 깊이 들어가려 할 때 수련생들이 더 이상 나아갈 수 없다고 느끼는 지점에 도달하는 것은 일반적입니다. 그들은 하나 이상의 관절에서 특정 ROM을 통해 움직였고 무언가가 수련생들을 멈추게 했습니다. 우리가 해결할 수 있는 첫 번째 차이는 느끼고 있는 감각이 이동 방향 앞에 있는지 뒤에 있는지 입니다.

발목의 배측굴곡(정강이를 향한 발등)을 예로 들어보겠습니다. 다운독, *Pashasana*(파샤아사나, 올가미자세), *Utkatasana*(웃카타아사나, 의자 자세)

그리고 스쿼트와 같은 자세 모두 발목에서 배측굴곡이 필요합니다. 발목 앞으로 무릎을 가져갈수록 더 많은 배측굴곡이 만들어집니다. 만약 무릎이 더 앞으로 나아가게 된다면 발목이나 아래 다리의 뒤쪽에서 당기는 느낌을 경험하고 긴장성저항에 직면하게 될 것입니다. 우리는 바로 근육이나 근막(근육 및 근막)을 떠올리는 경향이 있지만 힘줄, 인대 또는 관절낭일 수도 있습니다. 종종 제한된 움직임은 우리가 수행하려는 근육과 반대되는 작용을 하는 근육으로부터 나타나게 됩니다. 이 예시에서는 바로 저측굴곡이라 할 수 있으며, 그 움직임을 담당하는 근육은 비복근과 비장근입니다. 중요한 것은 우리가 움직이려 하는 곳 뒤에서 감각을 느끼고 있다는 것입니다.

반면에, 발목 앞쪽에 약간의 통증이나 압박이 느껴진다면, 보통은 관절 주름인데 그렇다면 이것은 경골과 거골이 접촉하기 때문일 것입니다. 우리는 뼈의 제한과 강한 압박에 직면했습니다. 이 예시에서 방해가 되는 연부조직(살)은 없지만 다른 상황에서 중간 또는 부드러운 압박일지도 모른다는 것을 이해하기 위해서는 압박에 관한 다음 챕터를 읽어보시길 바랍니다. 압박시 감각도 우리가 움직이는 방향 앞에서 느껴지게 됩니다.

우리가 고려해야 할 또 다른 점은 비율관계가 우리가 원하는 방향으로 이동하기 어렵게 만들 수 있다는 것입니다. 아마도 이것은 우리를 잘못된 방향으로 움직이게 하거나 불리한 지렛대나 위치 선정을 만드는 무게중심(COG)의 변화를 유발할지도 모릅니다. 배측굴곡의 예에서, 무릎이 잘 구부러지더라도(스쿼트나 파샤아사나에서처럼), 긴 대퇴골이나 두툼한 엉덩이를 가졌다면 무게중심이 뒤로 이동하여 앞쪽에서 균형을 잡기에는 어렵다는 것을 의미할 수 있습니다. 이것이 문제인지 확인하기 위해, 수련생들에게 앞에 있는 무언가를 잡고 앞으로 당기도록 요청할 수 있습니다. 이렇게 함으로써 배측 굴곡의 양이 증가할 수 있다면 관절 ROM의 직접적인 문제라기 보다는 무게중심의 위치 변화 때문에 접근할 수 없는 것임을 알 수가 있습니다.

뼈는 곧은 막대기가 아니라 비틀고 회전하며 방향도 바꿀 수 있습니다. 대퇴골의 윗부분을 생각해 보세요. 특정 관절에서 인접한 뼈의 방향은 특정 방향의 관절에서 사용할 수 있는 움직임의 정도에 영향을 줄 수 있습니다. 배측굴곡의 예에서는 관련이 없지만 이 책의 뒷부분에서 고관절에 관해 이야기할 때 이 부분을 다시 이야기하도록 하겠습니다.

Q. 무릎의 굴곡 & 신전에 따라 발목의 배측굴곡(dorsiflexion)이 어떻게 다른가요?
다운독 vs 스쿼트에 관해 생각해 보세요.

# NEUROPHYSIOLOGY

이 챕터에서는 신경계 안에서도 체성반사궁(Somatic reflex arcs)에 대해서만 다뤄보도록 하겠습니다. 이것이 여러분들에게 상관없는 주제라 생각될 수 있겠지만 전혀 그렇지 않습니다. 체성반사궁은 근육에 영향을 미치는 구조화된 반사 신경계로 신장 반사, 골지건 반사 그리고 상호억제 이 세 가지에 주목해 보도록 하겠습니다. 스트레칭은 요가 중 많이 하는 동작들에 포함되기 때문에, 저는 여러분들이 요가와 관련하여 잘 이해할 수 있을 것이라 생각합니다.

우리는 뇌에서 곧바로 정보를 처리한다고 생각하지만, 한시라도 급한 상황에서는 신경자극이 빠른 속도로 이동하더라도 행동에 더 가까운 의사결정자를 갖는 것이 더 요긴할 것입니다. 반사궁(Reflex arc)은 감각자극에 대한 정해진 반응이 척수에서 처리될 수 있기 때문에 하나의 해결책이 됩니다. 아주 뜨거운 것을 만졌을 때를 생각해 보세요. 뇌에 통증이 느껴지기도 전에 손이 물체에서 떨어집니다. 이 반응을 담당하는 반사 회로를 회피 반사(Withdrawal reflex)라고 하며, 유도되는 작용은 굴곡근을 수축시키고 접촉에 관여하는 사지의 신전근을 이완시키는 것입니다. 그 결과 여러분이 손을 움직여야 한다는 것을 깨닫기도 전에 위험으로부터 벗어날 수 있습니다. 뿐만 아니라, 뇌의 일부가 인식하고 행동하기까지의 속도로 반응한다면 우리의 피부는 뜨거운 물체에서 피부 몇 겹을 잃을 수도 있습니다.

### 신장 반사(근신전 반사) The Stretch Reflex(myotatic reflex)

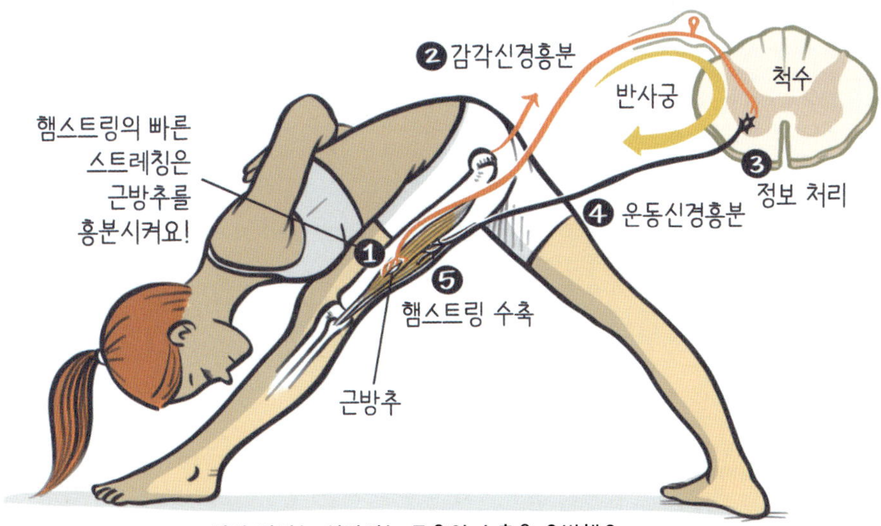


신장 반사는 신장되는 근육의 수축을 유발해요.

힘살(근육 세포로 이루어진 부분) 안에는 근육의 길이 변화와 수축 속도를 감지하는 근방추(Muscle spindles)라고 불리는 일부 감각 구조가 있습니다. 이 값이 높을수록 더 흥분되며 척수로 보내는 신경자극의 수는 더 많아집니다. 근방추의 역할은 근육에 대한 고유수용성 정보를 제공할 뿐만 아니라 근육이 과도하게 늘어나지 않도록 보호하고, 길이 변화에 따른 속도를 조절하는 것입니다. 신체가 근육에 손상이 일어나지 않도록 하는 가장 쉬운 방법은 스트레칭 속도를 늦추는 것입니다. 척수의 반사 작용은 동일한 근육에 자극을 보내 수축을 시작하도록 합니다. 또한 이것은 길항근(반대 작용을 하는 근육)의 억제자극(상호 억제, Reciprocal inhibition)을 일으켜 긴장을 풀 수도 있습니다. 근방추에서 신호가 많을수록 반사작용은 더 커집니다.

신장반사가 요가에 미치는 중요성은 수련생이 얼마나 빨리 자세를 취하느냐에 관한 것입니다. 근육의 길이 변화의 속도가 느릴수록 신체의 저항은 줄어듭니다. 선생님이 수련생을 조정하고 있을 때도 마찬가지인데 너무 강압적이고 성급하면 수련생의 몸이 굳어 저항할 수밖에 없습니다. 초반에 진행하는 스트레칭을 너무 강하지 않게, 한걸음 물러나 자세를 시도한다면 근방추의 반응이 줄어들 것입니다. 따라서 이 모든 것은 자세의 가장 깊은 표현에 도달하기 위해 서두르는 것이 아니라 그것에 도달하기 위해 몇 번의 호흡을 하는 것과 같다고 볼 수 있습니다.

여러분이 Flexibility 챕터를 읽고 탄성 스트레칭(Ballistic stretching)에 대한 내용을 기억하시기를 바랍니다. 제어되지 않은 반동의 움직임은 근방추를 흥분하게 하고 스트레칭의 대상인 근육의 반사적인 수축을 일으킬 가능성이 있습니다. 통제력이 부족하고, 탄성 스트레칭과 관련된 과도한 가속도로 인해 조직 손상 가능성이 증가할 수 있습니다.

### 골지건반사 Inverse Stretch Reflex(Golgi tendon reflex)

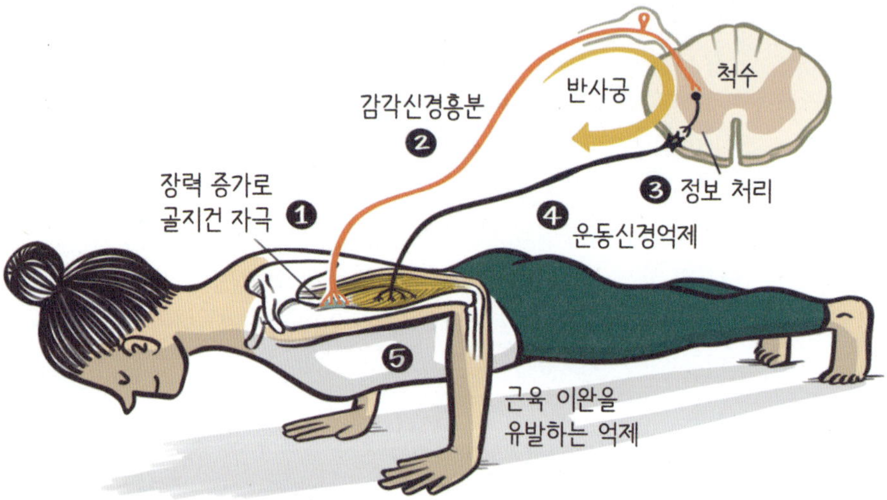


골지건반사는 부하를 받는 근육의 이완을 유발해요.

여러분은 알아차리셨을 겁니다. 골지건반사는 신장반사와 반대의 효과가 있습니다. 이번에는 반사를 유발하는 구조가 근건(근육힘줄) 접합부 근처에 위치한 골지건기관(Golgi tendon organ)입니다. 등척성 수축 또는 스트레칭으로 인해 MTU(Muscle tendon unit, 근육 힘줄 단위)에 축적되는 장력 정도에 반응합니다. 동일한 보호 개념으로 척수의 반응은 동일한 근육에 억제 신호로 응답하는 것입니다. 이것은 이완 또는 수축의 감소를 유발하여 장력을 감소시킵니다.

그러나 이미 언급했듯이 최근의 연구는 이 이론을 뒷받침하지 않고 대신 스트레칭 내성에 주목하고 있습니다. 이것이 옳지 않다고 생각하는 이유에 대해서는 Flexibility 챕터에서 이야기하겠지만, 이 챕터의 끝에서도 제 생각에 대해 자세히 설명하도록 하겠습니다.

### 상호억제 Reciprocal Inhibition

양쪽이 똑같이 당겨지고 있는 줄다리기를 상상해 보세요. 아무런 움직임이 없을 것입니다. 상호억제의 이면에 있는 생각으로는 하나의 근육이 수축할 때, 그 근육의 길항근은 수축이 억제되어진다는 것입니다. 이제 한쪽 끝에는 20명이 있고 다른 쪽 끝에는 한 사람만 있는 줄다리기를 상상해 봅시다. 이 줄다리기는 통제력을 잃어 아마도 20명은 바닥에 그대로 넘어질 것입니다. 따라서 원활한 움직임을 만들기 위해서는 근육들이 함께 움직여야 할 필요가 있으므로 근육 전체가 억제되지는 않을 것입니다. 하지만 이 견해는 여러분이 특정 ROM(Range of Motion, 관절 가동 범위)을 통해 이동하려는 경우 반대쪽 근육이 다른 방향으로 이동하는 것을 원하지 않는다는 것입니다.

여러분은 또한 제가 신장반사에 대해 설명할 때 상호억제를 잠깐 언급한 것을 눈치 채셨을 것입니다. 저는 쉽게 정리하고

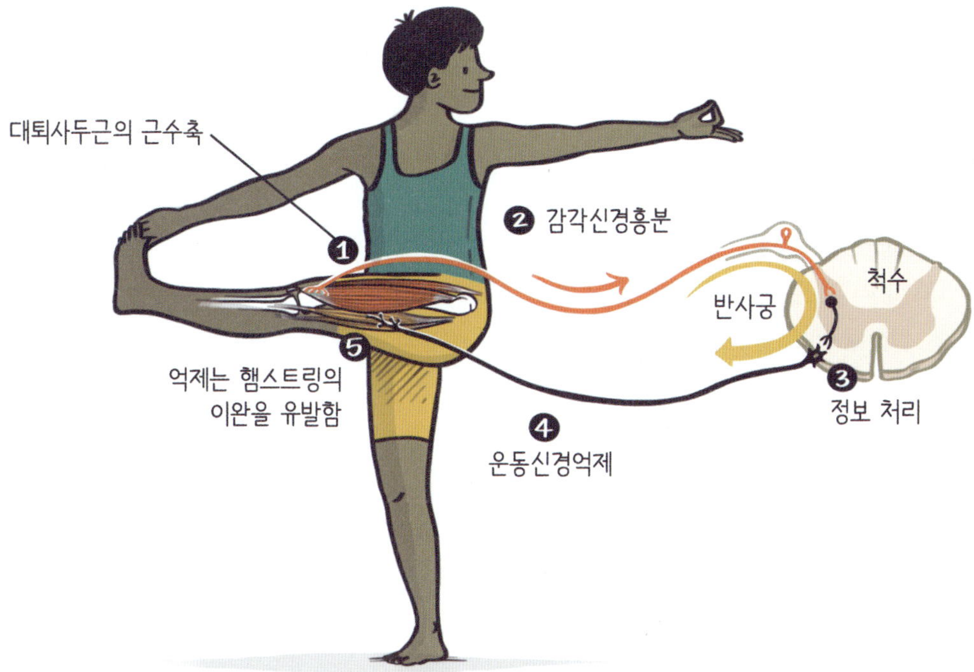


상호억제는 길항근의 이완을 유발해요.

싶어 이것을 따로 그림에 넣지는 않았지만 신장반사가 유발될 때 상호억제도 시작될 수도 있습니다. 근육이 너무 빨리 늘어나는 이유가 길항근의 수축 때문이라면 여러분은 길항근이 이완되기를 원할 것입니다. 엄밀히 말해서 이것은 상호억제와 같은 이완이라고 설명했지만 주동근 때문에 수축이 일어나는 것은 자가억제(Autogenic inhibition)라고 합니다. 그러나 대부분의 경우 상호억제라는 이름으로 동일하게 불립니다.

가능한 한 활동적인 움직임을 많이 사용하여 요가에 이 반사궁을 적용한다면 신경계에 의도를 더 잘 파악할 수 있을 것입니다. 단순히 놀거나 지렛대로만 사용하지 말고 자세에 활용해 보시길 바랍니다.

### 하지만...

이 반사궁에 대한 설명은 매우 깔끔하게 들리지만 그렇지 않습니다. 신체는 매우 복잡하며 한 번에 여러 자극을 받습니다. 이러한 반응 중 일부는 중복되거나 조정되거나 결합될 가능성이 있습니다.

반사궁은 무의식적으로 거의 즉각적인 반응을 일으키지만 그렇다고 해서 중추 신경계가 무시될 수 없다는 말은 아닙니다. 때로는 신체 일부의 의사 결정이 의식적인 생각과 반대일 수도 있습니다. 극단적인 예로서, 비상시에 전례 없는 강력한 위업을 생각해보겠습니다. 신체를 부상으로부터 보호하기 위해 온갖 종류의 반사 작용이 일어나겠지만 사람은 어떻게든 불가능한 일을 하지는 않습니다. 제가 헬스장에서 격렬한 운동을 하다 가끔 실패했을 때처럼 조금 더 현실적인 예를 들어보겠습니다. 몇 달 전 저의 의도와는 상관없이 근육이 풀리는 일이 많았고 가능했던 무게를 들 수 없는 경우가 여러 번 있었습니다. 여러분은 아마 공감하실 겁니다. 그러나 정신력이 강했던 어느날에는 제자리에서 멈추고 다시 집중하여 시도하면 그 무게를 다시 들어 올릴 수 있었습니다. 저는 여러분이 요가 매트 위에서 이 정도의 강도에 직면하게 될 것이라고 말하는 것은 아니지만, 침착함과 의지로 우리는 신체의 반사를 무시하고 뛰어넘을 수 있다는 것을 말하고 싶습니다. 참고로 대부분의 경우, 이러한 반사궁은 보호 메커니즘이기 때문에 남용되어서는 안 된다는 점을 기억하시길 바랍니다.

## 스트레칭 내성 Stretch Tolerance

점점 더 많은 연구가 ROM의 만성적인 증가 이면의 메커니즘으로 스트레칭 내성을 지적하고자 하는 것 같습니다. 대개 스트레칭 프로그램 후 주목할 만한 차이는 근막(근육 및 근막) 조직의 스트레칭에 대한 수동적 저항의 감소가 아니라 가동범위의 끝 부근에서 받아들일 수 있는 정도의 불편한 느낌에 대한 심리적 적응이라고 알려져 있습니다. 스트레칭에 대한 내성이 증가한 것은 CNS(Central Nervous System, 중추 신경계)에 의해 어느 정도 둔감해진 것이나 다름없습니다.

저는 근육은 길어지지 않는다고(근육변성을 제외한다면) 생각하지만 그럼에도 불구하고 요가를 몇 달 또는 몇 년 한 후 증가된 ROM으로 훨씬 쉽게 움직이는 것이 가능하다고 앞서 언급했습니다. 연부조직은 저항이 적습니다. 연습을 통해 더 높은 강도의 스트레칭이나 수련을 견딜 수 있다는 점에는 동의하지만 편안한 ROM에 집중해 보도록 하겠습니다. 예를 들면, 제가 요가를 시작했을 때 저의 무릎은 *Baddha Konasana*(받다코나사나, 나비자세)를 할 때 바닥에서 많이 떠있었지만 이제는 무릎을 누르지 않고도 바닥에 닿습니다. 최소한의 저항으로 움직일 수 있는 범위가 많은 부위에서 상당히 증가하였습니다.

저는 이러한 만성적인 ROM의 변화에 대해 제 견해를 제시하고, 이것을 뒷받침할 연구를 기다릴 것입니다. 출발점은 서로 다른 신체들이 그들의 조직 구성에 따라 스트레칭에 대한 저항력이 다소 있다는 것입니다. 한쪽 끝에는 근육밀도가 더 높거나 또는 탄력성이 낮은 결합 조직으로 인해 더 단단한 조직들이 있고, 다른 끝에는 결합조직의 더 많은 탄력적인 특성으로 인해 과도하게 움직여질 수 있습니다. 저는 ROM의 변화에 대한 저항의 대부분은 신경계에서 나온다고 확신하며, 스트레칭 내성의 개념을 다시 연구하는 것이 해답이 될 수 있다고 생각합니다.

우리는 우리의 몸이 스스로 끊임없이 적응하고 무엇이 가치있고 유용한지를 재평가한다는 것을 알고 있습니다. 더 많은 힘이 필요하면 근육은 성장하고 그 힘을 사용하지 않으면 다시 줄어들 것입니다. 앉아서 쉬게 되면 여러분의 이동성과 체력은 감소할 것입니다. 신체는 에너지 보존주의자이자 자기 보호자입니다. 그런 면에서 필요이상으로 사용할 수 있는 ROM이 없으면 시체를 돌보는 것이 훨씬 수월할지도 모릅니다. 안정 영역 내에서 움직임이 잘 유지된다면, 관절이 불안정해지거나 위험에 처하게 되는 범위를 초과한 움직임을 수행할 가능성은 훨씬 낮아집니다. 그런 의미에서 저는 CNS(Central Nervous System, 중추 신경계)가 신경활동으로 근육이 더 길어지는 것을 막고, 건강하게 움직이도록 하는 범위를 가지고 있다고 생각합니다. 우리는 이것을 기준점(Set points)이라 부를 수 있습니다. 이러한 관점에서, 우리는 얼마나 많은 불편함을 견딜 수 있는지 보다 CNS가 저항하기 전에 허용할 스트레칭의 양으로 스트레칭 내성에 대하여 다시 정의내리고자 할 수 있습니다.

일단 근육이 기준점을 지나 늘어나면(Stretched) 불편함의 정도가 증가하여 더 이상 늘어나지 않도록 합니다. 규칙적인 요가(Stretching)수련으로 더 큰 ROM이 안전한 것이고 심각한 손상이 발생되지 않았다는 것을 CNS에 입증할 수 있다면, 다시 동작을 수행할시 기준점은 바뀌게 될 것입니다. 이것은 저항되기 전 ROM보다 더 많이 움직일 수 있는 결과를 가져옵니다. 따라서 더 큰 스트레칭을 견딜 수 있는 것보다 더 큰 스트레칭(길이 변화)이 허용됩니다. 제가 아는 바로는, 이것이 스트레칭 내성에 관해 통용되는 해석은 아니지만, 요가를 수년간 수련한 저에게는 가장 타당한 이론이었습니다.

## FLEXIBILITY

### 유연성은 관절 또는 연속된 관절에서 이동할 수 있는 범위입니다.

유연성(Flexibility)의 정의에 포함된 단어 중 ROM과 관련해 우리에게 익숙한 단어가 얼마나 많은지 알 수 있습니다. 이는 아주 같기도 하지만 조금은 다른 관점에서도 볼 수 있기 때문입니다. 유연성은 특정 ROM을 통해 얼마나 많이 움직일 수 있는지에 대한 척도입니다. 그런 면에서 ROM과 같이 관절 특정적이고 방향 특정적입니다. 만약 누군가가 좋은 ROM을 가지고 있다면 그들은 유연한 것으로 여겨질 것입니다. 우리는 정확하게 어떤 사람은 고관절이 넓은 범위로 굴곡할 수 있으므로 가동범위가 크며 햄스트링 유연성은 뛰어나다고 말할 수 있고, 또 어떤 사람은 그냥 유연하다고 말할 수 있습니다. 후자는 실제로 다른 것보다 더 자유롭게 움직이는 일부 관절과 방향이 있을 수 있기 때문에 우리에게 많은 것을 알려주지 않습니다. 고관절과 같은 단일 관절도 마찬가지입니다. 유연하게 움직인다는 것은 특정 관절에서 특정 방향으로 움직일 수 있는 범위를 늘리려는 것을 의미합니다. 의미가 꽤나 포괄적이지만 언어적 표현의 한계입니다. 유연성은 관절과 움직임 방향에 대해서만 변경될 수 있습니다.

많은 요가 선생님들이 요가의 영적인 측면을 알리고 싶어 하지만 사람들이 요가를 시작하는 이유는 보통 그렇지 않습니다. 분명 대부분은 신체적인 운동을 위해 요가를 시작하고 그리고 더 유연해집니다. 그렇다면 왜 사람들은 더 유연해지기를 원할까요? 최근의 연구에 따르면 유연성을 높인다고 해서 부상을 예방하는 데 도움이 되지 않으며(운동 유형에 따라 다름) 수행능력을 감소시킬 수도 있고, 평균 이상의 유연성은 수행하려는 작업에서 해당 ROM이 필요하지 않는 한 아무 소용이 없음을 시사했습니다. 그렇다면 이러한 관점에서 볼 때 구부리고 스트레칭하는 모든 시간은 시간 낭비일 수 있습니다.

우리가 요가 자세로 깊이 들어가려면 대부분의 주요 관절에서 평균 이상의 ROM이 필요할 것입니다. 이것이 자세 위주의 요가 수련을 하는 우리가 선택한 본질입니다. 그러나 어떤 단계에서 우리는 '좋아, 지금 충분해'(여러분이 그 지점에 도달한다면)라고 말해야 합니다. 그렇지 않으면 필요한 힘이 없을 때 불안정성이 증가할 위험이 있습니다. 저는 이 결론에 도달한 경험이 풍부한 요가 선생님들을 많이 알고 있습니다. 그들은 수십 년 동안 더 크고 훌륭한 ROM을 찾다가 결국 그들의 몸에서 불안정성을 감지하고 제동을 걸었습니다. 그들은 경계에서 뒤로 물러나 힘과 안정성을 위해 노력하며 가끔은 사용 가능한 ROM을 줄이기 위해 적극적으로 노력하기도 합니다. 여러분의 체형에 따라 처음부터 생각하는 과정이 필요할 수도 있습니다. 저는 과도한 움직임을 가진 많은 수련생들을 만나왔는데, 수련생이 잘하고자 하는 마음가짐을 지닌 경우에는 그들을 바라보는 지도자의 태도가 매우 중요하다는 것을 깨달았습니다. 그것은 이 책의 주제를 벗어나지만, 여러분이 과도하게 움직일 수 있다고 생각된다면 요가를 유익한 방법으로 수련할 수 있도록 이 주제에 대해 더 많은 연구를 해보시길 바랍니다.

우리는 노화를 관절의 경직과 가동성의 점진적인 저하로, 젊음은 근심 걱정 없는 부드러운 유연함으로 특정할 수 있습니다. 여러분이 원하는 대로 움직일 수 있는 유연한 몸 안에는, 장난기 넘치는 정신을 계속 불타오르게 하거나 다시 불붙이게 하는 것이 있습니다. 젊음은 여러분의 건강한 삶에 도움이 됩니다. 저는 대부분의 요기들이 그들의 나이보다 젊어 보인다는 것을 지속적으로 보아왔습니다. 비록 어렵고 복잡한 자세를 만들고자 하는 열망이 없더라도 시간이 지남에 따라 기존의 유연성을 순수하게 유지하는 것만으로도 가치 있는 노력이라 생각합니다.

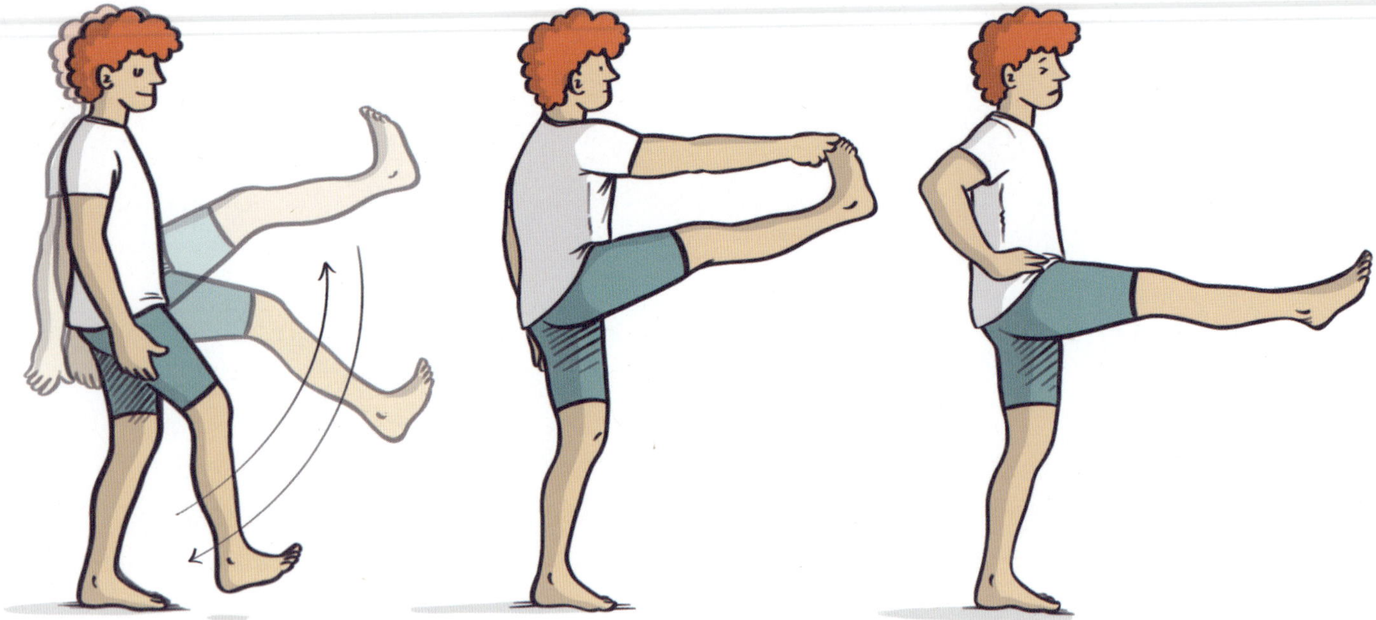

동적 유연성　　정적 수동적 유연성　　정적 능동적 유연성

유연성은 동적(Dynamic) 유연성과 정적 수동적(Static-passive) 유연성 그리고 정적 능동적(Static-active)유연성과 같은 몇 가지 특성으로 나타나는데, 동적 유연성은 사용가능한 만큼의 ROM을 사용하기 때문에 기능적 유연성이라고도 합니다. 이는 움직이는 부분들의 속도의 영향을 받는 움직임을 포함합니다. 예를 들면, *Tadasana*(타다아사나, 산자세)로 서서 한쪽 다리를 위로 흔들면서 얼마나 높이 올라갈지 보는 것입니다. 반면 정적 유연성은 운동량을 사용하지 않으며 수동적 유연성과 능동적 유연성으로 나눌 수 있습니다. 수동적 유연성은 관절에서 움직임을 발생시키기 위해 외부 힘의 도움을 받아 달성할 수 있는 ROM을 말합니다. 이것은 중력과 체중을 그대로 이용하여 더 깊이 들어가거나 스스로 돕기 위해 스트랩을 잡아 도움을 받는 것만큼 간단할 수 있습니다. 수련생이 어떤 자세에서 지도자의 도움을 받는 것도 이 범주에 들어갑니다. 경우에 따라 우리는 후자의 두 가지 예를 보조 ROM이라고 부릅니다. 수동적 유연성과 능동적 유연성의 차이점은 능동적 유연성은 반동 없이 자세를 움직이고 유지하기 위한 근육 활동을 포함한다는 것입니다. 똑바로 다리를 들어 올리고 고관절 굴곡근만을 사용하여 다리를 유지하는 것은 능동적인 유연성을 보여줍니다. 이 테스트는 고관절 굴곡에만 관련된다는 것을 기억하십시오. 누군가는 이것을 탁월하게 할 수 있지만 같은 관절이나 다른 관절의 다른 동작에서는 굉장히 어려울 수 있습니다.

요가에서 우리가 자세를 잡을 때 하는 대부분의 움직임은 정적 유연성(수동적 또는 능동적)과 관련이 있습니다. 능동적인 ROM과 수동적으로 움직일 수 있는 ROM 사이에 큰 차이가 나는 것은 전체 ROM을 제어할 수 있는 힘이 없다는 것을 의미하기 때문에 그다지 바람직하지 않습니다. 우리는 요가를 할때 한 자세에서 다른 자세로 전환하는데, 대부분의 경우 운동량을 사용하지 않고 천천히 통제하면서 이루어집니다. 그러나 자세에서 점프로 전환할 때처럼 요가에 역동적인 유연성이 유용할 수 있는 몇 가지 경우도 있을 수 있습니다.

대부분의 경우와 마찬가지로 이렇게 ROM 유형을 분류하는 것이 이론적으로는 편리하지만 실제로는 이러한 요소가 혼합되어 진행되는 경우가 많습니다. 예를 들면, 앉은 자세에서 앞으로 굽히는 전굴 자세의 경우 중력과 발을 잡아 당겨서 도움을 받기도 하지만 이와 동시에 근육을 사용하여 앞으로 나아가는데 도움을 받기도 합니다.

## 유연해지면 달라지는 것들 What Changes When You Become More Flexible

요가 수업 동안의 변화와, 그리고 몇 달 또는 몇 년의 규칙적인 연습 후 발생할 수 있는 생리학적 및 신경학적 변화를 고려한다면 우리가 유연성을 변화시키기 위해서 어떻게 수행해야 하는지 결정하는데 도움이 될 수 있습니다. 저는 우리 몸이 어떻게 움직이는지 근거에 기반한 이론적 배경을 통해 이 책을 기획하려 했습니다. 그렇기에 현재의 연구에 비추어 몇 가지 깔끔한 설명을 하고자 했지만 읽을수록 잠재적인 신체적 적응이나 신경계 반응에 대한 명확한 이해가 아직 없다는 확신이 들었습니다. 대신 여러분은 제가 가지고 있는 견해를 얻으실 수 있을 것입니다.

그 전에 우리는 유연성과 관련하여 요가 자세에서 무엇을 할 것인지 생각해봅시다. 일부 요가 동작의 경우 제한 요소는 근력일 수 있지만 대부분의 다른 요가 자세에서는 필요한 ROM을 사용할 수 있습니다. 자세를 취할 수 있을 만큼 충분히 유연하다는 것은 관절 각도가 변경됨에 따라 근육의 부착 지점이 더 멀어지고 근육이 길어야 한다는 것을 의미합니다. 근육은 스트레칭으로 늘어납니다. 요가를 스트레칭으로 축소하는 것은 항상 약간 이단적으로 보이지만 신체 조직들은 자세의 이름, 호흡 방법 또는 영적 깨달음의 길을 가고 있는지 알지 못합니다. 따라서 변화하는 신체 움직임에 반응해야 합니다.

공교롭게도 스트레칭은 유연성을 높이기 위해 사용되는 방법 중 하나인 것 같습니다. 따라서 많은 수련생들이 요가 프로그램 후에 유연성을 갖게 되는 것은 놀라운 일이 아닙니다. 근육 조직이 늘어날때 어떤 일이 일어나는지 살펴보게 되면 약간 괴상해집니다(색칠 된 부분–괴짜파트). 여러분이 이것에 대해 좋아하지 않는다면 색칠한 곳을 건너뛰시길 바라며, 우리가 신체적으로 근육을 늘리기 보다는 일어나는 일에 대한 신경계의 인식을 바꾸기 위해 노력하고 있다고 결론 지은 곳으로 넘어가셔도 좋습니다.

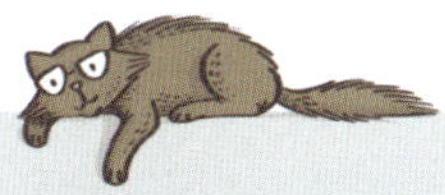

먼저 몇 가지 용어를 소개하겠습니다.

근육과 힘줄을 포함한 관련 결합 조직을 MTU(Muscle tendon unit, 근육 힘줄 단위)라고 합니다. 근육조직은 단독으로 존재하지 않기 때문에, 운동범위를 통해 관절을 움직일때는 근육 조직뿐만 아니라 전체 MTU에 영향을 미치게 됩니다. 근막은 근육 조직을 관통하고 힘줄을 통해 뼈에 연결됩니다. MTU는 **신장성**(extensible)이 있습니다. 즉, 늘릴 수(stretched) 있습니다. 또한 **탄력성**(elastic)이 있어 늘어나면 원래의 길이로 돌아옵니다.

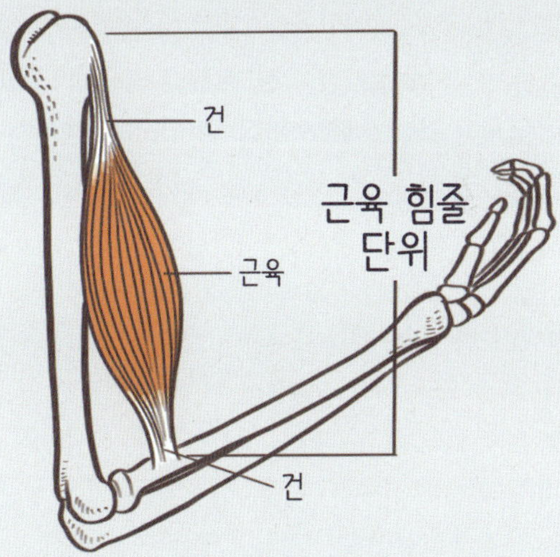


일반적으로 **강성, 뻣뻣함**(stiffness)이라는 단어를 사용할 때 우리는 **유연하지 않음**(inflexibility)이라는 단어를 떠올리지만 생체 역학 용어로는 재료를 변형시키는 데 필요한 힘의 양을 나타냅니다. 따라서 MTU와 관련하여 뻣뻣함은 주어진 ROM을 통해 관절을 사용하여 MTU를 늘리는 데 필요한 힘의 척도가 됩니다. MTU를 늘리는 데 많은 힘이 필요하면 뻣뻣한 것으로 간주됩니다. 반면에 쉽게 변형되면 **순응**(compliant)이라고 합니다. '뻣뻣함'은 '유연하지 않음'과 동일하지 않으며 상당한 ROM을 거쳐가는 것은 가능하지만 동시에 이를 달성하려면 상당한 힘이 필요합니다. 그것은 뻣뻣하지만 유연할 것입니다. MTU stiffness는 수동(passive) 및 능동(active)의 구성요소 모두 있습니다.

스트레칭 감각에 대한 하나의 신경계 반응을 **스트레칭 내성**(stretch tolerance)이라고 합니다. 즉, '이 정도면 충분하다'고 말하는 스트레칭 힘의 강도는 어느 정도일까요? 상상할 수 있듯이 모든 사람은 자신의 한계를 결정하는 요인에 대해 각기 다른 경험을 하게 되며, 이는 종종 과거에 수행한 운동의 유형 및 강도 그리고 전반적인 통증 민감도와 관련이 있습니다.

**점탄성**(Viscoelasticity)은 물질이 탄성 및 점성 특성을 모두 나타내는 경우입니다. 즉, 지속적인 하중이 물질의 변형(점성)을 일으키고 시간이 지나면 원래 상태(탄성)로 되돌아간다는 의미입니다. 이것은 MTU들에 존재하는 것으로 여겨지는 속성이므로 일정 기간 동안 길쭉한 자세를 유지하면 길어지지만 시간이 지나면 다시 정상으로 회복됩니다. 따라서 근육 **변성**(creep)이라고 하는 시간 종속적 변형(스트레칭이 유지되는 경우)이 발생하고, 이후에는 시간 종속적 복귀가 뒤따릅니다. 더 큰 점성 변형은 더 높은 하중이 있는 상태에서 짧은 지속 시간을 갖는 것에 비해 장시간 동안 낮은 하중의 스트레칭에서 발생하는 것으로 생각됩니다. 이것은 인요가(Yin yoga)에서 긴 유지시간 동안 느껴지는 점진적인 깊이감을 설명하는데 도움이 될 수 있습니다.

마지막으로 **스트레스 이완**(stress relaxation)이라는 용어가 있습니다. 스트레스라는 단어에 현혹되지 마세요. 우리가 흔히 '스트레스 받았다' 할 때의 스트레스가 아니라 신체 조직에 의해 나타내는 하중(신장력)에 대한 저항입니다. 스트레스 이완은 MTU가 일정 시간 동안 일정한 하중을 받는 경우 하중에 대한 조직의 저항이 감소하는 현상입니다. 이것은 점탄성 변형과 밀접한 관련이 있습니다. 이런 식으로 상상해 보십시오. 중력을 이용한 깊은 스트레칭에 들어가 과해질 수 없도록 볼스터나 블록으로 자신을 지탱한다면 중력인 하중은 그대로 유지됩니다. 근육 변성이 발생한 후, 늘어난 MTU는 덜 저항하고 스트레칭 감각의 강도는 감소합니다. 지속적인 감각 자극이 감각 적응을 겪을 가능성이 높기 때문에 강도의 모든 감소가 근육 변성 때문은 아닙니다. 마사지 치료에서 저는 트리거 포인트에 깊은 압력을 가하고 싶을 때 이 반응을 사용하곤 했습니다. 고객이 고통스럽게 몸부림치게 만드는 것보다 고객이 익숙해질 때까지 원하는 압력을 주어 더 깊이 들어갈 수 있었습니다. 원한다면 지금 직접 해보세요. 엄지와 검지손가락 사이를 반대쪽 손의 엄지와 검지손가락 끝으로 꽉 쥐고 불편할 정도의 압력을 가합니다. 이제 동일한 양을 유지하면서 기다리십시오. 통증이 가라앉기까지는 그리 오랜 시간이 걸리지 않을 것입니다. 이제 손가락을 놓아도 됩니다.

기술적인 내용을 읽으면 **스트레스**(stress)와 **긴장**(strain)이라는 용어를 접하게 될 것입니다. 우리의 맥락에서 스트레스(stress)는 스트레칭에 의해 조직에 가해지는 하중에 대한 MTU의 저항이고 긴장(strain)은 MTU의 길이 변화입니다. 따라서 이전에 뻣뻣함에 대해 생각할 때 높은 뻣뻣함은 낮은 변형률에 대한 스트레스 관계를, 높은 유연함은, 높은 변형률에 대한 스트레스 관계를 생각해 볼 수 있습니다. 여기까지 이해하기가 너무 힘드시다면 그저 즐겁게 건너뛰시길 바랍니다.

이제 우리는 요가 자세를 취하는 동안 스트레칭을 받는 신체의 언어로, 생리학 및 신경학의 일부를 적용할 수 있습니다. 근육 조직은 **근절**(Sarcomeres)이라고 하는 구성요소로 구성되어 있어 그럴듯해 보이는 것과는 달리, 연구에 따르면 ROM이 증가해도 근육의 물리적 길이에는 변화가 없습니다. 더이상 근절은 추가되지 않았습니다. 즉, 우리가 스트레칭을 할 때 근육을 늘리려고(더 길게) 하지 않는다는 것을 의미합니다. 점탄성 변형이 MTU에도 발생하는지 여부에 대해서도 이견이 있습니다. 이것이 스트레스 이완과 근육 경련을 유발하는 원인이라면, 스트레칭 후 얼마 동안 지속되는 효과가 없을 것이며, 그냥 정상으로 돌아올 것입니다. 따라서 꾸준한 변화가 없다면 유연성의 지속적인 증가와 활성긴장의 감소는 신경학적 반응의 영역에 있어야 합니다. 이것이 일반적인 **스트레칭 내성**(stretch tolerance) 이론입니다. 이 이론은 수동 저항에는 변화가 없지만 연속적으로 또는 장기간 프로그램을 통해 반복하면 더 큰 강도의 스트레칭이 허용된다는 결과가 나타납니다.

이제 수년 동안 스트레칭을 해온 제가 이 설명이 왜 설득력이 없는지 알려 드리도록 하겠습니다. MTU 연장에 대한 저항이 변하지 않으면 주어진 거리를 늘리는 데 필요한 힘이 동일하게 유지됩니다. 유연성이 증가하면 늘어나는 감각(신축 내성)에 덜 민감해집니다. 이것은 반복적으로 스트레칭하는 경험이 아닙니다. 관절이 더 큰 ROM을 통해 쉽게 이동할 수 있으므로 더 세게 시도할 필요가 없습니다. 요가를 시작했지만 *Paschimottanasana*(파스치모타나아사나, 앞으로 숙인 전굴자세)에서 상체가 앞으로 내려갈 수 없는 사람의 예를 들어보면, 그들이 할 수 있는 모든 동작은 *Dandasana*(단다아사나, 막대자세)로 똑바로 앉는 것뿐임을 알 수 있습니다. 그러다 시간이 지나면(몇 달 또는 몇 년) 이제 다리를 향해 상체를 가져갈 수 있게 됩니다. *Dandasana*에서 멈추게 만든 저항과 나머지 ROM을 통한 움직임에 대한 추가 저항을 극복하는 것과 같은 다리를 펴는데 요구되는 또다른 노력들을 생각해 보시길 바랍니다. 따라서 이러한 노력이 극복해야할 저항을 변화시킵니다. 저는 이것이 신경계가 이동을 허용하고 유연성을 증가시킬 수 있는 안전한 범위에 대한 인식을 조정한다고 생각합니다. 저는 또한 수련을 통해 더 큰 강도를 견딜 수 있다고 생각하지만 이것은 새로운 저항에 더 적극적으로 도전하는 것과 관련이 있습니다. 요가, 무용, 무술에 능한 수련자들을 보면 그들은 제한을 극복하기 위해 싸우는 것처럼 유연하고 우아하게 움직입니다.

제 관점에서, 이 괴짜파트는 유연성을 높이는 작업을 할 때 신경계에 특정 관절 ROM을 수행해야 할 필요성과 그렇게 하는 것이 안전하다는 것을 알리기 위해 노력해야 한다는 것으로 결론지을 수 있습니다. 그 의도는 신경계가 기꺼이 우리를 자세에 도달하도록 하는 새로운 기준점을 확립하는 것입니다.

따라서 위의 괴짜파트를 건너뛰신 분들을 위해 다음과 같이 요약할 수 있습니다.

- 연구에 따르면, 유연성의 증가는 근육의 구조적 길이의 물리적 변화와 동일하지 않다.
- 스트레칭 하는 동안 일시적인 신체적 변화가 발생할 수 있지만 근육은 단기간에 원래 길이로 돌아간다.
- 신경계 반응은 주로 사용 가능한 ROM을 담당한다.
- 따라서 ROM을 늘리는 동작시 대상 영역을 괴롭힐 필요는 없지만 대신 신경계와 협력하여 더 큰 유연성의 필요성을 입증해야 합니다.

## 유연성 운동 Working on Flexibility

ROM을 늘리기 위해 구글에 검색하면 거의 모든 항목이 스트레칭과 관련이 있으며 이것들은 아마 자주 사용되는 방법일 것입니다. 그러나 여기에는 몇 가지 다른 옵션이 있습니다.

제어된 관절의 회전 움직임(CARs, Controlled Articular Rotations)은 조절 및 능동적인 근육들을 사용하여 관절의 끝 범위에서 원을 그리거나 회전을 통해 관절을 움직이는 것을 포함합니다. 목표는 ROM의 한계에서 강도와 정밀도를 증가시켜 **가동성**(controlled flexibility)을 향상시키는 것입니다. 아래 예는 따라 하기 위한 것이 아니라 단지 여러분에게 아이디어를 제공하기 위한 것입니다.

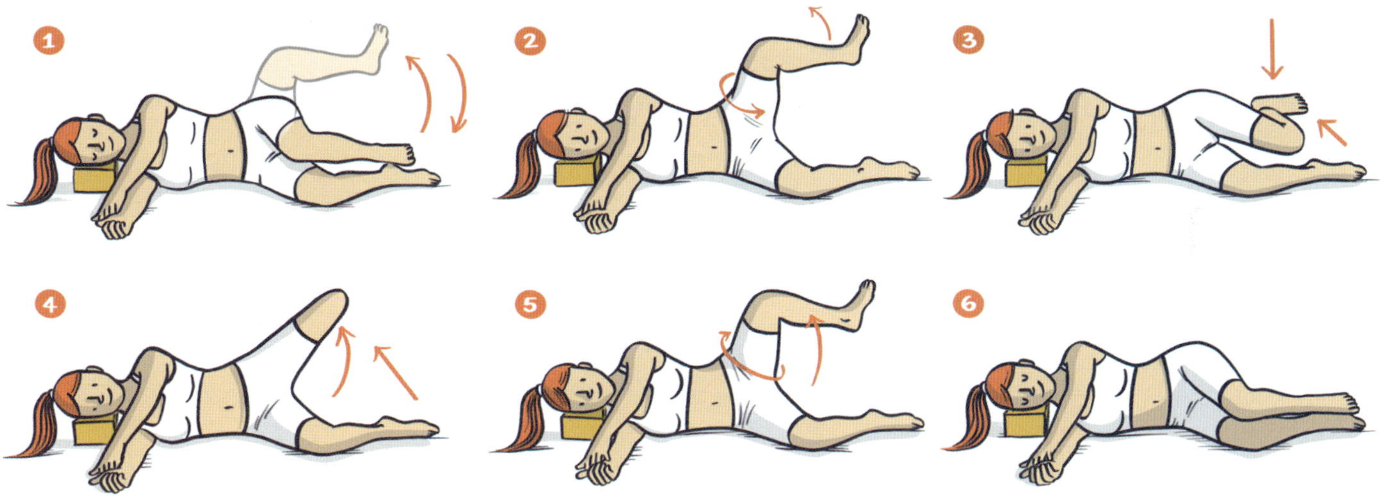


우리는 이미 근력의 중요성에 대해 이야기했지만 이제 가동성(기능적 유연성)이라는 용어를 소개하도록 하겠습니다. 예를 들면, 체중을 지탱하기 위해 바닥에 손을 대는 것과 *Hanumansana*(하누만아사나, 원숭이자세)로 다리를 밀어내는 것의 차이는 서 있는 자세에서 다리 근육만 사용하여 몸을 제어하는 것입니다. 이 동작은 스스로 다시 되돌아올 수 있기 때문에 훨씬 더 좋습니다. 신경계는 여러분이 하고 있는 일이 안전하다는 것을 감지하고 거기에서 할 수 있는 ROM을 구축하도록 할 수 있게 합니다. 저는 이와 같은 아이디어의 다른 동작들이 많이 있다고 확신합니다.

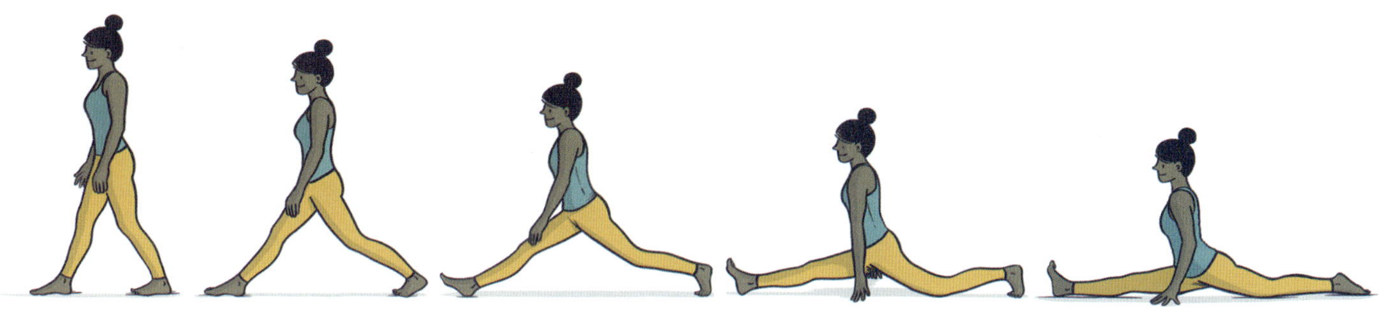

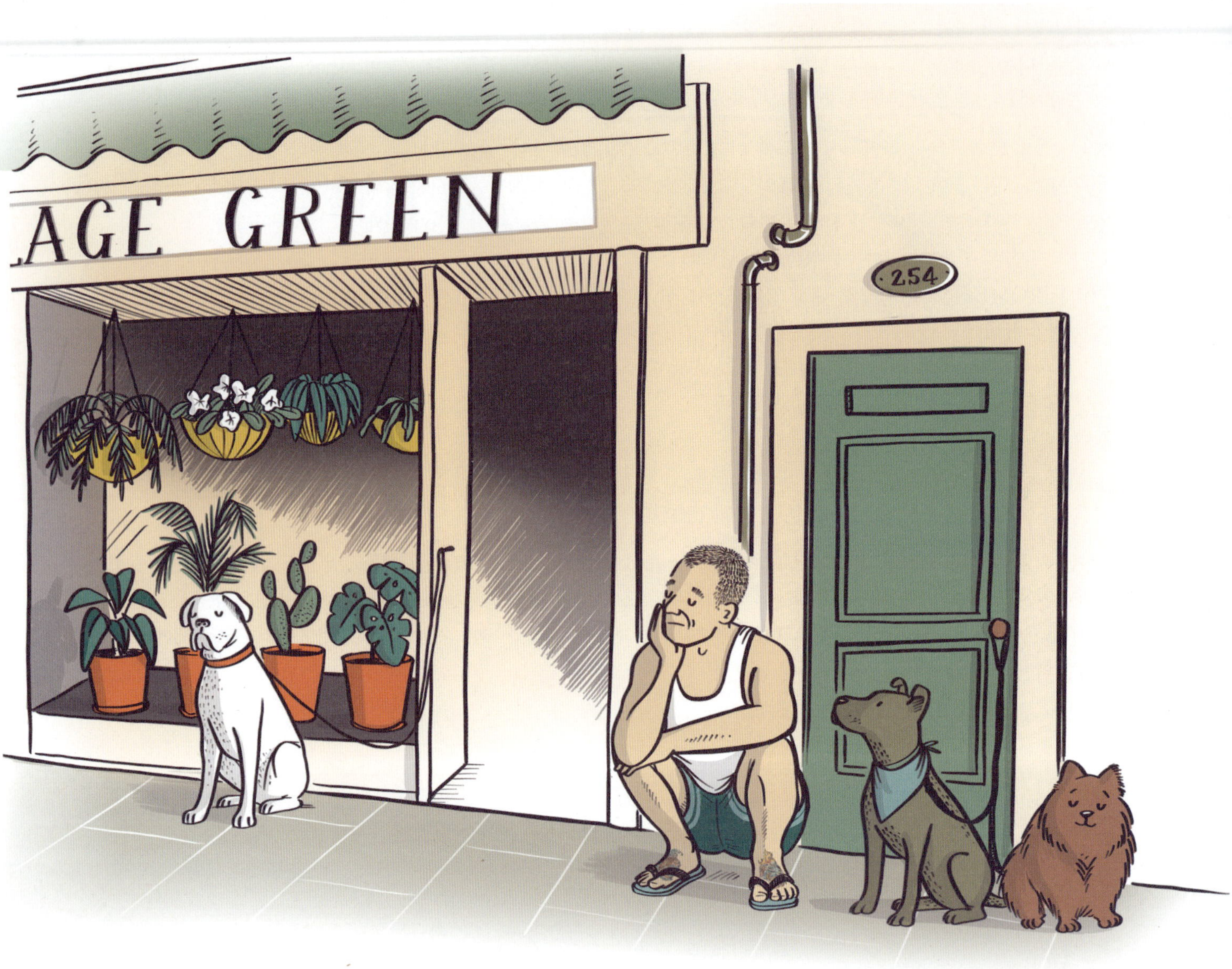


또 다른 방법으로, 여러분이 일상에서 자주 하는 동작을 해보는건 어떨까요? 여러분이 쭈그려 앉을 수 있다면 이 동작을 여러분의 일상에 포함시키고, 더 많은 시간을 할애해 보는 것입니다. 좀 엉뚱하게 보일 수도 있지만, 신경계에 무언가를 할 수 있다는 것을 보여주기 위해 많이 시도하는 것보다 더 좋은 방법이 있을까요? 뒷장에서 알게 되겠지만 이 책에서는 쭈그려 앉기를 기본 동작으로 설명합니다. 저는 아침 식사를 하거나 책을 읽거나 버스를 기다릴 때 쭈그려 앉는 요가 선생님들을 많이 보았습니다. 저는 아내가 쇼핑하고 있는 동안 밖에서 강아지들과 쭈그려 앉아 기다리던 많은 날들이 있었습니다.

논에서 벼를 심는 여성을 본 적이 있다면 대부분이 완벽한 자세로 앞으로 구부리는 것을 볼 수 있을 것입니다. 그들은 이 자세를 매일, 하루 종일 하며 이 자세가 필요하기도 하고 그들에게 유용하기도 할 것입니다. 물론 이것이 어깨 유연성이 좋다는 의미는 아닙니다. 하지만 일반적으로 여러분이 일상생활 속에서 근력과 유연성을 더 많이 사용할수록 이러한 움직임들은 신체에 더 쉽게 통합될 것입니다.

이같은 일상 속 동작들은 우리에게 스트레칭의 효과를 가져다줍니다. 바라건대 우리는 요가 동작들 대부분이 스트레칭을 많이 포함한다는 것을 확인했기 때문에 꾸준한 수련뿐만 아니라, 동작을 취하는 방법의 선택으로 더 깊은 이해를 가져올 것입니다.

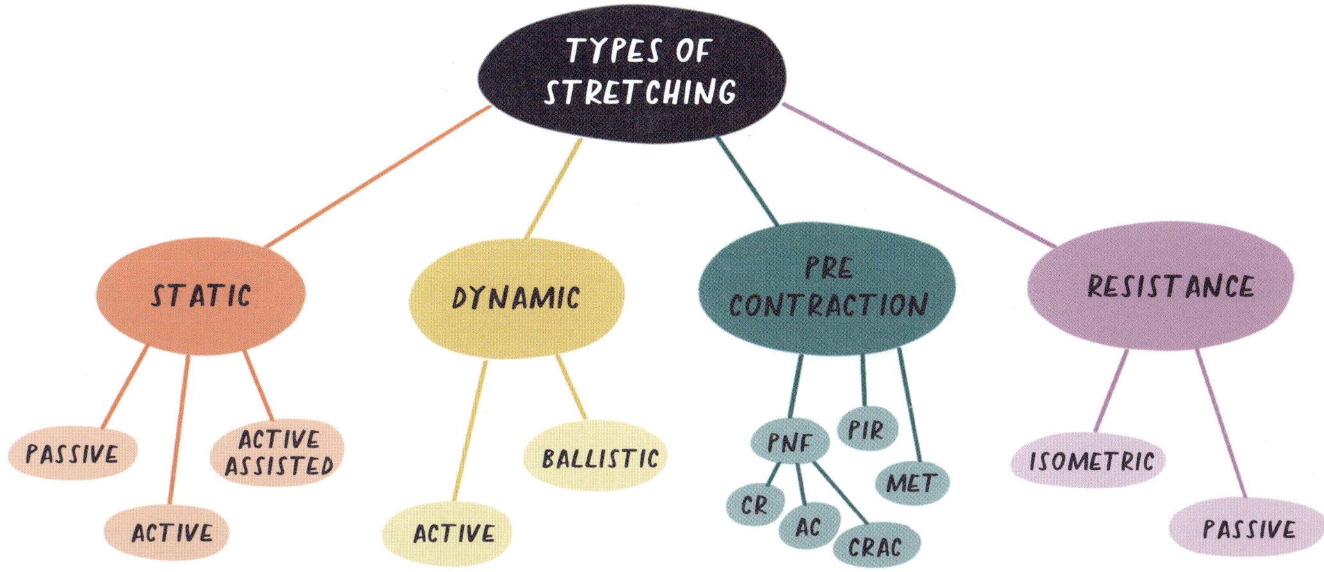


PNF(proprioceptive Neuromuscular Facilitation) , CR(Contract-relax), AC(Agonist Contraction), CRAC(Contract-Relax with Agonist Contraction), PIR(Postisometric Relaxation) , MET(muscle energy technique)

## 스트레칭의 종류 Types of Stretching

스트레칭에도 동일한 유연성의 의미가 적용되는 것은 그리 놀라운 일이 아닐 것입니다. 따라서 우리는 정적(Static), 동적(Dynamic), 선 수축(Pre-Contraction) 그리고 저항(Resistance)을 스트레칭에 추가할 수 있습니다. 많은 요가 자세도 스트레칭의 일종이며, 이를 다음 논의할 근거로 삼을 것이므로 요가동작에서 어떻게 움직일지에 대한 아이디어를 얻을 수도 있으며 전통적인 스트레칭에도 적용할 수 있습니다.

## 정적 Static

정적 스트레칭은 매우 간단합니다. 여러분은 어떤 동작이나 자세에서 정해진 시간 동안 특정한 강도를 유지합니다. 짧게는 5초에서 몇 분 정도 걸릴 수 있지만, 대게는 30초 정도가 최적이라고 생각되는 경우가 많습니다. 요가에서 시간은 보통 호흡으로 측정되기 때문에 아마 5~8회 사이의 느린 호흡일 것입니다. 이 챕터의 마지막 부분에 스트레칭 시간에 대하여 추가로 이야기하도록 하겠습니다. 정적스트레칭에는 수동적(Passive) 스트레칭, 능동적(Active) 스트레칭 그리고 능동보조(Active Assisted) 스트레칭의 세 가지 방식이 있습니다. 마지막 능동보조 스트레칭은 스트레칭의 고전적인 분류에는 없지만 제가 수업하는 방식이기도 하며, 특정 체형에 도움이 될 수 있다고 생각하기 때문에 추가했습니다. 방식의 차이는 어떻게 자세를 취하느냐와 자세에 머물러 있는 동안 무엇을 하느냐 차이입니다.

수동적인 스트레칭은 목표로 하는 관절 운동에 관련되지 않은 근육을 사용하여 해당 위치에서 자세를 유지합니다. 이때 누군가가 여러분을 돕고 있거나 중력이 일을 하고 있을 수 있습니다. 능동스트레칭에서는 움직임을 수행하는 근육은 ROM을 통해 이동하고 자세를 유지하는 데 사용됩니다. 그리고 능동보조 스트레칭을 사용하면 능동스트레칭에서와 같이 움직이지만 중력, 마찰, 밀거나 당기기 등의 약간의 도움을 받을 수 있습니다.

아마 여러분은 경험하셨겠지만, 수동적으로 ROM을 통해 이동할 수 있는 거리는 능동적으로 움직일 때보다 짧고, 특히 중력과 반대인 경우에는 훨씬 더 짧아집니다. 이때 사용 가능한 강도는 능동 범위와 관련이 있지만 수동 범위에서 얼마나 쉽게 자세에 도달하는지에 대해서도 영향을 받습니다. 동일한 움직임에서 능동적으로 수련생이 가장 깊은 동작에 도달하는 데 도움이 거의 필요하지 않은 경우에는 수동적으로 동일한 ROM을 수행할 때 많은 힘이 요구되지 않습니다. 하지만 여러분은 도구를 이용하거나 친절한 조수로부터 많은 도움을 받을 수 있을 때만 꽤 깊은 자세를 취할 수 있는 체형일 수 있습니다. 위의 괴짜 파트에서 신체 유형에서 발생하는 스트레칭에 대한 잠재적 저항에 대한 아이디어를 소개했습니다. 제가 사용한 단어는 뻣뻣함(stiffness)이었으나 이것은 유연하지 않다(inflexible)와 동일하지 않습니다. 여기서 말하는 근막(근육 및 근막) 구조는 개인이 늘어나는 것에 대한 저항이 더 크다는 의미입니다. 다양한 두께의 고무줄을 상상해봅시다. 이러한 유형의 신체에서는 능동 범위와 수동 범위 사이에 더 큰 차이가 있으며 저항을 극복하는 데 필요한 일종의 힘이 발달될 가능성이 없다고 생각됩니다. 이때는 능동보조 스트레칭이 유용할 수 있는 경우입니다.

파스치모타나사나에서 선생님이 '중력에 몸을 맡기세요'라고 말하는 것을 들어본 적이 있나요? 일부 수련생의 경우 중력이 제공하는 수동적 도움을 통해 정확히 따를 수 있을 것입니다. 그러나 몸이 뻣뻣한 경우, 중력에 몸을 맡기기에는 햄스트링이 너무 타이트해 내려가는 중력의 도움에 몸을 맡길 수 없어 능동적인 고관절 굴곡이 더해져도 제자리에서만 머무르게 될 것입니다. 이것이 저의 체형입니다. 저는 발에 손을 대고 약간의 도움을 받지 않는 한 파스치모타나사나를 하면서 하루 종일 다리 위를 맴돌 수 있습니다. 우리는 여기서 여러분이 얼마나 많은 스트레칭 강도를 견딜 수 있는지 생각하는 것이 아니라, 단지 어떤 사람들은 다른 사람들보다 더 자연스럽게 스트레칭을 할 수 있다는 사실을 생각하시길 바랍니다.

정적 스트레칭 동작의 예로 받다코나사나를 사용할 것입니다. 손으로 발을 벌리거나, 손을 다리에 얹거나, 누군가가 다리를 누르도록 함으로써 자세의 깊이를 보조하는 것은 모두 수동적인 방법입니다. 이 자세에서 능동적으로 움직이기 위해서 여러분이 시도해야 할 행동들은 이 자세를 구성하는 움직임인 고관절 외전과 외회전의 움직임입니다. 그러나 받다코나사나에서 고관절의 외회전을 시각화 하거나 특정하는 것이 어려울 수 있기 때문에 외전에 초점을 맞춰야 할 것입니다. 동작의 의도를 파악하면 정확한 근육을 사용하기 쉽기 때문에 어떤 근육을 사용하는지 알고 있으면 고관절 근육만을 사용하여 허벅지를 바닥에 더 가까이 내려 동작에 더 쉽게 접근할 수 있습니다. 그리고 이것을 능동스트레칭이라 하고 이 움직임이 계속되고 있을때 손으로 눌러 허벅지를 내리는 힘을 더한다면, 우리는 능동보조 스트레칭을 하게 됩니다.

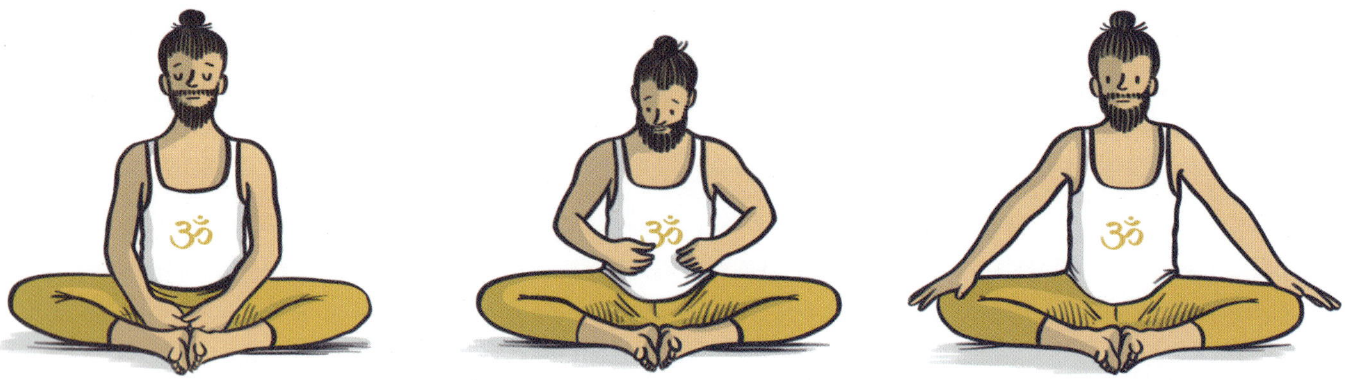

수동 능동 수축과 능동보조

### 동적 Dynamic

동적 스트레칭은 한 자세를 유지하는 것보다는 반복적인 리듬의 움직임이 특징입니다. 일반적인 개념으로 이 스트레칭의 방식은 더 큰 가동범위와 이에 더해진 반복을 통해 우리를 더 깊은 스트레칭에서 더 긴 지속시간을 갖게 해줍니다. 이전에 자세에서 점프로 전환할 때 동적 유연성을 사용할 수 있다고 언급했지만, 이는 ROM 증가에 저항하는 일회성 전환 움직임입니다. 동적 스트레칭은 종종 스포츠 워밍업 중에 선호되는 방법이며 만약 능동적인 수축이 함께 이뤄진다면 이것은 근육에 더 많은 열을 발생시킬 수 있습니다. 그러나 요가에서는 일반적으로 적절하지 않은 것 같으므로 여기에서는 잠재적인 대비책으로 포함시키겠습니다. 이는 기존의 정적 스트레칭보다 동적스트레칭으로 더 나은 ROM의 결과를 얻지 못할 수 있기 때문입니다.

옛날 방식의 축구시합 전 준비운동에서 선수들이 발끝에 닿기 위해 위아래로 튀어오르며 움직이는 것을 본 적이 있으신가요? 이것은 움직임 때문에 동적(dynamic) 스트레칭에 포함되고 탄성(ballistic) 스트레칭이라고 부릅니다. 일관성 없는 용어의 사용으로 탄성 스트레칭이 아닌 움직임을 대개 동적 스트레칭이라고 부르는데, 혼동을 방지하기 위해 제어된 움직임을 사용하는 스트레칭은 능동스트레칭으로 구분하겠습니다. 저는 보통 요가는 고요함과 자세의 내면화와 연관짓지만, 어떤 스타일은 고동치는 맥박이 더해져 능동적인 동적 스트레칭의 예가 될 수 있습니다.

저는 무엇보다도 탄성 스트레칭은 좋지 않다고 생각합니다. 제어되지 못하고, 많은 추진력을 사용하며, 잘못된 영역으로 스트레칭을 할 가능성이 높기 때문입니다. 만약 여러분이 *Multi-Segmental Movement* 챕터를 보신다면, 이것은 정확히 탄성 스트레칭에서 일어날 수 있는 유형입니다. 목표하는 영역은 움직임을 멈추고 저항이 적은 곳에서 움직임이 계속 일어납니다. 만약 축구선수가 서서 앞으로 굽혀서 반동을 계속 준다면, 여러분은 선수가 아래로 움직일때 햄스트링의 저항이 골반의 움직임을 멈추게 하여 더이상 고관절 굴곡이 일어나지 않는 대신 척추가 구부러지는 것을 볼 수 있을 것입니다. 이러한 움직임의 타격은 요추에 흡수됩니다. 트레이너들은 스타일이 반복되고 재생산되어지는 업계에서 자신만의 경쟁력있는 스타일을 만들기 위해 스트레칭 기술을 정교하게 다듬을 수는 있지만, 저는 이것이 일반적으로 의도하지 않은 관절 움직임의 개입과 같다고 생각합니다. 신경계 반사 유발과 관련된 문제도 있지만, 이는 다음 챕터에서 다루도록 하겠습니다.

탄성 스트레칭에서 발견되는 아쉬운 점은 가속도를 사용하는 모든 스트레칭 방법의 잠재적인 문제입니다. 탄성 스트레칭은 운동량을 생성하기 위해 중력에 주로 의존하는 반면, 능동적 동적 스트레칭 방법은 근육 수축을 사용하여 동작을 만드는 데 중점을 둡니다. 이것은 어느 정도 통제가 가능하지만 원치 않는 움직임에 대해서 경계할 필요가 있습니다. 앞서 언급한 고동치는 맥박이 더해진 능동적인 동적 움직임을 제외하고, 저는 수업에서 춤과 체조를 많이 하지 않는 한 요가 자세 내에서 동적 스트레칭의 적절한 사용을 볼 수 없었습니다. 그러나 특정 자세의 깊이를 향상시키기 위해 유익한 결과를 가질 수 있는 이러한 스타일의 스트레칭을 셀프수련으로 다루기도 했습니다.

스스로 수련시, 스트레칭을 할 때 요가 동작을 따라 할 필요는 없고, 대신 개선할 특정 ROM을 생각할 수 있습니다. 만약 여러분이 동작을 움직임으로 나누는 방법을 아직 잘 모른다고 해도 여러분은 이 책이 끝날 때쯤 알 수 있을 것입니다. 똑바로 서서 다리를 차는 것과 같은 역동적인 스트레칭은 비교적 엄격하고 통제하기 쉬운 운동의 훌륭한 예입니다. 저는 집에 있을 때나 수련을 시작하기 전에 종종 이 동작을 합니다. *Upavishta Konasana*(우파비스타 코나아사나, 박쥐 자세)는 동적 스트레칭에도 효과적으로 사용될 수 있는 크로스오버 포즈로 요가 수련에 직접적인 ROM 개선에 도움이 됩니다. 중력의 도움을 조금 받겠지만 근육의 맞물림으로 고관절 굴곡을 만들고 팔을 더 멀리 밀어 몸통을 길게 만들고 더 깊은 전굴에 도전하는 데 초점이 맞춰져 있습니다. 이것은 또한 힘을 사용하기 때문에 각 반복 사이에 최고의 위치로 돌아갈 수 있을 뿐만 아니라 리드미컬한 동작과 잘 어우러질 수 있습니다.

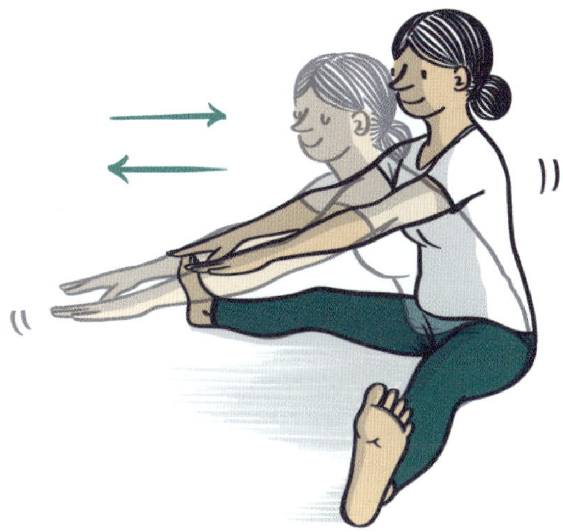

**수축과 운동량이 있는 능동적인 동적움직임이에요.**

## 선 수축 Pre-Contraction

앞서 그림의 선 수축(Pre-Contraction) 카테고리 아래에는 무수히 많은 약어가 있음을 알 수 있는데, 이 중 일부는 변형 동작 또는 선 수축 스트레칭에 포함될 수 있습니다. 이름에서 알 수 있듯이, 모두 스트레칭 전에 근육 수축을 수반하며, 특정 프로토콜에 따라 이는 목표 근육 그룹과 반대 근육 그룹이거나 또는 둘 다일 수 있습니다. 이 스트레칭의 유형이 ROM을 증가시키는 과정에 대한 연구는 근거가 완전하지는 않습니다. 그러나 단기 및 장기적으로 가장 효과적인 것으로 자주 보고 됩니다. 두 가지 주요 이론은 스트레칭 내성의 증가(괴짜 파트에서 언급됨)와 골지건반사라고 하는 신경계 반사입니다. *Neurophysiology*챕터에서도 이에 대해 다룰 것입니다.

제가 모든 변형 스트레칭을 살펴본다면, 하루 온종일 걸릴 수 있습니다. 그래서 이 범주에 관심이 있다면 여러분이 스스로 찾아보시길 바랍니다. 하지만 PNF(Proprioceptive Neuromuscular Facilitation, 고유수용성 신경근 촉진) 스트레칭은 진단 도구로서, 그리고 영구적인 ROM의 변화를 달성하기 위해서 많이 사용하는 방법이기 때문에 여기서 소개하겠습니다. PNF는 고유수용성 신경근 촉진의 약자이므로 이름 안에 신경계 개입에 대한 힌트가 있습니다. 이 스트레칭 기법에는 여러 가지 많은 변형이 있지만 가장 간단한 방법은 여러분이 스트레칭하고자 하는 근육을 수축시키는 것입니다. 스트레칭을 하는 동안 반대쪽 근육을 수축(능동적 스트레칭)시키는 것도 도움이 될 수 있습니다. 스트레칭은 일반적으로 3단계로 완료되는데, 이는 추가 반복으로 인한 ROM의 이득이 더 이상 없고, 스트레칭에 소요되는 시간을 낭비할 필요가 없다고 느끼기 때문입니다. 이런 종류의 스트레칭을 해 본 적이 없다면, 여러분은 다음 순서를 통해 어떤 느낌인지 이해할 수 있을 것입니다.

*Supta Padangushtasana*(숩다 파당구스타사나, 누운 상태에서 엄지발가락 잡은 자세), 누워서 손으로 발이나 발목을 잡아 당기고 다리를 공중에서 들어 올려 가능한 만큼 수동적인 고관절 굴곡을 통해 발을 머리 쪽으로 가져옵니다. 들고 있는 다리 뒤쪽(햄스트링)은 편안하지만 강렬한 스트레칭의 자극이 느껴져야 합니다. 다리가 있는 위치는 개개인의 고관절 굴곡 가동범위의 끝 범위에 가까워야 합니다. 발이나 발목을 잘 잡은 상태에서 이제 다리를 바닥으로 가져가려는 것처럼 햄스트링을 수축하여 고관절을 적극적으로 신전합니다. 다리를 끝까지 놓지 마시고 팔로 움직임에 저항하세요. 이 등척성(정적) 수축에는 약 30%의 힘만 사용하세요. 약 8번의 느린 호흡으로 이 자세에서 유지합니다. 이제 근육이 이완되고 부드러운 팔의 힘을 사용해 수동적으로 다리가 머리 쪽으로 움직입니다(더 많은 고관절 굴곡).

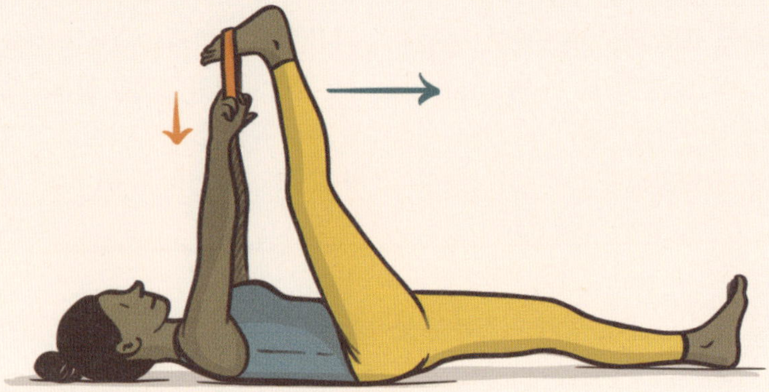

새로운 가동범위에서 2번째 수축이 시작되고, 8번의 호흡 후 다리가 다시 머리에 가깝게 이동합니다.

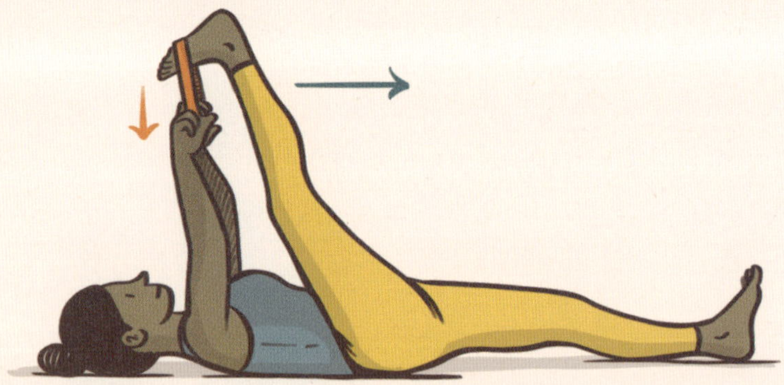

3단계는 다시 새로운 위치에서 시작하지만, 이번에는 동작과 이완 후, 손을 풀고 고관절 굴곡근만을 사용하여 더 큰 고관절 굴곡을 위해 능동적으로 움직입니다. 이 자세에서 5~8회 호흡을 더 유지할 수 있으며, 그 후에 손의 도움을 추가합니다. 능동 보조 스트레칭은 마지막 5~10회 호흡 동안 유지될 수 있습니다.

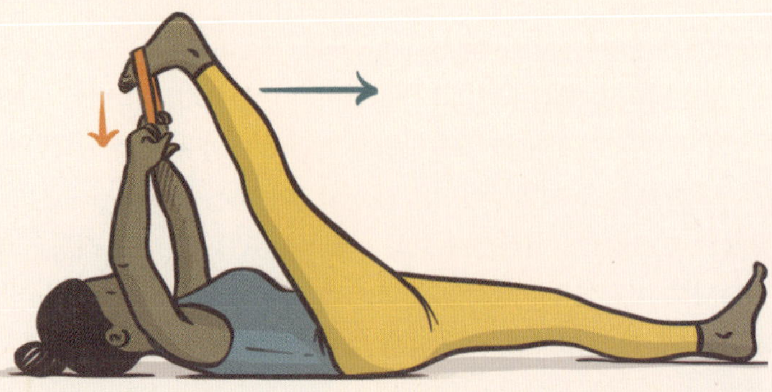

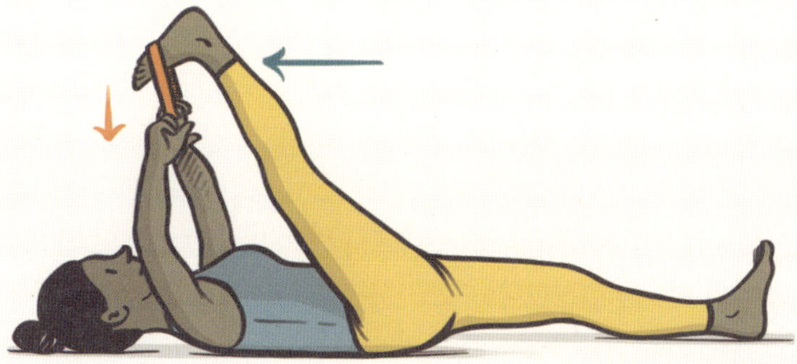

여러분들은 이 동작들을 끝내고 나면 뭔가 더 나은 변화가 있을거라 생각하시겠지만, 만약 제한이 있다면 이것은 근막에서 발생할 것입니다. ROM의 급격한 변화는 모든 스트레칭과 마찬가지로 매우 극적일 수 있지만, 이것이 딱 한 번만 이루어진다면, 성취된 가동범위는 약 한 시간 안에 사라질 것이며, 다시는 볼 수 없을 것입니다. 그러나 꾸준한 PNF스타일의 스트레칭은 ROM의 영구적인 변화를 가져올 것입니다.

위에서 PNF를 진단 도구로 사용한다고 언급했는데 바로 이 ROM으로의 즉각적인 변화 때문입니다. 자세를 더 깊게 하는 수련생에게 큰 저항이 되는 제한적인 부분을 알아내고자 할 때 관련 근육에 대한 체계적인 테스트를 수행할 수 있으며 각 단계 사이에 자세를 다시 시도할 수 있습니다. 관절 ROM의 변화가 자세의 깊이나 편안함의 변화로 이어진다면, 꾸준한 수련이나 추가적인 동작으로 이러한 변화를 만든다는 확신을 가질 수 있습니다.

이 책의 뒷부분에서 특정 관절 움직임을 목표로 하는 방법을 다룰 예정이므로 다음 예에서는 피상적으로 이야기 하도록 하겠습니다. 이전에 사용된 받다코나사나로 돌아가서 우리는 주요 움직임이 외전과 고관절의 외회전이라는 것을 알고 있습니다. 근막의 관점에서 볼 때 주요 움직임의 ROM 중 하나가 충분하지 않으면 무릎이나 허벅지가 바닥에서 떨어지게 됩니다. 변화를 바라는 마음으로 자세를 계속 반복하기 보다는 개별 움직임을 목표로 하는 것이 더 효과적일 수 있습니다. 그러나 스트레칭이 필요하지 않은 곳을 스트레칭 할 수 있으므로 어떤 움직임이 가장 문제가 되는지 결정하는 것이 좋습니다. 수련생이 고관절 외전과 외회전의 독립된 ROM을 얼마나 쉽게 수행할 수 있는지 살펴보는 것은 동작 수행의 시작이지만, 이것이 따로 시간을 내어 수련할 가치가 있는 것인지 알고 싶을 것입니다. 이는 PNF가 필요한 이유입니다. 받다코나사나의 PNF 스트레칭의 프로토콜은 다음과 같습니다.

- 수련생에게 평소 자세의 깊이를 제대로 표현할 수 있는 신체 위치를 확립하기 위해 받다코나사나를 몇 번 반복하도록 합니다.
- 나중에 비교할 수 있도록 시각적으로 메모하거나 사진을 찍습니다.
- 무릎 높이뿐만 아니라 신체의 전체적인 위치, 예를 들면, 골반의 각도에도 주의를 기울입니다.
- 두드러지게 제한이 느껴지는 부위와 일반적인 수준의 편안함에 대한 주관적인 경험을 이끌어냅니다.
- 고관절의 외회전을 증가시키기 위해 PNF 스트레칭을 합니다.
- 받다코나사나를 반복하고 신체적, 주관적 변화를 기록합니다.
- 고관절 외전을 위한 PNF 스트레칭을 수행합니다.
- 받다코나사나를 반복하고 신체적, 주관적 변화를 기록합니다.

이러한 방식으로 자세를 체계적으로 분해하고 테스트하면 수련생이 개선을 위해 노력이 필요한 영역을 파악할 수 있습니다. 스스로 수련할 때 PNF 스트레칭은 필요하지 않으며 적절한 자세나 다른 형태의 스트레칭 또는 강화도 괜찮습니다. 동일한 정보를 사용하여 원하는 동작을 완성하기 전에 올바른 자세로 가장 중요한 ROM을 대상으로 적절한 시퀀스를 결정할 수 있습니다. 받다코나사나의 예를 들면, 고관절 외전이 수련생의 주요 제한 사항이라고 판단되면 *Mandukasana*(만두카사나, 개구리자세) 또는 *Samakonasana*(사마코나사나, 박쥐자세)와 같은 내전근을 스트레칭 하는 자세를 그 앞에 놓을 수 있습니다. 물론 둘 이상의 ROM을 개선해야 한다고 제안할 수 있으니, 순서는 이에 따라 조정될 수 있습니다.

## 저항 Resistance

이것은 스트레칭의 세계에서는 비교적 새로운 것이지만, 능동적인 움직임에만 의존하지 않고 근력과 유연성(가동성)을 함께 작업할 수 있는 큰 장점이 있다고 말하고 싶습니다. 의심할 여지없이 모든 종류의 변형 동작이 있지만, 기본 원칙은 스트레칭 되는 동일한 근육에 의해 능동적으로 저항된다는 것입니다. 즉, 근육은 수축과 신장을 동시에 할 수 있습니다. 이를 신장성 수축(Eccentric contraction)이라고 하며 Strength 챕터에서 더 자세히 다룰 것입니다. 이 스타일의 또 다른 원칙은 제어할 수 있는 가동범위가 스트레칭의 깊이를 결정한다는 것입니다. 또한 스트레칭 단계 후에 단축성 수축을 추가하는 것을 많이 선호합니다. 저항 스트레칭은 많은 근육 섬유가 동시에 늘어나거나 수축되는 신경 반응 때문에 후속적으로 더 큰 ROM을 허용하는 것으로 여겨집니다. 단축성 수축이 일어난 후에 선 수축 방법에서 사용되는 등척성 수축(Isometric contraction)으로 인한 유사한 반응이 다시 작동할 수 있습니다.

이제 다시 받다코나사나로 돌아가서 같은 자세를 여러 가지 다른 방법을 시도하여 얼마나 많은 옵션이 있는지 이해하는 데 도움이 되기를 바랍니다. 다음 예의 경우 골반이 뒤로 빠지는 것을 방지하기 위해 벽을 사용하여 동작을 더 정확히 만들 수 있습니다. 원칙을 생각해 보고 어떻게 움직여야 하는지 자세히 살펴보겠습니다. 그렇게하면 다룰 필요가 있는 모든 ROM에 동일한 과정을 적용할 수 있습니다.

벽에 골반을 대고 받다코나사나로 앉을 때 무릎이 공중에 있다면 심화동작을 위해 무릎이 바닥을 향해 이동하는 것은 당연합니다. 우리는 이것이 외전과 고관절 외회전의 결합된 동작이라는 것을 알고 있지만, 우리는 움직임을 분리하지 않을 것이며, 오직 바닥을 향하거나 멀어지는 관점에서 생각할 것입니다. 허벅지가 이미 바닥에 있는 경우 분명히 이 자세에 더 큰 ROM이 필요하지 않지만, 움직임이 가능한 범위도 바닥에 의해 멈추게 됩니다. 즉, ROM 증가를 위해 다른 위치를 사용해야 합니다. 그러나 이 동작은 근력을 키우는 데도 유용합니다. 허벅지나 무릎에 손을 대면 동작에 대한 다양한 저항을 제공할 수 있습니다.

첫 번째 저항 스트레칭의 시작 위치는 무릎이 바닥에서부터 높이 공중에 있고 손을 무릎 위에 놓는 것입니다. 무릎은 어깨와 팔의 힘을 사용하여 바닥을 향해 누르지만, 동시에 안쪽 허벅지(내전근)에 의해 움직임이 저항됩니다. 따라서 손은 무릎을 누르고 무릎은 손을 위로 밀어냅니다. 그러나 이것은 움직임이 고정되어 있는 상태에서의 저항이며 손이 무릎의 힘 보다 더 강해야 합니다. 목표는 아래쪽 힘이 위쪽 힘을 제어된 방식으로 극복할 수 있도록 하여 고관절이 가능한 외전 범위를 통해 부드럽게 움직일 수 있도록 하는 것입니다. 최대의 힘을 쓰지 말고 위험이 없는 정도로만 하시길 바랍니다. 가동범위의 끝 지점을 향해 점차적으로 근력을 키우는 것이 중요하다는 것을 기억하세요. 내려가면서 내전근은 길어지면서 수축합니다(신장성 수축).

제어 가능한 범위의 끝(바닥이 아닐 수도 있음)에 도달하면 동작의 규칙이 바뀌어 이제 다리가 팔의 힘 보다 더 강해야 합니다. 아래로 누르는 힘은 다리가 극복할 수 있을 만큼 충분히 줄여야 하며 무릎은 통제 하에 다시 시작 위치로 돌아갑니다. 위로 올라가면서 내전근은 짧아지면서 수축합니다(단축성 수축). 이것이 1회 반복이며 5~10회 정도면 충분합니다. 부드럽게 시작해 여러 주에 걸쳐 천천히 수축력을 키우는 것이 중요합니다.

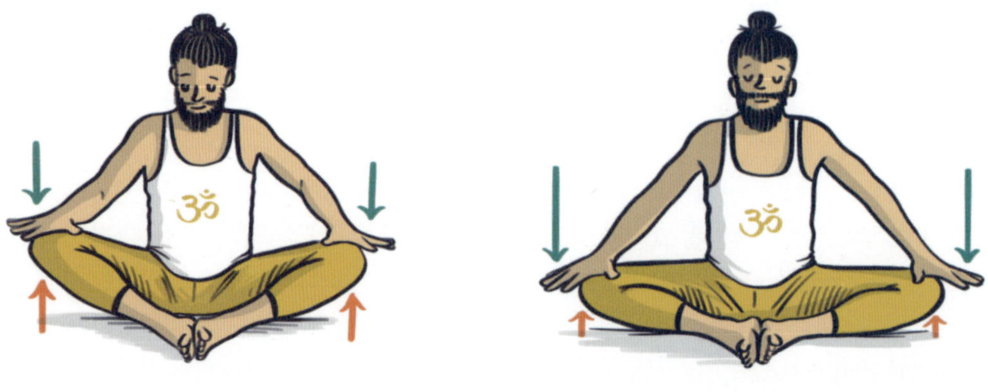

다리는 위로 밀고 있지만, 팔은 더 큰 힘으로 아래로 밀고 있어요. 다리는 바닥을 향해 움직이고 있습니다.

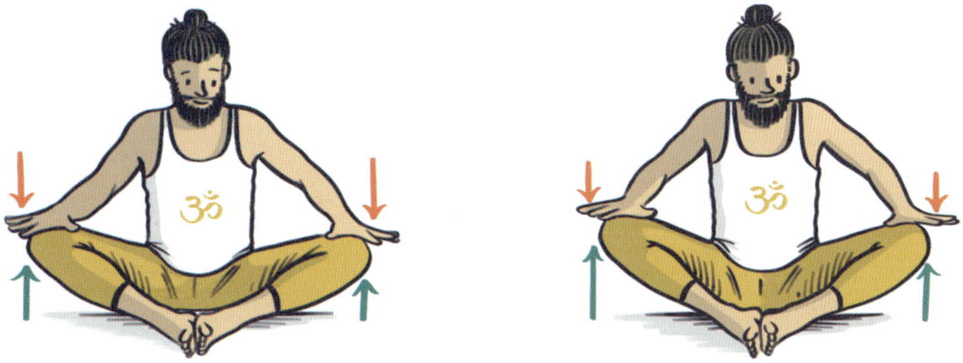

이번에는 팔이 아래로 밀고 있는 것보다 다리가 더 큰 힘으로 위로 밀려요. 다리가 바닥에서 멀어지고 있어요.

### 스트레칭 시간과 빈도 Stretching Time and Frequency

요가에서 수련생들은 짧게는 몇 분 동안 숨을 들이쉬거나 내쉬는 자세를 취할 수 있습니다. 중요한 것은 길게 오래 견디는 것이 일시적이고 가역적인 신체적 변화를 이끌어내는 경향이 있으므로, 추가 시간이 신경계에 더 유익한 영향을 미치는지의 여부입니다. 이 점에 대한 연구가 아직은 불분명하다고 말하고 싶습니다. 말이 안 되는 것처럼 들리겠지만 우리가 스트레칭하는 것을 단순히 늘리기 위해 노력하는 것이 아니라는 것을 기억하세요. 더 오래 버티는 것이 나이 든 신체에 더 효과적일 수 있다는 일부 연구 결과가 있습니다. 스트레칭 시간은 개인차가 있으며 자신에게 맞는 것을 찾기 위해 이것저것 시도해 보는 것이 좋다고 생각합니다. 이것은 항상 온도, 흐름, 가벼움, 지면, 집중, 스트레칭 내성 및 의도 사이의 균형이 될 것입니다. 저는 천천히 숨을 쉬고 30초에서 1분 사이의 자세로 시간을 보내는 것을 선호하지만, 다른 사람들에게는 너무 느리고 답답할 수도 있습니다. 일반적으로 신체 조직이 유연할수록 스트레칭에 필요한 시간이 줄어들 수 있습니다.

제가 접한 많은 연구들의 기간은 종종 2주에서 6주 범위 내이므로 일반 요가 수련생과 거의 관련이 없습니다. 몇 주 동안 유지할 수 있는 프로그램 종류는 몇 달 또는 몇 년 동안 수행할 수 있는 것과 같지 않습니다. 일관성과 인내심은 지속적인 결과를 가져옵니다. 빨리 하는 것이 해답이 되는 경우는 드뭅니다. 그렇기 때문에 자신의 몸에 맞는 방법과 시간 뿐만 아니라 자신의 관심사를 찾는 것도 중요합니다.

또한 빈도는 개인에 따라 매우 다릅니다. 어떤 사람들은 다른 사람들보다 훨씬 더 높은 강도의 훈련을 받을 수 있고, 심지어 뛰어날 수도 있지만, 같은 프로그램으로 다른 사람을 지치게 할 수도 있습니다. 많은 요가 스타일은 수련생들이 일주일에 최대 6번까지 연습할 것을 제안하지만, 항상 동일한 자세나 순서를 수행하는 경우에는 회복할 시간이 충분하지 않기 때문에 이것이 최선이 되지는 않습니다. 반복은 변화하기에는 좋지만 너무 많은 반복적인 움직임으로 긴장성 부상을 경험할 가능성이 높아집니다. 특히 여러분이 어떤 것에 도전하고 있다면 고치고 회복하기 위해서는 휴식이 필요합니다. 더 많이 하는 것이 더 낫다는 함정에 빠지기 쉽지만 실제로는 그렇지 않습니다. 여러분의 수련에서 정체기에 접어들고 있다면 시도하고 돌파하기 위해 강도를 높이는 대신, 휴식 후 다른 날에 시도했을 때 어떻게 되는지 확인해 보시길 바랍니다.

우리가 요가 수업을 진행하든 스스로 수련을 하든 동일한 원칙이 적용되며 강도가 높을수록 수련시간 사이에 더 많은 휴식이 필요합니다. 당신이 매일 요가를 하는 것을 좋아한다면, 그저 숨과 함께 흐르거나, 또는 편안한 곳에 머무르는 시간을 가지시길 바랍니다. 물론 요가를 하는 빈도가 너무 낮을 수도 있습니다. 그러나 일주일에 한 두 번 푹 쉰다고 해서 유연성의 변화를 크게 경험하지는 않을 것입니다. 규칙적인 요가 수련을 계속하고 추가적으로 시간을 내어 스스로 수련할 생각이라면 주간 수련시간은 에너지 수준과 더 강도 높은 수련에 대한 신체의 반응에 따라 달라집니다. 같은 영역을 일주일에 두 번 이상 목표로 하지 않는 것이 현명합니다.

### Stu의 큰 결합 Stu's Mega Mix

고관절 굴곡은 이 책의 뒷부분에서 근본적인 움직임으로 언급할 ROM 중 하나입니다. 좋은 굴곡의 움직임은 수많은 자세를 만드는 데 큰 도움이 되지만 많은 수련생들이 어려워하는 움직임이기도 합니다. 그래서 여기에서 다룬 몇 가지 아이디어를 통합하여 고관절 굴곡 증가에 중점을 둔 실용적인 내용을 이야기하도록 하겠습니다. 여러분이 유연하지 않다면 이 방법을 위해 스트랩이 필요할 것이며, 미리 요가를 수련하거나 몇 분 동안 점진적 다리 차기를 통해 다리를 충분히 워밍업 하시길 바랍니다.

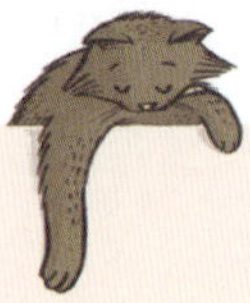

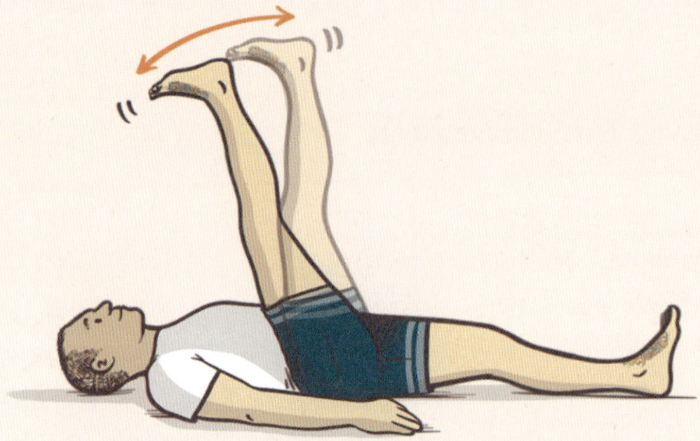

스트레칭은 *Supta Padangushtasana*(숩타 파당구쉬타아사나, 누워서 엄지발가락을 잡은 자세)에서 이루어지므로 등을 대고 누워 한쪽 다리를 공중으로 곧게 펴시길 바랍니다. 그리고 고관절을 굴곡하여 다리를 능동적 가동 범위의 끝까지 가져옵니다(손을 사용하지 않음). 첫 번째 단계는 고관절 굴곡근과 신전근을 사용하여 다리를 앞뒤로 움직이며(pulse) 힘을 생성하는 것입니다. 약 60cm의 이동 거리 또는 총 ROM의 1/4로 약 10회 부드럽게 반복합니다. 동작의 목적은 각 다리의 움직임에 따라 고관절 굴곡으로 더 깊이 이동할 수 있는지 확인하는 것입니다.

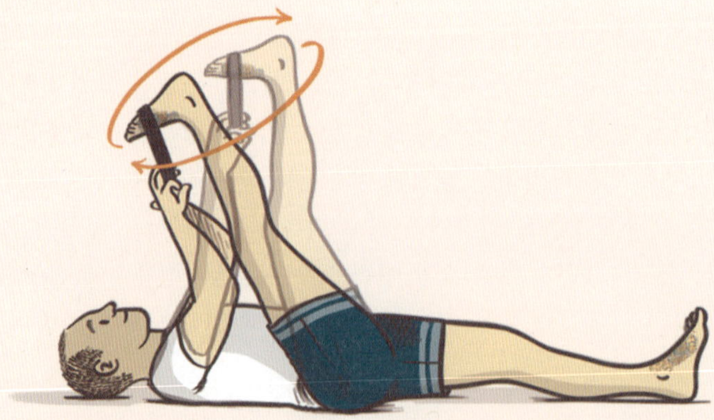

이제 두 번째 단계를 완료하는 동안 머리와 어깨를 바닥에 고정할 수 있도록 발에 스트랩을 감습니다. 다시 발로 작은 원(지름 약 20cm)을 그립니다. 근육의 힘을 사용하지만 이번에는 손과 스트랩의 약간의 도움과 저항을 받습니다. 계속해서 스트랩을 당기지만 다리가 몸에서 멀어질수록 덜 잡아당깁니다. 원의 상단은 도움을 받아 갈 수 있는 가장 깊은 고관절 굴곡이고, 원의 하단은 그 지점에서 뒤로 이동한 곳입니다. 다리가 몸에서 멀어지면 고관절 신전근(햄스트링)은 스트랩이 주는 저항에 대항하여 작용합니다. 다리가 몸을 향해 원을 그릴 때 고관절 굴곡근이 결합하여 보조합니다. 시계 방향으로 약 10개 정도의 원을 그린 다음 반시계 방향으로 그립니다.

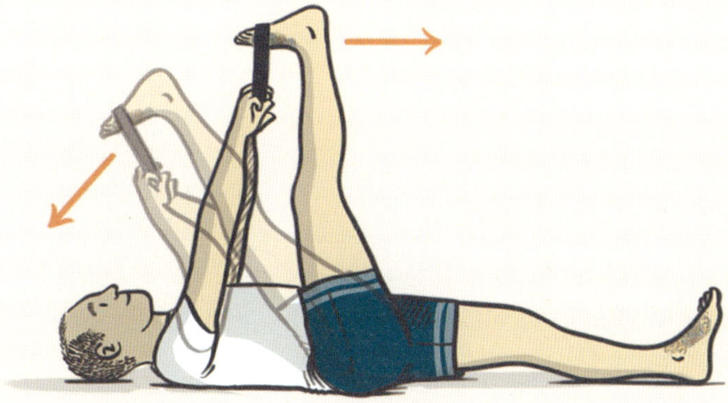

다음은 저항 스트레칭입니다. 스트랩을 제자리에 유지한 상태에서 고관절 굴곡 가동범위의 끝 범위에 도달할 때까지 다리를 몸 쪽으로 가져옵니다. 고관절 신전근(햄스트링)을 수축시켜 다리를 몸에서 뒤로 빼내 원을 그렸던 것보다 약간 더 많은 저항력을 제공합니다. 어깨가 바닥에서 떨어지기 전에 30cm 정도 또는 가능한 모든 것을 이동하는 것으로 목표로 합니다. 팔로 감을 수 있는 스트랩을 약간 느슨하게 조정해야 할 수도 있습니다. 다리가 몸 쪽으로 돌아올 때 팔로 당기는 것은 계속되지만 이번에는 고관절 신전근이 저항을 시도합니다. 이 방법은 받다코나사나에서 사용했던 교대로 줄다리기를 하는 것과 같습니다. 따라서 햄스트링은 지속적으로 수축하며 다리가 멀어지면 짧아지고 몸을 향해 움직일수록 길어집니다. 왕복 10회를 목표로 하세요.

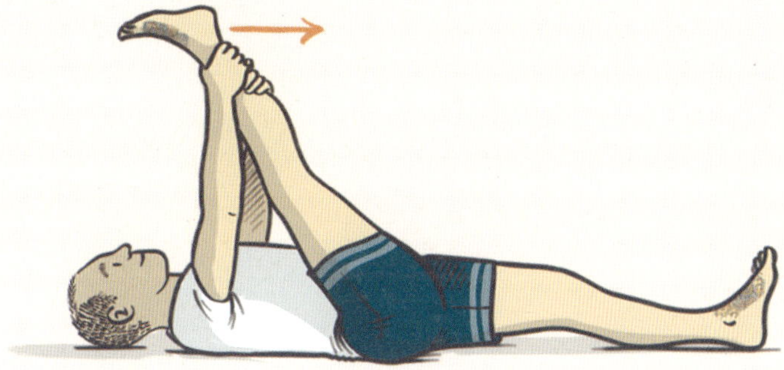

네 번째 단계에서 손은 정강이를 잡고(또는 다리가 손이 닿지 않는 경우 계속 스트랩을 사용) 다리는 몸 쪽으로 편안하게 당깁니다. 다리를 몸에서 멀리 떼어내기 위해 햄스트링에 힘을 가하며 다리를 정확히 제자리에 고정하면서 단단히 잡으세요. 약 30초 동안 이 작업을 계속한 다음, 긴장을 풀되 최종 단계를 위해 준비된 위치에 다리를 놓습니다. 이런 종류의 움직임이 처음이라면 무리한 노력을 기울이지 말고 최대 노력의 30~40% 정도로만 생각하며 하시길 바랍니다. 하지만 범위의 끝부분에 가까워지는 것이 더 강해지면 이 동작은 근력을 키우는 기회로 삼을 수 있고, 점차적으로 강도를 높일 수 있습니다. 그러나 최대 약 80%를 초과하지 않도록 합니다.

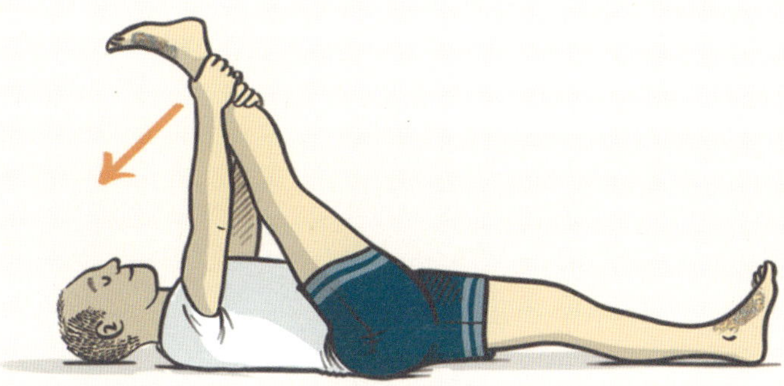

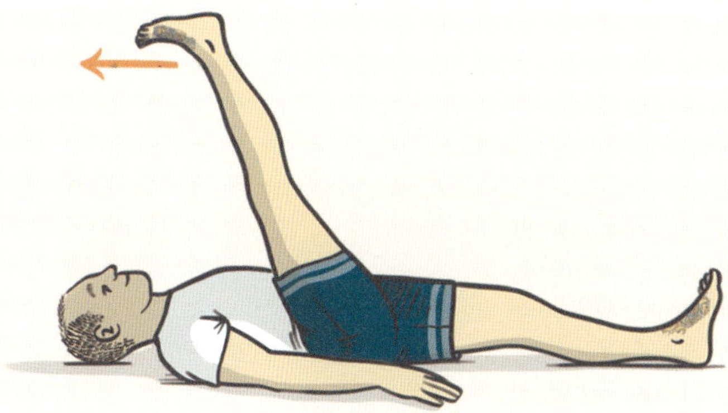

정적 수축은 신경학적 이완을 생성해야 하며 이제 다리를 몸에 쉽게 더 가까이 가져갈 수 있습니다. 느슨해진 부분을 잡고 손으로 약간의 도움을 받아 다리를 더 가깝게 가져올 수 있는지 확인하세요. 거기에서 30초 동안 유지합니다. 마지막으로 할 일은 정강이에서 손을 떼고 능동적인 고관절 굴곡을 사용하여 다리의 위치를 유지하려고 시도하는 것입니다.

빠른 참조를 위해 다음을 확인하시길 바랍니다.

- 1단계: 펄스 – 능동 동적 스트레칭
- 2단계: 능동 및 저항 서클 – CARs(Controlled Articular Rotations) 적용
- 3단계: 고관절 굴곡 및 신전 – 저항 스트레칭
- 4단계: 정적 유지 작업 – 선 수축 스트레칭 및 근력 운동
- 5단계: 정적 스트레칭 – 정적 수동 스트레칭 후 정적 능동 스트레칭

이 운동 조합은 약간 폭발적이므로 처음부터 지나치게 하지 마시고, 일주일에 최대 한두 번만 시도해 보시길 바랍니다.

# MULTISEGMENTAL MOVEMENT

## 다중 분절 움직임에서, 힘은 가장 저항이 적은 부위를 찾으려 합니다.

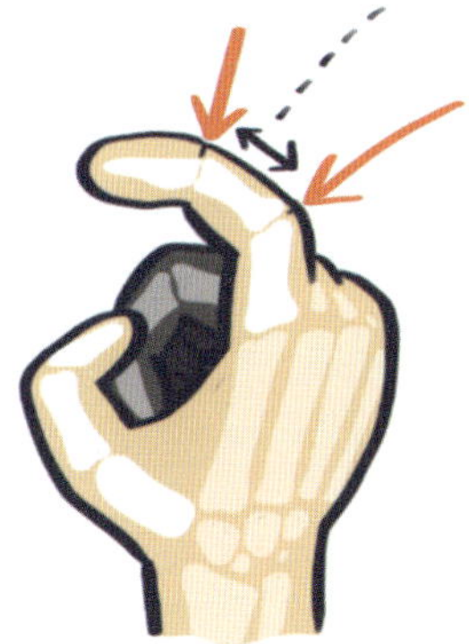

손가락을 살펴보면, 손가락은 세 마디로 이루어져 있는 것을 쉽게 확인할 수 있습니다. 그리고 손가락을 굽히면, 여러 마디로 나누어진 것을 한 눈에 볼 수 있습니다. 피부 아래에는 뼈와 각 뼈의 끝에서 관절과 만나는 부분이 있습니다. 손가락의 마지막 마디같이 양 끝 또는 한쪽에서 끝나는 관절로 둘러싸인 신체 일부분을 분절(segments)이라고 간주할 수 있습니다. 신체를 움직이거나 자세를 잡을 때 우리는 여러 관절의 위치를 바꿔야 하는데 이를 다중 분절 움직임이라고 합니다.

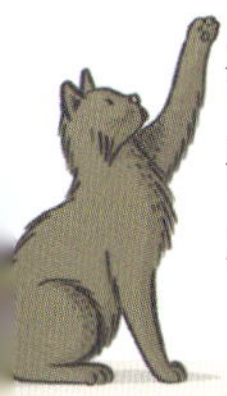

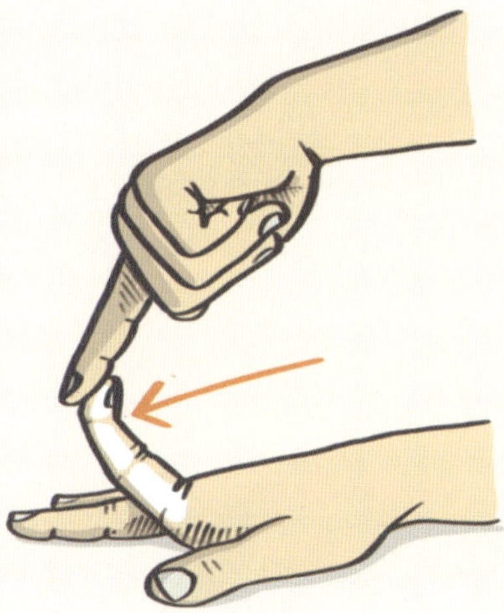

가벼운 테스트를 해보겠습니다. 한 손의 손바닥을 아래로 향하게 펴 바닥을 짚고, 반대 손으로 검지손가락 끝을 천장 방향을 향해 부드럽게 당깁니다. 여러분은 아마 검지손가락의 끝마디가 다른 마디들 보다도 천장을 향해 더 늘어나는 부위라는 것을 알게 될 것입니다. 이 예에서 이 마디는 저항이 가장 적은 관절 또는 부위입니다. 이 끝 마디는 손가락과 손바닥이 이어지는 부위의 끝마디가 아닙니다.

동작을 계속하고 있으면 아마 그 마디가 아프기 시작할 것입니다. 만약 여러분이 매일 그렇게 한다면, 더 많은 자유로운 움직임을 가지게 될 것이지만, 이것과 더불어 덜 안정적이게 될 것입니다. 여기서 중요한 개념은 가장 많이 움직일 수 있는 관절은 개인마다 다를 수 있다는 것입니다. 원한다면 다른 손가락과 엄지손가락을 시도해 봅시다. 차이점이 있을까요? 이제 다른 손을 비교해 봅시다. 저는 새끼손가락의 마지막 마디가 가동성이 가장 좋고, 오른쪽 엄지손가락의 끝마디가 왼쪽 엄지손가락보다 더 늘어납니다.

마사지의 관점에서 보면, 엄지손가락 끝으로 압력을 가할때 엄지손가락을 똑바로 편 채 유지하기는 어렵기 때문에 엄지손가락의 끝마디가 과도한 움직임으로 문제가 될 수 있습니다. 만약 여러분이 엄지손가락을 들어 올린 채 압력을 지속적으로 가한다면, 결국 엄지손가락은 다치게 될 것입니다. 요가 동작시 여러분이 손가락 끝으로 자신을 지탱하는 자세를 취하거나, 손가락 마디나 엄지손가락의 끝 부분이 너무 구부러지게끔 지속해서 동작을 만든다면 그 관절은 다칠 위험이 있을 것입니다. 저는 SNS에서 이런 경우들을 꽤 많이 관찰하였습니다. 근력은 과도한 가동성을 통제하는데 필수적이며 이에 대해서는 나중에 설명하도록 하겠습니다.

손가락을 구부리고 곧게 펴는 동작은 매우 간단하고 단순한 움직임입니다. 하지만 신체의 다른 부위의 관절에서는 더 많은 움직임이 만들어집니다. 우리가 많은 요가 자세들 중 도전적인 자세를 시도할 때, 신체의 특정한 곳에서 일어나는 과도한 움직임을 파악하는 것은 힘들 수 있습니다. 또한 어디에서 어떤 움직임이 일어나야 하는지에 대해 덜 명확할 수 있습니다. 예를 들면, 발을 반가부좌(반 연꽃자세)로 놓을 때 하체는 여러 부분으로 나눠서 움직여야 합니다(다중 분절 움직임). 발의 바깥쪽 측면은 반대쪽 고관절의 서혜부에 놓을 수 있도록 위쪽 다리와 아래쪽 다리의 발은 특정한 방식으로 위치되어야 합니다. 이때의 움직임은 골반, 무릎 및 발목 관절에서 서로 결합되어 발생합니다.

위쪽 다리는 바깥쪽으로 회전하여 몸에서 멀어져야 합니다(고관절 외회전 및 외전). 그리고 아래쪽 다리는 위쪽 다리와 완전히 밀착되도록 접고(무릎 굴곡), 발바닥은 약간 천장을 향해야 합니다(발목 저측굴곡 및 내번).

하나 또는 그 이상의 관절들의 제한으로 인해 원하는 자세가 만들어지지 않는다면 발은 올바른 위치에 있지 않을 것이고, 힘은 무릎과 발목의 약한 부분으로 향할 것입니다. 가끔 놓칠 수 있는 움직임은 고관절 외회전이나 무릎 굴곡 또는 둘 다가 될 수 있습니다. 안타깝게도, 요가 수련생들이 고관절이나 무릎의 제한에 맞서 발을 제 위치로 끌어 당기려고 할 때 이러한 취약한 부분을 다치는 것은 부지기수입니다. 다중 분절 움직임의 예에서 문제의 힘은 토크 작용(torquing action, 회전력)이며, 본인에게 있어 불안정한 부위인 발목 또는 무릎에 따라 손상이 발생하는 위치입니다. 무릎의 내측 또는 발목의 외측에서 느껴지는 통증은 필요한 ROM을 사용할 수 없다는 것이며 수련생이 물러나야 한다는 확실한 신호입니다.

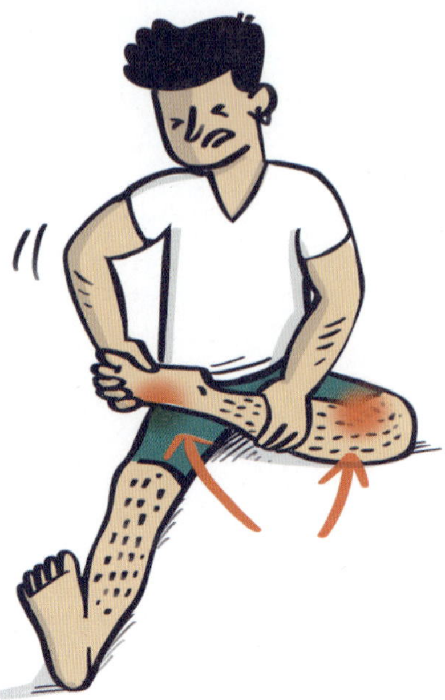
맞아요. Dave는 자신의 무릎과 발목을 무리하게 잡아당기고 있어요!

시야를 더 넓혀보면 이와 동일한 방법으로 특정한 모양을 만들기 위해 몸 전체를 사용하는 경우가 많다는 것을 알 수 있습니다. 예를 들면, 허리와 같이 더 자유롭게 움직이고 우리의 제한적인 움직임을 수용하려고 하는 곳이 종종 있을 것입니다. 우리가 그 부위를 제어하지 않는다면 두 가지 일이 발생할 수 있습니다. 하나는 우리의 가동 영역에 지나친 압박을 주는 것이고, 다른 하나는 제한적인 영역에 효과적으로 접근하지 못하는 것입니다. 그러므로 몸을 자유롭게 움직이는 과정에 있어 방해가 될 수 있습니다.

다시 구체적인 예로 요추를 신전하는 자세를 취하는 사람의 예를 들어 보도록 하겠습니다. 아래 그림의 Lucy와 같이 허리를 과도하게 움직이려고 할 때 고관절 신전에서 어려움을 겪습니다. 효과적으로 움직이려면 복부를 단단하게 하여 허리를 안정시키고, 고관절의 앞 부분은 물론 어깨에도 접근할 수 있도록 해야 합니다. 물론 척추는 매우 세분화된 영역이기 때문에, 그곳에서 일어날 수 있는 일에 대해서는 나중에 구체적으로 살펴볼 것입니다.

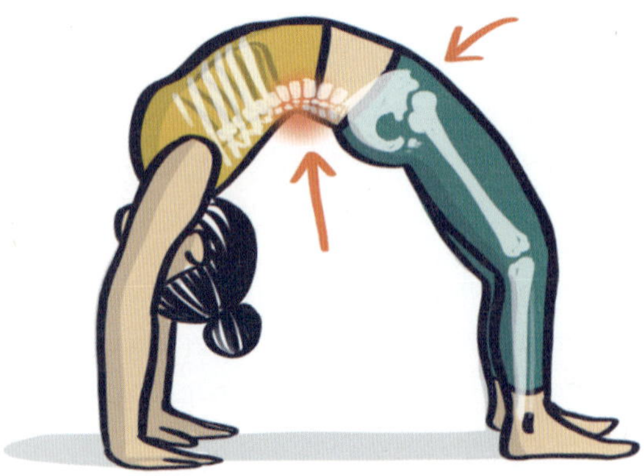
저런, Lucy는 척추를 꺾고 있어요.

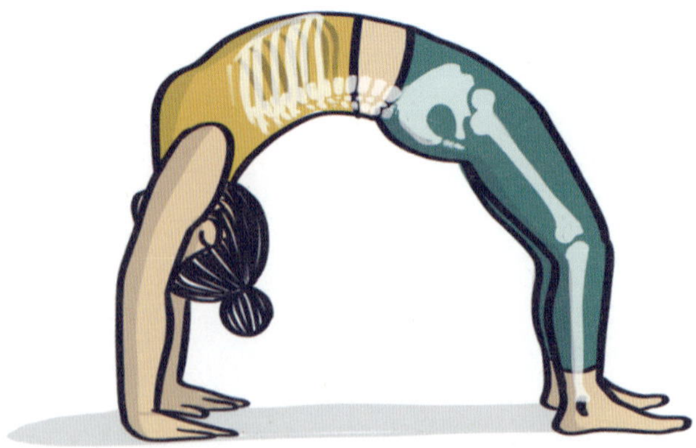
복부를 단단하게 하고, 고관절을 더 신전해봐요!

따라서 요가 자세를 취할 때 관절에 스트레스를 가하면서 한계를 넘어서려 하지 않으며, 올바른 위치에서 잘 움직이고 있는지 확인해야 합니다. 이러한 힘은 관절이 가지 말아야 할 방향으로 움직이지 않게 하거나, 안정적으로 한계를 넘어서는데 사용될 수 있습니다.

Q : 팔꿈치는 많은 수련생들이 특정 방향으로 과도하게 움직일 수 있는 또 다른 부위입니다. 손목이나 어깨에 접근하기 위해 팔을 움직이는 자세 중 수련생이 주의를 기울이지 않았을 때, 팔꿈치가 과신전될 수 있는 자세는 무엇이 있을까요?

# ALIGNMENT

## 정렬은 해당 자세의 목적과 수련인의 조건에 맞는 신체의 의도적인 방향입니다.

저는 몇 해 전에 정렬(Alignment)에 대한 더 넓은 개념을 명확히 하기 위해 이 정의를 생각해 냈습니다. 많은 수련생들이 이 주제를 언급할 때 가장 먼저 생각하는 것은 관절을 차례로 쌓는 것(stacking joints), 무릎이 잘못된 방향으로 가지 않게 하는 것 또는 정해진 아사나를 취하는 것으로 생각합니다. 그러나 우리는 더 깊게 생각해 볼 수 있습니다.

저는 정렬이 요가에서 우리가 하는 모든 것을 뒷받침한다고 생각하지만, 정렬 자체가 의도이기 때문에 쉽게 넘어갈 수 있는 간단한 것이 아닐 수도 있습니다. 정렬과 함께 할 수 있는 다른 핵심 요소들은 건강, 적응, 기반, 그리고 마음입니다. 지금쯤 아시겠지만 제가 모든 사람에게 똑같은 움직임을 하라고 제안하지는 않을 것입니다. 그런데 제가 왜 그렇게 정렬에 집착하게 되었을까요?

Iyengar(아헹가 요가), Ashtanga(아쉬탕가 요가) 또는 다른 곳에서 제안하는 방식으로 자세를 취하는 것은 잠시 잊고 여러분에게 맞는 방식으로 자세를 만드는 것에 대해 생각해 봅시다. 자연스럽게 움직이고, 흘러가며 여러분이 필요한 곳을 느끼고, 여러분의 직관을 사용해 보세요. 여러분이 어디에 있는지, 내 안에서 무슨 일이 일어나고 있는지, 또는 왜 그 곳에 있고 싶은지 느낄 수 있나요? 그리고 다음에도 똑같이 그것을 경험할 수 있나요?

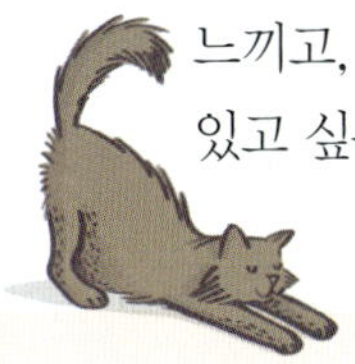

지금 한 두 가지 자세를 고른 후, 책을 내려놓고 자세를 취해보시길 바랍니다.

돌아와서, 여러분이 평소에 하는 방식에서 얼마나 가까웠나요? 혹시 위태로운 자세는 없었나요? 다음 *Moving in Patterns* 챕터에서는, 자유로운 움직임에 대해 제가 가지고 있는 몇 가지 의구심에 대해 논의할 것입니다. 저는 기준이 없는 방식으로 배우는 것은 어렵다고 생각합니다. 그렇다면 우리는 항상 누군가의 구체적인 설명으로만 자세를 취해야 한다고 생각하나요? 그렇지는 않습니다.

모든 요가 스타일에는 특정 자세를 취할 때, 몸을 어떻게 배치해야 하는지에 대한 몇 가지 권장 사항이 있습니다. 우리는 이것을 Asana Blueprint(아사나 청사진)라고 부르도록 하겠습니다. 여기에는 특정한 방식으로 우리 몸을 위치시킴으로써 그에 따라 중점을 두는 것이 있을 것입니다. 예를 들면, 척추회전, 허벅지 안쪽, 고관절 회전, 대칭 또는 비대칭, 근력, 균형, 내면의 평화 또는 ROM일 수 있습니다. 이것이 무엇이든 우리가 자세를 바꾸면 강조하는 점 또한 바뀔 것입니다. 우리 몸의 움직임은 각양각색으로 조화를 이루도록 하는 것이 이치에 맞으나 이것이 협응되지 않을때 우리는 자세를 유지하기 위해 얼마나 많은 노력을 해야 할까요? 중요한 것은 자세의 본질이라고 생각합니다. 그러나 실제로 따라 할 수 없는 자세를 만들기 위해 우리 자신을 왜곡해야 한다면 그 본질을 잃어버릴 수 있습니다. 개개인이 스스로를 위해 자세를 조절해야 합니다. 만약 트위스트를 하고 있는 경우 흉추에서 회전하고 있는지 확인하고, 고관절 회전의 경우라면 무릎에서 움직임이 일어나고 있지는 않은지 등을 확인하시길 바랍니다.

그렇다면 이 Asana Blueprint들이 어떤 목적에 도움이 될까요? 동작을 정확하고 세밀하게 만들려고 노력함으로써, 우리가 어떤 부위에 제한이 있는지 현실적으로 알 수 있다고 생각합니다. 하지만 우리는 생각하는 대로 움직이고 있지 않다는 것을 충분히 인식해야 합니다. 가장 좋은 방법은 본인이 원하는 어떤 스타일로든 자세를 취하려고 노력하는 것입니다. 만약 이

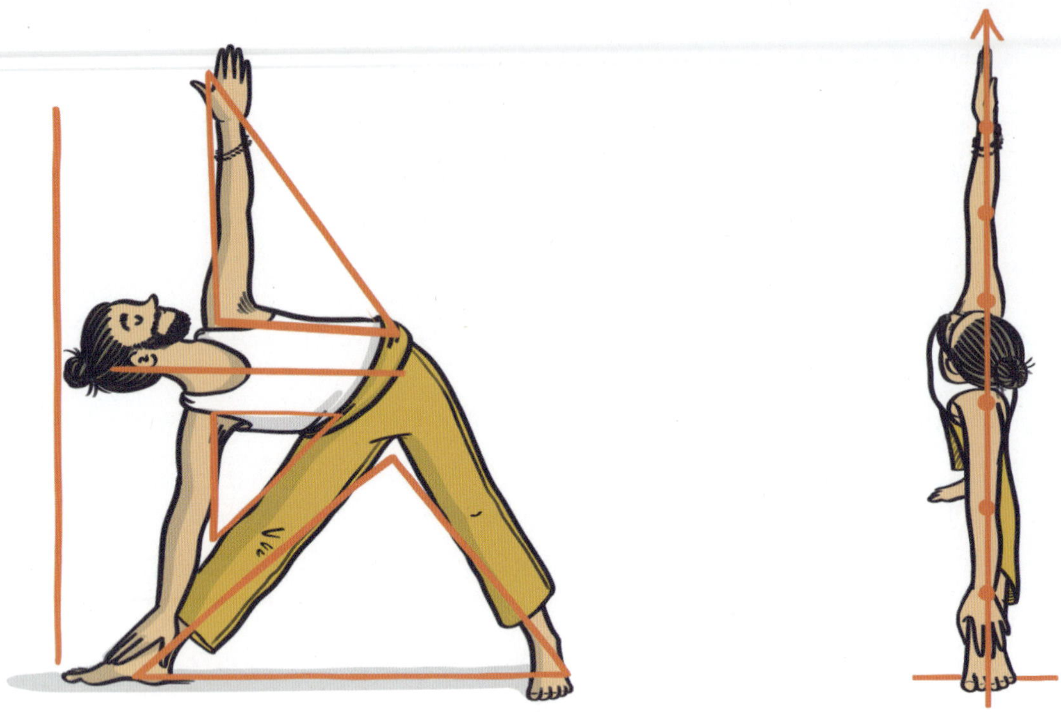

욷티타 트리코나사나는 일직선 상으로 가지런히 정렬돼요.

자세가 쉽다면, 자세를 조정하여 더 넓거나 좁게, 또는 발을 다른 각도로 두며 시도해 보세요. 너무 힘이 들어 자세의 본질을 잃어가는 느낌이 든다면, 도구를 사용하거나 자세를 취할 수 있을 만큼 동작을 바꾸어 봅시다. 그리고 다시 Asana Blueprint를 보고 어떻게 자세가 변했는지를 확인해 보시길 바랍니다.

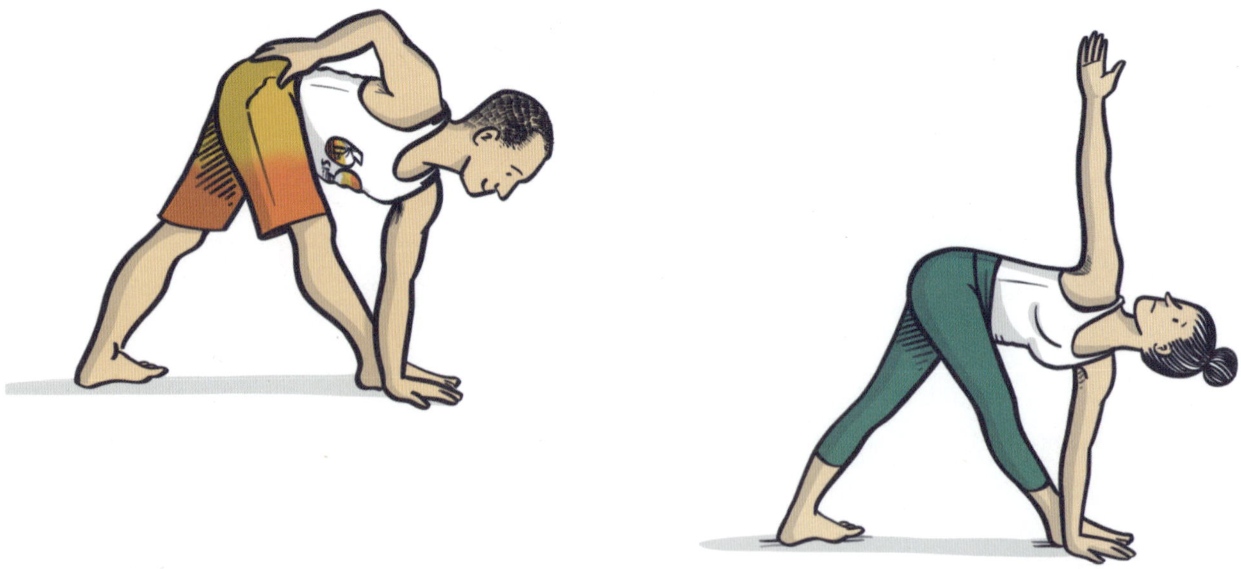

각자에 맞게 적용된 파리브르타 트리코나사나

신체의 의도적인 방향은 우리가 제한적이거나 약한 부분에 도전할 수 있도록 합니다. 그렇다면 자세의 의도는 무엇이며 우리의 의도는 무엇일까요? 제가 어려워하는 부분인 트위스트 자세를 예로 들면, 저의 경우 트위스트 동작이 어려워 *Parvritta Trikonasana*(파리브르타 트리코나사나, 회전 삼각 자세)를 할 때에는, 위로 들어 올린 팔을 허리에 두어 척추가 아닌 어깨를 비틀려 하지 않습니다. 또 *Parshvakonasana*(파르스바코나아사나, 측면 각도 자세)에서는 두 발의 간격을 넓게 해 앞 허벅지를 바닥과 평행하게 하여 다리의 근력을 단련하는 것을 좋아합니다. 또한 서혜부에 더 잘 접근할 수 있다고 느끼기 때문에 손을 바깥쪽 보다는 발 안쪽에다 놓습니다. 이와 같이 우리는 같은 동작이더라도 여러가지 관점과 의도에 따라 다양하게 변화를 주며 시도할 수 있습니다.

우리가 자세를 취하려고 할 때 고려해야 할 것 중 하나는 잠재적으로 해로운 결과가 있는지에 대한 여부입니다. 다시 말해, 그 자세가 얼마나 우리에게 유익한지입니다. 여기서 우리는 특정 관절을 사용했던 부분과 또는 취약한 부분까지 생각해야 합니다. 신체에 관련된 것들과 마찬가지로, 결론은 간단하지 않습니다.

무릎이 발목보다 앞에 위치한 런지 자세와 비슷한 자세로 예를 들어 보도록 하겠습니다. 이러한 자세는 무릎 관절에 상당한 스트레스를 유발하여 누군가에게 부상을 입힐 수 있습니다. 만약 우리가 체중을 앞쪽이 아닌 뒤쪽으로 이동한다면 무릎에 가해지는 힘은 훨씬 줄어들 것입니다. 앞 무릎의 굽힘 정도와 뒤쪽 다리의 무게 비율은 어떨까요? 우리의 취약점은 자세 자체보다 무릎을 가로지르고 다리를 안정시키는 근육의 힘과 더 관련이 있을 수 있습니다.

만약 우리가 무릎을 통제할 수 있는 힘을 키웠다면, 신체를 더욱 더 단련시키기 위해 도전적인 동작을 선택하여 무릎을 강화할 수도 있습니다. 다음 챕터에서 평소 흔히 하는 피해야 할 동작들에 대해 더 살펴볼 것입니다.

어떤 자세들은 우리를 잠재적으로 취약한 위치에 두기도 합니다. *Bakasana*(바카사나, 두루미자세)를 예로 들면, 균형 유지를 위해 무게 중심을 앞으로 이동하면서 상당히 많은 손목 신전을 필요로 합니다. 이 동작은 특히 수련생이 튼튼하고 견고한 뼈대를 지니고 있지 않으면 손목에 많은 부담을 줄 수 있습니다. 이런 상황에서 우리는 이 자세가 우리에게 합리적인지 스스로 질문해야 합니다. 일반적으로 자세가 더 화려한 동작일수록 이같은 위험은 더 커집니다.

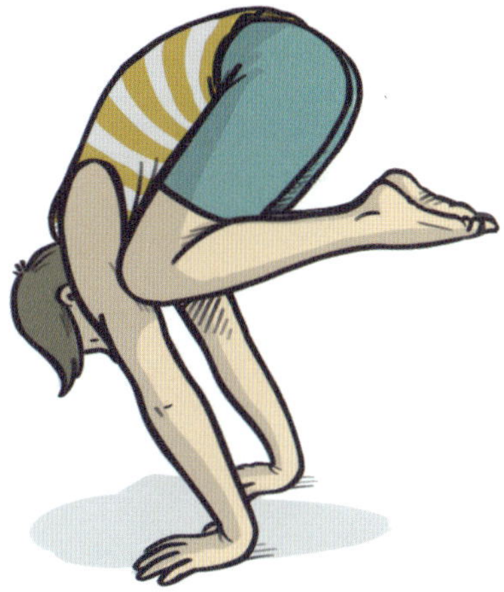

90° 이상의 손목 신전이 필요해요.

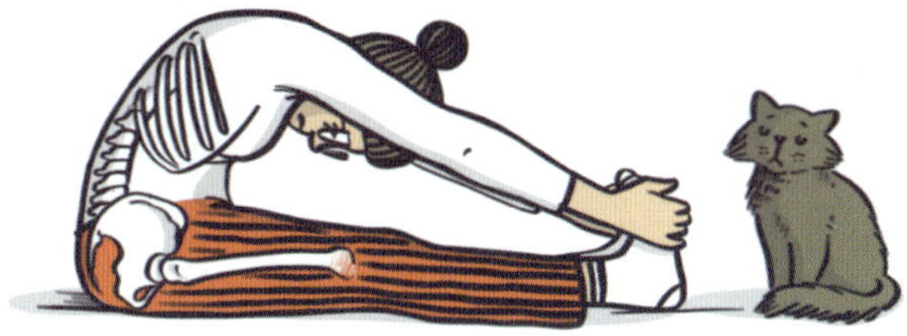

아마 여러분이 모든 수련실을 들여다보면 이런 어정쩡한 모습을 볼 수 있을 거예요.

때로는 너무 단순하고 간단한 자세들이 우리를 위험에 빠뜨리곤 합니다. 예를 들면, *Paschimottansana*(파스치모타나아사나, 앞으로 숙인 전굴자세)는 흉곽이 허벅지에 닿으면 약간의 척추 굴곡과 함께 고관절 굴곡에 충분히 가까워집니다. 그러나 많은 수련생들은 의식적이든 아니든, 긴장된 햄스트링으로 인해 척추를 둥글게 만들고 허리에 과도한 압력을 가해 앞으로 굽힐 수 없는 고관절을 마주합니다.

그리고 또 다른 한가지는 특정 개인에게 건강한 정렬을 사용할 수 없는 경우도 있을 수 있습니다. 예를 들면, 흉추 후만증(Hyperkyphotic Thoracic Spine)을 가진 사람이 물구나무서기를 하는 경우에는 체중을 싣는 자세에서 경추가 압박을 받지 않도록 스스로 정렬에 맞게 시도할 수 없을 것입니다. 이런 상황에서는 자세의 본질을 다른 곳에서 찾는 것이 좋습니다. 물구나무서기를 위해 의자를 사용할 수도 있고 역 자세를 하고자 하는 경우 *Viparita Karani*(비파리타 카라니, 벽에 다리를 들어 올리는 자세)처럼 대체할 수도 있습니다.

우리가 활용할 수 있는 가장 유용한 도구 중 하나는 '적응(Adaptation)'입니다. 우리는 자세에 필요한 위치를 적절하게 조정하거나 필요한 토대를 위해 도구를 사용함으로써, 달성하기 어려웠던 자세에도 접근할 수 있습니다. 또한, 정렬에 미묘한 변화를 주어 자세의 중점을 바꿀 수도 있습니다. 우리는 다른 영역의 ROM에 도전하거나, 균형, 힘 또는 조정력에 더 많은 노력을 기울일 수 있습니다. 예를 들면, 과하게 유연한(Hypermobile) 수련생들은 단순히 자세를 취하는 것이 아니라 자세 안에서 근력이 작용하는 곳을 찾아야 하는데, 이는 다른 수련생들보다는 훨씬 쉬울 것입니다. 반면, 몸이 뻣뻣한 수련생들은 제시된 자세를 더욱 더 천천히 수행하는 방법을 찾아야 합니다. 그들이 각각 얼마나 잘 반응하느냐에 따라 수동적 또는 능동적인 유연성을 결정합니다.

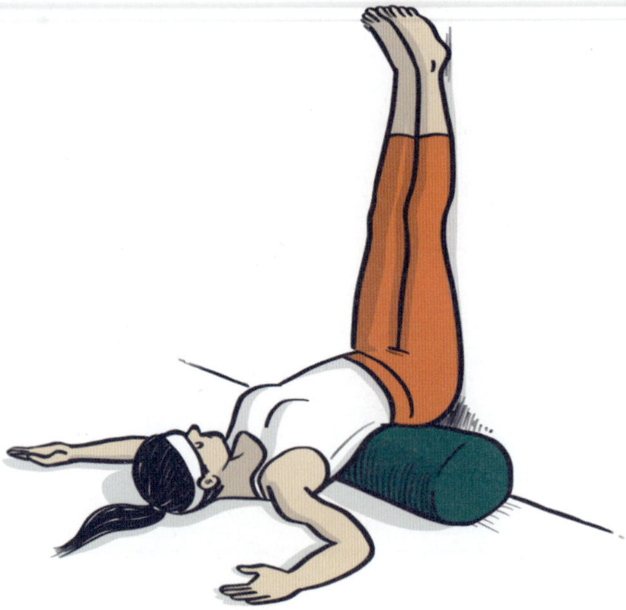

비파리타 카라니

적응은 또한 우리에게 변화를 위한 큰 잠재력을 줍니다. 이는 곧 신체가 잘 자라게 해주는 음식과도 같은 것입니다. 인체는 환상적인 유기체이기 때문에 새로운 도전에 적응하고, 더욱 강해지며 민첩해지고, 탄력적이면서도 유연하며 안정적으로 반응합니다. 그래서 다양성에 대한 적응은 접근성에 대한 적응 만큼이나 필수적입니다.

가장 중요한 적응 중 하나는 부상을 수용하는 것입니다. 제 생각에는 부상을 통해 배운다거나, 요가가 부상회복에 도움이 된다는 이야기가 나오면서 이 부분에 대해서는 의견이 명확하지 않다고 생각합니다. 만약 여러분이 고통스럽고, 스스로를 다치게 하는 동작을 계속 수행한다면 여러분의 문제는 만성적인 문제로 변할 것이며, 최악의 경우 한동안 수련을 못할 수도 있습니다. 대부분의 부상은 특정 방향이나 움직임에 영향을 받는 부위에서 발생합니다. 이때 수련을 계속 하는 것은 가능하지만, 자극이나 통증을 유발하는 자세는 삼가하거나 수정하여 여러분이 할 수 있는 곳에서 머물러야 할 것입니다. 어떤 부위를 움직일 때마다 그곳에서 통증을 느끼거나 또는 스트레칭을 하거나 힘을 사용할 때 통증을 느끼는 경우가 있을 수 있으며, 이에 따라서 수정할 수 있습니다. 이는 발 간격(Stance), 복잡성(손을 뒤로 묶는 자세에서 묶는 자세를 빼고 진행하는 것 등), 반복하는 횟수, 기반이 되는 요소나 그 간격을 조정해야 함을 의미할 수 있습니다. 간혹 부상이 심각하거나 역동적인 수련(예: 늑간근의 압박, Intercostal strain)에 적응하기 어려운 경우, 일시적으로 수련 방법을 완전히 바꾸어 회복요가(Restorative yoga)나 인요가(Yin yoga)와 같은 수련을 해야 할 수도 있습니다.

블록과 스트랩 등과 같은 보조 도구들은 일부 요가 스타일이나 지도자들에 의해 권장되지 않는 경우도 있지만, 간혹 수련생들이 그들의 비율과 능력 수준에 맞는 정렬을 찾는 데 필요할 수 있습니다. 예를 들면, 골반이 후방으로 기운 체형의 경우 담요나 블록 위에 앉아 골반을 앞으로(전방으로) 기울여 앉는 것이 훨씬 낫습니다. 이미 언급했듯이, 신체 비율과 긴장 패턴은 매우 다양하기 때문에 모든 개인에게 적용되는 아사나 정렬이 단 하나만 있을 수는 없습니다. 도구들이 다른 자세에서 사용될 수 있는 모든 방법을 알 필요는 없지만, 만약 도구들의 사용이 더 나은 기반이 되도록 만들거나, 더 바람직한 신체 움직임을 가능하게 하거나, 팔다리가 안정감 있게 통제되는 것을 돕거나, 또는 수련생들이 포기할 수 있는 부분에도 접근할 수 있도록 한다면, 보조 도구들의 사용을 확실히 고려할 필요가 있습니다.

만약 여러분이 선택한 요가 스타일이 역동적이거나 빠르게 움직이는 것이라면, 도구사용은 흐름에 방해된다고 느낄 수 있습니다. 이런 스타일의 요가에서 도구의 사용은, 몸이 열리거나 강해지는 도전적인 자세에서 건강하게 유지하는 데 도움이 되는 일시적인 단계라고 생각하는 것이 좋습니다. 시간이 지남에 따라 변화하는 적응에 대한 생각은 중요합니다. 우리의 능력이 발전함에 따라, 우리가 정말로 필요로 하는 것이 무엇인지를 지속해서 평가해야 합니다.

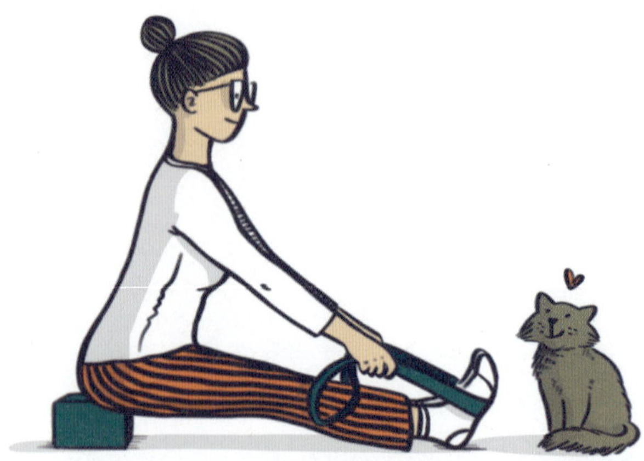

어색하고 이상한 동작들을 피하기 위해 도구를 활용해요.
그럼 모두가 행복하고 건강해질 거에요.

'기반(Foundation)'은 자세를 만드는 기초입니다. 두 발, 한 손 한 발, 두 손, 팔뚝, 다리 뒷면, 또는 매트나 바닥에 닿는 모든 것이 될 수 있습니다. 건물을 짓는 것과 마찬가지로 기초가 흔들리면 오래 버티지 못하듯이, 기반의 질은 그 위에 있는 다른 모든 것에 영향을 미칠 것입니다. 기반이 좁을수록 안정적이지 않고, 중력 안에서 작용할수록 그 영역에서 경험하는 힘은 더 커집니다. 자세의 첫 시작 지점에서, 어떤 자세는 대칭이고 어떤 자세는 대칭이 아닐 수 있습니다. 단순해 보이지만, 자세가 대칭이라면 우리의 기반도 역시 대칭이어야 합니다. 다운독에서 손이 수평이 아니거나(한쪽 손이 다른 손보다 조금 더 앞에 있는 것) 한쪽 발이 앞으로 더 많이 나오거나, *Chaturanga Dandasana*(차투랑가 단다아사나, 사지 막대자세)에서 한쪽 어깨가 더 아래로 내려오거나 어깨서기에서 한쪽 팔꿈치가 더 넓어지는 것을 얼마나 자주 보나요? 그리고 그런 것들을 알아차릴 수 있나요? Headstand(머리서기)에서 머리가 비틀리거나 기울어지는 건 또 어떨까요? 저는 그런 경우를 자주 봅니다. 이러한 이유는 종종 근육의 긴장 패턴 때문이지만, 수련생들은 이를 알아차리고 적극적으로 대칭을 다시 만들기 위해 노력해야 합니다. 보상 움직임은 더 높은 부위에서 발생하기 때문에 잘못 정렬된 기반에서는 적절한 정렬이 이루어지지 않을 것입니다. 물론 문제는 여러분이 기반을 정렬하려고 할 때, 동일한 긴장 패턴들이 정렬을 무너지게 한다는 것입니다. 이것은 여러 부분들 간의 지속적인 상호작용입니다. 만약 여러분이 빈야사(Vinyasa)요가 수련생이라면, 매트를 보고 본인의 패턴이 대칭인지 아닌지 확인할 수 있는 좋은 시간이 될 수 있습니다. 일반적으로 한쪽 다리에서 더 많은 힘을 사용하면 차이가 발생합니다.

중력과 체중에 의해 발생하는 힘은 우리의 기반으로 전해지기 때문에, 기반에서 적극적으로 힘을 들어 올릴 필요가 있습니다. 또한, 우리는 체중이 각각의 기본 요소(발, 손등)에 고르게 분포되기를 원합니다. 하지만 무게중심이 어디에 있느냐에 따라 이것이 항상 가능하거나 바람직하지는 않을 수 있습니다. 예를 들면, *Ardha Chandrasana*(아르다 찬드라아사나, 반달자세)를 하고 있다면, 손보다 발에 더 많은 무게가 실릴 수 있습니다.

간혹 우리는 체중을 앞으로 또는 뒤로 옮기고 싶을 수도 있겠지만, 이것은 무의식적인 패턴이 아니라, 의식적인 결정입니다. 또한 더 강한 쪽을 선호하거나 다른 쪽보다 한쪽으로 더 많은 무게를 이동함으로써 취약한 부위를 보호하려는 자신을 발견할 수도 있습니다. 비대칭 자세로 어떤 자세를 하느냐에 따라, 앞다리 또는 뒷다리 중 어느 한쪽에 더 많은 무게가 실리는 경향(심지어 필요할 수 있음)이 있을 수 있습니다. 요점은 무게를 더 균등하게 분배하고 이것을 모두 한 곳에 쏟아 붓지 않도록 해야 합니다.

개별 요소에 관해서 내용을 좀 더 세분화하려 합니다. 일반적인 실수는 손의 바깥쪽으로 너무 많은 체중을 실어 손목에 부담을 가하거나 발의 아치가 무너져 지나친 발의 회내(Pronation)로 발 안쪽 가장자리에 부담을 주는 것입니다. 손가락과 발가락을 활짝 펴는 것은 그 위의 정렬 변동에 대하여 더 안정적으로 반응을 할 수 있는 기반을 갖추는 데 도움이 될 수 있습니다.

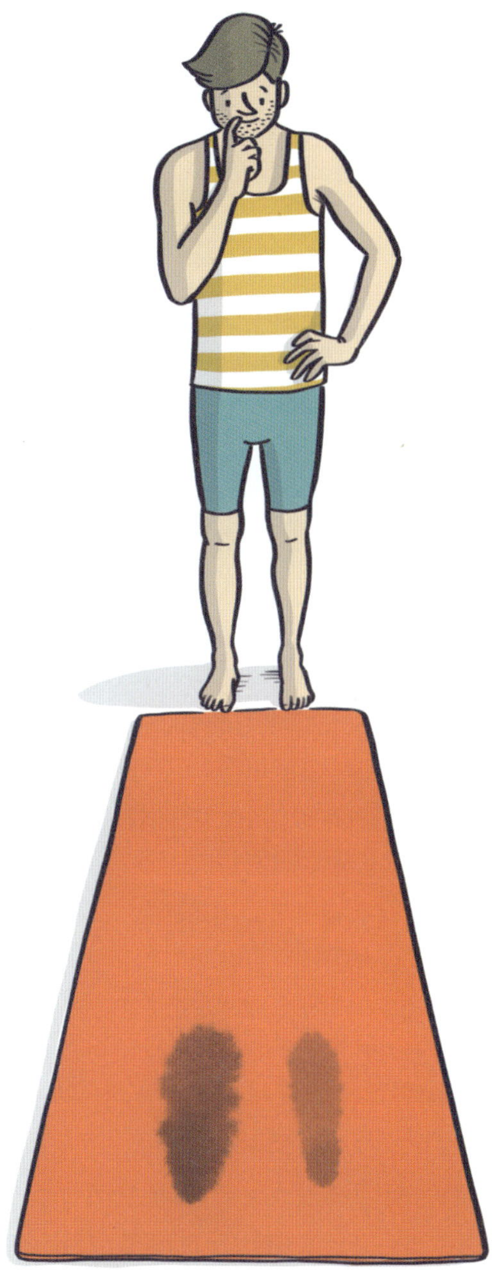

흠… Ben은 앞으로 뛸 때, 왼발의 힘을 더 사용하는 것처럼 보이네요.

우리는 튼튼하고 안정적인 기반에서 보다 쉽게 자세를 유지하고, 균형을 잡고, 우리의 주의를 내면으로 옮길 수 있어야 합니다. 우린 가끔 관절을 쌓는 것을 언급하는데, 신체는 실제로 중력이 뼈를 통해 아래로 향할 수 있을 때 에너지를 덜 사용합니다. 하지만 *Tadasana*(타다아사나, 산 자세)나 하이플랭크와 같은 자세에서는 잘 활용할 수 있지만 무게중심이 이동하기 시작하면 생각을 바꿔야 합니다. 이 책의 후반부에서 *Chaturanga* Dandasana(차투랑가 단다아사나, 사지 막대자세)를 알아보고 다시 이 이야기를 해보겠습니다.

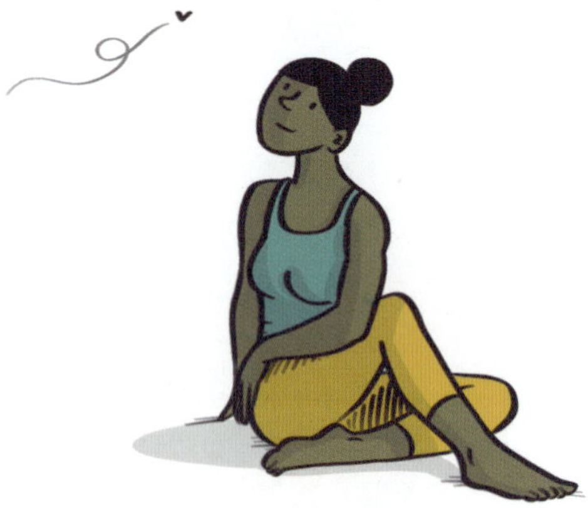

생각은 마치 바람 같아 머릿속을 여기저기 날아다니죠.

저는 이 주제에 관해 이야기하면서, 마음을 정렬하는 것에 대해서도 추가하고 싶었습니다. 종종 우리는 존재한다는 것에 관해 이야기하지만, 이것을 이해하기란 쉽지 않습니다. 우리는 많은 시간동안 몸을 움직이고 수련하는 동시에 완전히 다른 생각을 하면서 시간을 보내고 있을 수 있습니다. 이와 비슷한 상황으로 차를 몰며 문득 그런 곳을 지나간 기억이 없는데, 자동으로 운전을 하고 있다는 생각을 할 수도 있습니다. 문제는 우리가 설정한 움직임 패턴에 의존하고 있고, 또한 수행력의 변화를 무시하고 있다는 것입니다. 혹시 자세를 교정 받고 정렬이 되었음에도 자세가 '삐뚤어진 것 같다'라는 잘못된 느낌이 든 적은 없었나요? 우리는 우리 방식과 불완전함에 익숙해지고, 우리 몸을 인식하는 것에 있어서도 결함이 있을 수 있기 때문에 자기 자신이 느끼는 바에만 의존할 수는 없습니다.

시간이 지나면 자연스럽게 좋은 정렬을 찾을 수 있을 거라 생각하지는 않습니다. 우리가 무엇을 하고 있는지 의식적으로 인식하지 못한다면, 우리는 계속해서 갖고 있던 습관을 끊임없이 반복할 것입니다. 만약 긴장 패턴, 근육의 불균형 또는 심지어 구조적 변화(한쪽 다리가 짧거나 척추 측만증이 있는 예)가 있는 경우, 다른 방향으로 자세는 삐뚤어질 것이고 이윽고 이 자세는 정상으로 느껴질 것입니다.

또한 우리 몸이 그 순간 어떻게 느끼는지에 대해 주의를 기울일 필요가 있습니다. 어제만 해도 괜찮았던 정렬이 지금은 가능하지 않을 수 있습니다. 꾸준한 수련으로 새로운 기회들이 나타날 것이고, 자세에 더 깊이 들어가면 선택할 수 있는 정렬들도 다양해질 것입니다. 신체의 다른 부위가 열리거나 더 강해지고 더 안정적이게 되면(우리는 종종 더 큰 ROM을 얻는 것이 전부가 아니라는 것을 잊습니다) 다른 부위의 정렬 가능성을 바꿀 것입니다. 항상 여러분의 전반적인 정렬을 다시 확인해 보는 것은 가치가 있습니다. 저는 할 수 없다고 생각했던 것들을 할 수 있게 된 수많은 일들을 발견했습니다. 만약 제가 이 순간순간에 존재하지 않았다면, 저는 이것을 발견하지 못했을 것입니다.

정렬에 대한 제 생각을 설명할 때, 수련생들은 "저는 흐름(Flow)을 느끼며 제가 하는 일을 할 뿐 매시간 세부적인 것을 생각하지 않아요"라고 말합니다. 그리고 수련에 대한 여러분의 의도가 무엇인지에 따라, 이것은 타당할 수 있습니다. 그러나 정렬 문제를 적절하게 해결하지 못한다면, 여러분이 원하는 신체적 변화를 얻지 못할 수 있으며, 비정상적인 움직임 패턴으로 인한 반복적인 압박은 부상을 초래할 수 있습니다. 만약 여러분이 흐름이나 명상을 기반으로 수련한다면 필요할 때 꾸준히 정렬을 다시 확인하여 새로운 패턴들을 다져가는 시간을 가지시길 바랍니다. 유연하게 연습하되 정렬에 민감하게 관심을 가져보는 것도 함께 연습해 보세요.

저는 여러분이 왜 특정한 방식으로 자세를 취하는지 알고 싶습니다. 한계에서 벗어나기 위해 자신도 모르게 자세를 바꾸고 있지는 않는지 알아차려보세요. 만약 여러분이 항상 특정한 방식으로 자세를 취해왔다면, 이 자세가 신체에 어떻게 영향을 미치는지 보기 위해 약간씩 다르게 시도해 보는 것도 좋습니다. 이때 취약한 부위나 부상이 있는 경우 자세를 조정하여 문제를 더 악화시키지 않도록 합니다.

## MOVING IN PATTERNS

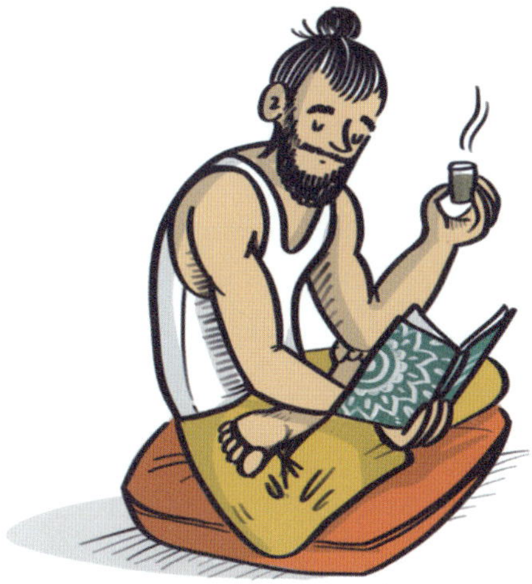

매트 위에서든 아래에서든 저 구부정한 허리는 꼴도 보기 싫어요!

우리는 무엇을 하든 환경과 상호작용 하며 우리의 패턴에 따라 움직입니다. 우리는 스트레스를 덜 받는 움직임이나, 신체에 따라 성공적으로 여겨지거나 더 효율적인 것으로 간주되는 움직임을 반복적인 조합으로 채택합니다. 이것은 주로 신체의 한쪽을 강조하고, 약한 부위를 피하고, 열린 부위를 사용하며, 제한을 피하는 것을 의미할 수 있으며, 기술보다는 힘을 사용하는 것을 의미합니다.

요가 환경에서, 특정한 동작이나 자세들을 조합한 요가 수련 방식을 포함할 수도 있습니다. 예를 들면, 아쉬탕가(Ashtanga) 요가 수련생은 정해진 시퀀스를 가지고 있으며 다음에 어떤 자세를 하게 될지 생각할 필요가 없습니다. 신체는 이 조합을 수도 없이 반복했기 때문에 무의식적으로 다음 자세로 움직입니다. 반대로, 뜬금없이 자세를 취하라고 한다면, 어떻게 해야 할지 고민이 될 수 있습니다. 정해진 시퀀스를 연습하지 않더라도 특정한 움직임의 조합을 선호하거나 항상 원하는 것을 먼저 수행할 수 있습니다.

또한 패턴은 우리가 자연스러운 움직임을 거스르는 방법을 고려할 때에도 존재한다고 생각합니다. 우리는 정해진 시퀀스나 이미 지도 받은 수련에서 오는 딱딱함에서 벗어나려고 할 때, 자발적이고 독창적인 방식과 방향으로 움직이려고 합니다. 여러분은 아마 수련하면서 쉽게 생각하는 패턴을 반복하거나 어려운 자세나 방향을 배제하는 것을 많이 목격할 것입니다. 만약 그대로 내버려 둔다면 작업이 필요한 부분을 모두 건너뛸 수 있습니다.

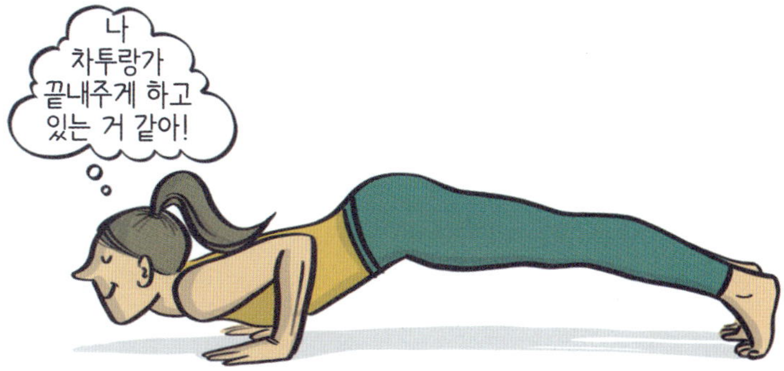


동작을 수행하면서 몸의 위치를 완전히 의식하지 못할 수도 있어요!

못 믿으시겠나요? 지금 책을 내려놓고 자연스럽게 움직여 보세요. 그리고 어떤 종류의 자세와 움직임을 조합했는지 기억해 보고 평가해 보세요.

만약 여러분이 요가 수련에서 자세히 관찰하지 않으면, 이러한 많은 패턴들은 주목받지 못하고 힘에 의존하거나 약점을 피하는 것과 같은, 눈에 띄지 않는 불균형을 만들어 낼 수 있습니다. 우리가 그저 무언가를 계속한다면, 몸이 우리를 올바른 정렬에 이르게 하거나 감각적인 움직임을 선택할 것이라는 의견도 있지만, 저는 그 반대라고 생각합니다. 대부분의 경우, 패턴이 너무 깊게 우리 몸에 뿌리 박혀 있어서 우리가 적극적으로 개입하지 않는 한 계속해서 그 패턴들이 반복될 것입니다. 제 아내의 *Chaturanga*(차투랑가)에서 이 예시를 들자면, 아내는 차투랑가에서 내려가는 자세를 취할 때 한 어깨가 다른 쪽 어깨보다 더 많이 떨어지는 경향이 있지만, 이것에 대해 진지하게 고쳐보기를 꺼려했습니다. 결과적으로 제가 기억하는 한 같은 패턴들이 반복되는 것을 보았습니다. 아마 여러분 스스로도 자신에게서 비슷한 특성들을 발견했을 수도 있습니다.

우리는 일상생활 속에서의 패턴들을 매트 위로 가져올 것이고 요가는 우리에게 이러한 패턴을 알아차릴 수 있는 이상적인 기회를 제공합니다. 하지만 이는 우리가 관찰력이 있는 경우에만 가능합니다. 더 중요한 것은, 우리는 매트 위에서 건강한 움직임의 패턴들을 확립하고 일상생활에 적용할 수 있지만 그렇게 쉽게 되지는 않는다는 것입니다. 저는 엉터리 자세를 가진 상급 아사나를 수련하는 많은 요기들을 보았습니다.

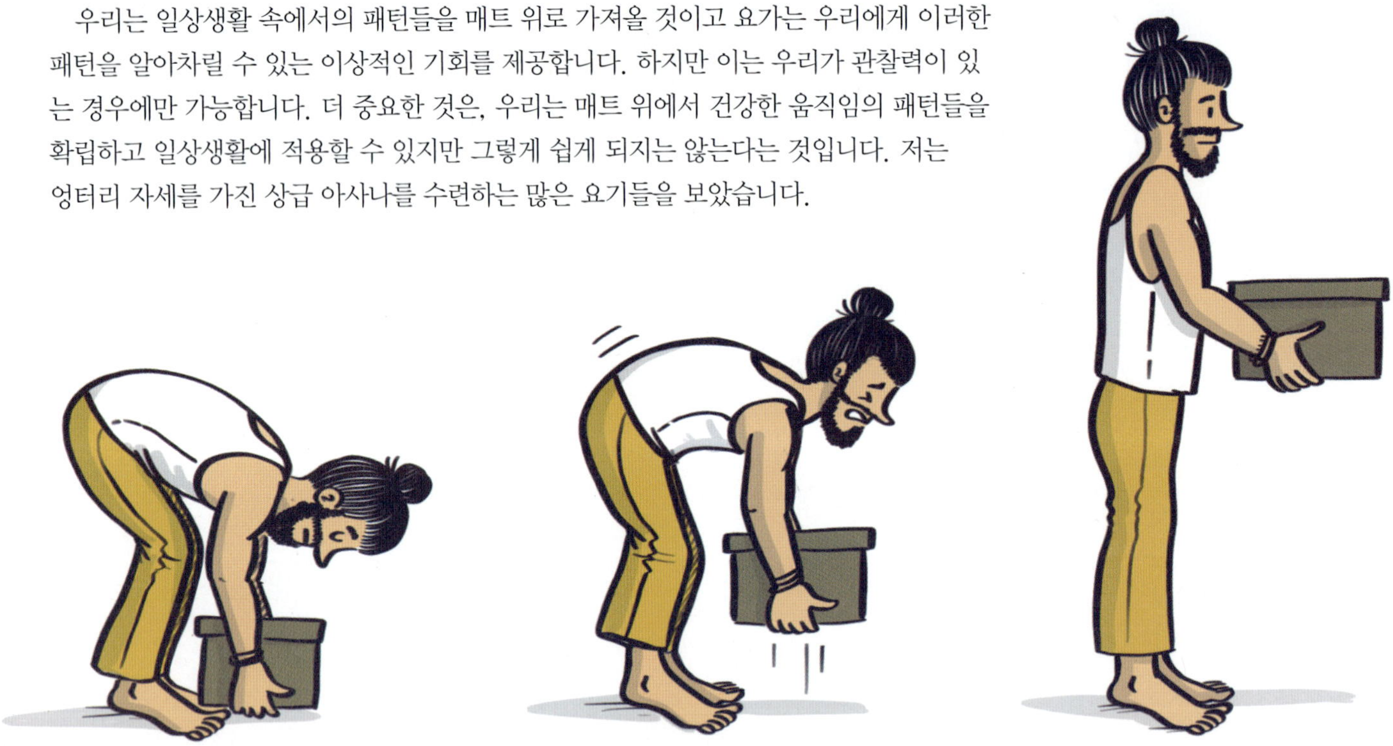

평소엔 그리 잘 움직이는 것 같진 않지만, Zane의 욷티타 트리코나사나는 참 멋졌어요.

많은 스포츠에서는 신체가 본능적으로 움직일 수 있도록 특정 움직임의 시퀀스를 여러 번 반복하는 신경 패턴화(Neural Patterning)라는 개념을 사용합니다. 창 던지기나, 체조 또는 아이스 스케이팅에서의 점프 움직임 등을 예로 들 수 있습니다. 이러한 반복과, 변화를 바라는 이유 없는 되풀이의 차이는 어떤 움직임이 뒤따라야 하는지를 결정하는데 분석이 수행되었다는 것입니다.

신체는 또한 특정한 방식으로 자세를 취할 때 어떤 일이 일어나는지 예측하는 것을 배울 수 있습니다. 물구나무서기에서 균형을 찾기 시작할 때와 마찬가지로 우리의 신체는 여러 번 같은 상황을 경험했고 넘어졌기 때문에, 균형을 잡기 위해 무엇을 해야 하는지 배웠습니다. 따라서 우리의 신체는 균형의 변화에 직감적으로 반응할 수 있습니다. 이처럼 패턴을 따라 움직이는 것이 긍정적일 수도 있고 부정적일 수도 있습니다.

중요한 것은 여러분이 무엇을 하고 있고, 왜 그것을 하고 있는지에 대한 지속적인 인식입니다. 여러분이 특정한 쪽을 더 선호한다면 어떻게 움직이고 있는지 알아차리고, 여러분의 손과 발이 어떻게 놓여있는지 양쪽 사이를 약간 다르게 수행해 보시길 바랍니다. 가끔 우리는 무언가를 바꾸기 위해 노력하고 있다고 생각할 수 있지만, 여전히 같은 움직임을 반복하고 있을 수 있습니다.

여기서의 제 마지막 요점은 이 견해를 수련생들을 조정(Adjustment)하는데 적용하는 것입니다. 만약 여러분이 수련생의 특정 자세를 조정하여 변경시키면, 다음에 볼 때 수련생이 새로운 위치를 재현할 수 있을지는 의심스러울 것입니다. 이는 고집 때문이 아니라, 그들의 기존 패턴이 몸에 깊이 배어 있기 때문입니다. 따라서 없애고 바꾸려고 하기보다는 새로운 동작이 그들의 몸에 배일 때까지 조정을 계속 반복하시길 바랍니다. 더 좋은 것은 수련생이 스스로 새로운 동작을 만드는 데 더 적극적일 때입니다. 만약 우리가 수련생을 일방적으로 자세에 밀어붙인다면, 그들은 수동적인 수행자일 뿐이고 새로운 동작을 느끼지 못하고 기억하지 못할 것입니다. 특정한 길을 처음 스스로 운전하며 가는 것과 동일한 길로 승객이 되어서 가는 것의 차이를 생각해 보세요. 아마 여러분이 직접 운전했을 때 길을 더 잘 기억할 것이라고 확신합니다.

정말 마지막 요점으로 우리가 한동안 특정 위치를 고집하며 수행했다면 그것이 옳다고 느낄 것이기 때문에 대칭적이거나 정렬된 느낌에 의존할 수 없다는 것입니다. 3차원 공간에서 신체의 새로운 위치를 선택하려 할 때, 거울이나 비디오 등을 이용하거나 보다 균형 잡힌 위치로 안내해 줄 수 있는 지도자의 피드백이 필요합니다.

요가를 할 때 신체의 움직임은 의식적인 결정이어야 합니다

존재하는 것이 곧 요가 수행의 핵심입니다.

어떤 방법으로 자세를 취하는지에 대한 이정표는 없으며
모든 것은 선택된 자세의 본질에 있다.

# COMPRESSION

이 챕터에서 압박(Compression)은 두 개의 뼈 또는 이와 관련된 연부조직이 접촉하여 특정 방향으로 관절이 더 이상 움직이지 못하게 하는 것을 의미합니다. 운동과 관련하여 아마 여러분은 능동적인 ROM과 관절을 닫을 수 있는 기능과 관련하여 이야기할 때 압박이라는 용어를 들어본 적이 있을 것입니다. 첫 번째 해석에서 압박은 부정적인 의미를 갖습니다. 그 이유는 압박은 우리에게 부상을 입힐 수도 있고, 우리가 원하는 만큼 깊은 자세로 들어가는 것을 막을 수도 있습니다. 두 번째 해석에서는, 압박은 필요할 뿐만 아니라 바람직한 것으로 간주될 수 있습니다. 예를 들면, Straddle Handstand Press(두 다리를 벌린 채 바닥에서 들어 올린 핸드스탠드)에서 손과 발 사이의 거리를 좁히고, 엉덩이를 높게 들어 점프하지 않고 두 다리를 들어 올릴 수 있으려면 고관절을 잘 눌러야 합니다. 같은 용어의 두 가지 의미를 혼동하지 마시길 바랍니다.

압박은 부드러운, 중간, 강한 압박의 세 가지로 구성되며, 이동하는 방향 앞에서 발생합니다. 각각은 우리가 주어진 방향으로 더 나아가는 것을 막을 것이지만, 감각과 위험은 다를 것입니다. 조직들이 서로 접촉해야 하므로, 우리는 뼈와 위에 있는 조직의 모양에 따라 특정한 관절과 그 관절에서 특정한 방향으로만 압박을 경험할 것입니다. 우리는 척추, 고관절, 어깨, 무릎, 발목, 손목 등 대부분 움직임이 일어나는 주요 관절을 고려하여 우리 자신을 제한할 것입니다

부드러운 압박은 지방이나 근육이라고 언급되는 살이 살과 접촉할 때 발생하며 결과는 같을 것입니다. 테니스 선수나 축구 선수의 근육질 다리 모양을 생각해 보세요. 그들은 다리 뒷부분이 잘 발달되어 있고 만약 엎드린 채로 그들의 엉덩이에 발뒤꿈치를 가져오려고 한다면, 아마 원하는 대로 안된다는 것을 알게 될 것입니다. 종아리 근육은 햄스트링과 접촉하여 간격을 좁히기에 충분한 무릎 굴곡을 방지합니다. 따라서 이 경우 문제는 대퇴사두근의 긴장(Key Concept 챕터, *Opposing Muscles Resist* 참고)이 아니라 부드러운 압박이 원인일 수 있습니다.

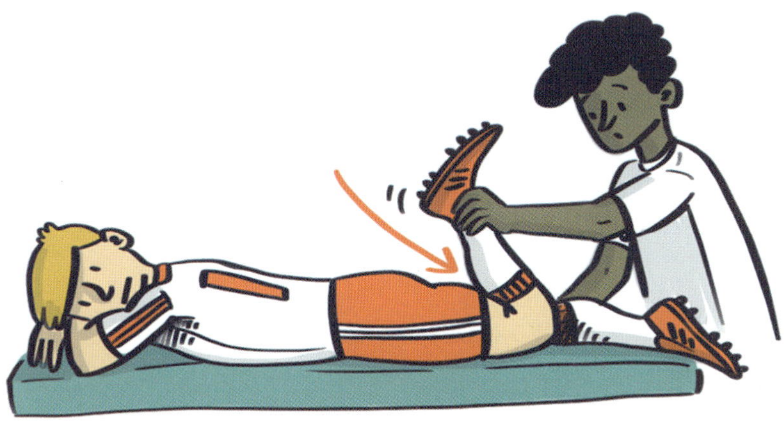

압박의 예로, 종아리 근육이 햄스트링과 만나고 있어요.

이제 앉아서 앞으로 접은 *Paschimottanasana*(파스치모타나사나, 앞으로 숙인 전굴자세)를 생각해 보세요. 앞으로 이동할 수 있는 능력은 구부러질 수 있는 고관절에 의해 결정됩니다. 그러나 만약 허리 주변에 살이 있다면, 앞으로 접었을 때 배가 다리 윗부분의 지방이나 근육에 닿을 것이고, 햄스트링이 얼마나 유연한지에 상관없이 앞으로 숙여지지 않을 것입니다. 만약 앞으로 숙이는 자세에서 여러분을 멈추게 하는 것이 이처럼 살이 문제였다면 *Upavishta Konasana*(우파비스타코나사나, 박쥐자세)와 같이 다리를 양옆으로 넓혀 앞으로 숙이는 움직임을 계속할 수 있습니다. 이때 다른 새로운 다리를 넓힌 자세에서

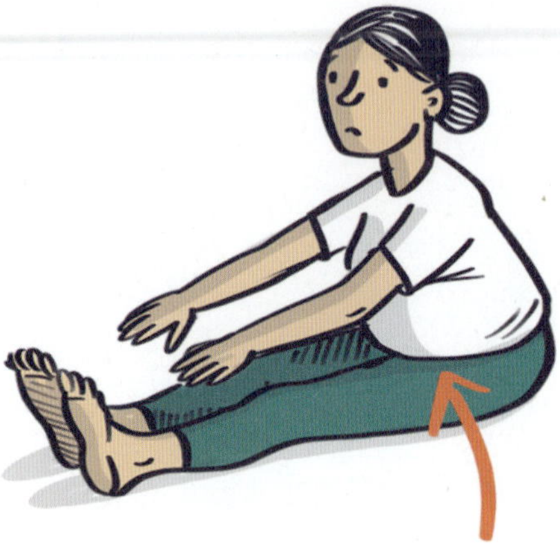

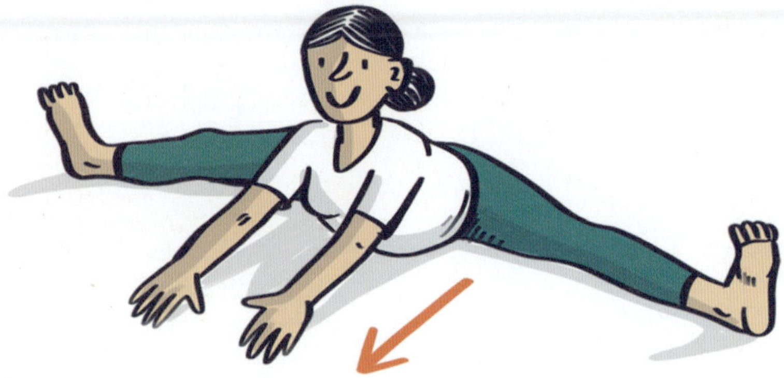

Wendy가 다리를 벌리면, 복부를 위한 공간을 찾을 수 있어요.

스트레칭을 충분히 하고, 여러분의 위치에서 영향을 미칠 수 있는 타이트한 내전근(허벅지 안쪽)이 없는 한 계속 되어야 합니다. 부드러운 압박을 주는 것은 관절을 따로 떼어 놓는 작업을 하지 않는 한 어떠한 손상도 일으키지 않을 것입니다. 여기에서는 일반적으로 넓게 찌그러지는 느낌만 느껴질 것입니다.

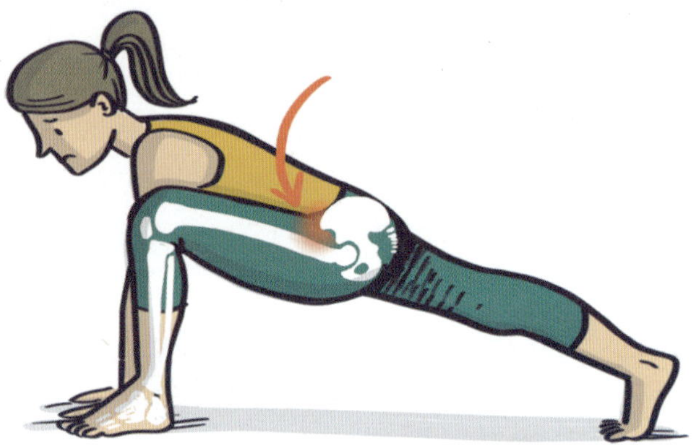

중간 압박을 느낄 수 있는 가장 흔한 위치

중간 압박은 연부조직이 두 뼈 사이에 끼었을 때 발생합니다. 앞의 예에서 피부 아래에는 뼈가 있어야 한다고 말할 수 있지만, 이것은 뼈의 돌출과 더 관련이 있고 꽉 끼는 느낌으로 경험됩니다. 가장 흔한 예 중 하나는 고관절을 구부린 상태에서의 깊은 런지 자세나 트위스트 자세에서 이러한 꼬집힘을 경험할 때입니다. 여기서는 골반 앞쪽의 뾰족한 부분인 ASIS(Anterior Superior Iliac Spine, 전상장골극)이 대퇴골사이의 살을 찌그러뜨리는 것입니다. 빠른 해결책은 고관절을 닫기 전에 엄지 손가락으로 근육이나 지방을 빼내는 것으로 해결할 수 있습니다.

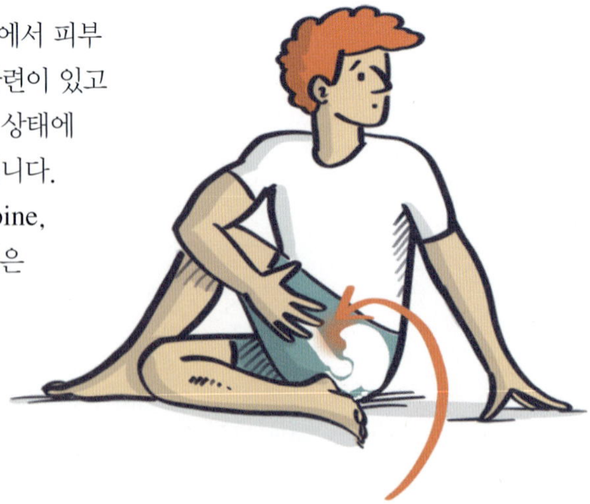

중간 압박으로 인한 꽉 끼는 느낌

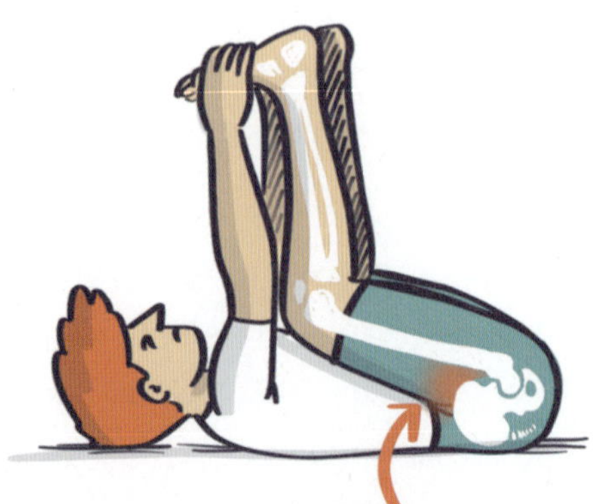

중간 압박

어떤 학생들은 왼쪽 사진에서의 Ananda Balasana(아난다 발라사나, 행복한 아기자세)에서 같은 압박을 경험합니다. 이러한 동작에서는 멍이 들거나 해당 부위가 더 민감해질 수 있기 때문에, 불편함을 참으면서까지 하고 싶지는 않을 것입니다.

부드러운 압박과 중간 압박 모두 시간이 지남에 따라 변할 수 있다고 생각합니다. 부드러운 압박은 약간의 근육량이나 군살을 없앤다면 제한이 줄어들 것이라고 이해하기 쉬울 것입니다(이것을 우리가 반드시 해야 할 필요는 없습니다). 중간 압박에서 꼬집힘을 일으키는 뼈의 돌출은 변하지 않지만, 때때로 근육의 긴장이 특정 동작에서 관절을 당기는데, 이것은 우리의 요가 수련을 통해 바뀔 수 있습니다. 물론, 그 반대도 있을 수 있는데 한때는 꼬집힘이 없었지만 지금은 있을 수도 있습니다. 새롭게 찾은 자유는 우리가 더 깊은 자세로 들어갈 수 있다는 것을 의미하면서 동시에 이제 우리가 짓눌리고 있다는 것을 의미합니다.

강한 압박은 시간이 지나도 변하지 않을 것이며, 잠재적인 부상을 피하기 위해 강한 압박은 어떤 경우에서 발생하는지 이해해야 합니다. 이러한 유형의 압박은 뼈와 뼈가 접촉하기 때문에 시간이 지남에 따라 일부 손상을 일으킬 가능성이 높습니다. 일반적으로 수련생은 뼈의 이동 방향 앞, 뚜렷한 지점에서 불편함을 경험할 것입니다. 우리가 요가 아사나를 수련하는 동안 압박이 될 수 있는 전형적인 자세의 위치는 다음과 같습니다.

- 손목을 더 깊이 신전할 때
- 발목이 배측 굴곡 될 때
- 어깨가 굴곡 될 때
- 고관절이 외전 될 때
- 척추가 신전 될 때,

이 모든 것은 각각 다른 챕터에서 고려할 것입니다.

*Samakonasana*(사마코나사나, 박쥐자세)를 생각해 봅시다.

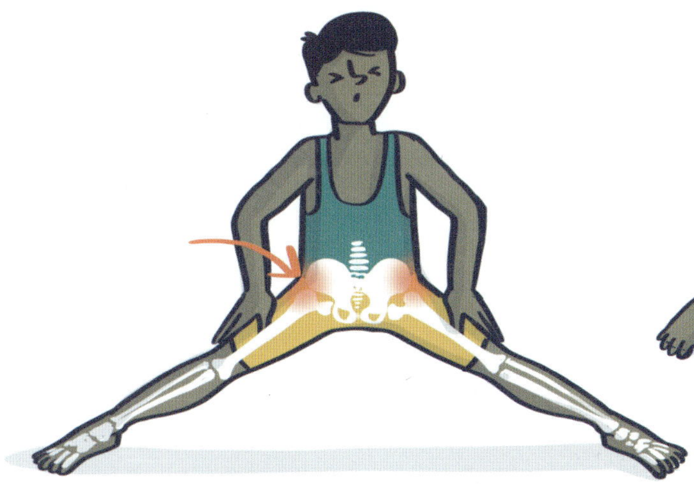

Vihan은 강한 압박을 느끼고 있어요.

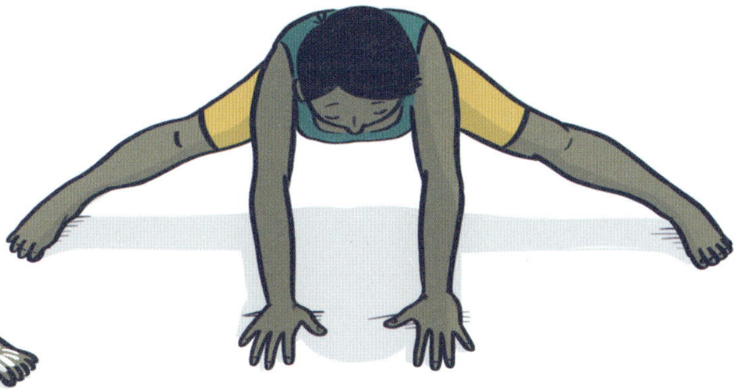

고관절을 앞으로 굽히면서 Vihan은 강한 압박을 피하고 있습니다.

대부분의 수련생들이 골반과 만나는 다리 위쪽을 가리키며 고관절 깊숙한 곳에서 불편함을 경험한다고 이야기합니다. 가장 먼저 생각해야 할 것은 골반과 관련하여 다리가 움직이는 위치입니다. 수련생은 더 깊이 내려가기를 원할 수도 있지만, 고관절이 외전 될수록 다리는 사실상 더 위로 올라갑니다. 만약 근육의 긴장이 문제라면, 허벅지 안에 있는 내전근이 다리가 가야하는 곳과 반대되는 행동을 하게 되므로 통증은 허벅지 안쪽에서 느껴질 것입니다. 이 경우와 같이 이동 방향에서의 통증은 압박일 가능성이 높습니다. 살이 방해가 되지 않기 때문에 대퇴골두가 고관절 소켓이나 골반의 대전자에 부딪혀 생기는 압박일 수 있기 때문입니다. 이 예에서는 다리와 골반을 같은 방향으로 유지할 경우 수련생이 더 깊이 들어가려고 시도하는 것은 바람직하지 않습니다.

일반적으로 골반과 대퇴골 사이의 관계를 바꾸면서 압박을 피할 수 있는 경우가 많습니다. 예를 들면, 만약 수련생이 고관절을 앞으로 구부리거나 발가락을 천장 쪽으로 향하게 한다면, 그들은 다리 간격을 훨씬 더 멀리 넓힐 수 있습니다. 이 자세의 고관절 굴곡은 대퇴골두를 중심으로 골반을 회전시키고, 발을 천장으로 향하게 함으로써 고관절이 외회전하기 때문입니다. 이 두 예시에서 관절 사이의 공간을 찾을 수 있습니다.

우선, 압박은 움직임의 방향 앞에서, 그리고 근육의 긴장은 뒤에서 경험한다는 것을 기억하시길 바랍니다. 압박은 뼈가 서로 접촉하거나 그 사이의 부드러운 조직을 뭉개 버릴 수 있기 때문에, 예상되는 움직임의 끝 범위에서 느껴질 것입니다. 압박은 또한 대부분 움직임이 두 부분이 접촉할 기회를 주지 않기 때문에 압박은 특정 관절의 명확한 방향이 되기도 합니다.

## FIGHTING OWN RESTRICTIONS

여러분의 머리를 한번 긁어보세요. 얼마나 많은 노력이 필요했나요? 힘들지 않았으면 좋겠지만, 그게 아니라면 우리는 할 일이 많을 것 같습니다. 여러분은 꽉 끼는 옷을 입고 무언가를 하려고 했지만, 평소보다 더 많은 노력이 필요했거나 또는 원하던 것을 이루지 못한 적이 있지 않나요? 아마 여러분 스스로 저항하려는 것을 느꼈을지도 모릅니다. 확실히 힘이 있어야 하는 요가 자세들도 있지만, 대부분은 그렇게 힘을 많이 필요로 하지는 않습니다. 그렇다면 우리가 충분히 강하지 않다고 생각할 때, 우리가 경험하고 있는 것은 무엇일까요? 대부분 자세에 필요한 관절 ROM의 제한이며 대부분의 경우 근육에서 발생합니다. 종종 같은 상황이 다른 자세에서 생기기도 하지만 우리는 깨닫지 못합니다. 이는 바닥과의 관계 때문일 수도 있고, 때로는 중력이라고 불리는 자연의 힘 때문일 수도 있습니다.

간단한 예를 살펴보도록 하겠습니다.

*Dandasana*(단다아사나, 막대자세)로 앉아 몸을 앞으로 접어 내려가려고 했지만 접을 수 없다면, 고관절 굴곡에 대한 제한이 우리를 방해한다는 것을 받아들일 수 있습니다. 우리는 본능에 따라 '저의 긴장된 햄스트링이 저를 막고 있어요' 라고 말할 수 있지만, 물론 이것은 생각보다 간단하지 않습니다. 우리는 일부 수련생들이 아주 쉽게 몸을 앞으로 구부리는 것을 볼 수 있을 것입니다.

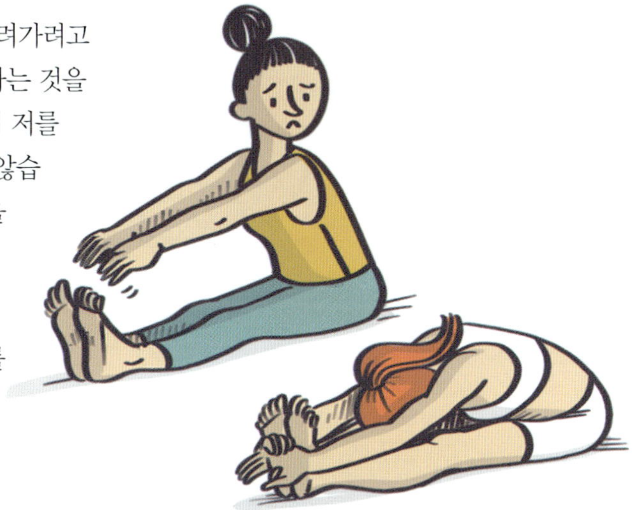

몇몇 학생들은 다른 학생들보다 훨씬 쉽게 구부린다는 것을 알아차립니다.

이제 앞으로 숙이는 대신 *Navasana*(나바사나, 보트자세)를 수행해 보도록 하겠습니다. 다리를 더 높이 들어 날렵한 모양의 배를 만들 수 있지만, 우리 몸은 자세를 만드는데 협조하지 않을 수도 있습니다. 고관절 굴곡을 할 수 있는 모든 것을 시도하고 있지만, 여전히 우리가 만든 보트는 매끈하고 아름다운 배가 아닌 통통배처럼 보입니다. 우리의 다리는 자세를 시도하면서 지칠 수 있고, 더 큰 힘이 필요하다고 생각하기 쉽지만, 앉아서 앞으로 접었을 때와 동일한 제한이 다시 또 나타날 수 있습니다.

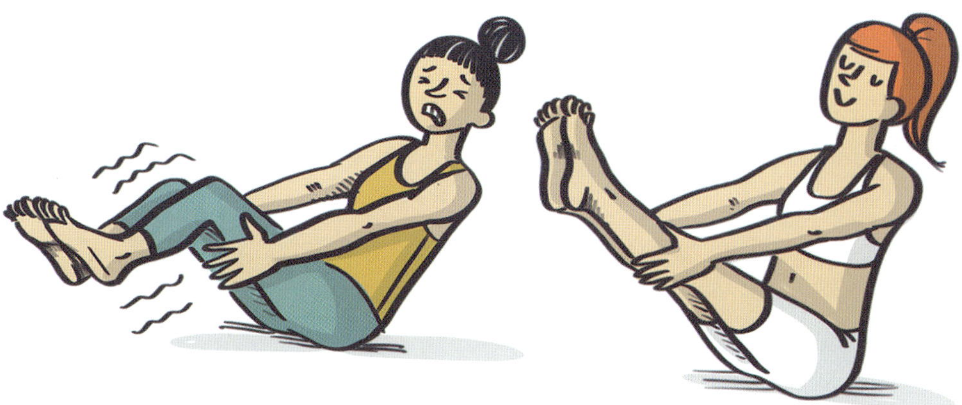

나바사나는 고관절 굴곡근의 힘이 아닌 쉽게 다리를 쭉 뻗을 수 있는 고관절 굴곡이 필요해요.

만약 다리를 곧게 펴고, 고관절을 굴곡시키는 근본적인 움직임을 수행할 수 없다면, 아무리 추가적인 근력을 사용해도 도움되지 않을 것입니다. 쉽게 전굴이 가능했던 수련생은 의심의 여지 없이 비교적 쉬운 나바사나를 할 수 있습니다. 하지만 중력의 영향과 더불어 긴 다리, 무거운 다리, 그리고 큰 복부를 가진 수련생들은요? 맞아요. 중요한 요인은 제한된 고관절 굴곡 능력이지만 이러한 것들도 제한적인 요인이 될 수 있습니다.

*Urdhva Dhanurasana*(우르드바 다누라사나, 위를 향한 활 자세)에서 일부 수련생들은 자신을 바닥에서 밀어 올릴 만큼 충분히 강하지 않다는 느낌을 가질 수 있습니다. 일반적으로는 필요한 ROM에 대한 어깨나 고관절의 저항입니다. 그럼 이 저항이 무엇인지 어떻게 알 수 있을까요? 만약 수련생이 자세에 필요한 관절의 움직임을 독립적으로는 수행할 수 있지만, 여전히 밀어 올릴 수 없다면, 이것은 근력 문제일 것입니다.

간혹 이 점을 설명하기 위해 수업 시간에 우르드바 다누라사나를 쉽게 시연할 수 있는 수련생을 찾은 다음, 그가 얼마나 적은 노력을 기울이고 있는지 다른 수련생들에게 보여줍니다. 반면에 제한이 심한 수련생들은 스스로를 들어 올리려고 할 때 마치 자동차를 밀어 올리려는 느낌을 받거나, 얼굴이 붉어지고 또는 이마에 핏줄이 튀어나올 수 있습니다. 의지력만으로는 한계를 극복할 수 없습니다. ROM을 제어할 수 있는 근력이 있다면 자세를 만드는데 용이합니다.

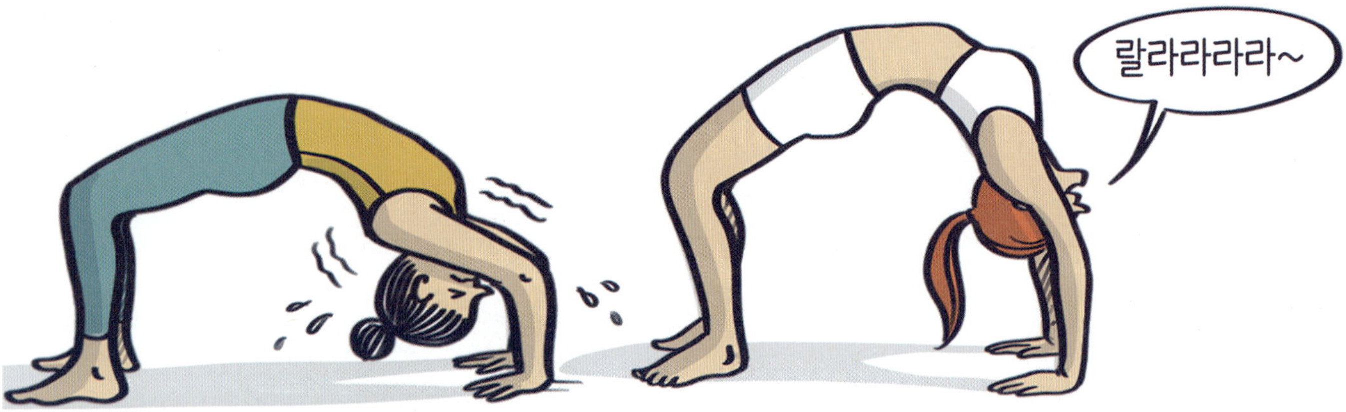


수련생들이 우르드바 다누라사나를 할 수 없는 이유로 근력 부족인 경우가 많습니다.

근육의 제한이 적을수록 밀어 올리는 데 필요한 힘이 줄어듭니다.

또 하나의 예로 앞서 설명한 다관절 근육(poly-articular muscle)을 다시 불러오도록 하겠습니다. 근육이 교차하는 관절 중 하나의 각도를 변경하여 다른 관절에서 더 큰 ROM을 쉽게 할 수 있다면, 관절을 다시 원래 위치로 옮기려고 할 때 힘의 문제로 느껴지는 것을 경험할 수 있습니다.

이를 설명하기 위해서, 저는 *Tittibhasana*(티티바사나, 곤충자세)를 사용할 것인데, 이 자세의 본질은 다리를 매우 깊이 쭉 뻗어 몸을 앞으로 구부리는 것입니다. 확실하지 않다면, 완성된 자세가 어떻게 생겼는지 보고, 자세를 만들기 위해 어디를 어떻게 움직여야 하는지에 대해 잠시 생각해 보세요.

티티바사나로 들어가는 방법은 여러 가지가 있는데, 때로는 별도의 자세로서 또는 변화를 줌으로써 들어갈 수도 있지만, 본질은 비슷합니다. 고관절을 깊게 구부리는 데 필요한 만큼 무릎을 접어 다리를 팔 위에 올려놓습니다. 이젠 다리를 곧게 펴야 하는데 대부분 수련생들은 햄스트링의 저항으로 다리를 곧게 펴는 것이 어려울 수 있습니다. 이처럼 많은 수련생들이 우선 다리를 팔 위에 얹더라도, 다리를 곧게 펴지 못한다는 사실을 깨닫게 됩니다. 무릎을 펴기 위해 대퇴사두근(넙다리네갈래근, Quadriceps)을 수축시킬 수는 있지만, 대부분의 경우 다리를 펼 만큼 대퇴사두근의 근력이 강하지 않습니다.

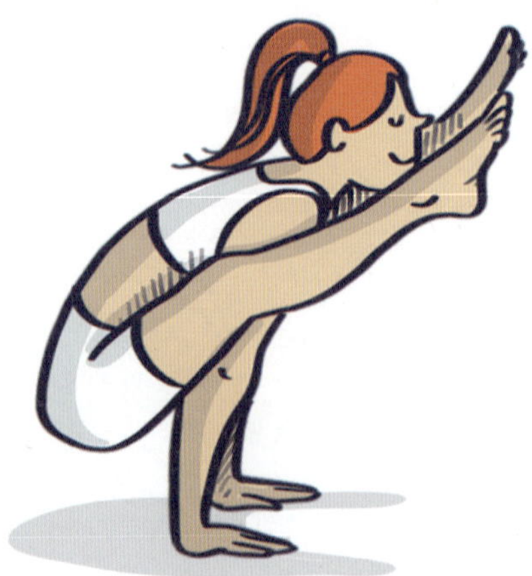

이 정도는 식은 죽 먹기죠!

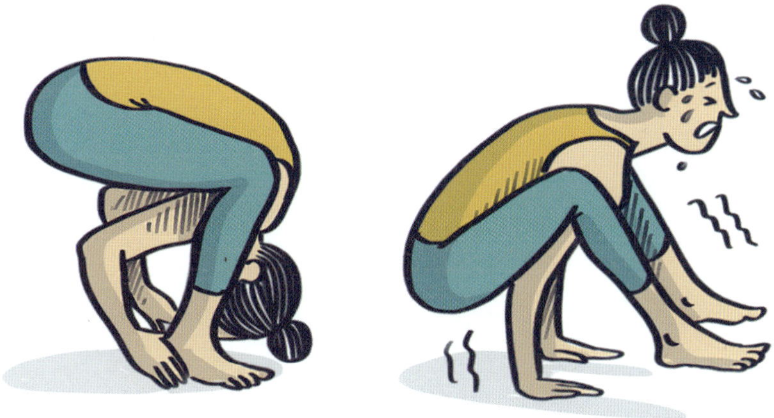

발을 곧게 펴는 것은 힘만의 문제가 아니에요!

이러한 감각이 느껴지는 이유는 자세에 들어가기 위해 사용된 무릎 굽힘과 고관절 굴곡으로 인해 햄스트링이 이미 상당히 늘어나 있었기 때문입니다. 이제 무릎을 펴려고 하면 아래쪽 다리에 붙은 햄스트링의 부착면이 위쪽 다리와 멀어지면서 근육이 더욱 늘어나려고 할 것입니다. 더 이상 늘릴 수 있는 힘이 없으면 아무리 힘을 줘도 다리가 펴지지 않습니다. 왜냐하면, 여러분은 저항요소와 싸울 수 없기 때문입니다! 다시 말하지만, 다리가 편안하고 고관절 굴곡이 쉬운 수련생은 이 자세에서 다리를 곧게 펴는 것에 대해 저항이 거의 없을 것입니다.

자세를 시도할 필요 없이 이를 테스트하고 싶으시다면 다음과 같이 시도해 볼 수 있습니다.

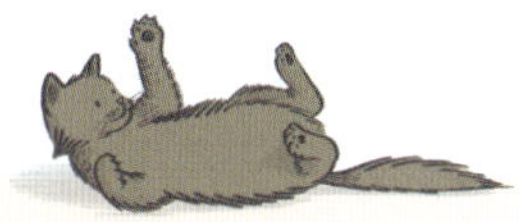

바닥에 두 다리를 반듯이 펴고 누워 보세요. 이제 한쪽 다리를 머리 쪽으로 쭉 뻗어봅니다. 원한다면 부드럽게 당기셔도 좋습니다. 다리가 어디까지 오는지 기억해 두세요. 이제 다리를 공중에 유지한 채 무릎을 굽히세요. 다리는 여러분을 향해 움직이며 고관절 굴곡을 증가시킵니다. *Ardha Ananda Balasana*(아르다 아난다 발라사나, 반 행복한 아기 자세)가 될 때까지 무릎을 구부리고 허벅지를 바닥을 향해 계속 내리세요. 만약 허벅지가 여러분의 늑골을 지난다면, 이것은 티티바사나에 필요한 고관절 굴곡의 양과 비슷합니다. 이때 허벅지를 잡고 다리를 쭉 펴내며 그대로 유지하세요. 전굴 자세가 편안하지 않다면 다리를 곧게 펴지 못할 것입니다. 이것이 바로 티티바사나에서 일어나고 있는 움직임과 동일한 움직임이 됩니다.

그래서 이 개념은 어떤 관절에서 어떤 동작을 수행해야 하는지 보기 위해 자세를 검사하는 것입니다. 근력이 문제라고 생각하기 전에 수련생들이 자유롭게 활용할 수 있는 ROM을 가지고 있는지를 먼저 확인하시길 바랍니다. 억지로 강요하지 않도록 합니다.

자세의 특정 깊이까지 성공적으로 수행하기 위해
해야 할 근본적인 움직임이 있으며,
다양한 움직임이 최소한에서
많은 양으로 요구됩니다.

## FUNDAMENTAL MOVEMENTS

만약 여러분이 숲에서 큰일을 보고 싶다면 스쿼트 자세로 쭈그려 앉아야 할 것입니다. 그러나 우리에게 익숙한 생활 방식에서는 스쿼트에 필요한 동작 범위나 다리 힘을 필요로 하지 않았기 때문에 스쿼트 동작은 어려울 수 있습니다.

수렵 채집 시대까지 거슬러 올라가 생각하면, 우리는 스쿼트에 추가로 달리기, 오르기, 점프하기, 던지기와 같은 기술도 필요했을 것입니다. 이것들은 하루에 제공된 많은 작업을 성공적으로 수행하는 데 필요한 복합 움직임들(여러 근육과 관절이 관련된)의 예입니다. 우리는 원하는 것을 수행하기 위해 가동범위(ROM), 협응 그리고 힘이 필요하며, 우리가 어려운 요가 자세를 성취하기로 선택한다면 신체 전반에 걸쳐 요구 사항들이 꽤 높아질 수 있습니다. 우리에게 필요한 일반적인 움직임 패턴은 아마 앞뒤로 구부리기, 런지, 똑바로 서기, 비틀기, 위아래로 뻗기, 다리 꼬기, 몸을 바닥에서 밀어내기와 쭈그려 앉는 스쿼트일 것입니다.

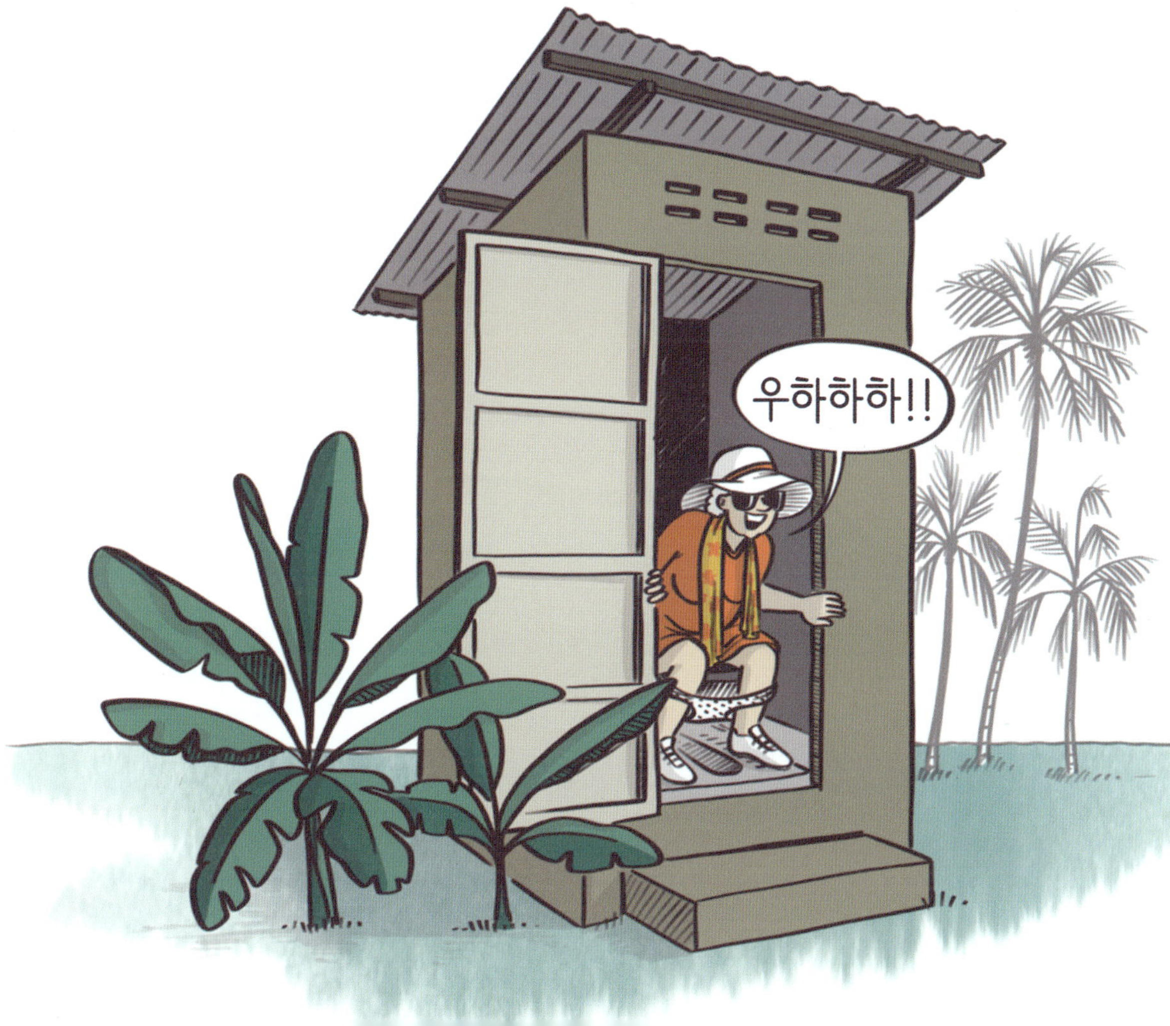

운동 범주에서 이 동일한 개념은 종종 밀기, 당기기, 스쿼트, 런지, 전굴 및 회전 움직임의 변형들로서 포함됩니다. 그러나 당기기는 요가에서 찾기 힘든 움직임이기 때문에 요가 관련 움직임 패턴에서 당기기가 빠져 있다는 사실에 주목할 수 있습니다. 이러한 이유로 신체 건강과 균형을 위해 몇 가지 당기기 운동들을 요가수련에 보완할 가치가 있습니다.

ROM 챕터에서 우리는 주요 관절에서 사용할 수 있는 움직임들에 대해 소개했습니다. 이제 위에 제시된 복합 움직임들과 결합하여, 요가 수련에서 많이 볼 수 있는 개별 관절 움직임들을 고려할 수 있습니다. 이를 통해 요가 자세(복합 동작)를 수행하는 데 필요한 움직임들을 보다 쉽게 인식할 수 있을 뿐만 아니라, 동작 간의 유사성들도 확인할 수 있습니다.

요가 자세들을 만들기 위한 기본적인 움직임으로 몇 가지 중요한 관절 움직임들을 알 수 있습니다. 물론, 중요하지 않은 관절 움직임이 있다는 의미가 아니라, 모든 관절 움직임이 한 자세 또는 다른 자세에서 어느 정도 필요하므로 자세에 영향을 미치는 것이 적을 뿐입니다.

고관절에서 가능한 대부분의 움직임은 앉은 자세와 서 있는 자세 모두에 있어 매우 특징적이기 때문에 기본적인 것으로 여겨질 수 있습니다. 잠시 용어를 단순하게 하자면 고관절에서의 기본 움직임들은 고관절을 바깥쪽으로 돌리는 '외회전', 고관절에서 다리를 앞으로 움직이는 '굴곡' 또는 뒤쪽으로 곧게 펴거나 구부린 상태에서 뒤로 움직이는 '신전', 그리고 다리를

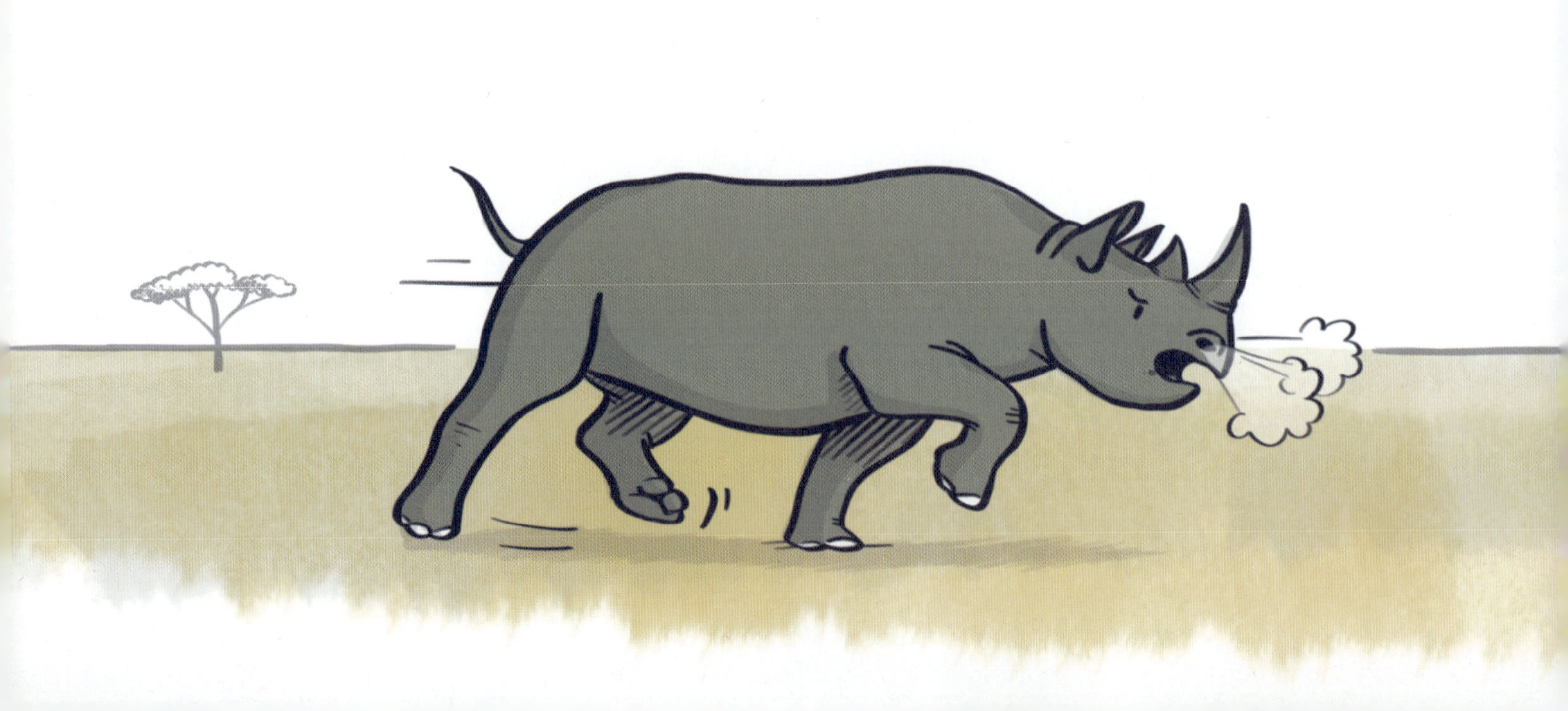

몸통에서 옆으로 멀리 보내는 '외전'이 있습니다. 곧게 다리를 뻗은 동작들 중 아마 고관절 굴곡과 외회전이 가장 유용할 것입니다.

신체의 다른 곳에서 고려할 수 있는 기본적인 관절 움직임도 있습니다. 가령 어깨관절에서는 앞으로 뻗는 '어깨 굴곡'과, 팔을 안쪽으로 굴리는 '어깨의 내회전'이 있고 척추에서는 앞으로 숙이는 '굴곡'과 뒤로 젖히는 '신전', 좌우로 움직이는 '측면 굴곡' 그리고 회전이 있습니다. 무릎 관절에서는 무릎 굽힘인 굴곡, 그리고 손목에 있어서는 손등을 젖히는 움직임인 손목 신전 등의 관절 움직임들이 있습니다.

다음은 이 개념을 사용하는 예입니다. *Ardha Padmasana*(아르다 파드마사나, 반연꽃자세)에서 발을 두는 데 문제가 있다고 가정해 보겠습니다. 이 동작을 하기 위해 필요한 주요 움직임은 원활한 무릎 굴곡과 발바닥 굴곡인 저측굴곡, 그리고 약간의 고관절 굴곡과 고관절 외전 및 고관절의 많은 외회전입니다. 그래서 이 동작을 위해 가장 먼저 할 일은 어느 부위에서 ROM의 어려움을 겪는지 확인하는 것입니다. 이에 대한 방법은 이후 챕터에서 자세히 설명하도록 하겠습니다. 고관절을 바깥쪽으로 돌리는 기본적인 움직임인 고관절 외회전에 어려움을 겪고 있다고 판단된다면 이 움직임을 요구하는 다른 자세에 있어서도 문제가 됩니다.

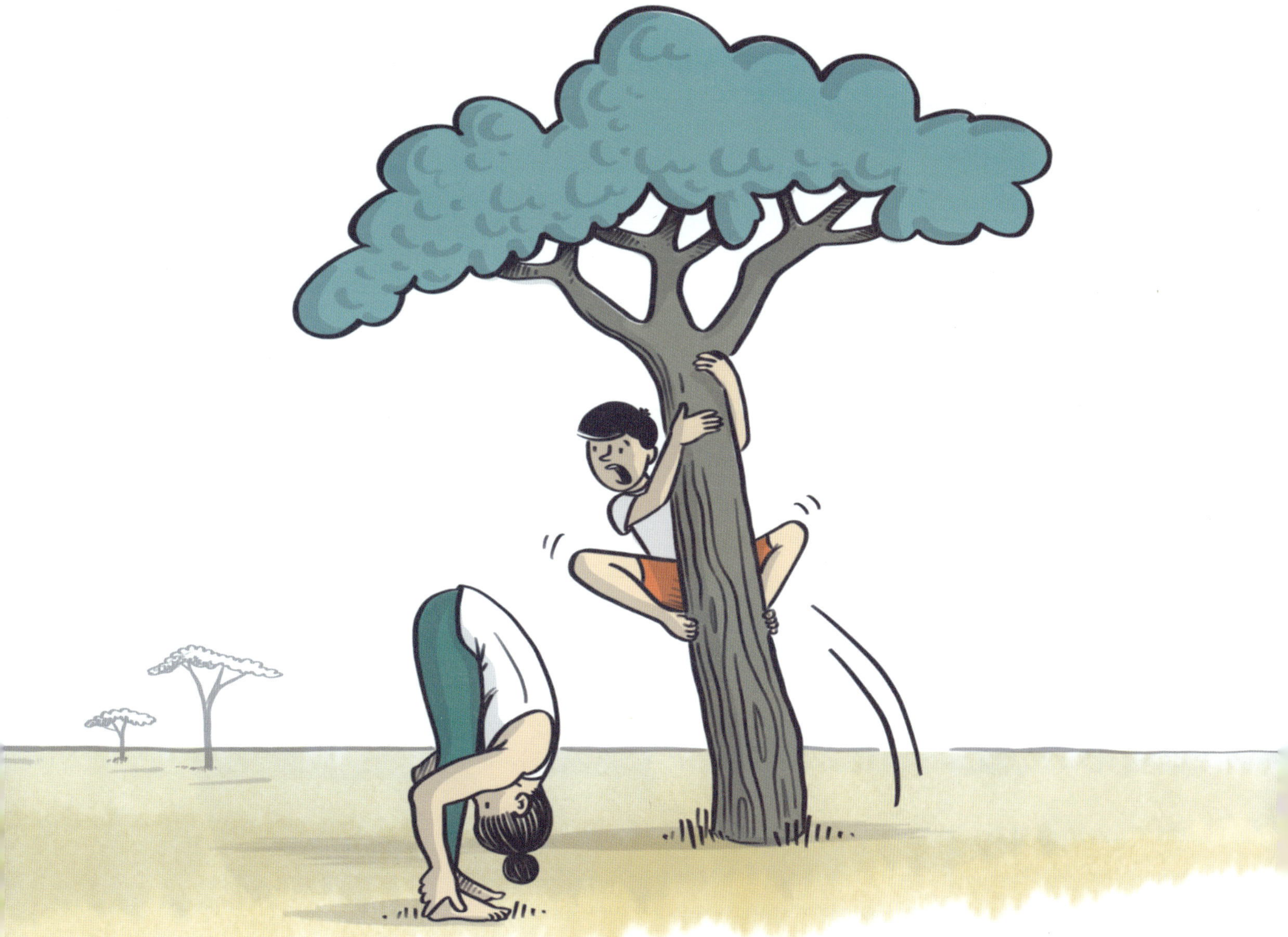

앞으로 구부리는 것보다 더 유용하게 할 수 있는 것들이 있을 수 있어요.

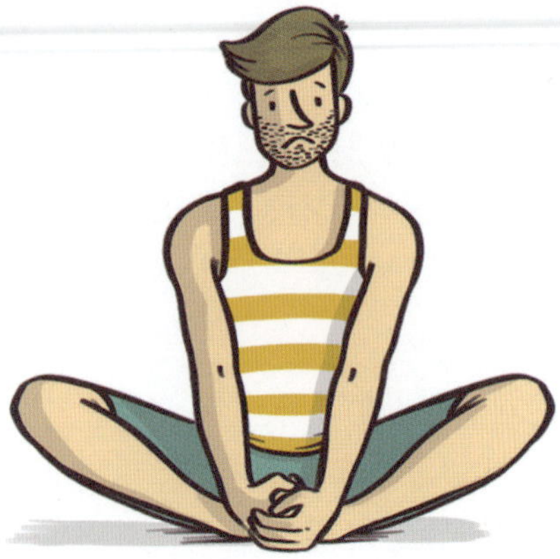

Ben의 무릎은 내려가고 싶지 않은 것 같네요.

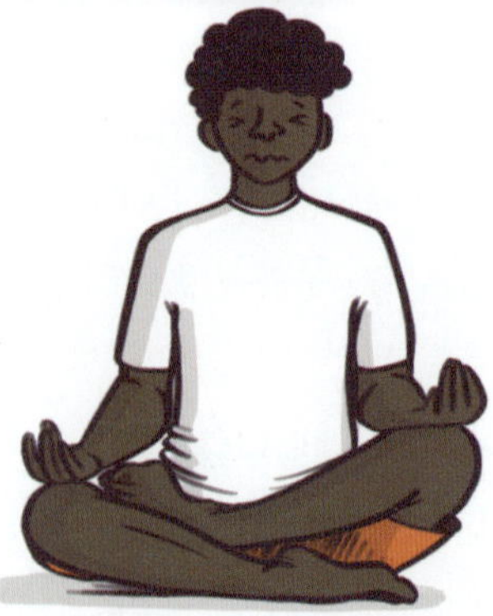

Aren은 고관절 외회전에 문제가 있으며
이 자세에서 발목이 보상하고 있네요.

그러면 *Padmasana*(파드마사나, 연꽃자세), *Baddha Konasana*(받다 코나아사나, 나비자세), Pigeon(피존, 비둘기자세), Double pigeon(더블피존, 쌍비둘기자세)와 같은 다른 자세들에 있어서도 어려움을 겪을 것으로 예상할 수 있습니다. 이러한 제한은 주로 무릎이나 발목 관절과 같은 다른 곳에서 이를 보상하려고 시도할 가능성을 높입니다.

고관절 외회전이라는 근본적인 움직임에 시간을 내어 수련한다면, 이에 따라 증가된 가동범위(ROM)는 *Ardha Padmasana*(아르다 파드마사나, 반연꽃자세)를 더 쉽게 할 수 있게 할 뿐만 아니라 같은 움직임을 포함하는 모든 자세에서 편안함을 찾는 데 도움을 줄 것입니다.

자세 수행 능력에 있어 극단적으로 기본적인 움직임이 모두 필요한 도전적인 자세가 있을 수 있고, 반면에 모든 쉬운 움직임을 요구하는 자세가 있을 수 있습니다. 이제 자세에 포함된 기본적인 움직임으로 자세들을 고려할 수 있음을 알 수 있습니다.

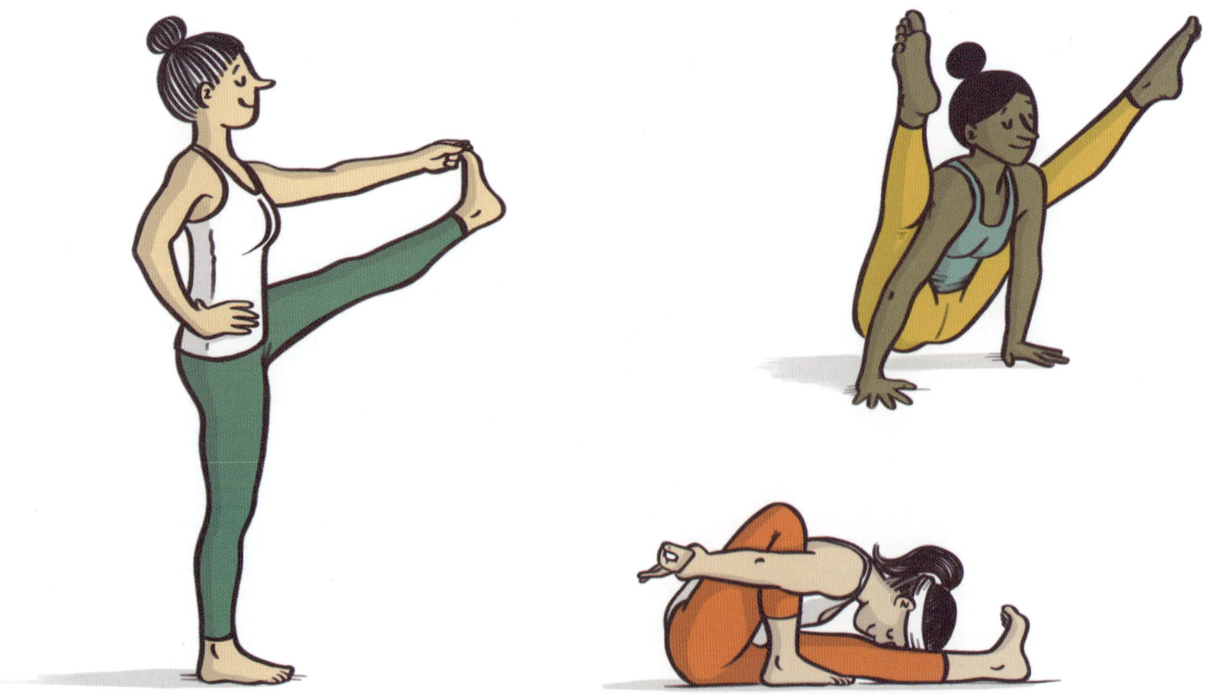

곧게 뻗은 다리에서 고관절 굴곡은 요가 자세에서 매우 특징적인 움직임이에요.

## OPEN & CLOSED KINETIC CHAIN

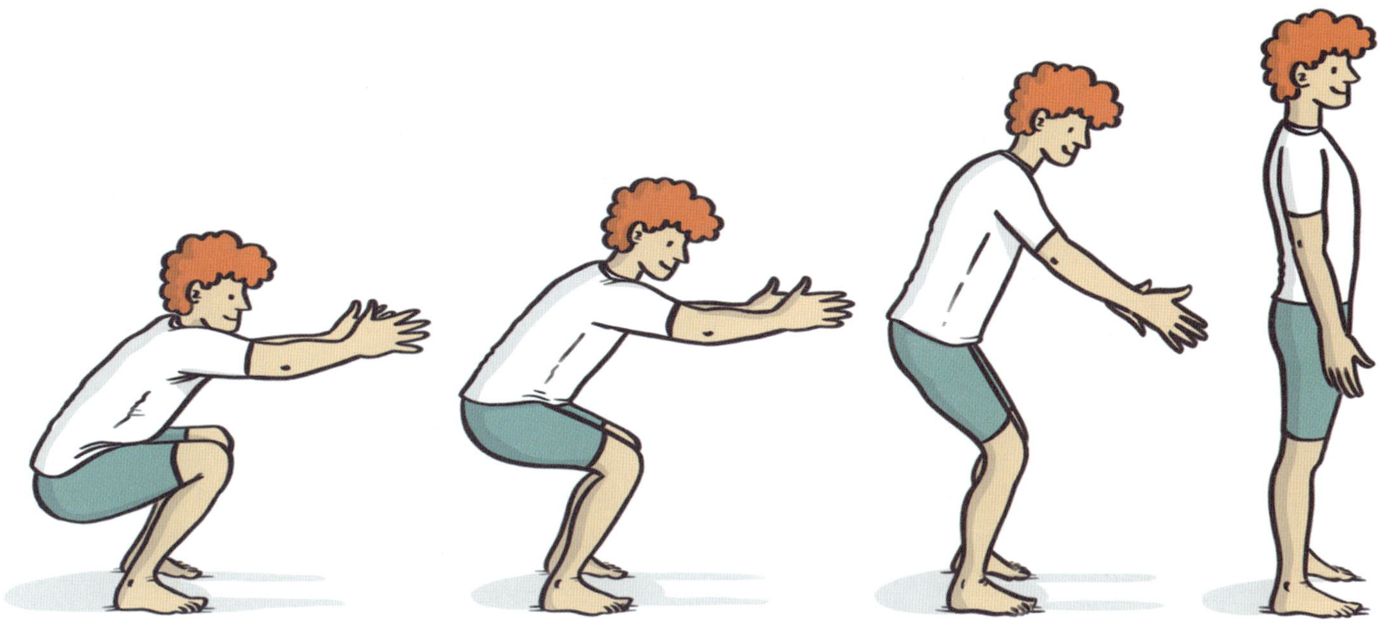

Doug는 발이 제자리에 있는 닫힌 사슬의 움직임을 보여주고 있어요.

운동 사슬은 근육과 관절이 함께 작용하여 움직임을 만들고 힘이 이것들 사이에 분산된다는 개념을 나타냅니다. 운동 사슬에는 열린 사슬과 닫힌 사슬의 두 가지 유형이 있습니다. 이 두 가지 유형의 차이는 사슬에서 가장 말단(몸에서 가장 먼) 부분이 자유로운지 또는 제자리에 고정되어 있는지 여부에 달려 있습니다. 일반적으로 손이나 발이 말단 부분으로 적용되는데, 손과 발은 주로 움직이는 사지의 끝 부분이 되거나 지지 기반이 되는 경우가 많기 때문입니다. 그리고 특정 운동은 수행되는 방식에 따라 열린 사슬 또는 닫힌 사슬로 간주될 수 있습니다. 서로 다른 운동 사슬 움직임은 고립 운동 및 안정성 운동과 같은 특정 유형의 운동에 더 효과적인 것으로 고려됩니다. 운동 훈련과 재활 환경에서는 원하는 결과에 따라 닫힌 또는 열린 사슬 운동이 처방됩니다.

이 개념들을 요가 자세에 적용한다면, 닫힌 사슬 자세의 조합은 발이 제자리에 고정되어 있기 때문에 스쿼트 자세에서 *Tadasana*(타다아사나, 산자세)로 이동하는 것입니다. 반면 태양 경배 자세의 초반부에서 팔과 견갑대를 생각한다면, 손이 제자리에 고정되어 있지 않기 때문에 열린 사슬 운동이 될 것입니다. 이 운동 사슬 개념을 여러 자세에 적용하려고 하지 않는다는 사실을 알게 되면 여러분이 기뻐하실거라 생각합니다. 제가 하고 싶은 것은 이 개념을 약간 수정하여 이전 개념인 다중 분절 움직임(*Muti-segmental Movement*)에 추가하는 것입니다. 여러분은 이미 우리가 분절(segments)들을 언급한다는 것을 알아차렸을 것입니다.

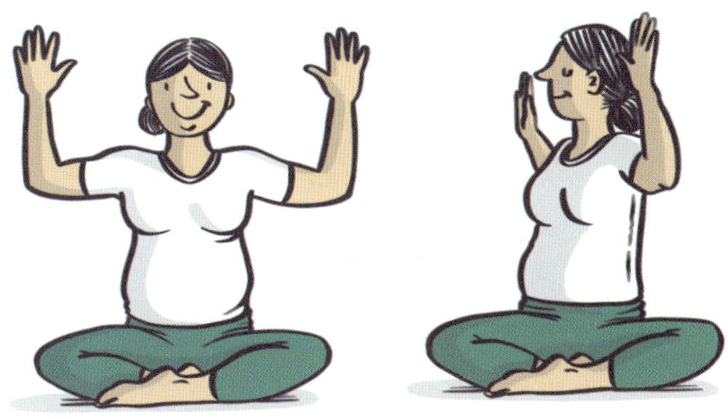

외력이 필요하지 않은 Wendy의 멋진 능동적인 트위스트네요!

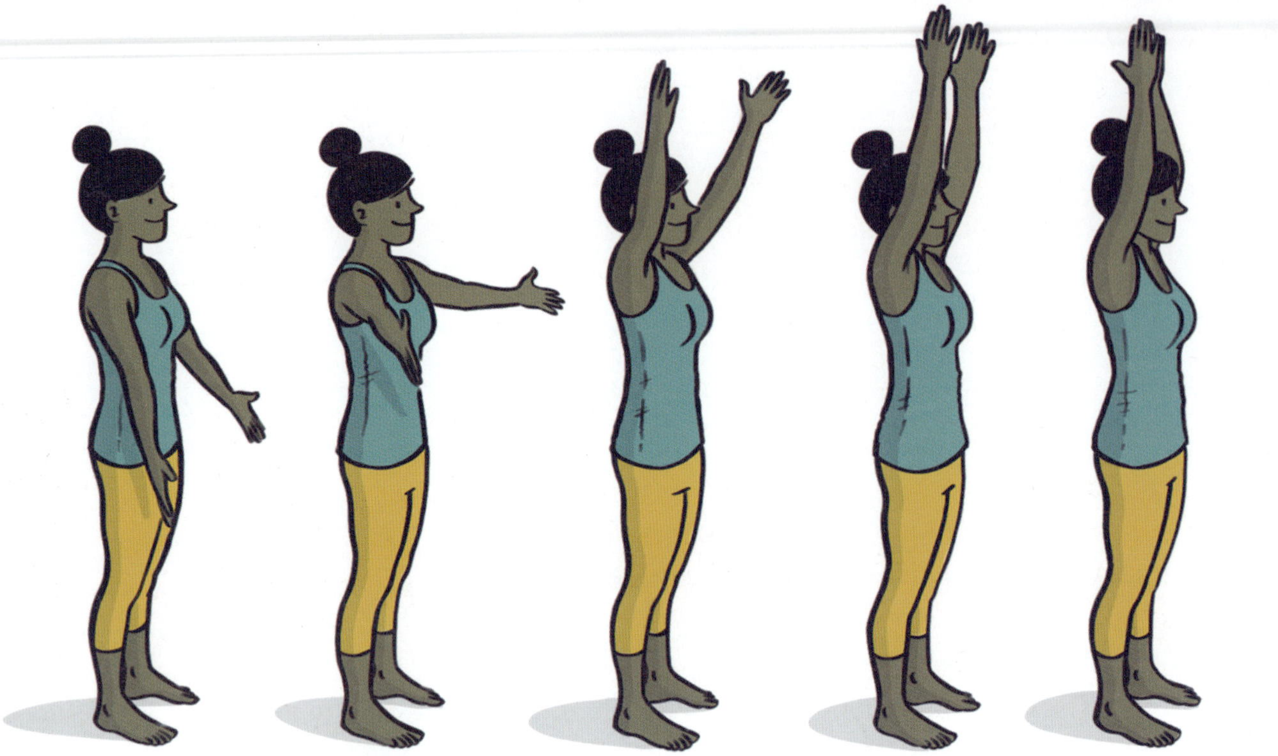

여기에서 Myra는 팔로 태양 경배 자세를 하고 있는데, 이것은 열린 사슬 운동이라고 볼 수 있어요.

다중 분절 개념의 본질은 관절 사슬 내의 약한 영역들이 해당 사슬에 도입된 에너지를 수용하려고 할 때 가장 좋지 않은 힘들을 겪게 된다는 것입니다. 우리가 근육을 사용하여 움직임을 만들고 사슬의 한쪽 끝이 진정으로 자유롭게 움직일 수 있다면 복잡한 관절에 충분한 힘이 도입되어 문제가 되지는 않을 것입니다. 회전하기 위해 사선의 힘을 사용하는 능동적인 비틀기 동작과 같은 자세들을 생각해 봅시다. 또 다른 예로 고관절의 회전 근육이 작용하는 누워있거나 서 있는 능동적인 고관절 회전이 있을 수 있습니다.

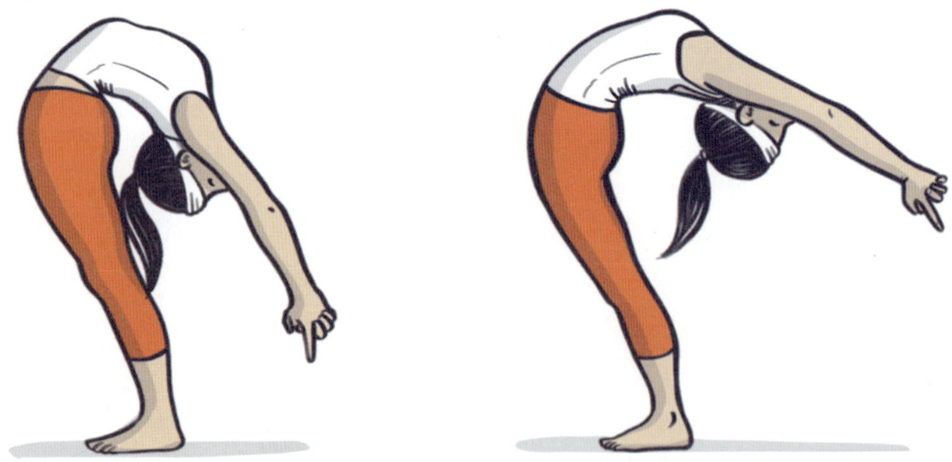

왼쪽은 중력이 Jasmine을 깊은 자세로 이끌고 있으며 척추는 꺾인 채 바닥을 향하고 있어요.

그러나 우리는 열린 사슬 운동이나 자세에서 항상 다치지 않는다는 것은 아닙니다. 보조적인 도움이나 중력과 같은 외부적인 힘이 더해질 수 있습니다. 선 자세에서 깊은 후굴동작을 취하는 경우, 중력이 우리를 바닥으로 데려가 몸이 무거울 수 있으므로 특정 위치에서 움직임이 강조될 수 있습니다.

요가 자세에서 많은 시간을 손이나 발이 지면에 닿은 채 닫힌 운동 사슬로 유지합니다. 이전 챕터에서 *Urdhva Dhanurasana* (우르드바 다누라사나, 위를 향한 활자세)의 예를 사용했습니다. 동작에서 운동 사슬의 양 끝은 바닥에 고정되어 있으며 작용하는 힘은 바닥과 중력을 누르는 것으로부터 발생하게 됩니다.

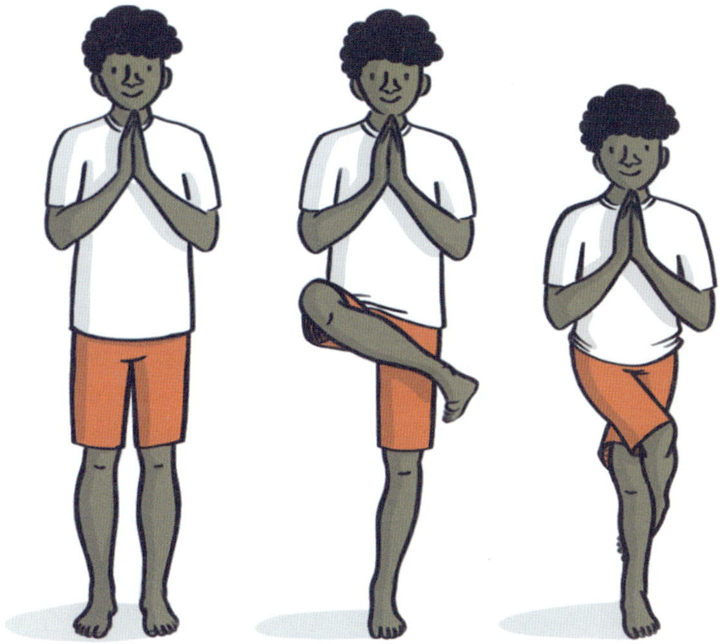

Aren은 둔근을 이용해 다리를 위치시키네요.
이것은 힘과 균형을 잡는 데에도 매우 좋아요.

또한 위의 비틀기 동작과 관련한 예시에 따라, 무릎과 바닥에 손을 대고 그 접촉을 사용하여 상체를 비트는데 도움을 받는 경우 이것은 닫힌 사슬로 간주합니다. 이 경우, 요추나 천장관절(엉치엉덩관절, Sacroiliac Joint)과 같이 원하지 않는 곳에 힘을 가하기가 훨씬 쉬워집니다. 그리고 한 다리를 뻗은 *Rajakapotasana*(라자카포타사나, 비둘기자세)에서는 발이 바닥에 고정되어 있으므로 닫힌 사슬의 고관절 회전이 되며, 이때 올바른 위치에 있지 않는 경우 발목, 무릎 또는 골반에 압력을 가할 수 있습니다.

요가 수업에서 볼 수 있지만 기능적 움직임 분야에서 유래한 윈드스크린 와이퍼(Windscreen wiper, 두 다리 굽혀 좌우로 왔다 갔다 하는 동작) 동작은 제가 그다지 좋아하지 않는 자세들 중 하나로 능동적 움직임의 조합으로 이루어져 있습니다. 특히 고관절 내회전에 문제가 있는 경우 무릎의 반월판 연골에 쉽게 스트레스를 가할 수 있습니다. 발이 바닥에 고정되어 있기 때문에 이것은 닫힌 사슬이라고 볼 수 있습니다. 이때 내회전된 고관절이 바닥에 떠있기 때문에 체중이 아래로 향하게 됩니다. 뿐만 아니라 발이 배측 굴곡이 된 경우 아래쪽 다리(하퇴)가 회전될 수 있습니다. 닫힌 사슬의 다중 분절 움직임에서 취약한 영역은 무릎이지만, 고관절이 계속 바닥에서 들어 올려지면 천장 관절에도 스트레스를 줄 수 있습니다.

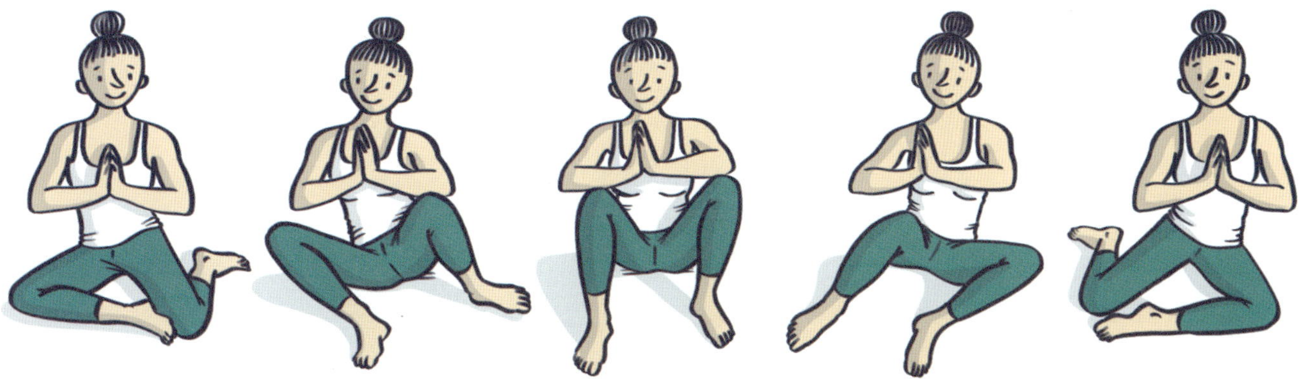

이와 같은 능동적인 움직임 시퀀스는 유익하기보다는 해로울 수 있다고 생각해요.

간혹 저는 어떤 움직임이 일어나는지 이해하기 위해 동작을 변형하기도 합니다. 따라서 다음 내용은 닫힌 운동 사슬에 대한 엄격한 해석은 아니지만, 모든 면에서 우리가 고관절에 접근하기 위해 발을 잡고 당기기 시작할 때 이미 닫힌 사슬의 움직임을 만들었다고 생각합니다.

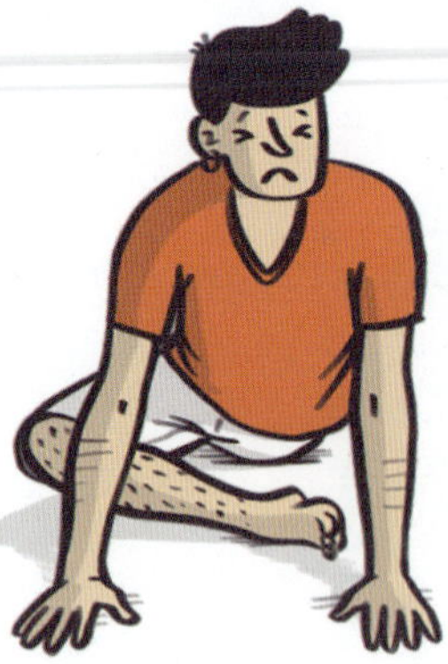
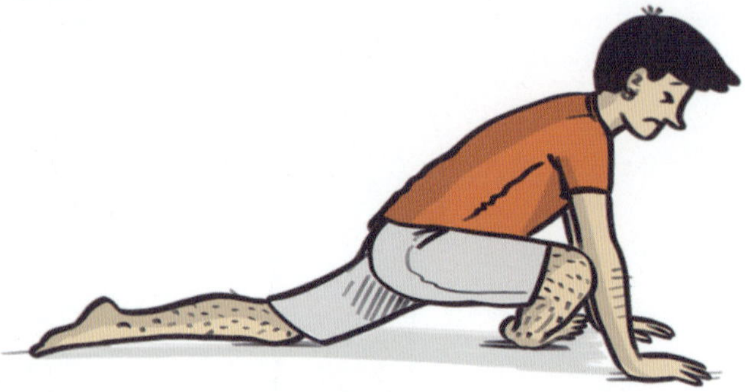

지면과 닿아 있으면 움직임에 더 많은 힘이 가해질 수 있어요.

복합관절의 끝 부분은 더이상 자유롭게 움직일 수 없습니다. 바닥에 있는 것이 더 나을 수도 있습니다. 고관절이 회전을 멈춘 상태에서 계속 당기면 당연히 발목과 무릎의 약한 부분에 힘을 가할 수 있습니다. 수련생들이 *Padmasana*(파드마사나, 연꽃자세)에 들어가기 위해 지나치게 노력할 때 이런 움직임이 자주 일어날 수 있습니다. 저는 신체의 한 부분을 다른 부분으로 고정하고 이것을 지렛대로 사용하는 모든 경우에 동일한 논리를 적용합니다. 다시 비틀기 동작의 예시로 돌아가서 척추의 더 많은 회전을 만들기 위해 팔꿈치나 상완이 무릎을 누르는 힘을 사용해 합장한 비틀기 자세를 취하는 것을 생각해 볼 수 있겠습니다.

열린 그리고 닫힌 운동 사슬의 핵심 개념을 추가한 이유는 요가 자세나 다중 분절 움직임을 수행할 때 취약한 영역에 무심코 스트레스를 가할 수 있는 모든 다양한 방법들을 생각하도록 하는 것이었습니다. 이 챕터에서 여러분이 배우셨으면 하는 것은 자세를 만드는 데 적절한 근육을 더 많이 사용할수록 자세가 더 건강해진다는 것입니다. 비틀고 싶다면 몸을 지렛대 삼아 비틀지 말고 비틀기 동작을 위한 해당 근육을 사용하시길 바랍니다.

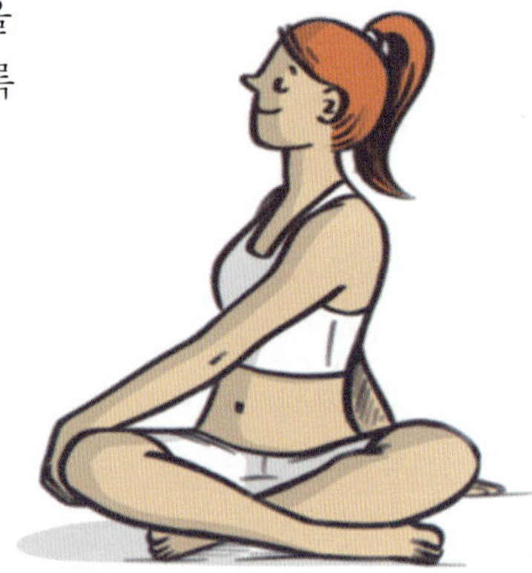

우리는 또한 바닥에 대한 상대적인 위치가 관절에 원치 않는 스트레스를 줄 가능성에 대해 조정해야 합니다. 특히 체중과 중력을 사용하여 가동범위(ROM)의 변화를 이끌어 내는 경우 더욱 그렇습니다. 우리는 단지 능동적으로 움직이고만 싶은 것은 아닐 것입니다. 오래 유지하다가 부드럽게 몸을 풀어내는 것이 더 좋을 수 있기 때문입니다. 우리는 그저 우리 몸 안에 머무르면서 무슨 일이 어디에서 일어나고 있는지 경험하기만 하면 됩니다.

마음을 온전히 자세에 두어 보세요.

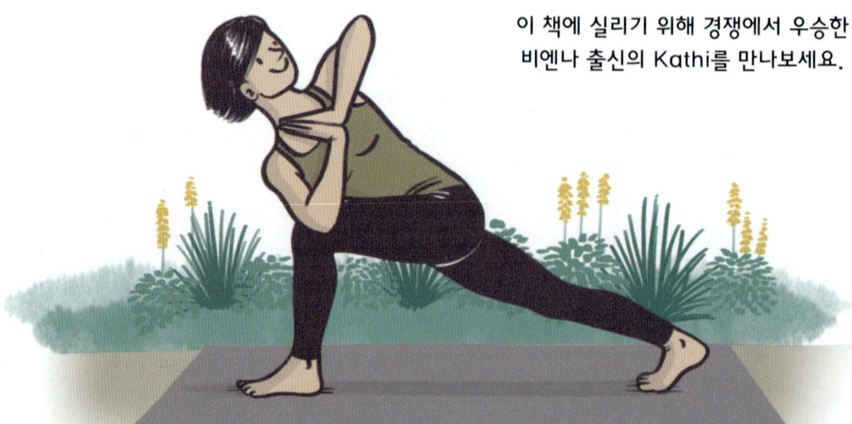

이 책에 실리기 위해 경쟁에서 우승한
비엔나 출신의 Kathi를 만나보세요.

부정적인 결과를 초래할 수 있는 힘을 만들기 위해 다른 신체 부위와의 접촉을 과도하게 사용하는 것은 정말 쉬워요. Kathi가 시연하는 것처럼 팔을 허벅지 옆에 두고 합장 자세로 손을 두는 것은 괜찮지만, 이 자세에서 무리하게 힘을 주어 비틀려고 하지는 마세요.

## RELATIONAL MOVEMENT

관절이 움직일 때마다 한 분절이 다른 분절에 상대적으로 움직이거나 또는 그 반대로 움직일 수 있습니다. 요점을 설명하기 위한 몇 가지 예시들 중에서 위쪽 다리와 골반 및 고관절의 움직임을 언급해 보도록 하겠습니다.

서 있는 자세에서 허벅지가 바닥과 평행이 될 때까지 다리를 똑바로 천장을 향해 들어 올립니다. 다리만 움직인 그 움직임은 고관절 굴곡입니다. 이번에는 다리를 똑바로 유지하고 고관절을 구부려 골반과 상체를 바닥과 평행하게 만듭니다. 이 움직임은 고관절에서 다시 발생하며 마찬가지로 고관절 굴곡입니다. 첫 번째 예에서, 골반을 기준으로 다리를 이동했고 두 번째 예에서는 다리를 기준으로 골반을 움직였습니다. 이 수준에서도 자세에서 어떤 움직임이 일어나야 하는지 깨닫는 데 도움이 될 수 있지만 이제 한 걸음 더 나아가 보도록 하겠습니다.

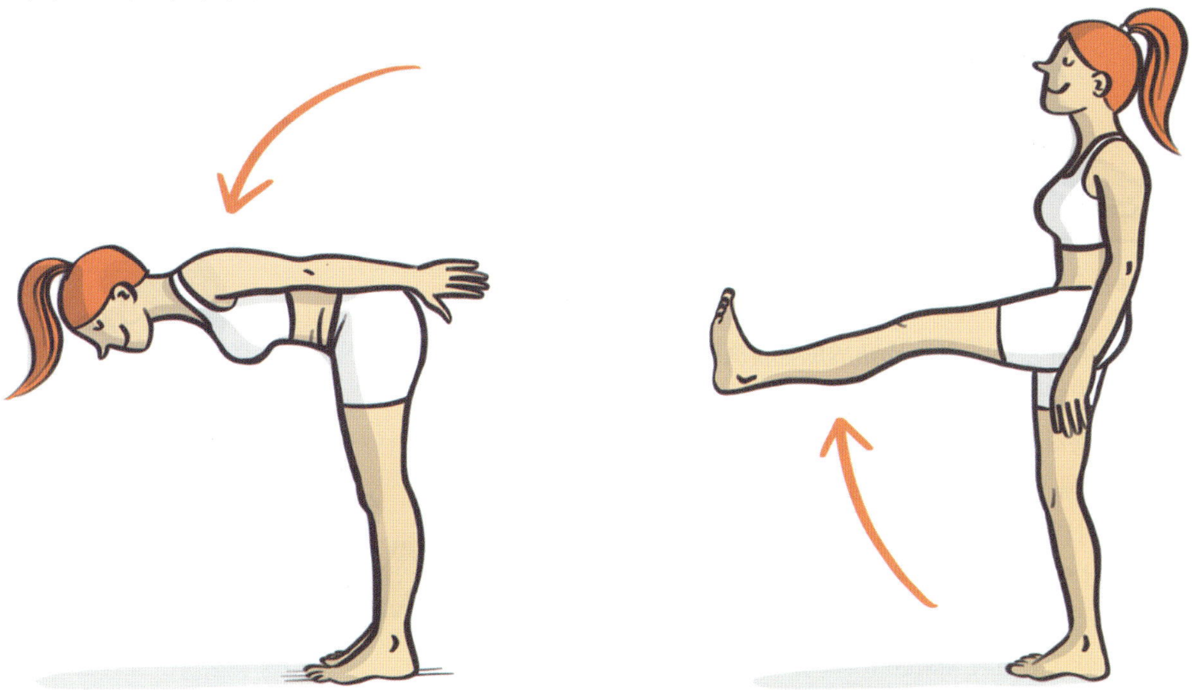

Victoria는 위 두 자세에서 모두 90°의 고관절 굴곡을 해냈네요.

발레 바 앞에 서서 다리를 들어 발뒤꿈치를 바에 올려 놓습니다. 방금 골반을 기준으로 고관절 굴곡을 수행했습니다. 이제 여러분은 곧게 뻗은 다리 위에 가슴을 얹기 위해서 앞으로 나아가고자 합니다. 이때 골반은 이 동작과 고관절 굴곡을 위해 골반이 다리에 대해 상대적으로 움직여야 합니다. 바에 발을 올려 놓는데 가능한 고관절 굴곡을 모두 사용했다면 더 이상 앞으로 나아갈 수 없을 것입니다. 고관절 굴곡이 조금 더 가능하면 앞으로 조금 더 계속해서 앞으로 나아갈 수 있을 것입니다. 만약 등을 둥글게 만들어 동작을 흉내 낸다면 등에 스트레스를 줄 수 있습니다. 여러분에게 필요한 것은 더 많은 고관절 굴곡일 것입니다.

이것은 *Utthita Hasta Padangushtasana*(우티타 하스타 파당구쉬타아사나, 길게 뻗어 손으로 엄지발가락까지 잡는 자세)에서 일어날 수 있는 일입니다. 뻗은 다리를 지면과 평행한 위치로 가져올 때 사용 가능한 고관절 굴곡을 모두 사용하면 수련생은 다리 쪽으로 몸을 접을 수 없거나 그렇게 하기 위해 등을 둥글게 하여 제한적인 움직임에 대응할 수 있습니다.

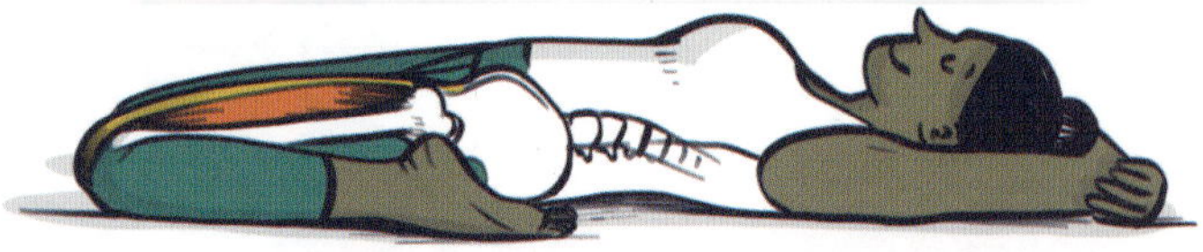

대퇴직근이 효과적으로 스트레칭 되도록 하려면
고관절을 신전하고 무릎을 구부려야 해요.

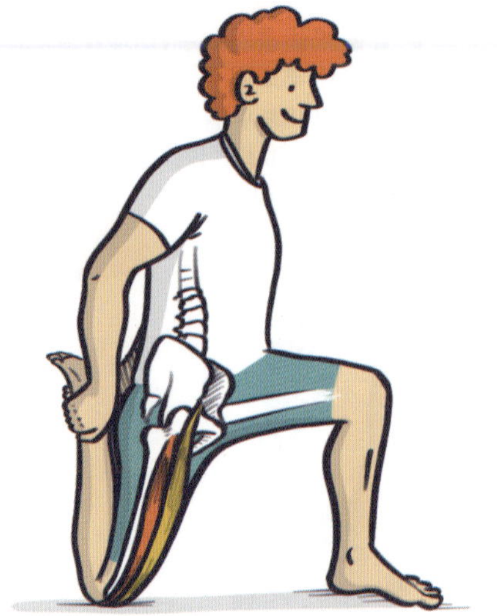

더 강한 자극을 원한다면 무릎을 꿇어보는 것도 좋습니다. 로우 런지에서는 뒤꿈치를 엉덩이 쪽으로 가져가 골반이 앞으로 기울어지는 것을 저항하면서 앞으로 움직일 수 있습니다. 이렇게 하면 필요한 무릎 굴곡과 고관절 신전이 모두 이루어지며 바닥이 방해가 되지 않기 때문에 더 깊은 고관절 신전이 가능합니다.

두 관절을 가로지르는 근육을 강화하려면 두 관절의 위치를 다시 생각해야 합니다. 다관절 근육은 근육을 가로지르는 다른 관절이 이미 근육을 늘리는 위치에 있지 않은 경우 관절을 움직이는 데 비효율적입니다. 즉, 해당 관절에서 수행하는 동작과 반대되는 위치에 있는 것입니다. 우리는 덮고 있는 지방이 많지 않아 확인하기 쉬운 비복근(장딴지근, gastrocnemius)을 예시로 들어보도록 하겠습니다.

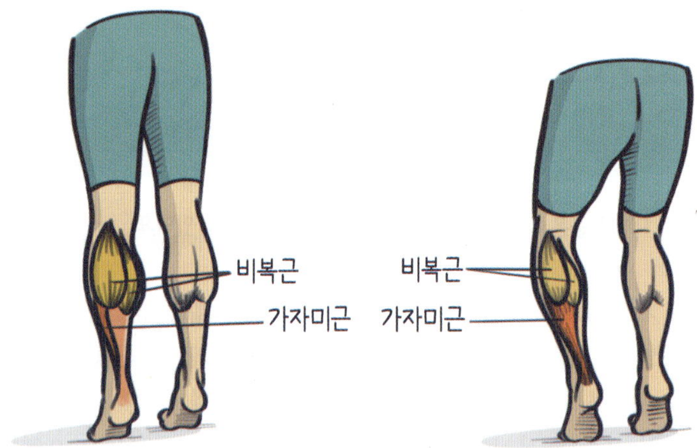


무릎이 구부러지면 가자미근이 저측굴곡의 대부분을 수행해요.

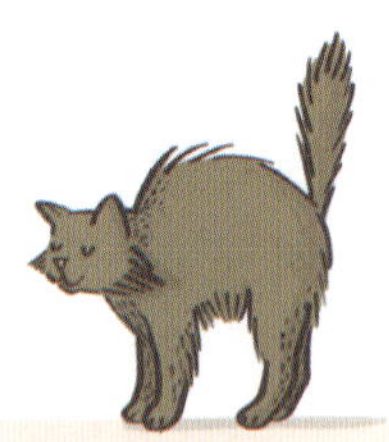

비복근은 아래쪽 다리 뒤에 있으며 발목의 저측굴곡과 무릎 굴곡을 모두 수행합니다. 이 근육을 사용하여 발목을 저측굴곡 시킨다면 다리를 곧게 펴야 합니다(무릎 굴곡의 반대, 이것이 수행하는 다른 동작).

직접 시도해 봅시다. 균형을 잡을 필요 없이 벽에 대고 다리를 곧게 펴고 발끝으로 서 보세요. 곧게 뻗은 다리로 발을 저측굴곡 시켰습니다. 이제 아래를 내려다보면 딱딱하게 수축된 비복근 두 개가 보일 것입니다. 이제 다시 발뒤꿈치를 바닥에 놓고 무릎을 구부립니다. 이번에는 무릎을 구부린 상태에서 발끝으로 서 봅니다. 일어섰는데도 비복근이 이완된 것을 확인할 수 있습니다. 아래에 있고 저측굴곡만 수행하는 근육인 가자미근이 동작을 수행했습니다.

근육이 어디로 가고 어디에서 오는지 대략적으로 안다면 이 개념을 사용하여 요가 자세에서 몸에 어떤 일이 일어나는지 이해하는 데 도움이 될 수 있습니다. 예를 들면, *Supta Virasana*(숩다 비라사나, 누운 영웅자세)에서 수련생이 뒤로 누울 수 없다고 느끼는 것은 꽤 흔한 일일 것입니다. 만약 수련생이 누우려고 시도한다면 척추가 바닥에서 멀어지고 갈비뼈가 벌어지거나 무릎이 바닥에서 떨어지며 허벅지 안쪽이 벌어지는 것을 볼 수 있습니다. 왜 이러한 움직임이 만들어질까요?

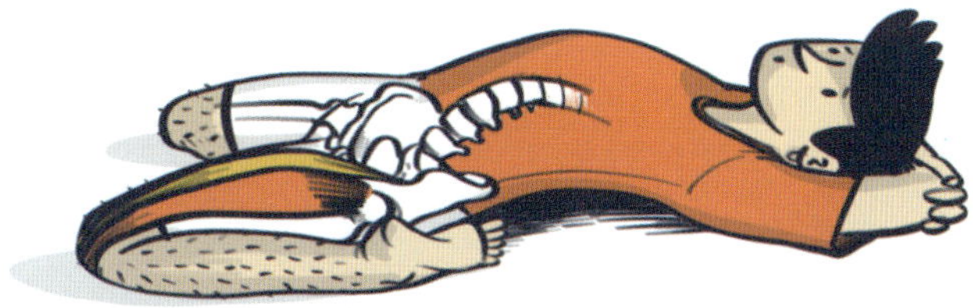

숩다 비라사나는 Dave가 편안하게 쉴 수 있는 자세가 아니에요.

이 자세는 두 무릎을 최대한 굽히고 고관절을 굴곡시켜 앉은 자세인 *Virasana*(비라사나, 영웅자세)에서 시작합니다. 모든 대퇴사두근이 스트레칭되지만 대퇴직근은 상부 부착이 다른 대퇴사두근 같이 대퇴골에 있지 않고, 고관절 너머의 전하장골극(AIIS, Anterior Inferior Iliac Spine)에 있기 때문에 스트레칭이 잘 되지 않습니다. 이 위치에서 위쪽 부착점은 다른 쪽 끝의 부착물에 더 가깝기 때문에 근육에 가해지는 부담이 적습니다. 만약 수련생이 몸을 뒤로 젖히면 근위부 부착면이 멀어지고 대퇴직근이 최대 신장에 도달할 수 있으며 골반이 바닥 쪽으로 더 이동하는 것(고관절 신전)을 방지할 수 있습니다. 수련생이 대퇴골과의 관계에서 골반과 함께 바닥으로 계속 내려가면 어깨는 바닥으로 내려오지만 요추에는 과도한 전만 곡선이 생길 수 있습니다.

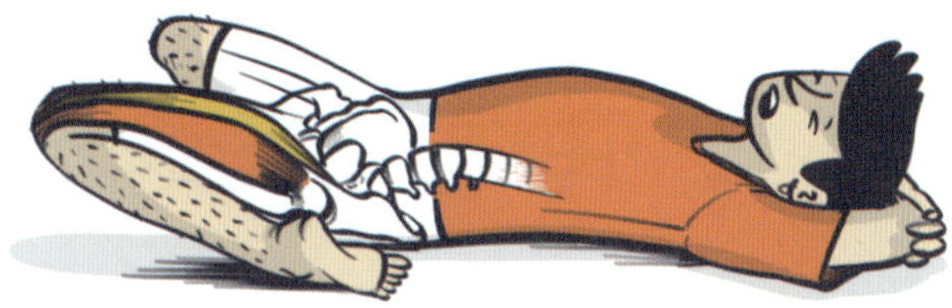

시소처럼 허리가 내려가면 무릎이 올라가요.

대신 허리의 자연스러운 곡선을 유지하려고 하면 무릎이 바닥에서 떨어지고 벌어집니다. 두 신체의 위치가 동일한 이유는 대퇴직근의 제한으로 인해 충분한 고관절 신전이 일어나지 않고, 몸은 놓으려는 위치를 수용하기 위해 다른 위치에서 적응하려고 하기 때문입니다.

나중에 다루겠지만, 고관절을 최대로 늘리기 위해서 대둔근보다 햄스트링의 근력을 사용하는 데 집중하려면 *Shalabhasana*(살라바사나, 메뚜기자세)에서 무릎이 무엇을 해야 하는지 스스로 생각해 보시기 바랍니다.

'요가 수련을 오랫동안 지속하기 위해서는
관절이 움직일 수 있는 전체 ROM을
조절하는 힘을 갖는 것이 필수적이다.'

## STRENGTH

근력(Strength)은 우리를 보다 더 안정적이고, 통제할 수 있도록 도움을 주며, 부상의 위험을 줄여주므로 요가에서 근력을 강화하는 방법을 이해하는 것은 매우 중요합니다. 근력 향상은 흔히 다루는 주제이지만, 실제로 요가 시퀀스에서 이러한 의도로 거의 수행되지 않는 것이 현실입니다. 그 이유는 아마도 우리가 무엇을 언제, 어떻게 해야 하는지에 대한 불확실성 때문일 것입니다. 대부분의 수련생들이 요가 수업이 훈련 시간으로 바뀌는 것을 원하지 않으므로 우리는 이 챕터에서 요가 자세를 취하거나 전환할 때 근력을 향상시키는 방법에 초점을 맞출 것입니다.

근력을 얻으려면 근육을 수축시켜야 하는데, 이때 늘 사용하던 근육만 더 강해집니다. 예를 들면, 하루 종일 사다리를 올라타야 하는 직업을 가지고 있다면 다리는 더 강해질 것이지만 상체는 그렇지 않을 것입니다. 이때도, 많이 사용되는 다리의 근육만 영향을 받고 다른 것은 그대로 유지됩니다. 예를 들면, 내전근은 여전히 다리 안에 있지만 사다리 작업에는 사용되지 않습니다. 그러므로 내전근의 근력은 그대로일 것입니다. 상식적으로 맞는 말이지만, 이것은 우리가 어떤 근육이 어떤 동작을 하는 데 사용되는지 수축 유형을 알아야 하고, 요가 자세를 근육 운동으로 바꿀 수 있어야 함을 의미합니다. 다행히 이 부분은 제가 도와줄 수 있습니다.

요가 자세를 취할 때 우리는 고요한 상태에 있지만 근육은 자세를 유지하기 위해 분주히 일하고 있습니다. 진행되는 일의 양은 우리가 서 있는지, 앉아 있는지, 누워 있는지, 거꾸로 되어 있는지, 균형을 잡는지, 얼마나 많은 기본 요소를 가지고 있는지, 그리고 우리가 능동적인지 수동적인지에 따라 아주 적은 것에서 아주 많은 것까지 달라집니다. 열은 근육 수축의 부산물이므로 열이 오르는 것은 좋은 징조입니다. 근육은 우리를 제자리에 고정할 때 안정된 상태를 유지하는데 근육의 길이 변화가 없는 유형의 근육 수축을 등척성 수축(isometric contraction)이라고 합니다. 움직이거나 전환할 때에도 일부 근육은 특정 영역에서 안정화되어 우리를 움직일 수 있게 합니다. 또한 거의 움직이지 않거나 아주 약간 수축할 수 있습니다. *Shavasana*(사바아사나, 송장자세)를 생각하면 지면이 우리를 지탱하고 있기 때문에 이론적으로 모든 근육들을 이완시킬 수 있습니다.

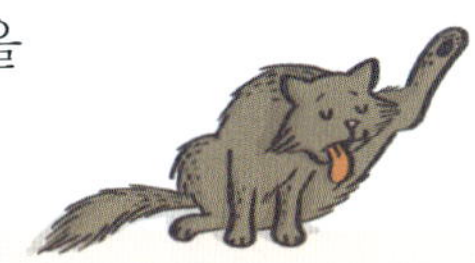

앉아 있을 때 다리를 앞으로 쭉 뻗고 대퇴사두근을 수축시키면서 위쪽 다리 앞쪽에 힘이 들어가는 것을 느껴보세요. 이것은 등척성 수축입니다. 계속해서 양손을 허벅지 아래로 감싸 안고 다리를 바닥에서 들어 올려 봅니다. 다리는 곧고, 대퇴사두근의 정적 수축은 아래쪽 다리를 지면으로 가져오려는 중력에 저항하여 무릎을 신전 상태로 유지합니다.

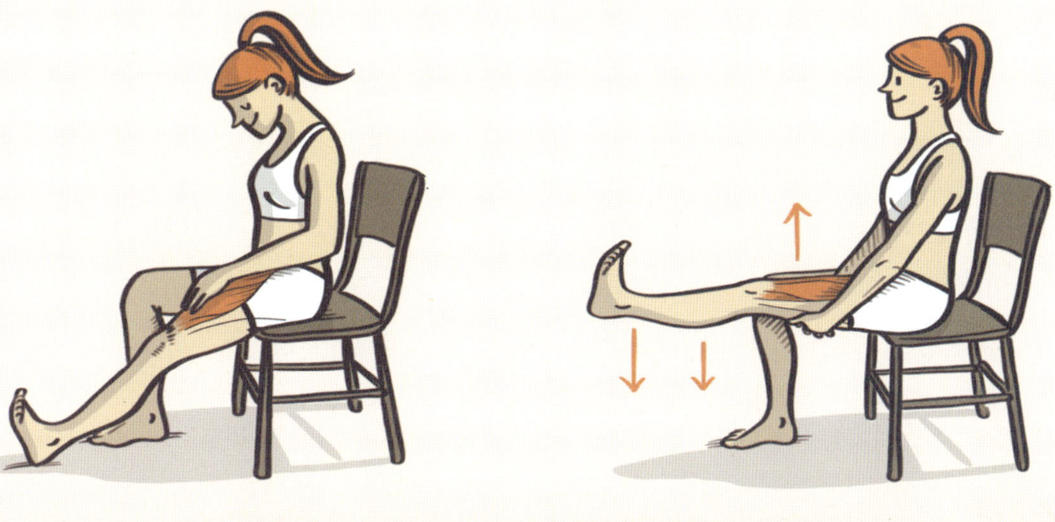

허벅지의 긴장을 풀면 아래쪽 다리가 통제되지 않고 바닥으로 떨어집니다. 위쪽 다리를 잡고 이제 다리를 곧게 펴기 시작하지만 무릎이 여전히 잘 구부러질 수 있는 상태에서 멈춥니다. 이제 잠시 동일한 무릎 굽힘을 유지합니다. 이것은 여전히 등척성 수축입니다. 따라서 등척성 수축이 관절을 안정화할 때 관절은 어느 각도로든 있을 수 있습니다. 복잡한 자세에서 요구되는 안정성을 만들기 위해 많은 근육이 함께 작동해야 할 수도 있습니다.

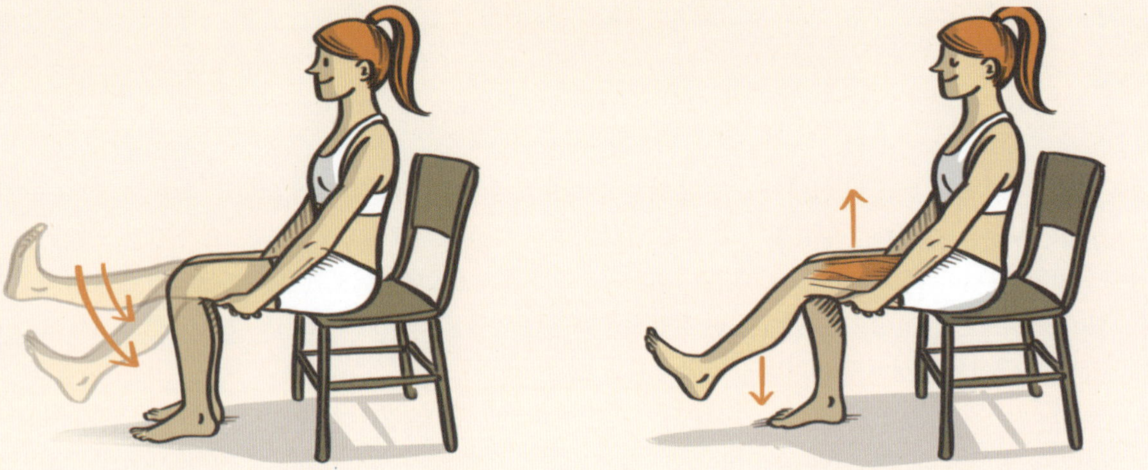

바닥에 닿는 면적이 적을수록 근육은 더 열심히 일해야 합니다. 따라서 일반적으로 앉은 자세보다 서 있는 자세에서 근력이 더 많이 강화됩니다. 한쪽 다리로 균형을 잡을 때처럼 중심을 잡는 토대를 줄일수록 근력이 더 필요할 것입니다. 또한 중력에 저항하는 자세로 몸을 유지하는 것도 많은 근력에 도전하게 됩니다. 이러한 요소들이 *Virabhadrasana C*(비라바드라사나 C, 전사C 자세)와 같은 한 자세에서 모두 이루어진다면 근력 강화의 좋은 예가 됩니다. 그러나 자세에 너무 빨리 들어갔다 나온다면 근력을 강화할 기회를 잃게 되기 때문에 근력 운동을 할 때 시간은 중요한 요소 중 하나가 됩니다. 근력에 적응을 하려면 근육이 도전을 해야 한다는 것을 잊지 마시길 바랍니다.

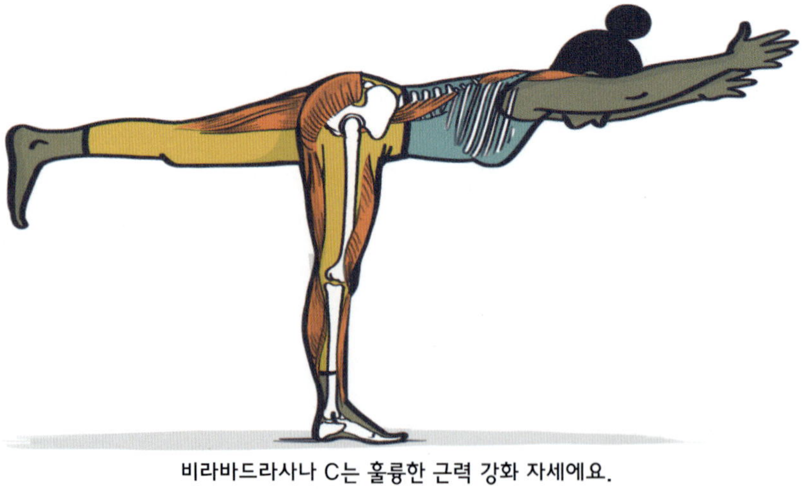

비라바드라사나 C는 훌륭한 근력 강화 자세에요.

만약 여러분이 더 강해지고 싶다면 5번이 아닌 10번의 호흡 동안 서 있는 자세를 유지하거나, 여전히 너무 쉽다고 생각되면 그 이상으로 오래 유지해 봅니다. 또한, 자세에 머무는 동안 생각들이 머릿속에 떠오른다면 같은 위치를 계속 유지하면서 변형을 추가해 보시기 바랍니다.

이제 우리가 움직일 때 어떤 일이 일어나는지 생각해 보면서 이 작은 실험을 다시 시도해 봅시다.

의자나 스툴에 앉아 무릎을 90° 구부리고 발을 바닥에 대며 오른쪽 발목을 왼쪽 발목 위로 교차합니다. 뒤에 있는 다리(왼쪽 다리)가 작업을 수행하고 앞쪽 다리(오른쪽)는 이완되며 약간의 무게를 더할 것입니다. 왼쪽 허벅지에 손을 놓고 앞쪽 다리를 제자리에 유지하면서 천천히 다리를 곧게 펴기 시작합니다. 손 아래에서 작동하는 대퇴사두근을 느껴 보시기 바랍니다.

대퇴사두근이 수축하고 짧아지면 무릎 아래의 부착된 부분이 대퇴골 상부와 골반에 더 가깝게 당겨집니다. 이러한 유형의 운동은 단축성 수축(concentric contraction)입니다. 헬스장에서 웨이트나 케이블을 사용한 동작에 더 많은 저항을 추가하면 근육이 더 많이 쓰이게 됩니다. 요가에서는 이러한 장비가 없는 대신 우리 자신과 중력이 있으나 이것은 충분한 저항을 더하기에는 어렵습니다.

근력을 키우고자 할 때 두 번째 요소는 반복입니다. 한 번 하는 것만으로는 충분하지 않다면 여러 번 해보시길 바랍니다. 차투랑가에서 하이 플랭크로 올라오는 것은 상완삼두근의 단축성 수축의 한 예가 될 수 있습니다. 이는 상완삼두근이 팔꿈치 신전의 일을 하기 때문입니다. 다시 천천히 움직이면 근육이 더 오랜 시간 동안 긴장 상태에 놓여지고 운동량이 증가합니다. 근력 강화에 집중할 때 가장 중요한 팁은 자세 간의 전환에서 이러한 작업을 찾는 것입니다.

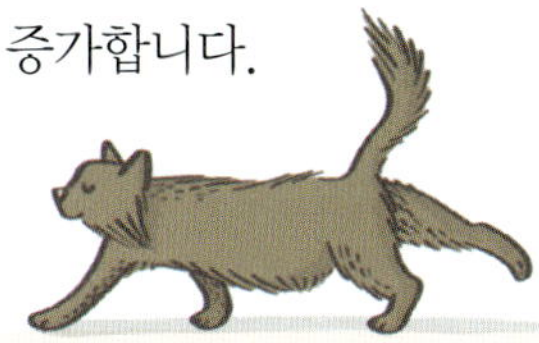

Q. 스쿼트에서 일어서기로 가기 위해 단축성으로 수축하는 근육은 무엇입니까?

다리가 아직 공중에 있습니까? 아니라면 다시 올려서 위쪽에서 교차하는 오른쪽 다리의 무게를 느끼면서 위에서 약간의 등척성 수축으로 유지합니다. 다시 왼쪽 허벅지에 손을 대고 가능한 천천히 발을 바닥으로 내립니다. 다리의 움직임을 제어해 낮추면서 대퇴사두근이 쓰이는 것을 느껴보세요.

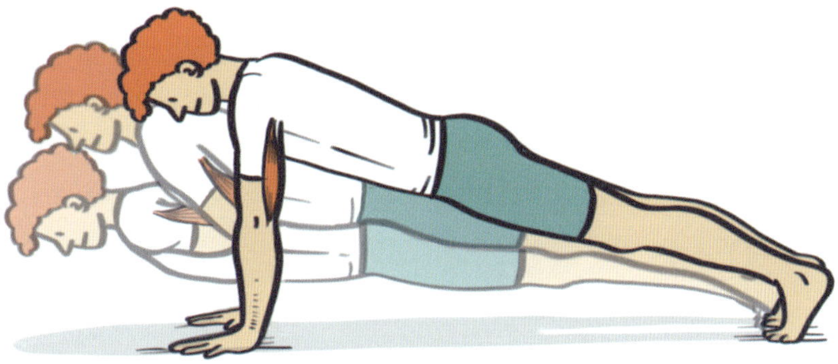

아래에서 위로 올라갈 때 상완삼두근의 단축성 수축을 수반해요.

이번에는 대퇴사두근이 늘어나지만 다리가 너무 빨리 내려가지 않도록 중력에 저항하며 수축합니다. 이것은 신장성 근육 수축(eccentric muscle contraction)이며 이것을 이해하는 것은 매우 중요합니다. 무게나 헬스 기구 없이 요가 수련 내에서 근력 운동을 할 수 있는 주요 방법 중 하나이기 때문입니다. 따라서 근력 강화를 위한 세 번째 요소는 중력에 저항하는 것입니다.

신장성 수축은 수련생들이 종종 작업을 수행하는 반대쪽 근육을 생각하고 싶은 유혹을 느끼기 때문에 이해하는 데 어려움이 있습니다. 예를 들면, 우리의 작은 실험에서 다리를 곧게 펴고 발을 바닥으로 내렸을 때 무릎은 신전된 위치에서 굴곡으로 움직입니다. 무릎을 굽히는 근육은 무엇일까요? 정답은 햄스트링과 비복근입니다. 그런데 왜 무릎을 구부리는데 이 두 근육이 사용되지 않는 걸까요? 바로 중력이 햄스트링과 비복근 대신 일을 할 것이기 때문에 이 근육들이 필요가 없기 때문입니다. 만약 우리가 일어서면, 중력에서 우리의 방향은 바뀌게 되고, 따라서 쓰이는 근육도 바뀌게 됩니다. 만약 우리가 오른발로 균형을 잡고 왼쪽 발뒤꿈치를 엉덩이 쪽으로 가져가려고 한다면, 햄스트링과 비복근은 무릎을 구부리기 위해 단축성으로 수축해야 할 것입니다. 그런 다음 제어하면서 발을 다시 아래로 내리도록 신장성 수축을 하게 됩니다.

Q. 하이 플랭크에서 차투랑가까지 내려갈 때 어떤 근육이 우리를 제어하나요?

지금까지의 이야기들을 통해 근력을 강화하려면 몇 가지가 필요하다는 것을 알 수 있기를 바랍니다. 저는 이 조합에 세부 사항을 더 추가하려고 합니다.

근력 운동은 관절과 방향에 따라 다르다는 점에서 관절가동범위(ROM)와 매우 유사합니다. 그러므로 어깨 관련 운동을 한다고 해서 어깨 주변의 모든 것을 강화한다고 생각할 수 없습니다. 이는 모든 관절에 해당되는 사실입니다. 결과적으로,

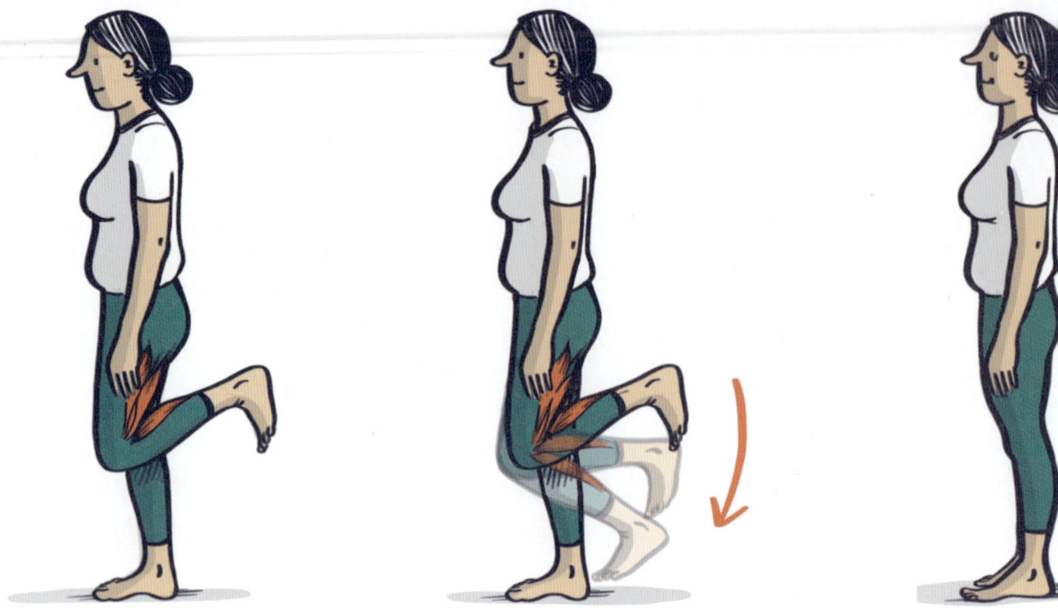

신장성 수축은 수축과 동시에 늘어나는 것을 포함해요.

관절에서 가능한 모든 움직임에 대해 작업하는 것과 관련하여 ROM에서 말한 것처럼 근력 강화에 있어서도 동일하게 적용됩니다. 서로 다른 근육이 서로 다른 동작을 수행하기 때문입니다. 모든 방향으로 힘을 가하여 그 관절을 가로지르는 모든 근육을 사용하시기 바랍니다. 스스로 느낄 수 있도록 예를 들어보도록 하겠습니다.

팔과 어깨를 강화하기 위해 차투랑가에서 하이 플랭크로 가는(그리고 돌아오는) 동작의 수를 늘리기 시작했다고 가정해 보겠습니다. 위에서 언급했듯이 대부분 상완삼두근과 전면삼각근을 강화하게 될 것입니다. 이것은 아마 비슷한 굽힌 팔 힘이 필요한 팔 균형 자세에 도움이 될 것입니다. 하지만 *Virabhadrasana B*(비라바드라사나 B, 전사B 자세)에서 팔이 외전되고 측면삼각근이 일을 하는 이 자세에서는 팔을 더 오래 유지하는 데 도움이 되지 않습니다. 상완삼두근이 팔을 곧게 유지하는 데 도움이 되지만 후면삼각근이 어깨를 신전하기 때문에 *Purvottanasana*(푸르보타나사나, 몸 앞면이 강하게 신장된 자세)에서 더 높이 올라가는 데에도 도움이 되지 않습니다. *Vasishtasana*(바시스타사나, 사이드플랭크)와 유사하며 이는 측면삼각근과 견갑대의 안정성과 더 관련이 있습니다.

근력 증가는 근육에 가해지는 스트레스에 대한 적응이므로 지속적인 발전을 위해서는 정기적으로 도전 과제를 늘려야 합니다. 이것을 점진적 과부하라고 하며 긴장 상태의 시간과 관련이 있습니다. 물구나무서기로 직접 해보았지만 자세를 더 오래 유지하는 것은 그다지 실용적이지 않습니다. 그러면 여러분은 무엇을 할 수 있을까요? 한 가지 방법은 신체가 동일하거나 유사한 움직임에 도전적인 자세를 더하는 것입니다. 예를 들면, 시간이 지나면서 한쪽 다리로 유지하다가 반대쪽 다리로 바꾸기 전에 동일하게 수행하는 한 다리 균형 자세의 수를 늘리는 것입니다.

새로운 프로그램의 첫 3개월 동안 인식되는 근력의 변화는 근육 조직의 실제 생리적 변화보다 증가된 운동 조절 및 신경계 반응의 증가와 더 관련이 있습니다. 따라서 초반 이후에는 안정기를 취하고 더 열심히 움직일 준비를 하시기 바랍니다.

요가에서 당기는 동작은 없고 미는 동작만 있다는 말 들어 보셨나요? 이것은 사실입니다. 다운독, 헤드스탠드, 핸드스탠드, 차투랑가, 심지어 스쿼트에서 서는 것까지 모두 바닥에서 밀어내는 것과 관련되어 있습니다. 따라서 신체 균형을 만들기 위해서는 최소한의 힘만 쓰이는 광배근 및 상완이두근과 같은 근육에 클라이밍 또는 풀 업과 같이 요가에서 볼 수 없는 운동들로 보충해야 합니다. 이 책의 뒷부분에서 몇 가지 가능한 간단한 연습에 대해 자세히 설명하도록 하겠습니다.

Q. Headstand(머리서기)에서 어떤 근육이 바닥으로 다리를 내릴 때 쓰이나요?

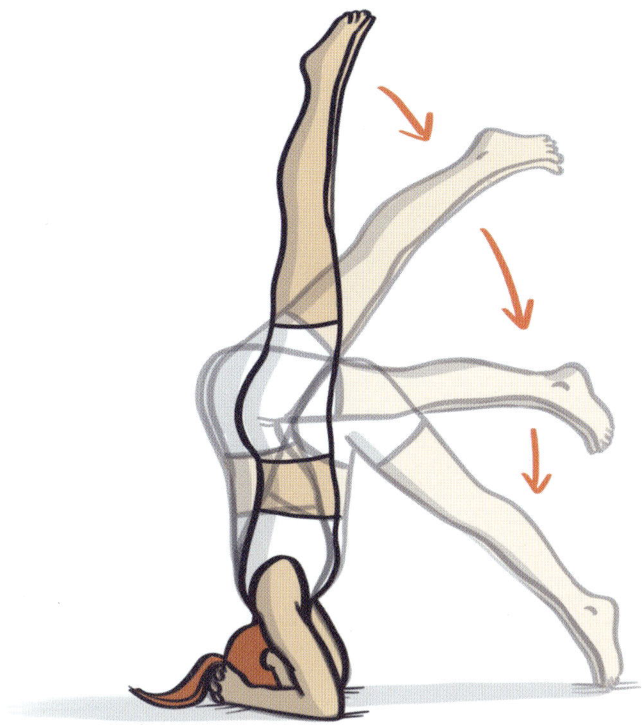

다음과 같은 방법으로 요가 수련 내에서 성공적으로 근력을 강화하시기 바랍니다.

- 시간, 반복, 중력에 저항하는 요소들을 함께 갖춥니다.
- 기본 요소를 줄입니다.
- 앉은 자세보다 선 자세를 더 많이 수련하며 여러 가지 도전적인 자세와 함께 시퀀스를 구성합니다.
- 아래로 더 낮추거나 무게 중심을 이동하기, 또는 기반이 되는 지지면을 줄이는 것과 같이 자세 안에서 근력 강화 작업을 찾아서 수련합니다.
- 가장 어려운 경로를 선택하여 천천히 전환합니다.
- 수동적이기보다는 능동적으로 움직여 보세요.
- 특정 자세나 전환을 할 때 자신이 무엇을 하고 있는지 주의를 기울여 근육의 움직임을 파악합니다.
- 주의가 산만해질 수 있으므로 음악 없이 수련합니다.
- 중력에 저항하기 위해 신장성 수축의 근육 움직임들로 느리게 수련해 봅니다.
- '긴장지속시간(TUT, Time Under Tension)'을 만트라로 외워보세요.

'적응은 신체가 너무 적지도 너무 과하지도
않은 최적의 방식으로 도전할 때 일어난다.'

## VARIETY

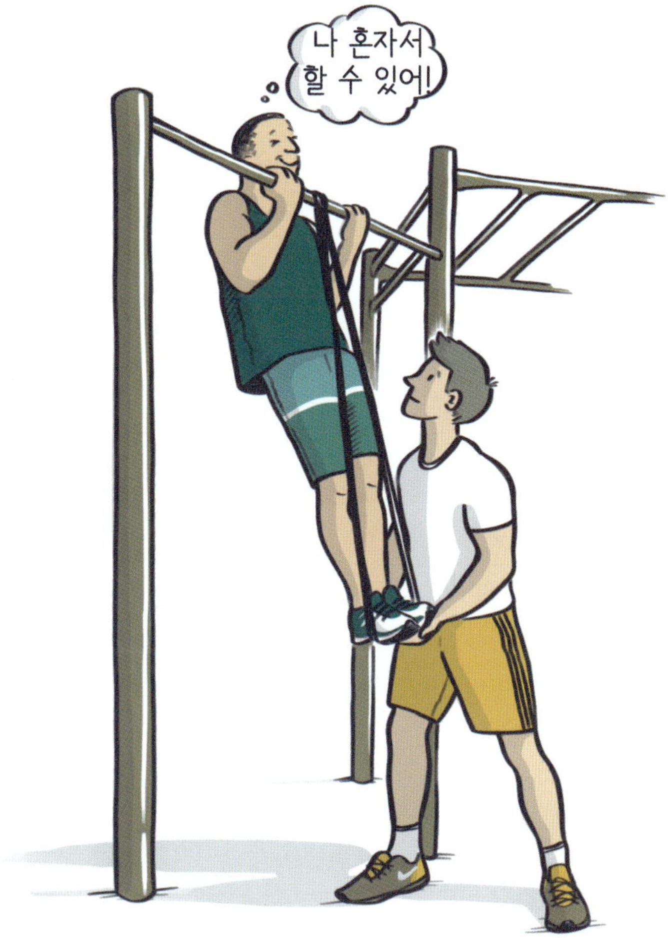


Stu가 맨몸운동(calisthenics)에서 그의 손을 시험 해보고 있어요.

인간의 신체는 다양성을 바탕으로 번성하고, 다양성에는 신체적인 것 뿐만 아니라 심리적인 것도 포함합니다. 우리는 정체하지 않으며 항상 번성하고, 퇴화를 최소화하기 위해 도전을 필요로 하는 적응의 유기체입니다.

새로운 신체 운동을 하면 무슨 일이 일어나나요? 바로 근육통이 일어납니다. 규칙적인 운동을 하도록 몸이 최적화되었다고 생각할지라도, 새로운 운동을 할 때, 근육통은 마법처럼 여러분이 알지 못했던 신체 영역을 찾습니다. 이 현상은 DOMS(지연성 근통증, Delayed Onset Muscle Soreness)라고 불리고 운동을 한 바로 그 다음날 특히 심합니다. 저는 처음으로 칼리스테닉스(맨몸운동) 다리 운동을 시도했을 때, DOMS가 아주 심하게 생겨 대략 일주일 동안 요가 수련을 하지 못했습니다.

우리가 경험하는 DOMS에 대한 현재의 이해는 근막의 미세 외상에 대한 민감성이라는 것입니다. 근육통이 있었다면 아마 평소에 사용하지 않는 근육이나 같은 근육을 사용했지만 평소보다 높은 강도 또는 부하에서 사용했을 것입니다. DOMS를 초래한 운동들이 근력 기반이었거나, 유연성에 집중한 운동들이라고 확신합니다.

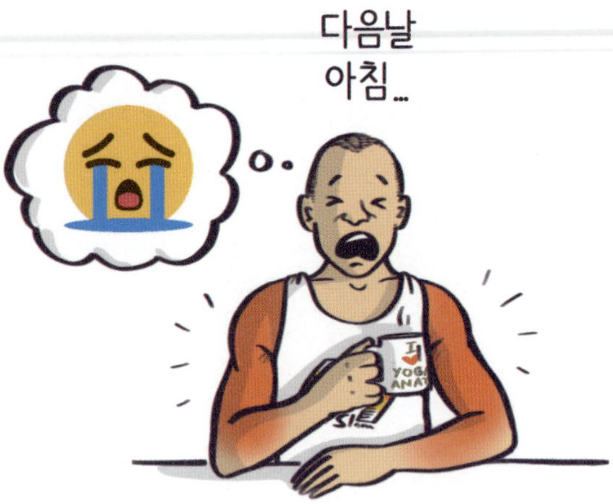


처음 겪는 일은 아니었지만 Stu는 정말 아팠어요!

근육이 긍정적으로 적응할 수 있는 최적점보다 높지 않은 도전은 ROM, 힘 그리고 근지구력의 증가 또는 근비대(근육의 크기 증가)의 변화로 일어날 것입니다. 모든 것이 반드시 조직의 신체적 적응일 필요는 없습니다. 특히 유연성에 초점을 맞춘 운동에서는 신경적응이 많이 발생할 것입니다.

Key Concept 챕터의 *Strength*에서 언급한 것처럼, 신체는 우리가 사용하는 근육과 조직 내에서만 반응하고 적응합니다. 사실 그것은 완전한 사실이 아닙니다. 신체는 우리가 사용하지 않는 것에 대해서도 근력과 ROM을 잃음으로써 근육과 조직들에게 부정적으로 반응합니다. 우리가 사용하는 것(근육과 조직)은 우리가 하는 움직임과 우리가 신체에 가하는 도전에 따라 결정됩니다.

이상적으로, 우리는 요가 수련을 분석하여 우리가 가장 많이 사용하는 근육이 무엇인지 파악하고 자세를 바꾸거나 변화를 주어 근력과 유연성에 균형을 이룰 수 있습니다. 그러나 다양성을 추가하면 할수록, 다른 영역에 도전하게 될 가능성이 높아집니다. 그러니 꼭 해야 한다면, 다른 자세를 시도하고, 자극을 느끼는 곳에 주의를 기울이며, 만약 그 움직임들이 이미 하고 있는 움직임과 같은 느낌이라면 그 동작들을 제외하시길 바랍니다.

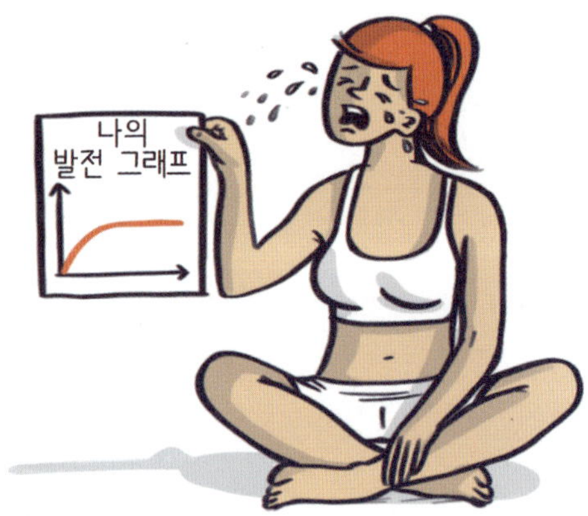


종종 수련생들은 요가 여정 중 특정 단계에서 정체기를 경험합니다. 여러분이 신체적인 향상에 집착한다면 정체기는 극도로 절망적일 수 있습니다. 초기에 우리 몸은 모든 것이 너무 새로워서 "세상에나, 나는 무엇을 바꿔야 하는 걸까?"라고 놀라기 때문에 정체기는 시작 단계에서 일어나지 않습니다. 하지만 신체는 하고 있는 일에 익숙해지고 여러분이 가지고 있는 것들이 충분할 것이라고 만족하면서 편안한 방식에 정착합니다.

신체가 적응을 잘하는 만큼, 부여되는 도전들이 시간이 지남에 따라 바뀌지 않는 한 신체는 그대로 있는 것 또한 잘합니다. 만약 여러분이 힘을 기르고 싶다면, 지속적으로 부하를 증가시켜야 할 것이고 이것은 더 어려운 자세들을 선택하는 것을 의미합니다. 만약 더 유연해지기를 원한다면, 기존 가동범위가 편안하게 할 수 있는 자세를 하는 것은 아무 소용이 없습니다. 유연하지 않다면, 신체에게는 안전한 가동 범위 내에서 움직임을 조절하는 것이 훨씬 쉬우므로 몸에게 왜 변화해야 하는지를 보여줘야 합니다. 새로운 ROM에서 스스로를 다치게 하지 않을 것이며, 새로운 ROM을 갖는 것이 유용할 것임을 신체에 입증하며 설정점을 변경하도록 유도해야 합니다.

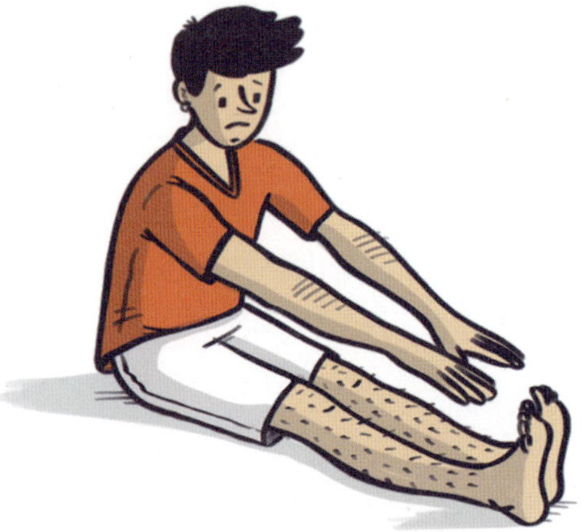

때로는 아무것도 변하지 않을 수 있어요.

여러분이 어떤 동작을 취하고 있고, 깊이 파고 들지만 아무것도 변하지 않을 수 있습니다. 이는 정체해 있지만 더 어려운 도전을 필요로 하는 것이 아닌 그저 다른 도전이 필요할 뿐입니다. 만약 계속해서 같은 동작을 수행한다면, 교착상태는 지속될 것입니다. 한 달 정도는 하나 이상의 자세를 두고 같은 영역을 대상으로 하지만 미세하게 다른 자세들로 대체해 보세요. 이 방법이 교착상태를 해결하는 데 필요한 전부입니다.

예를 들면, 만약 *Paschimottanasana*(파스치모타나아사나로, 앉은 전굴 자세)에서 애를 먹고 있다면, 이것을 잠시 그대로 두고 대신 비대칭적이며 중력의 도움을 받기에 훨씬 더 유리한 위치에 있는 *Parshvottanasana*(파르스보타나사나, 강한 측면 자세)를 시도해 봅니다.

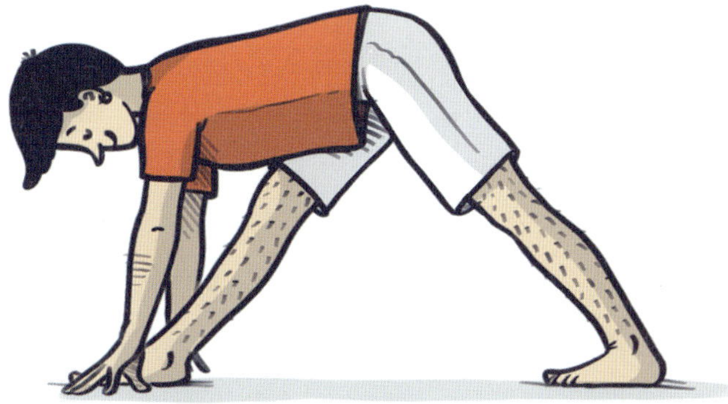

여러분이 수행하는 자세를 정기적으로 바꿔주세요.

다양성을 추가해야 하는 또 하나의 좋은 이유는 바로 특정한 근육, 인대 또는 관절에 과도한 압력을 주지 않기 위해서 입니다. 반복적인 동작은 특히 기술적 문제가 있을 때 조직 붕괴와 부상을 초래할 수 있습니다. 이때 여러분이 하는 동작들에 변화를 줌으로써 신체의 압력을 이곳 저곳으로 옮길 수 있게 됩니다.

비록 제가 이 책에서 육체적인 것에 초점을 맞추고 있지만, 마음이 우리의 행복에 얼마나 많은 영향을 미치고 또 그 마음이 몸에 얼마나 많은 영향을 미치는지 알고 있습니다. 항상 같은 것을 반복하는 것은 안전한 곳에 머무르고 있다는 것이기 때문에 편안할 수 있지만, 발전이 부족할 수 있고 불균형 증대로 이어질 수 있습니다. 우리 모두는 잘하는 것과 좋아하는 것만 하는 경향이 있습니다. 이는 우리가 해야 할 일이 우리를 가장 힘들게 할 수 있기 때문에 해야 하는 동작들을 피하는 경향이 있다는 것을 의미합니다. 보통 해야 하는 일에 대한 순응도는 굉장히 낮습니다. 물리치료사에게 처방된 운동을 하는 환자들이 과연 몇 명인지 물어보세요. 흥미를 갖게 하는 자세들을 선택하고, 의도했던 것들을 연습하세요. 그리고 스스로의 목표를 세우거나 최근에 영감을 준 것들을 가져오세요. 그 이후에 여러분이 해야만 하는 동작들도 넣길 바랍니다.

다양성이 없다면 신체가 특정한 자세를 경험하는 방식에 매우 익숙해질 수 있고 탐구심을 잃을 수도 있습니다. 다양성과 함께 새로운 자극이 일어나고, 이것은 때로는 긍정적이기도 부정적이기도 합니다. 하지만 어느 쪽이든 다양성은 우리의 강점, 약점, 또는 자유롭거나 제한된 영역에 대해 우리의 배움을 허용하며 더 깊게 이해할 수 있게 해줍니다.

어떻게 하면 새로운 자세들을 시도하는 것 외에 요가 수련에 더 많은 다양성을 도입할 수 있을까요? 미묘한 변화만으로도 차이를 가져올 수 있습니다.

- 반대 쪽을 먼저 하세요.
- 자세를 수행하는 순서를 바꾸세요.
- 자세에서 머무는 시간을 조정하세요.
- 같은 자세에 변화를 추가하세요.
- 만약 여러분이 한 번에 한 가지의 자세를 하는 것에 익숙하다면, 여러 동작을 함께 구성해 수련하거나 그 반대인 경우에는 무엇이 일어나는지 탐구해 보세요.
- 자세 내에서 여러분의 초점을 바꿔보세요. 예를 들면, 호흡, 의식, 정확성 또는 더 유기적인 것들로 바꿔봅니다.

만약 여러분이 새로운 자세들을 시도하는 것에 어려움을 겪고 있다면 너무 많은 자세들을 한번에 시도하지 말고, 현재 가지고 있는 근력, 유연성 정도에 맞는 현실적인 자세들을 선택하시길 바랍니다.

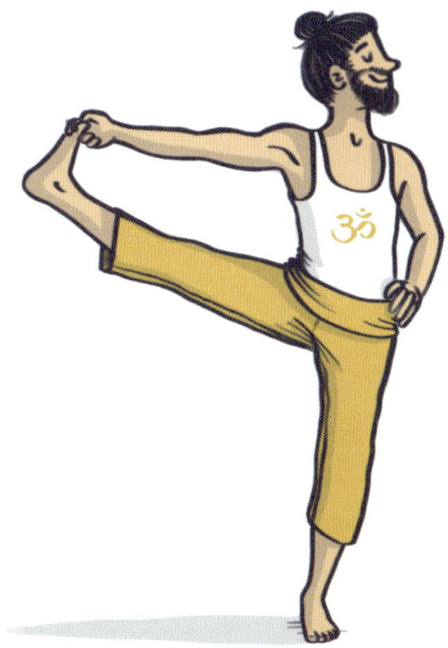

아쉬탕가 수련생 Zane은 UHP에서 매우 안정적이네요.

위의 언급한 제안들은 자유로운 형식의 요가스타일에 쉽게 통합되지만 만약 아쉬탕가 요가처럼 정해진 시퀀스가 있다면 어떨까요? 초점을 조정한다면 정신적인 자극을 더할 수 있지만 신체적인 다양성도 추가하는 것이 매우 중요하다고 생각합니다. 저는 아쉬탕가 수련자이며 *Utthita Hasta Padangushtasana*(우티타 하스타 파당구

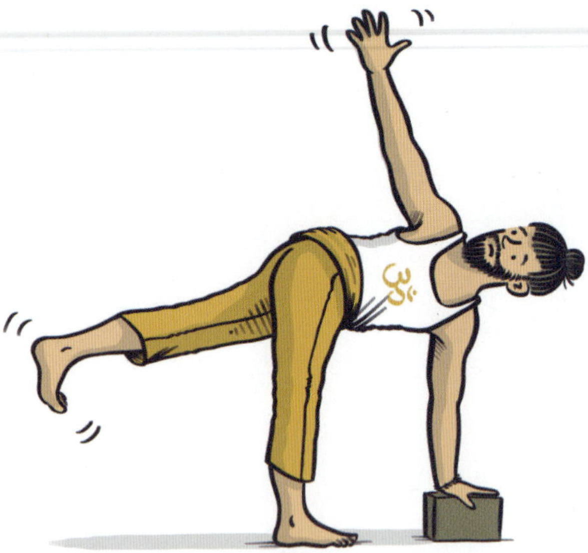

여전히 한 다리로 균형을 잡고 있지만
오, 이건 너무 다르네요!

쉬타아사나, 길게 뻗어 손으로 엄지발가락까지 잡는 자세)와 같은 자세에서 매우 훌륭하고 안정적일 수 있지만 *Parivrtta Ardha Chandrasana*(파리브르타 아르다 찬드라사나, 회전된 반달 자세)와 같은 새로운 자세를 시도하면 자세가 제대로 잡히지 않기도 합니다. 두 자세들은 비슷한 요소들을 포함할 수 있지만 근육들은 새로운 위치에서 조정하는 데 익숙하지 않습니다. 다양한 각도와 방향으로 도전하는 것이 훨씬 이롭습니다.

많은 수련생들이 정해진 시퀀스로 인해 더이상 나아가기 어려운 고착 지점을 마주할 수 있습니다. 수련생이 그 다음 자세에 필요한 특성들을 습득하는데 시간이 필요한 경우에는 짧게는 도움이 될 수 있지만 길게는 신체에 해를 가할 수 있습니다. 수련생들이 준비가 되지 않은 자세들을 취해야 한다고 생각하는 것이 아니라, 기존의 요가 수련을 보완하기 위해 다른 자세들을 도입해야 한다는 의미입니다. 정해진 시퀀스 자세들은 특정 영역이나 특정 움직임에 가중치를 두기 때문에 신체적 균형을 위해서 다양성이 특히 중요합니다.

만약 수련생의 상황에 따라 시퀀스에 다양성을 추가할 수 없는 경우, 하루 중 다른 시간에 해결하거나 또는 다른 형태의 운동을 통하여 다양성을 다룰 필요가 있다고 조언하고 싶습니다.

지금 잠깐 시간을 내어 여러분의 요가 수련에 대하여 되돌아보고, 이다음 매트 위에 있을 때 시도할 수 있는 새로운 움직임들을 결정해 보세요.

# OPPOSING MUSCLES RESTRICT

우리 몸에는 근육 없이 움직임을 담당하는 일부의 가동관절도 있지만, 대부분 관절이 움직일 수 있는 모든 방향으로 움직임을 가능하게 하는 근육들이 있다고 말할 수 있습니다. 가끔 어떤 근육은 너무 크거나 퍼져 있는데 퍼진 방식에서 섬유의 방향은 그 근육의 일부분이 다른 동작을 수행하도록 하거나 심지어 반대되는 동작을 수행하게 하기도 합니다. 하지만 현재로서는 우리에게 짝 또는 그룹을 지어 움직이는 근육들을 고려하는 것이 더 간단할 수 있습니다. 예를 들면, 대퇴사두근이 무릎을 펴고, 햄스트링이 무릎을 굽힙니다.

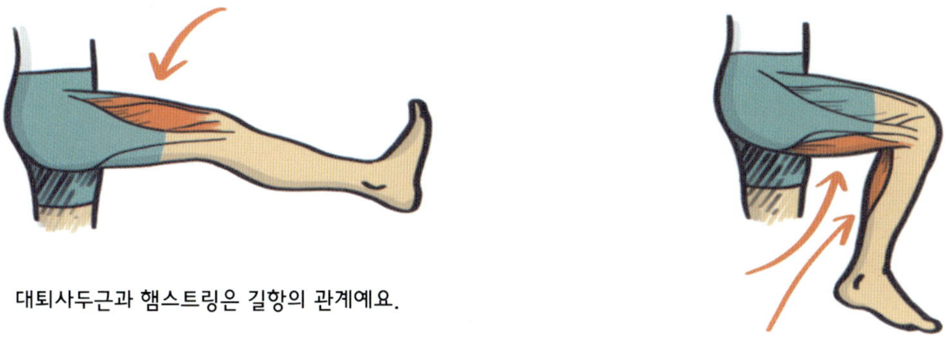

대퇴사두근과 햄스트링은 길항의 관계예요.

우리는 이러한 근육들의 관계를 나타낼 때 길항작용이라는 용어를 사용합니다. 주동근은 여러분이 가고자 하는 방향으로 움직이도록 허용하는 근육이고, 그 반대 방향의 움직임을 담당하는 근육은 길항근 입니다. 만약 움직임의 방향이 역전되어 중력이 아닌 이전의 길항근이 그 움직임을 만든다면 길항근은 주동근이 되고 이전의 주동근은 길항근이 됩니다. 여러분은 Key Concept 챕터의 *Strength*에서, 중력에 저항할 때 반대 작용을 하는 근육에서 신장성 수축(Eccentric contraction)이 일어난다는 것을 기억하실 겁니다. 반대 작용을 하는 근육이 움직임을 제한하고 있기 때문에 주동근으로 해석할 수 있습니다.

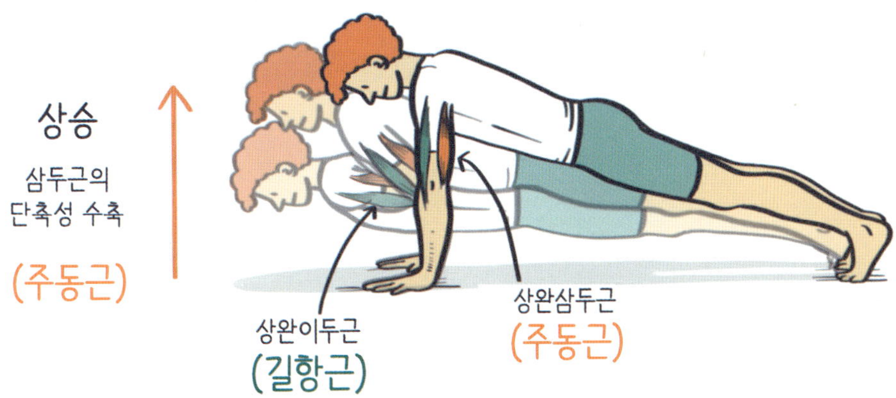


여기서 상완삼두근의 단축성 수축은 팔꿈치를 신전시키기 때문에 올라오는 과정에서 상완삼두근은 주동근이 됩니다.

앞서, 우리는 근육의 신장성 수축을 고려하기 위해 하이플랭크에서 차투랑가로 내려가고 다시 올라감(상승)의 예시를 사용했습니다. 상완삼두근(위팔세갈래근, Triceps)은 동작의 올라가고 내려가는 단계에서 모두 주동근이 됩니다.

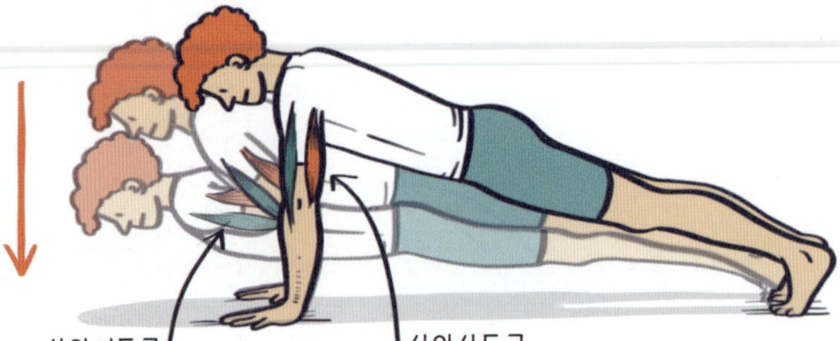


여기에서 상완삼두근은 동작의 하강을 조절하고 있어 팔을 굽혀 내려갈 때, 상완이두근이 아닌 상완삼두근이 주동근이 됩니다.

가끔 어떠한 관절을 강화하려고 할 때, 우리는 주동근과 길항근을 함께 수축하게 되는데 이는 협력수축이라고 언급됩니다.

요가에서 우리는 근육의 긴장으로 인하여 움직임을 멈춘 곳에서 수동적으로 휴식을 취합니다. 여러분이 *Supta Padangushtasana B*(숩타 파당구쉬타나사나 B, 누워서 엄지발가락에 손을 거는 동작 B)를 수행하고 있다고 생각해 보세요. 다리를 옆으로 벌릴 때(외전) 여러분은 내전근의 신장성 수축을 사용함으로써 중력에 저항하였고, 움직임을 제어하며 조심스럽게 천천히 진행했습니다. 이 움직임에서 여러분의 내전근은 주동근의 역할을 하게 됩니다. 그러나 이제 다리가 더이상 내려가지 않고 바닥에 닿지 않는다면 아마 내전근은 수축을 멈추고 이완하려고 할 것입니다. 다리는 기다란 지렛대이기 때문에, 의심할 여지 없이 우리는 더 나아가지 못하도록 방해하는 내전근의 긴장감을 느낄 것입니다. 이론적으로 내전근은 길항근이 아니지만 더 이상의 외전이 일어나지 않도록 하는 역할을 합니다. 이런 경우 단순하게 "고관절 외전이 하고 싶어"라고 생각하기 쉬우나, 긴장감이 동작을 멈추게 하기 때문에 내전근이 반대 작용을 하는 근육이 될 가능성이 높습니다.

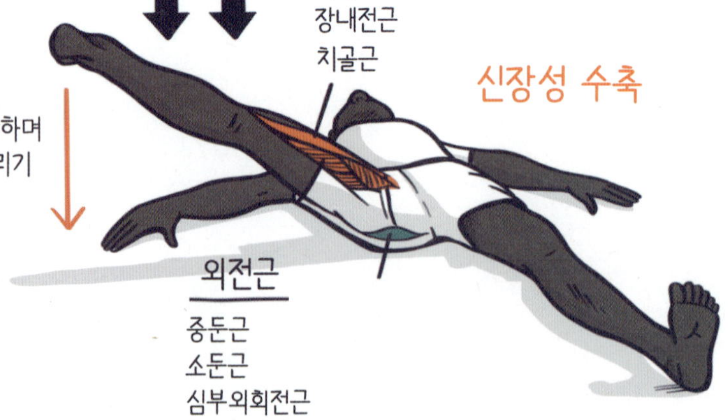


내전근의 긴장감이 더 깊은 외전으로 이어지지 못하게 해요.

만약 여러분이 이러한 상황에서 여전히 주동근/길항근을 이해하기를 원한다면, 다음과 같은 방식을 생각해 볼 수 있습니다. 여러분은 중력의 도움으로 관절가동범위를 따라 움직이고 난 후 중력의 힘이 근긴장도를 이겨내기에 충분하지 않은 지점에 도달하게 된다면, 원하는 방향으로 더 움직이기 위해 근육들을 능동적으로 수축해야 합니다. 따라서 다리를 지면 가까이 내리기 위해서는 외전근을 수축해야 하기 때문에 여기서는 외전근이 주동근이 되며 내전근은 길항근이 됩니다.

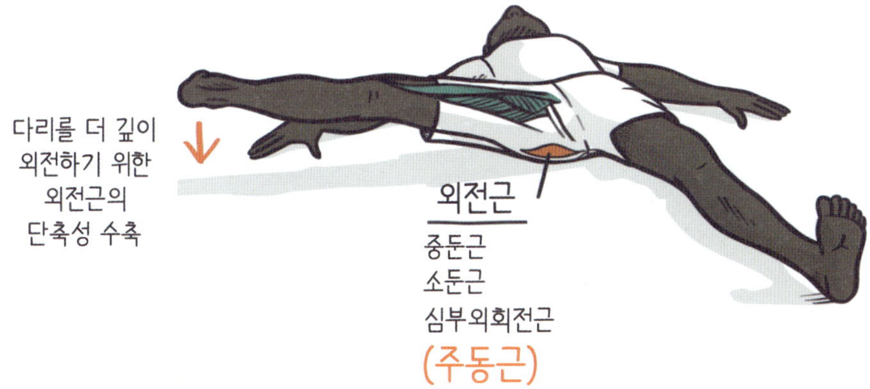


더 깊은 외전을 위해 외전근을 능동적으로 수축하면, 외전근은 이제 주동근이 됩니다.

부수적으로 주동근을 원하는 움직임으로 돕는 근육은 협동근이라고 불립니다. 또한 협동근은 원하지 않는 움직임을 제어하거나 어떤 움직임이 일어날 수 있도록 영역을 안정화 시킬 수 있습니다.

보통 같은 일을 수행하는 근육은 두 가지 이상 있으므로, 길항관계 만을 이해하는 것은 충분하지 않습니다. 초반에 살펴보았던 무릎 굽힘의 예시에서, 비복근 또한 무릎을 굴곡 시킵니다. 하지만 이 개념은 움직임의 제한을 살펴보는 유용한 출발점이 됩니다.

제가 복잡하게 설명해 여러분의 머리가 지끈거린다면, 다시 무릎 굴곡의 예시로 간단하게 설명해 드리도록 하겠습니다. 바닥에 엎드려 누워 발뒤꿈치를 엉덩이 가까이 당겨오고 싶지만 닿지 않는 경우를 생각해 볼 수 있습니다. 이 동작을 하려면 무릎이 굽혀져야 하므로 일단 무릎의 통증 유무를 확인하고, 그 이후에는 가장 먼저 대퇴사두근의 긴장감이 이 동작의 걸림돌이 되지는 않는지 생각해 보아야 합니다.

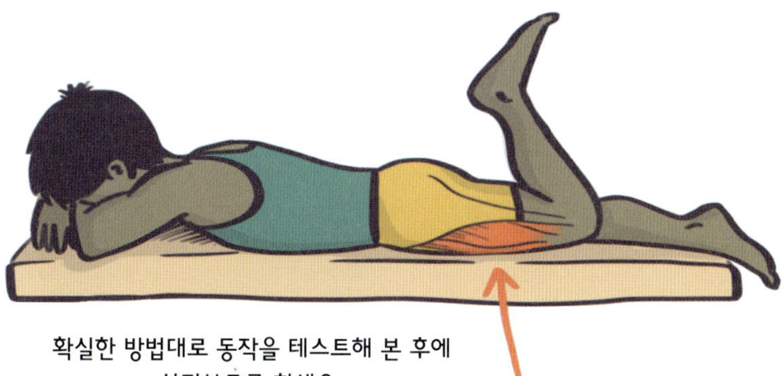

확실한 방법대로 동작을 테스트해 본 후에
살펴보도록 하세요.

이 모든 용어들에 혼동되지 마세요. 특정 ROM으로 움직이는데 있어 어떤 긴장된 힘이 동작을 막는지 살펴야 할 때 우리가 기억해야 할 중요한 것은 움직임의 반대방향으로 이끄는 근육들입니다.

사실은 반대되는 근육 이외의 더 많은 근육들이 특정한 방향으로 움직이는 우리의 힘에 영향을 줍니다. 간혹 다른 움직임을 만드는 같은 관절의 나머지 다른 근육들은 부착지점들이 멀리 떨어져 움직이므로 긴장감에 놓일 수 있습니다. 게다가 우리는 근육의 긴장사슬 또는 근막의 연결성을 고려해야 할지도 모릅니다. 요가 동작들을 수행하기 위해 우리는 한 방향으로 한번에 일직선으로 움직이지 않고 관절의 움직임들을 통합합니다. 지금 당장 이 개념을 이해하기 위하여 고심하고 있다면 걱정하지 마세요. 우리는 앞으로 다른 부분들을 살펴볼 때 이 개념을 자주 언급할 예정입니다.

'무릎은 특히 지렛대 작용에 취약하므로
파드마사나와 같은 자세를 수행할 때는
각별한 주의가 동반되어야 합니다.'

# SECONDARY ACTION OF MUSCLES

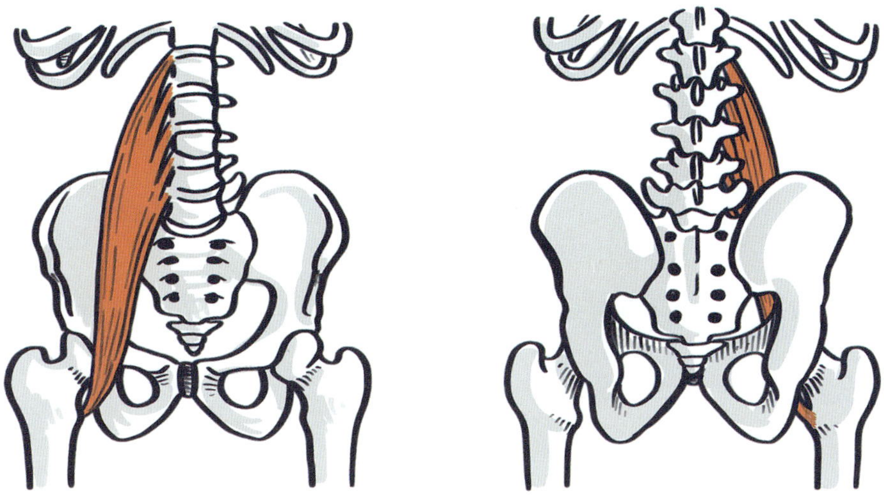

요근의 앞쪽 요근의 뒷쪽

근육의 이차 움직임은 우리가 요가 수련시 언급되지 않는 몸의 정렬들을 이해하는 것을 돕기 때문에 필수적인 개념이라 생각합니다. *Urdhva Danurasana*(우르드바 다누라사나, 위를 향한 활자세)를 수행할 때 팔꿈치가 밖으로 나가는 것과 *Pincha Mayurasana*(핀차 마유라사나, 공작새 자세)에서 두 다리를 앞 뒤로 완전히 뻗을 때 뒷다리가 외회전하는 것을 예로 들 수 있습니다.

아마도 여러분은 근육이 관절들을 움직이고 안정화 시키며 보호한다는 사실과, 움직임은 하나 이상의 방향으로 나올 수 있다는 것을 알고 있을 것입니다. 예를 들면, 요근(허리근, Psoas)은 고관절의 굴곡과 외회전의 역할을 하며 대퇴골 소전자에 부착되어 정지합니다. 고관절 굴곡과 외회전 모두 가능하게 하는 요근의 움직임을 결정하는 주요 요인은 소전자 그 자체라기 보다는 소전자가 후방내측에 존재하기 때문인 것이 더 명확합니다. 이는 완전히 뒷면이 아니라 약간 뒷면 내측을 의미합니다. 관건은 끌어당기는 방향성입니다.

일상적인 예를 들어보겠습니다. 소파에 누워 요가 아나토미 책을 읽는 여러분의 모습을 상상해 보세요. 이런 경이로운 순간 여러분은 불현듯 발을 커피테이블에 올릴 수 있다면 더 집중할 수 있을 것만 같은 예감이 드실 겁니다. 그러면 여러분은 편안한 이 자세를 유지하며 아주 편히 테이블을 가져오고 싶어질 것입니다. 그래서 테이블을 가까이 가져오기 위해 테이블의 한쪽 다리만 잡고 당겨봅니다. 이때 여러분의 테이블은 똑바로 당겨지지 않고 끌어당기는 모서리 쪽이 회전하며 당기고 있는 여러분의 손의 방향으로 이동하게 됩니다. 결국 여러분 마음에 들지 않는 상태로 테이블이 삐딱하게 놓여지게 될 것입니다. 그리고 다시 테이블을 가져오려 하는 과정에서 테이블의 모퉁이는 바닥의 슬리퍼에 걸려 또 한번 회전을 하게 됩니다.

이 짧은 이야기에서 여러분은 의도가 있든 없든 일어나는 근육이 붙어있는 지점이 움직임의 차이를 만든다는 사실을 깨달을 수 있습니다. 우리가 앞서 요근을 소개했으니 요근을 이 개념의 예시로 적용하겠습니다.

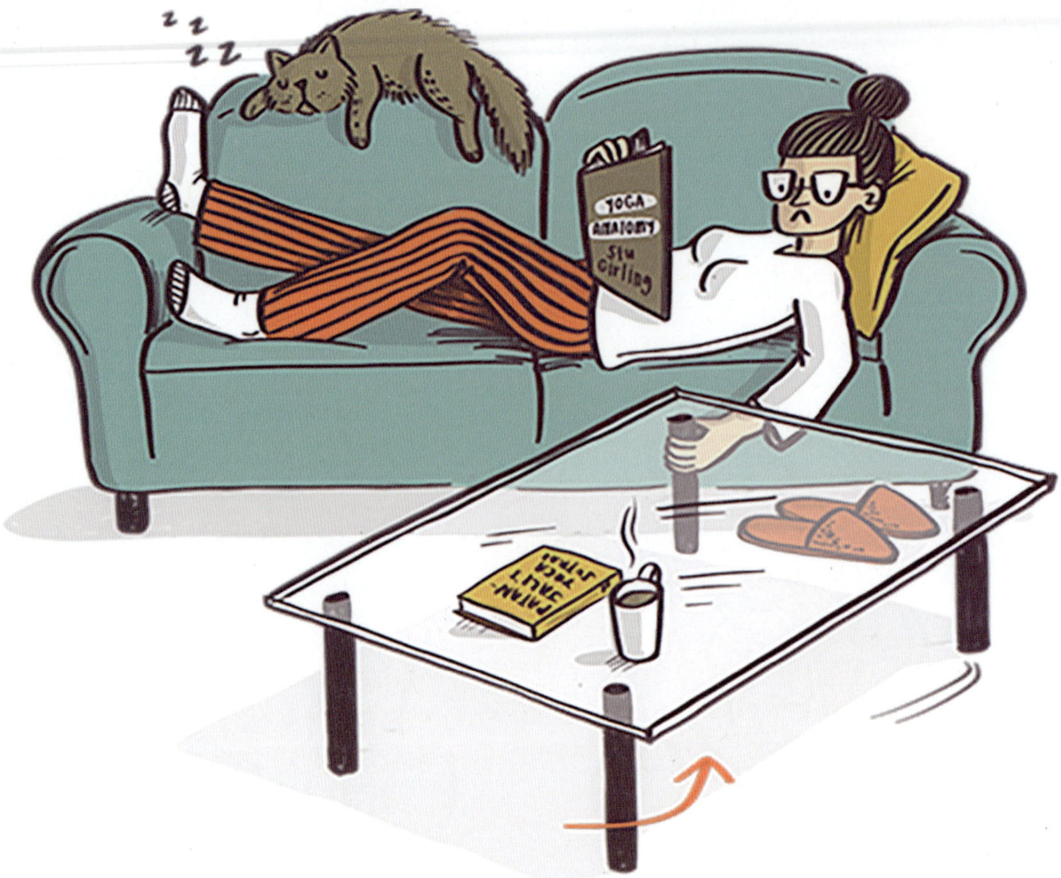


무언가를 고르지 않게 당기는 힘은 그것을 회전하게 만들어요.

요근은 요추의 척추 뼈 하나하나에 모두 부착되고 대퇴골의 소전자에 부착해 골반 앞을 가로지릅니다. 요근은 수축할 때 고관절을 굽히고 대퇴골과 골반의 관계가 안정되어 있다면, 척추를 굽히는 것을 돕습니다. 대퇴골(후방내측 소전자)에 부착한 위치의 결과로 요근은 수축하고 짧아질 때 고관절 외회전이 개입됩니다. 이러한 외회전은 다리를 중립으로 유지하기 위해 내회전의 반대 운동을 하는 다른 근육들(대퇴근막장근)에 의해 빈번히 상쇄됩니다. *Navasana*(나바사나, 보트자세)를 할 때를 생각해 보세요. 고관절의 굴곡은 주로 요근에 의해(또한 장골근에 의해) 유지됩니다. 여러분이 능동적으로 힘을 주어 다리의 중립을 유지하지 않을 때 다리는 외회전 되는 경향이 있다는 것을 알아차릴 것입니다.

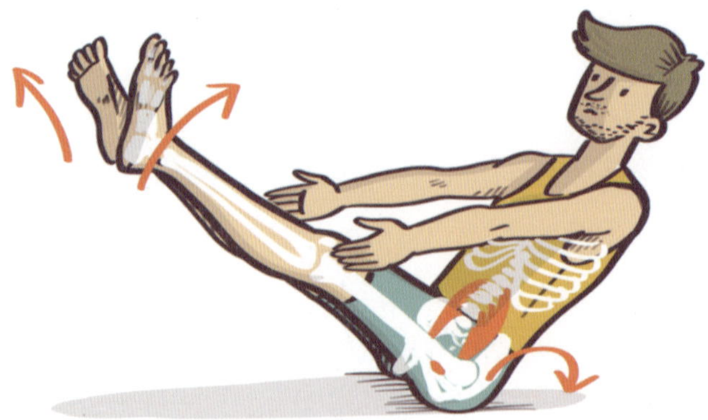

요근의 이차작용에 대응하여 Ben은 고관절을 내회전하기 위해 대퇴근막장근을 사용해야 해요.

이제 *Hanumanasana*(하누만아사나, 원숭이자세)를 다뤄보겠습니다. 만약 여러분이 의식적으로 뒷다리를 통제하지 않는다면 뒷다리는 밖으로 돌아가게 됩니다(고관절 외회전). 근육을 신전시킬 때 반대로 움직이는 것처럼 보여도 근육 수축과 비슷한 움직임이 일어날 수 있습니다. 두 부착지점을 서로 멀리 움직여 저항지점에 이르게 하면 사실상 부착지점들은 당겨지게 됩니다. 이 부착지점들이 일직선상에 바르게 있지 않는다면, 간혹 다른 움직임인 회전이 일어날 수 있습니다.

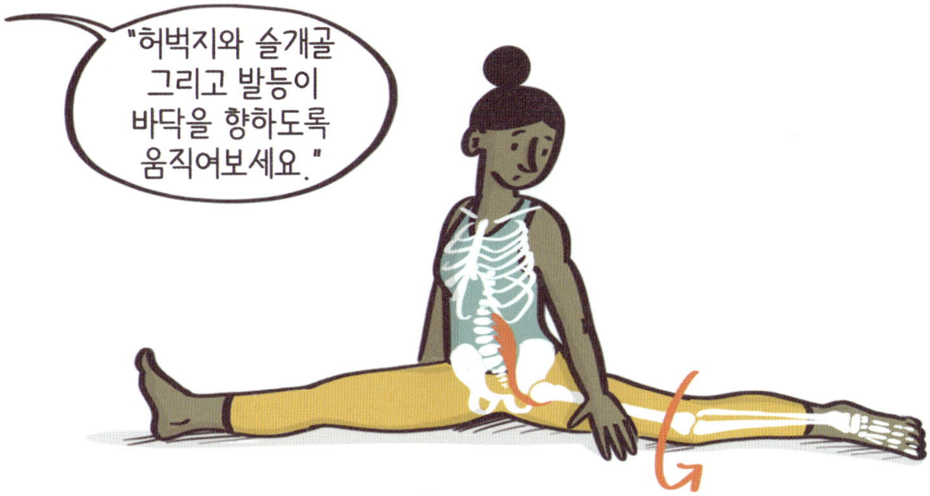


Myra의 다리는 바닥에 닿았지만, 뒷다리가 밖으로 돌아갔군요.

이것이 바로 *하누만아사나*의 예에서 일어나고 있는 움직임들입니다. 뒷다리는 골반 뒤쪽으로 더 이동해야 하며(고관절 신전), 요근은 고관절의 굴곡근이므로 이 자세에서는 신전됩니다. 여러분이 자세에 더 깊이 들어가려고 시도할 때 정지점의 (대퇴골의 소전자) 당겨짐은 다리를 조정하지 않을 경우 외회전을 유발합니다. 이것을 이해한다면 여러분은 이 동작에서 벗어나지 않고 허벅지, 슬개골, 그리고 발등을 바닥에 향하도록 지시하는 위 그림의 설명을 보다 잘 이해할 것입니다.

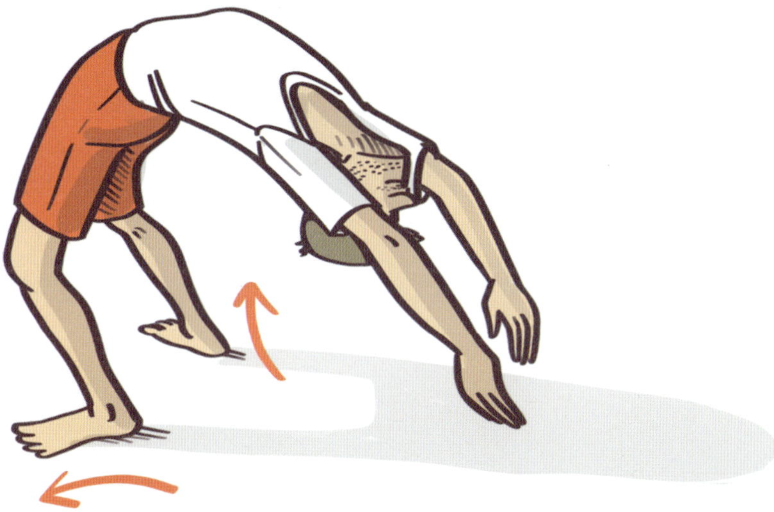

드롭백을 위해 발을 밖으로 돌리면 요추와 천장관절에 압박감을 줄 수 있어요.

반대로 여러분들은 수련생들이 드롭백을 준비하기 위해 의도적으로 발을 밖으로 돌리는 것을 볼 수 있습니다. 의도가 있든 없든 그들은 고관절 신전에 대한 저항을 피하려는 것입니다. 이것이 좋은 생각인지 아닌지는 뒤에서 후굴에 대해 이야기할 때 논의하도록 하겠습니다.

Q. 우리는 앞서 팔이 머리 위에 위치한 자세에서 팔꿈치가 밖으로 움직이는 가능성에 대하여 언급하였으며 이를 확인할 수 있는 대표적인 두 가지 자세는 *Urdhva Dhanurasana*(우르드바다누라사나, 위를 향한 활자세)와 *Pincha Mayurasana*(핀차마유라사나, 공작깃털자세)입니다. 팔꿈치가 밖으로 움직이는 것은 어깨관절의 내회전 때문에 일어납니다. 이 움직임의 잠재적인 원인에는 두 가지 큰 근육인 광배근과 대흉근 그리고 두 가지 작은 근육인 견갑하근과 대원근이 있습니다. 이제 여러분은 이 근육들이 부착된 지점을 찾아보고 이 같은 움직임들을 설명하기 위해 위에서 언급된 개념을 적용해 보세요.

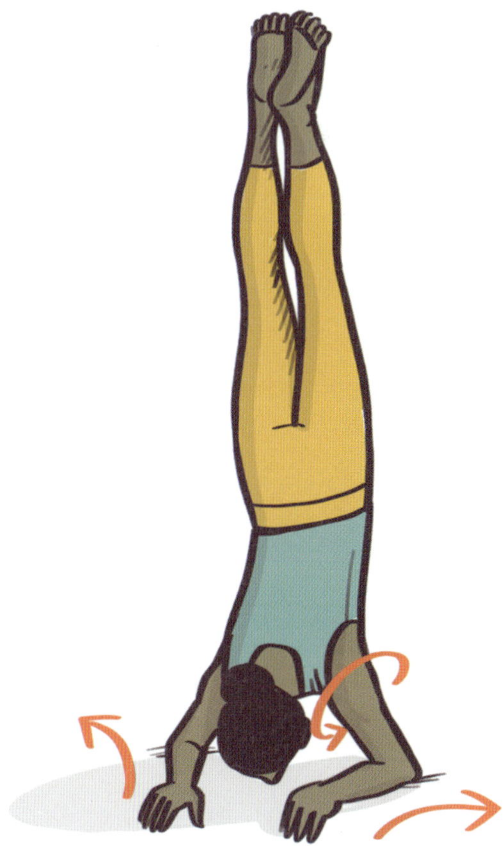

Myra의 팔꿈치는 밖으로 돌아갔어요.

"요가 자세는 모든 방향으로 만들어지므로
관절의 움직임과 동작을 생각할 때
위, 아래 또는 옆보다는 관계와 중력을
고려해 보도록 하세요."

# PSYCHOLOGY

마음은 우리가 하는 모든 것에 있어서 중요한 역할을 하며 요가자세에서도 다르지 않습니다. 여러분은 수련 전체에 어떻게 접근하나요? 여유로운 편인가요, 의욕적인가요? 또는 게으르거나 산만한가요? 또는 과격하거나 욕심이 있거나 꾸준한 수련에 어려움을 느끼나요? 여러분의 마음은 신체 만큼이나 유연한가요? 또는 변화를 거부하거나 자신에게 엄격한가요? 우리가 나열할 수 있는 다양한 특성들은 매우 많으며 어떤 면에서 이 특성들은 성격의 확장일 뿐이고 우리 삶의 많은 다른 영역에서 반복되는 것들일 것입니다. 요가 수련의 목적 중 하나는 이러한 장애물들을 극복해 나가는 힘을 얻는 것입니다. 하지만 이를 피하거나 무시해버리는 것 또한 마찬가지로 쉽습니다. 요가와 밀접한 관련이 있는 과학인 아유르베다(Ayurveda)는 우리가 요가수련에서 무엇이 필요한지를 알도록 하기 위해 기본 이론인 도샤(Doshas)[바타(Vata), 피타(Pitta), 카파(Kapha)]를 안내합니다. 이것은 제가 주장하는 요점이 아니기에 비록 여기서 자세한 설명을 하지는 않겠지만, 많은 사람들은 자기 자신과 자신의 태도를 아유르베다적 관점에서 바라보며 확신을 얻곤합니다.

저는 여러분이 아유르베다에 관심이 있으시다면 이 주제와 관련한 다른 문헌을 더 많이 읽을 것을 권하고 싶습니다. 제가 기본적으로 이해한 것에 따르면, 우리의 체질은 바타, 피타, 카파 세 도샤의 서로 다른 정도의 조합이 될 것입니다(프라크리티, Prakriti). 대부분의 경우, 도샤들 중 한 가지 또는 두 가지의 도샤가 주된 영향을 미칩니다. 이 중 프라크리티를 사용하면 바타–카파, 바타–피타 및 피타–카파와 같은 가장 영향력 있는 도샤가 먼저 드러나게 됩니다. 도샤의 불균형은 여러분이 수련하는 방식에 큰 영향을 주게 될 것이고 그것은 다시 여러분의 체질에 영향을 받을 것입니다. 하지만 누구나 어느 도샤에서든 불균형을 경험할 수 있습니다.

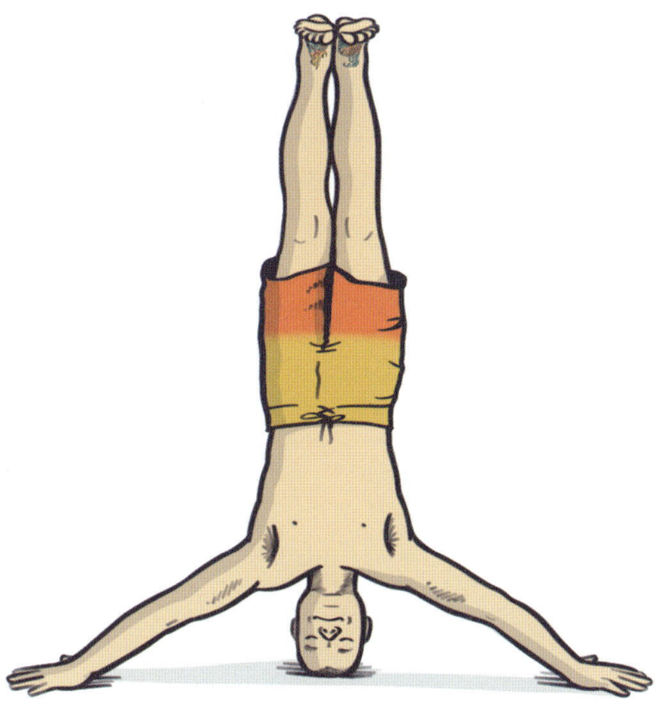
여러분은 모든 기반을 한 평면에 두고 이 자세에서 제가 그랬듯 마음을 제어할 수 있어요.

만약 여러분이 도샤의 균형을 조절하길 원한다면, 타고난 성향에 반대되는 방식으로 수련하는 것이 가장 좋을지도 모릅니다. 즉, 여러분이 꽤나 카파적 성향을 지닌다면 차분하고 침착할 수는 있지만, 수련에서는 다소 무겁거나 느린 경향이 있을 것입니다. 그렇다면 조금의 활력이 더해진 수련이 도움될 수 있습니다. 만약 주로 바타적이거나, 바타가 약화되어 있다면 산만해 집중하는데 어려움이 있을 것이며, 요가 수련을 급히 끝내버리는 경향이 있을 뿐만 아니라 조금 불안해 할 수도 있습니다. 이러한 경우에는 천천히 수련하며 호흡에 집중하고, 다리와 발을 통해 땅에 견고하게 맞닿아 있는 것이 도움이 될 수 있습니다. 또한 특정 도샤에 적합한 동작들로 시퀀스를 만들어 볼 수도 있습니다.

수련생들이 이전에 좋지 않은 경험을 한 적이 있다면, 역자세를 두려워하거나 무언가를 시도하기를 꺼리는 것은 흔한 일입니다. 지도자로서, 여러분은 심지어 여러분의 수련생이 도샤의 다른 모든 요소들을 갖추고 있다고 느낄지도 모릅니다. 그들이 특정한 자세를 취할 수 없게 하는 것은 그들의 마음일 수도 있습니다. 저는 처음 수련생들 바로 옆에서 물구나무서기를 시도할 때, 제가 그들 위로 넘어질 수 있다는 상상으로 굉장한 두려움을 느꼈습니다. 이러한 감정은 다른 상황에서 물구나무서기를 여러 번 해보았다고 할지라도 그 시도를 좌절시키기에 충분할 수 있습니다. 두려움은 또한 다른 사람들의 시선, 스스로를 다치게 하고 싶지 않는 것, 새로운 것을 시도하는 것, 불안감, 실패 그리고 다른 많은 것들과 관련이 있다고 생각합니다. 저의 일반적인 관점에서, 두려움과 공포 같은 심리적 장애물은 논리적 사고과정에 기반하지 않는다고 생각합니다. 논리적 사고과정에 기반하지 않는 것이 비현실적인 것이 아니라 논리적인 추론을 통해 심리적 장애물을 놓아주는 것이 더 어렵다는 것을 의미합니다.

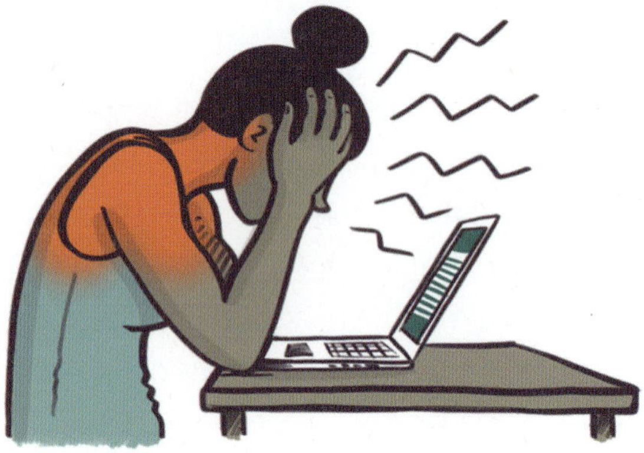

내 그 돈을 어디에 썼더라. 요가수업인가?

또한 이전의 부상의 경험들은 신체의 어떠한 부위를 보호하고 싶어하는 마음이 들게 합니다. 초반에야 괜찮을 수 있지만, 이러한 감정들은 부상이 치유된 이후에도 오랫동안 지속될 수 있습니다. 이 감정들은 우리를 고민하게 만드는 비정상적인 움직임 패턴과 관계합니다. 누군가를 기쁘게 하거나 인정받고 싶어하는 욕망은 열심히 노력한 것들과 준비되지 않은 것들을 위험에 빠뜨리게 할 수 있습니다. 또한 신체의 일부분과 관련된 심리적 트라우마가 존재할 수 있습니다. 예컨대, 일과 금전적인 스트레스는 목과 어깨 주위에, 성적 학대경험은 고관절과 골반 주위에, 두려움과 불안함은 흉부와 복부에 존재할 수 있다는 가설을 쉽게 세울 수 있습니다. 저는 심리학을 전공하지 않았으므로 이것을 이론으로 진지하게 받아들이지는 마시기를 바랍니다. 그렇다면 그러한 영역을 자유롭게 움직이는데 심리적 저항이 있을 가능성은 다분하며, 떠오르는 지난 감정들 때문에 특정 자세들을 싫어하거나 또는 깊은 자세로 수련한 이후 분출되는 감정이 있을 수 있습니다. 저는 최근에 강도 높게 어깨를 여는 동작들을 수련한 이후 강한 분노의 감정을 느낀 한 수련생을 만나기도 했습니다.

또한 우리는 자연스럽게 잘한다고 느끼는 것들을 더 많이 하고 어려운 것은 다소 덜하는 경향이 있습니다. 문제는 요가에서, 이러한 경향은 특정 부위의 열림이나 힘과 종종 관계가 있습니다. 그 부위들은 균형 잡인 몸을 위해 우리가 가장 많은 노력을 들여야 하는 부위일 가능성이 높으므로 반대의 동작들을 수련하도록 노력해야 합니다.

그러므로 이 챕터에서 우리는 왜 그러한 방식으로 수련하는지 스스로에게 묻고 그 방식으로 우리의 신체와 마음은 무엇을 필요로 하는지와 비교하는 것을 배울 수 있습니다. 각각의 요가 자세는 두려움, 장애물, 자존심(에고), 게으름 그리고 다른 많은 우리의 정신적 측면들과 함께 움직일 수 있는 기회입니다. 그렇지 않다면 우리는 매트로부터 실제의 삶에 적용할 수 있는 많은 배움의 경험들을 얻는 이상적인 기회를 놓치는 것입니다. 저는 때로는 극단적인 가동범위를 필요로 하는 특정한 자세들을 숙달하게 만드는 것이 무엇인지 또한 고려할 필요가 있다고 생각합니다. 저는 잠재적인 건강의 유익함에 대한 의심과 위험요소는 잠시 접어둠에도 불구하고 지속적으로 *Ekapadashirshasana*(에카파다시르사아사나, 한 다리 머리 뒤 자세)를 하기 위해 끌어오르는 저의 욕심에 놀라곤 합니다. 그래서 저는 황혼의 노인네로서 인생의 마지막 단계에서 이 자세를 성공하지는 못할 거라는 사실에 안도해하며 천천히 그리고 조심스러울지라도 이 자세를 향해 계속 노력하고 있습니다.

수련 과제로, 여러분의 수련 방식에 관련된 무언가를 발견해 보세요. 다음 몇 주간 그 수련 방식을 바꾸거나 연구 대상으로 삼아 보고 이것이 당신을 어디로 이끌어 줄지 확인해 보세요.

# BALANCE

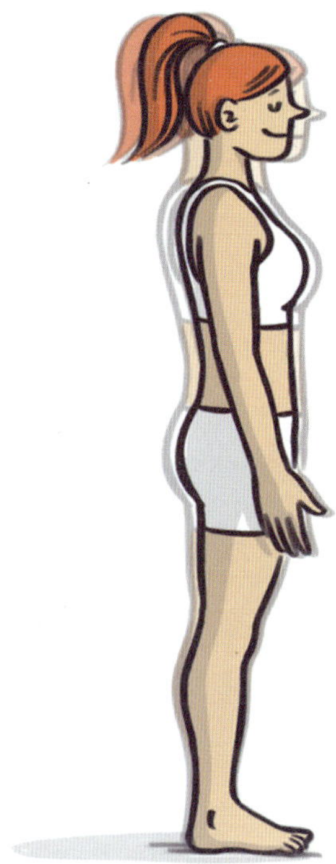

우리는 균형을 생각할 때, 일반적으로 한 다리로 서 있는 자세의 변형 동작들을 떠올리곤 합니다. 하지만 사실 우리의 기반은 손, 머리, 팔꿈치, 무릎 등 신체의 그 어떤 부위도 기반이 될 수 있습니다. 이 균형에 대한 견해는 우리가 우리의 기반에 관하여 그 자세를 유지하고 신체를 배치시키는 것을 포함합니다. 기반이 넓고 무게중심(COG, center of gravity)이 가까우면 가까울수록 균형을 잡는 것은 더욱 쉬워집니다. 만약 우리가 주로 한 면에 정렬된 많은 기반을 갖는다면 그 면에서 우리는 더욱 안정적일 수 있지만, 다른 면에서는 덜 안정적일 것입니다.
Psychology 챕터에서 제가 머리서기 변형 자세를 하고 있는 그림을 보셨을 것입니다.
이 자세에서 손이 머리와 일렬로 위치하지 않는 한 균형잡기는 훨씬 수월합니다.

만약 여러분이 *Tadasana*(타다사나, 선 자세)에서 몸을 조정하기 위해 자세에 집중해보면 여러분은 앞·뒤로 살짝 흔들리는 것을 느낄 수 있습니다. 높은 COG의 선 자세를 유지하는 것은 지속적인 근육의 노력과 규제의 상호작용이 필요합니다. 정적인 안정감은 충분하지 않습니다(곧게 서 있기). 대개 정적인 자세에 있는 것을 관찰해보면 여러분은 바로잡기 위해 거듭되는 작은 움직임을 알아채기는 쉽지 않겠지만, 영상 녹화를 통해 빠른 배속으로 재생해 본다면 작은 움직임들을 관찰할 수 있을 것입니다. 여유 있을 때 정말 고정되어 있다고 느끼는 바르게 선 자세에서 영상을 찍어보도록 하세요. 배속을 높여 재생하는 것을 잊지 마시길 바랍니다.

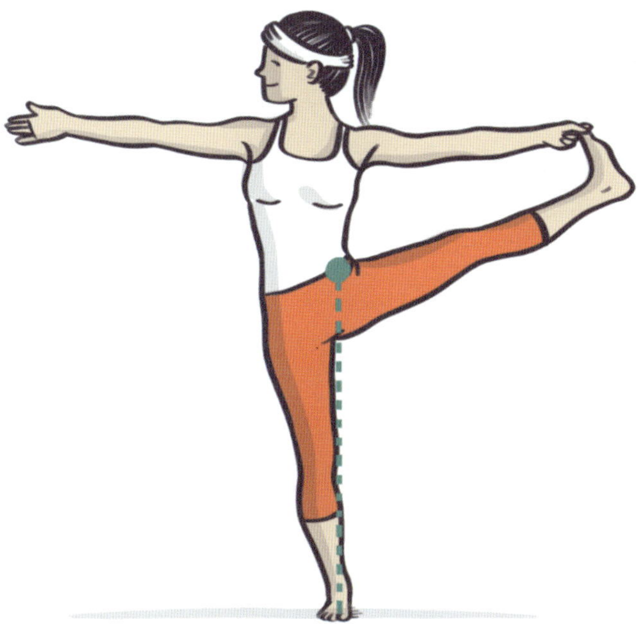

옆으로 뻗은 다리 때문에 COG는 이동합니다. 그렇다면 쉽게 균형을 잡을 수 있도록 중력선은 BOS 위에 위치해야 합니다.

우리는 두 발로 가만히 서 있는 것에 매우 안정감을 느낀다 하더라도, 우리의 신체는 중력에 맞서 몸을 똑바로 세우기 위해 고유수용성 피드백을 사용하고 있습니다. 만약 여러분이 한쪽으로 치우치기 시작한다면, 불과 몇 도만 기울어져도 불안정해지기 시작합니다.

우리는 기저면(BOS, Base of support)으로 불리는 기반이 되는 요소들 사이의 공간(이 사례에서는 두 발 사이)의 지지는 아주 중요하다고 생각할 수 있습니다. COG의 수직투영형상은 중력선이라고 불리며, BOS에서 중력선이 멀어질수록 회전력이 높아져 안정감은 떨어지게 됩니다. 우리의 기저면은 자세를 유지하는 것의 핵심이고 몸은 우리의 발에 상대적으로 움직이거나 발을 몸에 상대적으로 움직임으로써 COG를 지지기반 내에서 유지하려고 노력할 것입니다. 이것은 *Utthita-Hasta-Padangusthasana*(우티타-하스타-파당구스타나사나, 서서 엄지발가락을 잡고 한 다리를 들어 올리는 자세)에서 수련생들이 균형을 잃고 깡충깡충 뛰는 반사작용에 저항하고 몸이 COG 아래 발의 위치를 조정하려고 할 때 흔히 볼 수 있습니다.

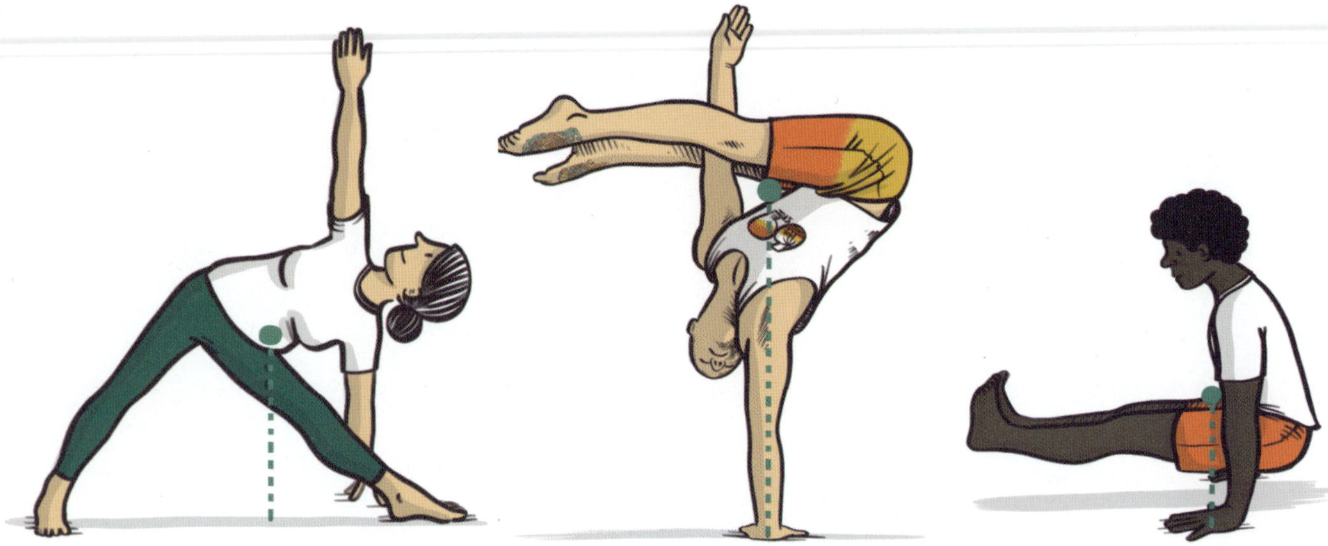

때로는 COG가 자세로 인해 신체의 밖에 위치하기도 하지만, 그래도 BOS 위에 있어야 합니다.

BOS가 다루는 영역이 넓고 이것을 구성하는 기반 요소들이 많을수록 균형 잡기는 쉬워집니다. 저는 새로운 균형을 익히려 할 때 손과 같은 추가적인 기반 요소를 사용한 이후 다른 도움 없이도 균형을 이룰 수 있을 때까지 서서히 추가적인 기반 요소의 무게를 줄여나가는 방법을 종종 사용했습니다. 원하는 자세를 만들도록 허용하는 관절가동범위와 BOS 위에 중력선을 유지하는 것과 동일한 원리가 적용됩니다. *Gravity* 챕터에서 우리가 언급했던 것처럼, 가끔 COG는 그것이 위치하는 방식 때문에 실제로 신체 밖에 있기도 합니다. 우리의 기반으로부터 COG가 멀어질수록 우리는 자세를 유지하기 위해 더 많은 힘을 들여야 할 것입니다.

체중 또한 중심을 유지하기 위해 신체가 정렬되어야 하는 방식에 중요한 역할을 하며 체중에 대한 힘의 비율이 좋을수록 많은 도움이 될 수 있습니다. 총 질량과 더불어 체중 분산 또한 중요한 요인이 됩니다. 좋은 예로 임산부가 몸의 앞쪽으로 분산될 때 어떻게 자세를 조정해야 하는지입니다. 이때 등은 늘어나면서 균형을 잡기 위해 머리와 어깨를 뒤로 가져가는 경향이 있습니다. 상당한 술배를 지니고 있는 남성에게서도 동일한 현상이 보여질 수 있습니다. 허리근육은 몸이 앞으로 기울어지는 것을 막기 위해 매우 열심히 일해야 하므로 보통 이러한 자세에서는 요통을 초래합니다.

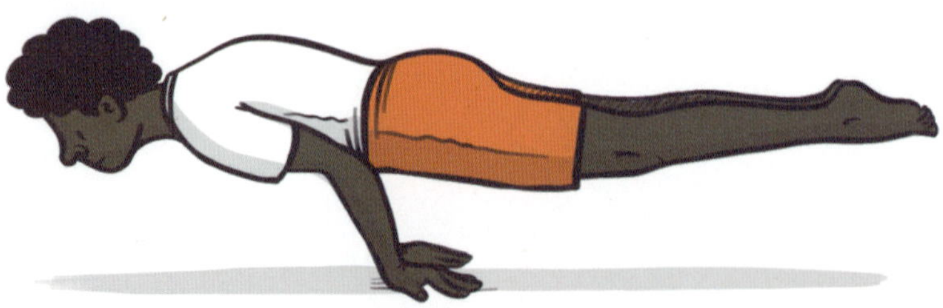

Aren은 중심을 잡기 위해 팔꿈치를 손목 앞으로 이동시켰어요.
이는 손목 신전이 덜 필요하기 때문에 손목에 부담이 적죠.

*Mayurasana*(마유라사나, 공작자세)에서, 손은 균형의 기반이 되고 무게중심점은 팔꿈치가 됩니다. 팔꿈치 앞·뒤로 대략 동일한 무게를 갖고 있고, 손목 위에 팔꿈치를 위치한다면 여러분이 지면에 평행하게 위치하기에 더 적은 힘을 필요로 할 것입니다. 만약 상체에 비해 무거운 하체를 지녔다면, 여러분은 서혜부 쪽으로 팔꿈치를 움직여야 할 것입니다. 하지만 어디에 팔꿈치를 위치할 수 있는지는 몸통에 대한 상완의 길이에 따라 달라질 것입니다. 팔꿈치를 더 아래로 보내기를 시도하였는데 팔이 충분히 길지 않다면, 어깨는 아래로 당겨져 몸의 앞부분을 짧아지게 하고 지면을 향해 둥근 모양으로 자세를 취하게 될 것입니다. 그러므로 이에 대신하여 손목 앞으로 무게를 더 옮겨 볼 수 있습니다.

만약 상완이 지면에 평행하게 위치하고 팔꿈치의 각도가 증가하였다면, 몸은 약간 앞으로 움직일 것입니다. 손가락이 앞으로 향해 있을 시 단점은 (1) 손목 신전이 증가할 것이라는 것과 (2) 손목을 취약하게 만들 수 있다는 점입니다. 손가락이 발가락을 향하면 이 움직임은 손목 신전을 감소시키므로 문제가 되지 않습니다. *Padmasana*(파드마사나, 연꽃자세)를 결합한 자세에서는 무게중심 가까이 체중이 실리기 때문에 중심을 잡기는 더 쉬울 것입니다.

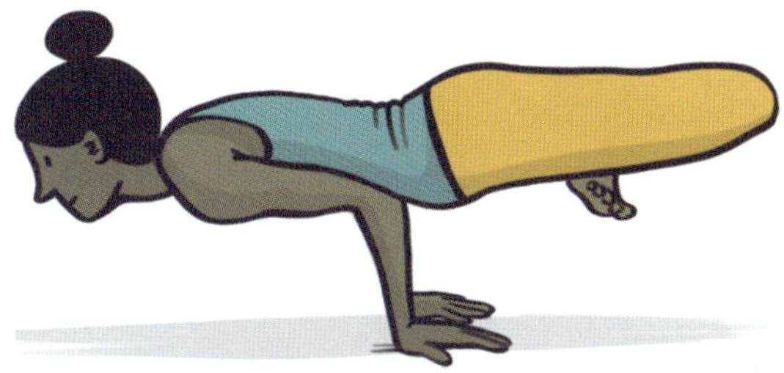

다리를 접었을때 지렛대는 짧아지므로 균형잡기는 더 쉬워져요.

균형은 정적(유지)이거나 동적(전환)일 수 있습니다. 어떤 균형자세든 여러분은 근육들뿐만 아니라 들숨과 날숨을 설명해야 하고, 균형을 유지하기 위해 수행되는 근육들 사이에 지속적인 상호작용이 있다는 것 또한 알아차리게 될 것입니다. 동적인 균형에서는 섬세한 운동조절에 대한 필요성이 보다 커지게 됩니다. 여러분은 항상 일부의 근육을 정적으로 유지하고 있는 동안 일부의 근육들을 수축하고, 일부는 이완하며 움직이고 있습니다. 우리는 유연하다고(특히, 척추) 자부하는 수련생들이 특히나 역자세에서 하는 균형잡기를 어려워하는 것을 종종 볼 수 있습니다. 우리가 물구나무서기를 예시로 든다면, 저는 매우 고난이도 후굴 동작을 할 수 있는 많은 수련생들이 틱톡(tic-tacs)과 같은 것을 시도해 물구나무서기로 전환할 수 있을지라도 정적인 물구나무서기를 유지하지 못하는 것을 발견했습니다. 이들은 움직임이 자유로운 척추를 안정시키는 것을 어려워 할 수 있으므로 상체와 하체의 관계를 안정시키는 것 또한 어려울 수 있습니다.

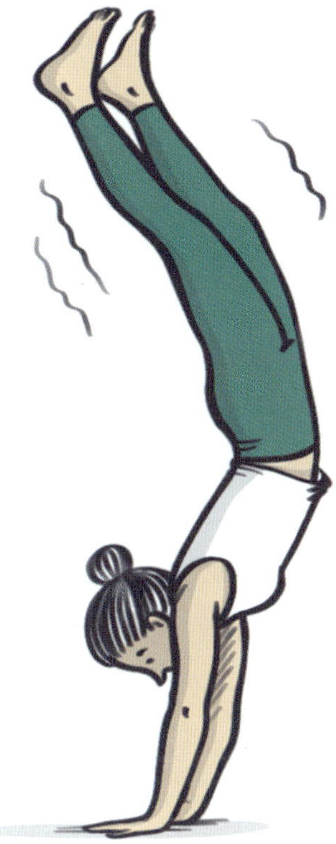

안정성을 찾는 것이 더 어려워요.

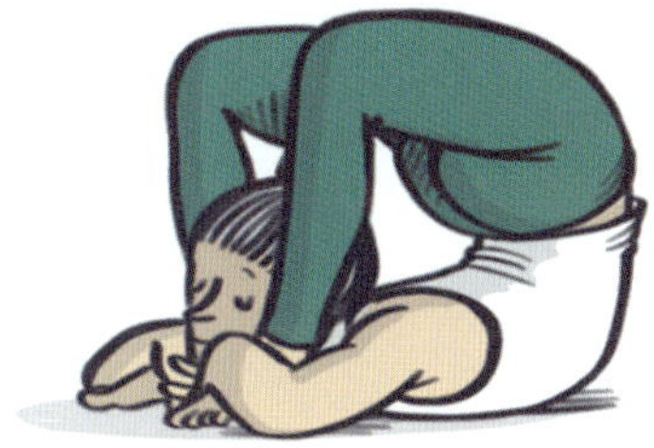

Sasha는 깊은 후굴자세에서 매우 만족스러워해요.

저는 간혹 ROM의 증가를 통제할 수 있는 적절한 힘이 없는 유연성은 관절을 불안정하게 만들 수 있다고 지도합니다. 균형에서 필수적인 역할을 하는 것은 마지막 부분입니다. 위에 언급된 것과 같은 수련생들은 그들의 코어부분과 어깨를 강화시키는 것에 초점을 맞추면 물구나무서기와 같은 정적인 균형을 유지할 수 있어 그들의 능력에 극적인 개선을 느낄 수 있을 것입니다. 여러분이 태양의 서커스와 같은 예술인들의 공연 영상을 본다면, 유연성과 힘 두 가지 성질 모두 풍부하게 내제할 수 있다는 것을 볼 수 있을 겁니다.

균형은 그저 공간에서 최소한의 기반을 갖고 자세를 유지하는 것을 넘어 동작의 확장이라고 생각합니다. 균형과 정렬을 분리하는 선이 어디에 있는지는 잘 모르겠지만 많은 특성들은 둘의 경계선을 모호하게 합니다. 만약 우리의 기반이나 무게중심을 잘 배치하지 않는다면, 성공적인 균형은 순간일 것입니다. 저는 며칠 전 *Parivrtta trikonasana*(파리브르타 트리코나사나, 비튼삼각자세)에서 무너졌을 때, 균형이 필요하지 않은 자세에서 잘 유지할 수 있다고 다소 만만하게 생각했음을 깨달았습니다. 이 자세를 19년 동안 했지만 저는 여전히 분명 서툰사람입니다! 여러분이 처음 요가를 시작할 때는 균형을 잃거나 넘어질 것이라고 느끼기 때문에 선 자세에서 늘리는 동작을 어려워 할 수 있습니다. 그래서 우리는 균형 동작 자체를 고려하지 않은 많은 자세에서 안정적인 기반과 균형감각을 사용해 다른 요소에 집중하기도 합니다.

균형 동작에서 고난이도의 숙련도를 달성하는 것은 필요한 힘과 사용가능한 ROM뿐만 아니라 뛰어난 신경근 제어의 발달과 감각정보처리 또한 크게 좌우됩니다. 앞으로의 마지막 두 주제는 학습과 강하게 연관되어 있습니다. 저는 신경근 제어에 있어서 대부분의 이득은 자세를 취하거나 그 자세의 쉬운 변형을 반복적으로 행하는 것에서 온다고 생각합니다. 처음에 우리는 조금만 움직여도 균형이 깨질까 봐 몸을 경직시키려 할 만큼 가장 작은 흔들림이나 움직임에 예민하게 반응합니다. 시간이 지남에 따라 우리는 자발적이고 반사적인 근육 활동이 민감성을 얻어서 우리의 위치를 더 부드럽게 조정할 수 있을 뿐만 아니라 몸의 다른 부분들을 이완시키고 균형 그 자체의 주요 동작과 거의 독립적으로 움직일 수 있습니다. 더 나은 운동제어를 위한 필요성과 함께 신경 정보의 원활한 흐름과 이에 대한 후속처리 및 해석이 필요합니다. 중요한 감각 체계는 시각계, 전정기관계 그리고 체성감각계입니다.

우리가 얻는 시각 정보는 우리의 환경내에서 공간적인 방향을 제공할 뿐만 아니라 그 환경을 통한 이동속도와 방향을 제공하는데 도움이 됩니다. 응시점에 시선을 고정하는 것은 우리의 균형을 안정시키기 위해 시각적 정보를 사용하는 일반적인 예시 입니다. 예전에 실외에서 요가를 했을때 *Trikonasana*(트리코나사나, 삼각자세)와 같은 간단한 동작에서 시선이 맑고 파란 하늘일 경우, 균형에 문제를 제공할 수 있다는 것을 알게 되었습니다. 자세를 유지하며 눈을 감는 시도를 해보세요. 이때 균형이 얼마나 불안정해지는지 지켜봅니다.

내이(inner ear)는 중력에 관련하여 머리의 움직임에 대한 정보를 제공하는 역할을 하는 전정기관을 포함하며 우리가 매 순간 어떻게 위치하는지 이미지를 그립니다. 이것은 특히 동적인 안정성에 매우 중요합니다. 전정기관으로부터 오는 자극은 시각기관과 독립적인 정보를 제공하는데, 이것이 어떻게 우리가 눈을 감고도 여전히 균형을 잡을 수 있는지를 설명합니다. 저는 시야가 확보되지 않은 상태에서 응시점 없이 잠수했을 때 어느 쪽이 위인지 아래인지 헷갈렸던 기억 때문에 전정기관으로부터의 자극이 우리가 거꾸로 있는지 아닌지를 구별할 수 있을지 확신할 수 없습니다.

체성감각은 근육의 상태(수축, 길이 그리고 긴장감)와 관절의 위치에 대한 피드백을 제공하는 근육, 힘줄, 인대 그리고 관절낭(기계적 자극의 수용기) 내부에 있는 감각수용기에서 제공하는 정보를 나타냅니다. 피부와 근막 안에 위치한 감지기는 온도(온도수용기), 압박, 진동, 촉각 및 통증(통각수용기)에 대한 추가적인 정보를 제공합니다. 이 모든 입력은 뇌가 한 신체 일부가 다른 신체 부위와 어떻게 연관되어 있는지 그림을 설계하는 것을 도와줍니다(고유수용성감각). 신체부위가 특정한 방향으로 얼마나 빠르게 움직이는지도 포함합니다. 예를 들면, 우리의 손가락을 코로 가져오기 위해 시각이 필요하지 않다는 것을 알 수 있습니다.

이 마지막 개념은 누군가가 역자세로 균형을 잡은 상태에 있을 때 지시를 내리는 상황에서 유용할 수 있습니다. 저는 종종 자신이 보지 못하는 신체 부위들을 정렬시키는 것을 어려워하는 수련생들을 마주치곤 합니다. 예를 들면, 여러분은 수련생들에게 그들의 엉덩이를 벽 쪽으로 가져가라고 지도할 수 있습니다. 그들이 자신의 엉덩이나 벽을 보지 못하기 때문에 그들은 벽이 그들의 후방에 위치한다는 것을 인지하면서도 이것이 어느 쪽인지 확신하지 못합니다. 간혹 그 대신 다른 신체 부위를 언급하는 것이 원하는 움직임을 달성하게 할 수도 있습니다. 이의 예로 "치골을 흉곽 쪽으로 당겨오세요"라는 지시가 도움이 될 수 있습니다.

이러한 정보들은 지속적으로 우리의 공간 위치에 대한 최신정보와 피드백을 제공합니다. 신체는 가장 유용한 정보들만을 걸러내고, 자발적이거나 반응적인 움직임을 통해서 더욱 민감하게 반응하는 방법을 배울 필요가 있습니다. 여러분이 만약 벽 옆에서 물구나무서기 연습을 하기 시작했다면 초기에 발을 차올릴 때 벽을 꽤나 큰 소리로 찬 사실을 기억할지도 모릅니다. 결국 신체는 균형을 유지하기 위해 얼마나 많은 노력을 쏟아야 하는지, 언제 멈춰야 하는지와 더불어 적절한 근육을 빠르게 개입시키는 방법을 배웁니다. 여러분이 벽에 닿을 필요 없이 적절한 위치를 찾기까지는 그리 오래 걸리지는 않을 것입니다.

원한다면 동작에 조금 더 깊이 들어가볼 시간입니다.

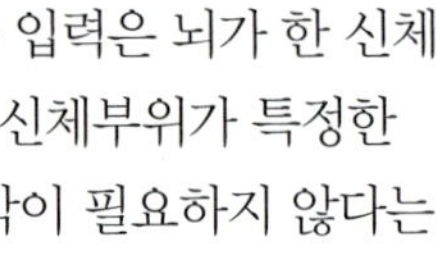

서서 균형잡는 자세에서 정보의 주요 출처 중 하나는 가자미근과 비복근 내에 위치한 기계적 자극의 수용기로부터 옵니다. 이는 많은 자세의 흔들림을 통제하고 기반에 대한 우리의 방향 조정에 중대한 역할을 합니다. 골지건기관(GTOs, Golgi tendon organ)은 근육의 긴장에 관한 정보와 근육의 길이와 스트레칭 속도에 대한 정보를 근방추에 제공합니다. 지면에 우리의 발이 접촉하면 압력감지기들은 발 전체에 걸쳐 무게 분포를 알 수 있도록 도와줍니다. 전정기관 감각체계는 우리에게 공간 내 머리 위치에 대한 정보를 제공합니다.

우리의 몸이 어떻게 위치하고 있는지 알기 위해서 우리는 신체에 관하여 상대적인 머리의 위치를 인식할 필요가 있습니다.

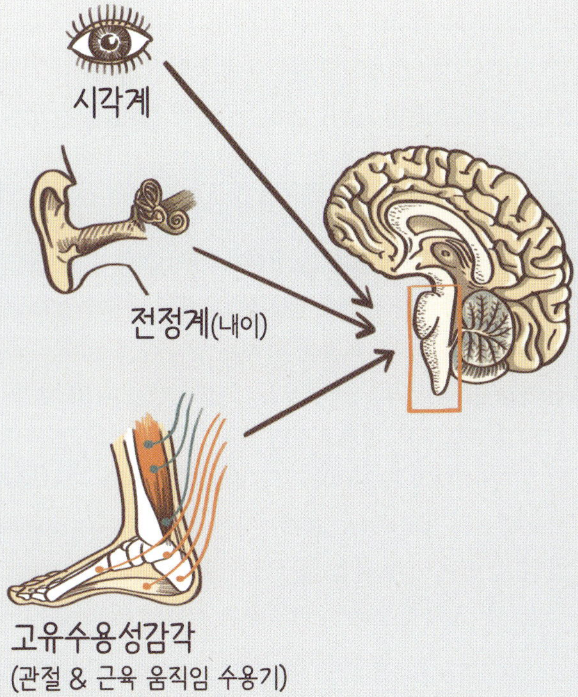


이 정보는 목 근육과 경추 주위에 위치한 고유감각수용기로부터 옵니다. 감각의 유입을 통해 우리는 몸의 위치 설정 및 생성된 모든 내부의 힘들을 지속적으로 관찰합니다. 또한 중력이라든가 선생님의 지도로부터 오는 것과 같은 외부의 힘 또한 감지하고 있습니다.

여러분의 균형감각을 향상시키는 훌륭한 방법은 바람이 부는 실외에서 요가 수련을 하는 것인데, 이러한 외부 환경에서 오는 힘에 대하여 지속적으로 조정할 필요가 있습니다. 실내로 들어오면 여러분은 스스로가 바위와 같이 단단하다는 것을 느끼게 될 것입니다. 대신 부상을 입고 돌아오는 일이 없도록 안정적인 지면과 장애물이 없는 곳에서 수련하도록 하세요.

이렇게 수집된 모든 정보들을 우리는 피드백(Feedback)이라 부를 수 있으며 피드백에 대해 우리를 재배치하는 것을 보상적 자세 적응이라고 부릅니다(Compensatory Postural Adjustment, CPA). 우리는 이어달리기를 하는 것이 아니기 때문에 신체는 그저 무언가가 일어나길 기다리고 그에 대해 반응하기를 기다려주지 않습니다. 신체는 또한 지금까지 학습한 내용을 바탕으로 예상하는 피드포워드(Feed-forward) 매커니즘을 사용하여 예비적 자세적응(Anticipatory Postural Adjustment, APA)을 수행합니다. 이것은 균형, 균형과 관련된 자발적인 행동, 정렬 및 수행 중인 다른 추가적인 동작에 대한 예상된 방해 정도를 고려하는 것을 포함합니다.

저는 여러분이 시간을 내어 Andrey Moraru의 유튜브 영상 Fragment를 시청하기를 권하고 싶습니다. 그의 절도있는 움직임에서 인상적으로 보아야 할 한 가지는 그가 얼마나 많은 시간을 손으로 보내는지 또는 얼마나 쉽게 손으로 서는지가 아니라 그가 균형을 잡은 이후에 진행되는 모든 추가적인 움직임들입니다. 이것은 겉보기에 균형 자체와는 완전히 독립되어 있습니다(그의 발을 유심히 살펴보세요!).

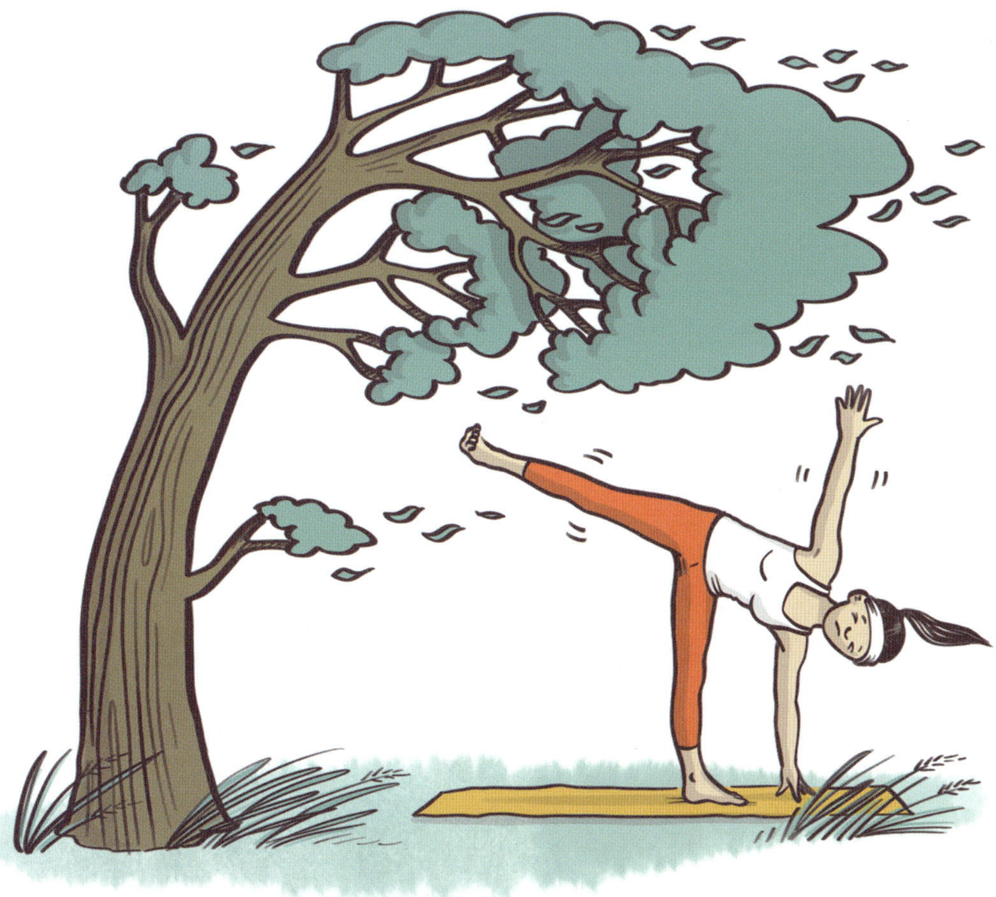

그리하여 유사한 상황들의 경험을 바탕으로 신체는 무엇이 일어날지 예측하고 그 상황에 대비합니다. 제 생각에는 제 아내가 머리서기를 할 때 이러한 일들이 일어난다고 생각합니다. 저는 머리서기를 하고 있는 그녀를 늘 바로 세우려고 하기 때문에 제가 도와줄 때면 그녀는 항상 무서워 합니다. 그래서 보통은 제가 도와주기 위해 일어나는 것을 보자마자 그녀는 이미 머리서기에서 내려옵니다. 이처럼 균형을 잡기 위해서는 반복, 익숙함 그리고 안정성의 작은 변동에 과잉 반응하지 않는 것이 균형을 유지하는데 숙련자가 되는 필수적인 원칙입니다.

우리가 정렬을 살펴보았을 때, 저는 집중하고 완전히 존재해야 한다는 관점을 제시했습니다. 머리서기를 완성하는 중에 수련 후 무엇을 먹을지 생각하고 있다면, 균형잡기는 수포로 돌아가버립니다. 제가 발견한 또 다른 심리적 측면으로 위험요소가 있는 균형잡기를 성취하는 것에 있어 가장 큰 차이를 만드는 것은 바로 여러분을 보호해주는 방패막이 있다는 것을 알고 있는 것입니다. 방의 한 가운데서 처음 물구나무를 섰을 때 저는 통나무처럼 '쿵' 떨어질까 봐 두려워했던 기억이 있습니다. 저는 습관적으로 안전한 곳에 제 체중을 쏟아붓는 경향이 있었는데 그 당시 물구나무서기에서 뒤로 넘어질 듯한 느낌이 불현듯 들어 몸을 안전한 방향으로 회전시켜 옆구르기로 빠져나갔던 적이 있습니다. 그 이후 옆구르기로 내려올 수 있다는 것을 알게 되었을때 비로소 균형자세의 한계를 탐험하는데 안전하다고 느낄 수 있었습니다. 그러니 카누를 시작할 때 에스키모 롤을 배우는 것처럼, 어떻게 균형을 잃을지 연습해 보세요.

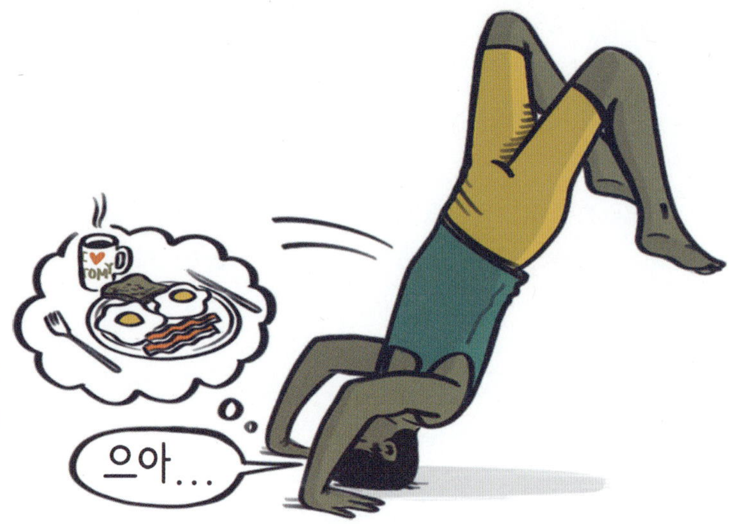


그래서 우리는 어떤 방향에서도 우리의 위치를 유지하도록 도전하게 해주는 균형 동작들을 알고 있지만 우리는 균등성의 측면에서 또한 고려해 볼 수 있습니다. 우리의 체중이 기반 요소에 고르게 분산되어 있나요? 발을 예로 들면, 우리는 발의 안쪽과 바깥쪽 발꿈치 사이, 엄지발가락과 새끼발가락의 밑바닥 사이 그리고 앞과 뒤 사이에 균일하게 체중이 분배되어 있는지 물어볼 수 있을 것입니다. 거기서부터 확장하여 우리는 다른 기반과 비교해 하나의 기반에 너무 많은 체중을 두고 있지는 않은지 고려해 볼 수 있습니다. 만약 그 자세가 서서 하는 비대칭적인 전굴 자세의 한 형태라면, 우리는 앞다리와 뒷다리 사이에 얼마나 고르게 체중을 분배했는지 느끼기를 시도할 수 있을 것입니다. 심지어 *Paschimottanasana*(파스치모타나사나, 앉은 전굴자세)와 같은 앉은 자세에서도 좌골, 종아리 또는 발뒤꿈치가 지면에 닿는 방식의 차이를 느끼는 것 또한 드문 일이 아닙니다. 우리가 만약 근본적이지만 극단적으로 접근해 *Shavasana*(사바사나, 송장자세)로 누웠다면, 우리가 지구와 고르게 맞닿았다고 느낄 수 있도록 우리의 몸을 살펴보았을지 궁금합니다. 여러분의 다음 수련 마지막 부분에서 이를 시도해 보고 발꿈치 한쪽, 또는 견갑골 한쪽이 유독 지면을 더 누르는지 또는 머리가 고르게 위치했는지에 관하여 스스로 의식하고 있는지 바라 보도록 합니다. 이 자세는 몸의 긴장감, 가벼움, 무거움 심지어 아픈 부위도 쉽게 알아차릴 수 있는 편안한 자세이기 때문에 평소 스스로의 바디스캔(마음챙김 명상의 방법 중 하나)을 수행하기에 아주 훌륭한 시간이 될 것입니다. 여러분은 종종 사바사나에서 완전히 기우뚱한 수련생들을 볼 수 있습니다. 사바사나는 그들의 변화된 몸의 정렬을 처리하는 동안 자세를 정돈하기에 완벽한 시간 입니다. 만약 여러분이 사바사나에 있는 누군가를 바르게 정렬하려고 한다면 너무 오래 두지 않도록 합니다. 저는 수련생들에게 조용히 다가가 머리에 손을 얹었는데 그들은 깜짝 놀라 비명을 지르고 펄쩍 뛰었습니다. 아마도 깜빡 잠이 들기 직전이었을 것이고 저의 개입이 다음 날까지 그의 평온한 기분을 망친 것 같았습니다.

우리는 심지어 몸 전체의 균형에 대해서도 생각해 볼 수 있습니다. 우리는 다른 쪽과 비교하여 한쪽이 더 긴장되어 있지 않나요? 신체의 한 부분이 다른 한 부분보다 불균형적으로 수축되거나 이완되어 있지는 않은가요? 저에게 자신의 신체 한쪽이 다른 한쪽과 완전히 다르게 느껴진다고 말하며 찾아오는 많은 수련생들이 있습니다. 그들이 갖고 있는 문제들 또한 같은 쪽에 있는 것처럼 보입니다. 만약 우리가 이 각도에서 특정 자세에 우리의 모델을 적용한다면, 우리는 균형이 그 자체 내에서 어떻게 나타나는지 고려할 수 있을 것입니다. 대부분의 비대칭적인 동작들은 양쪽에서 반복되어 진행되지만, 일부의 대칭으로 간주된 동작들은 한 번만 수행합니다. 예를 들면, *Padmasana*(파드마사나, 연꽃자세)의 다리를 포함하는 자세들은 언제나 한 번만 수행됩니다. 만약 우리가 항상 같은 쪽 다리를 먼저 움직인다면 이것은 균형 잡힌 것으로 여겨질 수 없습니다. 이와 같은 장기간의 수련은 신체의 양쪽 차이를 만들어냅니다.

동작 전환은 우리가 선호하는 방식을 갖게 하는 경향이 있는 또다른 영역이며 이것은 곧 불균형으로 이어질 수 있습니다. 만약 여러분이 앞·뒤로 뛰어 동작의 전환을 하는 수련생이라면, 항상 같은 방식으로 다리를 교차하나요? 또는 균형을 이룰 수 있도록 조심하며 교차하는 방식을 바꾸며 수련하나요? 전자의 수련생은 만약 반대로 시도한다면 양쪽의 차이에 놀랄 것입니다. 여러분은 항상 같은 다리로 물구나무서기나 핀차 마유라사나로 올라가지 않습니까? 우리가 까다롭게 굴어 본다면, 여러분은 항상 동작을 시작할 때 같은 쪽 먼저 하지는 않나요? 지도자인 여러분은 누군가의 후굴을 도와줄 때 항상 같은 다리를 내밀며 지도하진 않나요?

최근에 저는 딱딱한 알갱이가 들어간 빵을 먹으면서 어금니의 반이 갈라졌고(아마도 그것은 돌이었을지도 모르겠네요) 잠재의식 중 일어나는 동작 조차도 불균형을 만들 수 있다는 것을 상기했습니다. 저는 어금니가 깨져 반대쪽으로 씹기를 노력해야 했는데, 놀라울 정도로 어색하다고 느꼈습니다. 이런 단순한 습관은 일부 턱 주위 근육의 불균형을 일으킬 수 밖에 없습니다. 저는 척추 지압사와 물리치료사가 종종 문제의 근본 원인으로 왜 턱을 꼽는지 알고 있습니다. 심지어 저는 미소가 삐뚤다는 것을 깨달았습니다. 이것은 한쪽으로 씹는 습관에서 생긴 건지 확실하지는 않지만 어쨌든, 작은 반복적인 편차일지라도 힘이나 ROM의 불균형으로 이어지는 움직임 패턴을 만든다는 것을 알 수 있습니다.

우리가 앞서 기반에 우리의 위치를 조정하는 첫 번째 균형에 대한 견해로 돌아간다면, 많은 사례에서 우리가 동작을 달성하느냐는 우리의 ROM에 크게 좌우될 것입니다. 전완근을 이용한 균형잡기 자세인 핀차 마유라사나를 예로 들어 보겠습니다. 이 동작에 필요한 어깨 ROM(굴곡과 외회전)이 충분하지 않다면, 균형을 잡기 위해 다리를 머리 위쪽으로 더 가져와야 하는 상황에 놓일 것입니다.

균형은 힘, ROM 및 학습 구조에 크게 의존하기 때문에 자세 변수이기도 합니다. 여러분이 한쪽으로 균형을 잘 잡을 수 있는 사실은 반대 방향에서도 잘 할 수 있다는 것을 의미하지 않습니다(비록 저는 여러분의 학습능력이 양쪽에 있어 극단적으로 상반되지는 않을 것이라고 생각합니다). 우리는 아쉬탕가 수련생들이 빈야사 플로우 수업에서 *Ardha Chandrasana*(아르다 찬드라사나, 반달자세) 또는 *Virabhadrasana C*(비라바드라사나 C, 전사C 자세)를 처음으로 수행할 때 믿을 수 없이 흔들리는 경험을 하는 것을 Variety 챕터에서 설명했습니다. 우리는 이제 훌륭한 균형의 기술을 얻기 위한 버킷리스트에 다양성을 추가할 수 있습니다.

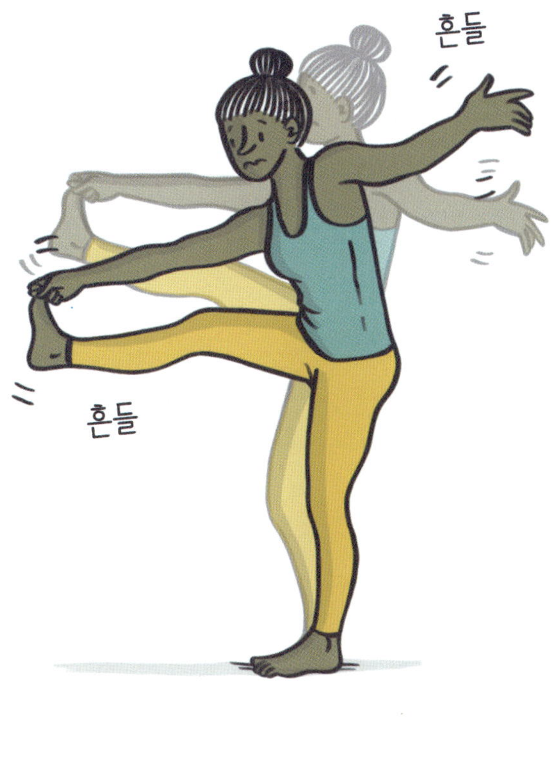


끝으로 이렇게 진지한 내용에서 갑자기 마법이 나타나 생뚱맞다고 느끼실지 모르겠지만, 저는 마법의 주먹을 소개하기 전까지는 Balance 챕터를 마무리 할 수 없을 것 같습니다.

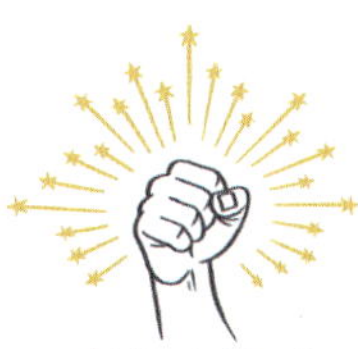

마법의 주먹

마법의 주먹은 평소 균형을 잡는데 어려움을 겪는 수련생들 또는 예상치 못한 집중력 저하를 위한 '비장의 무기'로 이상적입니다. 저는 이 동작에 특허를 내지는 않았으니 기쁜 마음으로 자유롭게

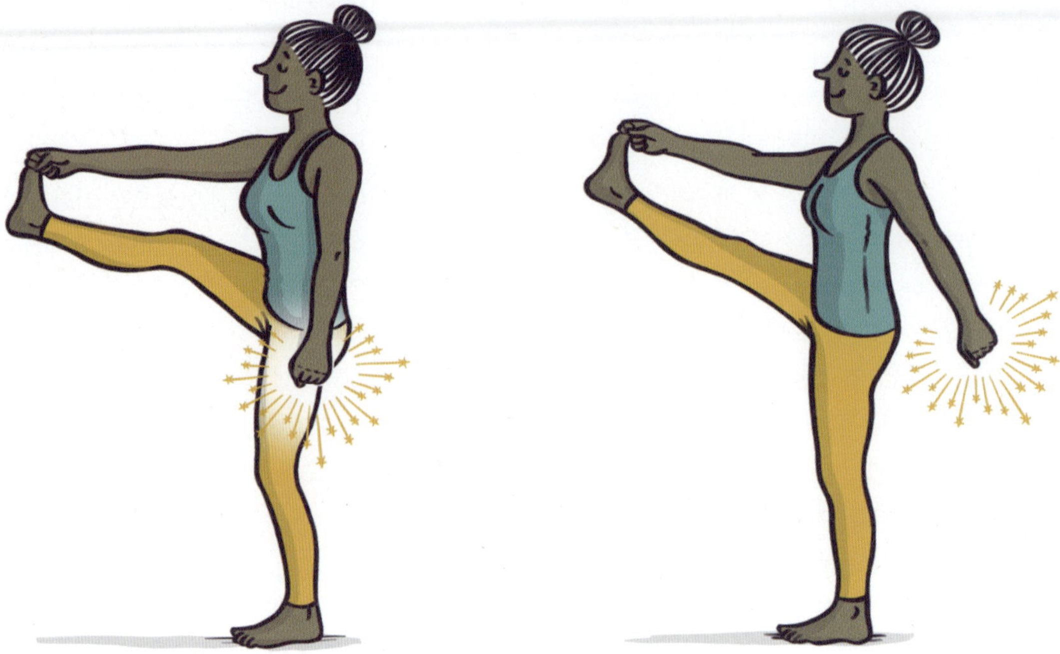

더 안정감을 느끼기 위해 팔을 몸 뒤쪽으로 보내보세요.

공유하고 수련에 활용해 보시길 바랍니다. 쉽게 흔들리기 시작할 때, 자유로운 손으로 강하게 주먹을 불끈 쥐고 몸의 버팀목을 느끼면서 팔을 바닥 쪽으로 쭉 뻗어봅니다.

마법의 주먹은 유익함을 위해서만 사용하세요!

이 다소 긴 주제에서, 우리는 우리의 균형 능력을 향상시키는 방법에 대한 생각을 시작할 수 있습니다. 첫째로, 여러분은 자신의 기반요소들 중 하나를 제거하기 전에 자신의 COG를 어떻게 이동시킬지 고려해보세요. 필요하다면 방패전략을 시도해보고 많은 수련과정을 통해 여러분의 몸은 방패전략에 필요한 것이 무엇인지 학습할 수 있도록 허락하세요! 정신을 가다듬어 집중하고 가만히 응시하며 기반에 주파수를 맞추고, 체중의 분포를 감지해 봅니다. 특히 코어를 중심으로 필요한 특정 힘을 구축하는 동작을 수행하고 마지막으로 많은 다양성을 추가하세요. 만약 문제가 생긴다면 마법의 주먹을 불끈 쥐세요!

## RISK FACTORS

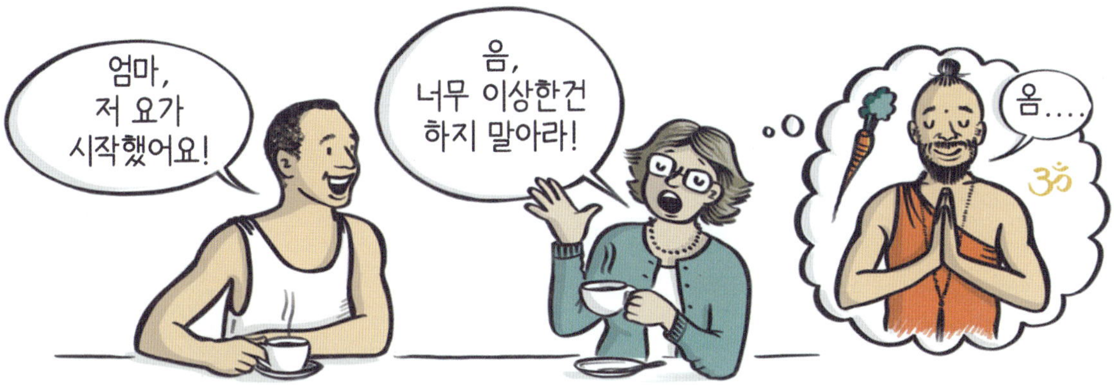
엄마,
저 요가
시작했어요!
음,
너무 이상한건
하지 말아라!
옴....

요가를 하겠다고 했을 때 어머니께서 말하셨습니다. "이상한 것을 시작하지 말아라". 이것은 채식주의자가 되고, 찬팅을 하며 독특한 옷을 입고 특이한 이름들을 외치는 것을 의미한 것이였죠. 물론, 요가에는 언제든지 다른 사람들은 이해하기 힘든 방향으로 변질되는 위험요소들이 존재합니다. 하지만 저는 다른 어떠한 것들보다 부상가능성과 관련된 위험에 대하여 언급하고 싶습니다. 사고는 우리가 하고 있는 것과 무관하게 일어날 수 있습니다(모두 그렇지는 않지만, 그래도 사고는 발생합니다). 의도적이든 아니든 우리는 자세에서 모양을 만들어야 하기 때문에 우리의 몸을 어떤 위치로 놓을지 고려해야 합니다.

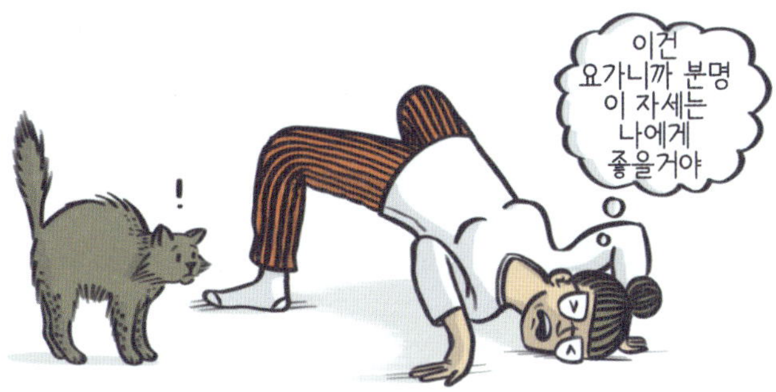
이건
요가니까 분명
이 자세는
나에게
좋을거야
!

요가는 그 자체로 치유가 될 것이라는 어떠한 신비주의 속에 쌓여 있었기 때문에, 사람들은 많은 시간동안 요가 수업에서 무엇을 하든지 그들에게 모두 좋을 것이라고 추측해왔습니다. 물론 이것은 사실이 아니며 이 주제와 관련해 최근 몇 년 동안 주목받은 많은 언론의 관심 이면의 동기가 의심스럽지만 부상가능성에 대한 대중의 인식이 높아진 결과는 좋은 일이었다고 생각합니다. 아주 오래 전 퍼스널 트레이너 교육을 받을 당시, 우리는 모든 특정한 운동에 대한 건강 및 안전과 관련한 리스트를 작성해야만 했습니다. 젊었을 때라 모든 할 수 있을 것만 같았던 그 당시, 저는 일이 잘못되어도 이것과 관련이 있을 거라고 생각하지 않았기 때문에 그 리스트를 지루해 했던 기억이 있습니다. 그러나 여러분은 시간이 지날수록 현명해질 수 있습니다. 그 당시에는 꺼려했던 비판적인 시선은 요가 자세를 고려할 때 유용하게 사용할 수 있었습니다.

힘과 ROM의 한계를 시험하고 있는 복잡하고 더 극단적인 자세들 중 일부는 신체 구조에 스트레스를 줄 수 있는 가능성을 지니고 있는 것을 쉽게 볼 수 있습니다. 그러나 몇몇 사람들에게 문제를 일으킬 만큼 복잡하지 않을 수도 있고 겉보기에 간단한 *Paschimottanasana*(파스치모타나사나, 앉은 전굴자세) 같은 자세도 잘못하면 허리에 큰 부담을 줄 수도 있습니다. 요가는 팀 스포츠가 아니고 빠르게 움직이지 않으며 서로를 경쟁하며 달려드는 사람들도 없으므로(이상하고 지나치게 열심인 지도자를 제외하고) 잠재적인 위험에 대한 변수가 적습니다. 이것은 자세 그 자체, 수련자 그리고 외력에 의해 제한됩니다.

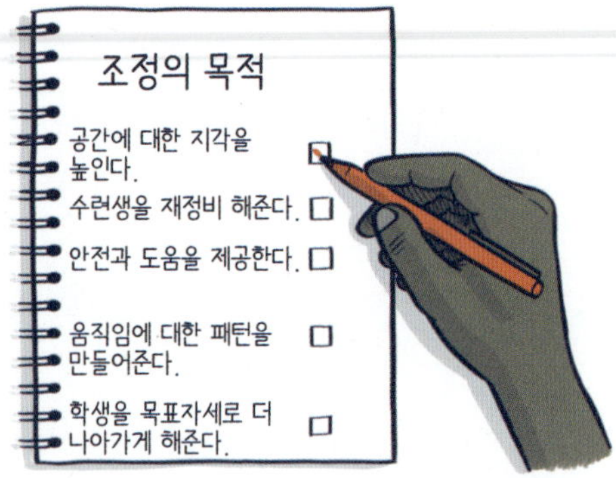


먼저, 외력에 대하여 다뤄봅시다. 우리는 수련시 조정과 중력이라는 두 가지 형태의 외력을 받는다고 생각합니다. 조정의 목적은 그 자체로 완전한 논의이기 때문에 지금은 조정이 많은 용도에 도움이 되고 다양한 의도로 수행될 수 있다고 말할 수 있습니다. 몇 가지 예시로, 조정은 공간에 대한 지각을 높이고 수련생을 재정비하게 하며, 안전과 도움을 제공하고 움직임에 대한 패턴을 만들어 줄 뿐만 아니라 수련생을 올바른 패턴으로 더 나아가도록 돕습니다.

이러한 상황들의 대부분은 최소한의 위험을 동반하지만 자세를 더 깊게 취할 때에는 부정적인 상황들이 일어날 수 있습니다. 유감스럽게도, 저는 몸과 관련된 일을 하면서 현재 몸의 문제를 지도자가 너무 과하게 한 탓으로 돌리는 많은 사람들을 만나 왔습니다. 하지만 개인의 책임에 대한 필요성도 크기 때문에 지도자의 잘못이라고 할 수만은 없습니다. 많은 수련생들은 그들이 얼마나 할 수 있을지에 대한 능력을 평가하는 지도자들을 너무 많이 신뢰하곤 합니다.

일부 자세들은 이용가능한 힘 때문에 과한 조정을 유도합니다. *Prasarita Padottanasana C*(프라사리타 파도타나아사나 C, 넓게 서서 앞으로 숙이는 자세 C)도 어깨가 그러한 위치에 놓여있습니다. 이러한 조정은 실제로 자세 자체의 일부분으로 볼 수 없기에 현재는 지금 하고 있는 것만으로도 충분합니다.

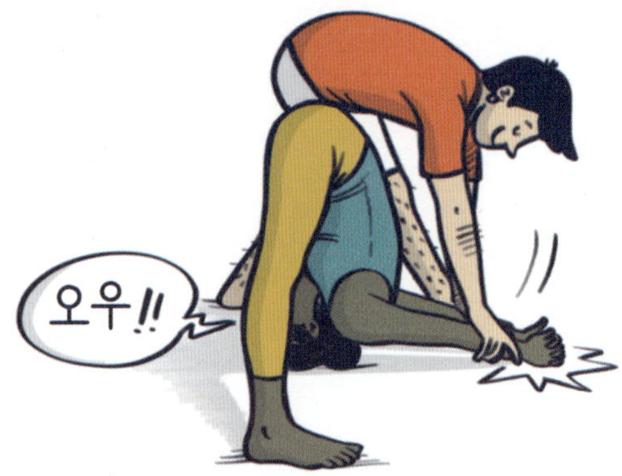

지렛대가 긴 사람들은 유리해요.

반면에 중력은 비록 외력이기는 하지만, 중력의 방향대로 자세를 적응하도록 요구하는 방식에 따라 우리의 움직임을 무효시키는 역할을 할 수 있습니다. 우리는 균형을 잡는 포즈에서 중력의 역할을 살펴보았고, 이 격렬한 마찰이 진정되기도 전에 쿵 소리와 함께 떨어진 적이 있습니다. 우리는 그것이 중력의 문제인지 비현실적인 기대 때문인지, 수련생이 아직 준비되지 않은 것인지 의문을 제시하고 싶을지도 모릅니다. 이것은 아마도 중력이 서서히 우리에게 미치는 영향일지도 모릅니다. 중력은 아래쪽으로 가해지는 힘이기 때문에 관절에 스트레스를 더할 수 있습니다. 예를 들면, 우리가 Handstand(핸드스탠드)동작을 할 때, 손목은 압박을 받는 위치에 놓여질 것이고 머리서기에서는 경추가, *Virabhadrasana B*(비라바드라사나 B, 전사B 자세)와 같은 자세에서는 안쪽 무릎이 압박을 받을 것입니다. 대부분은 적절한 움직임을 통해 피할 수 있지만 우리는 동작에서 중력이 어떻게 작용하는지 알아야만 합니다.

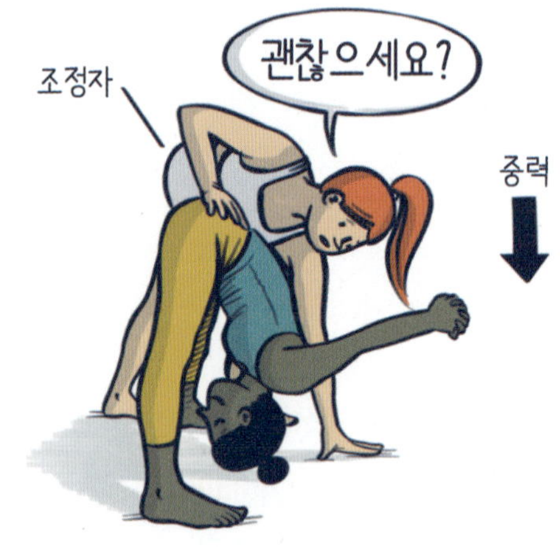


수련자의 역할은 중요합니다. 스스로를 과도하게 밀어붙이고, 지시를 무시하거나 비현실적으로 몸과 조화를 이루지 못하면서 목적만을 이루고자 하는 기대감으로 인해 우리 스스로를 위험에 빠뜨리곤 합니다. 이러한 모든 것은 심리와도 관련이 있으며 수련자들은 규제에 대한 불편한 마음, 힘의 불균형 또는 부족함 그리고 과거 또는 현재의 부상들을 가지고 옵니다. 우리는 우리가 하고 싶은 것들을 할 것이고 일부 자세들은 그 방식에 거의 적응해 버릴 것입니다. 따라서 자세에서의 위험요소는 수련자에 의해 크게 좌우될 수 있습니다. 만약 여러분에게 약한 부분이 있거나 기저질환이 있다면 더 이상 악화되지 않기 위해 반드시 자세를 수정해야 합니다.

ROM(관절가동범위)의 제한은 다른 영역에서 느슨하게 사용되어지는 문제를 야기할 수 있으며 그 부분에 자주 손상을 일으킬 것입니다. 만약 자세에 친숙하면서 적절한 힘과 일정시간 동안 필요한 ROM을 가지고 있는, 경험이 풍부한 수련자일 경우에는 대부분의 사람들에게 많은 위험을 줄 수 있는 자세일지라도 꽤 안전하다고 여길 수 있습니다. 이것은 다양한 레벨의 수련자가 참여하는 수업에 대한 우려입니다. 어떤 면에서는 자세는 그저 자세일 뿐이고 우리가 어떻게 자세를 수행하는지에 따라 위험을 가중시킨다고 하더라도 이것들이 내용의 전부는 아닙니다.

자세 그 자체로 요구되는 것들이 우리에게 어떤 위험을 줄까요? 많은 동작을 할 때, 우리는 장기적으로 신체에 도움이 되지 않을 만한 것들을 할 수도 있습니다. 무릎과 팔꿈치를 과하게 펴거나, 목을 강하게 굽히고, 머리에 지나치게 무게를 싣는다거나, 등과 허리를 과하게 꺾는 사례들이 이에 해당합니다. 이러한 문제들은 자세 자체의 문제가 아니라 올바른 기술과 관련이 있습니다. 어떤 자세들은 수행하기 위해서 우리의 신체 일부를 더 취약한 위치에 놓아야 하기 때문에 높은 단계의 위험을 동반합니다. 물론 이 부분은 자세를 수행할 때 신체의 건강과 안전을 위해 개인이 준비해야 하는 부분에 대해 나와있는 *Alignment* 챕터에서 언급된 부분과 다소 일치합니다. 다음 몇 가지의 예를 살펴보면, 제가 말하고자 하는 것을 알 수 있을 것입니다.

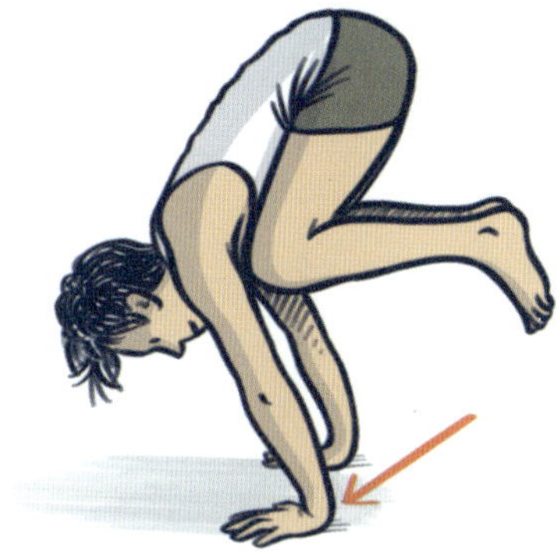

과한 손목 신전은 일부 수행자들에게 무리가 될 수 있어요.

*Bakasana*(바카아사나, 두루미자세)를 할 때는, 어깨를 손목 앞쪽에 위치시켜야 합니다. 만약 팔을 편 자세를 하고 싶다면 더 멀리 앞으로 가야 하고, 엉덩이가 과도하게 위로 솟지 않게 하려면 훨씬 더 멀리 앞으로 가야 합니다. 이 모든 것들은 COG(Center of Gravity, 무게중심)의 균형을 쉽게 맞추기 위해서입니다. 아마 더 많은 힘이 있을수록 더 잘할 수 있겠지만 만약 여러분의 몸무게가 조금 무겁다면, 이 또한 손목 앞쪽으로 더 멀리 나가야 합니다. 손목에 비해 어깨가 앞쪽에 놓여진 위치에서는 손목의 많은 신전을 필요로 하게 되며, 이렇게 체중을 지탱하는 자세에서는 손목에 해로울 수 있습니다

조금 더 많은 예를 살펴보겠습니다.

- 어깨서기 자세에서, 어깨가 담요 위에 올려져 있지 않은 경우 과도한 목의 굴곡으로 인해 경추에 스트레스를 줍니다.
- 우티타 하스타 파당구쉬타사나에서 들어 올린 다리의 고관절에서 약 120° 미만의 굴곡을 할 수 있을 때, 다리에 접근하기 위해 앞으로 숙이면 요추에 하중이 더해질 수 있습니다.
- 파리브르타 파르스바코나사나에서, 만약 고관절에서 충분한 외회전이 이루어지지 않은 상태로 뒷다리의 발바닥을 바닥에 놓고 이 자세를 수행할 경우, 회전력(torquing forces)은 천골 주위로 갑니다. 비라바드라사나 A도 마찬가지입니다.
- 선·후굴자세에서 발목을 잡는것. 아래 그림과 같이 강렬한 후굴자세를 수행할 때, 척추의 특정 부위에서 더 많이 꺾이는 것을 볼 수 있습니다.
- 자누시르사아사나 C에서 만약 위쪽다리에 대한 아래쪽다리에서의 외회전을 제어할 수 없고 제한이 있다면, 회전력은 무릎에서 일어납니다.

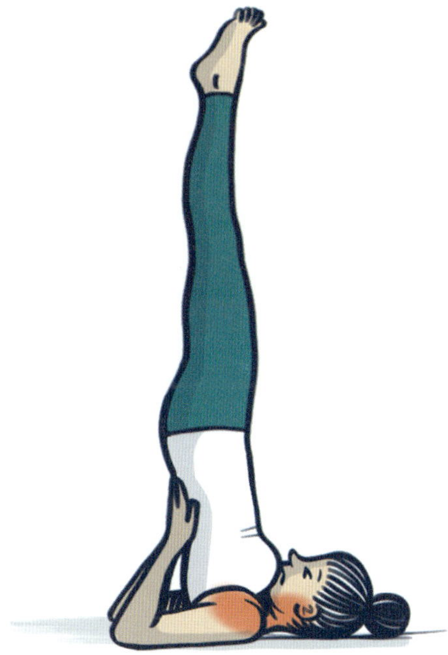

경추가 약해질 수 있어요.

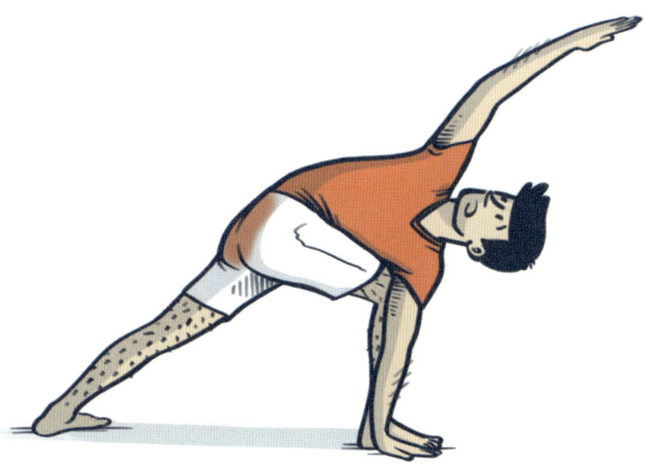

발을 밖으로 돌려 골반을 제자리에 고정시킬 수 있어요.

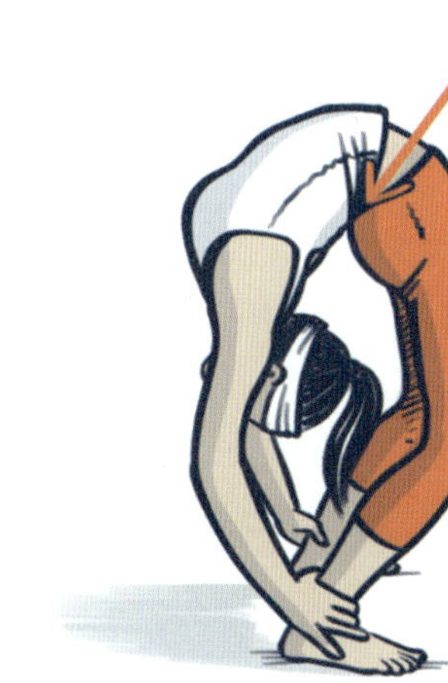

우리는 Backbends 챕터에서 허리꺾기에 관해 논의할 예정이에요.

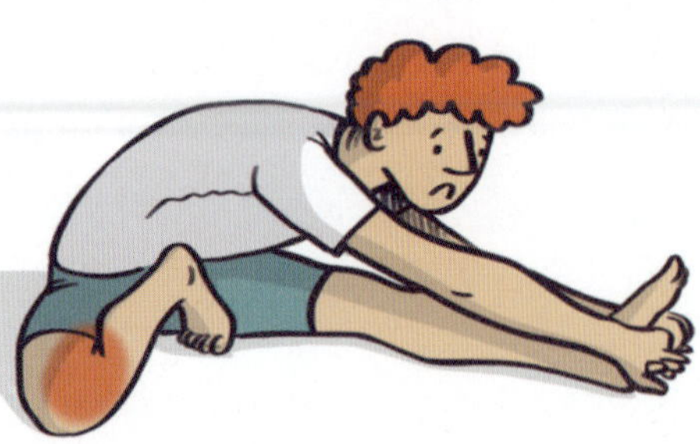

제가 가장 좋아하지 않는 자세 중 하나인 자누시르사 C는 회전력이 생길 가능성이 있어요.

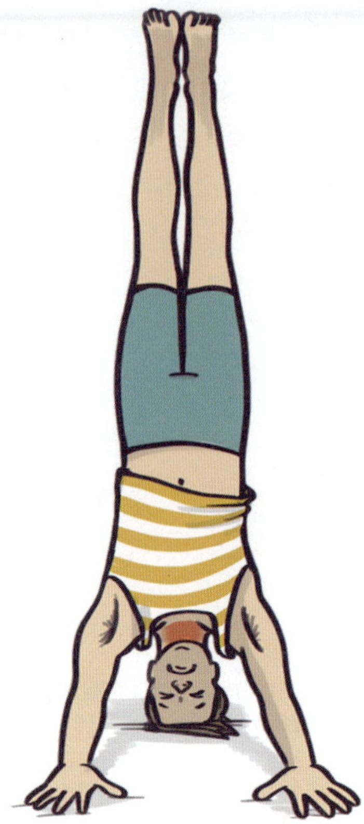

이와 같은 머리서기 변형동작에서는 경추에 가해지는 무게를 덜어줄 방법이 없어요.

- 머리서기에서 머리가 바닥에 닿는 경우, 경추는 강한 압박을 받는 위치에 놓입니다. *Mukta Hasta Shirshasana A, B & C*(묵타 하스타 시르사아사나 A, B & C, 자유로운 손 머리서기자세)와 같이 팔과 손이 머리에서 멀어질수록 더욱 그러합니다.

물론, 힘의 요소, ROM, 기술과 숙련도 외에도 위험을 줄이는데 중요한 역할을 하는 더 많은 예시들이 있습니다. 또한 여러분이 정확히 정렬에 기반을 두는 선생님들과 함께 수련하지 않는 한 타협점을 찾게 된 많은 자세들은 어느 정도 인정된 표준자세로 받아들여지고 있습니다.

*Marichyasana D*(마리챠아사나 D, 현인 마리치 자세 D)는 완벽하지 않은 버전이 허용되는 자세 중 하나일 것입니다. 한쪽 고관절을 올린 상태에서, 골반이 균형 잡혀 있지 않고 척추가 옆으로 구부러집니다. 그러면 파드마사나를 할 때 다리에서 무릎이 뜨고, 회전이 일어날 수도 있습니다(둘 중 하나만 일어나거나 둘 다 일어나는 경우 또한 많습니다).

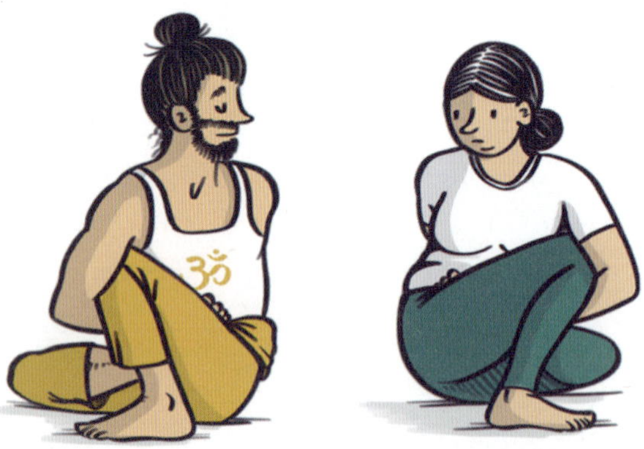

Zane은 적절한 위치에 있고 Wendy는 엉덩이가 너무 높이 떠 척추가 옆으로 구부러졌어요.

마리챠아사나 D 자세는 대부분의 수련생들에게 자세 자체의 위험성과 수련생의 숙련도가 일치하지 않는 동작에 가장 적합한 예시라고 생각합니다. 만약 파드마사나에서 양쪽 고관절과 무릎이 바닥에 닿아 있을 때 발목의 통증이 없고 척추의 굴곡이 최소화 된다면, 이 자세는 위험하지 않다고 할 수 있습니다. 그러므로 앞서 예를 들었던 바카사나와는 달리 바람직하지 않은 관절의 정렬과 체중지지와 관련해 의문을 제기할 필요는 없습니다. 그러나 대체로 받아들여지고 있는 기준에서는, 한쪽 고관절이 위로 올라가고 무릎 또한 자주 그렇다면 위험성을 가지고 있다고 봅니다. 비록 시간이 지남에 따라 하나 또는 둘 다 괜찮아졌다고 해도 말입니다.

한쪽 다리만 올린 아르다 파드마사나에 손이 뒤로 묶인 트위스트를 추가합니다. 아르다 파드마아사나에서 고관절의 외회전이 충분하지 않은 수련생들은, 무릎을 더 아래로 내리면 반대쪽 엉덩이가 올라갈 것이고, 이것은 골반을 더 불균형한 상태로 만들 것입니다. 이 포지션에서 다리를 잡거나 맞잡기 위해 올라간 고관절의 측면으로 상체를 이동하면 척추는 옆으로 휘어지고, 앞으로 굽을 것입니다(수련생이 팔을 감기 위해 몸을 앞으로 숙이는 습관이 있다면 더욱 그렇습니다). 이렇게 굽은 자세에서는 무릎을 통과하고 맞잡게 될 때 척추의 비틀림까지 더해집니다. 팔이 다리와 닿아 있어 약간의 힘을 더할 수 있기 때문입니다(때론 이 자세로 쉽게 접근이 어려울 때 수련생들은 스스로 위의 방법처럼 몸을 사용합니다).

일상생활에서 허리를 다치는 흔한 상황 중 하나는 회전된 척추를 굽히며 짐을 싣는 것입니다. 예를 들면, 자동차 트렁크에서 무거운 것을 꺼낸 후 척추를 비틀어 굽히면서 옆 바닥에 내려놓을 때입니다. 그러므로 여러분은 자세에서 좋지 않은 힘을 만들어내는 경우가 얼마나 쉬운지 알 수 있을 것입니다. 또한 우리는 이 공식에 파드마사나에서 종종 무릎이 뜬다는 사실을 추가할 수 있습니다. 이는 무릎을 약하게 만듭니다. 대다수의 수련생들에게는 더 안전한 위치로 접근하는 것이 어렵기 때문에, 이러한 타협된 방법은 널리 받아들여지고 있습니다.

실제로는, 다리와 발을 구부릴 때 같은 쪽 좌골을 바닥에 내려 놓을 수 있는 상부와 하부 다리 사이에 특정한 비율을 지닌 수련생들만이 엉덩이 근처에 내려 놓을 수 있습니다. 그러나 골반이 심하게 기울어지는 것은 피해야 합니다. 이 자세와 관련해서는 이 책 뒷부분에 나와있는 Posture Groups 챕터에서 살펴보겠습니다.

높은 빈도의 느슨함을 관찰한 다른 자세들은 *Ekapada Shirshasana*(에카파다 시르사아사나, 한 다리 머리 위 자세), Drop backs(드롭백), *Supta Kurmasana*(숩타 쿠르마사나, 누운 거북이자세)가 있습니다. 만약 여러분이 다른 것들을 떠올리기 시작한다면, 이는 곧 자세를 잘 하기 위해 얼마만큼 기존방식과 타협해야 하는지에 대한 것이라고 저는 확신합니다.

자세를 다소 위험하게 만드는 요소들은 다음과 같습니다.

- 시퀀스: 우리는 더 복잡한 자세를 하기 전에 올바른 영역을 열었습니까? 우리는 어디서부터 이 자세로 넘어가는가요? 예를 들면, 이미 관절에 하중을 두고 다음 자세로 가기 위해 회전을 더 하는 것일지도 모릅니다. *Virabhadrasana C*(비라바드라아사나 C, 전사 C 자세)에서 *Ardha Chandrasana*(아르다 찬드라아사나, 반달자세)로 갈 때, 지지하는 고관절은 약할 수 있습니다. Wildthing(와일드띵) 자세로는 어떻게 이동해야 할까요.(이 자세들을 한다면) 심지어 우리는 어떻게 이 자세를 하게 되었는지에 대해 여기에 추가할 수도 있습니다.
- 온도: 몸을 제대로 풀지 않아서 몸이 차갑고 유연성이 떨어지나요? 반면에, 당신이 익숙하지 않다면 더 깊은 자세로 들어갈 수도 있을 만큼 평소보다 더 유연하게 만들어주는 더운 환경에 있습니까?
- 나이: 당신은 이미 전성기를 보냈고, TV를 보며 차 한잔의 여유를 즐기는 나이인가요?(그것도 아닌가요?) 나이에 따라 부드러운 조직은 탄력을 잃고, 구조물은 더욱 약해지기 쉬운 상태가 됩니다. 특히, 압축된 척추 디스크는 체중을 싣는 것에 있어 훨씬 더 위태롭게 만듭니다. 또한 나이가 들면서 신체 구조에 더 많은 어려움이 있을 수 있습니다. 그러나 긍정적으로 보면 때때로 더 많은 지혜들을 쌓을 수 있습니다.
- 이전의 부상, 힘의 부족, 또는 과도한 가동성으로 인한 관절의 불안정성
- 자세에서 머무르는 시간
- 표면의 안정성: 손목을 다치는 가장 빠른 방법은 해변의 모래사장에서 물구나무서기를 연습하는 것입니다. 부드러운 모래는 불안정한 기반을 제공하며 무게를 균등하고 적절히 분배할 수 없게 합니다.
- 운동 기술 및 조정능력: 예를 들면, 당신은 다른 화려한 것들을 시도하기 전에 Handstand(핸드스탠드)에서 균형 잡는 법을 배운 적이 있습니까? 당신이 서투른 사람이라면, 사람들은 당신이 언제나 부상을 입을 것이라는 것을 모두 알고 있을 것입니다.
- 그리고 다른 주제에서 언급했던 정렬, 힘, 심리 등의 다른 요소들도 있습니다.

결국 말하고자 하는 것은 자세 자체로 위험을 동반할 수 있지만 우리는 또한 그 위험을 줄이거나 감소시킬 수 있다는 것입니다. 우리의 행동, 준비, 심리, 인식 등으로 말입니다. 게다가 각각의 개인들은 그들의 제한 요소, 이전의 부상, 비율 등에 따라 주어진 상황에 다르게 반응할 것입니다. 우리 각각의 환경은 모든 부분에 영향을 미칠 것입니다.

'핵심 개념은, 자세의 요구 사항과 각 개인에 따라서
서로 다르게 상호작용 한다는 것입니다.
이러한 상호작용은 시간이 지남에 따라 변합니다.'

# FASCIAL CONSIDERATIONS

최근 몇 년 동안 근막이 수행해야 하는 역할과 이에 관해 얼마나 주의를 기울여야 하는지에 대한 관심이 급증했습니다. 우리는 이 주제를 살펴보며 최근 생겨난 이론이 우리가 요가를 하는 방식에 어떤 영향을 줄 수 있는지에 중점을 둘 것입니다. 저는 관절에서 움직임을 만들어내는 근육과 신체의 다른 영역들을 살펴보기 전에 이 주제를 먼저 소개하고 싶었습니다. 그러면 신체 부위의 상호 연결성과 움직임 분석에 대한 복잡성을 더 잘 이해할 수 있기 때문입니다. 근막에 대한 주제를 탐색하며 특정 영역을 살펴봄으로써 관절의 제한과 움직임 패턴을 이해하려는 시도에 문제가 있음을 알게 될 것입니다. Body Bits 챕터에서 이러한 유형의 세분화된 접근 방식을 취하더라도 근막 연결을 통한 광범위한 상호작용을 고려하지 못하기 때문에 무슨 일이 일어나고 있는지 완전히 설명할 수는 없습니다. 그러나 근육은 관절을 움직이고 움직임을 제한하기도 하므로 이처럼 몸을 이해함으로써 많은 통찰을 얻을 수 있습니다. 근막이 수행해야 하는 역할에 대한 인식은 우리가 몸의 일부 및 신체 전체의 통합에 대한 아이디어를 혼합할 수 있도록 할 것입니다.

근막과 Biotensegrity(생체긴장통합구조)와 관련된 주제에 대한 모든 것을 완전히 이해하는 데에는 스스로도 아직 멀었다는 것을 인정합니다. 그래도 현재의 생각과 정보를 조금이라도 전달하기 위해 최선을 다할 것입니다. 이 주제와 관련한 많은 주요 저자들이 이 챕터의 끝에 나열될 것이며, 근막에 대해 더 깊이 이해하고 싶다면 출처를 직접 방문하는 것을 권장합니다.

Biotensegrity(생체긴장통합구조)란, 건축학에서도 사용하는 용어로 인체에서는 근막을 설명하는 개념용어로 자주 활용됩니다. 단순 근육과 뼈의 개념에서 벗어나 근막은 인대, 건, 내부장기 등 유기적인 긴장과 통합이 중요하다는 개념으로 활용되고 있습니다.

## 그렇다면, 근막이란 무엇인가? So what is fascia?

신체는 상피조직(피부 및 내부표면층), 근육조직(골격, 평활 및 심장), 신경조직(신경 및 관련 구조들), 결합조직(지지, 분리 및 보호물질)이라는 4대 기본조직 유형으로 구성됩니다. 결합조직은 신체에서 가장 많이 생산되는 유형이며 근막은 이 결합조직의 일부입니다. 모든 결합 조직이 근막인 것은 아니며, 정확히 근막을 구성하는 것이 무엇인지에 대해서 뜨거운 논쟁이 있습니다. 그 예시로, 혈액은 근막으로 간주되지 않지만 결합조직의 일부입니다. 반면에 뼈는 근막이 딱딱해진 것이라고 말하는 사람들과 논쟁의 여지가 있습니다. 근막으로 간주되는 결합 조직에 대한 일반적인 신조는 이것이 연속적인 전신 긴장 구조의 일부일 것이라는 겁니다. 인대, 힘줄, 뼈, 지방 조직, 관절낭, 골막 및 기타 외피막은 모두 표층 및 심층 근막과 함께 근막으로 간주됩니다.

근막은 여러 가지 형태를 취하며, 때로는 가볍고 섬세하고 다른 곳에서는 거친 밴드와 비슷합니다. 이것은 필요한 기능에 따라 각기 다른 비율과 농도로 이루어진 콜라겐, 엘라스틴과 레티큘린으로 결합된 단백질을 통해 이러한 놀라운 다양성을 이루어 낼 수 있습니다. 근막은 분리, 지지(흉요근막과 같은) 또는 족저근막이나 장경인대와 같이 특정한 기능적 목적을 제공하는 것과 같은 다양한 역할을 합니다. 신체의 근막은 3차원 바디수트라고 생각할 수 있습니다. 더 표면적인 층과 구조는 더 깊은 층으로 연결되기 때문입니다. 근막은 분리와 연결이라는 이분법을 동시에 달성합니다. 우리가 다른 모든 것을 제외하고 근막만을 남겨둘 수 있다면, 우리는 우리 몸에 대해 섬세하고 명확하게 묘사할 수 있다고 제안되었습니다.

근막은 얕은 근막과 깊은 근막의 두 가지 범주로 나눌 수 있습니다. 전자는 피부의 기저층 바로 아래에 있으며, 깊은 근막은 신체의 더 깊은 층으로 침투하여 장기, 혈관 및 뼈를 구성하고, 근육의 힘살을 둘러싸고 분할하며, 인대와 힘줄 등을 구성합니다. 근막은 3차원의 구조로 연결되어 전신 장력 매트릭스를 형성합니다. 근막은 신경으로 가득 차 있기 때문에 일부 사람들은 근막을 감각 기관으로 간주하기도 합니다. 고유수용성 정보를 제공함으로써 근막은 신체 인식에 필수적인 역할을 합니다.

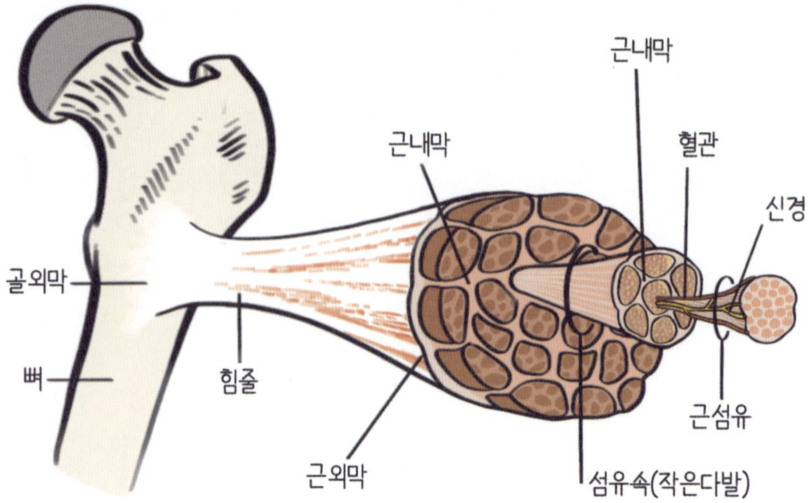


근막은 근육의 모든 깊이에서 발견되며, 연속적입니다.

근막과 근육의 관계를 고려할 때, 근막이 근육 조직의 모든 층으로 침투하여 서로 다른 깊이에서 층과 근육의 힘살을 분리하고, 연결하고, 형태와 모양을 부여하며, 병합하여 힘줄을 만든다는 것을 알 수 있을 것입니다. 근막은 근육 조직에 통합되어 있어서 별개의 근육 조직과 근막 요소라기보다는 근막의 구성 단위(근육요소와 관련된)라는 관점에서 생각하는 것이 합리적입니다. 물론, 상호연결은 여기서 그치지 않습니다. 근육을 통해 이동하는 근막은 힘줄이 된 다음 근막이기도 한 골막(뼈 주위를 둘러싼 막)과 계속해서 병합되고 잠재적으로 일부 인접한 근육의 근막 구성 요소와 병합됩니다. 즉, 근막은 종종 연속적이지만 기능적 필요조건과 위치로 인해 밀도와 속성이 변한다고 생각할 수 있습니다.

이러한 근막의 통합이 인접한 구조에 어떻게 영향을 미칠 수 있는지에 대한 예는 횡격막(diaphragm)과 요근(psoas)의 위치적 관계를 살펴볼 때 찾을 수 있습니다. 횡격막 다리(diaphragmatic crura)라고 부르는 횡격막의 손가락 모양 힘줄 돌기는 척추를 따라 처음 몇 개의 요추까지 도달합니다. 요근의 근위부(몸 중심부)쪽 부착물은 요추에서 T12(12번째 흉추)까지 도달합니다. 이들 사이에 근막의 연속성이 있을 수 있음을 쉽게 알 수 있습니다. 이러한 관점을 통해 양방향 긴장 영향의 가능성도 있습니다. 우리는 요근의 긴장이 우리의 호흡 패턴에 영향을 미칠 수 있고, 역으로 비정상적인 호흡 패턴이 요근에 긴장을 일으킬 수 있다고 가설을 세울 수 있습니다.

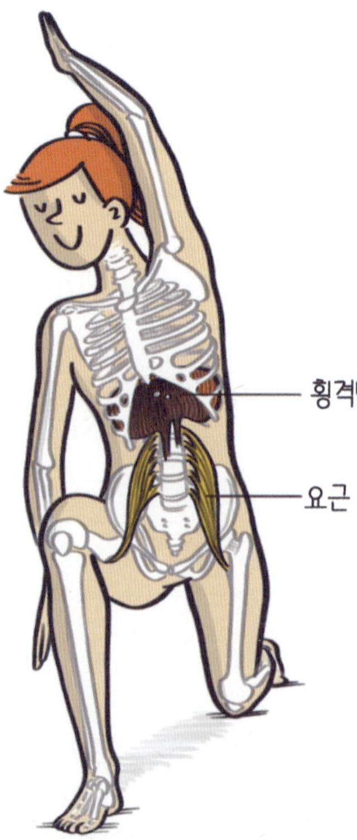


횡격막과 요근 사이에는 잠재적인 근막 관계가 있습니다.

Thomas Myers는 때때로 신체의 전체 길이를 주행하는 상호 연결된 근막 단위(Anatomy Trains 근막경선 해부학이라는 용어를 만들어 냄)의 선을 해부할 수 있음을 제시할 때 몇 가지 획기적인 사실을 제공했습니다. Myers는 당기는 선을 시연할 수 있는지 결정하는 데에 방향의 급격한 변화가 없어야 하고, 한 깊이에서 다른 깊이로 점프해서는 안 되는 것과 같은 몇 가지 규칙을 사용했습니다. 물론, 선이라는 용어가 사용되지만 이러한 제안된 연결장치는 다양한 두께와 너비를 가지고 있습니다. 이것은 우리 몸을 스트레칭하고 에너지 또는 육체적으로 한 영역과 다른 영역 사이의 연결을 느낄 때 경험할 수 있는 것과 잘 맞는 것처럼 보이지만, 이러한 선이 존재한다는 데에 모든 사람이 동의하지는 않습니다.

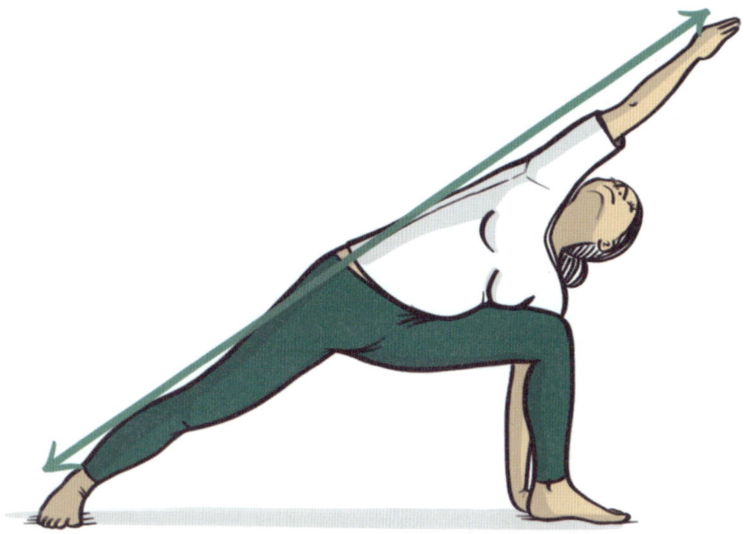

이와 같은 몸의 포지션에서 여러분은 어떤 기분이 드나요?

우리는 종종 요가 자세에서 이러한 상호 연결성을 느끼며 그 경험을 에너지 선이라고 말할 수도 있습니다. 반드시 경선(meridians)이나 다른 정의된 에너지 경로를 말하는 것이 아닌, 둘 이상의 신체 구성 요소 사이에서 경험하는 힘이 서로에 대한 공간적 관계를 변화시키는 것을 의미합니다. 이 감각은 이동 범위의 끝을 향해 반대 방향으로 영역을 옮길 때 가장 분명하게 보여집니다. 우리는 몸의 앞, 뒤 또는 옆을 스트레칭하는 것을 예로 들어 이러한 연결성을 언급할 수도 있습니다. *Parsvakonasana*(파르스바코나아사나, 확장된 측각도 자세)를 예로 들면, 에너지가 바닥에 닿아 있는 뒷발에서 뻗고 있는 손을 향해 가는 것으로 생각하고 싶을 것입니다. 우리는 그 경로를 따라 이동하는 것의 성질에 따라서 가로막히고 차단되는 경험을 할 수 있습니다. 또한 우리는 좀 더 물리적인 관점에서 사물을 고려하고 저항이나 제한이 증가하는 영역으로 대표되는 에너지 차단과 함께 상호 연결된 근막 단위의 외측선 관점에서 생각할 수 있습니다. 우리는 단지 다른 언어를 사용하며 같은 것에 대해 이야기하고 있을까요? 또는 서로 구별할 수 있을까요? 여러분이 무엇을 결정하든, 요가에 대한 경험은 이러한 부분들 간의 연결을 항상 상기시키며, 이는 아마도 몸을 전체적으로 움직이는 것이 우리의 기분을 좋게 만드는 이유들 중 하나일 것입니다.

위에서 사용한 예시는 직선 모양이지만 근막 연결성에 대한 핵심 원리는 3차원 긴장 매트릭스입니다. 책에서 골격을 보거나 교실 구석에 놓여 있는 뼈대를 보면 이러한 뼈가 우리 안에 있고 모든 피부는 그 내부 구조에 의해 지탱되어야 한다는 생각을 쉽게 할 수 있습니다. 이와 같이 신체를 보는 전통적인 방법은 집을 지을 때처럼 한 조각을 다른 조각 위에 쌓으며 도르레와 지렛대를 이용하여 근육에 의해 부분들이 움직이는 연속적인 압축 구조로 나타납니다. 근막이 긴장된 전신 네트워크로서 수행해야 하는 역할을 진정으로 통합하기 위해서는 기존의 패러다임에서 벗어나야 할 수도 있습니다.

Biotensegrity Model(생체긴장통합구조 모델)의 지지자들은 현재의 견해는 신체가 힘을 만들어내고 견딜 수 있는 방법에 관해 만족스럽게 설명하지 못한다고 주장합니다. Tensegrity(긴장통합체) 구조에는 긴장 요소에 의해 서로 떨어져 있는 압축 구성들이 있습니다. 이는 묘사된 구조(다음 페이지 참고)와 같이 압축 요소가 실제로 서로에게 닿지 않는 하중 분산 및 자체 지지 구조를 구축할 수 있습니다. 이 모델을 사용하여 피부로 덮인 골격에 대해 다시 생각해보면 뼈가 그들의 위치에서 유지되는 것은 서로 마주해 있기 때문이 아니라 근막 네트워크의 긴장으로 인한 것임을 알 수 있을 것입니다. 외부의 피부는 내부의 골격 틀을 지지합니다.

이 자체 지지 구조의 개념은 인체에 잘 맞습니다. 언급한 집과 달리, 우리는 통합된 느낌을 받기 위해 수직으로 정렬할 필요가 없으며, 어떠한 방향으로도 있을 수 있습니다. 긴장통합체 구조의 다른 측면은 에너지를 인체의 일부에서 전 범위로 분배한다는 것입니다. 우리는 이것을 우리 몸에서도 발견합니다. 한 영역이 다른 영역을 보완하고, 압력은 때때로 멀리 떨어진 부분으로 퍼집니다. 뼈의 위치를 생각하더라도 우리는 긴장적 상호작용이 정렬 및 방향 변화의 요인이 될 수 있는 것을 알 수 있습니다.

Biotensegrity Model(생체긴장통합구조 모델)은 아직 초기 단계이고 모든 것을 설명할 수는 없지만 기존의 생체역학적 모델보다 훨씬 더 유망해 보입니다. 떠오르는 패러다임은 긴장통합체 내에서 긴장통합체의 이분법적 시스템에 대한 인식으로 이어질 가능성이 높습니다. 세포에서 근막 매트릭스까지, 서로에 대해 각 부분을 고정하는 측면에서 우리 몸을 긴장시키기도 하지만, 뼈와 근육과 같은 요소들이 이 긴장 시스템 내에서 움직이고 미끄러지도록 허용합니다. 뼈의 밀도와 크기 차이를 보면, 우리 몸의 질량이 이들보다 높기 때문에 관련된 압축 구조에 대해서도 어느정도 이해해야 한다고 생각합니다. 솔직히 말해서 우리는 며칠 동안 내내 이 주제를 탐색할 수 있지만, 저는 여전히 저의 이해에 대해 고심하고 있으므로 여러분이 원한다면 이 주제에 대해 더 읽을 수 있도록 남겨두도록 하겠습니다.

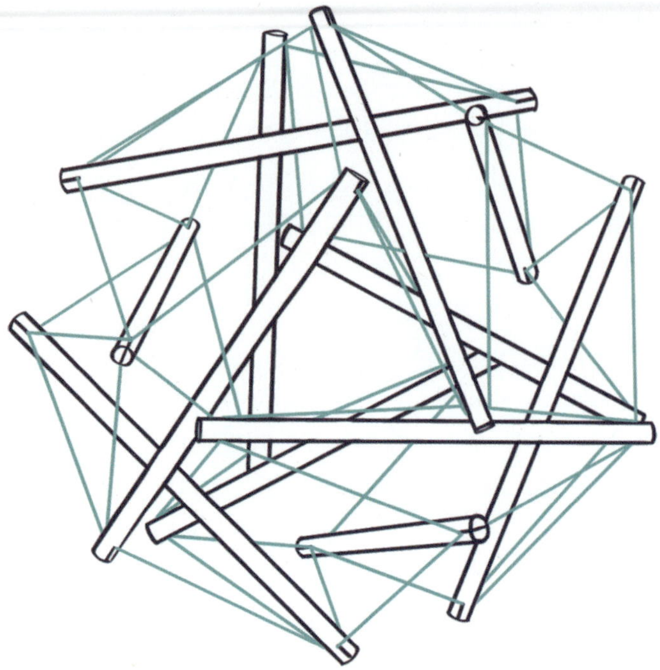

긴장통합체 모델입니다.
어떠한 압축 요소도 닿아 있지 않아요.

근막이 압축재(뼈)의 올바른 위치와 방향을 유지하는데 도움이 되는 장력 구성 요소인 경우, 근막을 건강하게 유지하는 것에 대해 생각하는 것은 우리가 신체에 맞는 방법으로 연습하는 데에 도움이 될 것입니다.

근막층은 가해지는 힘에 따라 성질을 변경할 수 있습니다. 반복적인 움직임 패턴을 통해 국부적으로 스트레스가 가해지면 근막은 당기는 선을 따라 더욱 조밀해질 수 있습니다. 예를 들면, 더 많은 구조적 지원이 필요한 경우에 유용할 수 있습니다. 그 대신 바람직하지 않은 위치의 자세 때문에 발생하는 경우 동일한 보강재가 수축될 수 있습니다. 우리의 움직임과 행동에 다양성을 추가하면 주변에 힘을 분산시키고 보다 균형 잡힌 시스템을 이루는데 도움이 될 것입니다.

우리가 어릴 때는 콜라겐 섬유의 모양이 더욱 물결 모양 또는 주름(crimp)으로 보이고, 나이가 들어감에 따라 이 주름은 줄어들고 탄력성도 떨어집니다. 이 탄성은 에너지 보존 및 유체 이동에 매우 중요합니다. 많은 동작을 수행하기 위해 오로지 근육의 노력만 사용할 수도 있지만, 약간의 반동이나 스프링 같은 효과를 추가할 수 있다면 결과는 더욱 부드럽고 역동적일 것입니다. 요가자세를 취하는 많은 시간 동안 우리는 호흡과 함께 천천히 움직인 다음 고요함을 유지하므로 이러한 양상 내에서 탄성 요소가 어떻게 조장될 수 있는지 항상 쉽게 알 수는 없습니다. 활동하며 가장 쉽게 볼 수 있는 경우는 깡충 뛰어 Handstand(핸드스탠드)를 하는 것과 같이 보다 역동적인 전환에서 볼 수 있습니다. 바닥과 너무 가까운 상태에서 바닥을 밀어 점프하려고 하면 매우 무겁고 힘들게 보일 수 있습니다. 반면에 몸에 긴장을 풀고 더 많은 탄성 반동을 사용하며 몸을 아래로 낮췄다가 뛰어오른다면 훨씬 더 가볍고 쉽게 올라갈 수 있을 뿐만 아니라 상당히 적은 근육만을 사용하여 해낼 수 있습니다.

유연성과 탄력성이 언제나 함께 하는 것은 아닙니다. 너무 유연하면 에너지 보존의 메커니즘이 근육의 긴장에 대한 저항으로부터 나오는 탄성 반동을 사용하여 다음 움직임에 반영하기 위해 사용하기 때문에 많은 스포츠에서 경기력이 저하될 수 있습니다. 시스템에 저항이 더 많다면 탄성도 더 커질 것이라 생각합니다. 한쪽 범위 끝에는 너무 느슨한 장력 시스템이 있고 다른 쪽 끝에는 너무 높은 장력 시스템이 있습니다. 요가에서 최소 장력 예시를 들어보면, 확 젖힐 수 있고 자세에서 방향을 급격히 바꿀 수 있는 학생들은 요가를 하며 잘 휘고 구부릴 수 있지만, 이들이 핸드스탠드와 같은 자세에서 통합된 느낌과 단단함을 찾는 것은 어렵습니다. 또 다른 학생은 강하지만 유연성이 부족하여 부드럽게 움직이는데 어려움을 겪지만, 스스로를 지탱하는 것에는 문제가 없습니다. 우리는 움직임이 쉬우면서도 필요할 때 힘과 안정성을 사용할 수 있는, 이 중간 지점을 찾도록 노력해야 합니다.

탄성 스트레칭의 움직임은 근막에 대한 많은 문헌에서 탄력을 향상시키기 위한 목적으로 권장됩니다. 제가 일반적으로 그리고 특히 요가 환경에서 이를 선호하지 않는 데에는 여러가지 이유가 있습니다. 제가 본 대부분의 탄성 스트레칭에서 몸의 위치는 너무 많은 관절을 포함하고 사용하고 있으며, 다중분절 움직임의 관점에서 봤을 때 종종 타겟 관절이 움직임을 멈추고 저항이 적은 다른 관절이 대신 움직이기도 합니다. 예를 들면, 서서 앞으로 숙일 때 손을 사용하여 바닥으로 반동을 주듯 튕기며 숙이는 자세가 있습니다. 모든 스포츠는 특정 지침들이 있지만 제가 관찰하는 것은 항상 동일합니다. 엉덩이는 움직이지 않고, 대신 허리가 느슨해집니다. 많은 탄성 스트레칭은 운동량을 생성하기 위해 중력을 사용하는데, 이는 근육의 참여를 감소시킬 뿐만 아니라 근육의 끝지점을 통제하기 어렵게 만듭니다. 만약 역동적인 스트레칭을 하려고 한다면, 서서 다리를 휘두르는 것과 같은 능동적인 근육 수축을 통해 힘이 발생하도록 하는 것을 추천하고 싶습니다. 이렇게 할 경우, 허리에서도 문제가 발생하지 않습니다. 요가에 대한 저의 견해로 요가자세는 느린 움직임, 고요함 그리고 내성을 지닌다고 생각합니다. 항상 그런 것은 아니지만, 방금 언급한 체제 내에서 반복적인 반동과 흔드는 동작은 부적절합니다.

그렇다면 우리는 어떻게 긴장 시스템을 조작할 수 있을까요? 우리는 힘과 유연성 사이의 균형을 찾아야 한다고 생각합니다. 힘과 관련한 작업은 근육의 긴장도를 높이고, 그렇게 하면서 안정화된 움직임은 통합을 증가시킬 것입니다. 유연성에 관한 작업은 긴장을 줄이고 부드럽게 움직일 수 있도록 합니다. 유연할 순 있지만, 사용 가능한 모든 범위를 통과하려면 많은 힘을 가해야 하기 때문에 그렇게 간단하지만은 않습니다. 여기서 힘과 유연성은 같은 선상에서 서로 반대쪽 끝에 있는 것이 아닌, 서로 다른 특성이라는 것을 이해하는 것이 중요합니다. 개개인은 강하고 유연하거나(체조 선수를 생각하면) 약하고 유연할 수 있으며, 강하고 유연하지 않거나 약하고 유연하지 않을 수 있습니다. 물론, 중간일 수도 있고, 적당히 이것과 저것일 수도 있습니다. 따라서 가장 필요한 것에 집중할 수 있도록 요가 수련을 조정하는 것이 바람직합니다.

여러분은 이미 Key Concept 챕터에서 Variety를 살펴보았고, 이는 근막과도 관련이 있습니다. 우리는 3차원 전신 긴장 매트릭스로 이루어져 있으므로, 동일한 선과 조합을 계속해서 반복하는 것은 모든 방향과 조합에서의 부드러운 움직임을 제공할 수 없을 것입니다. 익숙하지 않은 움직임 조합으로 신체를 살펴보면, 우세한 부분, 약점, 불안정한 부분 또는 유연하지 않은 부분이 드러날 가능성이 높아집니다. 정적 자세 자체에서도 약간의 초점 및 위치의 변화만으로 달라집니다. 근육과 많은 지지 구조가 선형이 아닌 나선형으로 배열되어 있기 때문에, 독특한 모양으로 움직이게 되더라도 도움이 될 것입니다. 이에 관한 또 하나의 요점은 특정 부분을 대상으로 하는 것보다 전체적으로 몸을 사용하도록 통합하는 자세가 상호 연결성을 강조함으로써 근막 시스템을 보다 효율적으로 다룰 수 있을 것입니다.

우리가 덜 움직이면, 더 많은 근막이 젊음과 관련이 있는 탄력성을 잃는 것처럼 보입니다. 부드러운 속도와 템포의 변화와 함께 수월해 보이는 움직임은 현대 무용에서 적절하게 표현됩니다. 다양한 면에서 섬세함과 힘 모두를 포함하고 있는 뛰어난 편안함과 민첩성은 긴장성의 조화를 이루는 신체의 잠재력을 보여줍니다. 우리는 요가에서도 이러한 비슷한 성질을 구현해낼 수 있습니다. 더 느리게 움직이더라도 말입니다. 이러한 용이함은 동시에 발생하는 호흡과 함께 오고, 사고의 정확성은 공간에서 우리의 모든 부분이 어디에 위치하고 있는지에 대한 고유수용성 인지와 결합하여 어떤 속도에서든 유동성을 촉진합니다.

근막은 유동적인 환경에 존재하므로 수분공급이 부족하면 미끄러짐, 민감성(반응성), 강도 및 접착력(서로 달라붙는 조각들)에 영향을 미친다고 제시됩니다. 그렇습니다. 우리는 충분히 물을 마셔야 하지만 몸을 움직이고 사용하는 것도 필요한 곳에 수분을 공급하는 데 도움이 될 것입니다. 따라서 여러분이 요가에 대해 읽는 것이 아닌, 요가를 하고 있기를 바랍니다.

주목할 가치가 있는 근막의 또 다른 특징은 지속적인 구조적 변화(리모델링)의 속도가 매우 느려 수개월 또는 수년이 걸린다는 것입니다. 따라서 우리가 더 짧은 기간, 몇 분, 몇 시간, 몇 주 동안 자세, 우아함, 유연성, 통합 또는 신체의 변화를 경험하는 경우 이는 거의 확실하게 신경계나 더 쉽게 반응하는 근육 시스템과 관련이 있을 것입니다. 여러분이 저와 같을지 모르겠지만, 제가 저의 육체를 경험하는 방법은 날마다 크게 다릅니다. 능력에 대한 기대치에는 기준이 있지만, 가끔은 수련을 시작하자마자 첫 동작과 함께 '오늘은 날아가겠다'라고 느끼는 경우가 있습니다. 에너지로 가득 차 있고, 탄력적이고, 가볍고, 더 유연하며 심지어 두렵기도 하지만 더 좋은 기질을 가지고 있습니다. 물론, 어떤 날은 그 반대로 왔다 갔다 하기도 합니다. 무겁고 뻣뻣하며 다른 때에 비해 유연하지 못한 날입니다. 이는 너무 빨리 일어나기 때문에 근막의 변화가 될 수는 없습니다. 따라서 제가 여러분께 보여드린 모든 것을 마친 후에, 근막이 얼마나 제한적일 수 있는지 질문해 주시기 바랍니다.

근막은 우리 몸의 모든 부분에서 통합되어 있기 때문에 우리가 몸을 사용할 때, 근막의 존재 여부를 의식하면서 근막도 함께 사용하고 움직이는 것입니다. 앞에 언급했 듯이 근막은 근육 조직의 모든 층을 통해 존재하며 힘줄, 인대 및 뼈가 됩니다. 따라서 우리가 스트레칭을 하든, 근육을 수축시키든, 고요한 상태를 유지하든, 지속적으로 흐르든, 우리는 근막의 적응을 이끌어낼 가능성이 있습니다. 여러분에게 핵심질문을 남겨드리겠습니다.
: 우리는 과연 요가를 수련할 때 다른 근막들보다 한 가지 근막만 집중적으로 겨냥해서 수련할 수 있을까요?

근막에 대한 흥미로운 견해들이 잘 전달되었기를 바랍니다. 다음은 이 주제에 대해 관심이 있다면 추가로 읽어볼 수 있는 몇 가지 참고 도서들입니다.

## 근막 및 생체긴장통합구조(Biotensegrity) 권장 도서
Recommended Reading on Fascia and Biotensegrity

Yoga, Fascia, Anatomy and Movement by Joanne Avison

The Endless Web by Schults and Feitis

Anatomy Trains: Myofascial Meridians for Manual and Movement Therapists by Tom Myers

Biotensegrity: The Structural Basis of Life by Graham Scarr

Fascial Fitness: How to be Resilient, Elegant and Dynamic In Everyday Life and Sport by Robert Schleip

# BREATH

호흡은 우리에게 반드시 필요한 것이며 들숨은 산소($O_2$)를 몸으로 가져오고, 날숨은 노폐물인 이산화탄소($CO_2$)를 몸 밖으로 내보낸다는 것은 모두가 알고 있는 사실입니다. 호흡은 요가 수련의 중심이며 다양한 방식으로 사용됩니다. 요가 자세인 아사나를 수련할 때, 우리는 호흡을 통해 마음을 진정시키고 동작을 가볍게 만들며 몸을 부드럽게 이완시키고, 수련에 집중할 수 있습니다. 수련 시 호흡과 움직임을 하나로 이어가면 수련의 리듬, 주의력, 힘 그리고 동작의 섬세함도 얻을 수도 있습니다. 또한 호흡하는 방식을 어떻게 하느냐에 따라 동작에서 신체의 공간을 만들기도 하며, 자세의 안정성과 에너지를 얻어 마음의 고요함을 찾을 수 있게 합니다. 게다가 우리는 호흡을 통제할지 그대로 둘지도 결정할 수 있습니다. 이 챕터에서 우리는 호흡과 자세 사이의 관계를 살펴보는데 집중할 것입니다. 요가 동작을 할 때, 호흡은 상호보완적으로 자세에 영향을 미치기도 하고 영향을 받기도 합니다. 하지만 그 전에, 우리는 우리가 무엇을 하고 있는지 알아차려야 합니다.

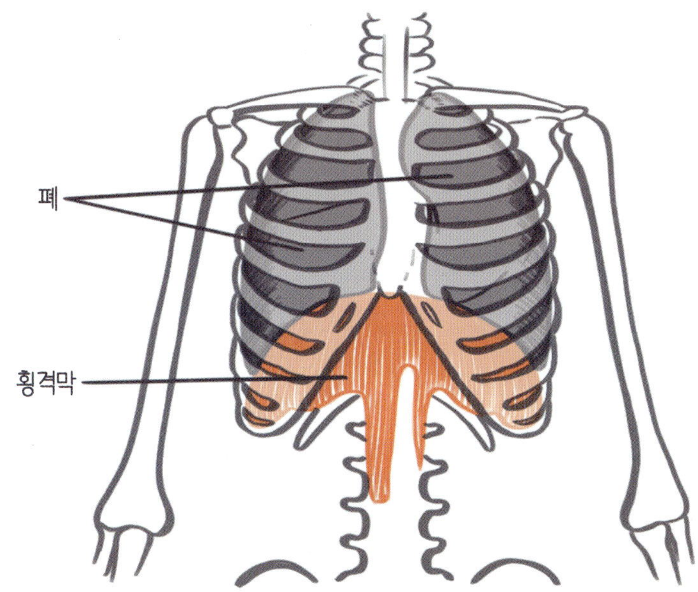


종종 학생들을 지도하며 저는 묻습니다. 폐의 크기는 과연 어느 정도일까요? 대부분은 자몽 크기 정도로 이야기하지만 놀랍게도 폐가 그보다도 훨씬 큽니다. 심장과 일부 관(기관, 식도, 대동맥, 대정맥 및 몇 개의 작은 관)을 제외하고, 폐는 흉곽(흉강)으로 둘러싸인 전체 공간을 가득 채웁니다. 이곳에는 여유 공간이 없어 옆으로는 흉곽의 안쪽까지, 위로는 쇄골(빗장뼈, clavicle) 바로 아래까지 그리고 아래쪽으로는 횡격막(Diaphragm)이라고 하는 얇은 돔 모양의 근육 시트까지 확장됩니다.

횡격막은 호흡(숨)의 주요 근육이며 흉강과 복강을 분리합니다. 횡격막은 흉곽의 바닥에 붙어 있으며 처음 몇 개의 요추까지 도달하는 횡격막다리(Crura)라고 불리는 흡사 손가락 같은 것들을 가지고 있습니다. 횡격막은 느슨해지면 돔 모양이지만 수축하면서 평평해지는데 이는 중심힘줄(central tendon)이 있어 수축 시 흉곽이 고정되어 있으면 횡격막이 아래로 내려가면서 평평해집니다. 반면에 중심힘줄이 고정되어 있으면 흉곽을 끌어올림으로써 평평해집니다. 지금 당장 이것이 머릿속으로 그려지지 않더라도 걱정하지 마세요. 잠시 후에 자세히 설명해 드리도록 하겠습니다. 참고로, 횡격막은 횡격막신경(가로막신경, Phrenic nerve)의 신경지배를 받고 있습니다. 뇌의 호흡 중추에서 오는 리드미컬한 자극은 우리의 호흡 속도를 유지시키지만, 아시다시피 숨을 참거나 느리게 또는 빠르게 호흡하면 이 속도는 무시될 수 있습니다.

중요한 것은 폐와 흉곽 내부 사이에는 흉막이라고 하는 이중막이 있다는 것입니다. 이 막은 기본적으로 폐를 흉곽 안쪽과 횡격막의 상부 표면에 붙이는 두 층 사이에 분비된 유체의 얇은 막을 가지고 있습니다. 폐 자체는 근육질은 아니지만 탄력적입니다. 이러한 사실은 호흡 메커니즘을 이해하는데 중요합니다.

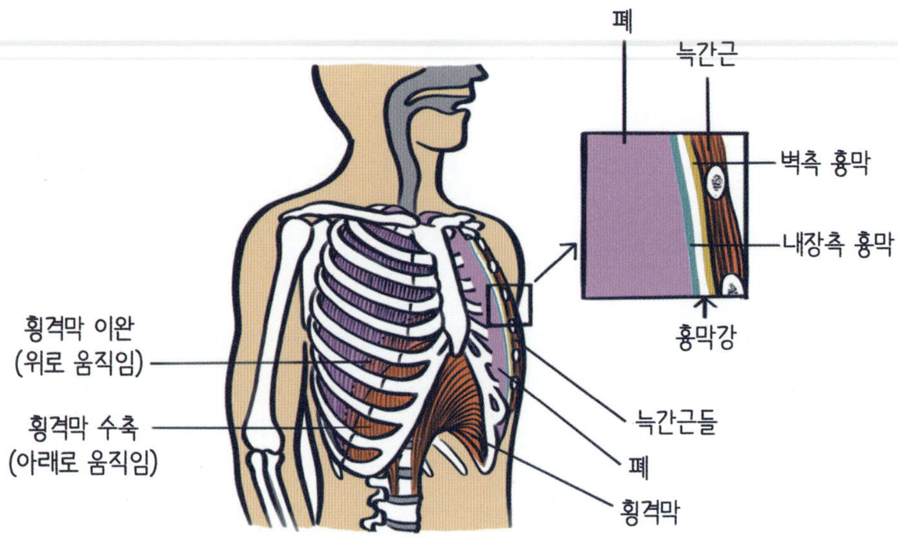


이중층 흉막은 폐를 흉곽 안쪽에 붙입니다.

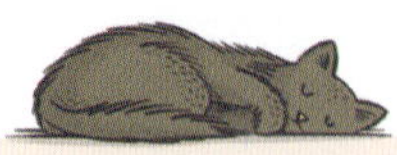

지금 여러분이 할 수 있는 만큼 깊은 호흡을 하고, 흉곽이 팽창하는 것을 유심히 살펴보세요. 폐가 팽창하면서 흉곽이 밀려나오는 것처럼 보일 것입니다. 하지만 실제로는 그렇지 않습니다. 호흡이 어떤 기전으로 일어나는지 이해하기 위해서 우리는 보일(Boyle)의 법칙을 알아야 합니다.

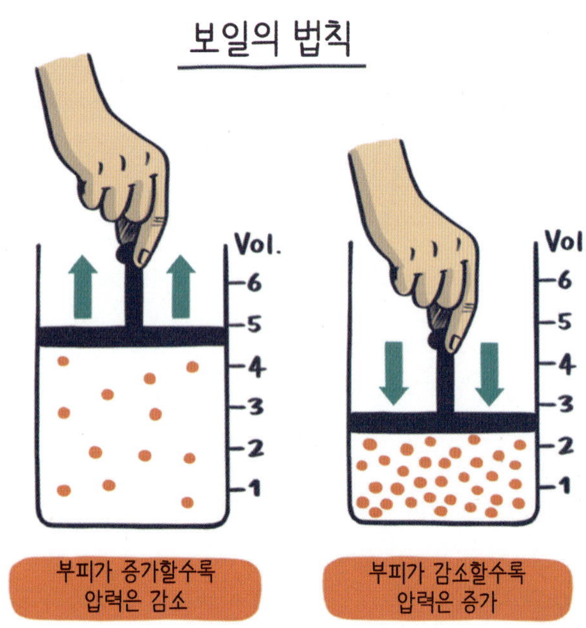


보일의 법칙은 압력과 부피 사이에 반비례 관계가 있음을 설명하며 여기에는 모든 호흡 방식의 핵심이 숨겨져 있습니다. 용기의 부피가 감소하면 압력은 증가하고 반대로 용기의 부피가 증가하면 압력은 감소합니다. 흉곽은 횡격막이 바닥을 형성하고 있는 3차원 용기입니다. 이 용기의 모양을 바꿀 수 있다면, 우리는 부피와 함께 압력 또한 바꿀 수 있습니다. 폐는 탄력이 있고 내부에 달라붙어 있기 때문에 용기처럼 움직일 수 있다는 것을 기억하세요. 따라서, 우리가 흉곽과 횡격막을 어떻게 하는지에 따라 폐 내부의 압력은 바뀔 수 있습니다.

우리가 숨을 쉴 때 폐로 드나드는 것은 바로 기체인 공기인데, 기체의 특징 중 하나는 압력이 높은곳(고압)에서 낮은곳(저압)으로 이동한다는 것입니다. 이 이론이 어떻게 호흡에 적용되는지 이해가 되시나요?

숨을 들이쉴 때는 흉곽을 확장하거나 횡격막을 아래로 움직여 폐의 부피를 늘립니다. 내부의 압력이 떨어지면서 공기가 신체 외부에서 내부로 이동하게 됩니다. 그런 다음, 숨을 내쉴 때 흉곽이 뒤로 움직이고 횡격막은 이완되어 위로 올라가 폐 내부의 압력을 높입니다. 들숨은 항상 능동적이지만 만약 우리가 남아있는 여분의 공기를 내보내려고 한다면, 날숨은 수동적이거나 능동적일 수 있습니다. 따라서 호흡은 3차원 용기의 모양을 바꿈으로써 일어납니다. 몇 번 더 심호흡을 하고 이제 여러분의 흉곽을 확장하는데 쓰이는 근육을 인지할 수 있는지 살펴보세요. 우리 몸의 모양이나 자세가 호흡을 수용하기 위해 바뀌어야 한다면, 이것은 우리가 어떻게 몸을 위치하는지에 따라 영향을 받을 것이고, 그 반대의 경우도 마찬가지입니다.

횡격막과 흉곽의 움직임은 다양한 방식으로 결합되어 우리가 말하는 호흡의 종류를 만들어낼 수 있습니다. 이제 복식호흡,

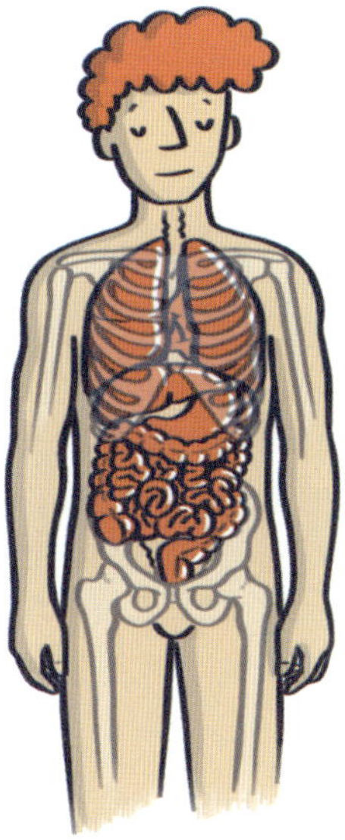

복부는 내장으로 가득차 있습니다.

횡격막호흡, 흉식호흡에 대해 알아보겠습니다. 다만, 호흡을 분류하는 다른 방법들 뿐만 아니라 역설적인 다른 호흡 패턴들도 있다는 것을 유의하시기 바랍니다.

복식호흡을 할 때, 배가 들어갔다 나오는 것을 볼 수 있습니다. 우리는 폐가 가슴 위에 있고 복부가 내장(내부 기관들)으로 가득 차 있기 때문에 공기가 아래로 내려가는 것은 아니라는 것을 압니다. 그렇다면 원인은 무엇일까요? 늑골 사이의 근육은 내부 및 외부 늑간근이라고 하며 이러한 유형의 호흡에서는 흉곽을 다소 단단하게 유지하면서 약한 등척성 수축을 유지합니다. 횡격막이 들숨을 위해 수축하면, 납작해지면서 복부 내장을 밀어냅니다. 골반저(pelvic floor) 때문에 더 아래로 움직일 수 없고, 척추 때문에 뒤로 움직일 수 없기 때문에, 대신 바깥쪽으로 움직입니다. 이때 여러분은 배가 부풀어 오르는 것을 보거나 느낄 수 있습니다. 반면, 숨을 내쉴 때 횡격막은 이완되어 돔 모양으로 돌아가고, 복부 앞쪽에 중력과 연부조직 장력이 허용되어 내장이 시작 위치로 돌아갑니다. 이때 여러분은 배가 들어가는 것을 보거나 느낄 수 있습니다.

복식호흡은 횡격막이 대부분의 일을 하기 때문에 가장 적은 양의 에너지를 사용합니다. 이 호흡은 우리가 노력하려는 것을 내려놓고 적극적으로 휴식을 취하려고 하는 Shavasana(사바사나, 송장 자세)와 같은 자세에 이상적입니다. 누운 자세에서는 복부가 더욱 이완되고 중력이 직선으로 작용하여 이러한 호흡에 대한 저항없이 편안하게 호흡할 수 있습니다. 일부 수련생들은 이러한 유형의 호흡을 하기 위해 복부에 힘을 푸는데 어려움을 겪습니다. 이 경우에는 그들의 배 위에 블럭을 놓고 숨을 마시고 내쉴 때마다 블럭이 올라가고 내려가도록 유도하는 것이 좋습니다

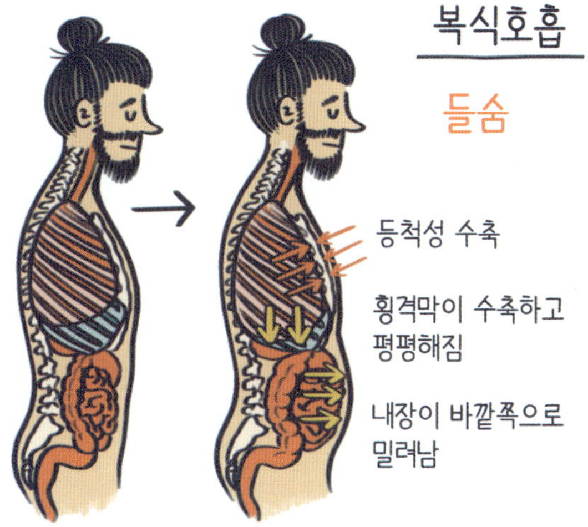


숨을 들이마시면 배가 바깥쪽으로 밀려납니다.

횡격막 호흡에서 하복부는 약한 수축을 유지합니다. 이는 횡격막이 수축할 때 내장이 밖으로 나가지 않으면서 횡격막이 아래쪽으로 평평해진다는 것을 의미합니다. 대신, 횡격막의 중심 힘줄이 제자리에 고정됩니다. 하복부의 수축은 흉곽의 바닥을 위로 당깁니다. 이것은 '버킷 핸들' 운동이라고 언급되기도 합니다. 양동이 손잡이가 양동이의 측면에 놓여 있고 이것이 짧은 거리를 이동하면서 생기는 아치를 상상해 보세요.

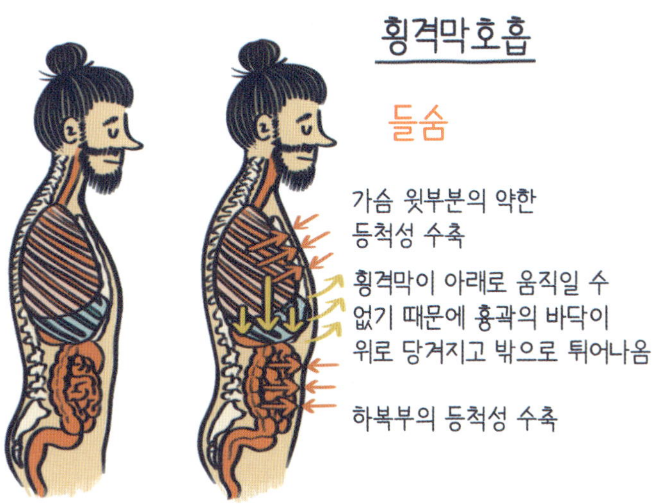


흉곽의 바닥은 바깥쪽으로 튀어나옵니다.

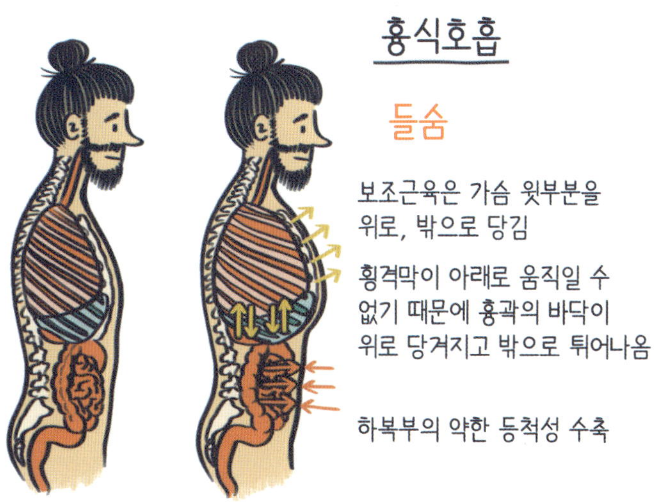


상부흉곽이 확장되어 위쪽으로 당겨집니다.

횡격막 호흡과 똑같이 하복부 수축과 횡격막의 움직임으로 시작하지만, 거기에 일부 보조 근육들의 수축이 더해져 상부 늑골을 밖으로 그리고 위로 끌어 올린다면, 우리는 흉식호흡의 동작을 하게 됩니다.

일상생활에서, 우리는 특정 유형의 호흡을 강요하지 않습니다. 우리는 자연스럽게 필요한 호흡을 합니다. 우리가 불안이나 불안정성과 같은 몇몇 이유로 인해 비정상적인 패턴을 취하지 않는 한 말입니다. 게다가 우리는 종종 디테일한 패턴의 조합을 사용합니다. 예를 들면, 복부에서는 배가 나오지만 횡격막에서는 아래 갈비뼈와 결합합니다. 또한 계속해서 움직이며 이들 사이를 교류하고, 우리가 움직이지 않거나 반복적으로 움직이는 상황일 때에만 특정한 패턴으로 고정이 됩니다. 우리가 움직이면서 조정이 필요한 부분들은 긴장을 할 것이기 때문입니다.

우리가 무언가를 집기 위해 몸을 앞으로 구부릴 때를 생각하면, 배가 눌리게 되고 복식호흡을 할 수 없게 됩니다. 흉곽을 움직여야만 합니다. 머리 위로 손을 뻗으면, 흉곽이 들어 올려지고 복부 전체에 긴장이 생겨 횡격막호흡 또는 흉식호흡이 촉진됩니다.

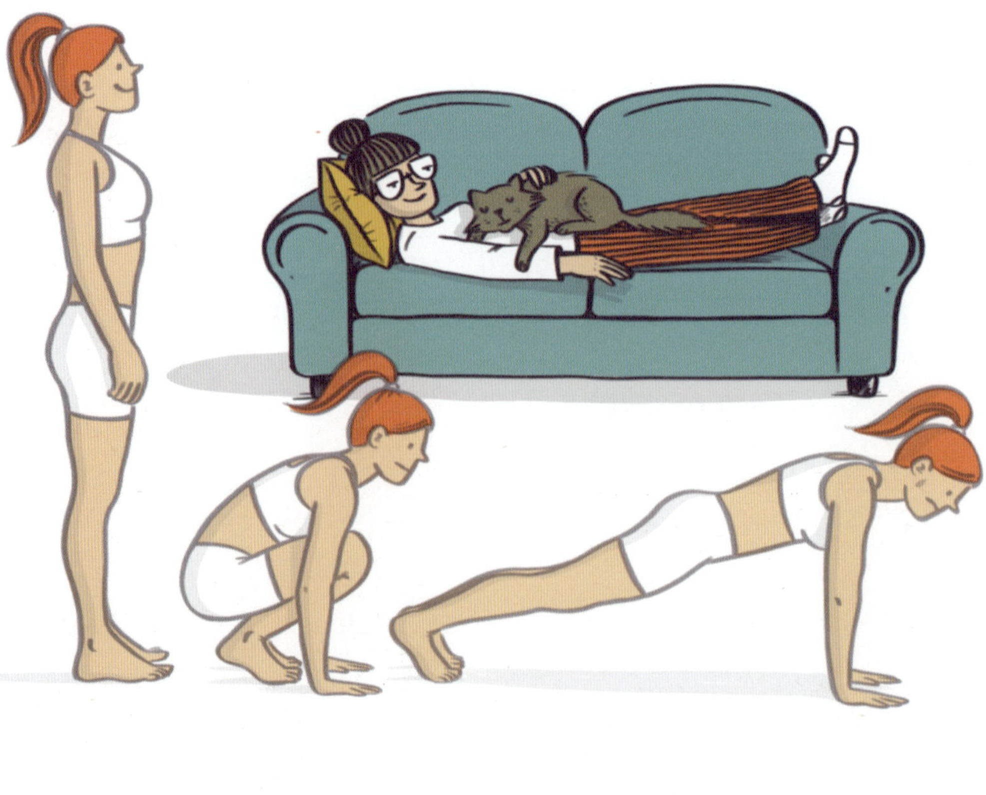

## BREATH & POSTURE

우리는 이전 챕터에서 호흡과 관련된 틀을 살펴보았습니다. 그리고 이제는 요가 자세에서 호흡의 의미를 이해해보고자 합니다. 첫 번째로, 우리가 숨을 쉬는 이유에 대해 생각해 볼 수 있습니다.이는 에너지 생산을 위해 산소를 얻고, 노폐물을 내보내기 위해서입니다. 따라서 호흡량은 활동하는데 필요한 에너지의 요구량을 대표해야 합니다. 여러분은 가만히 앉아있다가 주위를 돌아다니는 등, 움직일때 호흡의 속도와 깊이가 변한다는 것을 알게 될 것입니다. 흉식호흡은 가장 큰 팽창을 만들어 낼 수 있어, 높은 에너지량을 추구함에 따라 산소요구량도 많아지는 것과 관련이 있습니다.

만약 이를 테스트해보고 싶다면 버피 10회를 한 후 호흡을 관찰해 보세요. 또는, 다른 사람이 대신 하도록 시킨 후 지켜 보십시오. 사실, 요가 수련자들은 지속적인 고강도 유산소 운동의 부족 때문에 심폐 기능적으로는 굉장히 건강하다고 볼 수는 없습니다. 그래서 아마도 5번의 버피 정도면 테스트는 충분할 것입니다. 대부분 우리가 요가에서 하는 것들은 이정도까지의 공기량을 필요로 하지는 않습니다. 가끔 우리는 특정한 힘든 자세를 한 후에 약간의 숨을 헐떡이지만, 신경계를 안정시키는 것이 목표라면 여러분의 호흡을 노력의 지표로 사용하고, 제어하는 것이 좋습니다. 이러한 관점에서 흉식호흡은 특정한 프라나야마 기법을 수행할 때 활용하지 않는 한 요가에서는 필요하지 않습니다.

다음 부분에서 볼 수 있듯이, 간혹 우리는 몸의 포지션 때문에 흉식호흡과 관련된 상부흉곽을 들어 올려야 할 때도 있습니다. 그러나 우리는 일반적으로 흉식호흡에서 사용하는 만큼의 공기량을 사용하는 것은 아닙니다.

얼마나 많은 공기를 마셔야 하는지 생각해보면, 우리는 호흡을 느리게 해야 하는 건 아닌가 혼동이 올 수 있습니다. 우리가 10초 동안 숨을 들이쉬었다고 해서 4초를 마셨을 때보다 더 많은 양의 공기를 섭취하게 되는 것은 아닙니다. 몇 초 만에 폐에 공기를 가득 채우거나 훨씬 더 오랜 시간 동안 천천히 채우는 것 또한 가능합니다.

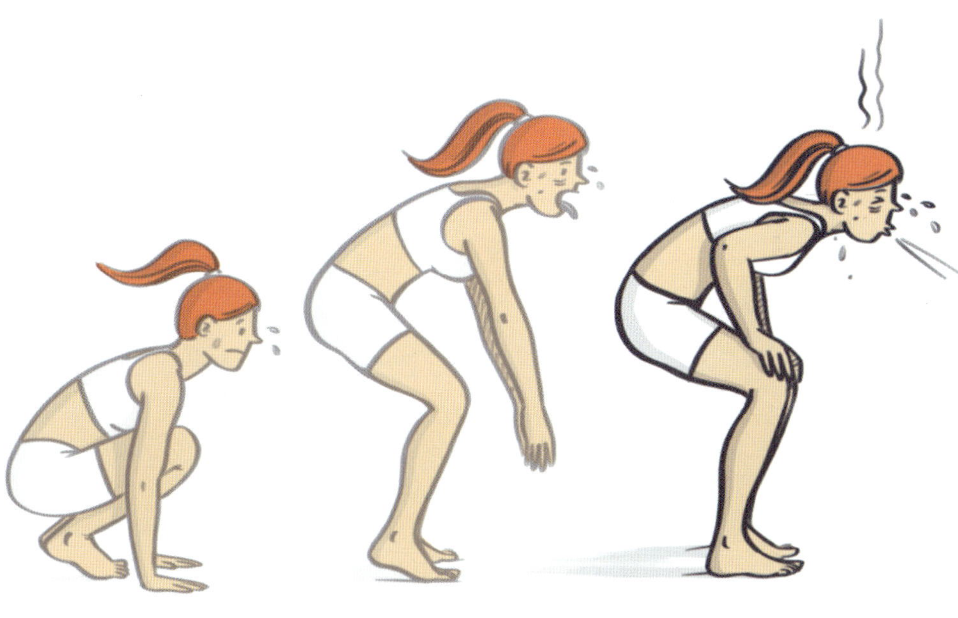

지금 바로 해보세요. 똑바로 앉아 숨을 완전히 내쉬고, 코로 숨을 들이마십니다. 가능한 한 천천히 얇고 길게 마셔보세요. 멈추지 말고 가능한 한 오래 유지해봅니다. 저는 이 글을 쓰고 있는 바로 지금 시도해 보았고, 꽤 편안하게 들숨을 60초 정도까지 끌 수 있었습니다. 여러분은 앞서 설명한 방법을 통해 스스로 제어하며 흡입하는 공기의 양을 조절할 수 있습니다. 따라서 요가 자세의 관점에서 볼 때, 얼마나 많은 공기가 필요한가 보다는 공기를 얻는 가장 좋은 방법이 무엇일지 생각해 보아야 합니다.

*Breath* 챕터의 시작 부분에서 "요가 동작을 할 때, 호흡은 상호보완적으로 자세에 영향을 미치기도 하고 영향을 받을 것"이라고 언급했습니다. 이는 여러분도 알다시피 우리가 숨을 쉴 수 있도록 복부나 흉곽의 모양을 바꿔야 하기 때문입니다. 때로는 호흡이 어떤 부분을 움직일지 결정할 것이고, 때로는 자세의 모양이 어디에서 숨을 쉴 것인지 결정합니다. 이제 우리가 할 일은 각기 다른 유형의 움직임에서 이를 살펴보는 것입니다.

흉곽, 횡격막 및 복부 영역은 모두 척추와 연결되어 있습니다. 호흡과 관련된 모든 움직임의 경향에 대해 떠올려 보는 것으로 시작해 봅시다. 척추는 숨을 들이쉴 때 신전되고, 숨을 내쉴 때 약간 구부러지는 경향이 있습니다. 따라서 일반적으로 숨을 내쉴 때 몸을 접고 숨을 들이쉴 때 확장하고 뻗어내는 것으로 이해하면 쉽습니다. 예를 들면, cat-cow(소고양이 자세)에서 고양이자세에서 숨을 내쉬고, 소자세에서 숨을 들이마시면 편안하게 느껴집니다. 어떤 종류의 빈야사를 하고 있다면 백밴드에서 숨을 들이쉬고, 앞으로 몸을 접을 때 숨을 내쉬고, 숨을 내쉬면서 비틀고, 들숨에서 곧게 세워낸다면, 몸의 자연스러운 움직임과 함께 더 편안하게 흘러갈 수 있습니다.

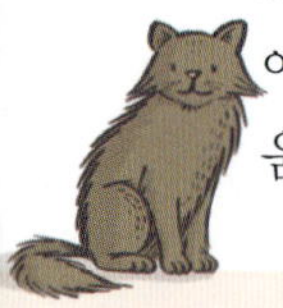

편하게 앉아서, 자세가 호흡의 질에 어떤 영향을 미치는지 쉽게 실험해 볼 수 있습니다. 너무 곧게 앉아 있어야 한다는 걱정은 버리고, 양반다리로 앉아서 앞으로 푹 구부려보세요. 이제 천천히 편안한 호흡을 해보세요. 요추 곡선을 유지하면서 똑바로 앉아서 호흡하는 것과 비교해봅니다.

수련생들은 종종 명상이나 프라나야마를 위해 앉아 있을 때 숨을 고르게 들이쉬고 내쉬는 것조차 어려워합니다. 이 중 대부분은 척추의 위치 때문일 수 있습니다. 고관절에 제한이 있어 무릎이 바닥에 닿지 않는다면, 골반은 뒤쪽으로 기울어지게 됩니다. 자연스러운 요추 곡선이 사라지고, 몸이 앞으로 둥글어지게 될 것입니다.

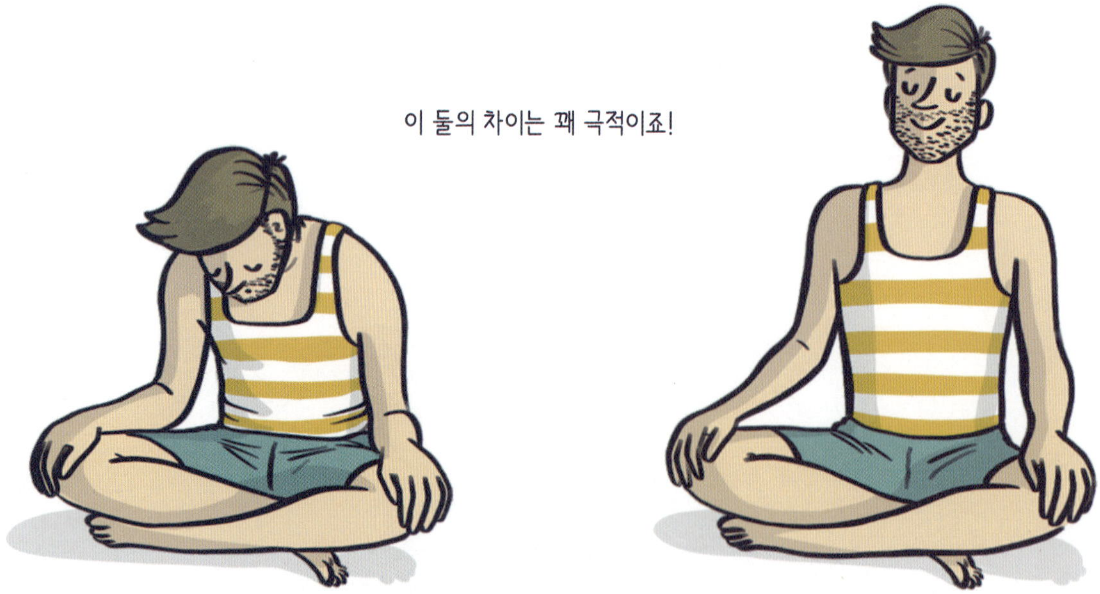


호흡운동을 할 때 바르게 앉지 않는다면, 호흡의 질은 현저히 줄어들 것입니다.

잠시 척추 중심으로 살펴보자면, 척추 신전을 포함하는 몇 가지 자세를 떠올려 볼 수 있습니다. 서 있을 때 백밴드 자세는 몸의 앞부분에서 하강을 제어합니다. 척추가 확장됨에 따라 복부 전체에 긴장이 형성됩니다. 숨을 들이마시면 복부 내 압력이 증가하고 허리 부분이 경직되어 백밴딩의 자유도가 제한됩니다. 숨을 내쉴 때 압력이 감소하고, 크게 확장하는 움직임이 더 쉬워집니다. 물론 허리 부위를 보호하기 위해 복부 내 압력을 더 많이 유지하는 것이 현명한 선택이라고 결정할 수도 있습니다.

특히 긴 지렛대 역할을 하면서 중력이 보조하는 유형 중 하나인 백밴딩은 허리 부위에 상당한 힘을 가할 수 있습니다.

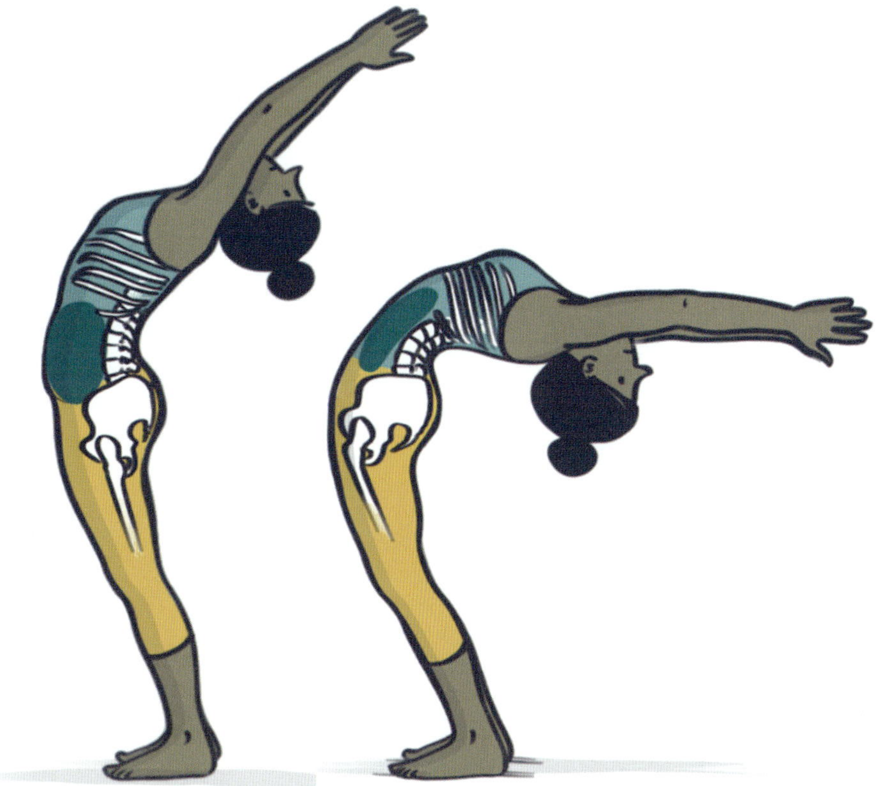

복강 내 압력을 유지하는 것은 요추의 곡선을 부드럽게 만드는데 도움이 될 것입니다.

위의 예시에서 고관절이 신전된 상태에서 척추가 신전했습니다. 이는 골반 하단을 고정시켜 복부 전체에 더 많은 긴장을 만들기 때문에, 숨을 들이마실 때 복부가 바깥쪽으로 팽창하는 것을 어렵게 만듭니다. 반면에, 이전에 예시로 들었던 소자세 같은 고관절이 굴곡된 위치에서는, 중력과 함께 복부가 더 이완되어 있어 들숨이 백밴드를 제한하기보다는 보조할 수 있게 됩니다. 다만 복부가 부드러우면 한 부위(접히는 부위)에서 과도하게 움직이기 쉬우므로, 복부에는 약간의 긴장감을 유지하고 자신이 어떻게 움직이고 있는지 파악하는 것이 좋습니다.

반대로, 앞쪽으로 깊게 접고 있는 상태에서는 복부가 눌려서 움직일 수 없으므로, 더 쉽게 움직이는 것은 흉곽이 될 것입니다. 깊은 *Paschimottanasana*(파스치모타나사나, 앉은 전굴자세)와 같이 흉곽이 다리에 닿는 경우, 흉곽의 오르내림을 감지할 수 있을 것입니다. 여러분이 다리를 단단히 고정시키고 있다면, 흉곽은 더 위로 또는 옆으로 움직여야 할 수도 있습니다.

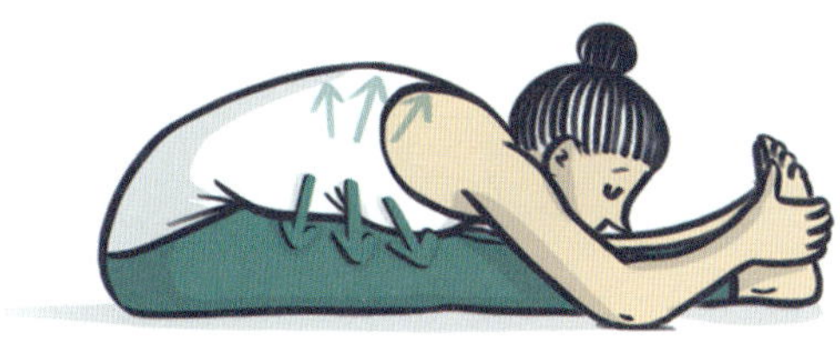

때때로 우리는 자세를 안정시키기 위해 복근을 사용하는데, 복근은 배를 고정시키고 흉곽에서 필요한 움직임이 일어날 수 있도록 도와줍니다. 몸을 앞으로 접을 때의 관점에서 이어서 보면, 이러한 유형의 자세가 어렵다고 생각하는 수련생들은 복부를 사용하여 뒤로 넘어지는 것을 방지하거나(골반이 뒤쪽으로 기울어진 경우), 몸을 앞으로 이동하는데 도움을 줄 수 있습니다. 복부의 안정성을 이용하여 V자 형태를 유지하는 *Navasana*(나바사나, 보트 자세)와 같은 자세도 예시로 들 수 있습니다.

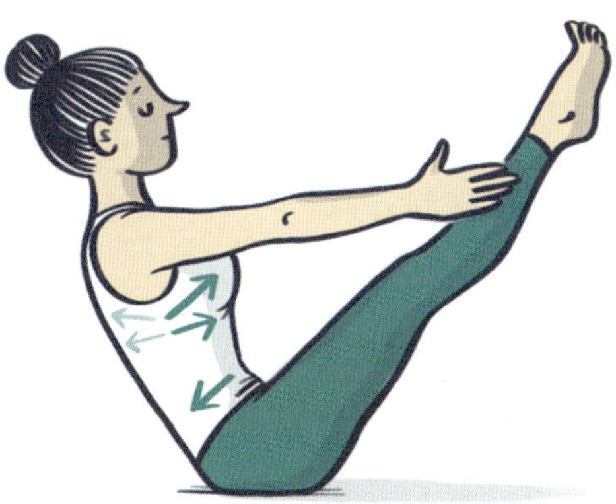

복부가 단단할 때는 흉곽이 확장되어야 함을 의미합니다.

마찬가지로 비틀기 동작은 복부를 긴장시키는 자세의 유형으로 횡격막이나 흉식호흡을 보다 자연스럽게 할 수 있도록 만듭니다. 강렬한 비틀기가 아닌 경우에는 흉곽의 바닥 부분을 조이고 가능한 한 숨을 더 높게 들어 올려야 합니다. 우리는 *Marichyasana D*(마리차아사나 D, 현인 마리차의 자세 D)와 같은 자세로 이러한 개념을 한 단계 더 발전시킬 수 있습니다. 이 자세에서는 강도 높은 비틀기를 하면서 *Ardha Padmasana*(아르다 파드마아사나, 반 연꽃 자세)처럼 다리를 올려놓습니다. 우리는 배에 발뒤꿈치를 붙이게 되고 다른 쪽 다리에 의해 흉곽이 조여지는 위치에 놓여집니다. 이것은 많은 초보자들이 이 자세에서 완전한 호흡(우짜이호흡)에 접근하기 어려운 이유를 설명하는데 도움이 됩니다. 종종 몸 뒤쪽에서 공간을 찾고 곧게 앉도록 제안하는데, 늑골은 몸 뒤쪽의 척추에 붙어있어 그쪽에서도 움직임이 많지는 않습니다.

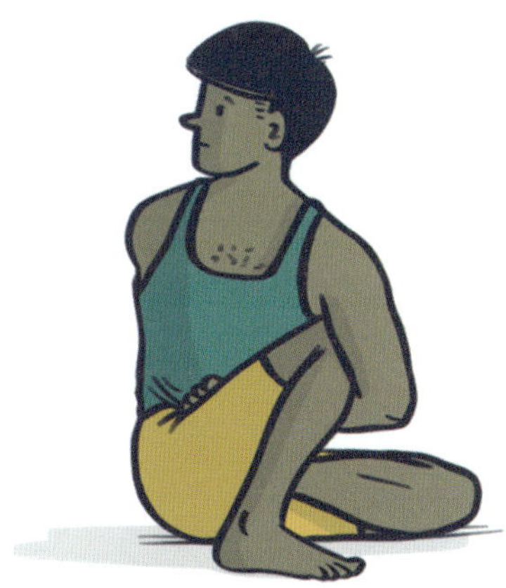

배에 닿아 있는 발뒤꿈치와 갈비뼈에 있는 다리는 숨쉴 공간을 찾기 어렵게 만듭니다.

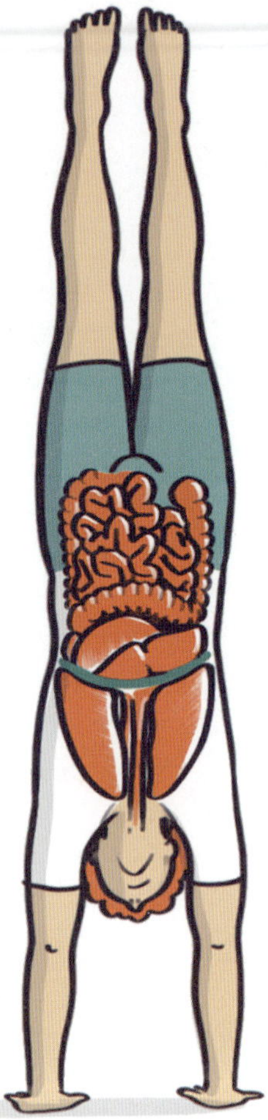

역자세는 여러 가지 이유로 흥미롭습니다. 횡격막이 아무런 방해없이 수축할 때 어떻게 움직였는지 기억하시나요? 횡격막은 이완하면 돔 형태가 되고, 수축하면 아래쪽으로 납작해진다는 것을 기억하시기 바랍니다. 서 있거나 앉아 있을때 중력은 수축하는 횡격막의 움직임을 도와 내부장기를 아래쪽으로 밀게 되는데, 이때 내부장기 자체가 아래로 움직이는 것은 불가능하므로 실제로는 바깥쪽을 향해 이동하게 됩니다. 거꾸로서기를 하게 되는 경우, 중력은 반대로 작용하게 됩니다. 수축하는 횡격막은 이제 간, 위, 내장 및 기타 복부 내장의 무게를 밀어내야 합니다. 우리는 더 열심히 움직이면서 단련시키는 다른 근육들과 마찬가지로 역자세를 통해 횡격막을 단련시킬 수 있습니다. 역자세를 하면서 고요하게 머무르려고 한다면 흉곽, 흉곽–골반 경계면(복부)의 안정화에 의존 흉곽의 확장을 어렵게 만들고, 복부의 경직까지 더해지면 일반적으로 호흡이 얕아지게 됩니다.

따라서 자세와 신체 부위에 의해 3차원적 형태 변화를 겪을 수 있는 흉부와 복부가 영향을 받게 될 뿐만 아니라 우리가 상호 작용하는 표면에 의해서도 영향을 받을 수 있습니다. 요가 자세를 취할 때, 우리는 종종 바닥 때문에 이러한 영역들이 자유롭게 움직일 수 없는 위치에 놓이게 됩니다. 예를 들면, 엎드린 자세(얼굴이 아래쪽에 있는 자세)를 하게 되면, 복부는 바닥으로 인해 움직일 수 없게 될 것입니다. 그 상태로 여전히 복식호흡을 하려고 한다면, 아마도 숨을 들이쉴 때 허리와 엉덩이가 약간 올라가고 내쉴 때 내려가는 것을 보게 될 것입니다.

*Dhanurasana*(다누라아사나, 활 자세) 또는 *Shalabhasana*(살라바사나, 메뚜기 자세)와 같은 자세에서는 복벽이 긴장하게 됩니다. 이것은 바닥의 저항과 함께 복식호흡을 제한하고 횡격막을 촉진시킬 것입니다. 흉곽이 확장하거나 수축함에 따라 몸이 흔들리거나 움직이기 쉽습니다.

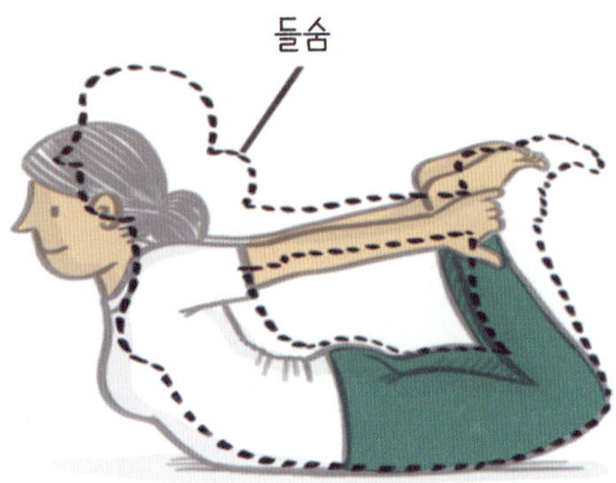


많은 요가 스타일은 *Uddiyana Bandha*(운디야나 반다)를 보는 관점에 따라 하복부 수축의 정도가 다양한 횡격막 호흡을 선택하게 됩니다. 요가는 많은 위치에서 약간의 복부 안정성을 필요로 하기 때문에, 서서 균형을 잡고 역동적으로 움직이며 수련한다면 저는 이 방법이 실용적이라고 생각합니다. 언급한 바와 같이, 복강 내 압력은 특히 백밴드 자세에서 요추를 보호하는 데 도움이 됩니다.

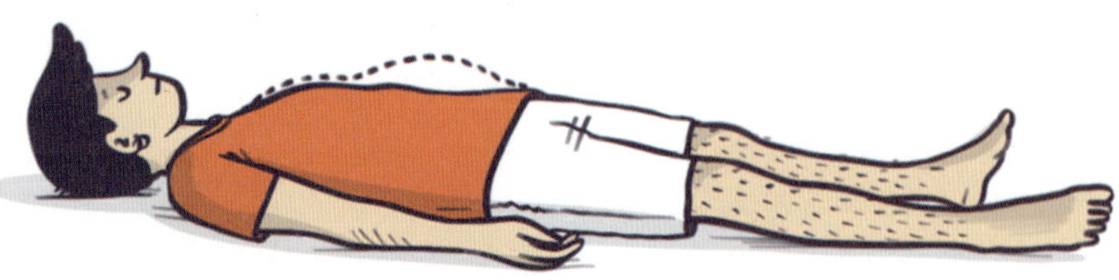

사바아사나를 할 때 복식호흡이 가장 편안하게 이루어집니다.

사바아사나는 지면에 의해 지탱을 받고 호흡에 대한 어떠한 통제도 없는 이상적인 자세입니다. 복식호흡은 배를 충분히 이완하기 때문에 자연스러운 호흡이라고 할 수 있습니다. 만약 호흡과 함께 배가 오르락 내리락하지 않는다면, 여러분은 그 부분의 긴장을 놓아 주지 않고 있는 것입니다. 이것은 복부 운동을 많이 하는 체육관 중독자들과 습관적으로 복부를 당기고 움츠린 상태로 유지하는 사람들에게서 흔히 일어나곤 합니다. 모든 형태의 호흡을 할 수 있어야 여러분의 몸이 어떤 위치에서든 쉽게 기능할 수 있기 때문에, 여러분이 힘을 풀고 놓아줄 수 없다는 것을 알아차린다면, 이를 위한 특정 수련을 하시길 바랍니다.

만약 요가 연습을 하면서 조금 더 바닥에 기반을 두고 지지 받을 수 있다면, 여러분이 있는 위치에서 자연스러운 방식으로 신체가 호흡할 수 있도록 허용하는 것이 좋을 것입니다. 대체로는 복식호흡을 하면서요. 이 챕터에서 배울 수 있는 중요한 내용은 우리 몸의 위치에 따라 호흡은 달라질 수 있고, 우리는 필요에 따라 호흡을 자유롭게 바꿀 수 있어야 한다는 것입니다.

# BREATH & TRAUMA

by
Josefin Wikstrom

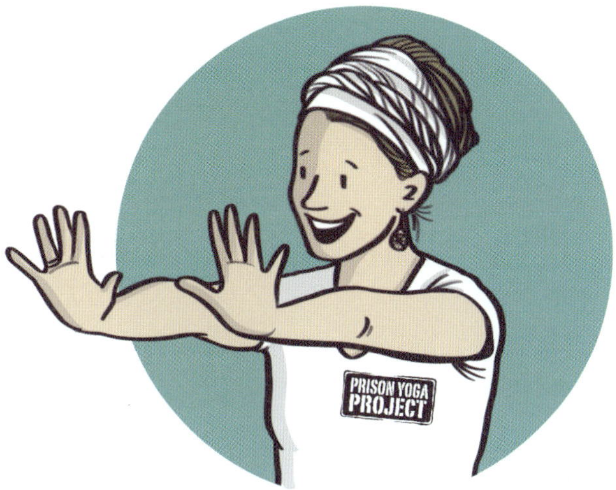


## 호흡과 감정 Breath and Emotions

호흡은 인간에게 생명을 불어넣지만 무의식적인 작용이므로 우리는 이것을 의식하지 못합니다. 그러나 호흡은 인간의 감정과 밀접하게 연관되어 있습니다. 겁을 먹으면 숨이 멎는 것 같고, 기쁘거나 불안할 때 또는 스트레스를 받을 때 호흡은 빨라지는 경향이 있으며 평온함을 느낄 때는 호흡이 느려지면서 이완이 됩니다. 외상 후 스트레스는 불안감과 관련된 감정을 상기시킬 수 있어 트라우마에 시달리거나 공황 발작을 겪은 적이 있다면, 호흡을 하거나 호흡에 집중하는 것은 어려울 수 있습니다.

## 트라우마란 무엇인가? What is a Trauma?

외상후 스트레스 장애인 '트라우마'는 그리스어 '상처'에서 유래한 용어로서, 인간을 신체적 또는 감정적으로 억누르는 사건을 지칭합니다. 심신에 미치는 영향은 개인의 성격, 환경, 유전자, 성장 배경, 타고난 성향, 사상에 따라 다르며, 안정감을 주는 요소와 스트레스 유발 요소 간의 작용에 따라 다를 수 있습니다.

트라우마를 남길만한 상황이 닥칠 때, 누가 어떤 삶을 사느냐에 따라 상황은 다르게 인식됩니다. 트라우마가 생기면 감정에 잠식되어 '급성 스트레스'에 시달리는 반응을 보입니다. 트라우마는 사고, 자연 재해, 폭력과 같은 사건 때문에 생기기도 하고, 성장 과정에서 학대 받고 집단 괴롭힘을 당하거나 무관심 속에서 애정을 충분히 받지 못하는 경우에도 생깁니다. 또한 트라우마가 생기면 주변 상황을 통제하지 못하고 자아 방향성을 상실하게 됩니다.

### 트라우마에 대한 반응 The Trauma Response

트라우마 사건에서 이를 이겨내기 위한 반응은 다양합니다. 가장 흔한 두 가지는 투쟁-도피반응(fight-flight)과 경직반응(freeze response)입니다. 투쟁-도피반응은 위험을 유발하는 요소와 물리적으로 최대한 멀어지려고 하는 반응을 의미합니다. 투쟁- 도피반응은 자율신경계(autonomic nervous system-ANS)의 일부인 교감신경계(sympathetic nervous system-SNS)가 반응하여 생겨나는데, 자율신경계는 심장박동, 호흡, 소화를 포함해 인간의 생존에 필수적인 다양한 기능을 담당합니다. 투쟁-도피반응의 일환으로 자율신경계가 작용하면 인간의 심장 박동이 빨라져서 호흡에 영향을 주고 우리를 활동적으로 움직이게 합니다. 반면에 경직 반응은 위험요소에서 물리적으로 멀어질 수 없다고 인식할 때 나타납니다. 트라우마 연구 전문가 Stephen Porges의 말에 의하면, 경직 반응은 신경계가 작용하여 나타나기도 하지만, 부교감신경계(parasympathetic nervous system PNS)가 과잉 반응하여 생겨나기도 합니다. 부교감신경계는 일반적으로 수면과 소화를 담당하는 자율 신경계의 일부이며, 보통 우리를 회복시키고, 사회적이고 편안한 느낌을 가질 수 있게 해줍니다. 또한 미주신경(vagus nerve)의 작용으로 심장 박동을 안정시킬 수 있습니다. 경직 반응이 나타날 때 인간의 몸은 긴장성 부동화(tonic immobility) 상태에 빠져, 마치 죽은 척하면 위험요소가 사라지기라도 할 것처럼 생명을 유지하는 기능이 정지되고 심지어 심장 박동마저 느려지게 됩니다. 경직 반응은 유년기 시절부터 생겨난 방어기제가 점차 발전된 심리적 반응이라고 할 수 있습니다.

### 조절장애 Dysregulation

대부분의 경우, 인간은 트라우마로 인해 생긴 스트레스를 조절하여 스스로 침착성을 되찾아 일상으로 복귀할 수 있습니다. 침착성을 되찾는 가장 손쉬운 방법은 가족이나 친구들과 대화를 나누거나, 위험 요소가 사라졌음을 인지한 뒤 호흡하며 몸을 움직이는 것입니다. 인간관계, 주변상황, 유전적 성향, 정신 건강상태가 어떤지에 따라, 스트레스를 조절해 정서적으로 안정적인 상태로 복귀하는 일이 힘들 수도 있습니다. 이런 상황은 자율 신경계(ANS)나 중추신경계(central nervous system-CNS, 뇌)에 조절장애를 일으킬 수 있습니다. 그 결과, 뇌는 위험 요소가 지나갔는데도 불구하고 우리가 위험한 상황에서 벗어나지 못하는 것으로 인식하여 상당한 수준의 스트레스 호르몬을 동반한 스트레스성 반응을 계속 보이게 됩니다. 이로 인해 외상 후 스트레스 장애(Post Traumatic Stress Disorder-PTSD)가 발생할 확률이 매우 높아집니다. 이런 상황을 한두 번 겪으면 PTSD 유형 1로, 장기간에 걸쳐 반복적으로 겪으면 PTSD 유형 2로 분류되는데, 유형 2는 대개 반복적으로 누적된 상호관계가 존재합니다. 뇌 발달에 결정적 시기인 아동기에 방치되고 학대 받아 생긴 트라우마는 성장한 뒤에도 인간관계나 정신 건강에 악영향을 미칩니다. 복합적인 트라우마를 안고 성장한 아이는 주의력 결핍장애, 우울증, 불안감, 반사회적 행동 장애를 일으킬 가능성이 높습니다. 이런 현상은 '발달 외상(developmental trauma)'이라고 하는데, 아직까지 정식 임상 용어는 아닙니다.

PTSD는 플래시백(트라우마 재현), 수면장애, 기억력과 집중력 저하, 대인기피증, 사회적 고립감, 불안감, 우울증을 야기하고 인간관계나 감정 조절에 문제를 일으키며 정신적 또는 신체적 감각을 저하시킵니다. 심리적으로 미치는 부정적인 영향 외에도 PTSD는 제 2형 당뇨병, 심장질환, 자가 면역 질환을 유발할 수 있고, 불안한 심리를 다스리기 위해 약물을 남용하는 원인이 되기도 합니다.

### 요가와 트라우마 Yoga and Trauma

트라우마를 인지시킴과 동시에 마음 챙김에 중점을 둔 하타 요가를 수련하면서 휴식을 병행하면 우울증, 불안감, 트라우마 때문에 생겨나는 부정적인 증상의 상당수가 효과적으로 감소되는 것으로 드러났습니다. 또한 수면의 질과 정신적 인지 능력도 개선되었습니다. Bessel Van der Kolk 박사는 저서『The Body Keeps the Score』를 통해 치유요가의 장점을 제시합니다. 그는 '신체의 움직임은 전적으로 신경계의 작용으로 이루어지기 때문에 신체를 단련시키는데 집중하면 심신이 동시에 향상되는 결과를 얻는다.'고 주장합니다. 그가 2013년에 발표한 연구 결과에 따르면, 요가 수련에 참가한 그룹은 31명 중 16명(52%)이 더 이상 PTSD를 겪지 않는 것으로 드러났습니다. 이는 비교 그룹에서 29명 중 6명(21%)으로 그친 것에 비해 대조적입니다.

그는 육체와 정신이 긴밀하게 연결되면 "자아"와 "내적 감각"을 통찰하고 관리하는 능력이 향상되기 때문에 우울증과

PTSD에 시달리는 사람들에게 요가가 특히 유익하다고 설명합니다. 요가는 스트레스는 줄이고 부교감신경계 활동은 증가시켜, PTSD 환자의 뇌의 편도체 과활성화(뇌가 위험 요소에 민감하게 반응하는 상태)와 높은 코르티솔(급성 스트레스에 반응하여 분비되는 호르몬) 수치를 효과적으로 감소시켜 증상을 완화할 수 있습니다. 요가, 호흡, 움직임, 휴식, 명상을 통한 치료는 부교감신경계를 활성화시켜 자율신경계의 균형에 유익한 것으로 알려져 있습니다. 또한 요가는 심신과 호흡을 조화롭게 단련시키기 때문에 PTSD에 악영향을 받은 뇌의 상당부분에 긍정적인 영향을 미칩니다.

**스트레스를 이기는 힘** Stress Resilience

정신 건강 문제의 상당수가 자율신경계(ANS)의 내구력과 유연성이 부족할 때 생겨납니다. ANS의 내구력을 강화하는 가장 좋은 방법 중 한 가지는 시간차를 두면서 심박수 조절 연습을 하는 것입니다. 이는 심장 박동수를 조절하는 자율신경계(ANS)와 연관성이 있기 때문에 효과적입니다. 미주신경(vagus nerve)은 부교감신경계(PNS)에서 가장 길고 중요한 신경으로, 몸이 내보내는 신호 중 80%를 뇌로 전달할 뿐만 아니라 마음과 몸의 인식에도 중요한 역할을 담당합니다. 미주신경의 신호를 활성화하고 강화함으로써 우리는 스트레스를 받고 난 후에도 보다 쉽게 마음을 진정시키고 사회적 안정감을 느끼며 일상으로 복귀할 수 있습니다. 미주신경이 심장으로 신호를 보내 심박수를 느리게 하면, 교감신경계(SNS)가 신호를 보내 심박수가 빨라지게 되고, 이러한 작용을 통해 심혈관을 건강하게 유지시켜 줍니다.

만약 우리가 긴장을 풀거나 흥분한다면 심박수는 각각 부교감신경계(PNS) 또는 교감신경계(SNS)를 향해 각각 뻗어 나갔다가 되돌아오고, 심박수는 시시각각 변하게 됩니다. 이는 건강한 반응으로 심박변이도(Heart Rate Variability-HRV)라고 합니다. HRV의 폭이 넓을수록 스트레스 회복력도 더 향상됩니다. 변동성의 정도가 경미하면 힘든 상황을 겪은 후 침착성과 활기를 되찾기가 쉽지 않습니다. HRV는 주로 미주신경에 의해 심장으로 전달되는 뇌간의 연수(medulla oblongata, 숨뇌)에서 오는 신호에 의해 조절됩니다. 대개 교감신경계(SNS)의 신호보다 빈도가 높습니다. 다음의 '트라우마 살펴보기(Trauma-informed class)'에서 우리는 심장 박동을 다시 낮추기 위해 고요하게 자세를 유지하며 부드럽게 맥박을 증가시킬 것입니다. 이의 학습목표는 HRV를 증가시키고 결국에는 호흡을 연습하는 것입니다.

**따라해봅시다.** You can try it if you like…

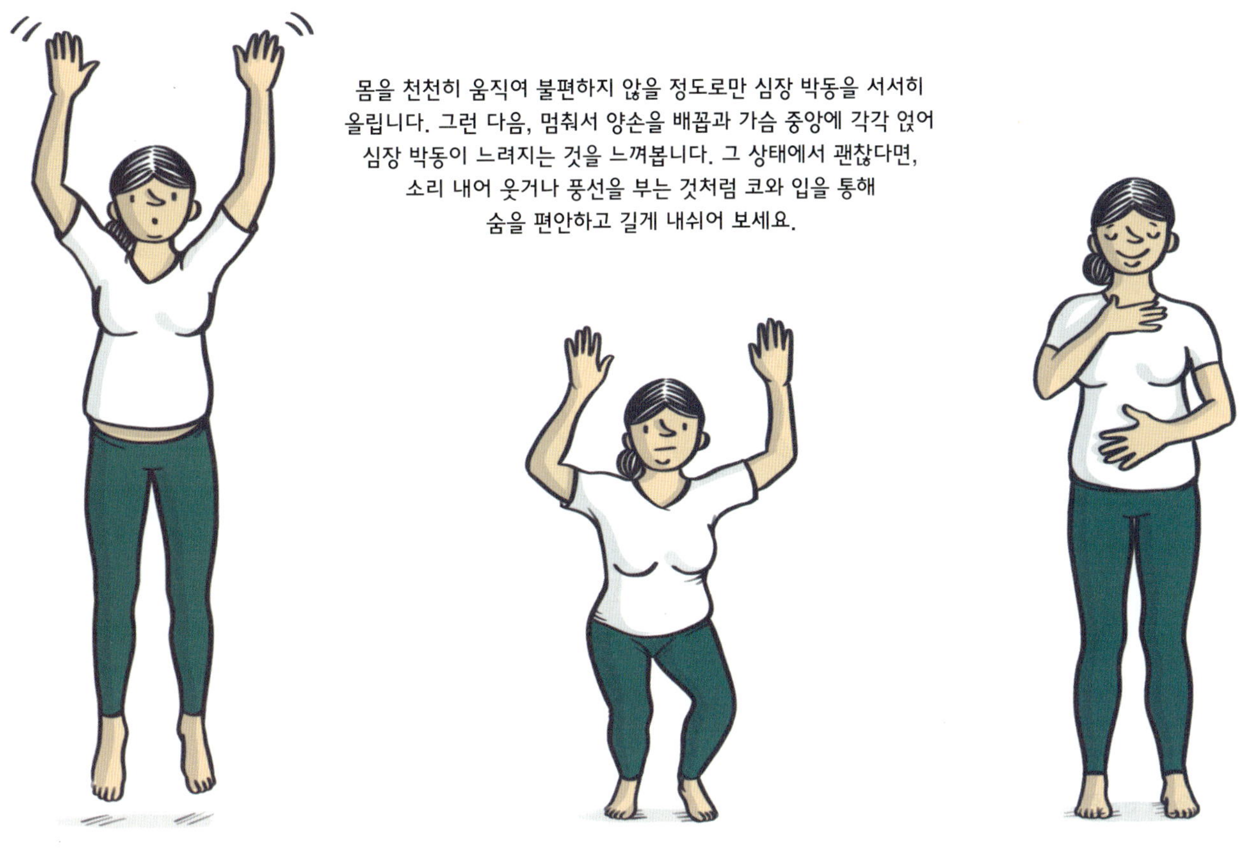
몸을 천천히 움직여 불편하지 않을 정도로만 심장 박동을 서서히
올립니다. 그런 다음, 멈춰서 양손을 배꼽과 가슴 중앙에 각각 얹어
심장 박동이 느려지는 것을 느껴봅니다. 그 상태에서 괜찮다면,
소리 내어 웃거나 풍선을 부는 것처럼 코와 입을 통해
숨을 편안하고 길게 내쉬어 보세요.

것을 권합니다. 달리기가 좋은 예입니다. 어떤 학생들은 스트레스를 해소하기 위해 달리기에서 나오는 윙윙거리는 바람소리가 필요하다고 느끼거나, 자연 속에 있는 것을 즐기거나, 체중 조절에 도움이 된다는 것을 발견하거나, 더 건강해지기 위해 달리기의 에너지가 필요하다고 생각합니다. 달리기와 같이 전체 ROM 이하의 반복적인 움직임은 특정 근육을 짧게 하지만, 달리기 후 정리운동과 스트레칭으로 이를 쉽게 완화시킬 수 있습니다.

오늘날 우리는 우리의 몸으로 무엇을 할 수 있는지에 대한 기대가 매우 가득합니다. 그리고 새로운 지도자로 떠오르는 많은 지도자들은 동작을 위해 전통적인 수련 외의 것들을 요가에 적용시킵니다. 물구나무서기에 대한 접근방식을 좋은 예로 들면, 동작을 위한 체력이나 자세 제어 및 안정성과 같은 영역을 개선하기 위해 그들은 다른 동작의 연습 및 활용으로 물구나무 서기에 좋은 영향을 주기도 합니다. 제가 가장 좋아하는 취미 중 하나는 체조이지만, 서핑 또한 요가에서는 없는 당김의 움직임을 만들어내는 패들아웃을 가지고 있기 때문에 요가를 보완할 수 있습니다.

'내가 먹는 것이 곧 내가 된다'라는 유명한 격언이 있습니다. 여기서 영양에 대한 전체적인 내용을 다루지는 않겠지만, 여러분의 칼로리 산출량을 지원하고 신체가 회복하고 재생할 수 있는 영양분을 제공하는 방식으로 먹는 것은 매우 중요합니다. 몸은 약 60%의 수분을 함유하고 있고, 특히 근육 조직은 약 75%의 수분을 포함하고 있기 때문에 적절한 수분 공급을 보장하는 것이 좋습니다. Key Concept 챕터의 Flexibility로 돌아가서, 저는 쭈그려 앉는 것과 같은 기본적인 움직임 중 일부가 우리의 생활 방식에 쉽게 통합될 수 있다고 언급했습니다. 요가는 생활방식이고 신체적인 연습이 매트 밖의 시간과 합쳐질수록, 매트 위에서의 시간에 더 큰 영향을 미칠 것입니다.

PTSD에 시달리는 사람들에게 요가가 특히 유익하다고 설명합니다. 요가는 스트레스는 줄이고 부교감신경계 활동은 증가시켜, PTSD 환자의 뇌의 편도체 과활성화(뇌가 위험 요소에 민감하게 반응하는 상태)와 높은 코르티솔(급성 스트레스에 반응하여 분비되는 호르몬) 수치를 효과적으로 감소시켜 증상을 완화할 수 있습니다. 요가, 호흡, 움직임, 휴식, 명상을 통한 치료는 부교감신경계를 활성화시켜 자율신경계의 균형에 유익한 것으로 알려져 있습니다. 또한 요가는 심신과 호흡을 조화롭게 단련시키기 때문에 PTSD에 악영향을 받은 뇌의 상당부분에 긍정적인 영향을 미칩니다.

**스트레스를 이기는 힘** Stress Resilience

정신 건강 문제의 상당수가 자율신경계(ANS)의 내구력과 유연성이 부족할 때 생겨납니다. ANS의 내구력을 강화하는 가장 좋은 방법 중 한 가지는 시간차를 두면서 심박수 조절 연습을 하는 것입니다. 이는 심장 박동수를 조절하는 자율신경계(ANS)와 연관성이 있기 때문에 효과적입니다. 미주신경(vagus nerve)은 부교감신경계(PNS)에서 가장 길고 중요한 신경으로, 몸이 내보내는 신호 중 80%를 뇌로 전달할 뿐만 아니라 마음과 몸의 인식에도 중요한 역할을 담당합니다. 미주신경의 신호를 활성화하고 강화함으로써 우리는 스트레스를 받고 난 후에도 보다 쉽게 마음을 진정시키고 사회적 안정감을 느끼며 일상으로 복귀할 수 있습니다. 미주신경이 심장으로 신호를 보내 심박수를 느리게 하면, 교감신경계(SNS)가 신호를 보내 심박수가 빨라지게 되고, 이러한 작용을 통해 심혈관을 건강하게 유지시켜 줍니다.

만약 우리가 긴장을 풀거나 흥분한다면 심박수는 각각 부교감신경계(PNS) 또는 교감신경계(SNS)를 향해 각각 뻗어 나갔다가 되돌아오고, 심박수는 시시각각 변하게 됩니다. 이는 건강한 반응으로 심박변이도(Heart Rate Variability–HRV)라고 합니다. HRV의 폭이 넓을수록 스트레스 회복력도 더 향상됩니다. 변동성의 정도가 경미하면 힘든 상황을 겪은 후 침착성과 활기를 되찾기가 쉽지 않습니다. HRV는 주로 미주신경에 의해 심장으로 전달되는 뇌간의 연수(medulla oblongata, 숨뇌)에서 오는 신호에 의해 조절됩니다. 대개 교감신경계(SNS)의 신호보다 빈도가 높습니다. 다음의 '트라우마 살펴보기(Trauma–informed class)'에서 우리는 심장 박동을 다시 낮추기 위해 고요하게 자세를 유지하며 부드럽게 맥박을 증가시킬 것입니다. 이의 학습목표는 HRV를 증가시키고 결국에는 호흡을 연습하는 것입니다.

**따라해봅시다.** You can try it if you like...

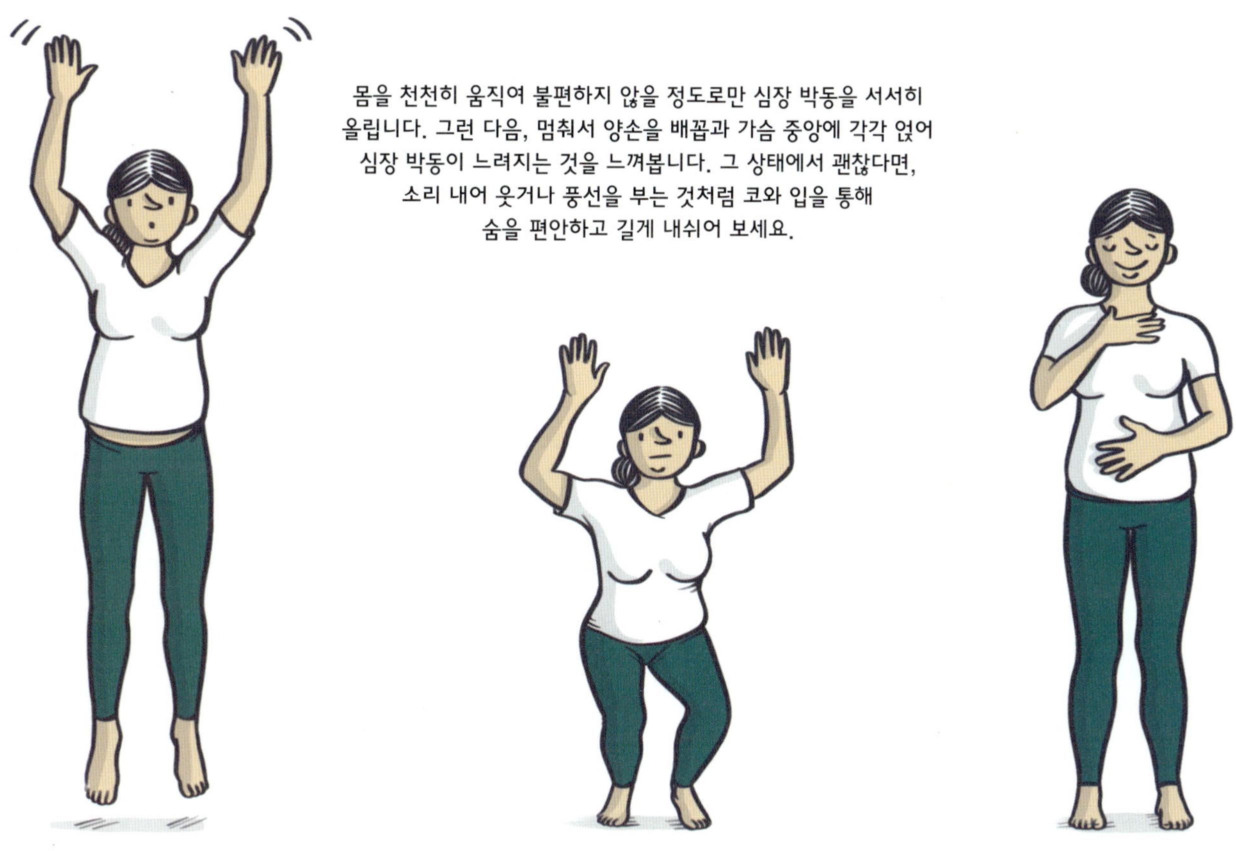
몸을 천천히 움직여 불편하지 않을 정도로만 심장 박동을 서서히
올립니다. 그런 다음, 멈춰서 양손을 배꼽과 가슴 중앙에 각각 얹어
심장 박동이 느려지는 것을 느껴봅니다. 그 상태에서 괜찮다면,
소리 내어 웃거나 풍선을 부는 것처럼 코와 입을 통해
숨을 편안하고 길게 내쉬어 보세요.

### 요가로 트라우마 살펴보기 Trauma-informed Yoga

핵심 요소는 다음과 같습니다.

- 지도자와 학습자 간에 통제력과 힘의 역학을 공유하기 위한 명확한 언어 사용
- 자세와 움직임에서 다양한 선택을 허용하여 안전감과 본인의 선택의지를 허용
- 내부수용감각, 신체 감각을 인지하도록 유도
- 어려운 자세에서 조절 능력을 부여하기 위해 카운트 다운
- HRV를 높이기 위해 활동적인 움직임과 느린 움직임을 결합해 프로그램 구성
- 매트는 뒤쪽에 자유롭게 배치되어 참가자들이 안심할 수 있도록 함
- 신체적 조정 가하지 않기
- 학습 효과와 안전을 위해 장시간 수업 루틴과 유사하게 프로그램 설정
- 지도자는 'trauma-informed yoga' 프로그램을 숙지해야 함

### 트라우마와 호흡 Trauma and Breath

장기간 스트레스와 불안으로 인해 늑골 주변 근육이 많이 긴장되어 있다면, 특히 요가를 시작할 때 호흡에 집중하기 어려울 수 있습니다. 수련자가 숨을 들이마실 때 배가 들어오고, 숨을 내쉴 때 배가 나오는 역호흡 패턴을 갖는 것 또한 흔한 일일 수 있습니다. 어쩌면 자세, 습관, 만성 스트레스로 인해 끊임없이 배를 조이고 있었을지도 모릅니다. 역호흡과 빠르게 하는 흉식 호흡도 보호 방어기제가 될 수 있으며, 안전하다고 느끼는 무언가가 될 수 있습니다. 따라서 호흡에 집중하기 시작하면 우리는 느려집니다. 느린 호흡은 너무 빨리 부교감신경을 자극하고, 그 결과 많은 감정을 유발할 수 있습니다. 이 경우 당사자에게 경직 반응을 상기시킬 수도 있습니다. 호흡은 트라우마를 상기시킬 수 있는데, 특히 특정 사건이 일어날 때 호흡이 원활하지 않았다면 더욱 그럴 것입니다.

**다음은 누군가가 감정이 격앙되거나 공황발작을 일으키는 경우, 필요한 몇 가지 지침과 행동입니다.**

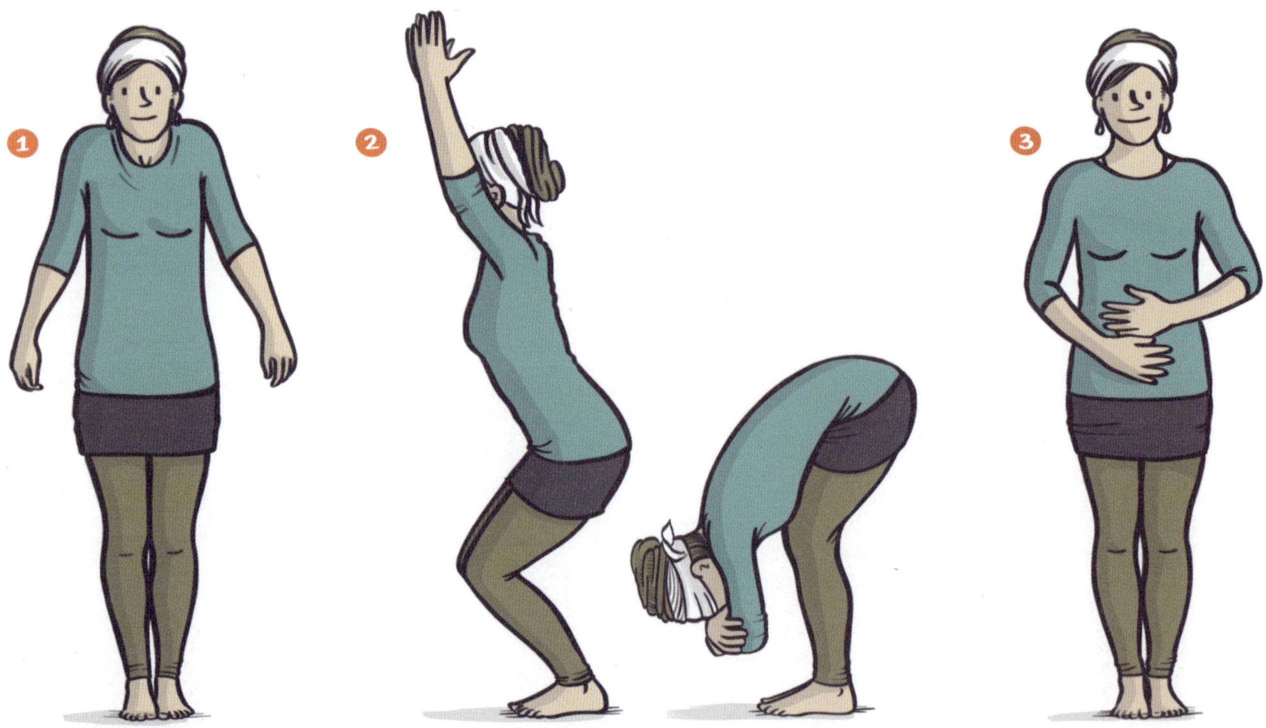


1 1. 양쪽 어깨를 귀 뒤쪽으로 끌어올린 다음, 입으로 호흡을 길게 내쉬며 어깨를 끌어내립니다.
2. 손, 팔꿈치, 어깨, 턱 관절을 움직입니다.
3. 복식호흡을 합니다(숨을 복부로 보내세요).
정신 인지의 예시:
들숨 시 만트라–"나는 호흡한다"
날숨 시 만트라–"나는 중심을 갖고 있고 평온하다"

2 1. 의자자세를 취하고 최대한 오래 버팁니다. 양팔을 머리 위로 들어 올려 팔 근육을 사용하도록 선택할 수도 있습니다.
2. 팔을 구부려 최대한 포갠 다음, 숨을 길게 내쉬며 상체를 앞으로 숙였다가 다시 의자자세로 돌아오세요. 이 동작을 3회 반복한 뒤 마지막에는 어깨를 돌리면서 이마, 눈, 턱, 어깨, 손, 복부, 무릎, 발목 순서로 서서히 긴장을 풀어줍니다.

3 양손을 복부에 올리고 호흡합니다. 호흡에 따른 복부의 움직임과 손에 느껴지는 온기를 느껴보세요. 발과 땅의 연결성을 느껴봅니다. 그러기 위해 발을 앞뒤로 흔들어보세요. 땅에서부터 배로 숨이 들어왔다가, 내쉴 때 숨이 다시 땅으로 내려간다고 상상해 보세요. 폐를 완전히 비우고, 코나 입으로 숨을 쉽니다.

추가 지침 – 숨을 들이마실 때 팔과 다리에 긴장감을 주고, 숨을 내쉴 때 긴장을 풀어봅니다. 긴장과 이완의 차이를 느껴보세요. 숨을 들이쉴 때는 한 손을, 내쉴 때는 다른 손을 닫을 수도 있습니다. 이러한 연습은 우리가 위험을 감지했을 때 움직이고 관여하는 팔 다리 근육을 활성화하면서 신체를 인지할 수 있도록 하고, 의식을 몸 안으로 가져올 수 있도록 도와줍니다.
– 찬물로 손과 얼굴을 씻으세요. 무엇이 되었든 차가운 것을 들고 있으면 패닉 반응(panic response)을 차단할 수 있습니다.
– 방 안에 있는 일상적인 물건 5가지를 보고 물건의 이름을 떠올리거나 말해 보세요.
– 좋아하는 향이 있다면 불안감이 느껴지기 시작할 때, 그 향을 이용할 수 있습니다. 향은 많은 사람들에게 진정 효과가 있는 것으로 나타났습니다.

역동적인 수업에서, 고른 리듬의 호흡(sama vritti, 사마브리티)이 사용됩니다. 자세를 취하는 동안 남은 숨을 세어주는 것은 리듬감과 조절 감각을 강화시키는 측면에서 좋은 방법입니다.

## 어떻게 시작할까요? How to Start?

우선, 요가 수련생들이 프로그램에 익숙해지고 신체 자세, 그룹 내에서의 안정감, 동작 순서에 안정감을 느낄 때까지 시간을 줍니다. 호흡을 제한할 수 있는 관절과 흉곽 주변에 축적된 긴장감을 풀어주는데 도움이 될 수 있는 자세와 부드러운 움직임을 순서대로 시퀀스에 도입합니다. 예를 들면, 옆구리 스트레칭, 어깨 열기, 요근 스트레칭(전사A 자세), 가벼운 백밴드, 낮은 코브라자세인 스핑크스자세 등은 복부 근육을 늘려줍니다. 도입할 때, 호흡에 집중하고 호흡의 리듬에 맞춰 큰 근육들을 사용하는 동작으로 수련을 시작하는 것이 수련생들이 견디기에 좋을 것입니다. 의자자세를 취하고 숨을 내쉬며 팔을 들고 앞으로 뻗어 팔과 다리 근육을 동시에 사용하는 동작도 좋은 예시입니다. 수련생들은 가능하면 계속 호흡에 집중해야 하고 각자 편한 방식으로 코나 입으로 호흡합니다.

## 복식호흡의 이완과 부교감신경계(PNS) Relaxed Abdominal Breath and the PNS

수련생들이 더 많은 호흡 연습도 가능하다고 느낄 때, 편안한 상태로 복식 호흡을 시도해 볼 수 있습니다. 복식 호흡 연습을 통해 미주 신경(vagus nerve)과 부교감 신경계(PNS)가 활성화되고 강화됩니다. 교감신경 과잉상태를 오래 겪은 사람은 복식 호흡을 통해 긴장감을 서서히 해소할 수 있습니다. 그들은 가슴과 복부 주위의 긴장된 근육 뿐만 아니라 요근(심부 고관절 굴곡근)의 긴장을 느끼게 될 수도 있습니다. 편안한 복식 호흡을 하기 위해, 등을 바닥에 대고 누운 다음 발을 의자 위에 올린 상태에서 책이나 베개 또는 본인의 손을 복부 위에 올려 두는 것이 도움이 될 수 있습니다. 그런 다음 숨을 들이쉴 때 물체를 부드럽게 들어 올리고, 내쉴 때 물체가 서서히 척추 쪽으로 내려가는 것을 상상해 봅니다. 앉거나 서서 한 손은 가슴에 다른 손은 복부에 부드럽게 얹은 채로 호흡에 따른 움직임을 느껴볼 수도 있습니다. 호흡이 편안해지면, 마음속으로 호흡을 세거나 편안하게 느껴지는 자기만의 단어/만트라를 되뇌는 것도 가능합니다. 길게 내뱉는 호흡은 스트레스 받거나 불안감을 느낄 때 뇌에 진정 신호를 보내 미주신경 긴장도를 높여줄 수 있습니다. 숨을 내쉴 때, 거울에 대고 입김을 '하아' 부는 소리나 부드러운 콧노래 소리를 내는 것도 좋습니다. 이는 성대와 관련이 있기 때문에 미주신경계는 더욱 활성화될 수 있습니다.

**호흡에 집중하는 몇 가지 방법이 있습니다(셀프 홀딩).**

1
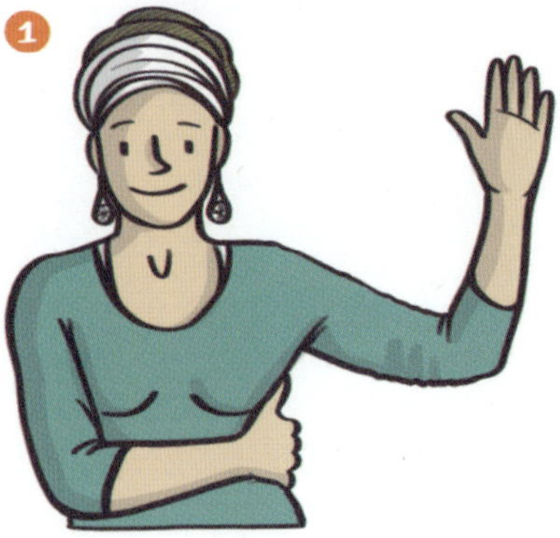

1 오른손은 흉곽 왼쪽 부근에 올려놓고 왼손은 편안하게 둡니다. 10-25회 가량 숨을 들이쉬면서 오른손의 움직임에 집중하세요.

2
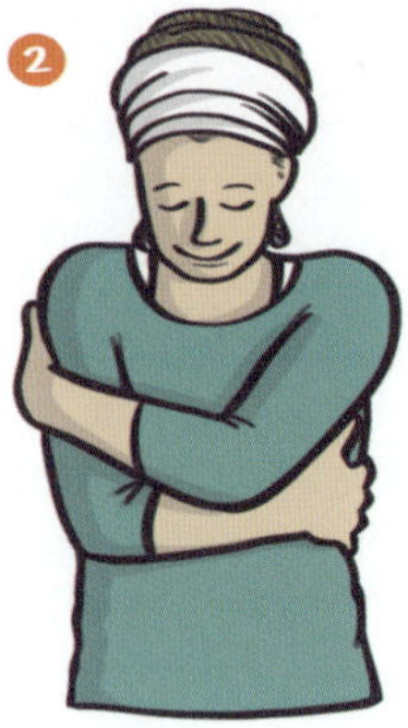

2 왼팔을 오른팔 위로 교차시켜 몸을 껴안은 채로 어깨는 편안하게 내립니다. 10-25회 가량 호흡하면서 견갑골 사이와 흉곽의 안쪽까지 호흡이 들어가는 것을 느껴보세요.

3 손, 명치, 심장 중앙으로 10-25회 호흡합니다.

3
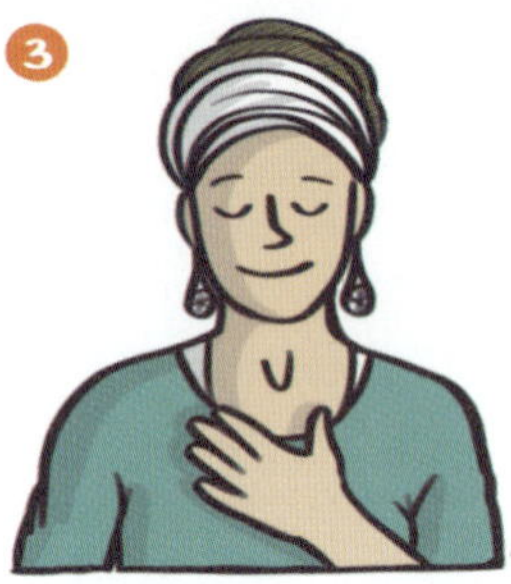

4
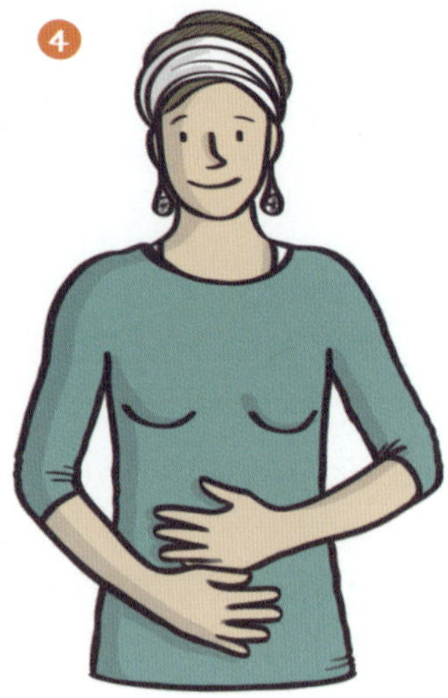

4 복부에 손을 얹고 호흡과 함께 콧노래를 불러 복부의 진동을 느낍니다. 얼굴과 턱의 긴장을 풀기 위해 입을 벌리고 턱을 다른 방향으로 움직여 소리를 내보세요. 약 2-5분 동안 계속 해보세요.

5 누워서 5-10분 정도 휴식을 취합니다.

### 일정한 호흡법 Coherent Breathing

원래, 들숨과 날숨을 균일하게 호흡하는 것은 쉽지 않습니다. 시작단계에서는 3초간 들이마시고 내쉬기를 반복하는 것이 좋습니다. 어느 정도 적응이 되면 점차 5-5초 또는 6-6초로 늘립니다. 호흡은 최대한 편안하게 합니다. 긴장되거나 심박수가 올라가는 것이 느껴지면 카운트를 낮춰야 합니다. 호흡과 병행하여 아사나를 수행하면 동적인 상태에서 정적인 상태로 전환이 촉진되고 그 결과 HRV가 향상됩니다.

### 주의사항 Caution

Kapphalabhati(카팔라바티)와 Bastrika(바스트리카) 같은 빠르게 진행되는 호흡법은 지나치게 교감신경계를 활성화시켜 불안 발작을 상기시킬 수 있으므로 이러한 그룹에서는 금지됩니다. 고혈압 환자는 특히 주의해야 합니다. 또한 Kumbhaka (쿰바카) 호흡법처럼 오래 참는 호흡 역시 권장하지 않습니다.

### 참조: 부록을 참조하세요. References: Please see Appendix

### 교도소 요가 프로젝트: Prison Yoga Project:

Josefin 은 '교도소 요가 프로젝트'를 진행 중입니다. 더 자세히 알고 싶거나 가치 있는 일에 기부하고 싶다면 다음의 링크를 참조해 주십시오. https://prisonyoga.kindful.com

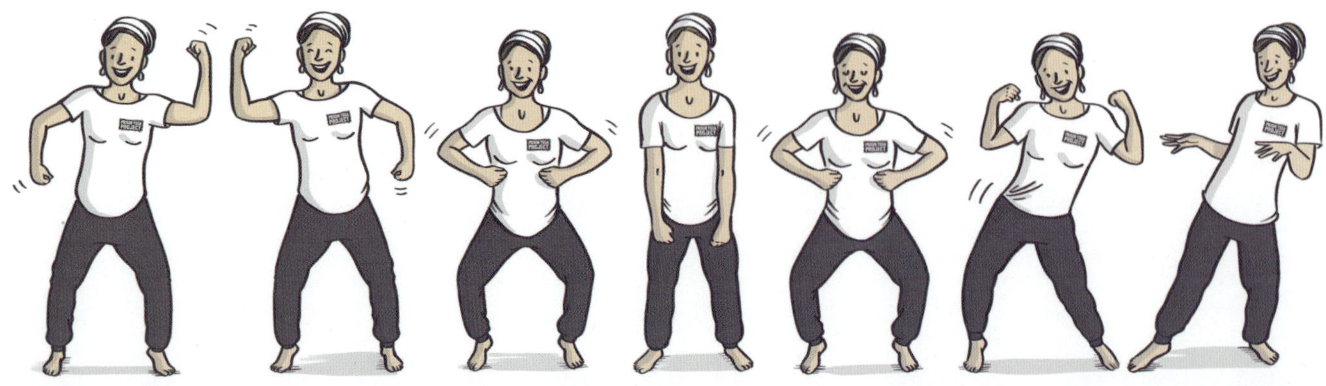

# ENVIRONMENTAL INFLUENCES

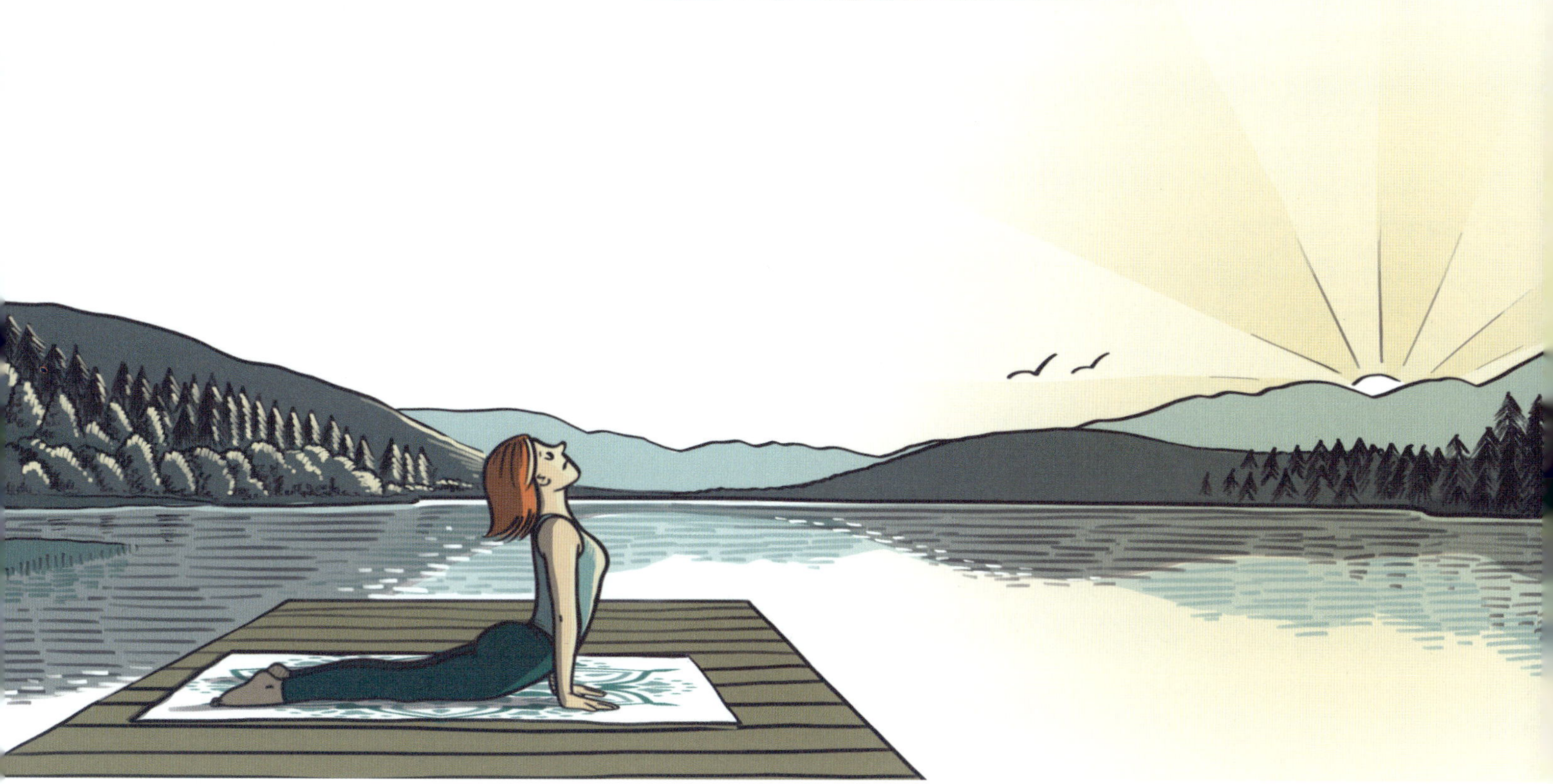

내면의 본질을 단련시키기 위한 요가 수련이 외부의 훌륭한 자연경관의 아름다운 곳에서 경험될 때 깨달음을 얻게 되는 것은 꽤나 흥미롭습니다. 요가를 홍보하는 사진은 대부분 아름다운 샬라(요가를 수련하는 장소), 이국적인 느낌이 물씬 풍기는 해변, 히말라야 산이나 자연 경관이 수려한 곳을 배경으로 합니다. 저는 지금껏 호텔 객실, 복층 주차장, 주방, 대충 고른 너저분한 샬라, 기이한 바다 풍광이 내다보이는 지대를 포함해 온갖 곳에서 요가를 수련해 왔지만, 이 점만은 인정해야겠습니다. 아름다운 환경은 감탄과 경외심을 불러일으키고, 그런 곳에서 요가를 수련할 때 확실히 특별함을 느낍니다. 이것은 분위기를 따라가는 것과 비슷하다고 생각합니다. 일단 수련을 시작하면 우연히 주변 경치에 시선이 가지 않는 한, 장소에는 아랑곳하지 않은 채 집중하기 때문입니다. 경치 외에도 수많은 요소들이 상황에 영향을 주고 우리의 마음을 충만하게 고양시켰다가 짜증스럽게 끌어내리기도 합니다.

수련에 영향을 주는 요소는 요가 매트, 바닥재, 온도, 시간대, 소음 등 직접적인 주변 환경적 요소와 수련자의 기분, 유연성, 타고난 신체적 정신적 특징 같은 간접적인 요소가 있습니다.

요가 매트를 사용하지 않는 게 좋다고 말하는 사람도 있지만 저는 요가매트는 '필수'라고 생각합니다. 바닥이 미끄러운데 어떻게 동작에 집중할 수 있을까요? 요가 매트 아래에 있는 바닥재도 중요합니다. 바닥이 카펫처럼 너무 푹신하거나 울퉁불퉁하면 손목에 무리를 줄 수 있습니다. 해변에서 물구나무서기를 할 때 손에 닿는 부드러운 모래를 떠올리는 생각만으로도 심리적인 안정감을 얻을 수 있을지는 모르겠지만 손목을 다칠 위험은 매우 큽니다.

수련생들 대부분은 인도에 도착하자마자 더운 열기로 인해 ROM(가동범위, Range of Motion)이 즉시 커지는 것을 경험합니다. 체내 조직이 다른 부분을 부드럽게 해줍니다. 확실히 조직내 온도가 1–2°만 상승해도 부드러운 변화가 생기기에는 충분합니다. 아쉬탕가(Ashtanga) 스타일의 요가는 호흡, 반다, 빈야사를 통해 체내 열기를 높이는데 중점을 둡니다. 자체적으로 열기를 끌어올리는 스타일도 있습니다. 어떤 방식으로든 열기가 전달되어 체온이 상승하면 조직의 유연성은 늘어나기 마련입니다. 체내를 따뜻하게 하면 몸에 이로울 뿐만 아니라 관절을 부드럽게 해주고, 운동을 제어할 수 있게 하며 움직임 패턴을 조절하고 혈액순환을 촉진시켜 운동을 하기 위한 준비상태로 신체를 만드는데 도움을 줍니다. 반대로 너무 추우면 몸은 경직되고 뻣뻣해집니다. 저는 영국에서 태어났지만 추위에 전혀 강하지 않습니다. 요가를 하며 느낀 저는 따뜻한 남쪽 나라의 혈통임에 틀림없다고 느껴집니다.

수련생들은 대개 명상이나 아사나도 하루 중 어느 시간대에 수련하느냐에 따라 다르다고 생각합니다. 연구에 따르면 오후 2:30–4:00는 동작을 수련하기에 용이한 마법의 시간대이지만, 명상하기에는 이른 아침이 적합합니다. 물론 사람에 따라 완전히 반대일 수도 있습니다. 저는 제가 얼마나 오래 자는지에 대해 여러 번 시험을 해보았습니다. 6시간 미만으로 잠을 잘 때(여러분의 경우와 완전히 다를 수 있습니다) 제 몸은 더 가볍고 유연하게 느껴지는 것 같아, 잠을 적게 자는 것을 훨씬 선호합니다. 대신 짧은 낮잠으로 부족한 잠을 보충해야 합니다. 여러분도 시험해 보길 권합니다. 저는 이미 저와 비슷한 패턴의 수련생들을 많이 보아왔습니다.

정신을 산만하게 하는 요인들은 무수히 많지만 그 중에서도 특히 타인의 존재에 대해서는 언급을 해야겠습니다. 날아다니는 땀, 거친 숨소리, 끊임없는 기침소리와 훌쩍거림, 비틀어진 팔, 악취, 심술궂은 태도(그 외에도 불쾌감을 주는 것은 너무 많습니다)를 지닌 수련생이 옆에 있다면 그야말로 악몽 그 자체입니다. 그러나 바로 옆에 있는 수련생이 자극을 주고 동기를 부여하기도 합니다. 저는 아내와 함께 요가 수련을 즐겨하는데, 이처럼 함께하는 수련의 즐거움은 분명 특별한 경험이 되곤 합니다. 특히나 이 순간이 제가 가장 좋아하는 순간이기도 합니다.

긍정적인 영향을 미치는 외적인 요인을 언급할때 '좋은 지도자'를 빼놓을 수 없습니다. 공간을 장악하는 방식뿐만 아니라 지도와 지지, 격려하는 방식에서도 중요합니다. 그러나 지도자가 늘 좋을 수는 없기 때문에 협소한 마음을 가진 지도자가 지나치게 통제하면서 제대로 지도하지 않는다면 다른 지도자를 찾아보는 것이 좋습니다.

심지어 운동복이 잘 맞지 않을 때도 부정적인 영향을 받습니다. 사이즈나 색상이 맞지 않는 요가복을 입고 어떻게 요가를 수련할 수 있을까요? 몸에 딱 붙는 요가복을 입은 제 모습은 제가 보기에도 민망해서 저는 스포츠용 반바지를 입었습니다. 그러나 앞으로 몸을 숙이는 자세를 취할 때마다 불편했고 그 후 포-웨이 스트레치 반바지를 착용했는데 매우 만족스러웠습니다. 색깔에 관해 내 머릿속에 떠오른 생각은 요가 매트 색깔도 따져야 한다는 것입니다. 저는 검정색 매트보다는 보라색이나 초록색 매트에서 수련하는 것을 선호합니다.

제 자신에 대해 너무 많은 정보를 누설하는 게 아닌지 모르겠지만 요가실에서 수련할 때 제 자리도 중요합니다. 저는 특정한 자리에 집착하지는 않지만 공간은 중요하게 여깁니다. 오랫동안 퍼플 밸리 샬라에서 수련하는 동안 저는 주로 약간 더 밝은 듯한 오른쪽 앞자리에 자리를 잡았습니다. 만약 문 앞에 자리를 잡고 밑에서 들어오는 외풍이 느껴진다면 아마도 그냥 집으로 돌아가고 싶을 것 같습니다. 실제로 그런 적이 있었습니다. 또 한 번은 슈퍼스타 요기 마크 로버츠가 수련을 하던 바로 그 자리에 내가 요가 매트를 깔자마자 입가에 미소가 떠오르며 그의 에너지가 남아있기를 바랬던 일이 생각납니다. 그날은 요가 수련이 너무 잘되었습니다!

이쯤에서 수련에 도움이 되는 것과 방해가 되는 것을 정리해 목록을 만드는 것이 유용할 것입니다. 부정적인 영향을 미치는 요소들을 제거할 수 있을지 살펴봅시다.

마지막으로 부정적인 요소들이 여러분을 더 강인하게 만들 수 있다는 것 또한 상기시킬 필요가 있습니다. 저는 바람이 너무 많이 불어 균형 잡기가 힘든 수련을 하던 때가 기억납니다. 그날 수련을 통해 평범한 환경에서 수련할 때 더 잘 해낼 수 있다는 것을 알게 되었습니다. 악영향도 마찬가지입니다. 이 또한 여러분이 내면에 집중하는데 도움을 줍니다.

아, 그리고 달도 잊지 마시길.

## LIFESTYLE

요가를 언급하는 것이 우리의 건강과 생활습관에 결정적인 영향을 미칠 수 있다는 것은 의심의 여지가 없지만, 우리가 매트 위에서 하는 것은 우리의 몸에 따라서 신체 수련에 긍정적이거나 부정적인 영향을 미칠 수 있습니다. 우리가 대부분의 시간을 보내는 곳 중 하나는 회사이고 이곳에서 긴장된 생활습관을 쌓기는 매우 쉽습니다. 요가를 통해 이러한 생활습관을 해소하는 것은 의심의 여지가 없이 유익할 것이지만, 그 사이 상당한 신체적인 제약과 잠재적인 부상 위험을 제공할 수도 있을 것입니다. 우리는 매트 위에서 보내는 시간보다 매트 밖에서 보내는 시간이 더 많기 때문에 몸의 불균형이나 긴장을 알아차렸을 때 우리가 가장 먼저 해야 할 일 중 하나는 우리의 습관과 라이프스타일을 탐색하고 해로운 습관들을 고치려고 노력하는 것입니다.

장기간의 사무직에 종사하는 회사원들은 몸통 앞부분의 구조가 상당히 짧아질 가능성이 높습니다. 그래서 뒤로 젖히는 자세에서 엉덩이, 어깨, 가슴 앞부분의 저항이 있을 수 있습니다. 반대로 여러분이 요가 수련과 비슷한 움직임 패턴을 갖는 직업을 가지고 있다면 여러분은 같은 동작에서 약간의 자유를 즐길 수 있을 것입니다. 앞서 언급했듯이, 하루 종일 모내기를 하는 사람은 요가를 좋아하는지 여부에 상관없이 앞으로 숙이는 자세를 손쉽게 취할 수 있습니다.

다른 스포츠를 즐겨하는 경우, 요가자세에 부정적인 영향을 미칠 수 있다는 두려움 때문에 요가 선생님들은 종종 의욕을 잃곤하지만 개인적으로 저는 정반대의 견해를 가지고 있습니다. 건강과 피트니스의 관점에서 요가는 모든 측면을 고르거나 충분히 다루지 못합니다. 우리는 당기기보다는 밀어내는 동작의 우위에 대해 논의했습니다. 요가에는 달리기나 자전거 타기와 같은 심혈관계 운동도 포함되지 않습니다. ROM을 제어하는 힘을 만드는 것보다 ROM을 늘리는 것이 일반적으로 더 강조됩니다.

수련에 너무 많은 조건을 정하여 접근하려 하면 요가를 수련으로 인식하지 않고 훈련으로 인식할 것입니다. 저는 항상 수련생들에게 스스로 즐긴다면 다른 형태의 운동을 계속하는 것과 동시에 잠재적으로 해로운 부작용을 다루기 위한 조치를 취하는

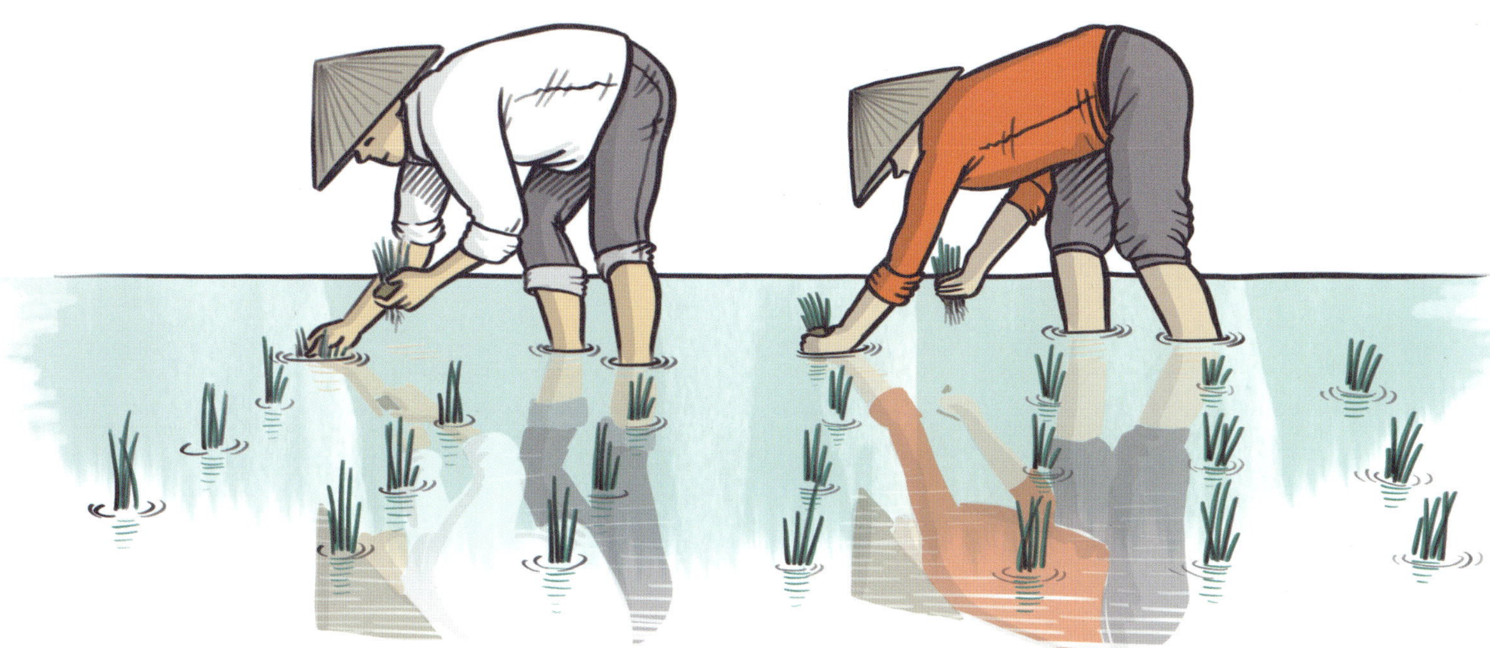

것을 권합니다. 달리기가 좋은 예입니다. 어떤 학생들은 스트레스를 해소하기 위해 달리기에서 나오는 윙윙거리는 바람소리가 필요하다고 느끼거나, 자연 속에 있는 것을 즐기거나, 체중 조절에 도움이 된다는 것을 발견하거나, 더 건강해지기 위해 달리기의 에너지가 필요하다고 생각합니다. 달리기와 같이 전체 ROM 이하의 반복적인 움직임은 특정 근육을 짧게 하지만, 달리기 후 정리운동과 스트레칭으로 이를 쉽게 완화시킬 수 있습니다.

오늘날 우리는 우리의 몸으로 무엇을 할 수 있는지에 대한 기대가 매우 가득합니다. 그리고 새로운 지도자로 떠오르는 많은 지도자들은 동작을 위해 전통적인 수련 외의 것들을 요가에 적용시킵니다. 물구나무서기에 대한 접근방식을 좋은 예로 들면, 동작을 위한 체력이나 자세 제어 및 안정성과 같은 영역을 개선하기 위해 그들은 다른 동작의 연습 및 활용으로 물구나무 서기에 좋은 영향을 주기도 합니다. 제가 가장 좋아하는 취미 중 하나는 체조이지만, 서핑 또한 요가에서는 없는 당김의 움직임을 만들어내는 패들아웃을 가지고 있기 때문에 요가를 보완할 수 있습니다.

'내가 먹는 것이 곧 내가 된다'라는 유명한 격언이 있습니다. 여기서 영양에 대한 전체적인 내용을 다루지는 않겠지만, 여러분의 칼로리 산출량을 지원하고 신체가 회복하고 재생할 수 있는 영양분을 제공하는 방식으로 먹는 것은 매우 중요합니다. 몸은 약 60%의 수분을 함유하고 있고, 특히 근육 조직은 약 75%의 수분을 포함하고 있기 때문에 적절한 수분 공급을 보장하는 것이 좋습니다. Key Concept 챕터의 Flexibility로 돌아가서, 저는 쭈그려 앉는 것과 같은 기본적인 움직임 중 일부가 우리의 생활 방식에 쉽게 통합될 수 있다고 언급했습니다. 요가는 생활방식이고 신체적인 연습이 매트 밖의 시간과 합쳐질수록, 매트 위에서의 시간에 더 큰 영향을 미칠 것입니다.

## PERSONAL HISTORY

지금 이 순간 이전에 일어난 모든 일은 어떤 식으로든 우리에게 영향을 끼쳤다고 할 수 있으며 양 또는 음으로 무한대 또는 다량으로 단일적 또는 복합적일 수 있습니다. 오늘 일어나고 있는 일은 내일의 역사입니다. 우리는 현재에 있지만 과거와 분리되어 있지 않고, 우리가 경험했던 모든 외상, 부상, 상실, 극도의 기쁨, 탈진이나 다른 것은 이제 몸에서 다시 재생된다고 해도 과언이 아닙니다. 우리는 현재를 살 수 있지만, 그것이 우리가 이전에도 그 순간들을 살지 않았다는 것을 의미하진 않습니다.

저의 역사로 예를 들어보자면, 얼마 전 저는 몸을 심하게 다쳤고, 오른쪽 관절에 급성 염증이 생겼습니다. 회복하는 동안 목발을 짚고 돌아다녀야 했으며 6개월 정도 지나서야 예전과 같은 방식으로 요가를 연습할 수 있었습니다. 하지만 Baddha Konasana(받다코나사나, 나비자세)와 같은 고관절 외전과 관련된 자세를 취했을 때 오른쪽 무릎은 바닥으로 내려가 있고, 왼쪽 무릎은 공중에 떠있었습니다. 저는 부상은 오른쪽 골반의 뒤쪽에서 일어났지만 왜 어떻게 왼쪽 골반이 긴장했는지는 오랫동안 알 수 없었습니다. 그러던 어느날 머릿 속에서 해결책이 떠올랐습니다. 제가 목발을 짚고 있는 동안, 오른쪽 엉덩이를 거의 사용하지 않았기 때문에 왼쪽 다리로 지지하고 오른쪽 다리를 끌고 다녔던 것이었습니다. 이 행동은 과로로 인해 조여져 있던 왼쪽 내전근의 수축과 관련이 있었습니다. 이로 인한 내전근의 긴장으로 고관절 외전에 저항하는 제 왼쪽 무릎을 공중에 떠 있게 했습니다.

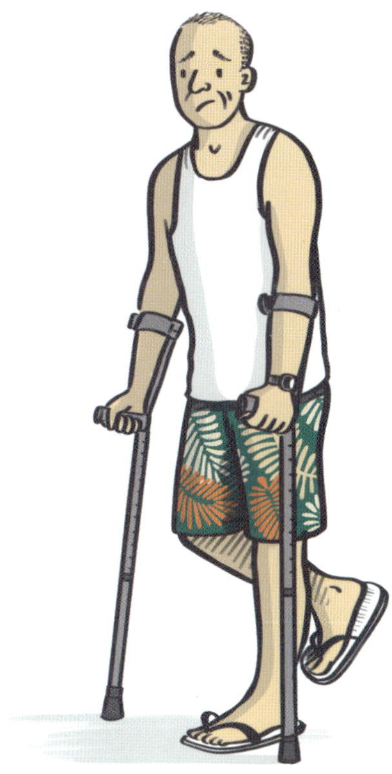

이전 부상으로 인한 불균형이 회복 중에 시작된 모든 보상 움직임과 패턴 때문에 원래의 손상 부위에서 멀리 떨어진 곳에서 나타나는 것은 매우 일반적입니다. 또한 저는 초기 부상이 지속되는 시간에 따라 엄청날 수 있다는 것을 발견했는데, 아마도 그 상황에서의 적응은 시간이 지나도 완전히 사라지지 않았기 때문입니다. 이는 신체적인 예였지만 저는 심리적으로도 마찬가지로 과거의 심리적 트라우마 또한 제한을 충분히 야기할 수 있음을 다양한 사람들로부터 보아왔습니다. 물론 과거의 모든 영향이 부정적일 필요는 없습니다. 우리는 직면한 도전으로부터 우리 자신에 대해 확실히 많은 것을 배울 수도 있으며 즐거운 시간 또한 우리에게 개방성과 탐험 의지를 줄 수 있습니다.

# BODY BITS INTRO

이번 챕터에서 우리는 관절에서도 중요한 발 & 발목, 무릎, 고관절, 척추, 어깨 그리고 손목 & 팔꿈치의 관절들을 중심으로 챕터를 나누어 설명할 것입니다. 특정 자세를 만듦에 있어 신체의 부위들을 움직일 때 동작과 동작 사이에는 관절의 움직임이 서로 교차하듯 합쳐집니다. 이를 염두에 두고 이 챕터에서는 관절 구성 및 근육 활동과 함께 관절에 부정적인 영향을 미칠 수 있는 자세를 정렬에 맞게 스스로 조정할 수 있는 방법에 더 초점을 맞출 것입니다.

일반적인 해부학 서적으로 근육이 어떻게 움직이는지에 관해 공부한 적이 있다면 여러분은 근육의 기시 및 정지점의 위치에 대한 정확한 정보를 알 수 있을 것입니다. 그러나 여러분들이 근육의 이러한 정확한 정보를 요가 자세에 잘 적용할 수 있다면 더 없이 완벽하겠지만, 우리의 목적은 대략적인 위치, 전면, 측면, 상단, 하단 등을 이해하여 Key Concepts 챕터의 주요 개념들을 동작에 충분히 적용시키는 것입니다. 가끔은 근육의 기시 및 정지점의 부착지만 알아도 유용하므로 저는 최대한 본문에서는 용어를 단순하게 표현할 것입니다.

여러분은 어떤 근육이 어떤 관절을 움직이게 하는지 이해하는 것은 비교적 쉽다고 생각할 수도 있겠지만, 실제로는 그렇지 않은 경우가 더 많습니다. 근육은 저마다 깊이와 크기가 다릅니다. 이것은 같은 근육 안에 있는 힘줄의 당기는 방향이 다르다는 것을 의미할 수 있습니다. 따라서 근육의 어떤 부위가 작용하는지에 따라 나타나는 움직임의 반응도 다릅니다.

승모근을 살펴보겠습니다. 이 근육은 두개골 아래 부분부터 가장 아래쪽 흉추를 지나 어깨까지 이어져 있습니다. 승모근 내 섬유질은 근육의 다른 부위에서 완전히 방향을 바꿔 견갑골이 올라가거나 내려가는 방식으로 전혀 다른 반대 작용을 할 수도 있습니다. 다른 근육을 통해 구체적으로 설명하자면 상부섬유와 하부섬유 또는 심부섬유와 표층섬유 사이의 움직임에 따라 근육의 작용에 차이가 있다는 것을 알 수 있습니다. 그 예로 중둔근의 경우, 앞쪽섬유는 고관절을 안쪽으로 회전시키고 뒤쪽섬유는 바깥쪽으로 회전시킵니다.

심지어 근육이 수행하는 1차 움직임 때문에 같은 집단의 근육들은 또다른 2차 움직임을 만들 수 있습니다. 심부 고관절 외회전 근육 6개 중 일부가 고관절을 외전시키는 반면, 다른 몇 개의 근육들은 고관절을 내전시킵니다. 조금 더 자세히 다루자면, 내전을 수행하는 근육 중 일부는 고관절을 굴곡할 경우, 외전을 합니다.

근육의 다양한 가능성으로 인해 여러분의 머리가 혼란스럽고 복잡해졌더라도 걱정하지 마세요. 우리의 목적을 위해 뇌는 단순한 내용들은 유지하고 중요한 정보들을 그 위에 천천히 쌓아 나갈 것입니다. 인간의 몸과 관련된 대부분의 일들이 그렇듯이, 우리가 생각했던 것들과는 달리 우리의 몸은 단순하지 않습니다. 또한 근육의 작용은 근육 섬유가 당기는 방향에 달려있다는 것은 반드시 기억해야 할 사실입니다. 우리가 운동 범위를 통해 관절을 움직이면 당기는 방향도 바뀔 것이며, 특정한 움직임을 만드는데 가장 효율적인 근육도 변할 것입니다.

제가 방금 다룬 내용을 이해하려면 간단한 실습을 해 보시기 바랍니다. 다리를 옆으로 빼서 고관절 위치를 바꾸면 근육이 약간 변하는 것을 느낄 수 있습니다. 쉬고 싶다면 언제든지 쉬고 다시 시작하세요. 다리를 최대한 높이 들어 올리려고 하면 무엇이 더 효과가 있는지 더 쉽게 느낄 수 있을 것입니다. 여러분은 각각의 위치에서 어떤 근육이 가장 열심히 작용하는지 확인해 보면 그쪽의 고관절과 엉덩이 부분에서 특정한 느낌을 감지할 수 있을 것입니다. 어떤 근육인지 숙지할 필요는 없으니 엉덩이의 측면에서 뒤쪽 천골까지 전체 부위를 단순히 살피기만 하면 됩니다. 또한 더 깊은 곳에서 움직이는 근육이 있는지도 살펴보세요.

벽 가까이에 가서 한쪽 어깨를 벽에 대고 몸은 옆으로 넘어지지 않도록 고정시킨 뒤 편한 자세를 취합니다.

- 몸의 중심을 벽과 가까운 다리에 두고 반대쪽 다리의 방향을 틀지 않은 상태에서 옆으로 들어 올립니다.
  이 동작은 고관절을 외전시킬 수 있는 간단한 동작입니다.
- 그대로 서서 발바닥은 바닥을 향하도록 하고
- 발등은 천장을 향하도록 하세요.
- 고관절을 앞으로 90° 구부리고, 이 동작을 세 번 반복합니다.

여러분은 제가 그랬듯, 이 실습이 대체로 근육에 무리가 크게 가지 않는 사소한 동작으로 여겨질지도 모릅니다. 동작에서 둔근에 힘을 풀거나 고관절을 회전시키면 다리를 들어 올리는 것이 더 수월하다는 것을 알아차렸을 수도 있습니다.
이 간단한 실습을 통해 우리는 요가자세에서 해부학적 위치에 있지 않아도 근육은 움직일 수 있으며 상호작용하는 방식이 단절되지 않는다는 것을 이해하시길 바랍니다.

우리는 앞서 가깝거나 또는 더 먼 곳에서 밀접한 상호작용이 일어나는 통합된 집단으로 살아간다는 점을 짚어보았습니다. 근육은 여러 관절을 지나갈 수 있으며, 한 관절의 위치는 다른 관절의 능력에 영향을 미칠 것입니다. 또한 임의로 취한 자세는 근육을 다양하게 변화시키고 모양을 형성할 수 있습니다. 신체를 작은 부분으로 나누어 연구하면 한번에 한 영역씩 따로 생각할 수 있기 때문에 학습효과가 상당히 향상됩니다. 그러나 다중분절 움직임과 관련하여 완성된 한 동작에 대해 알아보는 것은 매우 복잡합니다. 따라서 이 부분에 관해서는 신체의 정렬에 가장 영향을 받는 관절을 다루는 챕터에서 알아보도록 하겠습니다. 이해를 높이기 위해 챕터 하나에 아이디어를 소개하고 다른 챕터에서 보다 확장하여 설명하도록 하겠습니다.

# FOOT & ANKLE

발은 26개의 뼈, 32개의 관절, 100개 이상의 인대가 있는 환상적인 구조로, 고르지 않은 지면에서 잘 수용하고 균형을 잡을 수 있게 할 뿐만 아니라 운동을 위한 힘을 전달할 수 있도록 디자인되어 있습니다. 또한 발은 아사나를 하는 동안에 우리 신체의 중요성에 대한 인식을 보여주는 훌륭한 지표이기도 합니다. 예를 들면, 발과 발목은 막대기 끝에 달린 깃발처럼 우리가 앉은 자세로 다리를 움직이지 않을 때나, 절뚝거리며 흐느적거리거나, 삐끗해 발목을 접질린다면 가차 없이 다른 부위로 깃발을 흔들듯 신호를 줍니다. Drop back(드롭백)이나 *Urdhva Dhanurasana*(우르드바 다누라아사나, 위로 향한 할자세)를 할 때 발이 바깥으로 회전되는 경우와 같이 특정 근육을 지나치게 사용하게 될 때 제한에서 벗어나려고 한다는 신호를 줄 수도 있습니다. 발의 방향은 그 위의 구조에 의해 영향을 받을 것이며 반대로 발을 어디에 놓는지는 발목뿐만 아니라 그 위의 다른 모든 것에 영향을 미칠 수 있습니다.

걸어가는 사람들을 보면 거의 무의식적인 움직임으로 생각할 수 있는 걷기 동작의 다양성에 깜짝 놀랄 것입니다. 어떤 발은 밖으로 나와 있거나, 또 다른 발은 안으로, 심지어 몇몇 발은 직선인 경우도 있습니다. 이제 그들의 무릎과 고관절을 본다면, 한 사람의 무릎은 발을 밖으로 한 상태에서 정면을 향하고 있을 수 있으며 이때 회전은 발목이나 무릎에서 나오는 것을 알 수 있습니다. 그러나 다른 누군가는 바깥쪽을 가리키고 있는 발의 회전이 고관절의 회전으로부터 나오는 것일 수도 있다고 지적할 수 있습니다. 심지어 고관절이 움직이는 방식조차 다를 수 있는데, 어떤 것은 꽉 막힌 것처럼 보이고 또 어떤 것은 느슨하고 리드미컬하게 보일 수 있다는 것입니다. 달리는 사람들을 보면 이를 바탕으로 더 뚜렷한 차이를 볼 수 있을 것입니다. 어떤 발은 앞으로 디딜 때 발을 고리 모양처럼 만들기도 하고 이때 아마도 한쪽 가장자리나, 다른 쪽 가장자리로부터 바닥에 닿을수도 있으며, 걸음걸이는 무겁거나 가볍고 유동적일 수 있을 뿐만 아니라 양쪽의 움직임 방식에 현저한 차이가 있을 수 있습니다.

수련생들은 요가 매트 위에 자신들의 움직이는 습관을 가져오는데, 그들의 발에 무슨 일이 일어나는지 관찰한다면 여러분을 유레카의 길로 인도할 것입니다. *Shavasana*(사바아사나, 송장자세)에서 수련생들의 발을 살펴보고 몸에서 무슨 일이 일어나고 있는지 스스로에게 질문해 보시길 바랍니다 (적어도 이 챕터를 읽을 때까지는 기다려 보세요).

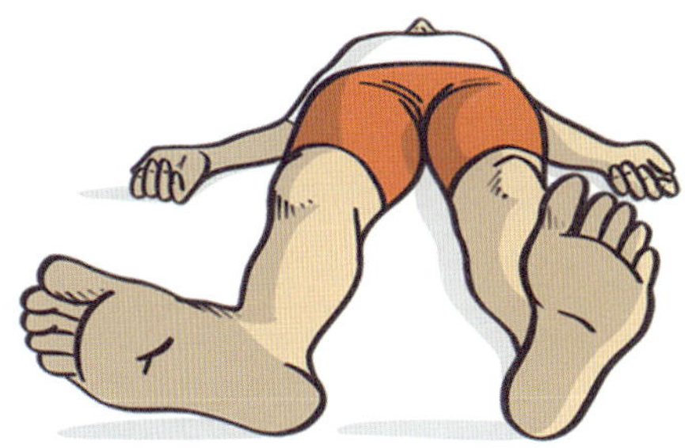

양쪽이 다른 다리를 보는 것은 매우 흔한 일이죠.

## 발과 발목의 구조 Construction of the Foot and Ankle

발의 뼈는 다양한 모양과 크기를 가지고 있습니다. 우리가 발의 앞부분(forefoot)이라 부르는 것은 길고 날씬합니다. 발가락을 구성하는 뼈는 지골(발가락뼈, phalanges)이라고 불리며 그 바로 위에 중족골(발허리뼈, metatarsals)이 있습니다. 발 중간에는 불규칙한 정육면체처럼 생긴 족근골(발목뼈, tarsals)이 있고 뒤로 갈수록 꽤 상당한 덩어리로 이루어져 있음을 알 수 있습니다. 가장 큰 것은 발뒤꿈치인 종골(발뒤꿈치뼈, calcaneus)입니다.

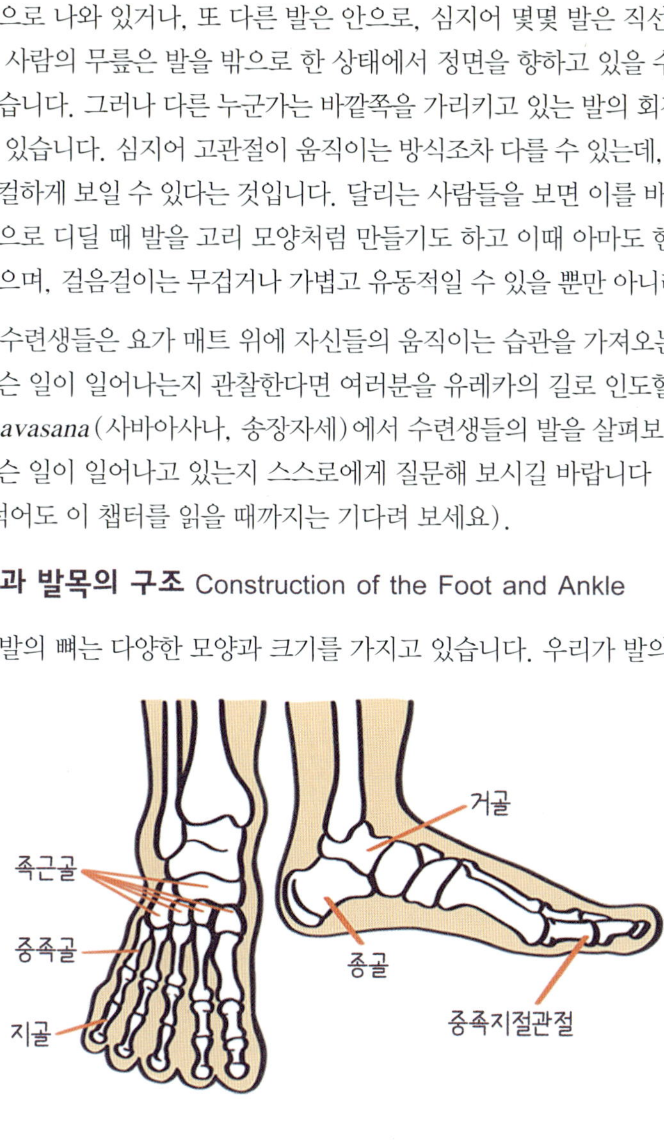


아래 다리의 두 뼈인 경골(정강뼈, tibia)과 비골(종아리뼈, fibula)은 가장 우수한 족근골인 거골(목말뼈, talus)과 관절을 형성합니다. 체중의 약 60%는 거골에

서 종골, 나머지 40%는 다른 족근골을 통해 발 볼 쪽으로 분배됩니다. 가끔 정강이라고 하는 아래 다리의 앞쪽을 따라 지나는 날카로운 능선으로 경골을 느낄 수 있습니다.

훨씬 더 작은 뼈인 비골은 체중을 거의 지탱하지 못하지만(15% 미만) 비골의 말단부(신체와 멀리 떨어져 있는 곳)는 발목을 형성하는데 도움을 줍니다. 비골은 두 뼈 중 더 측면에 있는데, 이것을 기억하면 사진에서 어떤 다리를 보고 있는지 쉽게 (앞에서 보고 있는지 뒤에서 보고 있는지 알고 있는 한) 알 수 있습니다.

우리는 발을 구부리고 발가락을 벌리거나 발볼을 누르는 등의 작업을 할 수 있습니다. 그러나 발의 과도한 움직임은 발목에서 일어납니다. 우리가 일반적으로 발목이라고 부르는 것은 사실 두 개의 다른 관절입니다. 발목관절 그 자체로는 비골(외측 복사뼈)과 경골(내측 복사뼈)의 끝이 거골을 만나는 곳으로 배측굴곡(발등굽힘, dorsiflexion)과 저측굴곡(발바닥굽힘, plantarflexion)만 허용하는 장붓모양의 관절(a mortice type joint)을 형성합니다. 이제 발목을 느껴보세요. 우리가 종종 발목뼈라고 부르는 발 바로 위에 있는 두 개의 돌출부는 경골과 비골의 바닥인 복사뼈입니다.

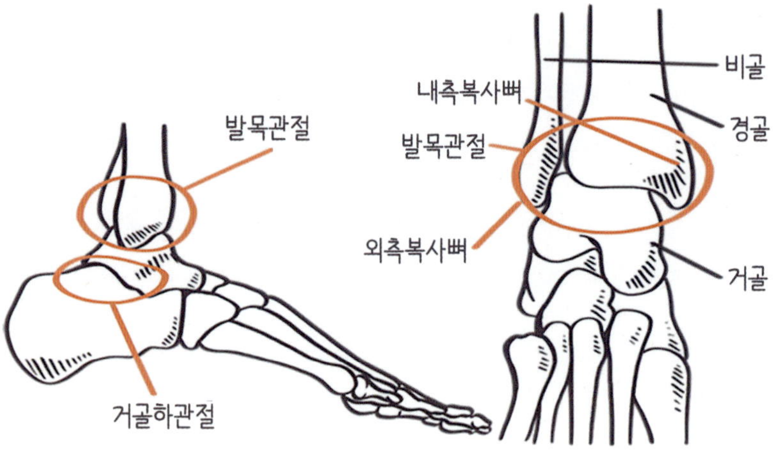


그런 다음 바로 아래에 거골하관절(목말밑관절, subtalar joint)이 있으며 거골은 주상골과 종골 위에 위치합니다. 여기에서 우리는 외번(발바닥이 몸의 바깥쪽으로 향함, eversion), 내번(발바닥이 몸의 중심선을 향함, inversion)의 움직임을 사용할 수 있습니다.

거골은 매우 많은 움직임의 필수적인 부분으로 그 중 70%가 투명한 연골로 덮여 있습니다. 이 관절의 구성과 안정화 인대의 비스듬한 각도로 인하여 우리는 외번(eversion)보다 내번(inversion)의 움직임에서 더 많은 ROM을 가질 수 있도록 합니다.

여기에서 얻을 수 있는 점은 발목이 필요한 움직임을 수행해야 하는 많은 근육으로 인해 생각했던 것보다 훨씬 더 복잡하다는 것을 이해하는 것입니다. 제 생각에는 복잡한 관절일수록 어디에서든 적응할 수 있다고 생각하지만, 반면에 더 큰 불안정성도 있다고 생각합니다. 발목을 삐는 것이 얼마나 쉬운지 생각해 보세요. 단순하지 않은 아사나를 수행할 때 우리는 이 발목의 취약성을 고려해야 합니다.

인대의 반복적인 스트레스를 통해 부상을 예방하는데 도움이 되는 발목 관절에 대해 알아두면 유용할 방법이 있습니다.

거골 자체는 완전히 대칭이 아닙니다. 활차면(경골의 말단부와 연결되는 부분, 도르래면, trochlear surface)이라고 하는 부위는 뒤쪽보다 앞쪽이 더 넓습니다. 그 결과 발을 저측굴곡할 때(plantarflexion) 거골의 맞물림이 발을 배측굴곡할 때(dorsiflexed) 보다 약간 느슨해집니다. 이러한 움직임은 안정성을 떨어뜨리고 인대에 더 많은 부담이 되는 결과를 줄 수 있습니다. 가장 불안정한 위치는 발이 뒤집히고 발바닥이 구부러지는 경우(plantar flexed)입니다. 이러한 발의 정렬을 가장 잘 보여주는 자세는 고관절이 충분히 외회전 되지 않는 경우에 취하는 *Padmasana*(파드마사나, 연꽃자세) 또는 반 연꽃 자세입니다. 이에 대해서는 Hip 챕터에서 다시 이야기하도록 하겠습니다.

인대는 결합 조직으로 뼈와 뼈를 연결하여 관절의 안정성을 높이고 바람직하지 않은 움직임에는 저항합니다. 따라서 인대를 과도하게 늘리는 것은 인대가 불안정해질 수 있으므로 바람직하지 않습니다. 약 6% 정도가 늘어난 인대로 인해 손상될 가능성이 있으며 이를 염좌 또는 파열이라고 합니다. 매우 유연한(hypermobile)사람들에게 있어서 인대는 더 신축성 있고 더 큰 관절의 움직임들을 허용할 수 있지만, 통증과 함께 탈구의 가능성도 높아질 수 있습니다. 따라서 신체를 보호하면서 자유롭게 움직이도록 하는 근력을 키우는 것이 과하게 유연한 수련생들의 우선 순위 중 하나일 것입니다. 모든 수련생들에게 있어 자세에서 능동적으로 움직이는 것은 관절에 기대어 있는 것과 수동적으로 하는 것보다 인대를 보호할 가능성이 더 높아집니다. 인대는 갑작스러운 힘에 상당히 잘 저항하지만 오랜 시간 힘을 가하면 약해지고 늘어나는 경향이 있습니다. 인대는 발의 아치를 지지하는데 도움을 주는데, 오랜 시간 서 있어야 하는 사람들의 경우 인대에 장시간 체중 부하로 인하여 아치가 평평해질 수 있습니다. 또한 과도한 유연성을 가진 수련생들에게서도 종종 잠재적으로 더 약하고 유연한 인대로 인한 평평한 아치를 동일하게 볼 수 있습니다.

## 발과 발목을 움직이는 근육 Muscles That Move the Foot and Ankle

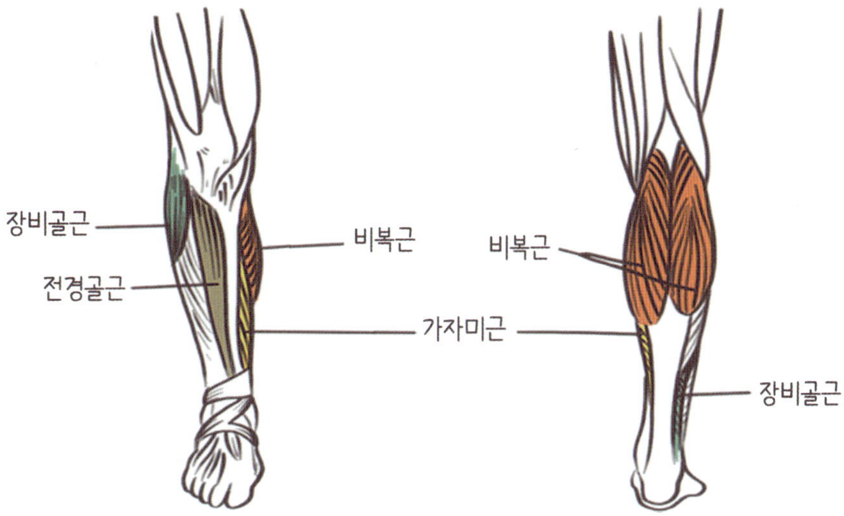


신체에서 근육의 배열은 움직이거나 안정화되는 부분에 인접한 신체 부위에 위치하기도 합니다. 예를 들면, 저측굴곡을 담당하는 가자미근(넙치근, soleus)은 다리 뒤쪽에 위치하고 있습니다. 발은 발목과 함께 내재근(intrinsic muscles)이 있고 다리 아래쪽에는 다른 근육인 외재근(extrinsic muscles)이 있습니다.

우리는 내재근을 따로 분리하지는 않겠지만 내재근(intrinsic muscles)들은 하나의 그룹으로서 발의 아치를 지지하고 보행 중 힘을 분배하며, 발가락을 개별적으로 움직이는데 필수적인 역할을 합니다. 발가락으로 수건을 잡거나 발가락을 하나씩 들어 올리는 것과 같은 운동은 이러한 근육을 강화하는 데 도움이 될 수 있으며 결과적으로 약해지는 발의 아치를 지지하는데 도움이 됩니다.

발과 발목의 전반적인 움직임은 하퇴부(무릎과 발목사이, lower leg)의 뒤쪽과 앞쪽, 그리고 측면에 위치한 외재근으로 인하여 발생합니다. 이들 중 가장 중요한 것은 전경골근(앞정강근, tibialis anterior), 비복근(장딴지근, gastrocnemius), 가자미근(넙치근, soleus)과 장비골근(긴종아리근, peroneus longus)으로 이 근육들은 저측굴곡, 배측굴곡, 내전 및 외번의 움직임을 수행합니다.

### 전경골근 Tibialis anterior

전경골근(앞정강근, tibialis anterior)은 경골(정강뼈, tibia)의 앞쪽에 있지만 경골의 쐐기 모양 때문에 좀 더 외측에 위치합니다. 흥미롭게도 이 근육은 발목 앞쪽을 가로질러 발의 내측 아치 아래에 붙습니다. 이 비스듬한 당김 각도 때문에 발을 배측굴곡 시킬 뿐만 아니라 뒤집기도 합니다.

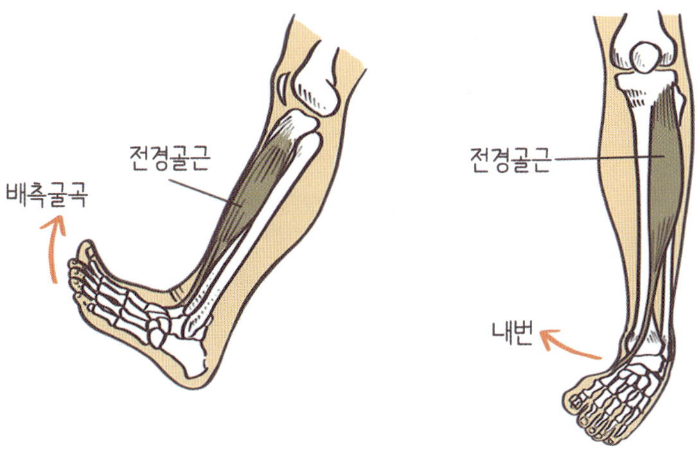


전경골근은 배측굴곡(dorsiflexion)과 내번(inversion)의 움직임을 수행해요.

### 장비골근(긴종아리근, Peroneus longus)

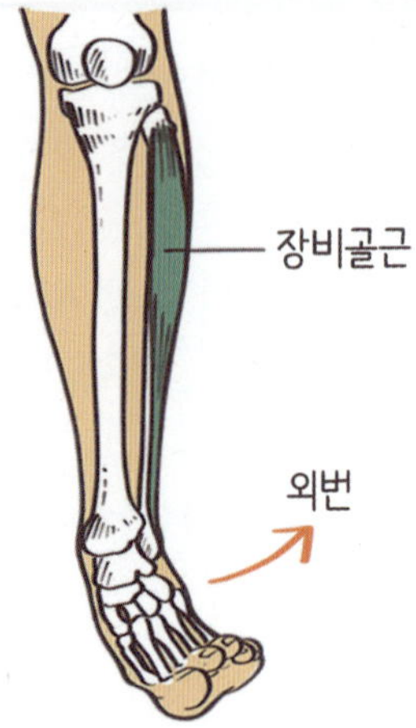


장비골근(긴종아리근, Peroneus longus 또는 fibularis longus라고도 함)은 하퇴부 측면의 일부분으로, 비골의 외측면에 부착됩니다. 이 근육의 힘줄은 측면 복사뼈 뒤, 발 아래를 통과하여 전경골근과 거의 같은 위치에서 내측 아치에 연결됩니다. 따라서 장비골근도 전경골근과 마찬가지로 발의 배측굴곡의 움직임을 수행하면서 발 아래에서 교차하기 때문에 외번도 수행합니다.

전경골근과 장비골근은 함께 작용하여 발의 아치를 지지하는데 도움이 되는 등자(말 안장에 달려있는 발걸이, stirrup)모양을 형성합니다. 또한 이 두 근육은 한쪽 다리로 서 있을 때와 같이 좌우 균형을 잡는 데 도움이 됩니다.

### 비복근(장딴지근, Gastrocnemius)

비복근(장딴지근, gastrocnemius)은 다관절근육으로 2개의 볼록한 부분으로 나뉘어져 있으며, 위쪽 끝에서 무릎을 가로질러 무릎 관절에 가까운 대퇴골(넓적다리뼈, femur) 뒤쪽에 부착합니다. 이때 햄스트링은 아래쪽 다리에 붙으면서 바깥쪽으로 지나갑니다. 비복근의 하단부는 아킬레스건을 통해 종골(발뒤꿈치뼈, calcaneus)과 연결됩니다. 비복근이 수축하면 저측굴곡(발바닥굽힘, plantar flexion)과 무릎 굴곡(flexion)이 일어나며, 이는 배측굴곡(발등굽힘, dorsiflexion)에 저항할 것입니다. 발목이 이미 강하게 배측굴곡이 된 경우에는 무릎 신전(extension)에 저항할 수 있습니다.

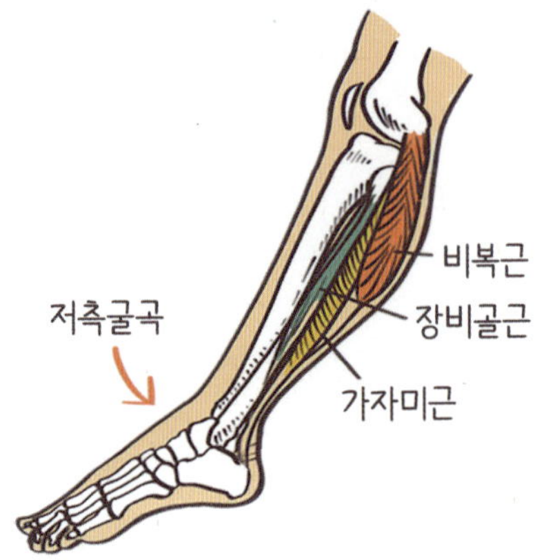


비복근과 가자미근 모두 발을 저측굴곡하는 움직임을 수행해요.

### 가자미근(넙치근, Soleus)

비장근(가자미근, Soleus)은 무릎을 가로지르지 않는 대신 다리 아래쪽 뼈인 경골(tibia)과 비골(fibula) 뒤쪽에 부착합니다. 그런 다음 비복근과 마찬가지로 아킬레스건을 통해 종골에 연결됩니다. 무릎을 교차하지 않기 때문에 저측굴곡(plantar flexion)만 수행하며 배측굴곡(dorsiflexion)에 저항합니다.

**쉬운 참조를 위한 근육 운동표**

| 저측굴곡 | 배측굴곡 |
|---|---|
| 비복근 | 전경골근 |
| 가자미근 | 장비골근 |
| 후경골근 | 장지신근 |
| 장비골근 | 장무지신근 |
| 장무지굴근 | 제3비골근 |
| 장지굴근 | |

| 내번 | 외번 |
|---|---|
| 전경골근 | 장비골근 |
| 장무지신근 | 제3비골근 |
| 후경골근 | 장지신근 |
| 장무지굴근 | |
| 장지굴근 | |

우리가 소개한 것보다 표에 더 많은 근육이 나열되어 있음을 알 수 있습니다. 본문에서는 특정 움직임을 수행하는 주요 근육에 초점을 맞추고, 이들은 표에 먼저 나열하였습니다. 하지만 종종 도움을 주거나 같은 움직임을 수행하는 다른 근육들이 있을 수도 있습니다. 근육의 구체적인 세부 정보를 다 알 필요는 없지만 관심이 있으신 분들을 위해 이러한 근육들도 표 안에 포함시켜 두었습니다. 이 책에 있는 모든 근육 활동 표에도 동일하게 적용됩니다.

## **발의 아치** Arches of the Foot

발에는 3개의 아치, 2개의 세로아치(내측 및 외측)와 1개의 가로아치가 있습니다. 체중을 발 전체에 분산시키고, 걷거나 달릴 때 지렛대 역할을 하며 척추 만곡과 유사한 충격 흡수 장치 역할을 합니다. 아치 자체에는 뼈, 인대, 근육 활동 및 근육 힘줄(인대처럼 작용함)의 모양에 의해 유지됩니다. 이 구조들이 지지하지 못한다면 체중으로 인해 아치가 평평해질 수 있습니다. 이미지에서 보듯 일부 뼈가 둘 이상의 아치의 일부로 간주되는 것을 볼 수 있습니다. 구분이 다소 임의적인 방식이지만, 발의 전체 후면과 중간 부분에 걸쳐 있는 하나의 3차원적인 아치가 있다고 생각할 수 있습니다.

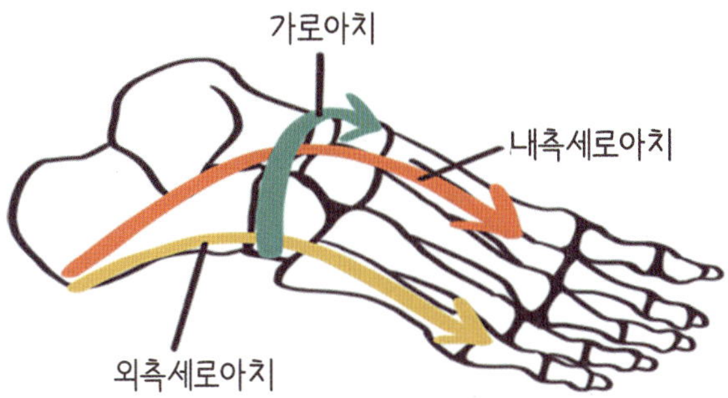


발에는 세 개의 아치가 있지만 모두 하나의 3차원 구조로 합쳐져요.

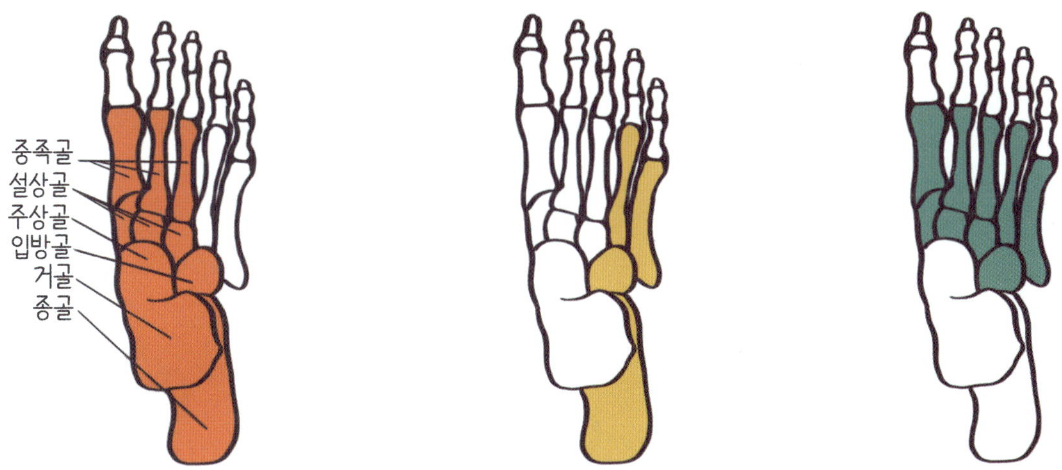


세로아치의 내측뼈 / 세로아치의 외측뼈 / 가로아치의 뼈

내측 세로아치가 적절하게 지지되지 않고 높이가 감소하는 상태를 평발(flat feet 또는 fallen arches)이라고 합니다. 종종 평발은 선천적이기도 하지만 오랫동안 움직이지 않고 서 있어야 하는 직업이거나 비복근과 가자미근의 만성 긴장이 있는 경우와 같이 발의 지지 구조에 반복적인 스트레스 및 압박으로 인해 후천적으로 발생할 수도 있습니다. 또한 과하게 유연한 사람의 경우 평발이 되기 쉬울 수 있습니다. 인대는 아치를 지지하는 중요한 구조물로 다른 관절 주변에서 과한 움직임을 허용하는 유연한 인대를 지녔다면 동일하게 발에서도 문제가 될 수 있기 때문입니다.

원인은 다양하지만 건강한 아치를 위해 할 수 있는 많은 일들이 있습니다. 아치를 지지하는 근육을 더 자주 사용하고, 건강한 방식으로 발을 정렬하기 위해 적극적으로 노력하거나, 오랫동안 가만히 서 있는 것을 피하고 발을 더 적극적으로 사용하게 된다면, 평발을 예방하고 아치의 무너짐을 방지하는데 큰 도움이 될 것입니다.

발의 아치가 평평해지는 원인 중 하나는 발의 내측 부분에 많은 압력이 가해짐에 따라 종종 발이 밖으로 돌아가고(abduct) 외번되는 것(evert)입니다. 이는 약간의 배측굴곡(dorsiflexion)의 움직임과 결합될 수 있습니다. 이 세 가지 움직임이 결합하여 회내(pronation)를 구성합니다. 발의 회내가 과도하게 이루어진다면 발뒤꿈치가 안쪽으로 무너지는 것을 특징으로 하는 과회내(overpronation)로 불리게 됩니다.

이는 발목의 내측면에 있는 인대에 스트레스를 가하고, 발목의 외측면에 있는 연조직에 약간의 충돌을 일으킬 수 있습니다. 요가는 이 문제를 해결할 수 있는 이상적인 기회를 제공합니다. 그럼에도 불구하고 발의 내측이 무너지는 경우가 대부분이기 때문에 지도자의 지속적인 인식이 필요합니다. 한쪽 다리로 지탱하는 균형 자세에서는 발목에 더 많은 무게가 실리기 때문에 특별히 주의를 기울여야 합니다. 발의 움직임은 모든 서 있는 자세에서 눈에 띄는 요소가 될 것입니다. 가장 중요한 것은 다양한 자세에서 발과 발목의 내측을 지지하는 새로운 패턴의 움직임을 시도하는 것입니다.

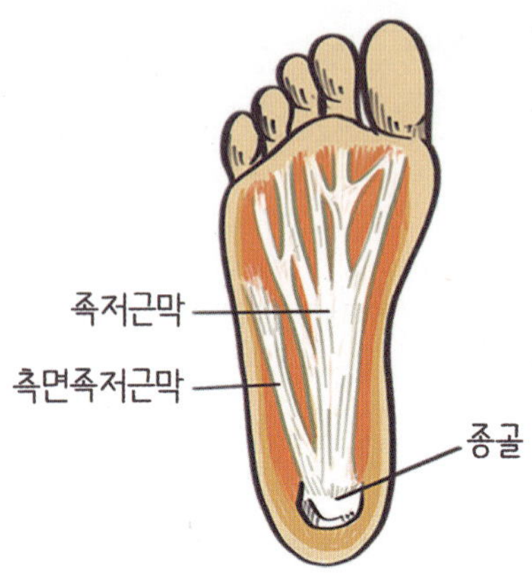

족저근막은 발바닥 전체에 연결되어 있어요.

발의 내측 아치를 들어 올리기 위한 매우 좋은 방법 중 하나는 이를 위해 설계된 구조물인 족저근막(plantar fascia)을 사용하는 것입니다. 이것은 두꺼운 근막(사실 자세한 표현으로는 건막에 가깝지만 본문에서는 여기까지만 언급하겠습니다)의 띠로 한쪽 끝은 종골에 부착되고 다른 쪽 끝은 발가락 기저부에 부착됩니다. 이처럼 족저근막은 아치의 양쪽 끝을 연결함으로써 아치가 무너지는 것을 막아주고 지지해 줍니다. 또한 족저근막은 스트레칭이 가능하며 충격 흡수 장치의 역할을 할 수 있어 보행시 에너지를 덜 쓸 수 있도록 합니다. 배측굴곡시 발가락을 위로 구부리면 족저근막에 긴장이 더해져 아치를 올리는데 도움이 됩니다.

따라서 아치가 무너지는 경향이 있는 경우 발을 제대로 정렬한 후 발가락을 들어 올려 아치를 만들어 봅니다. 이렇게 하면 발목이 안으로 들어가는 정도와 발이 바깥으로 나오려는 움직임이 즉시 상쇄될 수 있습니다. 더 까다로운 부분은 이 과정에서 사용된 근육을 느끼면서 발가락을 다시 내릴 때 약간의 근육의 활성화를 유지하는 것입니다. 연습을 통해 발가락을 먼저 들지 않고 동작을 재현할 수 있습니다.

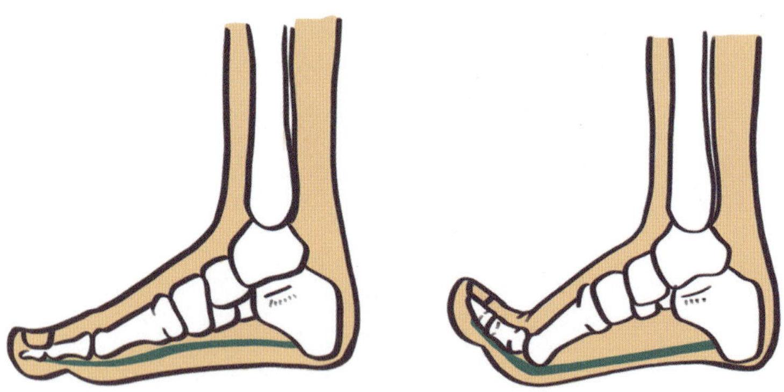
발가락을 위로 당기면 족저근막이 긴장돼요.

체중을 발 바깥쪽 가장자리에 더 많이 싣는 사람들도 많은데, 그런 경우 내번, 저측굴곡 및 내전의 조합이 과도하게 나타날 수 있으며 이는 발의 회외(supination)로 설명될 수 있습니다. 과도한 회외(누군가 달리는 것을 보고 있지 않는 한)만큼 발견하기 쉽지는 않지만 균형 잡힌 자세에서는 발의 내측이 들리는 것을 자주 볼 수 있습니다.

이러한 수련생들을 발과 발목을 중립으로 되돌리기 위해 적극적으로 외번(eversion)을 장려할 필요가 있습니다. 엄지발가락 아래 뿌리(발바닥과 엄지발가락이 연결되는 두툼한 부위)로 바닥을 누르도록 지도하는 것이 도움이 될 수 있습니다. 수련생들의 발바닥이 서로를 향해 움직이고 발이 비틀리는 것을 관찰하는 것은 그다지 놀라운 일이 아닙니다. 무릎과 발목 뼈, 엄지발가락 관절을 하나로 연결하는 동시에 발 볼을 멀리 뻗도록 지시하면 곧게 중심을 잡는데 도움이 될 것입니다. 지도자는 수련생을 정면에서 마주보는 경우가 많지만 발목 정렬에 관한 다음 이미지에서 볼 수 있듯이 뒤에서 보면 많은 것을 알 수 있습니다.

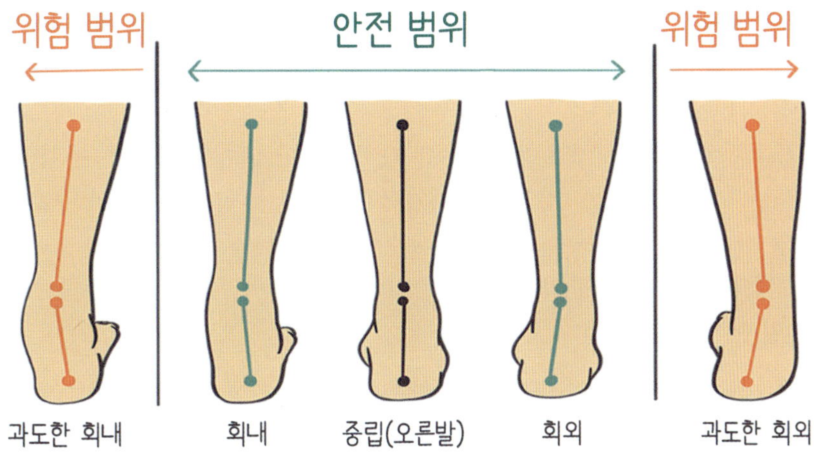


뒤에서 본다면 발목이 안쪽이나 바깥쪽으로 떨어지는 것을 보는 것이 훨씬 쉬워요!

이 챕터의 시작부분에서 언급했듯이 발의 위치는 다른 신체부위, 특히 가장 가까운 관절인 무릎 관절에 영향을 미칩니다(자세한 내용은 Knee 챕터에서 설명하도록 하겠습니다). 아사나 수련은 아치를 지탱하는 다리 근육을 강화하기에 좋은 수련입니다. 지금까지 설명했던 발의 정렬을 일상생활로 가져가는 데 도움이 될 것입니다. 만약 여러분이 지도자라면 수련생들 모두가 깊이 배어든 습관으로 돌아가려고 할 것이기 때문에 계속적으로 상기시킬 필요가 있을 것입니다.

## 발 정렬 Foot Alignment

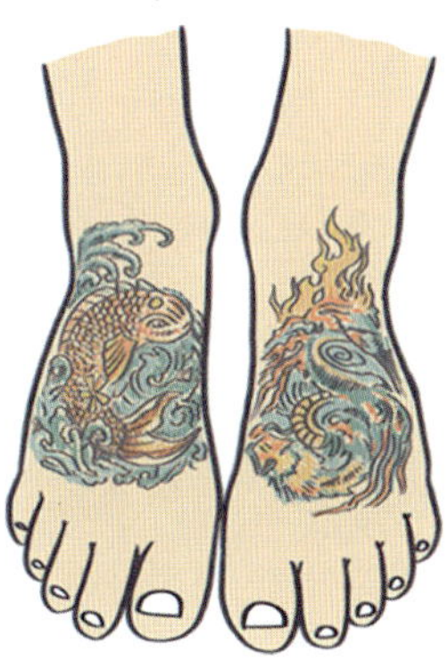

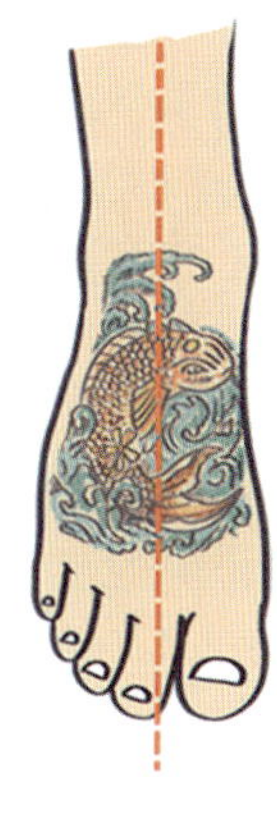

발의 세로 정렬은 두 번째 중족골(엄지발가락 옆 발가락)과 발뒤꿈치 중앙을 통해 이루어집니다. 발가락 자체를 지골(phalange)이라 지칭하며 우리는 발가락 바로 뒤에 있는 영역에 대하여 이야기를 할 것입니다. 이는 Tadasana(타다아사나, 산자세)에서 발을 정렬할 때 엄지발가락의 측면이 서로 닿고 발뒤꿈치가 약간 떨어져 있어야 할 수도 있다는 것을 의미합니다.

직접 확인해 보세요. 서 있는 자세를 설명할 때 이 점을 명심하시길 바랍니다. 먼저 발을 정렬하고 거기에서부터 동작을 시작하도록 합니다.

다운독 자세는 발을 쉽게 볼 수 있기 때문에 정렬 상태를 스스로 확인할 수 있는 아주 좋은 자세 입니다. 발이 평평하고 과하게 회내(overpronate)된 경우라면 발뒤꿈치의 발목이 매트 중앙선을 향해 무너질 가능성이 있습니다. 이것을 주시하고 중립으로 되돌릴 수 있도록 지도하시길 바랍니다. 발뒤꿈치가 내려가지 않으면 움직임이 과장될 수 있으니 주의합니다.

이 챕터의 첫 번째 부분에서 설명한 대로 발이 바깥쪽을 가리키고 있을 때 다른 움직임을 통합하지 않고 발을 곧게 피려고 한다면, 무릎이 안쪽을 향하는 바람직하지 않은 결과를 초래할 수도 있습니다. 우리가 언급할 수 있는 예시 중 어떤 것이 있는지 생각해 보세요.

발의 정렬을 위해 발을 움직일 때 무릎이 중앙을 향해 너무 많이 움직이는 것은 꽤 문제가 됩니다. 애초에 발이 밖을 향하는 이유가 아치가 무너지거나, 아래쪽 다리가 위쪽 다리를 기준으로 좌·우로 회전되는 장력 패턴 때문이라면 아치는 더욱 더 무너질 가능성이 높아집니다. 정상적인 자세에서는 고관절이

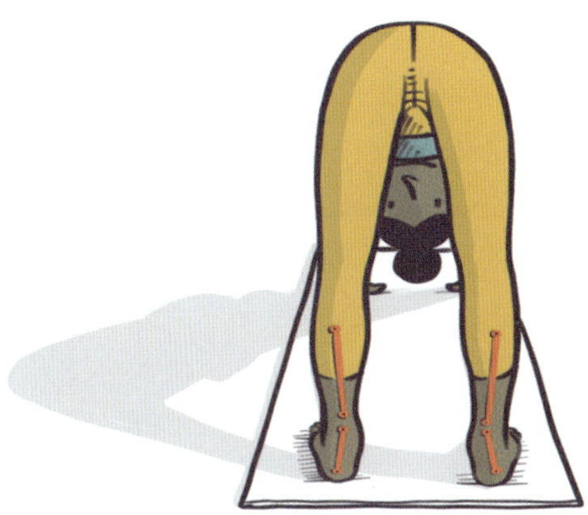

다운독 자세는 틀어진 발목을
보기 쉬운 자세에요!

회전할 때 발과 무릎은 같은 방향을 향하는 경향이 있고, 발을 움직일 때 무릎과 발은 같은 방향을 유지한다는 것을 알 수 있습니다. 물론 저는 우리가 이 모든 과정을 한 번에 진행해 정렬할 수 있다고 생각합니다.

아치가 문제인 경우 근육을 사용하고 발가락을 들어 올려 아치를 다시 설정하면 발을 정렬할 때 무릎이 중앙으로 다시 이동합니다. 우리가 다른 것에 집중해 아치를 잠시 잊는다면 아치는 다시 되돌아 갈 수 있습니다. 하지만 그 이유가 아래쪽 다리의 외회전이라면 무릎의 정렬은 생각보다 쉽지 않을 것입니다. 여기서 무릎이 앞을 향하지만 발이 바깥을 향하는 것, 또는 발이 정렬되고 무릎이 안쪽으로 향하는 것 둘 중 어느 하나를 결정해야 합니다. 저는 무릎이 앞으로 향하게 하는 것이 더 중요하다고 말하고 싶습니다. 그렇지 않으면 무릎은 쉽게 약해지기 때문입니다. 이제 여러분은 그저 누군가의 발을 특정한 위치로 옮기도록 하는 것조차 쉬운 일은 아니라는 것을 알 수 있습니다.

따라서 정렬을 조정한다고 해도 빈야사를 수행하거나 점프하며 자세를 전환해 서있는 자세로 되돌아 간다면 대부분의 수련생들은 아마 평소 패턴으로 돌아갈 것입니다. 따라서 다시 돌아오기 전과 돌아왔을 때의 주의가 필요합니다.

*Tadasana*(타다아사나, 산 자세)뿐만 아니라 서거나 앉거나 거꾸로 된 모든 자세에서도 동일합니다. 선 자세에서는 우리가 시작할 준비가 되어 있기 때문에 더 많은 주의를 기울일 수 있지만 실제로 저는 수련생들이 움직이기 시작하면 가만히 서 있을 때 이야기했던 정렬을 모두 잊어버리는 것을 발견했습니다. 이와 반대로 역자세에서는 몸 전체의 패턴을 따라가기가 쉽기 때문에 발 정렬을 관찰하고 수정하기에 좋을 수 있습니다.

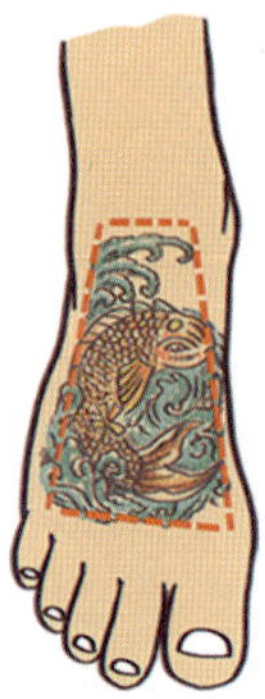

균형 잡힌 자세 또한 발에 무슨 일이 일어나고 있는지 주의를 기울이기에 아주 좋은 자세가 됩니다. 수련생들은 체중이 발의 안쪽이나 바깥쪽, 앞으로 또는 뒤로 쏠리는 경향이 있을 수 있습니다. 요가에서 우리는 발의 네 모서리를 지면에 단단히 놓으라고 합니다. 만약 체중이 바깥쪽을 향하고 있다면 이전에 언급한 바와 같이 엄지발가락의 두툼한 부위를 바닥에 더 세게 누르고 발의 외번(everting)을 고려해야 합니다. 평발이나 과회내(overpronation) 하는 경우라면 체중을 안쪽으로 떨어뜨리고 발이 바깥쪽으로 나가는 것을 보게 될 것입니다. 여기에서는 발을 내번(inverting)하여 체중을 바깥쪽으로 옮기는 작업을 할 수 있습니다. 내측 아치를 끌어올려 얼마나 많이 발을 재정렬 할 수 있는지를 안다면 깜짝 놀랄 것입니다. 아치가 올라감에 따라 발생했던 외전의 양은 줄어들고, 발을 중심선과 중립을 향해 가져올 수 있습니다. 발끝을 바닥에서 끌어올려 아치가 생기는 느낌을 받은 다음 그 힘을 유지하면서 발가락을 다시 아래로 내려놓게끔 지도하시기를 바랍니다.

발을 일직선으로 놓더라도 균형을 잡으면 약간의 흔들림이 있는 경우 이 정렬은 틀어질 수 있습니다. 자세를 취하는 동안 무의식적으로 어떻게 정렬을 했는지 확인하기 위하여 자세에서 빠져나올 때에 주기적으로 발을 확인하는 것은 좋은 습관이 될 수 있습니다. 일반적으로 균형을 잡을 때 너무 경직되거나 힘을 세게 주는 것은 좋지 않습니다. 과하게 발을 교정하려고 하지 말고 체중을 부드럽게 이동하면서 균형의 중심선을 잡으려고 노력하시길 바랍니다.

발의 비정상적인 움직임 패턴은 서로 다르고 관련이 없는 자세에서 반복될 수 있습니다. 동작에서 발의 정렬이 무너지는 일반적인 경우를 예로 들어 고려해 보자면, 전통적인 앉은 자세인 *Paschimottanasana*(파스치모타나아사나, 앞으로 숙인 전굴자세)에서 발바닥이 중앙선을 향해 발목이 서로 틀어진다고 가정해 보겠습니다. 이 패턴은 동일한 앉은 자세인 *Janushirshasana*(자누 시르사아사나, 머리가 무릎에 닿은 숙인 자세) 뿐만 아니라 많은 자세에서 반복될 가능성이 있는 패턴입니다. *Shalabhasana*(살라바아사나, 메뚜기자세), 머리서기(headstand), 어깨서기(shoulderstand), *Virabhadrasana* C (비라바드라아사나 C, 전사 C자세) 등 실제로 한 다리 이상이 곧게 뻗어진 채 고정되지 않은 자세라면 무엇이든지 동일한 움직임을 경험할 수 있습니다. 여기서 문제는 우리가 공간 인지를 통해 자세를 지도해야 하는데 발이 보이지 않아 잘못된 피드백을 줄 수 있다는 것입니다. 수련생은 발을 정방향으로 놓았거나, 일직선으로 두었다고 느끼겠지만 누군가가 그들의 사진을 보여주거나 발을 조정한다면 아마 받아들이기 어려워할 것입니다. 스스로는 옳다고 느낄 수도 있다는 것이 패턴의 본질입니다.

## 그렇다면 어떻게 작업을 해야 할까요? So How do we Start Working on This?

앉은 자세에서 발이 어느 쪽으로든 뒤틀리는 것을 발견한다면, 발 자체가 여러분의 앞에 있기 때문에 정렬을 바로잡기는 매우 수월합니다. 저는 손으로 발을 잡고 물리적으로 발의 정렬을 올바르게 위치시켜 유지하도록 만드는 것은 꽤나 합리적인 방법이라고 생각합니다. 발을 원하는 정렬로 가져가기 위해서는 어딘가에서 근육의 개입을 풀어야 할 수도 있습니다. 발이 움직인다면 발을 제자리에서 끌어당기는 것이 긴장된 패턴으로 인한 것인지 아니면, 보상작용으로 인해 발의 위치가 왜곡되어 근육이 사용되었는지를 고려해 볼 수도 있습니다.

우선 물리적으로 발을 움직여 작업을 시작했더라도 올바른 위치로 정렬하는 것이 어려울 수도 있습니다. 발을 제자리에 놓고 유지하는 방법으로 근육을 사용할 수도 있습니다. 이때 해야 할 일은 발을 느슨하게 잡아도 자세를 취하는 동안 발이 그 위치를 유지할 수 있는지 확인하는 것입니다. 그런 다음 손을 풀어 눈으로 발의 위치를 확인한 다음 눈을 감고 발의 위치를 다시 정렬해 봅니다. 이것은 여러분이 스스로 움직여 원하는 위치에 발을 정렬할 수 있도록 하는 방법으로, 머리서기와 같이 발을 볼 수 없는 역자세에서 동일한 작업을 수행할 수 있도록 하는 공간 인지능력을 향상시킬 수 있습니다.

많은 수련생들이 머리서기와 같은 자세에서 다리와 발이 좌우대칭이 아닌 모습을 볼 수 있습니다. 자세히 보면 그들의 몸 전체가 약간 기울어져 있을 가능성이 있는데 다리와 발을 올바른 위치에 두면 몸은 곧게 펴지고 안정성이 더해질 수 있습니다. 그러나 다리 모양에 따라 다른 부분들이 닿지 않을 수도 있습니다. 예를 들면, 다리가 약간 구부러져 있으면 무릎이 닿지 않을 수도 있습니다. 가장 중요한 것은 동일한 압력 및 위치에 접촉하여 양쪽에서 동일한 신체 반응을 감지하는 것입니다. 허벅지 안쪽, 무릎 안쪽, 내측 복사뼈(발목뼈), 엄지발가락 내측면 모두 고르게 닿는 것을 느낄 수 있는 구조라면 접촉만으로 만족하지 말고 각 영역의 동일한 지점이 서로 정확히 닿아 있는지 집중해 보시길 바랍니다.

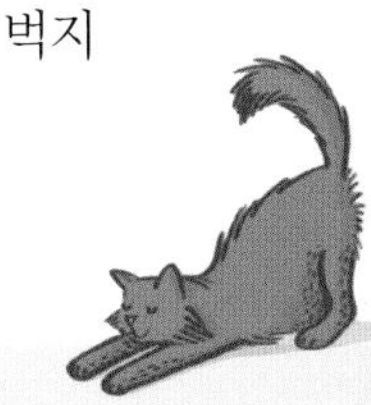

여러분이 시도해 볼 수 있는 운동이 있습니다. 사진을 찍어줄 친구와 함께 해보세요. 여러분의 평소 느낌대로 머리를 곧게 세우고 친구가 뒤에서 사진을 찍도록 해봅니다. 친구의 목소리에 따라 몸을 정렬하고 앞서 설명한 것과 정확히 같은 방식으로 모든 것이 접촉하는지 확인합니다(허벅지 안쪽, 무릎 안쪽, 내측 복사뼈 및 엄지발가락 관절의 내측면). 그런 다음 이 모든 것을 동일하게 유지하면서 발은 저측굴곡 또는 배측굴곡의 상태로 천장을 향해 손을 쭉 뻗어봅니다. 어떤 것이 더 안전하다고 느꼈나요? 여러분이 비라바드라사나 C, 아르다 찬드라사나, 살라바사나와 같은 자세들을 수행할 때 사진을 찍어 확인할 수도 있습니다. 그리고 나서 발과 다리가 여러분이 생각하는 것과 동일하게 잘 정렬되어 있는지 확인해 봅니다.

*Shalabhasana*(살라바아사나, 메뚜기자세)에서 많은 사람들은 엄지발가락이 닿아도 무릎과 발목이 벌어집니다. 이것은 의식적인 선택이었나요? 만약 그렇다면 그 이유는 무엇입니까? 또는 공간 인지능력과 집중의 부족이었나요? 이러한 동작을 수행하기 좋은 또 다른 자세는 다리 위치가 머리서기와 유사한 어깨서기가 될 수 있습니다. 어깨서기에서는 발의 위치를 수정하는 것을 볼 수 있기 때문입니다. 이 자세에서 다시 눈을 감고 시도해 보시길 바랍니다. 그리고 나서 여러분이 생각하는 곳에 발이 정렬되고 있는지 확인합니다.

## 맥락잡기 Putting Things into Context

특정 자세에서 해야만 하는 발의 정렬과 이러한 동작을 위해 해야 하는 것들을 여기에서 다뤄보도록 하겠습니다. Key Concepts 챕터의 Opposing Muscles Resist에서 언급한 대로 한 방향으로 움직임을 만드는 근육이 반대 방향으로의 움직임에 저항할 수 있다는 내용을 떠올려봅니다. 또한 Strength 챕터에서 관절을 교차하는 근육을 사용하여 해당 관절의 안정성을 만들 수 있다고 설명했습니다.

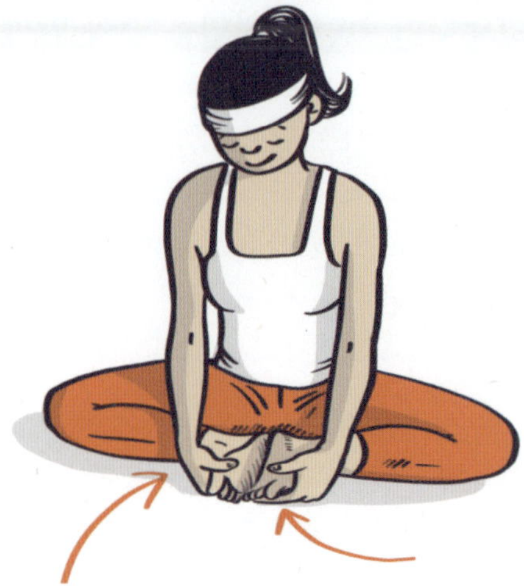

*Baddha Konasana*(받다 코나아사나, 나비자세)에서는 발을 뒤집습니다. 이것을 종종 "발바닥을 책처럼 펼치세요"라고 지도합니다. 이 움직임을 장려하기 위해 손을 사용할 수도 있지만 의도는 발목에서 더 많은 회전을 유도하는 것이 아니라, 고관절의 외회전과 외전을 유도하는 것입니다. 고관절이 타이트하다면 손을 사용해서 발을 뒤집으려고 하는 것은 무릎이나 발목에 스트레스를 줄 수 있으므로 좋지 않습니다. 그러나 여기에서 발목의 움직임이 저측굴곡이 아닌 배측굴곡의 움직임으로, 발목의 측면이 바닥에 놓여있기 때문에 연꽃자세나, 반연꽃자세에서의 경우 보다 훨씬 더 안정적인 위치에 있다고 볼 수 있습니다.

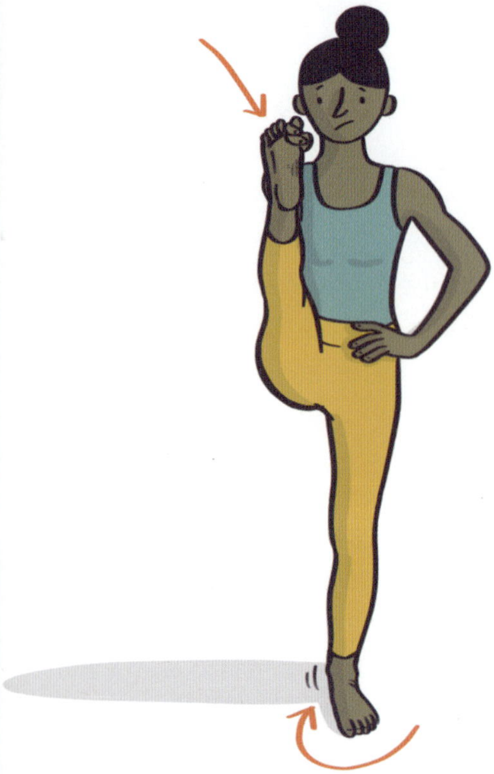

할 일이 많은 UHP!!

*Uthitta Hasta Padangusthasana*(우티타 하스타 파당구쉬타아사나, 손으로 엄지발가락을 잡은 선자세, UHP), *Paschimottasana*(파스치모타나아사나, 앞으로 숙인 전굴자세)와 같은 자세에서 우리는 발을 안쪽으로 꺾어서 당기는 경향이 있을 수 있습니다. 이에 대응하여 발을 적극적으로 외번시키며 엄지발가락의 바닥을 밀어 발의 위치를 맞춥니다. 서 있는 다리의 아치가 무너지고 발목이 안쪽으로 무너지는 경우 정강이의 전면 및 측면에 있는 전경골근(앞정강근, tibialis anterior) 또는 주변 근육들을 적극적으로 사용하여 아치의 내번(inversion) 및 당김을 유도하도록 합니다. 발가락을 위로 들면 족저근막이 아치를 올리는 데 도움이 되기 때문에 발가락을 들어 올릴 수도 있습니다. 이는 한 발로 균형을 잡는 자세에서 반복할 수 있습니다.

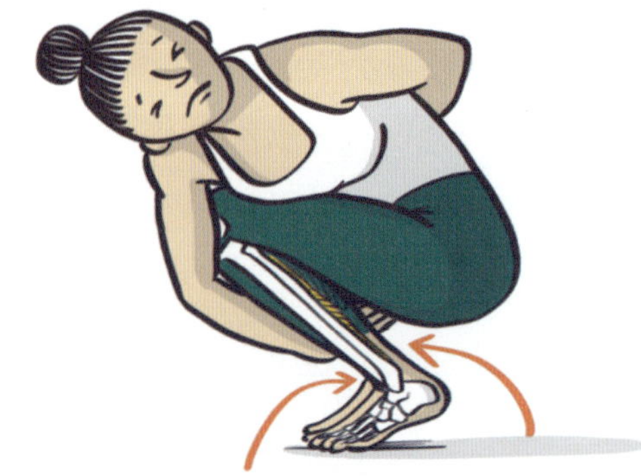

긴장된 가자미근은 배측굴곡으로 더 깊이 이동하려고 하는 발목에 저항해요.

*Pashasana*(파샤아사나, 올가미자세)에서 발뒤꿈치를 내리는 것은 쭈그려 앉는 게 익숙하지 않은 사람들에게는 어려울 수 있습니다. *Utkatasana*(웃카타사나, 의자자세)에서 깊게 앉아 있는 것 또한 동일하게 생각할 수 있습니다. 이러한 자세를 위해서는 발목이 충분한 배측굴곡을 수행할 수 있어야 하지만, 저측굴곡근(plantar flexor)인 가자미근(넙치근, soleus muscle)의 긴장으로 인해 제한될 수 있습니다. 비복근(장딴지근, gastrocnemius)이 아닌 저측굴곡근이 문제가 되는 이유는 무엇일까요? 비복근은 무릎을 가로지르기 때문에 무릎이 구부러진 자세에서 아래쪽과 위쪽 부착지점이 더 가까워지므로 비복근의 긴장은 감소합니다. 따라서 무릎이 구부러진 상태에서 배측굴곡을 개선하려면 무릎이 굽혀진 자세에 집중할 필요가 있습니다.

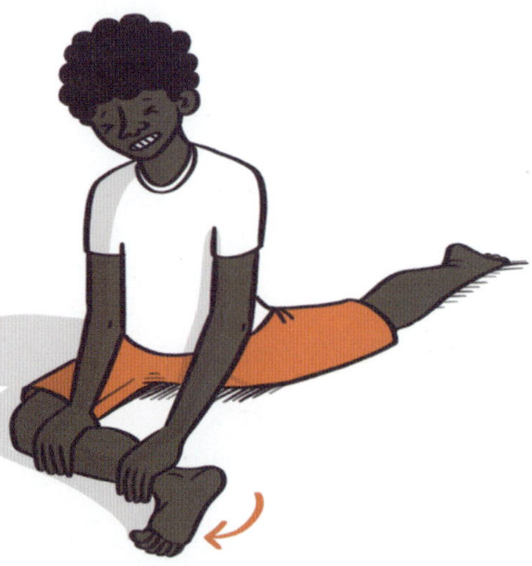

앞쪽 정강이가 엉덩이 쪽인 뒤로 이동하면 Aren은 발의 방향을 바꿔야 해요.

비둘기자세에서 발의 배측굴곡은 무릎을 안정시키고 보호하는데 도움이 된다는 일반적인 인식이 있습니다. 이 챕터의 시작 부분에 있는 그림을 보면 배측굴곡을 담당하는 근육이 무릎을 교차하지 않는다는 것을 알 수 있습니다. 따라서 독립적인 동작으로 이 기능을 수행한다고 말하는 것은 모호하지만 도움은 될 수 있습니다. 아마도 근육을 사용하여 다리의 나머지 부분을 안정시키기 때문일 것입니다. 유용하긴 하지만 다리의 방향에 따라 항상 최선의 방법은 아니며, 이에 대해서는 다음 챕터에서 자세히 설명하도록 하겠습니다.

매트 위에서 발의 패턴을 확인해 보세요. 균일한가요? 여러분 스스로에게 질문해 봅시다. 왜 균일하지 않을까요? 점프하며 동작을 전환하는 수련에서 한쪽 다리에 더 많은 힘을 사용하거나 두 발로 밀어낼 때 균등하게 힘을 주지 못할 가능성이 있습니다.

많은 수련생들이 차투랑가에서 업독으로 전환 시 발가락을 위로 굴리거나(또는 발을 뒤로 밀어낼 때) 발을 똑바로 밀지 못하고 발목이 빠지게끔 움직입니다. 이는 움직임을 알아차리지 못했거나 뻣뻣한 엄지발가락 또는 긴 엄지발가락을 지녔거나, 또는 발목과 정강이 앞쪽 근육의 제한 등의 다양한 이유 때문일 수 있습니다. 그러나 결국 발목이 돌아간 위치에서 동작을 유지하는 경우가 많으므로 업독에서 바르지 못한 자세로 유지하게 됩니다. 이렇게 되면 발등을 고르게 누르기가 어려워지고 두 다리 사이도 벌어질 수 있으므로 업독시 골반이 바닥을 향해 내려갈 때 허리에는 더 많은 긴장이 가해지게 됩니다.

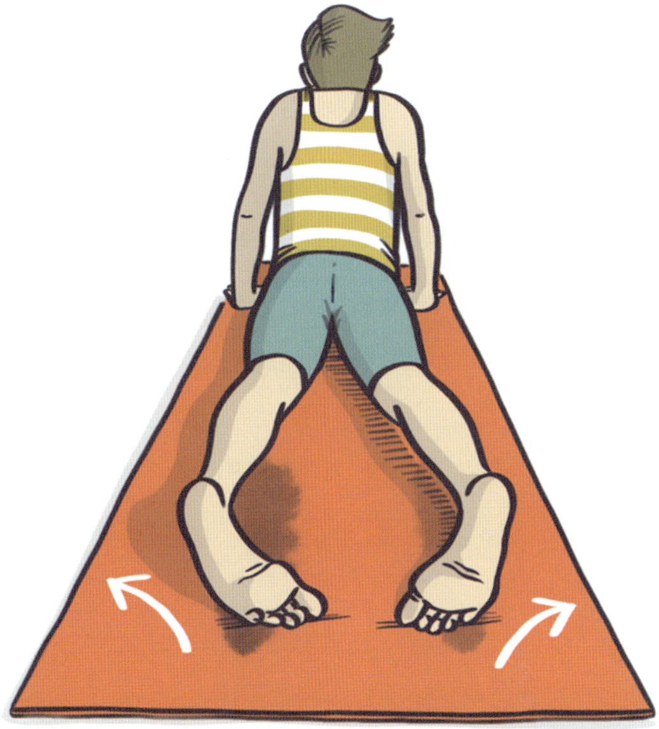

Ben은 동작을 전환할 때 발목을 잘 제어해야 해요!

아기자세에서 수련생이 높고 불편해 보이는 자세로 유지하는 경우도 볼 수 있습니다. 이때 대둔근과 허리 주변 근육의 타이트함이 한 가지 이유일 수 있지만 발목 앞쪽과 바닥 사이에 틈이 있는지도 살펴보도록 합니다. 이는 배측굴곡을 수행하는 근육(예를 들면, 전경골근)이 저측굴곡을 제한하기 때문에 나타날 수 있습니다. *Purvottanasana*(푸르보타나사나, 널빤지자세)에서 자세를 어려워 하는 이유는 코어가 약하거나 어깨관절의 제한 때문일 수 있겠지만 발바닥이 바닥에 닿지 않는 것에 대해 생각해 보시길 바랍니다.

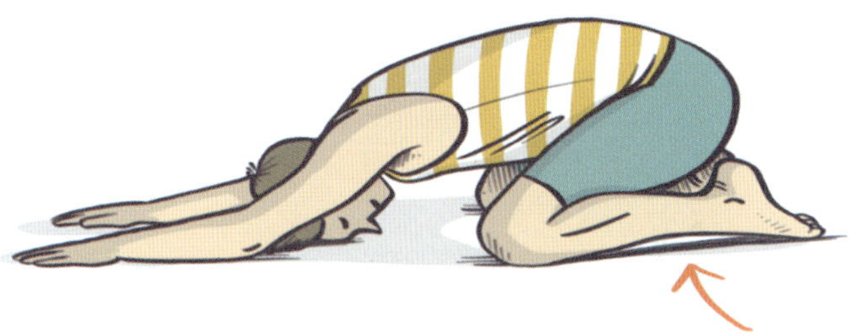

전경골근은 저측굴곡에 저항해요!

*Parshvakonasana*(파르스바코나사나, 측각도자세)나 *Virabhadrasana B*(비라바드라사나B, 전사B 자세)와 같은 자세에서 뒤에 뻗은 다리의 안쪽 발 날로 더 많은 무게가 들어가거나 심지어 발의 바깥쪽 발날이 바닥에서 떨어지는 것을 볼 수 있습니다. 이때 뒷발의 외측발날을 적극적으로 바닥에 붙이려 하는 것(내번)은 바닥과의 접촉을 고르게 하고 무릎 안쪽에 가해지는 스트레스를 줄이는데 도움이 될 수 있습니다.

많은 자세에서 무릎을 볼 때 발과 무릎이 같은 방향을 가리키는 것이 왜 중요한지, 또한 무릎이 발목보다 뒤에 있어야 하는지, 왜 무릎과 일직선을 이루어야 하는지에 대해서도 고려해 보도록 하겠습니다.

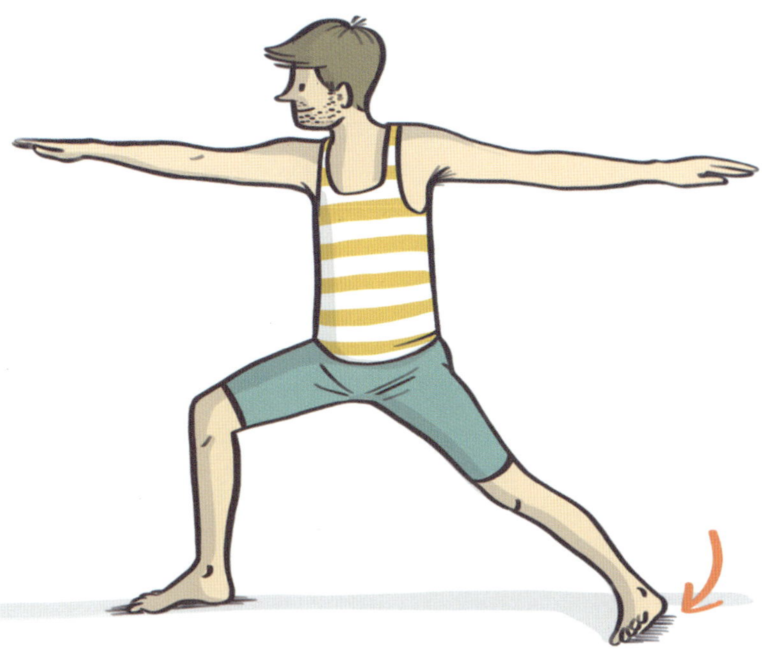

뒷발의 외측발날을 적극적으로 바닥에 붙이려 한다면,
발을 지면에 고정시키는데 도움이 돼요.

여러분의 발을 잘 조정하는 것이 매우 중요하다는 것을 이제는 아실 것입니다. 만약 여러분이 원하지 않는 움직임을 하고 있다는 것을 알게 된다면 스스로에게 물어보시길 바랍니다. 분명 이유가 있을 것입니다. 실제 수련에서 발에 더 많은 주의를 기울여 보고 여기에서 언급된 움직임 대로 하고 있는지, 또는 여러분이 하려고 하지 않았던 움직임을 하고 있지는 않은지 관찰해 보도록 합니다. 그리고 나서 올바르게 바꾸려고 노력해보고, 어렵다면 어려운 이유에 대해서도 고민해 보세요. 많은 경우 새로운 움직임 패턴을 만들고 그것을 고수하려는 경우가 많습니다. 여러분이 지도자라면 수련생들의 특정한 발 움직임 패턴과 수련 중 발의 위치를 알아차렸을 때 문제 해결을 시작할 수 있습니다.

# KNEE

요가에서 중요한 관절 중 하나인 무릎은 많은 수련생들이 문제를 경험하는 부위이기도 합니다. 몸에서 가장 긴 두 개의 뼈 사이에 위치해 있고(대퇴골/경골), 여기에서는 많은 힘들의 상호작용이 발생합니다. 무릎 주변의 근육제한과 인접한 관절, 정렬 또는 기반과 체중에 비례한 무릎의 공간적 위치 모두 움직임에 관여하는 요소들입니다. 이것은 뒤에서 다룰 내용인 전단력(shearing)과 회전력(torquing)에 특히나 취약한 무릎의 구조 때문입니다. 또한 우리는 신체의 위치가 어떻게 이러한 잠재력을 생성할 수 있는지에 대해서도 논의할 것입니다. 무릎 부상의 위험은 고관절의 자유도와 자세를 취할 때 신체의 가동범위와 매우 깊은 관련이 있을 뿐만 아니라 수련자의 움직임 패턴 또한 고려해야 할 사항입니다.

무릎은 굽히고(굴곡), 펴는것(신전) 뿐만 아니라 굽혔을때 내회전 및 외회전까지지도 가능하기 때문에 변형된 경첩관절이라 부를 수 있습니다. 이러한 추가적인 움직임들은 고르지 못한 표면에서 무릎을 조금 더 조정할 수 있게 만듭니다. 평균적으로 내회전만큼 외회전도 거의 2배 가까이 가능합니다.

## 무릎관절(Knee Joint)의 구조

과신전을 방지하는 뼈마디를 가진 팔꿈치와 달리, 무릎관절에서는 어떤 특정 방향에서의 움직임에 제한을 둘 수 있는 뼈의 구조를 지니고 있지 않습니다. 다행히 무릎은 손상되지 않았을 때 상대적으로 안정적입니다. 이런 안정성은 주로 무릎 안과 밖을 둘러싼 인대와 무릎관절을 교차하고 있는 다양한 근육들 덕분입니다.

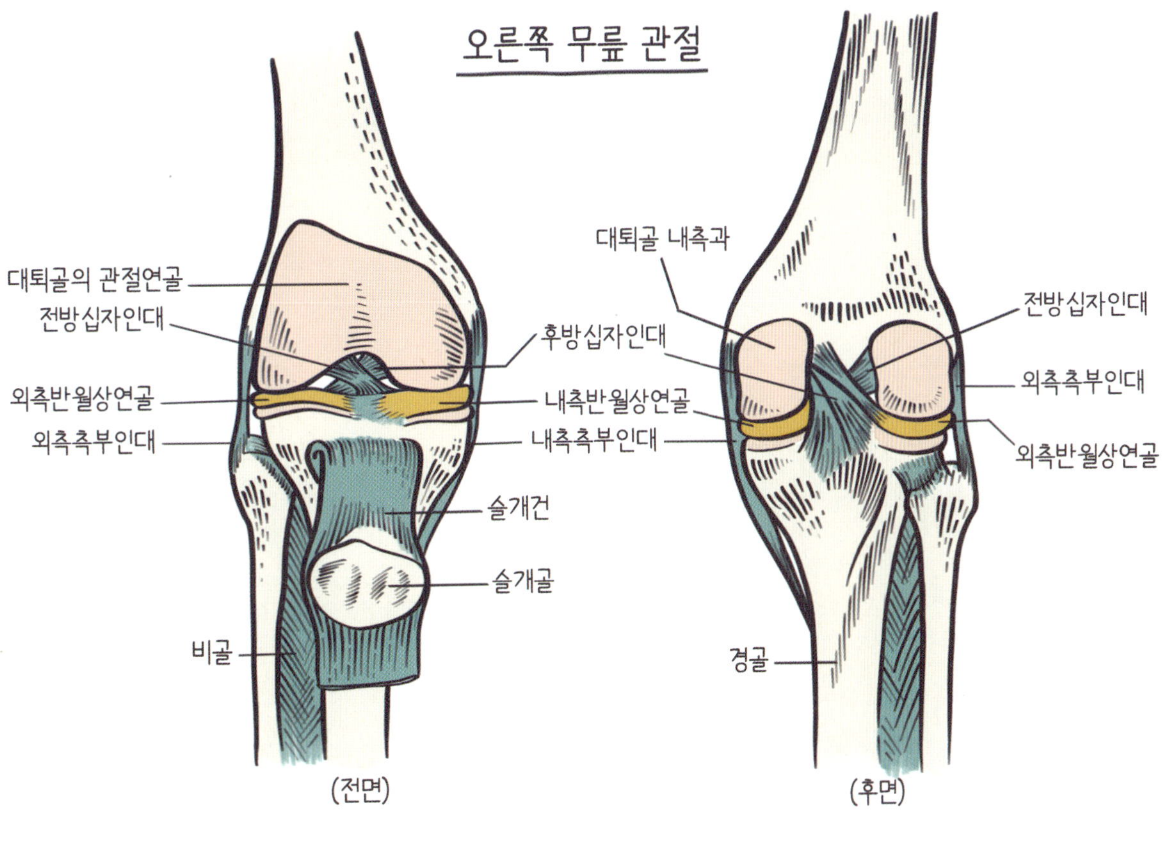

두 개의 크고 둥근 골두로 이루어진 대퇴골 말단은 관절구(관절융기, condyle)라고 불립니다. 상대적으로 경골(정강뼈, tibia)의 끝은 뾰족한 산마루를 가진 고원과 같습니다. 잠재적 불안정성에 대응하도록 도와주는 무릎의 구조와 관련한 몇 가지 요소들이 있습니다. 이 두 뼈 사이에는 말굽 모양의 연골인 내측 · 외측반월상연골(안쪽 · 가쪽반달연골, medial · Lateral meniscus)이 있으며, 이들은 충격을 흡수하고 힘을 분산시키는 역할을 합니다. 하지만 무릎의 안정성을 가장 많이 제공해 주는 것은 인대입니다.

무릎의 바깥면에는 외측측부인대(가쪽곁인대, Lateral Collateral Ligament–LCL)가 있고, 무릎의 안쪽면에는 내측측부인대(안쪽곁인대, Medial Collateral Ligament–MCL)가 있습니다. 이러한 인대들은 두 뼈가 옆으로 움직이는 것과 두 뼈 사이가 벌어지는 것을 막으며, 한쪽이나 다른쪽에서 충격을 받는 경우에 무릎의 보호를 돕습니다. 무릎 안에는 전방 · 후방십자인대(앞 · 뒤십자인대 Anterior, Posterior Cruciate Ligaments–ACL, PCL)가 있습니다. 이 인대들은 대퇴골과 경골의 앞쪽과 뒤쪽의 움직임으로부터 저항합니다. 스포츠 부상에서 가장 흔한 부상부위 중 하나인 ACL은 경골이 앞으로 밀려나가는 것을 막아주는 역할을 합니다. 참고로 MCL도 스포츠 부상에서 종종 볼 수 있습니다. 가장 흔한 ACL 부상의 매커니즘은 측면에서 오는 충격이나 대퇴골과 경골이 완전히 체중 부하를 받거나 운동량을 포함한 상태에서 서로 반대방향으로 회전하는 축 움직임 때문입니다. 다행히 ACL은 요가를 하며 부상당하지는 않지만, 측부인대에 손상을 일으킬 수는 있습니다. 이와 관련하여 나중에 자세히 설명하도록 하겠습니다.

아직 언급하지 않은 뼈 중 하나가 슬개골(무릎뼈, patella)입니다. 슬개골은 대퇴사두근 힘줄 안에 위치하고 무릎이 굴곡할 때 열린 공간을 가로질러 힘줄의 이동을 부드럽게 합니다. 또한 힘줄을 보다 더 앞쪽으로 잡아줌으로써 대퇴사두근의 잠재적인 수축력을 증가시킵니다.

### **무릎을 움직이는 근육들** Muscles That Move the Knee

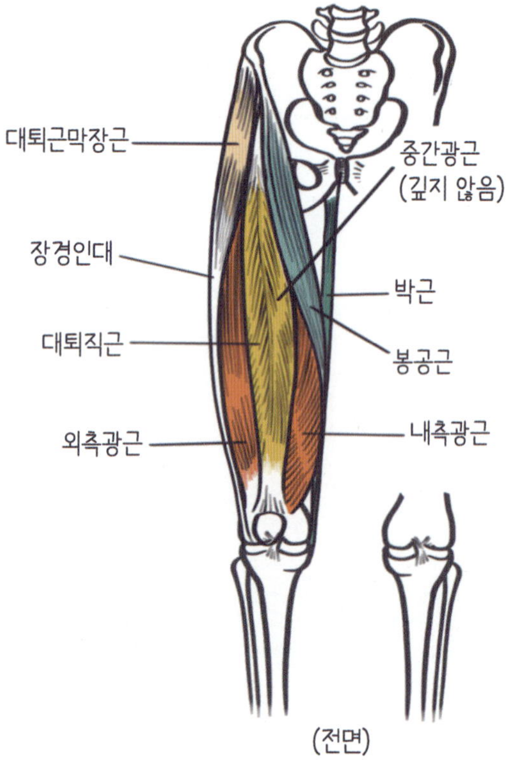

(전면)

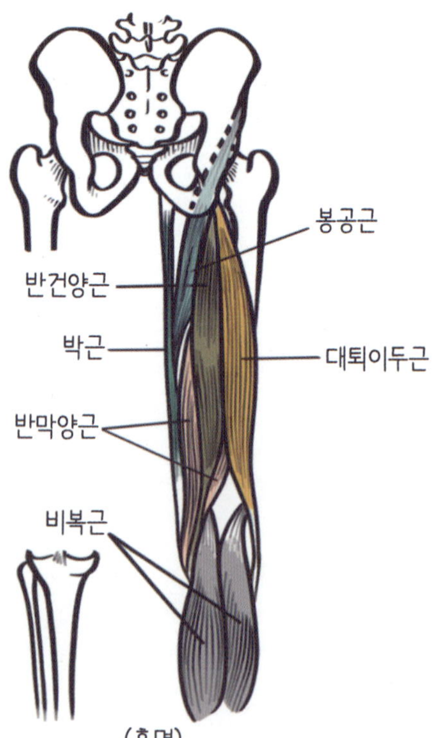

(후면)

무릎을 가로지르는 근육은 꽤 많은데 앞서 언급한 것처럼 무릎을 움직이는 것은 물론, 무릎을 안정시키는 데 필수적인 역할을 합니다.

### 대퇴사두근(넙다리네갈래근, Quadriceps)

대퇴사두근은 외측광근(가쪽넓은근, vastus lateralis), 내측광근(안쪽넓은근, vastus medialis), 중간광근(중간넓은근, vastus intermedius), 대퇴직근(넙다리곧은근, rectus femoris)으로 구성되어 있으며 무릎관절을 신전시킵니다. 상부 대퇴골에 붙어있는 3가지 대퇴 힘살을 대퇴사두근 사이에서 구분하는 것이 꼭 필요하다고 할 수는 없지만, 중요한 것은 대퇴직근은 전하장골극(AIIS)에 연결되어 고관절을 통과하기 때문에 대퇴직근을 효율적으로 늘리는 것은 무릎 굴곡 만큼이나 고관절 신전이 필요하다는 것을 나타냅니다. 대퇴사두근은 슬개건(patellar tendon)을 통해 무릎을 지나 경골 조면(무릎 바로 아래, 경골 앞쪽)에 붙습니다. 이러한 근육들의 힘은 무릎의 안정성을 제공하는 필수적인 요소입니다.

### 비복근(장딴지근, Gastrocnemius)

발목을 가로지르기 때문에 이전 챕터에서 언급되었던 비복근은 발을 저측굴곡(platar flexion)시키며, 무릎에서는 무릎을 굴곡시키는 근육들 중 하나입니다.

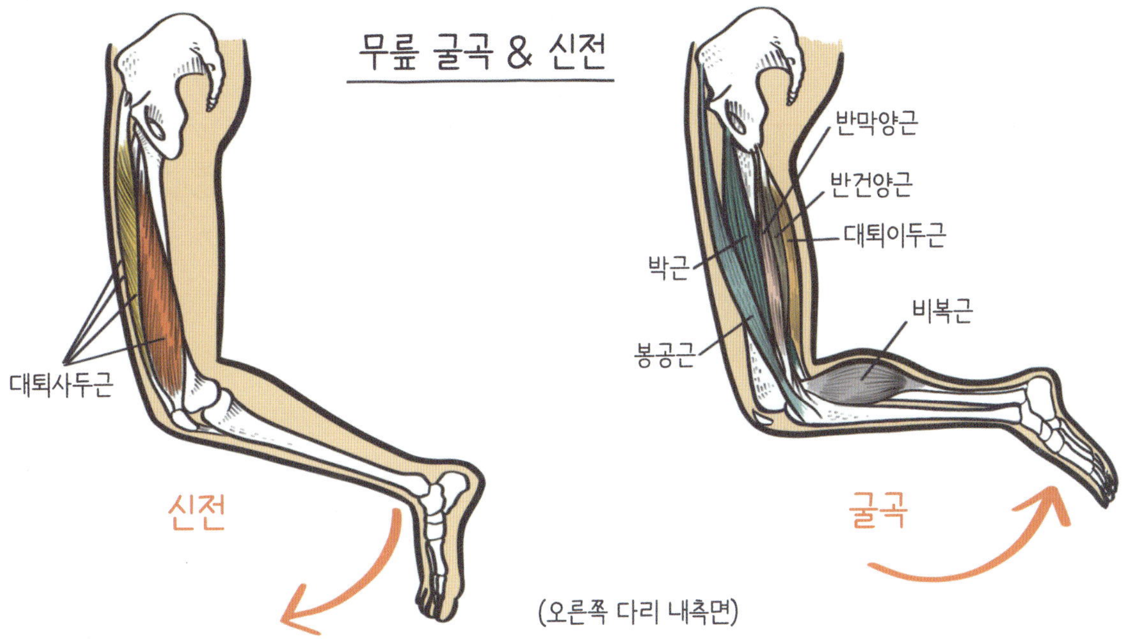

(오른쪽 다리 내측면)

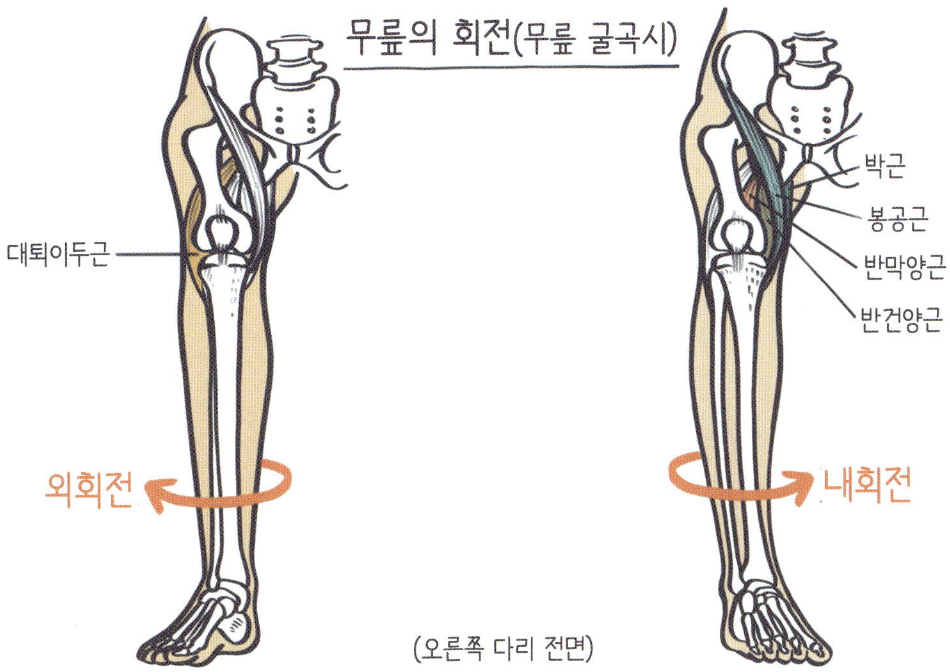

(오른쪽 다리 전면)

## 기타 근육들 Other muscles

햄스트링은 가장 대표적인 무릎 관절의 굴곡근이지만 봉공근(넙다리빗근, sartorius), 내전근인 박근(두덩정강근, gracillis), 무릎 뒷편의 작은 근육인 슬와근(오금근, popliteus) 등의 모든 것들이 무릎을 감싸고 무릎 굴곡을 돕습니다.

무릎이 펴져 있을 때는 무릎에서 회전이 불가능하지만, 무릎이 굴곡되면 안쪽 햄스트링(반막양근[semimembranosus], 반건양근[semitendinosus]), 박근, 봉공근 및 슬와근이 무릎을 내회전 시킬 수 있습니다. 반대로 바깥쪽 햄스트링(대퇴이두근[biceps femoris])은 무릎을 외회전 시킬 수 있습니다. 이 근육들은 고관절도 지나가기 때문에 다음 챕터에서 더 자세히 다룰 것입니다.

봉공근, 박근, 반건양근의 아래쪽 힘줄이 결합하여 거위발건이라고 불리는 세 갈래 힘줄을 만듭니다. 거위는 물갈퀴가 세 개 달린 발가락을 가지고 있습니다. 이 근육들은 한 곳으로 모이는 힘 때문에 과사용으로 부상에 취약한 부위가 될 수 있으며, 촉진(느낌을 갖는다는 뜻의 속칭) 시 약간의 압통도 흔히 느낄 수 있습니다. 힘줄 아래에는 염증이 생길 수 있는 점액낭(bursa)이 있어 무릎 안쪽 측면에서도 통증이 생길 수 있습니다.

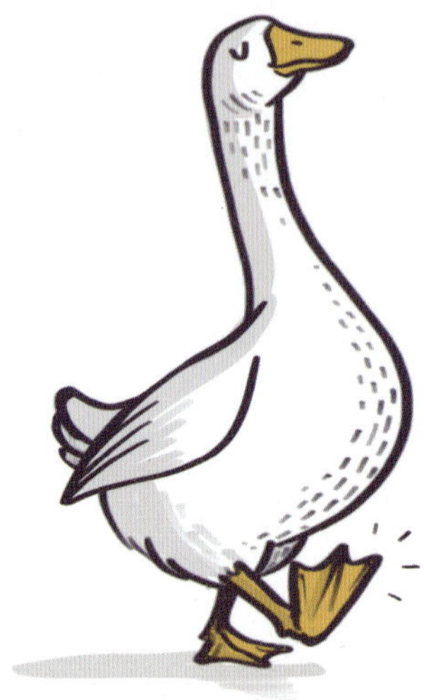

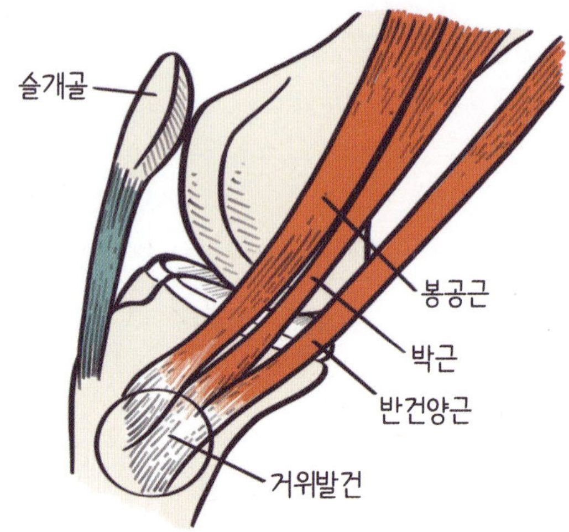


## 쉬운 참조를 위한 근육 운동표 Quick Reference Muscle Action Tables

| 굴곡 | 신전 |
|---|---|
| 햄스트링: 반건양근, 반막양근, 대퇴이두근 | 대퇴직근 |
| 비복근 | 외측광근 |
| 봉공근 | 내측광근 |
| 박근 | 중간광근 |
| 슬와근 | |
| 족저근(약함) | |

| 내회전 | 외회전 |
|---|---|
| 반건양근, 반막양근 | 대퇴이두근 |
| 박근 | |
| 봉공근 | |
| 슬와근 | |

## 맥락잡기 Putting Things into Context

무릎에서 사용할 수 있는 큰 움직임은 제한적이기 때문에 무릎과 관련하여 무릎 굴곡을 필요로 하는 자세와 취약한 자세 두 가지 주요 영역으로 나눌 수 있습니다. 무릎을 펴는 것을 포함하지 않는 이유는 무엇일까요? 글쎄요, 무릎이 손상되지 않는 한 다리를 곧게 펴는 것 자체가 문제가 아니라 몸의 위치를 잡는 것이 문제입니다. 제 말은 우리가 다리를 곧게 펴지 못한다면, 이것은 무릎을 가로지르는 다관절 근육 중 하나 때문일 것입니다. 가장 간단한 예는 무릎을 구부려 가능한 한 고관절을 굴곡할 수 있도록 하는 것입니다. 햄스트링이 무릎관절과 고관절을 가로지르므로 약간의 제약이 있으면 무릎을 굽혀 고관절의 관절 가동범위(ROM)를 높일 수 있습니다. 고관절 굴곡을 깊게 했을 때, 이를 유지하며 다리를 펴려고 한다면, 햄스트링이 충분히 늘어나지 않아서 움직일 수 없다는 것을 알게 될 것입니다. Key Concept 챕터의 *Fighting own restrictions*에서는 *Tittibhasana*(티티바아사나)의 예를 사용했습니다.

많은 동작들은 원하는 곳에 발을 내려놓거나, 평평한 골반을 만들기 위해 무릎관절을 완전히 굽힐 것을 요구합니다. *Padmasana*(파드마아사나, 연꽃자세)는 발의 외측날이 서혜부에 놓이게 하기 위해서 무릎관절을 굽혀야 하는 자세 중 하나입니다. *Virasana*(비라사나, 영웅자세), *Balasana*(발라사나, 아기자세), *Triang Mukha Ekapada Paschimottanasana*(트리앙 무카 에카파다 파스치모타나사나, 세 개의 팔다리가 뻗은 한 다리를 향해 굽는 자세) 등과 같이 편히 앉거나 한쪽 또는 양쪽 발뒤꿈치 사이에 앉을 때, 무릎을 완전히 굽히지 않으면 좌골은 바닥에 닿지 않습니다.

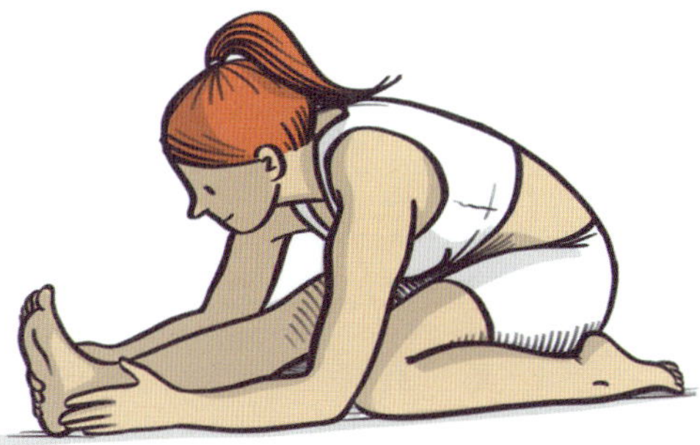

여러분이 무릎관절로 완전히 가깝게 다가가지 못한다면, 어떤 동작에서는 좌골이 뜨게 돼요!

필요한 ROM을 빠르게 체크해보고 싶다면 엎드려서 여러분의 뒤꿈치를 엉덩이에 가져올 수 있는지 시도해 보세요. 추가로 이 자세를 취했을 때, 여러분이 누르기도 전에 뒤꿈치가 어떠한 노력없이 엉덩이에 거의 닿는다면, 대퇴사두근의 약화를 잘 나타내는 것일 겁니다. 그런 이유라면 여러분은 대퇴사두근을 강화시키는 것에 대해 진지하게 고려해야 합니다.

우리가 스쿼트나 *Utkatasana*(운카타사나, 의자자세)를 취할 때 무릎은 발목보다 앞으로 나올 것입니다. 하지만 많은 동작들에서 우리는 발목과 무릎 정렬을 수평면과 측면에서 같은 선 상으로 맞추려고 노력합니다. 아마도 가장 많이 반복되는 지침들로는 "발목보다 무릎이 앞으로 가지 않게 하세요"이지만 가끔은 더 앞으로 가도 되는 상황인데도 이렇게 지도하는 것은 왜일까요? 모든 지도법은 동작과 상황에 따라 다릅니다. 무릎에 체중이 얼마나 들어가는지와 개개인의 다리 근육이 얼마나 강한지가 관건이라고 생각합니다. 이러한 지침들은 너무 강할 수 있는 힘으로부터 무릎을 보호하는 것을 목적으로 합니다. 그래서 *Virabhadrasana A*(비라바드라사나 A, 전사A 자세)와 같은 포즈일 때는 무릎이 발목 위에 있도록 하는 것이 현명해 보입니다.

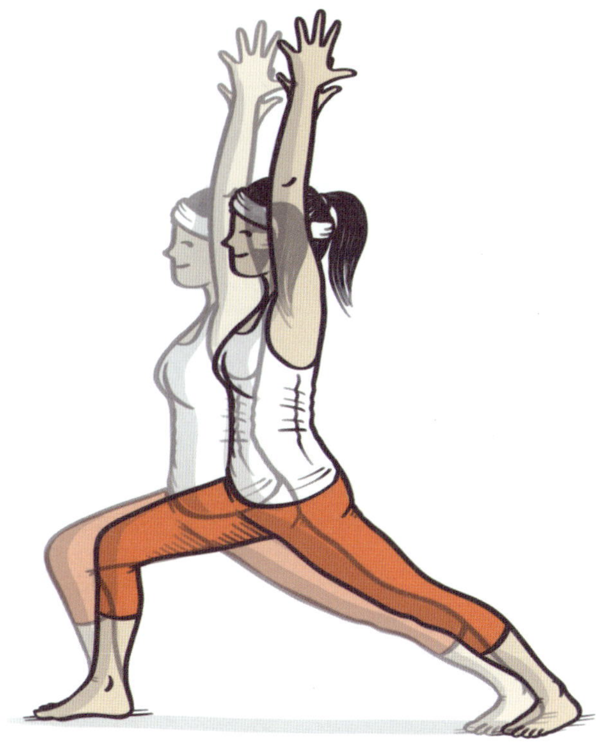

전사A 자세에서 무릎과 발목을 일직선으로 두는 것이 합리적이지만 항상 그렇지는 않아요.

그러나 무릎을 앞으로 가져가는 것이 괜찮을 때도 있습니다. 저는 가끔 몸의 앞면에 접근하기 위해서 어깨를 굴곡하고 팔은 위로 올린 상태에서 더 뒤로 뻗는 깊은 런지를 수행합니다. 이 자세에서 대부분의 체중은 뒤로 향하는데 이것은 무릎 앞쪽에는 아주 적은 체중만 실린다는 것을 뜻합니다.

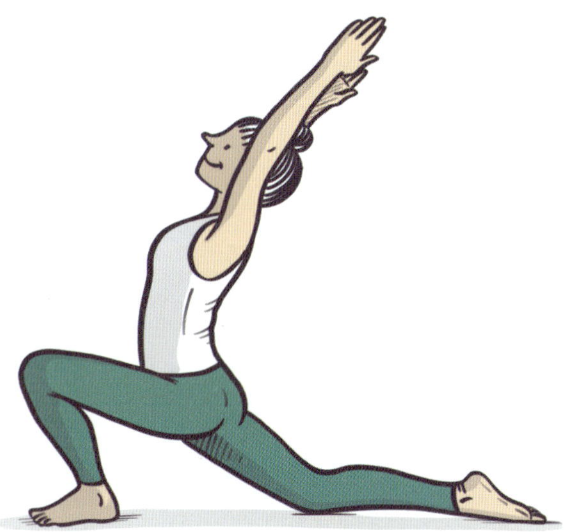

이 자세에서는 무게가 뒤로 가고 있기 때문에 무릎이 발목 앞에 있어도 괜찮아요.

무릎을 수직선상으로부터 안이나 밖으로 보내는 건 어떨까요?

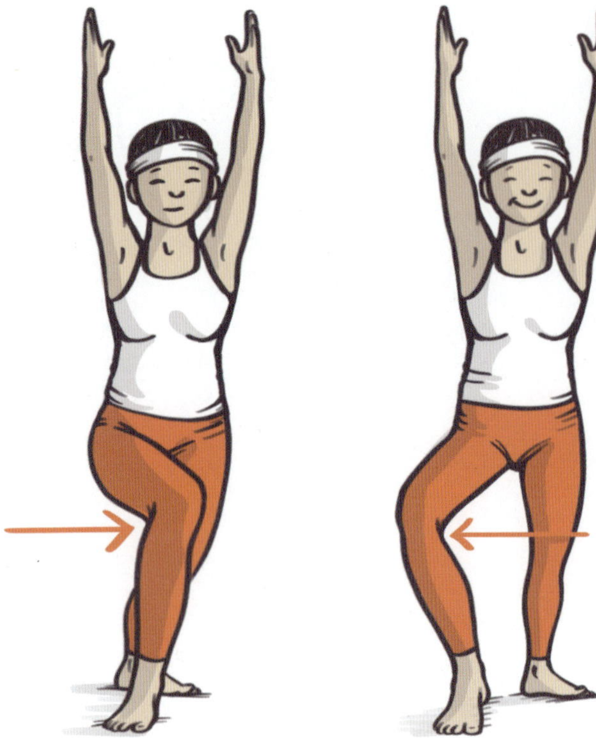

무릎이 옆으로 쏠리는 것을 보는 것은 매우 흔한 일입니다.

글쎄요, 다시 말하지만 상황에 따라 다릅니다. 이전에 언급한 비라바드라사나 A나 파르스바코나사나 같은 런지 타입의 자세에서는 인대에 무리를 줄 수 있으므로 무릎이 안팎으로 빠지지 않도록 주의할 필요가 있습니다. 종종 앞쪽 허벅지는 골반의 위치를 조정하는 뒤쪽 둔근의 제한에 의해 제 위치에서 벗어납니다. 무릎이 완전히 접히는 경우에는 괜찮을 수 있습니다. *Marichyasana C & D*(마리차아사나 C, D)와 같은 자세들은 무릎이 몸의 중심선을 가로지르는 모습으로 보여집니다.

수업에서 지도할 때, 대체적으로 취약한 수련생들을 지도하기 위해 노력하고 있지만, 수련생 개인이 일부러 무릎을 앞으로 내밀면서 스스로의 힘에 도전하려는 경우도 있을 수 있습니다. 항상 그렇듯이, 이러한 자세의 접근은 바르지 않은 위치가 되지 않도록 집중하면서 의식적인 선택을 해야 합니다.

무릎에서 가장 골치 아픈 자세 중 하나는 아래쪽 다리가 위쪽 다리에 비해 안쪽이나 옆으로 기울어져 있을 때일 것입니다. 이런 일은 다리를 뒤로 접고 발뒤꿈치를 엉덩이 바깥쪽으로 가져가는 자세에서 가장 흔한 경우로 일어납니다. 앉은 자세에서 수련생들은 일반적으로 종아리의 살을 옆으로 빼냅니다. 재배치되려는 연조직이 많을수록 무릎에 가해지는 힘이 높아지기 때문에 이 동작을 하지 않는 것을 강력히 권장합니다. 이 동작을 하는 동안 무릎 안쪽의 통증을 경험한다면, 여러분은 내측측부인대에 압박을 가하고 있을 겁니다. 그러므로 저는 오히려 무릎 뒤쪽에서 종아리살을 아래로 빼는 것을 추천합니다.

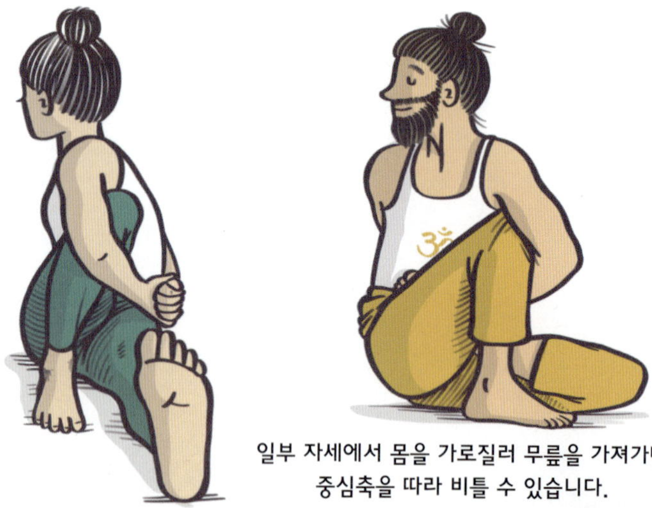

일부 자세에서 몸을 가로질러 무릎을 가져가면 중심축을 따라 비틀 수 있습니다.

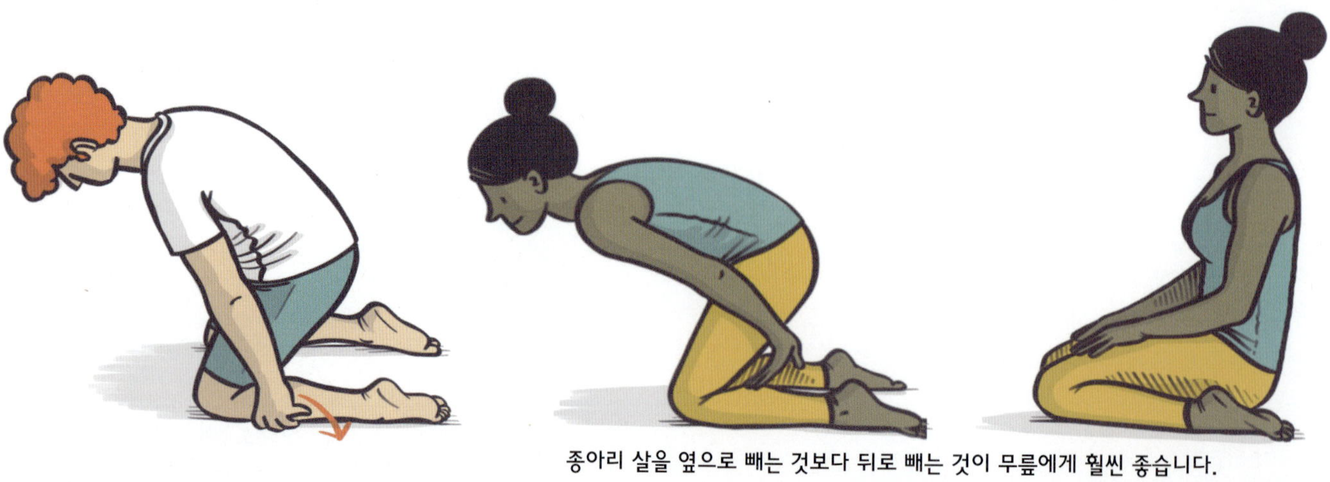

종아리 살을 옆으로 빼는 것보다 뒤로 빼는 것이 무릎에게 훨씬 좋습니다.

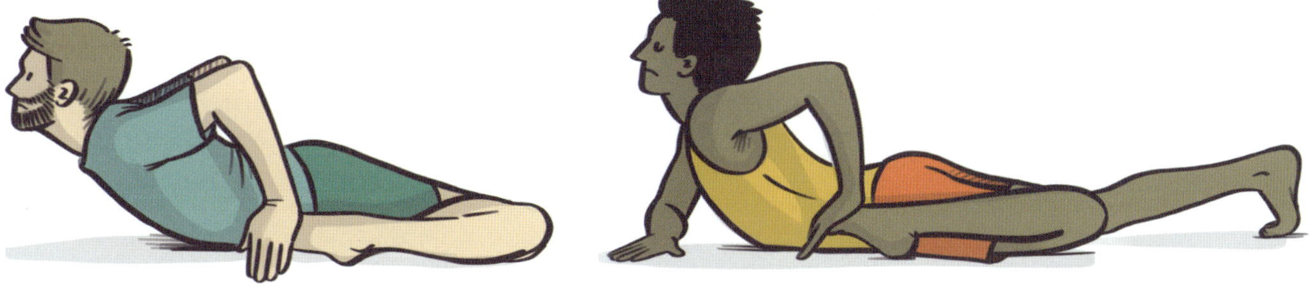

이럴수가, 어떻게 이런 무릎 관절의 변형이 좋은 생각이라고 할 수 있는거죠? 이렇게는 하지마세요!

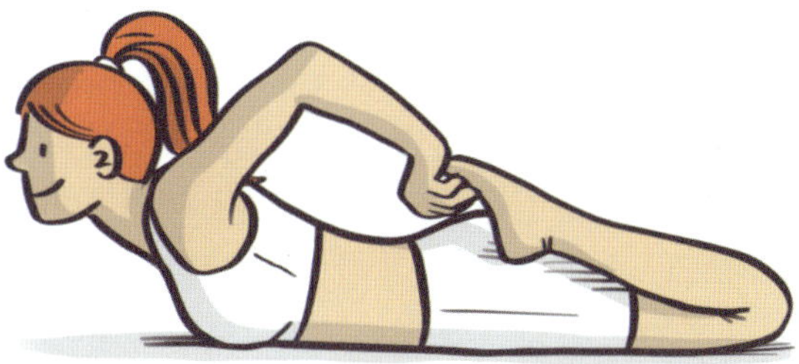

Victoria는 무릎에 좋은 유형의 자세를 시연할 수 있어 기뻐요!

*Bhekasana*(베카아사나, 개구리 자세)는 저를 가장 오싹하게 만드는 자세 중 하나입니다. 저는 발을 바닥으로 내리고 싶어서 수련생들이 허벅지 사이를 넓혀서 누르는 것을 자주 보았습니다. 게다가 그들은 아래쪽 다리가 위험한 토크 지점(회전 위치)에 놓여진 상태에서 발을 바닥으로 강하게 누르기도 했습니다.

저는 이 상황에서 몸에 유익한 어떤 점도 찾아볼 수 없었습니다. 발이 바닥에 닿는 것 대신 엉덩이 쪽으로 손을 이용해 누르는 것이 훨씬 낫습니다. 동시에 허벅지가 너무 벌어지는 것을 피하고, 뒤꿈치가 엉덩이에 가까워지도록 합니다. 엎드린 *Supta Virasana*(숩타 비라사나, 누운영웅자세)를 상상해 보세요. 동작의 윤곽이 어느정도 드러나면, 무릎이 완전히 굽혀지고 위쪽다리와 아래쪽 다리 사이에는 훨씬 더 안전한 상태가 됩니다.

완전한 파드마사나와 아르다 파드마사나 수행 시 고관절에서 충분한 외회전이 되지 않았을 때 비슷한 힘이 무릎에 전해질 수 있습니다. 이때 무릎 굴곡이 일어나지 않는다면 챕터 초반에 언급했던 내측반월상연골이 끼일 수 있는 가능성을 가진 채 아래쪽 다리가 안쪽으로 지렛대 역할을 하며 움직여지게 됩니다. 신체는 아래쪽 다리가 측면으로 움직임에 따라 외회전의 상실을 시도하고 적응하도록 강요됩니다. 특히나 완전한 파드마사나를 만들때 두 번째 다리와 관련됩니다. 두 번째 다리의 허벅지는 다른 쪽 발로 고정되어 있기 때문에 부주의한 움직임은 매우 위험합니다. 수 년 동안 요기들의 치료사로 살면서 이런 종류의 반복적인 학대로 인해 내측반월상연골을 다친 수많은 수련생들을 만난 것은 믿을 수 없을 정도로 우울한 일입니다. 여러분이 너무 엉성하면 발목이 아프고 아랫다리가 지렛대가 되는 이중 위험을 겪을 수 있습니다. 고관절을 외회전한 상태에서 열거나, 이것이 안된다면 완전한 파드마사나나 아르다파드마사나와 같은 자세들을 취하지 마세요. 파드마사나에 대한 설명은 다음 챕터에서 하겠습니다.

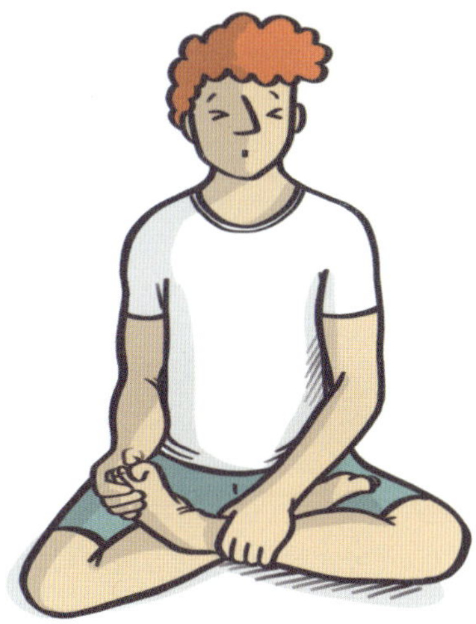

Doug는 그의 발목에 압박을 만들고 있어요.

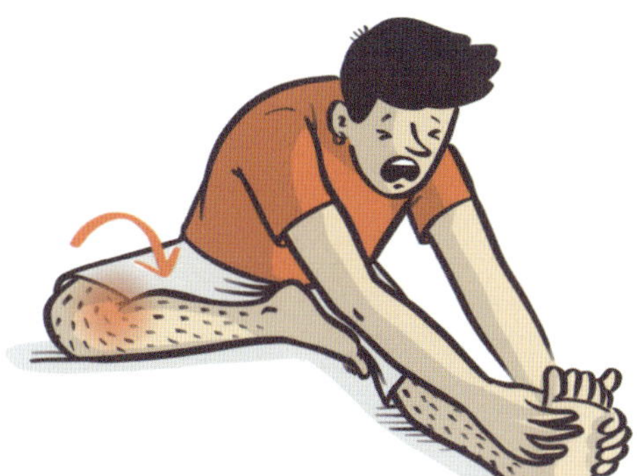

위쪽 다리는 아래쪽 다리에 반해 내회전을 하고 있어요.

마지막으로 다루어 볼 신체적 위치는 발이 아래쪽 다리의 회전하는 지렛대로써 일을 할 수 있을 때입니다. 발이 배측굴곡(dorsiflexion)되어 있거나 바닥과 같은 곳에 발을 딛고 있다면 아래쪽 다리가 회전하는 것을 막을 수 있습니다. 여러분이 Key concept 챕터의 *Relational Movement*를 기억한다면, *Janushirshasana A*(자누시르사아사나 A)의 예시에서 구부린 다리와 발의 위치를 지정하려면 고관절의 외회전이 필요하다는 것을 기억하시길 바랍니다. 그 후 우리가 전굴을 원한다면 더 많은 동일한 움직임이 필요합니다. 앞서 언급했듯이 더 이상 회전이 없고 수련생 스스로가 앞으로 당기면 위쪽 다리가 골반과 함께 회전할 수 있습니다. 배측굴곡된 발이 위쪽 다리와 함께 아래쪽 다리가 회전하는 것을 막기 때문에, 위쪽 다리가 아래쪽 다리에 대해 안쪽으로 회전합니다. 그 결과 내측반월상연골이 찝히게 되어 무릎 안쪽의 통증을 겪을 수 있습니다.

같은 이유로 *Eka Pada Rajakapotasana*(에카 파다 라자카포타사나, 왕비둘기자세)의 엎드린 변형자세에서도 유사한 경험이 발생할 수 있습니다. 잠자는 비둘기 자세라고 불리기도 하는 이 변형자세는 고관절을 열기 위해 외회전 하는 것이 매우 효과적일 수 있지만 문제가 아주 많습니다. 자세의 모양은 간단해 보일지 모르지만, 전체적으로 다룰 것이 많으므로 다음 챕터에서 자세히 설명하겠습니다. 지금은 발의 위치가 무릎에 어떠한 영향을 미치는지에 대해서만 다루겠습니다.

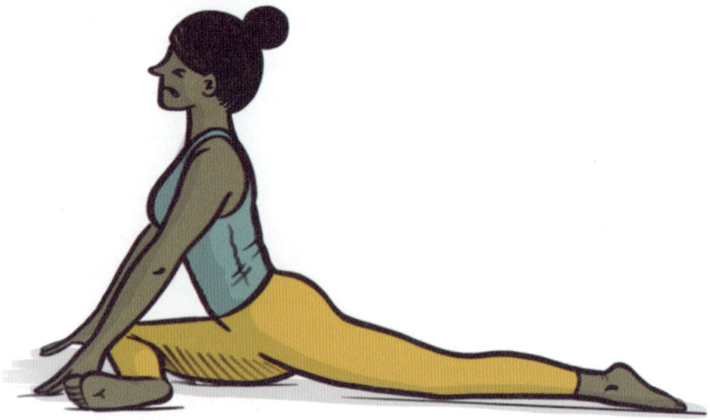

Myra가 위로 올라가 있기 때문에 발의 위치를 쉽게 확인할 수 있습니다. 발 위치의 원리는 위나 아래나 동일합니다.

앞다리의 정강이가 매트 앞쪽과 평행하다면, 발목은 저측굴곡이나 배측굴곡을 할 수 있습니다. 대부분은 배측굴곡으로 지도합니다. 이는 *Trikonasana*(트리코나아사나, 삼각자세)와 같은 자세로 대퇴사두근을 수축하는 것과 거의 같은 방법으로 무릎의 안정성을 가져온다는 전제에 근거하고 있다고 생각합니다. 그러나 발목을 배측굴곡하는 근육은 무릎을 가로지르지 않기에, 무릎을 교차하는 듯한 느낌의 원인은 무릎을 가로지르는 근육인 비복근이 발의 배측굴곡에서 스트레칭 되고 있는 느낌 때문입니다. 그러므로 고관절이 위쪽 다리 전체를 가라앉힐 만큼의 관절 가동 범위(ROM)가 있다면, 저는 정강이를 평행하게 둔 채로 발목을 배측굴곡과 저측굴곡 두 가지 위치에서 모두 사용할 수 있도록 제안합니다.

더 중요한 것은 발이 평행한 상태로부터 멀어지고 사타구니를 향해 움직임에 따라 발목에서 어떤 일이 일어나냐는 것입니다. 위쪽 다리는 내회전을 원할 것이고 특히나 눕혀 놓는다면 더욱 내회전을 하고자 할 것입니다. 발목이 배측굴곡인 상태라면, 앞의 예시처럼 무릎 아래쪽 다리는 고정된 채로, 무릎 위쪽 다리는 그에 비례하여 회전하려고 하기 때문에 무릎에 불편함을 줄 수 있습니다. 이러한 이유로 매트에 평행하지 않은 위치에서는 저측굴곡이 훨씬 낫습니다. 저는 여러분이 배측굴곡된 이미지를 많이 봤을지라도 이와 같은 발목의 저측굴곡된 배치는 상체가 세워진 에카 파다 라자카포타사나에서도 사용되어야 한다고 제안합니다. 엎드린 버전에서는 골반이 앞으로 기울어짐에 따라 위쪽 다리가 회전할 수 있기 때문에 필수입니다.

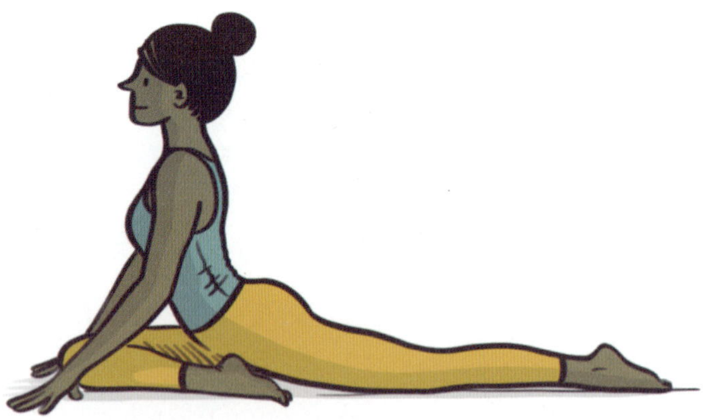

발이 엉덩이 쪽으로 다시 이동할 때, 무릎을 보호하기 위해 발은 저측굴곡이 되어야 합니다.

요가에서는 다리를 굽히는 동작을 자세에 많이 포함하기 때문에 요가에서 무릎을 관리하는 것은 매우 중요합니다. 한번 손상을 입으면 많은 수련생들은 프라나야마나 명상을 위한 편안한 좌법을 찾는데 어려움을 겪을 뿐만 아니라 아사나 수련을 중단해야 할지도 모릅니다.

# HIP

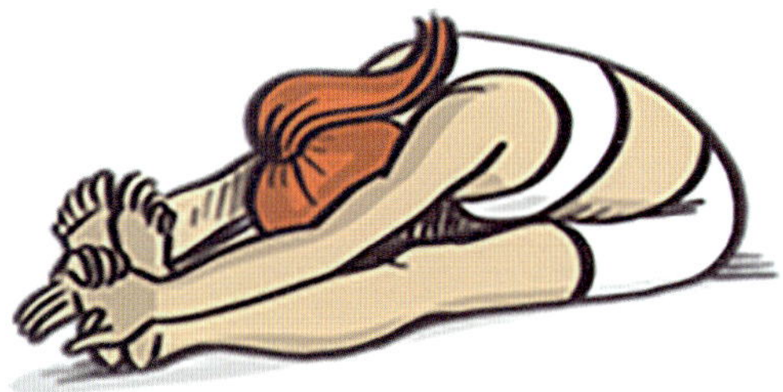

바닥에 앉아 다리를 뻗고 앞으로 구부리는 것보다 더 간단한 동작은 무엇일까요? 복잡한 모양이나 손을 등뒤로 맞잡는것, 까다로운 균형잡기는 없지만 많은 수련생들에게 *Paschimottanasana*(파스치모타나사나, 앞으로 숙인 전굴자세)는 결코 간단하지 않습니다. 고관절을 90° 미만으로 굴곡한다면 몸의 무게는 앞으로 가는 것이 아니라 뒤로 가는 것일 수도 있습니다. 나이를 불문하고 그저 바닥에 편하게 앉아서 다리를 꼬고 앉는 것이 문제가 되지 않는 사람들에게는 어떨까요?

고관절을 여는 것은 요가에서 필수적입니다. 파스치모타나사나에서 한 가지에 초점을 두고 똑바로 앉아 있는 수련생은 육체적으로 더 깊은 자세이지만 방황하는 마음을 가진 상태인 수련생보다 성공적으로 요가를 하는 중이라고 생각됩니다. 그럼에도 불구하고 해부학적 관점에서 보면 우리는 왜 똑바로 앉은 사람은 본인의 다리 위로 굴곡해 내려갈 수 없는지에 대해 생각해 볼 수 있습니다.

그렇다면 "고관절을 열어야 한다"는 말은 무엇을 의미할까요? 일반적으로 *Baddha Konasana*(받다코나아사나, 나비자세)에서 무릎이 바닥으로 내려가거나 연꽃자세에서 편하게 앉아 있는 것을 생각할 수 있습니다. 그러나 우리의 고관절은 언급된 자세의 종류를 수행하는 데 필요한 것들보다 더 많은 방향으로 움직일 수 있습니다. 우리는 단지 "열다"의 의미를 책을 펴는 것과 같이 양쪽으로 열어내는 것에만 연관지었을 것입니다.

고관절에서 이용 가능한 다양한 움직임의 조합은 요가자세의 대부분을 이루는 데 필수적이며, 많은 학생들은 하나 이상의 방향으로 원하는 움직임 범위를 따라 움직이는 데 어려움을 겪습니다. 고관절은 구상관절(절구관절, ball & socket joint)로 굴곡, 신전, 외전, 내전, 수평외전, 수평내전, 휘돌림, 내회전, 외회전을 가능하게 합니다. 우리가 고관절을 열 때 생각해야 할 것은 모든 방향으로 자유롭게 움직일 수 있다는 것입니다. 하지만 각 방향마다 모두 같은 각도로 움직일 수 있도록 설계되어 있지는 않습니다. 보통 요가 자세들은 반연꽃자세에서 발을 가지고 오는것과 같은 특정 움직임의 조합을 요구합니다. 이 경우 고관절의 굴곡, 외전, 외회전이 필요합니다(무릎과 발목의 움직임도 필요). 고관절이 자유롭게 움직이지 않으면 발목, 무릎, 척추 또는 천장관절(SI joint)에 쉽게 압박이 가해질 수 있습니다. 각각의 자세는 특정한 움직임의 조합을 필요로 할 것입니다.

우리가 고관절을 통해 움직이길 원하는 각각의 방향들은, 우리를 그곳으로 데려다 주는 근육과 다시 돌아오게 만드는 근육이 있을 것입니다. 아시다시피 근육이 특정 방향으로 관절을 움직이면 그 근육의 장력은 반대 방향으로의 움직임에 저항할 것입니다. 우리가 경험하는 것은 이것보다 훨씬 더 복잡하고, 많은 근육들이 그들의 기능과 직접적으로 관련이 없는 움직임에 저항할 수 있다는 것을 알게 되는 것입니다. 예를 들면, 고관절의 회전 근육들은 많은 수련생들의 굴곡을 제한할 수 있습니다.

우리는 지금쯤 개인간의 구조적 차이가 신체의 특정 움직임 수행능력에 영향을 미치고, 더이상 고관절이나 어깨에서만 이것들을 경험하지 않는다는 것을 이해하게 되었을 것입니다. 시각적으로 예쁜 자세를 만들때 고관절은 매우 중요한 부분으로 여겨지는데, 많은 수련생들은 구조적 차이를 무시한 채 몸을 뒤틀어 불편함과 예쁜 자세를 위해 고군분투하고 있습니다.

고관절은 골반의 일부이기 때문에, 지금은 종종 언급되는 골격 랜드마크(랜드마크는 피부를 통해 쉽게 만질 수 있는 뼈의 부분들을 뜻합니다. 뼈에서 촉진이 가능한 곳을 의미합니다)를 소개하기에 좋은 시기입니다. 아시다시피, 저는 몸의 구석구석을 다 아는 것을 좋아하는 것은 아니지만, 어떤 전문 용어들은 너무 흔하게 사용되기 때문에 정확한 용어가 오히려 더 쉬울 수 있습니다. 골반의 앞부분은 치골결합(두덩결합, pubic symphysis)에 의해, 뒷부분은 천골(엉치뼈, sacrum)에 의해 분리되는 두 부분으로 나눌 수 있습니다. 이것은 장골(엉덩뼈, ilium), 좌골(궁둥뼈, ischium), 치골(두덩뼈, pubis) 세 개의 융합된 뼈로 구성되어 있습니다. 다음과 같은 골격 랜드마크는 종종 해당 랜드마크가 있는 뼈에서 이름을 따온다는 것을 알 수 있습니다.

## 골반대(다리이음뼈)

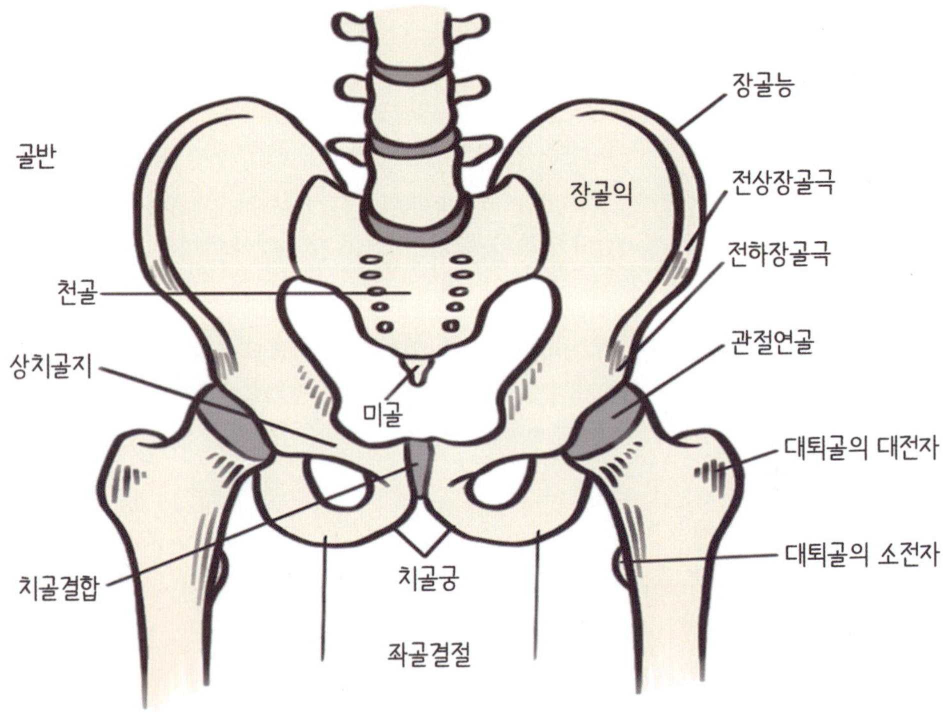


골반의 크고 편평한 부분(장골)에는 장골능이라는 둥근 상단이 있습니다. 앞면에는 두 개의 뼈 돌기(장골 가시)가 있는데, 하나는 다른 것보다 높고, 뒷면에는 같은 돌기가 있습니다. 명칭을 붙일 때는 먼저 앞(전면)인지 뒤(후면)인지 다음, 위쪽인지 아래쪽인지로 합니다. 전상장골극을 예로 들 수 있습니다. 일반적으로 ASIS(전상장골극), AIIS(전하장골극), PSIS(후상장골극) 및 PIIS(후하장골극)처럼 약자로 표기됩니다.

좌골(sit bone)은 골반 바닥에 있고 둥근 돌기의 형태를 지녀 좌골결절(궁둥뼈결절, ischial tuberosities, 여기에 유명한 햄스트링이 붙어 있음)이라고 불립니다. 좌골과 치골결합 사이에는 치골궁(두덩활, pubis arch)이 있습니다. 골반의 두 절반 사이의 공간은 골반 입구라고 합니다.

골반의 옆면에는 관골구(절구, acetabulum)라고 불리는 움푹 패인 곳이 있고, 천골과 장골이 만나는 뒤쪽은 천장관절(엉치엉덩관절, sacroiliac joint–SI joint)이 있습니다. 대퇴골 쪽으로 내려가면, 대퇴골 위쪽의 큰 뼈 덩어리는 대전자(큰돌기, greater trochanter)라고 하는데 부착된 근육들이 매우 많아 중요한 부위가 됩니다. 그리고 요기들이 가장 좋아하는 근육인 요근(허리근, psoas)은 모퉁이에 있는 더 작은 덩어리에 붙어있는데 이를 소전자(작은돌기, lesser trochanter)라고 하는 것도 기억하시길 바랍니다.

## 고관절의 구조 Construction of the Hip Joint

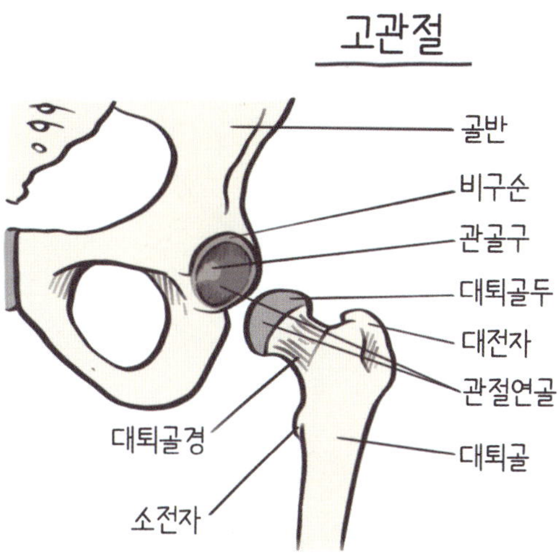


고관절은 볼과 소켓의 형태로 이루어진 관절로, 이것은 다른 모든 움직임들을 허용합니다. 골반 옆에 있는 소켓 부분은 관골구(절구, acetabulum)이며, 볼 부분은 대퇴골두(femoral head, 위쪽 다리의 끝부분)입니다. 소켓의 깊이는 개인마다 다릅니다. 일반적으로 관골구의 깊이가 얕을수록 안정성은 떨어지나 압박의 위험은 줄어들 수 있으며 이는 다른 요인으로도 발생할 수 있습니다. 또한 연골의 고리가 관골구 안과 주변에 있는데, 이 고리는 관절을 깊게 하는 비구순(acetabular labrum)이라고 불립니다. 이 연골은 일부 요가 자세에서 소켓에 힘을 가하게 되면 손상되기가 쉽습니다.

우리는 강한 힘을 다리에서 몸으로 전달해야 하는데, 고관절은 강한 인대가 있어 추가적으로 안정화 됩니다. 가장 저항이 많은 방향은 신전의 움직임이며 신전에서 가능한 관절가동범위는 보통 20°~30°에 불과합니다. 일반적으로 *Hanumanasana*(하누만아사나, 원숭이자세)를 요가의 대표적인 자세로 꼽다보니 신전의 가동 범위가 적다는 것은 의아한 일일지도 모릅니다. 그러나 뒤에서 이에 대해 명확히 설명해 보도록 하겠습니다.

고관절은 많은 움직임이 가능하지만, 구조적으로 안정적이게 디자인되어 있어 무릎보다 부상을 입는 것이 어렵다는 사실은 재미있습니다. 물론, 우리는 여전히 근육에 무리를 주거나 인대 중 하나를 다칠 수 있지만, 이것은 어디에서나 일어날 수 있습니다. 따라서 이 챕터에서는, 어떻게 하면 이것을 손상시킬 수 있는가가 아니라, 이러한 구조상의 차이를 이해하는 것에 중점을 둘 것입니다. 다음 몇 단락을 해부학 괴짜 파트로 넣겠습니다. 왜냐하면 정말 생각만 하는 것으로도 충분하기 때문입니다.

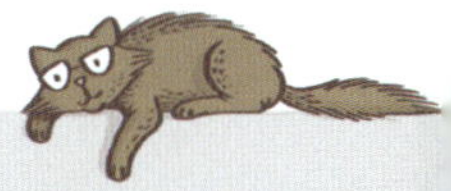

주요 고관절 가동성은 관골구의 방향과 대퇴골두의 각도를 중심으로 합니다. 그러나 X-ray가 없으면 고관절이 어떻게 생겼는지 알 수 없기 때문에 자세히 설명하지는 않을 것입니다. 일반적으로 여성은 출산을 할 수 있어야 하고 남성은 그렇지 않기 때문에 남성과 여성의 골반은 약간 다를 수 밖에 없습니다. 여성의 골반은 타원형의 골반입구로 더 넓고 짧은 것이 특징이며 치골궁의 각도는 일반적으로 90° 이상입니다. 그 결과 여성의 경우, 몸 아래쪽 다리를 뒤로 가져가기 위해, 남자들보다 관골구가 좀 더 앞쪽으로 마주하게 됩니다. 골반이 넓으면 좌골 결절이 더 둥글게 되어 Navasana(나바아사나, 보트 자세)와 같은 자세에서 균형을 잡기 더 편할 수 있습니다. 또한 관골구의 표면을 가로지르는 각도는 다양할 수 있는데, 이는 고관절 충돌에 영향을 미치는 요소 중 하나입니다(강한 압박이라고 합니다).

대퇴골두의 모양과 방향에도 약간의 다양성이 있습니다. 대퇴골의 목 부분이 이루는 경사각(Shaft, angle of inclination)은 일반적으로 약 125°이지만, 그 이상일 수도 이하일 수도 있습니다. 목 부분이 얼마나 위로 향하는지 생각해 보세요(다음 페이지의 이미지 참조). 각도가 정상보다 작으면 대전자는 고관절이 외전하는 동안 더 빨리 골반을 강타할 가능성이 높습니다.

또한 이것은 어느 정도 앞쪽으로 향할 수도 있습니다(대퇴골 전경, Femoral Neck anteversion-FNA) : 대퇴골경과 대퇴골 축 사이의 각도로, 대퇴골의 비틀림 정도를 나타내며, 건강한 성인 기준으로 최대 30°까지 그 각도를 보입니다). 각도가 정상보다 작을 경우 후경(retroversion)이라고 합니다. 여기서는 다루지 않았지만 이 변형은 안짱걸음(toe in)과 팔자걸음(toe out)의 요인이 될 수도 있습니다.

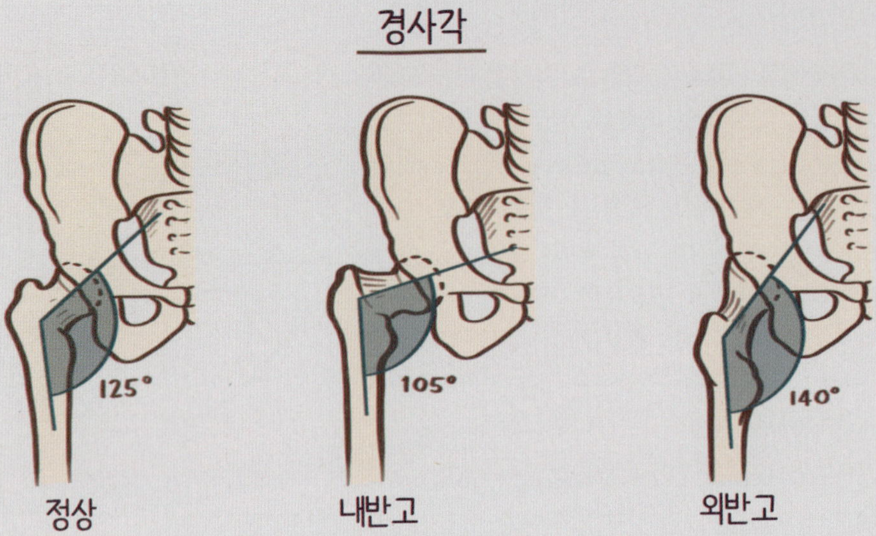


뿐만 아니라 대퇴골경은 더 길거나 짧을 수 있고, 대퇴골 대전자 또한 더 크거나 작을 수 있습니다.

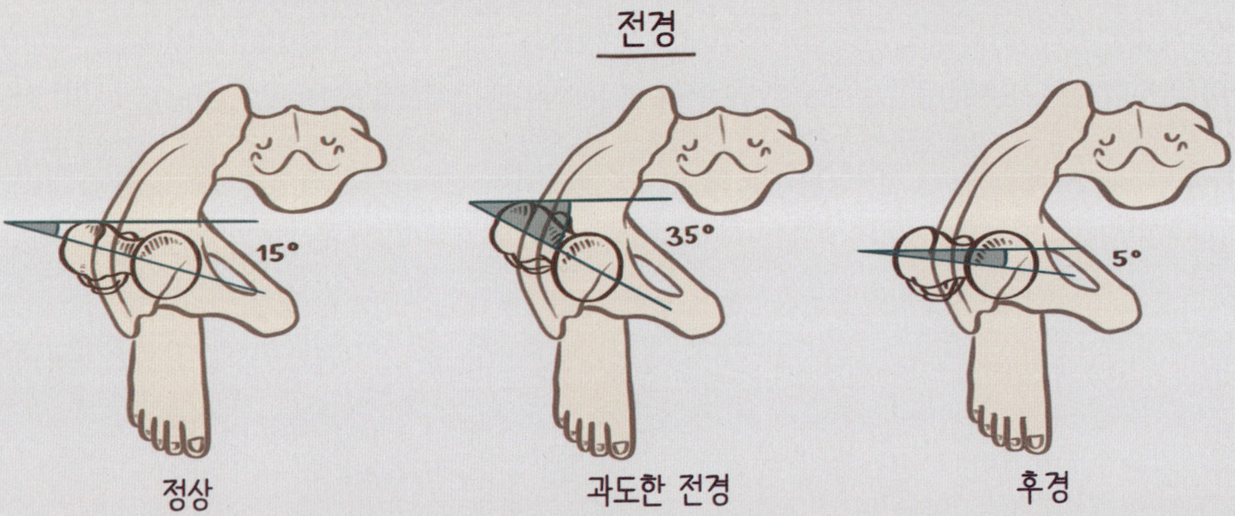


그러므로 모든 가능성을 가지고 명확한 비교를 하지 않아도, 인간의 다양성이 기본 구조에 따라 어떤 수련생들은 더 많은 움직임을 수행할 수 있고 다른 수련생들은 덜 움직일 수도 있음을 쉽게 이해할 수 있습니다. 이 주제에 대해 좀 더 알고 싶다면, Bernie Clark 저자의 Your Body Your Yoga라는 책을 추천합니다.

Key Concepts 챕터의 Opposing Muscles Resist에서 하나의 동작을 하는 근육은, 반대되는 동작에 대해 저항한다는 것을 언급했습니다. 이는 고관절에서도 마찬가지로 적용되며 일부 수련생들은 구조적으로 더 큰 외회전이나 외전을 가능하게 하는 골격을 지닌 경우도 있고 이와는 반대의 구조를 지닌 경우도 있습니다. 인대가 느슨한 수련생들(늘어난 인대)은 동일한 강한 인대가 두 움직임 모두에 저항하기 때문에 아마도 고관절을 더 신전하고 외회전 할 수 있을 것입니다.

### 고관절을 움직이는 근육들 Muscles That Move the Hip

고관절에서 가능한 모든 움직임들은 다리를 가져오기 위한 근육과 다시 제자리로 돌려놓기 위한 근육 전체를 포함합니다. 모든 근육의 명칭들을 보면 너무 어려워 보이지만 일단 묶어서(대퇴사두근, 햄스트링, 내전근, 고관절 심부외회전근) 생각하면 이해하기 쉬울 수 있습니다.

## 고관절을 움직이는 근육들

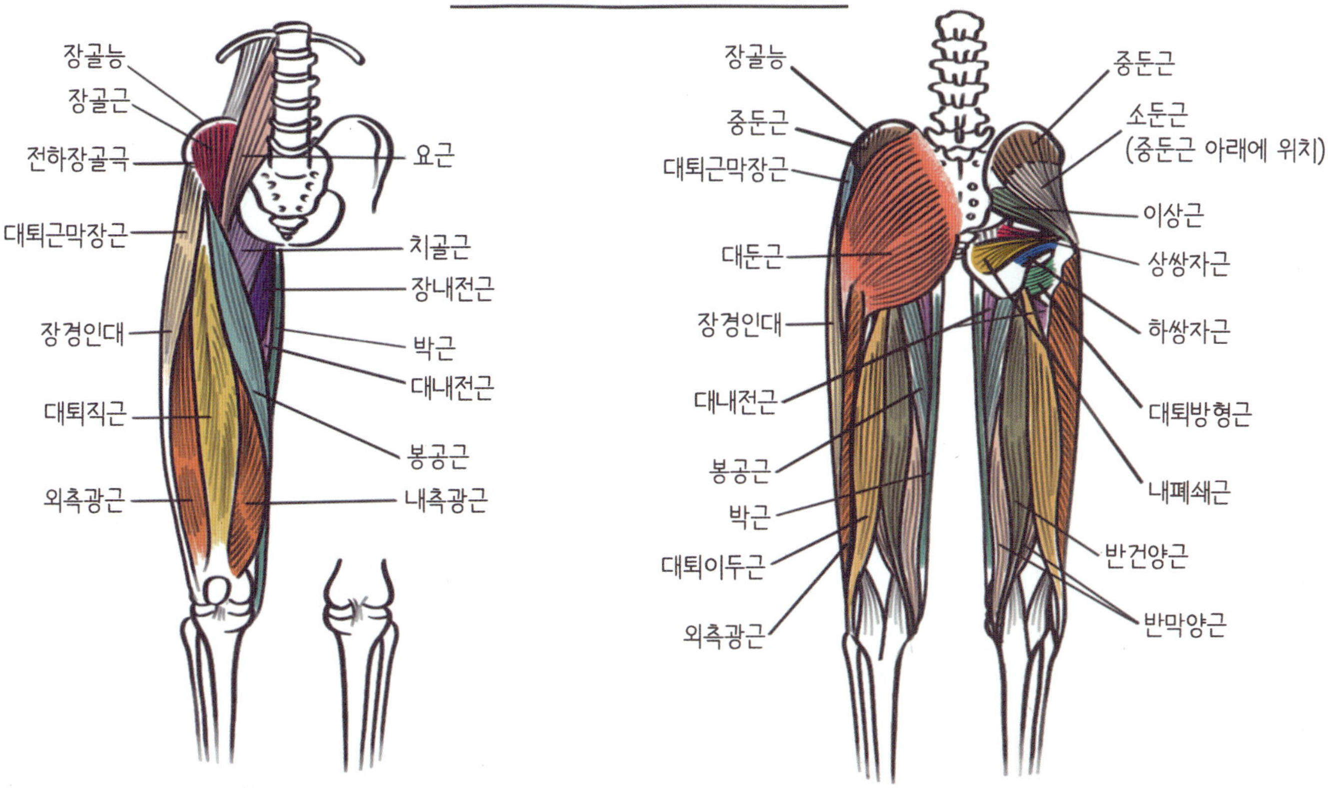


(전면) (후면)

### 요근(허리근, Psoas)

요근은 골반이 아니라 요추의 몸통과 횡돌기에서 시작해 고관절 앞쪽을 가로지르며 대퇴골의 하부 소전자에 부착됩니다. 요근이 수행하는 주요 동작은 고관절 굴곡이지만, 외회전도 수행합니다. 고관절 굴곡은 다리를 몸통 쪽으로 향하게 하거나, 그 반대로 몸통을 다리 쪽으로 향하게 합니다. 또한 다리가 특정 위치에 있을 때는 고관절을 내전시키며, 등 근육과 함께 골반과 몸통을 안정화하는데 도움을 줍니다. 요근 스트레칭을 하기 위해서는 고관절을 신전시켜야 하는데, 이때는 무릎이 얼마나 굽혀지든 상관없습니다. 척추를 가로지르기 때문에 일부 수련생들은 이 동작에 측굴을 추가하는 것을 선호하기도 합니다.

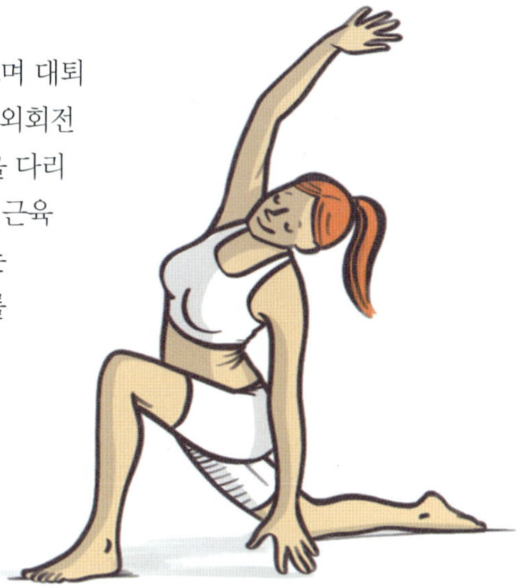

요근은 요추에 붙어있어 측굴을 더하면 요근을 조금 더 늘릴 수 있어요.

### 장골근(엉덩근, Iliacus)

장골근의 아래쪽 끝부분은 요근과 공통된 힘줄을 가지고 있으며, 대퇴골 소전자에 붙어 있지만, 장골근의 위쪽 부분은 척추에 붙어있지 않습니다. 대신 장골(장골와, iliac fossa)의 안쪽 표면에 부착되어 있습니다. 요근과 유사하게, 장골근은 고관절을 굴곡하고 외회전시키며, 고관절 내전에도 도움을 줄 수 있습니다.

### 대퇴직근(넙다리곧은근, Rectus femoris)

대퇴직근(대퇴사두근)은 다관절 근육으로 고관절과 무릎을 가로지르고 있으며, 이전 챕터에서 기시점과 정지점을 다루었습니다. 고관절에서 대퇴직근의 작용은 고관절 굴곡을 돕는 것입니다.

### 대둔근(큰볼기근, Gluteus maximus)

골반에서 가장 잘 보이는 근육인 대둔근은 천골과 장골의 뒤쪽 표면에서 대퇴골과 장경인대(엉덩정강근막띠, iliotibial band, IT band)의 꼭대기까지 이어집니다. 주요 동작은 고관절의 신전과 외전 그리고 외회전의 움직임입니다.

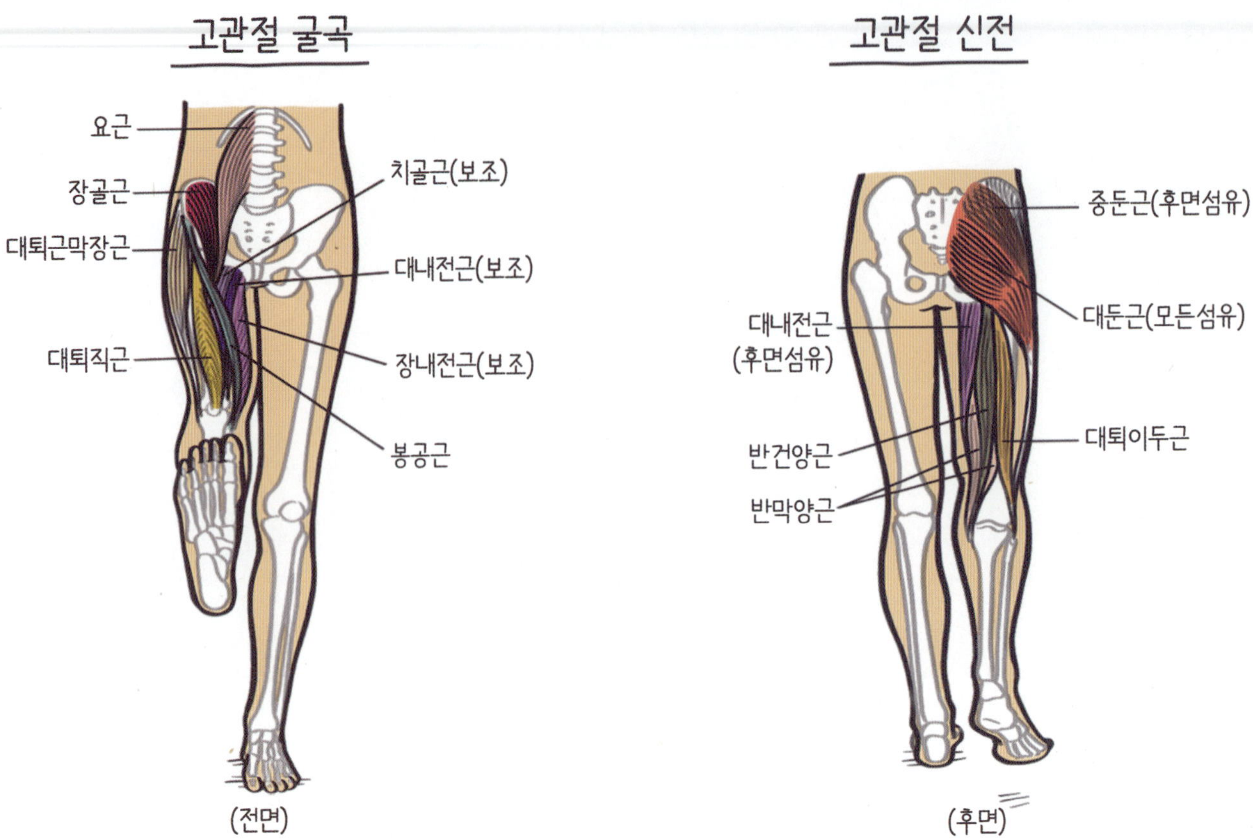


**중둔근(중간볼기근, Gluteus medius) & 소둔근(작은볼기근, Gluteus minimus)**

다른 두 개의 엉덩이 근육인 중둔근과 소둔근은 장골에서 대퇴골의 대전자에 붙습니다. 주요 동작은 고관절 외전과 내회전이지만, 고관절을 굴곡하는데 도움을 주기도 합니다. 중둔근의 움직임에 관해서는 여기까지만 설명하도록 하겠습니다. 중둔근의 경우 챕터의 서문에서 언급했듯이 같은 근육 내의 다른 섬유들이 다른 동작을 할 수 있기 때문입니다. 바로 아래 이미지의 근육들이 이 경우입니다.

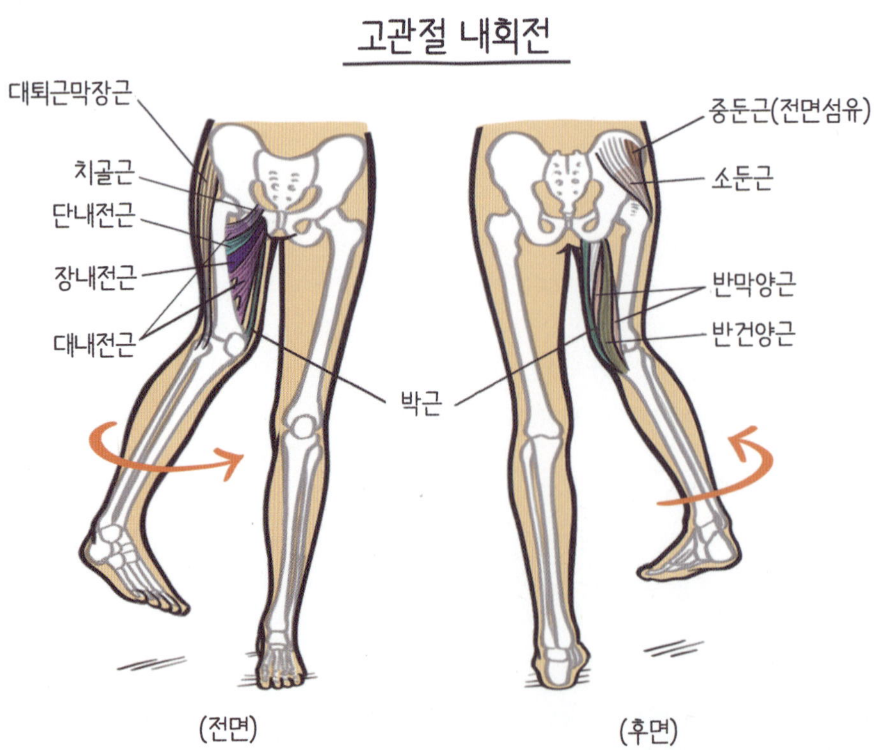

**고관절 심부 외회전 근육** Deep external rotators

심부외회전근(deep external rotator)에는 6개의 근육이 있습니다. 가장 주목할 만한 것은 천골 전면에 부착된 이상근(궁둥구멍근, piriformis)입니다. 그 외에는 상쌍자근 & 하쌍자근(위 & 아래쌍둥이근, superior & inferior gemellus), 외폐쇄근 & 내폐쇄근(바깥 & 속폐쇄근, obturator internus & externus), 대퇴방형근(넙다리네모근, quadratus femoris)입니다. 근육 명칭을 다 외울 필요는 없고, 모두 고관절을 외회전시키는 하나의 그룹으로 생각하면 됩니다. 근육은 부채꼴 모양으로 골반 아래 여러 곳에서 시작해 대퇴골의 대전자에 부착되어 있습니다. 고관절 굴곡시 이상근도 고관절을 외전시킵니다.

고관절 외회전

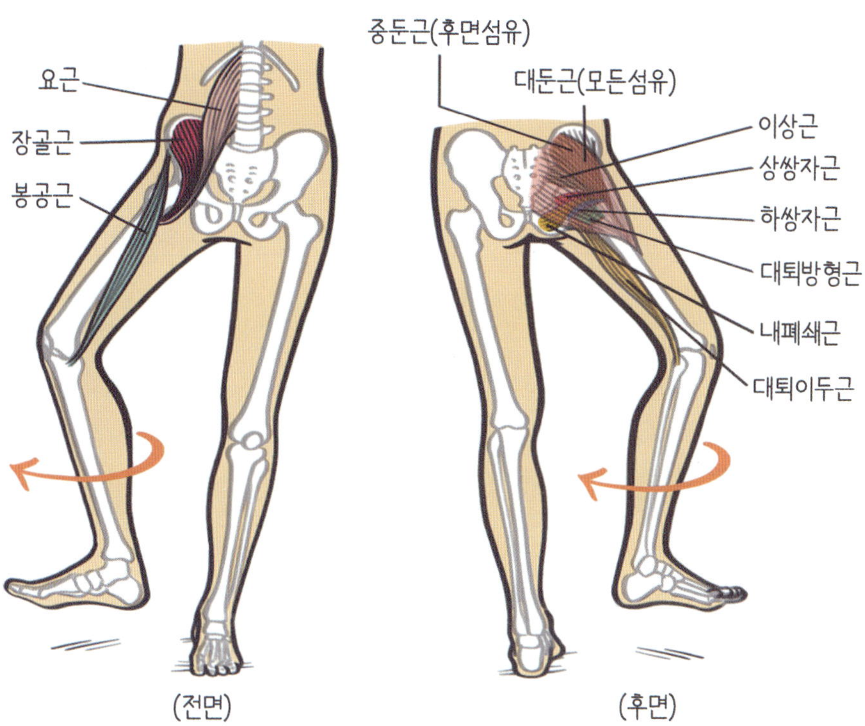


고관절 외전

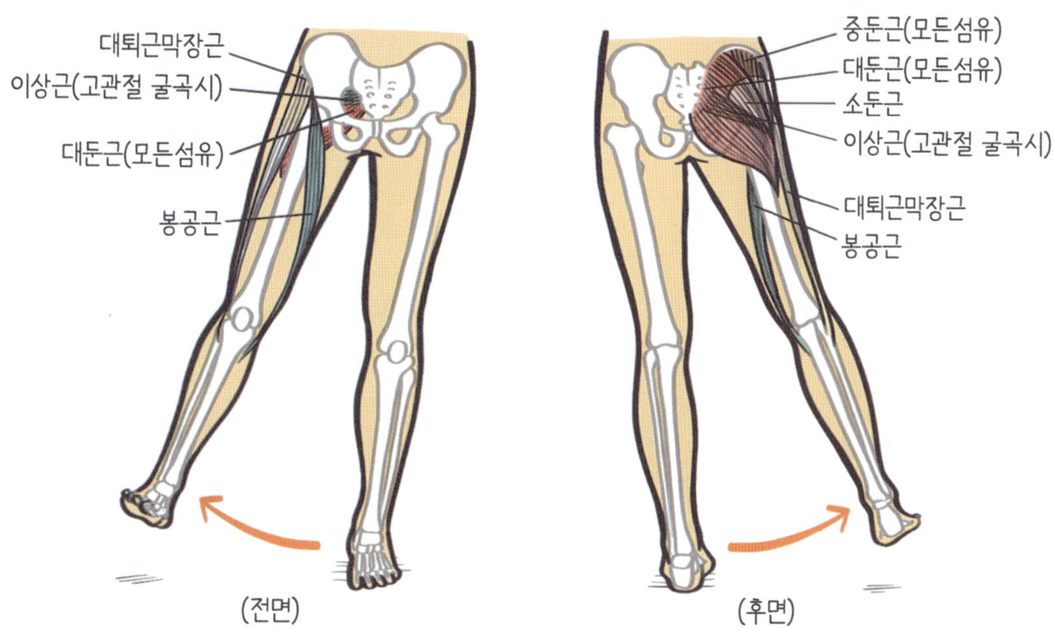

**햄스트링** Hamstrings

햄스트링은 요가 전문가들 사이에서 가장 잘 알려진 근육일 것입니다. 반건양근(반힘줄근, semitendinosus), 반막양근(반막근, semimembranosus), 대퇴이두근(넙다리두갈래근, biceps femoris)의 세 가지 근육으로 구성되어 있습니다. 이들은 위쪽 다리의 뒤쪽에 위치하고 고관절의 신전과 무릎관절의 굴곡을 만듭니다. 두 개의 햄스트링이 무릎 내측과 외측 아래에 부착됩니다. 대퇴이두근에는 두 개의 힘살이 있는데 그 중 하나는 좌골결절에 부착되어 있습니다. 고관절 신전과 무릎 굴곡 이외에도 무릎을 회전시킬 수 있지만, 무릎을 구부릴 때만 회전할 수 있습니다. 또한 햄스트링은 골반을 후방으로 기울일 수 있습니다. 대표적으로 Ustrasana(우스트라사나, 낙타자세)에서 이러한 움직임을 볼 수 있습니다. 이 자세의 기본적인 움직임은 고관절의 신전이지만 다리 대신 골반을 후방으로 기울여 신전합니다.

**봉공근(넙다리빗근,** Sartorius)

봉공근은 신체에서 가장 긴 근육이며, 고관절과 무릎을 가로지르는 다관절 근육으로 ASIS(전상장골극)에서 무릎 바로 아래 경골 안쪽까지 이어집니다. 우리는 봉공근을 특별히 언급하지 않기에 문제없는 근육이라고 생각하기도 합니다. 하지만 부정적인 긴장 패턴이 전혀 없는 것은 아닙니다. 생각해보니 실제로 우리는 '봉공근을 뻗어주세요'라는 말을 수련 때 들어 본 적은 없는것 같습니다. Sartorius라는 봉공근의 어원은 재봉사들이 바닥에 다리를 꼬고 앉아 하루를 보냈기 때문에 재봉사를 뜻하는 라틴어 sartor에서 유래한 것으로 보여집니다. 이 자세에서는 고관절이 굴곡되고, 외회전하고, 외전하며 무릎을 굴곡하는 작용이 있기 때문에 봉공근이 짧아집니다. 저는 이러한 움직임에서 봉공근이 주동자(prime mover)이기보다는 이러한 모든 움직임에 시너지를 주거나 조력자의 역할을 한다고 말하고 싶습니다. 모든 지속적인 비정상적 자세 패턴과 마찬가지로, 근육의 단축을 초래할 가능성이 있습니다. 아마도 이는 재봉사의 직업과 비슷한 방식으로 하루의 대부분을 보내는 사람들에게 비슷한 결과를 초래했을 것입니다. 그러므로 한 달 또는 그 이상으로 위빠사나(vipassanās) 명상 수업에 참석했던 수련생들을 조사하면 흥미롭게도 동일한 결과를 알 수 있을지도 모릅니다.

**대퇴근막장근(넙다리근막긴장근,** Tensor fasciae latae-TFL)

대퇴근막장근은 장골능(ASIS)에서 시작하여 대둔근의 일부와 마찬가지로 장경인대와 합쳐집니다. 수련생들은 특히 균형 잡힌 자세와 같이 다리를 기준으로 하여 골반을 안정시키려고 할 때 대퇴근막장근을 사용할 것입니다.

고관절 내전

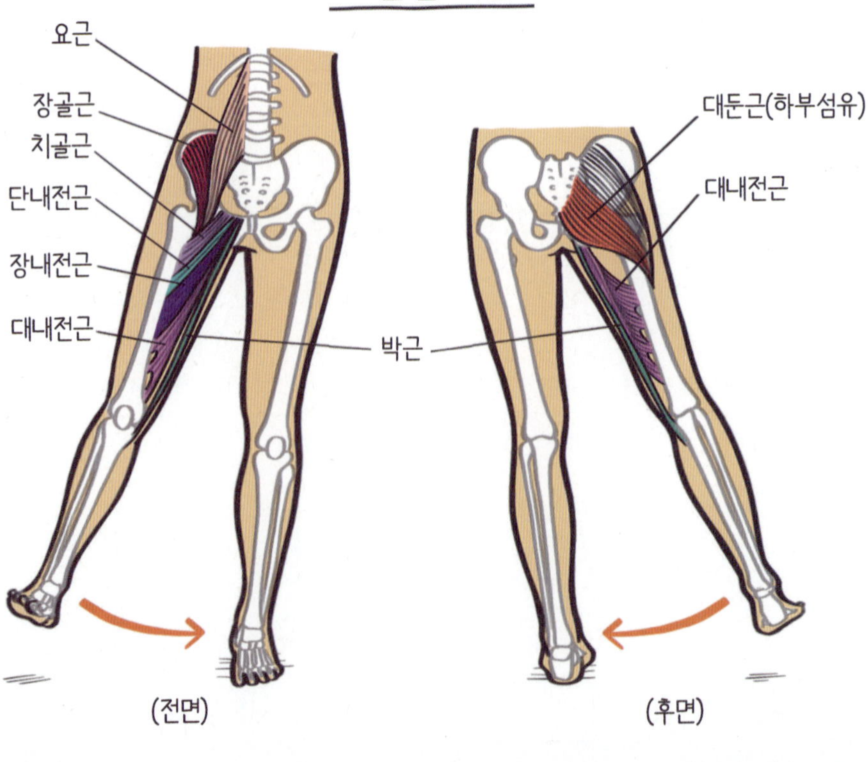

### 내전근들(모음근들, Adductors)

내전근에는 단내전근(짧은모음근, adductor brevis), 장내전근(긴모음근, adductor longus), 대내전근(큰모음근, adductor magnus), 치골근(두덩근, pectineus), 박근(두덩정강근, gracilis)으로 5가지가 있으며 이름에서 알 수 있듯이 이들의 주요 작용은 고관절 내전입니다. 상부 치골지(위쪽 두덩뼈가지, superior pubic ramus)에 2개의 근육이 부착하고 다른 2개는 하부 치골지에 부착하는 등 위쪽의 부착부가 다르다는 것을 알 수 있습니다. 대내전근은 햄스트링과 마찬가지로 좌골결절과 연결되어 있으며, 햄스트링보다 약간 더 안쪽에 부착되어 있습니다. 이들의 위치는 끌어당기는 방향에 영향을 주겠지만, 여러분이 특정 부착지를 기준으로 대내전근 외에 각각의 내전근들의 움직임을 다루지는 않을 것이라고 생각합니다. 그러나 근육들이 왜 다른 부수적인 움직임들을 가지고 있는지를 이해하는 데 도움이 될 수 있습니다.

또한 박근은 무릎에 교차하는 하나뿐인 내전근으로, 무릎 관절의 굴곡에도 도움을 줍니다. 대부분의 경우, 내전근의 하부 부착부위는 대퇴골 후면에 있습니다. 이러한 사실과 대퇴골에 대해 상대적인 골반의 위치는 내회전 또는 외회전의 추가 동작을 수행하는 능력에 영향을 미칩니다. 머릿속이 복잡해진다면, 어떤 것이 무릎을 가로지르고 어떤 것이 좌골결절에 붙어있는지만 기억하세요.

### 쉬운 참조를 위한 근육 운동표 Quick Reference Muscle Action Tables

| 굴곡 | 신전 |
|---|---|
| 요근, 장골근 | 햄스트링: 반건양근, 반막양근, 대퇴이두근 |
| 대퇴직근 | 대둔근 |
| 봉공근 | 중둔근(후면섬유) |
| 대퇴근막장근 | 대내전근(후면섬유) |
| 중둔근(전면섬유) | |
| 소둔근 | |
| 내전근들: 대내전근, 단내전근, 장내전근, 치골근 | |

| 내회전 | 외회전 |
|---|---|
| 중둔근(전방섬유) | 심부 외회전근 |
| 소둔근 | 대둔근 |
| 반건양근 | 중둔근(후방섬유) |
| 반막양근 | 대둔근(후방섬유) |
| 내전근들: 대내전근, 단내전근, 장내전근, 치골근, 박근 | 대퇴이두근 |
| 대퇴근막장근 | |

| 외전 | 내전 |
|---|---|
| 중둔근 & 소둔근 | 내전근들 |
| 대둔근 | 요근 & 장골근 |
| 대퇴근막장근 | 대둔근(하부섬유) |
| 이상근(고관절 굴곡 시) | |

### 맥락잡기 Putting Things into Context

수련시 요근과 장골근을 늘리기 위해 로우런지를 하는 경우, 가장 흔히 볼 수 있는 속임수 중 하나는 골반을 앞으로 기울어지게 하는 것입니다. 자세로 더 깊게 갈 수 있기 때문에 고관절 신전이 있는 것처럼 보일 수 있지만, 실제로는 그렇지 않습니다. 허리가 굽은 수련생들은 골반의 전방경사로 인해 몸통을 똑바로 세울 수 있지만, 런지자세에서는 골반을 중립으로 유지하도록 합니다.

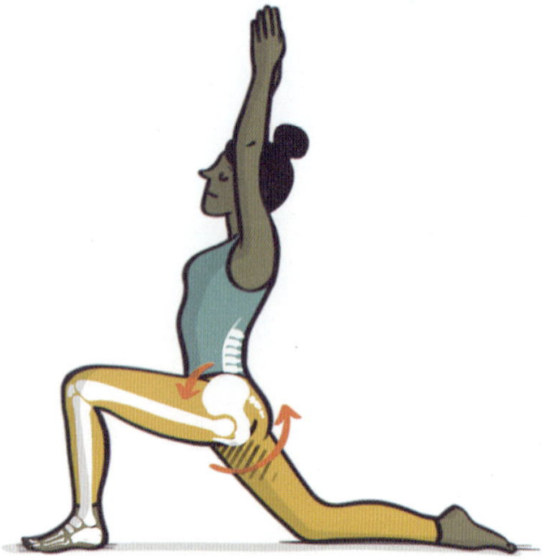

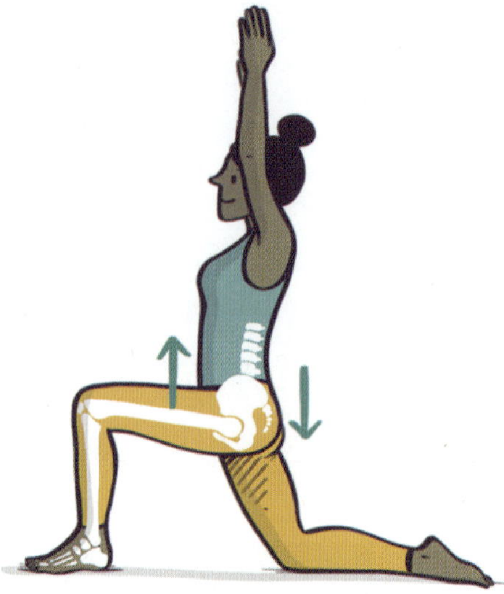

(왼쪽) Myra가 골반을 앞으로 기울였어요. 런지는 더 깊지만 요근과 장골근에는 덜 효과적인 스트레칭이죠.
(오른쪽) Myra는 골반을 중립으로 유지하고 자연스러운 요추 곡선을 유지하기 위해 치골을 위로 천골을 아래로 당겼어요.

비라바드라사나 A, 우스트라사나 등 고관절이 하나 이상 신전된 자세에서도 같은 패턴이 나타납니다. 이런 패턴을 가진 경우 고관절 앞쪽을 가로질러 열어내는 데 어려움을 겪습니다. 깊은 후굴에 다가갈수록, 하중을 분산시키는 대신 척추에서 과도한 움직임을 사용할 가능성이 높습니다. 이에 대한 자세한 내용은 책 뒷부분의 Back bends 챕터에서 자세히 살펴보도록 하겠습니다.

Key Concepts 챕터의 Secondary Actions of Muscles에서, 우리는 스트레칭된 요근이나 장골근에 의한 외회전의 잠재적 움직임으로 하누만아사나와 drop back(드롭백)을 예로 들었습니다. 고관절을 펼 수 있게 하는 이 패턴은 고관절 부분의 제한을 피하기 위한 일반적인 속임수이기도 합니다. 문제는 천장관절에 스트레스를 줄 수 있다는 것입니다. 쉽게 확인할 수 있는 보상작용은 허벅지가 밖으로 돌아가고 발이 바깥쪽으로 향하며 무릎사이가 벌어진다는 것입니다. 기반을 견고히 유지하고 허벅지의 이동에 저항하면 이 패턴을 상쇄시킬 수 있습니다.

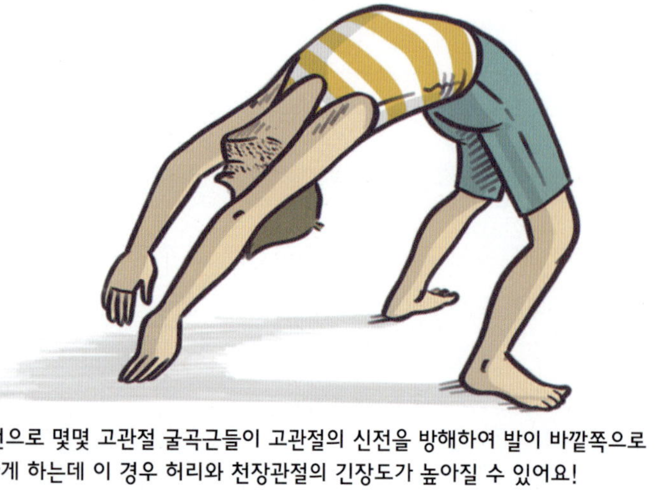

아주 흔한 패턴으로 몇몇 고관절 굴곡근들이 고관절의 신전을 방해하여 발이 바깥쪽으로 돌아가게 하는데 이 경우 허리와 천장관절의 긴장도가 높아질 수 있어요!

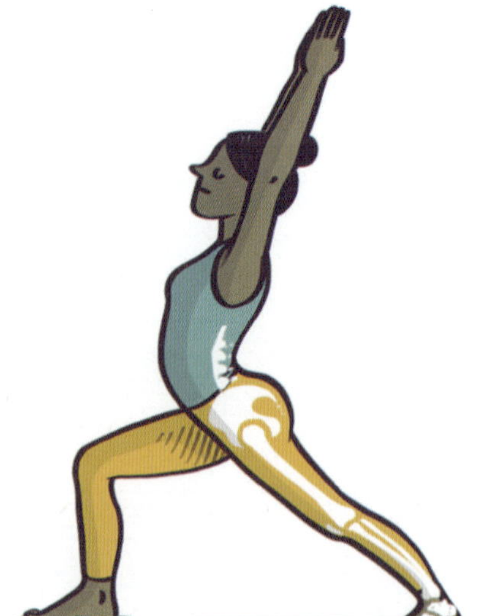

전사A 자세에서 골반의 전방경사가 나타나는 것도 같은 패턴이죠.

*Upavishta Konasana*(우파비스타코나아사나, 박쥐자세)와 같은 자세로 다리를 벌리면 내측 햄스트링이 외측보다 더 늘어나게 됩니다. 다리를 얼마나 벌리느냐에 따라 앞으로 내려갈 때까지 내전근들에서는 큰 변화를 느끼지 못할 수도 있습니다. 전굴에 대해서는 나중에 자세히 설명하겠지만 여러분이 아래로 내려갈 때 기본적으로 골반은 앞으로 기울어집니다. 이는 치골과 좌골결절을 뒤로 보내고 내전근들을 먼쪽의(원위부) 부착지점으로부터 멀어지게 합니다. 이때 좌골결절은 더 멀리 이동하게 됩니다. 다리도 떨어져 있기 때문에 그곳에 붙어 있는 대내전근은 이중으로 스트레칭이 되며, 이 때문에 어떤 사람들은 대내전근을 네 번째 햄스트링이라고 부르기도 합니다. 대부분의 수련생들은 대내전근이 취약하기 때문에 이 자세에서 수련생을 앞으로 미는 것은 좋지 않습니다.

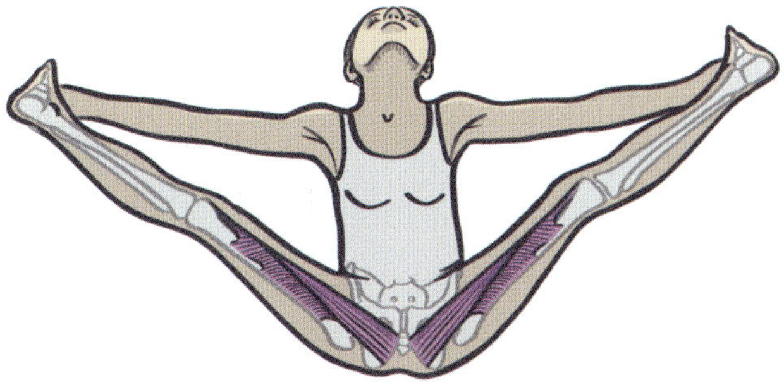

아래에서 바라본 우파비스타코나 아사나는 대내전근을 보여줘요.

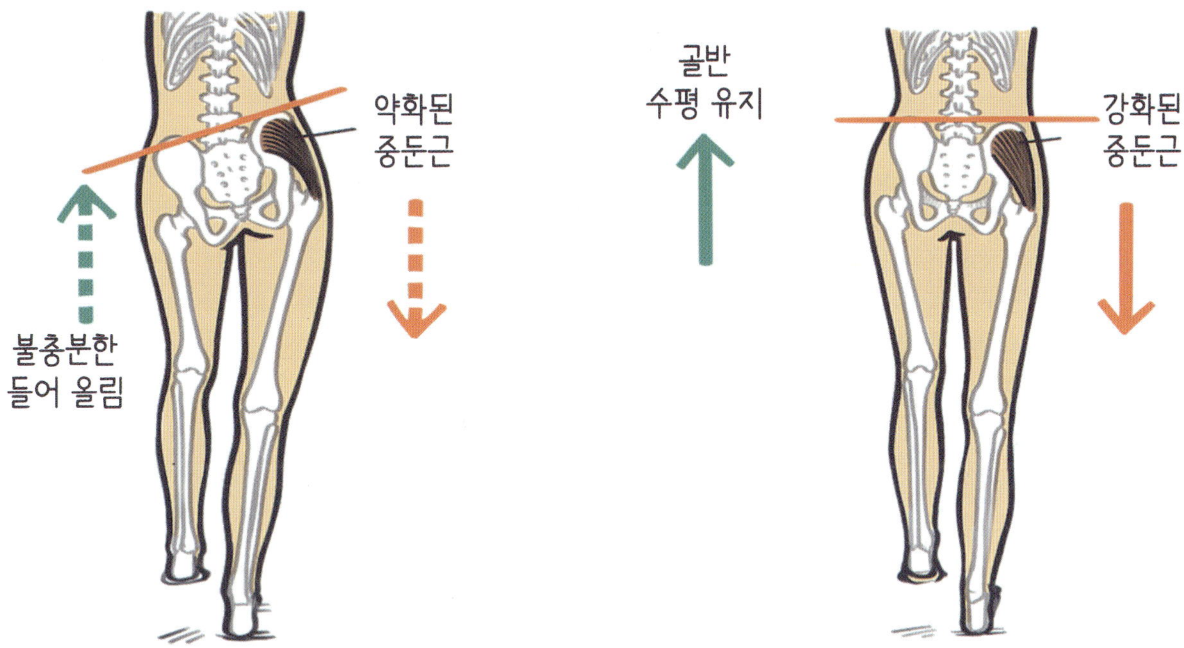


중둔근이 약하면 한쪽 다리를 들어 올릴 때 골반의 수평이 유지되지 못합니다.

대퇴근막장근(TFL)의 약화는 요추의 통증과 관련이 있습니다. TFL이 충분히 강한지 확인하는 테스트 중 하나는 선 자세에서 해볼 수 있습니다. 만약 한 발을 바닥에서 떼고 골반의 수평을 유지할 수 없다면, 대퇴근막장근이 약해진 것일 수 있습니다. *Utthita Hasta Padangusthasana*(우티타 하스타 파당구쉬타사나, 손으로 엄지발가락을 잡은 선자세)와 한 다리를 옆으로 들어 올린 테이블 자세와 같은 동작에서 골반 정렬을 바르게 한 상태로 유지하려고 하는 것은 좋은 개선 방안이 될 것입니다. 반면에 달리기를 하거나 관련 스포츠에 참여하는 사람들은 TFL과 연결된 장경인대에서 무릎 외측 통증을 유발할 수 있는 긴장감이 있을 수 있습니다. 그런 경우 *Supta Padangushtasana C*(숩타 파당구쉬타아사나 C, 누운 상태에서 엄지발가락을 잡고 있는 자세)와 같이 고관절 내전을 포함하는데에 초점을 맞추는 몇 가지 자세로 긴장을 낮추는데 도움을 줄 수 있습니다.

햄스트링 유연성의 변화를 가져오고 싶다면, 햄스트링은 무릎을 가로지르므로 고관절을 굽힐 때 다리를 곧게 펴는 것이 중요합니다. 또한 우티타 하스타 파당구쉬타사나, 숩타 파당구쉬타사나와 같은 한 다리의 고관절 굴곡자세는 반대로 햄스트링이 다리를 가로지르기도 하므로 무릎을 굴곡시키면 고관절 굴곡자세에서 다리와 함께 골반까지 가져올 수 있습니다. 파당구쉬타사나의 선 자세를 예로 들면 의욕이 앞선 수련생들은 고관절 굴곡이 멈췄음에도 계속해서 다리를 높이 올리려고 할 것입니다. 그 결과 좌골결절에 붙어있는 햄스트링이 골반을 후방경사로 이동시키기 시작하며, 지지하고 있는 다리의 무릎은 이를 가능하게 하기 위해서 굽혀질 것입니다. 지지하는 다리가 구부러지지 않도록 하거나, 이 자세를 시도하지 않는 등의 방법으로 수련하시길 바랍니다. 심지어 여러분은 수련생이 숩다 파당구쉬타사나에서 누워있을 때 바닥에 있는 편 다리의 발뒤꿈치를 계속 끌어내리도록 해도 무릎이 구부러지는 것을 볼 수 있습니다. 이때 발뒤꿈치와 함께 종아리도 바닥에 닿도록 지도하며 다리를 곧게 유지할 수 있도록 합니다.

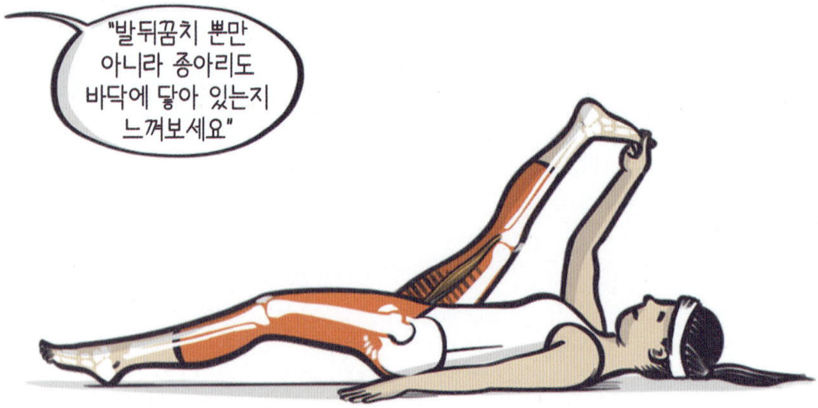


종아리가 바닥에서 떨어지는 것은 고관절이 더 굴곡되는 듯한 착각을 불러 일으키는 또 다른 속임수에요.

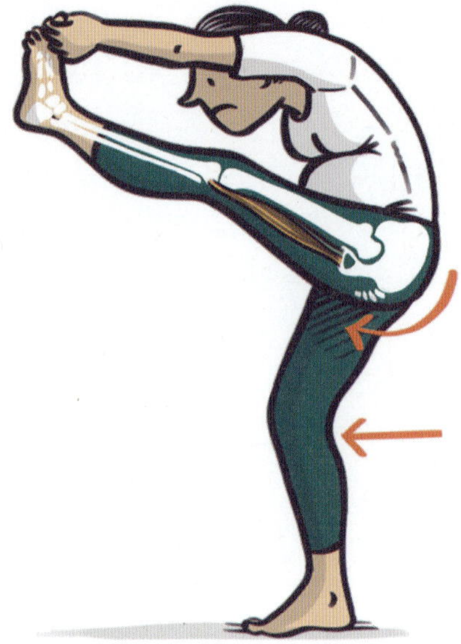

음, Wendy는 다리를 높게 올리긴 했지만 무릎을 굽혀 골반을 뒤로 기울였기 때문에 자세가 바람직하지 않아요.

Key Concepts 챕터의 Opposing Muscles Resist에서 고관절 회전 근육에 대한 반대 근육의 저항에 대한 주요 요인을 다시 한번 살펴봅시다. 고관절 굴곡과 신전에 대해 이해하는 것까지는 어렵지 않았겠지만 회전과 연관되기 시작하면 약간 혼란스러울 수 있습니다. 즉, 우리가 다리를 곧게 뻗은 상태로 고관절을 굴곡하고 싶다면(몸을 앞으로 숙여서 내려간 상태), 움직임을 제한하는 것은 반대 동작을 하는 고관절 신전 근육일 것입니다. 주로 햄스트링과 대둔근이 됩니다. 고관절 회전에 동일하게 적용하면 내회전 근육들은 외회전에 저항할 것이고, 심부 외회전 근육들은 내회전에 저항할 것입니다. 특히 우리는 자세에서 우리가 사용하는 두 가지 이상의 근육에 관해 이야기 하면 혼란이 시작되는 것 같습니다. 예를 들면, *Padmasana*(파드마아사나, 연꽃 자세)는 고관절을 외회전시켜야 합니다. 편안함을 느낄 수 없다면 외회전 근육이 아닌 다른 방법으로 외회전을 더 많이 해야 합니다. 우리는 외회전을 해야 하는 다른 동작들을 통해 중둔근과 소둔근(내회전 근육들)에서 더 많은 유연성을 얻도록 노력해야 합니다.

고관절의 움직임은 많은 요가 자세의 중심이기 때문에 책의 다음 부분에서 훨씬 더 많은 자세와 주요 개념의 예시를 다루도록 하겠습니다.

# SPINE

척추는 우리 몸의 중심이자 회전축이며 힘의 중심입니다. 때로는 경직되기도 하지만 어떤 사람에게 있어서는 유연하기도 하고 만곡이 있어 탄력적일 뿐만 아니라 취약할 수도 있습니다. 이 챕터에서는 이렇게 놀랍기도 하지만 좌절감을 주기도 하는 척추라는 신체 부위를 자세히 살펴볼 것입니다. 허리를 다치기만 해도 트위스트와 전굴의 동작을 취하는 것은 물론, 사지를 움직이고 안정시킬 수 있는 중심의 기반을 만드는 것까지 어려워지기 때문에, 척추는 우리가 하는 모든 일에 얼마나 많은 영향을 미치는지 알 수 있습니다. 종종 요가는 깊은 후굴 자세를 만드는 것을 강조하지만, 수련생들은 힘과 안정성을 키우는 데에 많은 시간을 할애하는 것이 더 나을 수도 있습니다. 많은 수업에서 몸 중간 부분이 푹 가라앉은 *Chaturangas*(차투랑가), 무너진 *Navasanas*(나바아사나, 보트자세), 흔들리는 역자세를 쉽게 발견할 수 있습니다. 유연성과 함께 안정성을 만드는 것은 건강한 수련의 핵심입니다.

### **척추의 구조물** Construction of the Spine

척추를 앞이나 뒤에서 보면, 척추는 옆으로 휘어지는 척추측만(scoliosis)이 없는 곧은 직선입니다. 그러나 측면에서 보면 특유의 S자 형태가 뚜렷합니다. 이러한 곡선을 가지고 있기 때문에 충격에 훨씬 더 잘 적응하고 체중과 하중을 더 쉽게 분산시킬 수 있습니다. 척추는 경추(목뼈, cervical vertebra), 흉추(등뼈, thoracic vertebra), 요추(허리뼈, lumbar vertebra), 천골(엉치뼈, sacrum), 미골(꼬리뼈, coccyx)의 5개 영역으로 나뉘며, 경추와 요추는 전만곡선(lordotic curve, 앞으로 굽어진 커브)을 갖고, 흉추와 천골 그리고 미골은 후만곡선(kyphotic curve, 뒤로 굽어진 커브)을 갖습니다. 인간은 가변성의 일부로서, 개개인은 자연스럽게 강조 또는 감소된 곡선을 갖고 있지만 자세, 스포츠, 생활 습관, 심리 등에 의해 지나친 곡선이 만들어질 수도 있습니다. 만곡이 심한 경우 과후만(hyperkyphotic) 또는 과전만(hyperlordotic)이라는 용어가 사용됩니다. 뼈 모양과 밀도의 변화와 연조직의 긴장 패턴이 곡률 증가의 원인이 될 수 있습니다.

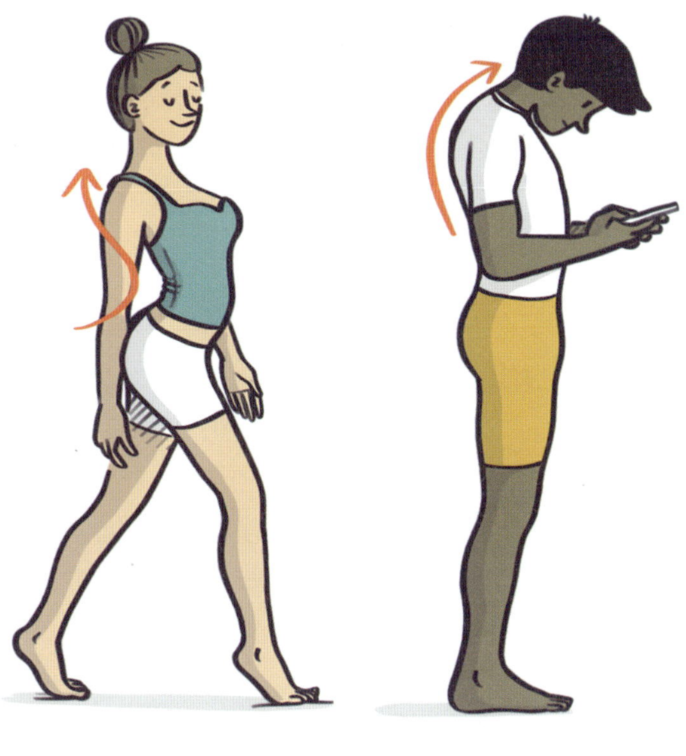

척추 기형의 원인이 될 수 있는 많은 의학적인 요소들이 있지만, 과전만증의 가장 흔한 비운동 관련 원인은 임신, 비만 등 척추 전방의 불균형한 체중 분포 때문입니다. 또 다른 일반적인 원인은 일부 스포츠(예: 댄스 및 체조)에서 나타나는 근력 및 유연성의 불균형으로 인해 골반이 앞쪽으로 기울어지는 장력 불균형에 의해 발생할 수 있습니다. 이러한 경우, 몸은 요추의 곡선을 증가시켜 무게 중심을 유지하려고 합니다.

과후만증은 대체로 구부정한 자세로 앉아 머리가 앞으로 나간 위치로 인해 발생하며 현대 사회에서 컴퓨터, 핸드폰, 게임 등의 과도한 사용이 그 원인이 됩니다. 또한 저는 권투 선수와 같은 격투 선수들에게서 주로 둥그렇게 등을 말아 보호하는 특정 포즈 때문에 뚜렷한 후만증이 보이는 것을 알 수 있었습니다. 자세와 근육의 불균형으로 인한 척추 만곡 변화의 긍정적인 견해로는 올바른 운동 처방으로 교정이 가능하다는 것입니다.

## 척추

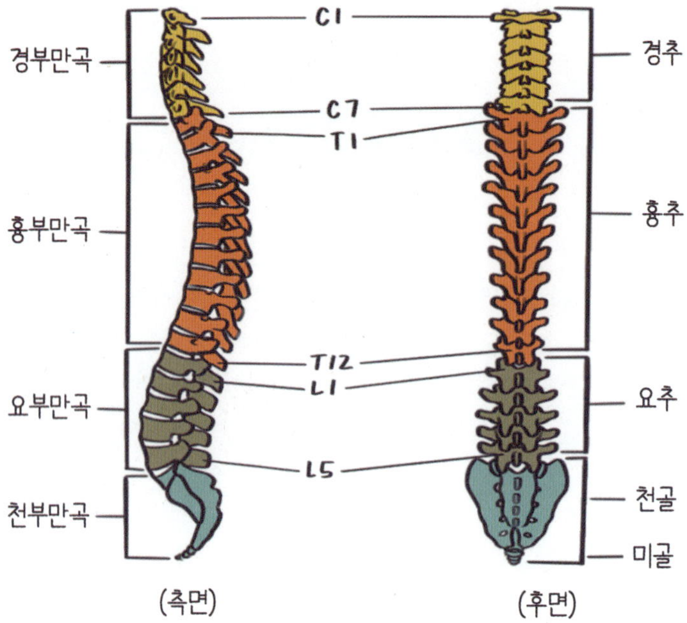


척추의 각 부분에는 일정한 수의 척추뼈인 경추(7개), 흉추(12개), 요추(5개), 천골(5개가 융합됨), 미골(4개가 융합됨)이 있지만 누군가는 더 많이 또는 더 적게 가질 수도 있습니다. 특정 척추뼈를 식별할 때 우리는 그 부분의 이름과 위에서부터 숫자를 세어서 일련의 문자를 부여합니다. 따라서 가장 위쪽의 경추는 C1이고 마지막 경추는 C7입니다. 움직임이 일어나는 척추의 특정 부분을 말할 경우, T12/L1에서와 같이 두 개의 인접한 척추뼈를 언급합니다. T12는 가장 아래쪽 흉추, L1은 가장 위쪽의 요추입니다.

척추는 L5-S1(요추 5번째-천골 1번째) 접합부를 포함하면 총 24개의 분절 움직임을 통해 놀라운 가동성을 얻습니다. 이미지를 보면, 척추뼈는 경추 부분에서 아주 작았다가 천골 쪽으로 내려갈수록 점차 커지는 것을 볼 수 있습니다. 척추뼈는 기본적으로 타원형의 뼈 덩어리인 앞부분의 추체(척추뼈몸통, vertebral body)와 여러 개의 뼈 돌출부로 구성된 뒷부분(돌기, process)으로 나눌 수 있습니다. 각 추체 사이에는 추간판(척추사이원반, intervertebral disc)이 있습니다. 이러한 연골로 된 관절은 약간 움직일 수 있는 것으로 분류되므로 관절의 적절한 공간이 중요합니다. 추간판은 돌출 및 탈출(파열)과 같은 손상에 취약하고, 척추의 뒤쪽 부분에서 발생하는 움직임의 방향을 스스로 제한하지는 못합니다.

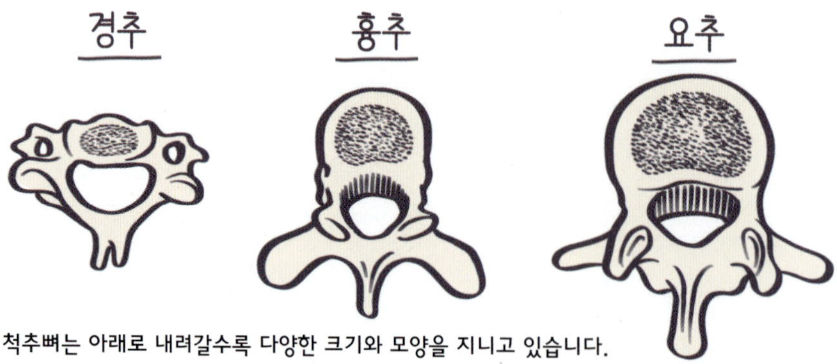


척추뼈는 아래로 내려갈수록 다양한 크기와 모양을 지니고 있습니다.

추체(척추뼈몸통, vertebral body) 바로 뒤에는 척수가 지나는 타원형의 공간(추공, 척추뼈구멍, vertebral foramen)이 있고, 그 뒤에는 돌기가 있습니다. 옆으로 튀어나온 것을 횡돌기(가로돌기, transverse process)라고 하며, 근육과 인대가 붙어있지만 척추의 움직임에 있어 뼈를 제한하지는 않기 때문에 주로 언급되지는 않습니다. 뒤쪽을 가리키는 것은 극돌기(가시돌기, spinous process)이며, 척추의 부분들마다 각기 다양한 모양을 가지고 있습니다.

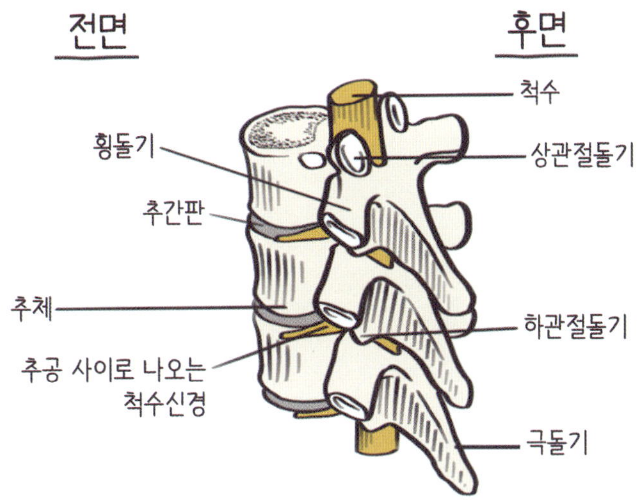


척추의 앞부분은 체중을 지탱하고, 뒷부분은 부착된 근육과 돌기의 모양에 따라 움직임을 제한하거나 허용하는 부분으로 생각할 수 있습니다.

흉추 영역에서 극돌기는 가장 길고 아래쪽으로 약 40°~60°(단면 전체에 걸쳐 변함) 방향으로 돌출되어 거의 아래를 향하고 있습니다. Compression 챕터를 기억한다면, 뼈가 뼈와 만나면 그 방향에서는 더 이상 움직임이 나올 수 없다는 것을 알고 있을 것입니다. 흉추 영역은 구조적으로 척추를 신전하는 가동성의 제약이 있습니다. 흉곽을 보면 상당한 커브가 있는 것처럼 보일 수 있지만 실제로는 그렇지 않습니다. 다음 페이지에는 머리 위에 엉덩이를 얹고 후굴을 하는 곡예사가 X-ray로 재현되어 있습니다. 요가에서 하는 것보다 훨씬 깊음에도 불구하고 흉추에서는 신전이 거의 없는 것을 알 수 있습니다. 이 정도 깊이로 가려면 말 그대로 여러 곳에서 몸을 접어야만 합니다.

## 흉추

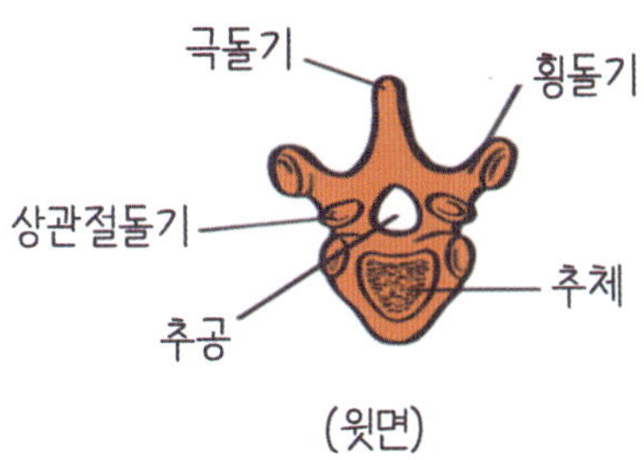


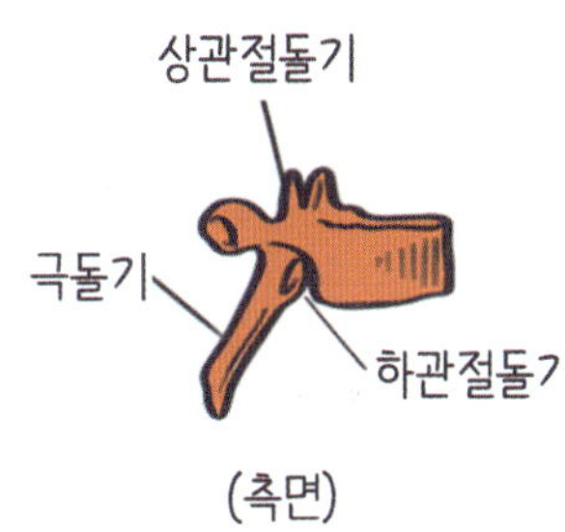


특히 흉추의 극돌기 각도에 주목하세요.

요추 부위에 도달하면, 극돌기가 꽤 곧은 일직선의 형태로 더 넓어집니다. 요추 사이의 공간은 개인마다 다르며 나이가 들면서 극돌기 자체가 두꺼워지거나 추간판이 좁아짐에 따라 요추 사이 공간이 줄어들 수 있습니다. 즉, 강한 압박으로 인해 뒤로 더 많이 젖히는 것(깊은 후굴)이 어려울 수 있으며, 이 영역은 틀림없이 약간의 문제들이 발생할 수 밖에 없는 구조로 되어 있습니다.

## 요추

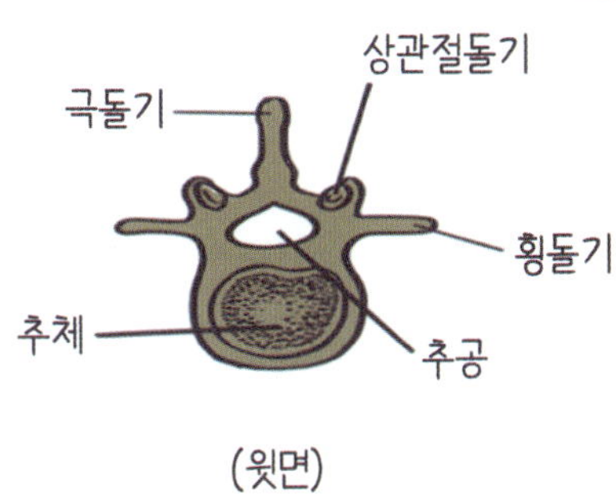


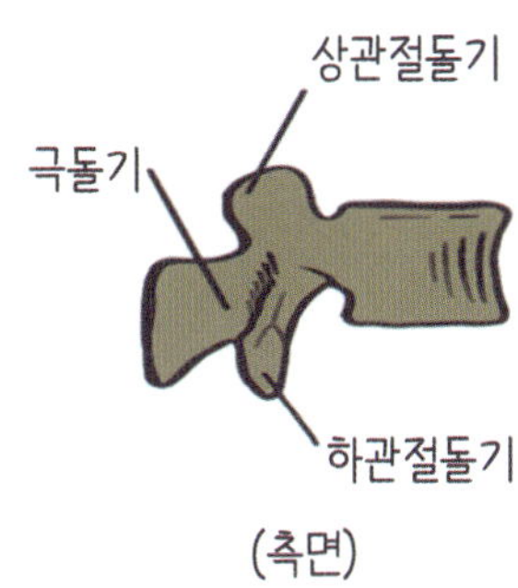

## 경추

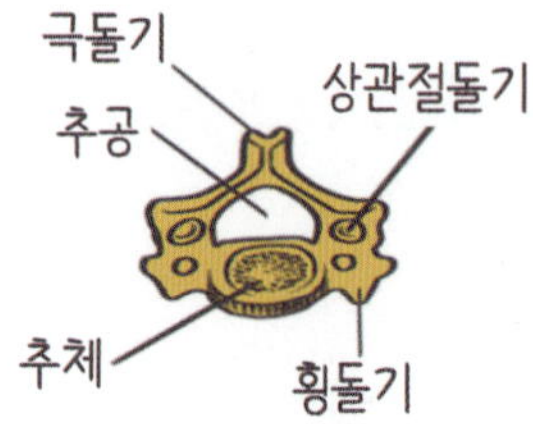

(윗면)

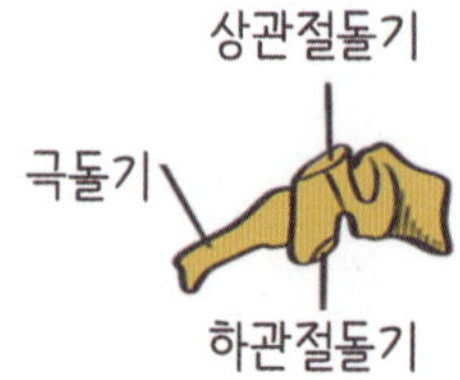

(측면)

경추 부위의 극돌기는 일반적으로 더 짧지만 아래쪽으로 갈수록 길어집니다. C7은 경추 부위에서 가장 긴 극돌기 중 하나로 척추체에서 나오는 각도가 비교적 직선에 가까워 사람들의 목 뒷면을 보게 될 때 종종 눈에 띕니다. 일반적으로 우리가 경추 전체에서 사용할 수 있는 상당한 양의 굴곡과 신전의 약 50%는 두개골과 C1 사이에서 발생합니다. 거의 50%의 회전이 C1(환추, 고리뼈, atlas)과 C2(축추, 중쇠뼈, axis) 사이의 한 관절에서 발생합니다.

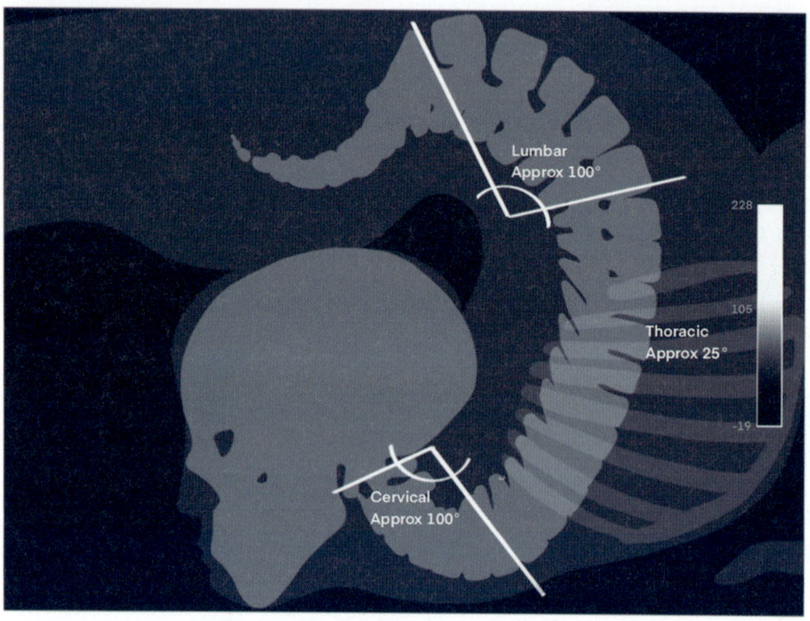

흉곽의 커브는 흉추의 커브와 같지 않습니다.

지금까지 척추의 옆으로 튀어나온 부분과 뒤로 튀어나온 부분에 대해 이야기 했으므로 이제 우리에게 가장 중요한 부분을 다뤄보도록 하겠습니다. 우리가 척추의 길이를 변화시킴에 따라 움직임의 방향이 달라지기 때문에 궁극적으로 어떤 움직임을 쉽게 할 수 있는지 결정하는 것은 각 척추뼈 사이의 작은 후관절(돌기사이관절, facet joint)입니다. 이 후관절은 척추 양쪽에서 위쪽과 아래쪽을 가리키는 관절돌기에 의해 생성됩니다(상·하관절돌기, superior.inferior articular process). 예를 들면, T9의 두 개의 상관절돌기는 T8의 두 개의 하관절돌기와 만나고, T9의 두 개의 하관절돌기가 T10의 두 개의 상관절돌기와 만납니다.

흉추 영역에 있는 관절돌기는 관상면(이마면, frontal plane)을 향하고 있습니다. 즉, 회전은 허용하지만 굴곡과 특히 신전에는 더욱 저항합니다. 요추 영역에서의 관절돌기는 굴곡과 신전은 허용하지만 회전에 저항하는 시상면(정중면, sagittal plane)을 향합니다. 경추영역에서 우리가 자연스럽게 시연할 수 있는 ROM은 관상면에서 앞쪽으로 약 30~40° 방향으로 향하고 있는 후관절 때문입니다.

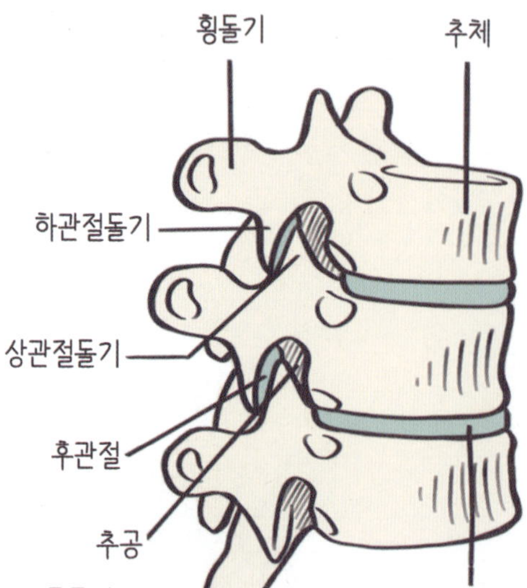

관절돌기는 척추에서 움직일 수 있는 범위를 결정합니다.

ROM을 제한할 수 있는 몇 가지 다른 요인을 고려해 보겠습니다. 흉추 영역의 주요 기능 중 하나는 중요한 내부 장기를 보호하는 것입니다. 내부장기를 보호하는 방법 중 하나는 장

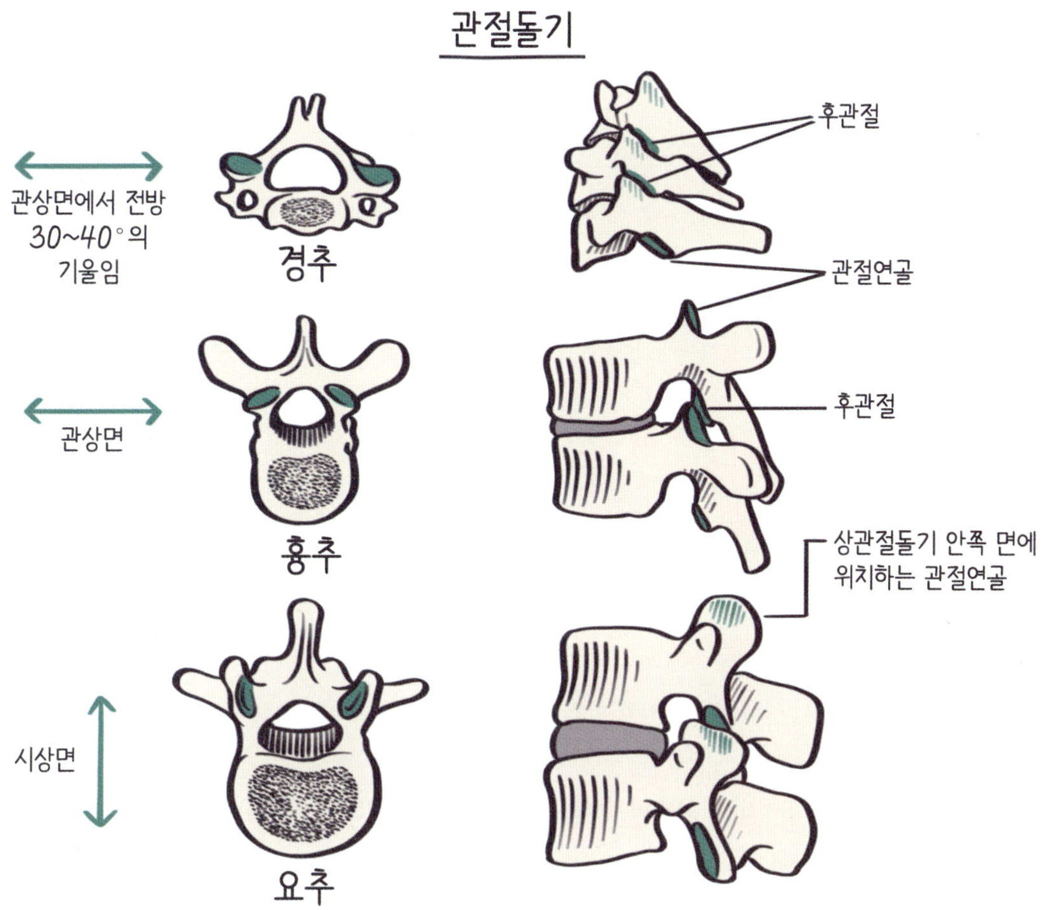


관절돌기의 방향은 척추를 따라 내려가며 변합니다.

기 주변을 흉곽으로 감싸는 것입니다. 보호하는 틀이 있다는 것은 내부가 많이 변형되거나 내용물이 찌그러지지 않게 하기 위함입니다. 따라서 구조적으로 흉곽은 척추의 흉추 영역에서 굴곡과 신전을 극도로 제한합니다. 한 쌍의 늑골은 각각 흉추의 늑골와(갈비오목, costal facet)라고 불리는 곳에 부착됩니다.

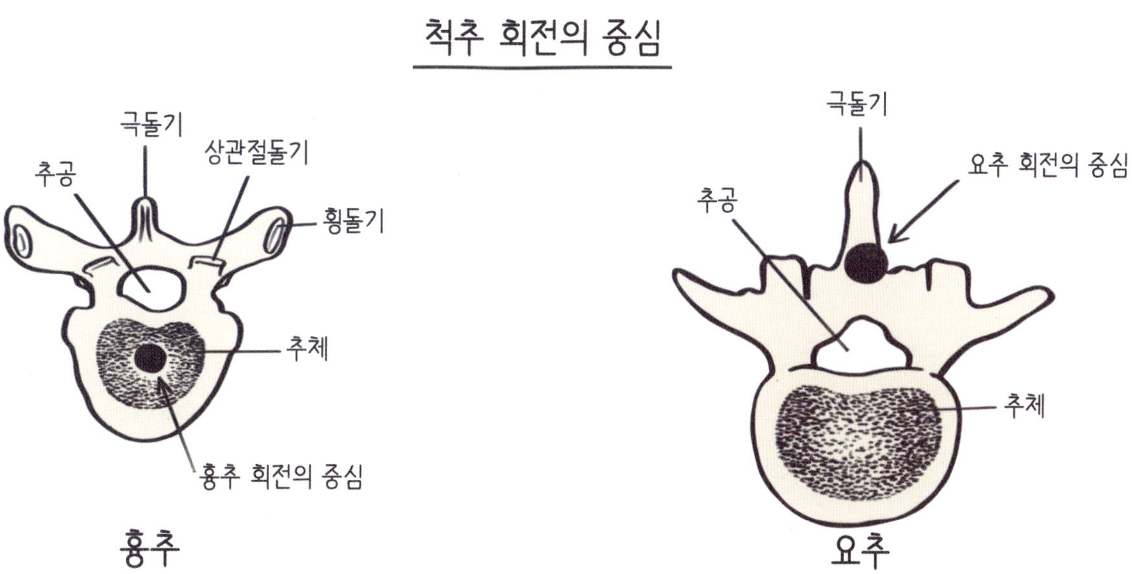


흉추와 요추의 회전 중심은 서로 다른 위치에 있습니다.

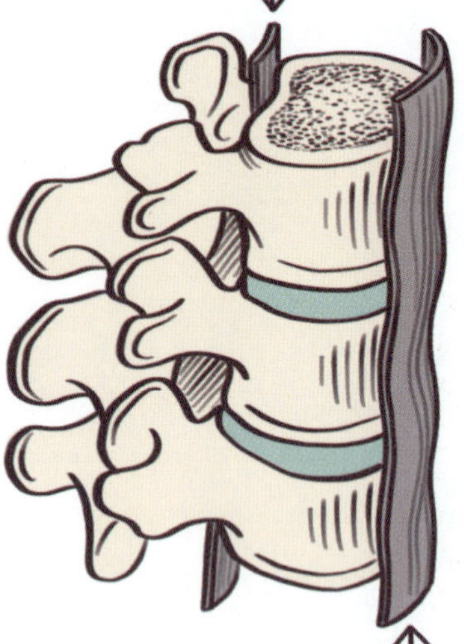


척추에는 커브가 있기 때문에 각 척추의 회전 중심에도 변화가 있습니다. 요추 부위에서는 극돌기의 하단에 있고 흉추 부위에서는 척추체의 중심에 있습니다. 이것은 다시 흉추 부위의 회전 운동을 도와주는 역할을 합니다.

요가 수련자인 우리에게 중요한 것은 척추의 가동 가능한 세 영역(경추, 흉추 및 요추) 간의 구조적 차이와 특정 움직임시 초점을 두고 움직여야 하는 부위 그리고 움직임에 대한 이해를 하는 것입니다. 세 영역은 비틀기는 가능하지만 굴곡과 신전에 저항하도록 설계된 흉추 영역, 굴곡과 신전이 가능하지만 비틀기에 저항하도록 설계된 요추 영역 그리고 대부분의 움직임이 가능한 경추 영역이 이에 해당됩니다.

이제 척추의 일반적인 안정성에 대해 생각해 보겠습니다. 두 개의 긴 인대가 척추체 바로 앞과 뒤에서 척추를 따라 쭉 뻗어 있습니다. 앞쪽은 전종인대(앞세로인대, Anterior Longitudinal Ligament ALL), 뒤쪽은 후종인대(뒤세로인대, Posterior Longitudinal Ligament-PLL)입니다. 전종인대는 척추 신전에 저항하고, 후종인대는 굴곡에 저항하며 둘 다 추간판을 보강해주고 있습니다. 전종인대는 후종인대보다 더 강하고 두껍기 때문에, 신체가 과도하게 신전하는 것은 구조적으로 더 위험하다고 생각해 볼 수 있습니다. 이에 대해서는 Backbends 챕터에서 다시 설명하겠습니다.

예를 들면, 흉추에서 요추로 또는 요추에서 천골로 전환하는 경우처럼 한 영역에서 다른 영역으로 전환하는 경우, 후관절은 방향이 더 자유롭고 인접한 부분에서 어느 정도의 움직임을 통합합니다. 이로 인해 일정량의 불안정성이 생겨 부상 위험을 증가시킵니다. 지금까지 가장 흔한 부상 부위는 L4/L5와 L5/S1(추간판탈출의 90-95%)이며 C6/C7, C7/T1 및 T12/L1 사이의 접합부에서도 부상 발생률이 높습니다. 이는 깊은 후굴을 하는 수련생들에게서 주로 관찰할 수 있는 영역이기도 합니다. 저는 이렇게 부분적으로 과도하게 움직인 상태를 'Hinging(경첩, 찝힘, 꺾임)'이라고 부릅니다. 문제는 이것이 척추 건강에 해로운지에 대한 여부입니다.

원점으로 돌아가서, 우리는 굳이 뒤 돌아설 필요없이 우리 몸의 뒷면과 상호작용할 수 있는 구조를 지니고 있습니다. 이는 우리가 척추를 펼 필요가 없다는 말은 아니지만 서커스를 하지 않는 이상 척추를 반으로 접을 필요는 없다는 것입니다. 우리 중 대부분은 컴퓨터에 너무 많은 시간을 소비하고, 척추가 굴곡된 상태에서 세상과 상호 작용하기 때문에 이러한 패턴과 반대로 척추를 뒤로 신전시키는 것은 상당히 합리적으로 보입니다. 그러나 어느정도 해야 충분한 것일까요? 연구에 따르면, 신체의 이러한 부위에서 가장 필요한 것은 불안정성보다는 안정성과 힘입니다. 수련생들이 이미 불안정한 영역을 지속적으로 움직인다면 해당 영역은 점점 더 많이 움직이게 될 가능성이 가장 높습니다. 동시에, 인접한 관절 부위 또한 동일하게 움직일 것이며 이는 안정성 부족에 의한 허리 통증의 발생률과 관련될 수 있습니다.

복부와 등의 힘이 충분하면 극단적으로 신전된 자세에서도 척추를 보호할 수 있다는 견해가 있습니다. 단기적으로는 이것이 타당하다고 인정될 수 있지만, 나이가 들고 약해지는 것처럼 불안정한 영역이 젊을 때 만큼 더이상 충분한 힘을 받을 수 없게 된다면 어떻게 될까요? 또한 요가 자세는 엔터테인먼트 영역이 아닌 건강 및 웰니스 영역에 속한다고 말하고 싶습니다. 그렇다면 강렬한 후굴이 제공하는 긍정적인 목적은 무엇입니까?

## 척추측만증 Scoliosis

척추가 측면 굴곡을 포함하는 자세 패턴을 지니는 경우 우리는 척추측만증(scoliosis)이라고 합니다. 곡선은 한 개(C자형)나 때로는 두 개(S자형)가 있을 수 있으며, 두 번째 곡선은 머리를 무게중심선상 위로 다시 가져오려고 합니다. 곡선의 정점은 척추의 모든 영역에 있을 수 있으며 회전 요소도 있습니다. 곡선의 바깥쪽을 볼록면(convex)이라고 하며 척추는 볼록면 방향으로 회전하게 됩니다. 따라서 척추측만증은 3차원적으로 다뤄야 하는 복잡한 문제입니다. 척추측만증은 척추

## 척추측만증 커브의 유형

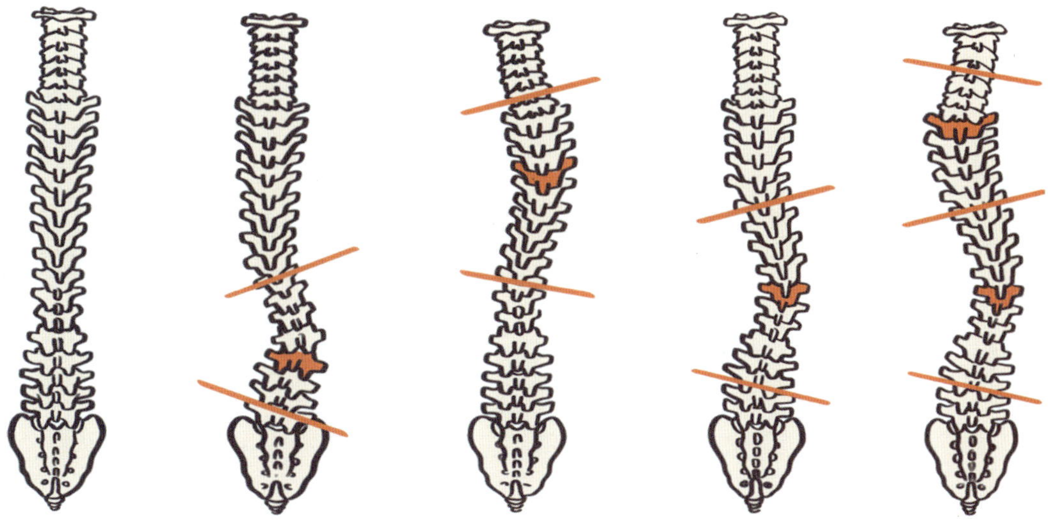


[주황색 부분이 커브의 정점입니다.]

자체에 변화가 있는 구조적인 문제일 수도 있고, 척추 자체는 괜찮지만 근육의 긴장이나 다리 길이의 불균형으로 인해 옆으로 만곡된 자세를 유지하게 되는 기능적인 문제일 수도 있습니다. 많은 사람들이 경미한 척추측만증을 겪지만 잘 알지 못하며, 대부분 관련된 통증은 동반되지 않을 수도 있습니다.

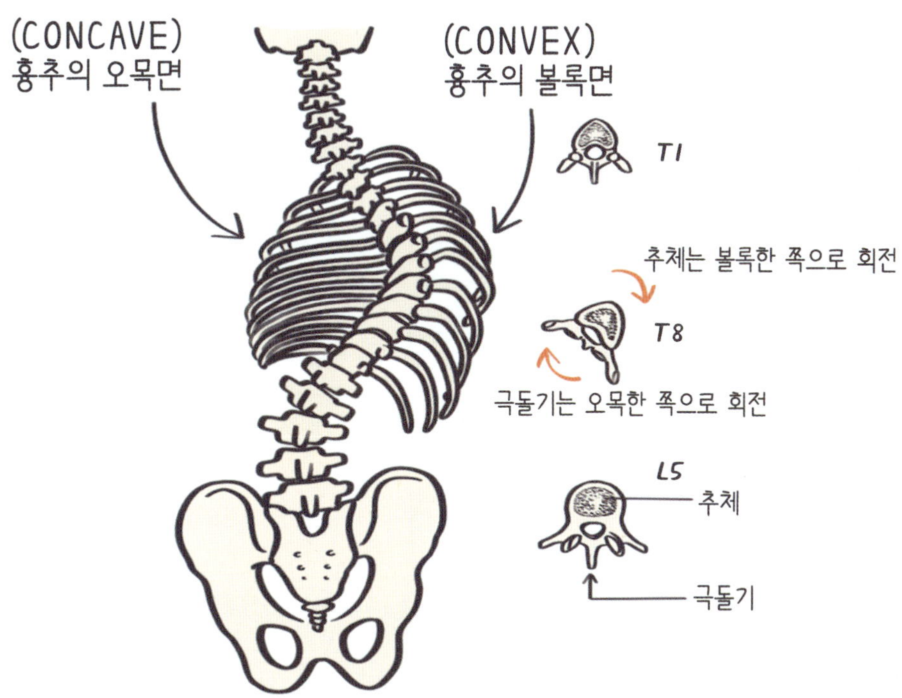


측만의 양상을 띈 척추는 커브에서 볼록한 쪽을 따라 회전합니다.

시각적으로나 경험적으로 척추측만증을 의심해 볼 수 있는 몇 가지 사항이 있습니다. 수련생의 한쪽 어깨가 더 높게 올라가 있거나 또는 한쪽 어깨가 앞으로 내밀어져 있는 경우, 다운독에서 손을 매트 위에 고르지 못하게 올려놓거나, 한쪽 흉곽 아래에 주름이 있거나, 한쪽 견갑골과 하부 흉곽이 뒤로 더 튀어나온 것처럼 보이는 경우가 있을 수 있습니다. 이는 골반이 정사각형으로 보이지 않거나 전굴 동작에서 척추를 따라 회전하는 것처럼 보일 수 있습니다. 저는 아기자세, 고양이자세, 다운독,

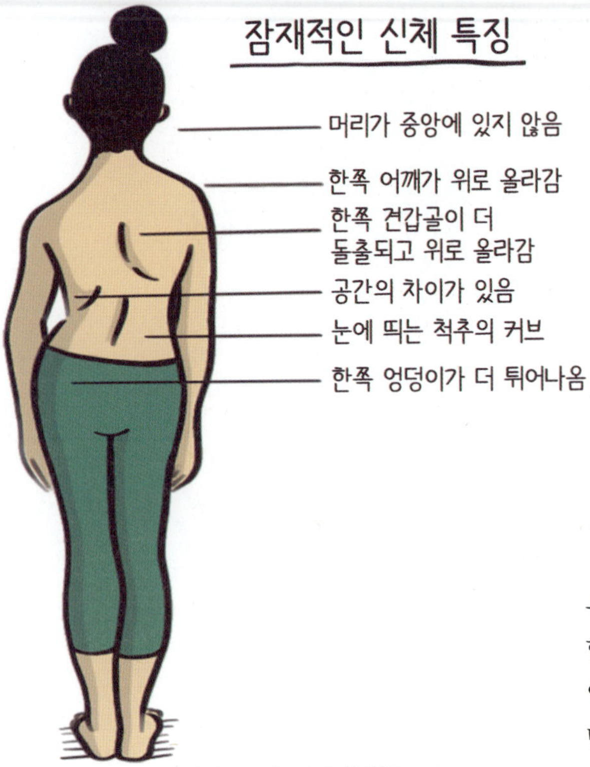


척추측만증을 쉽게 확인해
볼 수 있는 자세와 특징

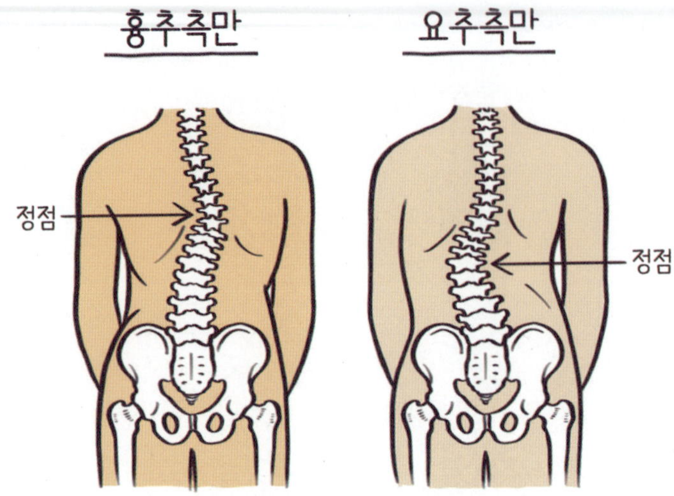


척추측만 커브의 정점은 다른 위치에 있을 수 있습니다.

우타나사나 및 파스치모타나사나와 같은 자세에서 척추측만증에 주목할 수 있는 부분은 하나의 척추기립근에서 근육이 덩어리처럼 많아 보인다는 것입니다. 이는 실제로 근육비대증(근육 부피의 증가)은 아니지만, 아래쪽 척추뼈가 회전함에 따라 회전한 척추뼈의 횡돌기가 근육조직을 아래에서 위로 밀어 올려 그렇게 보인다는 것을 알 수 있습니다.

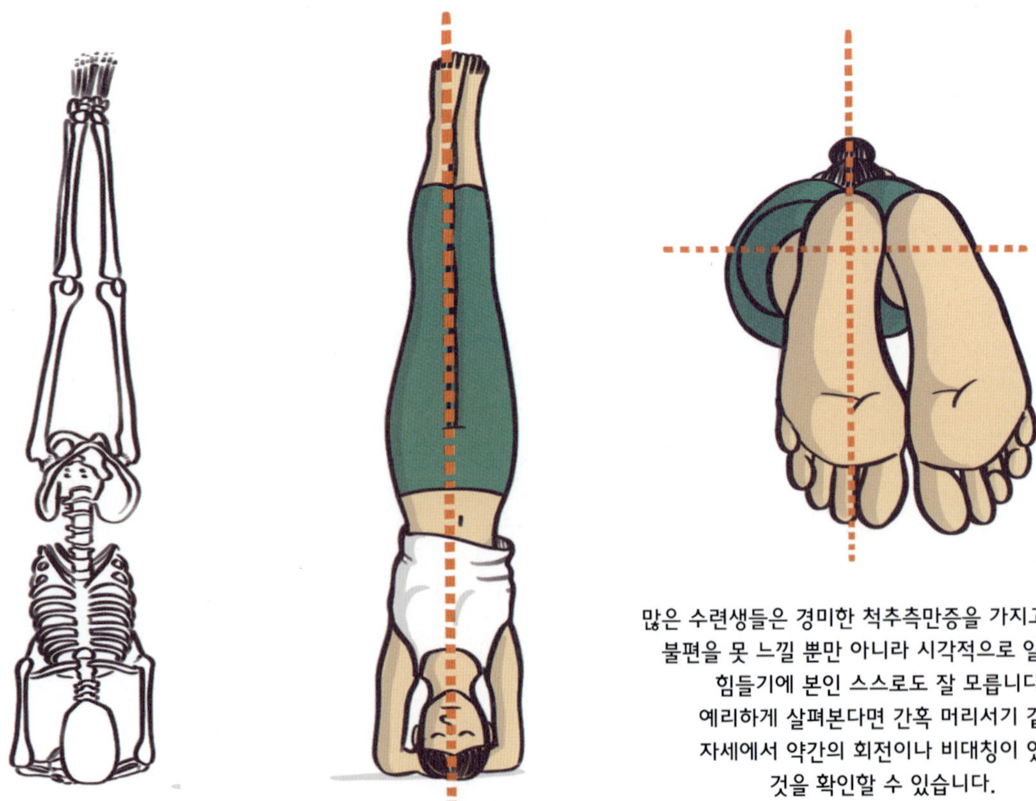

많은 수련생들은 경미한 척추측만증을 가지고 있지만,
불편을 못 느낄 뿐만 아니라 시각적으로 알아보기
힘들기에 본인 스스로도 잘 모릅니다.
예리하게 살펴본다면 간혹 머리서기 같은
자세에서 약간의 회전이나 비대칭이 있는
것을 확인할 수 있습니다.

척추측만증이 있는 사람은 한쪽 방향으로 더 쉽게 비틀 수 있거나 옆으로 구부릴 수 있고(측굴), 역자세에서(예: 핸드스탠드, 머리서기, 어깨서기) 약간 회전되거나 구부러져 보이는 것을 알아차릴 수 있습니다. 만약 척추측만증이 더 심해진다면, 호흡 및 소화와 같은 다른 신체 기능에 영향을 미치거나 어느 정도의 통증을 수반할 수 있습니다. 앞서 언급했듯이, 척추측만증 자체나 관련 증상을 다루는 것은 간단하지 않으며 훈련된 전문가의 지도하에 수행되어야 합니다.

### 추간판(척추사이원반, Intervertebral Discs)

이 책은 요가 치료 책이 아니므로 추간판(디스크) 문제와 관련된 중재에 대해 논의하지는 않겠지만, 다음은 추간판에 발생할 수 있는 문제와 그에 따른 금기 사항에 대한 개요입니다.

모든 척추체와 인접한 척추체 사이에는 심부의 부드러운 수핵(속질핵, nucleus pulposus)과 더 단단한 외부인 섬유륜(섬유테, annulus fibrosus)이 있는 추간판이 있습니다. 이 추간판은 간격을 띄우는 역할 및 충격 흡수의 역할을 합니다. 또한 중력으로 인해 낮에는 압축되고 우리가 체중을 싣지 않는 밤 동안에는 다시 통통해지는 경향이 있습니다. 우리가 살아가는 동안 추간판은 우리와 마찬가지로 얇아지고, 마르고, 갈라지는(변성) 등 어느 정도의 퇴화를 겪을 수 있습니다. 추간판 손상은 나이가 들어감에 따른 점진적인 변화, 외상, 질환 또는 마모(골관절염)로 인해 생길 수 있습니다.

일반적으로 추간판 팽윤(disc bulges)과 추간판 탈출(herniated discs)의 두 가지 문제를 흔히 볼 수 있습니다. 추간판 팽윤의 경우, 추간판인 디스크가 비교적 분산되어 대칭적으로 밖을 향하는 팽윤일 수 있고, 중심에서 다른 영역에 비해 한 영역이 볼록 튀어나오는 경우일 수도 있습니다. 이 두 경우 모두 수핵이 나오지는 않은 단계입니다. 이와 관련된 통증과 근육 긴장이 있을 수도 있지만 대부분의 사람들은 디스크 팽윤을 가지고 있음에도 이를 알아차리지 못하기도 합니다.

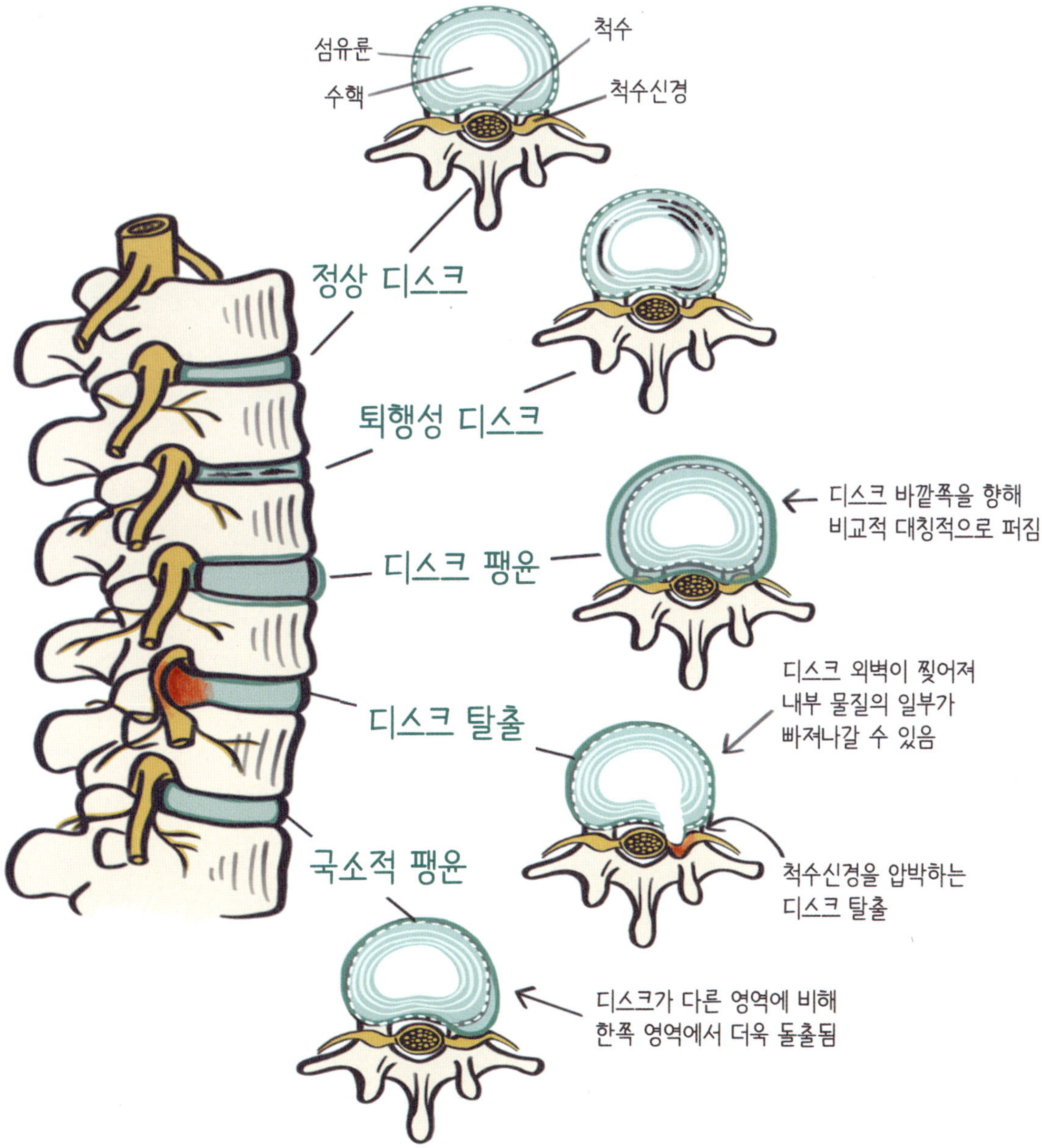


디스크가 척수 신경을 압박할 경우, 통증과 기능 장애가 발생할 가능성이 높아요.

추간판이 탈출하게 되면 추간판인 디스크의 외벽이 찢어짐으로 인해 내부 물질의 일부가 빠져나갈 수 있습니다. 탈출 방향에 따라 디스크 물질이 신경 경로를 누르며 통증이 발생할 가능성이 높습니다. 또한 국소 염증과 반응성 근육 경련이 수반될 수도 있습니다. 추간판 탈출이 있으면서 통증이 없는 것도 가능하지만, 이는 신경 경로를 침범하지 않는 경우에만 해당될 수 있다고 생각합니다. 허리디스크와 관련된 대부분의 통증은 6주 이내에 보존적 치료로 해결됩니다. 운동이 문제를 일으키지 않는 경우에 한해서 완전한 휴식보다는 주의 깊게 움직이는 마음 챙김 훈련이 최선의 조치가 될 수 있습니다.

충격을 수반하지 않는 외상성 추간판 탈출증의 일반적인 메커니즘은 지나치게 굴곡된 척추에 기인하며 때로는 차량 트렁크에서 무거운 것을 꺼낼 때와 같은 비틀림 요소도 포함됩니다. 부상은 단독으로 발생하는 경우가 거의 없으며 나쁜 자세, 반복적인 스트레스 또는 노화로 인한 경우가 있을 수 있고 시간이 지남에 따라 더 악화되면서 심각한 부상을 입을 수 있습니다. 거의 모든 추간판 탈출증은 요추 하단인 L4/L5 및 L5/S1 부분에서 발생합니다. 굴곡된 자세와 척추의 뒤쪽을 지지하는 PLL(후종인대)로 인해 대부분의 추간판 탈출 방향은 후측방(뒤쪽과 옆쪽)입니다. 불행하게도 이곳은 척추 신경이 추간공을 지나는 위치와 동일합니다. 결과적으로 빠져나온 물질이 신경근(신경뿌리)을 눌러 통증을 유발할 수 있습니다. 따라서 후측방 탈출증이 있는 경우, 앞으로 굴곡하는 자세는 척추 굴곡 위치가 탈출 부위와 동일할 수 있기 때문에 금기입니다. 추간판 탈출증이 앞쪽으로 있는 경우에는 후굴이 금기가 됩니다. 또한 이러한 움직임은 척추를 압박하고 신경근에 가해지는 압력을 증가시키는 경향이 있으므로 이러한 상황에서는 깊은 비틀기 동작도 좋지 않습니다.

## 척추를 움직이는 근육 Muscles That Move the Spine

척추를 움직이는 많은 근육이 있지만, 요가에서는 개별적인 근육을 목표로 삼지 않기 때문에 근육들을 따로 선정하지는 않을 것이며, 두 그룹으로 나누어 시작하는 것이 도움이 될 수 있습니다. 먼저, 흉곽과 상지의 전체적인 움직임과 관련된 근육입니다. 그 중 일부만이 척추 자체에 직접 부착되지만, 척추의 위치에는 큰 영향을 미칩니다.

4개 층으로 이루어져 있는 복부 근육인 복횡근, 내복사근, 외복사근, 복직근은 척추에 부착되지 않는 대신, 흉곽과 골반에 부착됩니다. 늑골은 흉추의 각 척추뼈에 연결되어 있기 때문에 척추 굴곡, 회전 및 측면 굴곡과 같은 움직임은 흉곽과 척추를 움직이는 복부 근육의 수축에 의해 일어날 수 있습니다. 유사하게 복부 근육은 등척성 수축을 함으로써 상당한 척추 안정성에 기여하며, 몸통을 지탱합니다.

다른 그룹은 척추 자체에 부착되어 척추의 움직임, 자세 컨트롤 및 안정성을 직접적으로 담당하는 근육입니다. 가장 잘 알려진 것은 척추기립근(척추세움근, erector spinae group)으로 척추 신전을 담당하는 근육이 있고, 안정화에도 함께 관여하는 다열근(뭇갈래근, multifidus) 및 회전근(돌림근, rotatores)과 같은 근육도 있습니다. 요방형근(허리네모근, quadratus lumborum)은 제가 가장 좋아하는 근육 중 하나로 늑골과 요추, 골반에 부착되어 척추를 옆으로 구부리고 요추 부위를 안정화 시킵니다.

어떤 근육들은 척추에 붙어 있지만, 이들의 주된 작용은 다른 것을 움직이는 것입니다. 예를 들면, 능형근(마름근, rhomboid)은 흉추의 극돌기 중 일부에 부착되지만 이들의 임무는 견갑골을 움직이고 안정화 시키는 것입니다. 유명한 요근(허리근, psoas)은 요추에 부착되며 주된 역할은 고관절 굴곡입니다. 하지만 다리가 골반에 비해 안정되어 있으면(선 자세) 요추 굴곡을 도울 수도 있습니다.

척추의 위치와 움직임에 영향을 미치는 근육을 그룹별로 나누는 더 정교한 다른 방법이 있지만, 우리의 목적에서는 이 정도면 충분하다고 생각합니다.

## 척추기립근(척주세움근, Erector Spinae Group)

척추기립근은 척추 양쪽에서 천골부터 두개골까지 이어져 있으며, 쉽게 찾아볼 수 있습니다. 장늑근(엉덩갈비근, iliocostalis), 최장근(가장긴근, longissimus) 및 극근(가시근, spinalis)이라는 세 가지 그룹으로 구성됩니다. 이 하위 그룹 자체

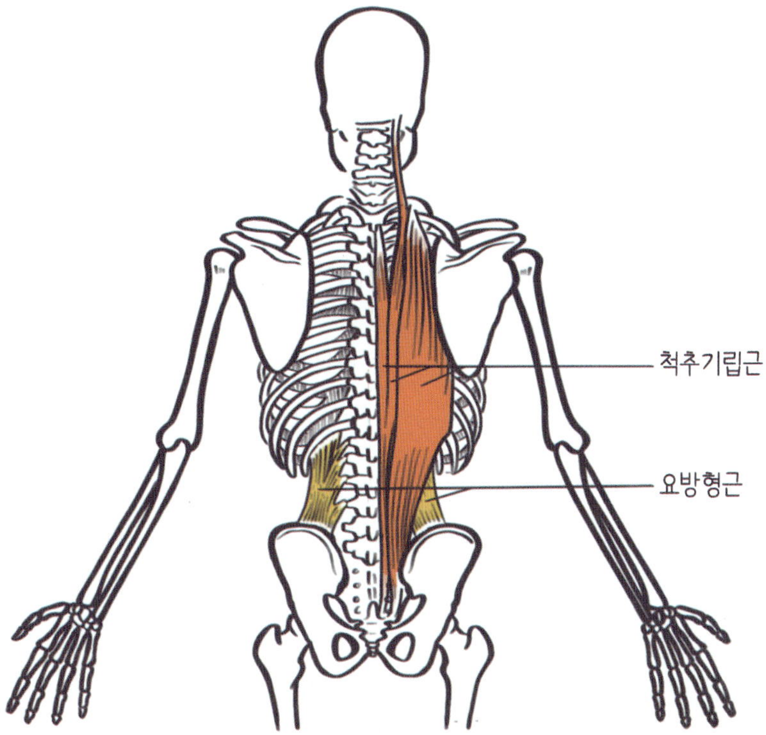


는 경추, 흉추 및 요추 영역에 존재합니다. 이들의 결합된 동작은 양쪽이 함께 수축하는 경우 척추를 신전(양측 작용)하거나 한쪽만 단독으로 수축하는 경우 척추를 측면으로 굴곡(편측 작용)하는 것입니다.

### 요방형근(허리네모근, Quadratus Lumborum)

요방형근(QL)은 하부 늑골, 장골능 및 요추 사이의 공간에 걸쳐 있습니다. 한쪽 수축 시 요추의 측면 굴곡, 양측 작용 시 요추 안정화 역할을 하며, 척추 신전을 돕기도 합니다. 근육이 수축할 때 A 영역이 B 영역으로 이동하거나 또는 그 반대로 이동할 수 있다는 말을 기억하시나요? 여기도 마찬가지입니다. QL은 흉곽을 장골능 쪽으로 또는 장골능을 흉곽 쪽으로 당길 수 있습니다. 두 경우 모두 몸의 측면이 짧아지지만, 골반이 안정되어 있을 때는 측면이 구부러지고, 골반이 움직일 때는 고관절 한쪽이 올라가게 됩니다. QL의 한쪽만 경련이 있는 경우, 결과적으로 고관절 한쪽이 올라가며 더 짧은 다리를 따라가고 보상적 장력 패턴을 유발시킬 수 있습니다. QL은 종종 허리 부위가 과한 스트레스를 받은 경우 요추 부위를 고정시키기 위해 작용합니다. 양측 수축은 허리를 경직시켜 앞으로 굴곡하는 것을 막으며 대개 사람들은 허리 전체에 걸친 통증을 경험하게 됩니다. 저는 열정적으로 백밴딩 워크숍에 참여한 후 이런 종류의 보호적 경련을 보이는 많은 수련생들을 만났습니다.

### 복부근육 Abdominal Muscles

복부 근육은 4개의 층으로 구성되어 있습니다. 가장 깊은 층에서부터 보면 복횡근(배가로근, transversus abdominis), 내복사근(배속빗근, internal obliques), 외복사근(배바깥빗근, external obliques), 식스팩인 복직근(배곧은근, rectus abdominis)이 있습니다. 복횡근은 복벽을 안쪽으로 끌어당김으로써 흉추-골반의 안정성과 복강 내 압력을 제공합니다. 이것은 늑골과 장골능 사이에 걸쳐 몸을 감싸고 있습니다. 몸의 뒤쪽에서 허리의 두꺼운 근막(흉요근막, thoracolumbar fascia)에 합쳐지고 실제로 늑골의 내부 표면(7~12번째 늑골)에 부착됩니다.

복부 근육

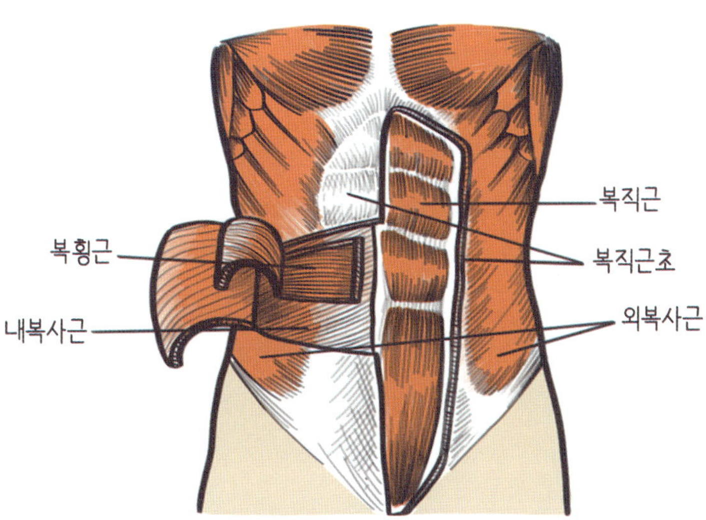


복직근은 측면을 감싸지 않고, 복부 중앙을 따라 흉골의 검상돌기(칼돌기, xiphoid process)와 늑골에서부터 치골능(두덩뼈능선, pubic crest)과 치골결합(두덩뼈결합, pubic symphysis)까지 이어집니다. 단축성 수축 시 요추의 굴곡을 일으키고, 등척성 수축 시 복부를 지탱합니다. 강력한 호기(날숨)는 이 근육에 의해 촉진되어 배 부분을 강력하게 끌어당깁니다.

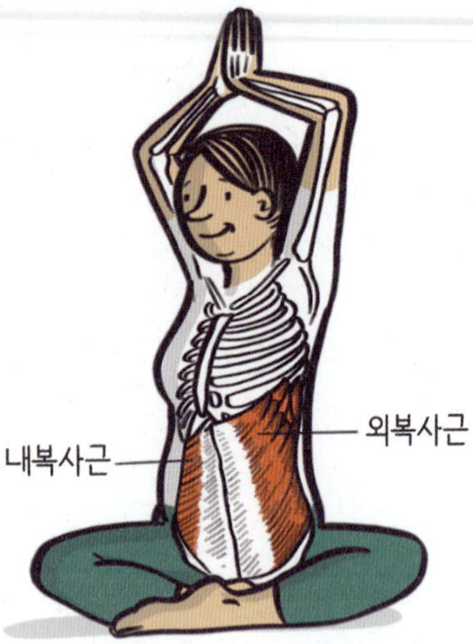


내복사근과 외복사근은 모두 늑골과 장골능에 연결되지만 근육 섬유가 약간 다른 방식으로 연결되어 움직임이 서로 반대가 됩니다. 흉곽과 척추가 회전하면서 어깨가 움직이는 것을 시각화 해보면, 내복사근은 같은 쪽 어깨를 뒤로 가져가고 외복사근은 같은 쪽 어깨를 앞으로 당깁니다. 그래서 우리가 트위스트 동작을 하게 되면 내복사근은 같은 방향의 근육이, 외복사근은 다른 방향의 근육이 수축한다고 할 수 있습니다. 두 근육이 양쪽 모두가 아닌 한쪽만 수축하면 척추의 측면 굴곡이 발생합니다. 두 근육은 모두 척추 굴곡을 돕고 호흡을 보조하기도 합니다.

## 쉬운 참조를 위한 근육 운동표 Quick Reference Muscle Action Tables

| 굴곡 | 신전 |
|---|---|
| 복직근 | 척추기립근 |
| 외복사근(양쪽 수축) | 요방형근(양쪽 수축) |
| 내복사근(양쪽 수축) | |

| 측면굴곡 | 회전 |
|---|---|
| 요방형근 | 복사근이 서로 반대로 회전 |
| 척추기립근(한쪽 수축) | |

## 맥락잡기 Putting Things into Context

이 책의 다음 부분에서는 Backbends와 Twists에 대한 챕터가 있으므로, 다음 단락에서는 위에서 자세히 설명한 정보를 바탕으로 움직임 패턴과 부상 위험에 관하여 초점을 맞출 것입니다.

과후만증(hyperkyphotic)이 있는 경우에는 척추를 둥글게 마는 것이 편할 것이고 척추를 펴는 데 어려움을 겪을 것입니다. 따라서 앞으로 몸을 접거나 비트는 자세를 할 때 척추가 둥글게 말리는 패턴에 빠질 가능성이 더 높습니다. 예를 들면, Baddha Konasana B(받다코나아사나, 나비자세) 또는 Karnapidasana(카르나피다아사나, 할라사나의 변형동작)와 같이 자세 자체가 둥근 척추를 포함하는 경우, 수련생들은 그 자세를 잘 할 수 있습니다. 그러나 척추를 더욱 많이 말게되는 경향이 강하므로 이러한 자세는 오히려 피하는 것을 추천합니다. 흉추는 일반적으로 많이 신전되지 않지만 과후만증의 척추는 후굴을 시도할 때 기껏해야 일반적인 후만증 수준에 있기 때문에, 그 결과 다른 영역에서 부족한 움직임을 보충하려고 할 것입니다. 이때 대부분의 수련생들의 하부 척추에서 찝힐 위험이 높을 수 있습니다. 후굴이 깊어질수록 다른 영역에서 움직임을 만들어내야 합니다. 제 생각으로는 척추 신전시 찝히는 부분을 만들어내는 경향이 있는 과후만증 학생들은 *Bhujangasana*(부장가아사나, 코브라자세) 및 *Ustrasana*(우스트라아사나, 낙타자세)와 같이 더 얕고 제어 가능한 후굴 자세로 제한해야 합니다.

아쉬탕가 스타일의 *Setu Bandhasana*(세투반다아사나, 교각자세)는 거의 모든 사람이 피해야 한다고 생각하는 자세입니다. 척추에서 가장 연약한 부분인 경추 부분(목)은 신전된 위치에서 하중이 가해집니다. 더 최악의 경우는 종종 이마를 바닥 쪽으로 가져가도록 지시하여 경추의 신전을 더욱 증가시킨다는 것입니다. 이러한 움직임은 골반을 아주 높이 들어 올릴 만한 힘이 없는 많은 수련생들의 경우 최소화된 흉추의 신전 움직임과 결합하여 과한 찝힘을 유발할 수 있습니다. 과후만증이 있다면, 이러한 자세는 더욱 과도한 찝힘을 유발하기 때문에 하지 않는 것이 좋습니다.

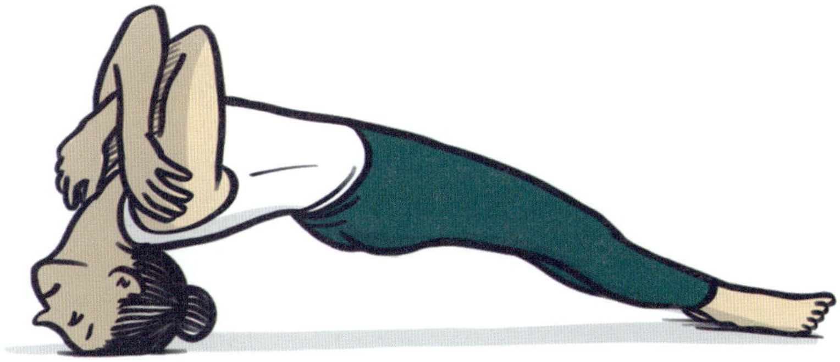

세투반다아사나에서 목을 이정도로 신전하는 것은 대부분의 수련생들, 특히 목에 문제가 있는 수련생들에게 바람직하지 않다고 생각해요.

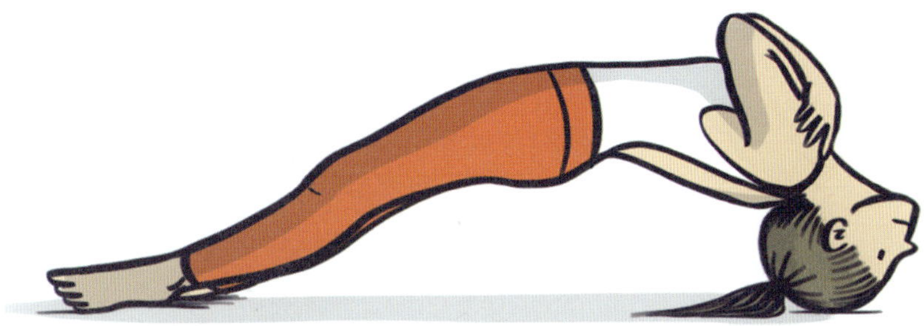

위 그림은 엉덩이와 가슴이 더 높이 있고, 경추가 중립에 있기 때문에 더 건강한 정렬이에요. 하지만 저는 수련생들이 이 자세를 취하지 않으면 좋겠어요.

이 자세는 특히 *Ekapada Shirshasana*(에카파다 시르사아사나, 머리 뒤에 한쪽 다리가 놓인 자세)와 같이 목을 강화시키는 방법으로 종종 알려져 있습니다. 이에 대한 제 견해로는 목을 강화하는 방법에 있어 더 간단한 방법을 선택하고, 방금 언급한 것과 같은 목에 부담을 줄 수 있는 자세들은 하지 않는 것이 좋습니다.

목의 취약성을 고려한 상태로 *Sirshasana*(시르사아사나, 머리서기)에 관해 이야기 해보도록 하겠습니다. 경추와 요추에서, 특히 척추체 사이의 크기 차이는 아래로 내려갈수록 척추의 체중 지지 능력이 증가함을 의미합니다. 이는 아래로 내려갈수록 각 척추 위에 점점 더 많은 척추가 위치하기 때문입니다. 머리서기에서 머리를 제외한 모든 체중은 이제 경추 위에 있습니다. 일반적으로 전완(아래팔, forearm)과 어깨를 적극적으로 사용하여 바닥을 눌러 압박을 줄이도록 지시하지만, 머리를 바닥에서 들어 올릴 수 없다면 실제로는 효과가 거의 없습니다.

*Shirshasana*(시르사아사나, 머리서기)를 지도할때 저는 과후만증의 수련생의 경우 동작을 권하지 않습니다. 저는 이들이 척추의 중립을 유지할 수 없다고 보기 때문에 머리서기 도구와 같은 지지대를 사용하지 않고 이 자세를 취하는 것은 바람직하지 않다고 말하고 싶습니다. 머리가 앞으로 나와있거나 목 통증이나 긴장으로 고통받는 사람도 마찬가지입니다. 저의 관점에서는, 머리서기를 시도할 때 모든 수련생들이 머리를 바닥에서 들어 올린 상태로 시도하는 것을 선호합니다.

조금 더 이야기하자면, 머리서기를 시도할 때와 빠져나올 때는 목이 불안정할 수 있고, 무게가 실릴 때 몸이 중립상태에 있지 않기 때문에 목은 가장 취약한 위치에 놓여집니다. 그렇기에 깡충 뛰거나 점프로 반동을 주어 자세에 접근하는 것은 좋지 않습니다. 자세에 도입하고 나올 때는 제어가 필요하며, 가장 좋은 방법은 다리를 곧게 뻗어 근력으로 들어 올리는 것입니다.

고전적으로 머리서기자세는 머리를 바닥에서 들어 올릴 수 있게 하거나 적어도 체중 부하를 줄이도록 시도할 수 있는 자세입니다. 팔을 삼각대 모양으로 만들어 시도하는 머리서기는 머리의 무게를 분산시키기 좋은 변형 자세입니다. 암발란스나 다른 도전적인 시퀀스를 시도하는 데 매우 유용한 자세이지만, 이 자세와 비슷한 변형 자세들을 하려는 경우 시간에 제한을 두는 것이 좋습니다. 또한 여러분이 안정적인 상태인지, 척추의 위치가 잘 놓여져 있는지 확인하세요.

본문에서, 춤과 체조와 같은 특정 스포츠나 운동을 했던 수련생들이 과전만(hyperlordotic)된 요추를 가질 수 있다고 언급했습니다. 고관절의 굴곡이 더 우세하고, 강한 고관절 굴곡근과 대퇴사두근이 필요하기 때문에 햄스트링(hamstring)은 유연한 대신 약할 가능성이 있습니다. 그러면 골반이 앞쪽으로 기울어지고 요추의 전만이 증가합니다. 이러한 분야에서는 깊은 전만의 커브를 가진 골반과 가슴라인이 미적으로 아름다운 것으로 여겨졌기 때문에 서 있는 자세에서도 약간의 영향이 있었을 것입니다. 흉곽과 치골 사이의 공간을 줄이기 위해 코어를 강화하고 햄스트링 자체를 강화하면 자세의 패턴을 바꾸는 데 어느 정도 도움이 될 수 있습니다. 이는 하나의 패턴이기 때문에 자신이 서 있는 방식에 대해 꾸준히 인식하려 하고, 이를 보강할 수 있는 요가 자세를 가져오면 수련생들은 자신의 위치를 더 쉽게 인지할 수 있습니다.

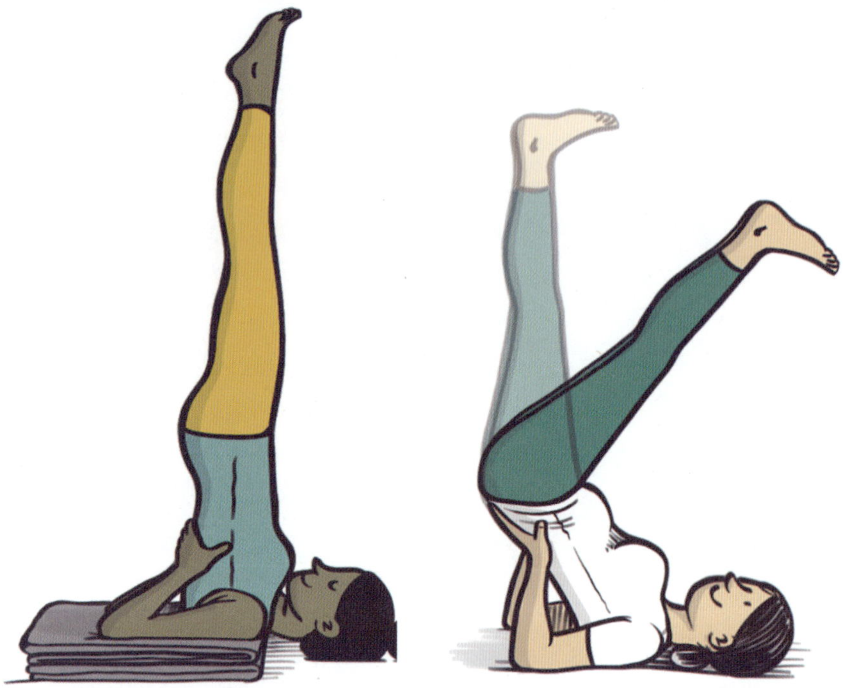

어깨서기에서 90°의 각도를 만드는 것은 경추에 많은 부담을 주어요. 이때는 블럭과 담요를 사용하거나 엉덩이의 위치를 조절하고 목을 보호하는 것이 훨씬 바람직하답니다.

과전만을 지닌 경우 일반적으로 척추의 신전 움직임을 하기 위한 구조의 영역에서 이미 신전이 되어 있기 때문에 후굴이 쉬울 수 있지만, 이 신전의 영역이 과하게 사용되어 허리에 문제가 발생하거나 다칠 수도 있습니다. 어떠한 형태를 만들기 위해 고관절과 척추의 뒷면을 모두 신전시키는 자세가 있을 때마다 과전만을 지닌 경우라면, 복부를 더욱 단단하게 유지하여 요추 영역의 과도한 움직임을 방지하고, 고관절의 앞쪽을 신전시키는 것에 더욱 집중해야 합니다.

어깨서기의 경우, 체중은 목 뒤가 아닌 어깨에 있어야 한다는 사실은 이미 알고 있을 것입니다. 그러나 대다수 수련생들은 바닥에서 수직으로 몸을 들어 올려 경추에 압박을 주는 경우가 많습니다. 이때는 두툼한 담요를 사용하여 경추의 부드러운 곡선을 만들도록 하는 것이 좋습니다. 또 다른 옵션은 엉덩이를 더 뒤로 둔 상태로 유지하고 거기서 다리를 수직으로 들어 올리는 것입니다.

많은 시퀀스에서 어깨서기로 이어가기 위해 *Halasana*(할라아사나, 쟁기 자세)를 진행합니다. 이때 발을 바닥으로 가져가려면 고관절을 굴곡해서 다리를 똑바로 펴는 것이 필요합니다. 그러나 다리를 펴지 못하는 수련생들은 발만 바닥으로 가져가려 하다 보니 목에 많은 부담을 주게 됩니다. 또한 공중에 떠있는 상태로 두는 것도 좋지 않습니다. 중력이 다리를 점차 아래로 끌어당기기 때문입니다. 수련생이 발을 얹고 쉴 수 있도록 볼스터나 블럭을 놓는 것이 더 안전합니다. 과후만증이 있는 수련생의 경우, 다리가 흉추의 둥근 패턴을 증가시킬 수 있기 때문에 카르나피다아사나 역시 마찬가지로 하지 말라고 조언하고 싶습니다.

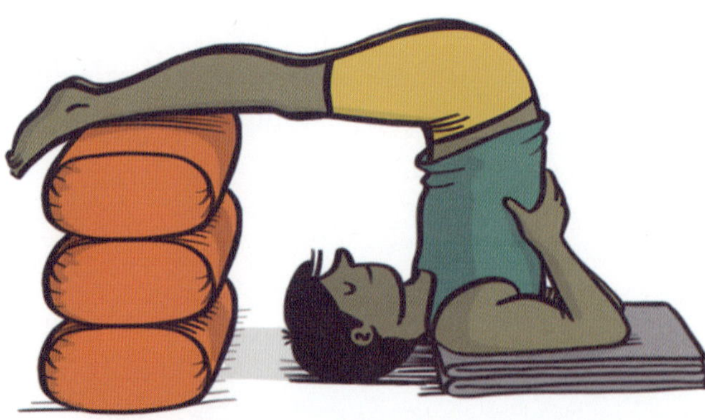

수련생의 고관절 굴곡 각도가 90° 정도밖에 되지 않는다면 다리는 여기에 있어야 해요. 그렇지 않으면 다리를 아래로 내리기 위해 척추를 더 많이 구부릴 거에요.

## SACROILIAC JOINT

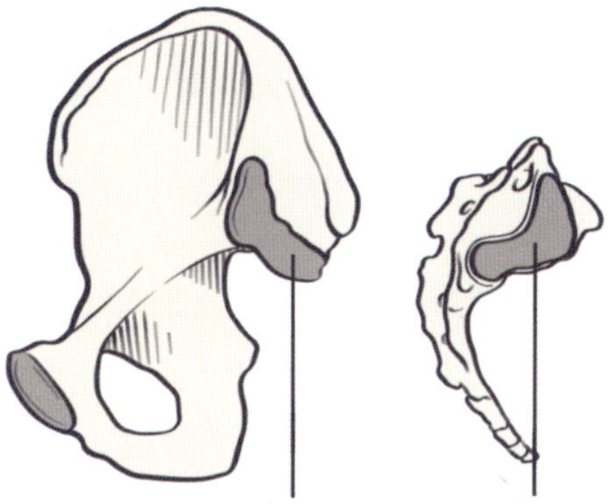


위 이미지는 천골이 수직축에서 180° 회전된 오른쪽 골반(관골)의 절반으로 해당관절의 표면을 보여줍니다.

천골(엉치뼈, sacrum)이 장골(엉덩뼈, ilium)과 만나는 곳에는 천장관절(엉치엉덩관절, sacroiliac joint–SI joint)이 양쪽에 하나씩 있습니다. 뒤에서 보면, 수평면에서 약 15° 정도 기울어집니다. 천장관절은 섬유연골과 유리연골로 이루어진 부메랑 같은 모양의 관절입니다. 그러므로 천장관절은 나이가 들어감에 따라 섬유화되어 움직임에 제한이 생기게 되며 10대의 나이임에도 고작 몇 도 정도만 움직일 수 있게 됩니다. 천골은 장골에 비해 앞쪽으로 기울어질 수 있으며, 이것을 천골의 전방경사(Nutation)라고 합니다. 반대로 천골이 장골에 비해 뒤쪽으로 기울어지게 되면, 이것을 천골의 후방경사(Counternutation)라고 합니다. 각 골반의 절반은 천골에 대해 전방 또는 후방으로 기울어질 수 있지만, 이러한 움직임은 최소로 발생하며 주로 각 골반의 절반이 서로 다른 방향으로 이동하는 보행과 같은 동작에서 발생해 운동력을 척추로 전달하는 것을 돕습니다.

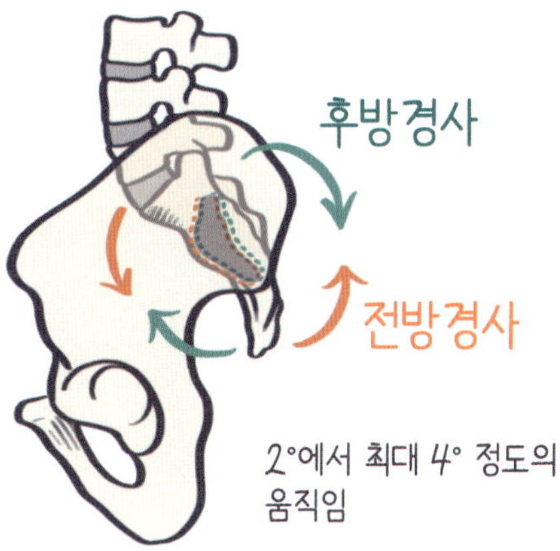


점선으로 된 부분이 움직임이 가능한 범위입니다.

천골 표면은 앞쪽과 뒤쪽 모두 강한 인대로 연결되어 있으며 관절의 모양과 안정성을 유지합니다. 일부 근육들(다열근, 이상근 및 대둔근 포함)이 천골에 부착되어 있지만, 근육의 작용 때문이 아닌 신체의 위치 때문에 장골에 상대적으로 움직입니다. 이러한 이유로 천골에는 매우 강한 인대가 있고 가능한 움직임이 거의 없기 때문에 천골에서 움직임을 늘리기 위해 노력하는 것은 현명하지 않다고 생각합니다. 대신 상황에 맞게 요가 자세에서 발생할 수 있는 일종의 회전력(torquing forces)으로부터 천장관절을 보호하는 데 중점을 둘 수 있습니다.

천골 아래에는 미골(꼬리뼈, coccyx)이 있으며, 천골 뿐만 아니라 미골도 개인에 따라 다소 휘어질 수 있습니다. 미골이 직선으로 되어 있는 경우, 구르거나 꼬리뼈로 균형을 잡는 것이 불편할 수 있습니다.

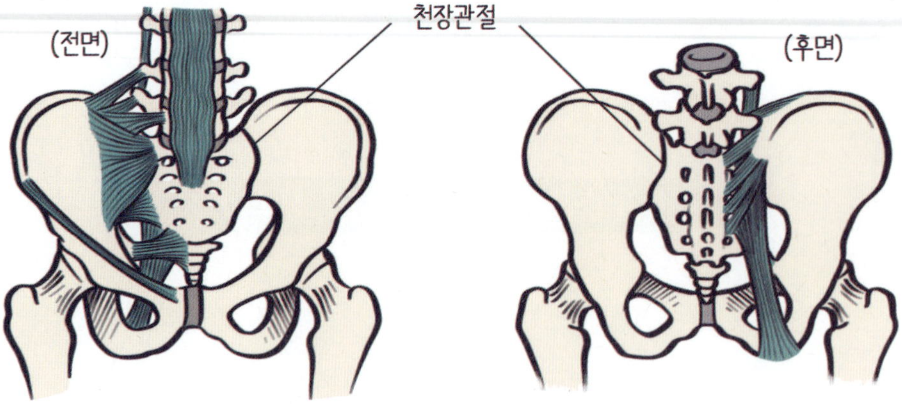


천장관절은 전면과 후면 모두 인대로 강하게 연결되어 있습니다.

## 천골을 움직이는 근육 Muscles That Move the Sacrum

이상근(궁둥구멍근, piriformis)은 유일하게 천골에 완전히 부착되는 근육이며, 다른 근육들은 골반과 연결되어 있는 일부 섬유에만 부착된 다음 골반이 아닌 다른 뼈에 붙습니다. 이상근은 천골 표면 앞쪽에서 시작해서 골반을 건너뛴 후 대퇴골의 대전자에 연결됩니다. 그래서 저는 어떠한 근육도 천골을 직접 움직이지는 않는다고 생각합니다. 많은 근육들이 천장관절을 움직이는 역할을 할 수 있지만, 신체의 위치를 바꿈으로써 간접적으로 움직이게 할 것입니다.

우리는 이전에 신체의 분절과 관련된 문제에 대해 이야기했고 관절의 작용, 안정성 및 움직임에 대해 논의했습니다. 천장관절은 인접한 뼈 뿐만 아니라 광범위하게 연결된 근막, 근육 사슬, 전체적인 포지셔닝 및 특정 영역의 안정화에 의해 영향을 받는 대표적인 영역입니다.

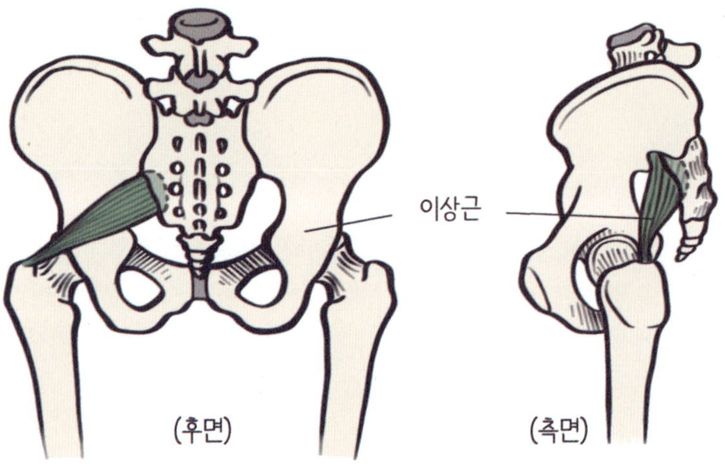


이상근은 천골에 붙어있지만 골반에는 붙어있지 않습니다.

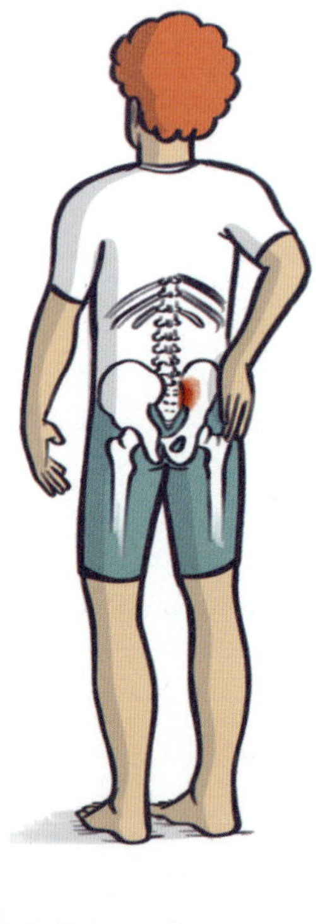

천장관절 주변의 인대가 늘어났을 경우, 근육이 직접 관여하지 않기 때문에 다시 안정화 하는 것이 어려울 수 있습니다. 보통 이러한 상황에서는 모든 주변 근육, 특히 가로로 주행하는 근육을 강화해야 합니다.

일반적으로 천장관절 통증은 천장관절 자체에서 직접 느껴지며 종종 관절의 전체 길이가 아닌 특정 위치에서 발생하는 것처럼 느껴집니다. 그러나 특히 근육의 보호적 경련(방어적 수축)이 발생하는 경우, 엉덩이, 허리, 허벅지 뒤쪽 또는 사타구니에 통증을 유발할 수도 있습니다. 통증 자체는 둔한 통증을 규칙적으로 겪게 되지만 날카롭거나 찌르거나 상상할 수 없을 정도로 고통스러울 수도 있습니다. 예를 들면, 인대 염좌, 관절 염증 및 불안정성 또는 부정렬과 같은 문제에 따라 경험하는 통증의 정도는 달라질 수 있습니다. 저는 둔한 통증의 증상이 몇 달에서 몇 년 동안 지속되는 수많은 수련생들을 만났습니다. 저의 경우 천장관절에 급성 염증이 생겼던 적이 있었습니다. 제가 경험한 통증은 너무 심해서 불편함이 시작되고 몇 시간 이내에 페티딘 주사(매우 강력한 오피오이드 기반 진통제)가 필요했습니다. 모든 종류의 근육이 보호적 경련을 일으켰으며, 목발을 짚고 회복하는 데 몇 달이 걸렸습니다.

중요한 것은 천장관절 통증이 무시할 일이 아니라는 것입니다. 무엇 때문에 천장관절을 악화시키는지 분석하면서 조치를 취해야 합니다. 일부 잘못된 정보를 가진 수련자들은 통증과 불편함이 더 열린 몸으로 가는 여정의 일부라고 느끼지만 우리는 천장관절에서 증가된 가동범위를 얻으려 하지 않기 때문에 이는 결코 몸이 열려가는 여정의 일부가 아닙니다. 그러나 좋은 소식은 천장관절 통증으로 나타나는 모든 것이 천장관절 자체에서 나타나는 통증은 아니라는 것입니다. 실제로는 중둔근과 소둔근의 통증유발점이 천장관절 부위에 통증으로 나타날 수 있습니다.

### 맥락잡기 Putting Things into Context

스포츠에서의 충돌, 추락 및 차량 충돌과 같은 사고를 통해 천장관절이 손상되거나 정렬이 잘못될 수 있으며, 이는 인대가 찢어지거나 삐는 것을 포함할 수 있습니다. 다행히도 요가는 절제된 움직임을 수반하므로 수련생들이 외상을 입을 가능성은 거의 없습니다. 반복적으로 해당 부위에 회전력을 가함으로써 인대가 늘어나거나 염좌가 생길 가능성이 훨씬 더 높습니다. 많은 요가 수련자들은 끈질긴 천장관절 통증이나 더 나쁜 증상을 겪을 수 있습니다. 천장관절을 지지하는 인대에 스트레스를 줄 수 있는 세 가지 주요 움직임은 수동적인 비틀기, 비대칭적인 자세, 그리고 다리를 지렛대로 사용하는 것이라 생각합니다. 이것들은 전체적으로 인대의 보호적 저항에 대항하여 장골 내에서 천골을 움직이려고 하는 힘의 도입과 관련이 있습니다.

능동적 비틀기를 사용하면 회전근만 사용하여 동작을 수행하기 때문에 올바른 위치로 이동할 수 있습니다. 그러나 중력이나 지렛대의 도움을 받을 경우(수동적 비틀기) 흉추 부위의 회전이 멈출 때 그 회전력이 요추 또는 천골 부위로 이동할 수 있습니다. 골반이 척추와 함께 자유롭게 움직일 수 없다면 수동적인 비틀기 동작은 천장관절에 부담을 줄 수 있습니다. 지렛대의 예로 팔꿈치나 팔을 사용하여 깊게 비틀거나 강하게 조정을 하는 것, 또는 손을 뒤로 맞잡는 것이 될 수 있습니다.

이 견해를 탐구하는 데 예시로 들 자세는 *parivrtta parshvakonasana*(파리브리타 파르스바코나사나, 측각도자세) 입니다. 뒷발을 옆으로 돌린 상태에서 이 자세를 취하면 골반이 효과적으로 제자리에 고정됩니다. 그런 다음 수련생이 더 깊게 비틀기 위해 팔이나 팔꿈치를 앞쪽 무릎의 바깥쪽에 두어 지렛대의 힘을 사용해 동작을 만들게 되면, 빠져나갈 곳이 없는 이 힘은 요추 또는 천골 부위로 쉽게 전달됩니다. 또한 여기에서 더 많은 힘을 가하면 골반은 척추와 함께 회전하기 시작할 것입니다. 책의 다음 부분에 있는 Twist 챕터에서 계속해서 더 자세히 살펴보겠습니다.

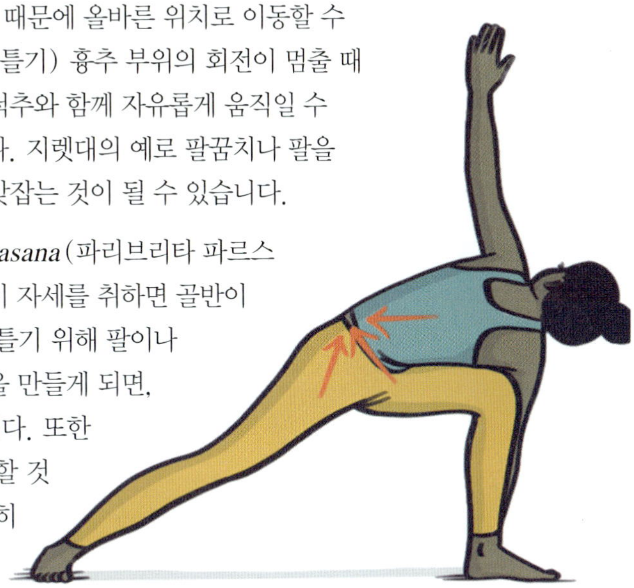
다리 바깥쪽에 있는 팔을 지렛대로 사용하여 더 많이 비틀게 되면 천장관절에 스트레스가 가해질 가능성이 있어요.

엉덩이가 비대칭인 자세는 골반의 각 절반을 서로 다른 방향으로 가져가려는 힘을 가할 수 있습니다. 보행은 건강한 천장관절이 편안하게 수용할 수 있는 자연스러운 움직임의 한 예입니다. 그러나 다리를 제자리에 고정한 상태로 힘을 가하면 취약해질 수 있습니다.

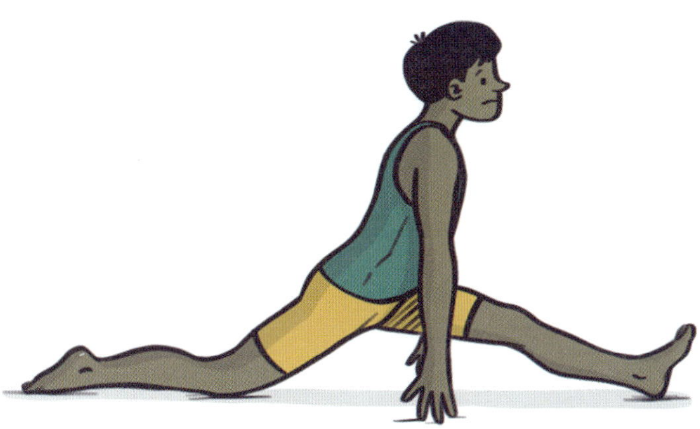
체중이 실린 비대칭적인 자세는 천장관절에 스트레스를 줄 수 있어요.

*Hanumanasana*(하누만아사나, 원숭이자세)가 좋은 예입니다. 이 자세에서 앞쪽 고관절은 굴곡되고 뒤쪽 고관절은 신전됩니다. 두 다리가 모두 바닥으로 쉽게 가라앉으면 고관절에 충분한 ROM이 나옵니다. 반면에, 허벅지 아래에 뜨는 공간이 생기면 중력의 아래로 내려가려고 하는 힘이 고관절에서 사용 가능한 ROM에 대해 저항할 것입니다. 근육이 그 이상의 ROM에 저항하면 장골이 다리에 의해 반대 방향으로 당겨질 수 있습니다. 이것은 다시 천장관절 주변을 지지하는 인대에 스트레스를 줄 수 있습니다. 이 위치에서 반동을 이용하여 움직이며 내려가려고 하는 것은 천장관절에 매우 좋지 않습니다.

이 예시에서 Dave는 정강이를 앞으로 내밀었지만 제한으로 인해 골반이 틀어졌어요.

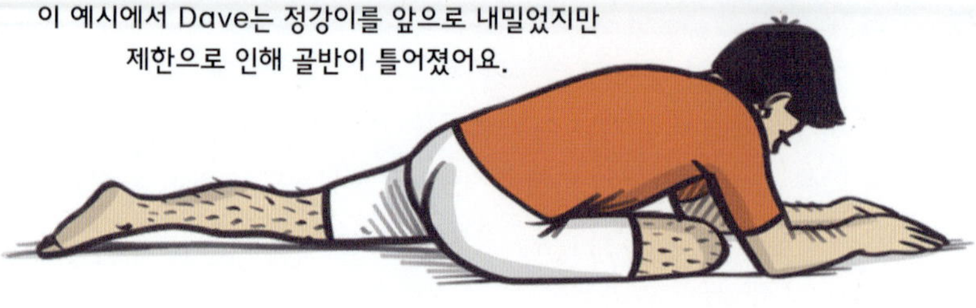

비슷한 효과를 내기 위해 다리가 항상 반대 위치에 있을 필요는 없습니다. 앞의 예시에서는 한쪽 고관절이 굴곡되고 다른 쪽 고관절이 신전되었지만, 대중적인 자세인 한발 비둘기 자세에서는 쉽게 문제가 나타날 수 있습니다. 이 자세에서는 정강이가 매트의 앞쪽과 평행하고 고관절이 깊게 외회전 하면서 굴곡됩니다. 이 위치는 많은 수련생들에게 매우 어려운 일이며, 여러분이 관찰할 수 있는 것은 앞다리의 허벅지와 엉덩이가 가라앉지 않는다는 것입니다. 무릎 바깥쪽(외측 측부 인대)에 압력을 가할 뿐만 아니라 이 위치는 골반을 비틀어 다시 천장관절을 중력에 취약하게 만듭니다. 이러한 이유로 저는 비둘기 자세에서 정강이를 앞쪽에 평행하게 놓는 위치는 상급 자세로 간주하며, 초보자 시퀀스로는 적합하지 않다고 생각합니다.

앞의 비대칭 자세와 관련된 두 사례 모두 '다리를 지렛대 삼은' 그룹에 포함될 수 있습니다. 이 외에도 두 다리가 서로 다른 움직임을 가져가는 많은 자세들은 천장관절에 스트레스를 줄 수 있습니다. 특히 천장관절이 이미 자극을 받았거나 인대가 느슨한 경우는 더욱 그렇습니다. 이전에 무릎에 압력을 가할 수 있는 가능성과 관련해 *Janushirshasana A*(자누시르사아사나 A)에 대해 이야기했습니다. 또한 수련생이 앞으로 나아가려고 할 때 구부러진 다리 쪽 고관절의 제한이 골반을 제자리에 고정시킬 수도 있습니다. 척추를 둥글게 만든 상태에서 몸을 앞으로 내밀면 구부러진 다리 쪽의 천장관절에 추가적인 스트레스가 가해질 수 있습니다. 덧붙여서, 위와 같은 맥락은 척추가 둥글게 구부러진 모든 전굴 자세에 적용됩니다. 허리로 스트레스가 가지 않으면 대신 천장관절로 가게 될 것입니다.

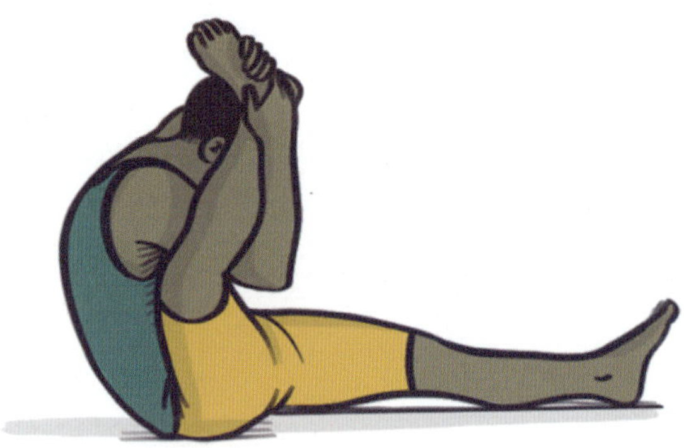

저는 이렇게 몸을 찌그러뜨리는 모습을 볼 때마다 움찔해요.

마지막으로 언급할 그룹은 다리를 지렛대로 사용하는 것과 관련이 있습니다. 일반적으로 아쉬탕가 수련자들이 천장관절 통증을 경험하기 시작하는 시기는 중급 시리즈에서 머리 뒤로 다리를 넘기는 자세를 시작할 때입니다. 적절한 외회전과 고관절 굴곡이 가능하지 않은 한, 수련생은 발을 목 뒤쪽에 놓은 상태에서 등을 과도하게 둥글게 만들 것입니다. 이것이 경추와 요추에 무리가 가지 않는다면, 수련생들은 다리를 들어 올릴 때 엉덩이를 바닥에서 들어 올렸을 수 있습니다(한 다리만 바닥에 놓여 있는 자세). 이 과정에서 골반이 틀어집니다. 그런 다음 더 똑바로 앉으려고 할 때 다리를 목 뒤에서 지렛대로 돌리면 골반이 천골의 지렛대가 됩니다. 이는 천장관절을 포함한 관련된 모든 영역에 매우 강한 힘을 생성할 수 있습니다.

이번에는 좌우 골반을 다른 방향으로 움직이는 대신, 다리를 옆으로 벌리는 것과 관련해 살펴볼 것입니다. *Baddha Konasana*(받다코나아사나, 나비자세) 및 *Samakonasana*(사마코나아사나, 박쥐자세)에서 다리는 골반의 지렛대 역할을 하여 장골을 천골에서 분리할 수 있습니다. 물론 이것은 인대의 저항을 받지만 다리가 길고 무겁게 느껴질 수 있습니다.

인대는 천장관절의 안정성을 제공하는데 근본적인 역할을 하므로 유연성에 영향을 미치는 모든 것은 관절의 온전한 상태에 영향을 미칩니다. 과신전으로 간주되는 수련생은 인대가 이미 느슨한 경향이 있기 때문에 이 부분에 대해 특히 주의해야 합니다. 또 다른 특별한 대상자 중 하나는 임신한 수련자일 것입니다. 왜냐하면 임산부의 몸은 출산을 위한 골반을 준비하기 위해 릴랙신 호르몬을 방출하기 때문입니다. 일부 수련생들은 릴랙신 호르몬으로 인해 월경 주기의 후반부에 몸이 견고하지 않은 느낌을 경험할 수 있습니다.

제가 언급하는 방식으로는 요가보다 의자에 앉아서 차 한잔하는 것이 더 안전해 보일 수도 있습니다. 대부분의 경우 많은 수련자들은 안전하게 수련할 수 있습니다. 하지만 이 챕터의 목적은 우리의 잘못된 몸에 대한 인식으로 인해 몸이 잘못될 수 있다는 사실에 주의를 기울이는 것입니다. 본인 또는 본인의 수련자가 천골부위에서 불편함을 겪고 있다면 수행되는 자세를 면밀히 살펴보시길 바랍니다.

# SHOULDER

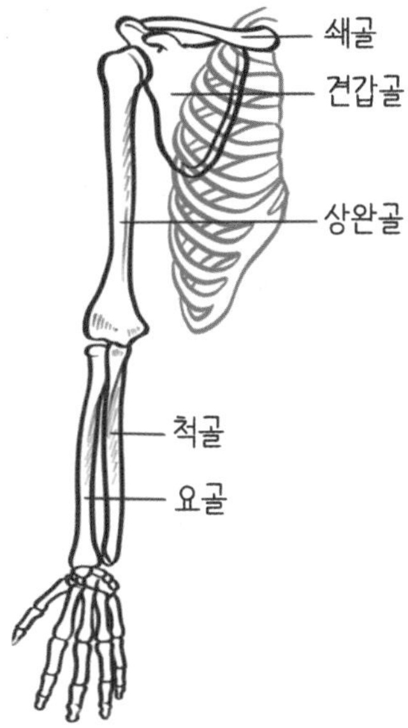


고관절–무릎–발목–발 사슬의 관계와 마찬가지로 어깨–팔꿈치–손목의 상체 조합 요소 간에도 많은 상호 작용이 있습니다. 일반적으로 요가 자세에서 맞잡기(binding)를 하는데 문제가 있거나 계속해서 팔꿈치가 튀어나와 일부 자세에서 팔을 곧게 펴지 못할 때 어깨에 무슨 일이 일어나고 있는지 질문하기 시작합니다. 또한 일부 요가 자세에서 손이나 전완(아래팔, forearm) 스스로를 지탱해야 하며, 많은 수련생들이 하체보다 상체가 약하거나 덜 안정적이라는 것을 알아차립니다.

팔과 다리의 관절의 구성은 다소 유사합니다. 외형적으로 봤을 때 어깨의 구상관절, 팔꿈치의 변형된 경첩관절, 손목의 복합관절이 있습니다. 이렇게 어깨의 가동성과 팔꿈치의 안정성, 다시 손목의 가동성의 관절 배치는 뛰어난 기능성과 적응성을 가능하게 하며 사지를 더 잘 제어할 수 있게 합니다. 뼈 자체로는 위팔과 위쪽 다리에 각 1개가 있고, 아래쪽에 2개(두꺼운 뼈 1개, 얇은 뼈 1개)가 있기 때문에 손목과 손, 발목과 발에 하중이 있을 수 있습니다.

### 어깨 복합체의 구조 Construction of the Shoulder Complex

체중을 견딜 수 있도록 제작되고 안정화 기능을 하는 강한 인대 때문에 다소 튼튼한 고관절과 달리 어깨관절(shoulder joint)은 우리 환경과 상호작용할 수 있도록 설계되었습니다. 우리는 물건을 높이 들거나 등을 긁고 정확하고 민첩하게 손을 위치시킬 수 있기를 원합니다. 어깨관절 구조는 얕은 관절와(socket)와 고관절보다 훨씬 덜 강한 인대로 이러한 기능적 조건을 반영 합니다. 그러나 이러한 가동성에 대한 요구에는 대가가 발생하고 타협 시 안정성이 감소되어 부상 위험이 증가합니다.

우리가 '어깨관절'이라고 말할 때 일반적으로 우리는 상완골(위팔뼈, humerus)이 관절하는 위치를 이야기하지만, 실제로는 견갑골(어깨뼈, scapula)에 위치한 관절와(관절오목, glenoid fossa)이기 때문에 관절와상완관절(오목위팔관절, gleno-humeral joint)이라고 합니다. 견갑골은 몸통의 축(두개골, 척추, 늑골, 흉골)과 연결되는 견갑대의 일부이기 때문에 고관절보다 더욱 복잡합니다. 견갑대를 연결하는 다른 뼈는 쇄골(빗장뼈, clavicle)이므로 쇄골의 양쪽 끝에도 관절이 있습니다. 흉골에 연결되는 곳은 흉쇄관절(복장빗장관절, sternoclavicular joint–SC joint)이고 견봉돌기(acromion process)에 연결

## 어깨 복합체 관절

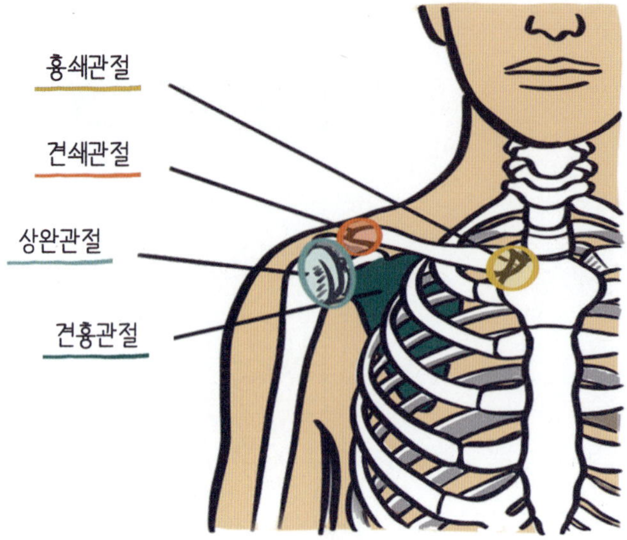


되는 곳은 견쇄관절(봉우리빗장관절, acromioclavicular joint–AC joint)입니다. 마지막으로, 견갑골은 흉곽과 연결되어 견흉관절(어깨가슴관절, scapulothoracic joint–ST joint)이 됩니다. 견흉관절은 관절낭이나 윤활액이 없기 때문에 다른 관절들과 다릅니다. 견갑골은 흉곽 뒤쪽에 딱 맞으며 근육에 의해 고정됩니다. 이러한 4개 관절의 조합을 어깨 복합체라고 부릅니다.

골반–다리 관계와 팔–견갑골 관계의 큰 차이점은 견갑골이 등의 표면 위에서 움직일 수 있다는 것입니다. 견갑골은 흉곽을 따라 뒤로 그리고 척추쪽으로(후인, retraction), 앞 · 옆으로(전인, protraction), 위로(거상, elevation) 및 아래로(하강, depression) 미끄러질 수 있습니다. 또한 견갑골은 위(상방회전, upward rotation) 또는 아래(하방회전, downward rotation)로 회전할 수 있는데, 이를 통해 관절와의 각도와 우리가 팔을 얼마나 위로 들어 올릴 수 있는지를 조절할 수 있습니다. 또한 견갑골은 앞뒤로 기울이고 수직축을 중심으로 바깥쪽과 안쪽으로 회전할 수 있습니다. 우리는 수련생이 차투랑가에서 내려갈 때 견갑골의 안쪽 가장자리(내측연)가 등에서 튀어나오는 마지막 움직임을 알아차릴 수 있습니다. 이 모양을 '익상 견갑골(winging scapula)'이라고 부르지만, '견갑골 익상 증후군'과 같은 이름의 의학적 상태와는 같지 않습니다. 헷갈리지 마세요. 견갑골을 움직여서 팔의 움직임 중 일부를 강조할 수 있지만, 견갑골을 등에서 안정시켜야 할 수도 있다는 점을 이해해야만 합니다. 견갑골이 움직일 때 견쇄관절(AC joint), 흉쇄관절(SC joint) 또한 포함합니다.

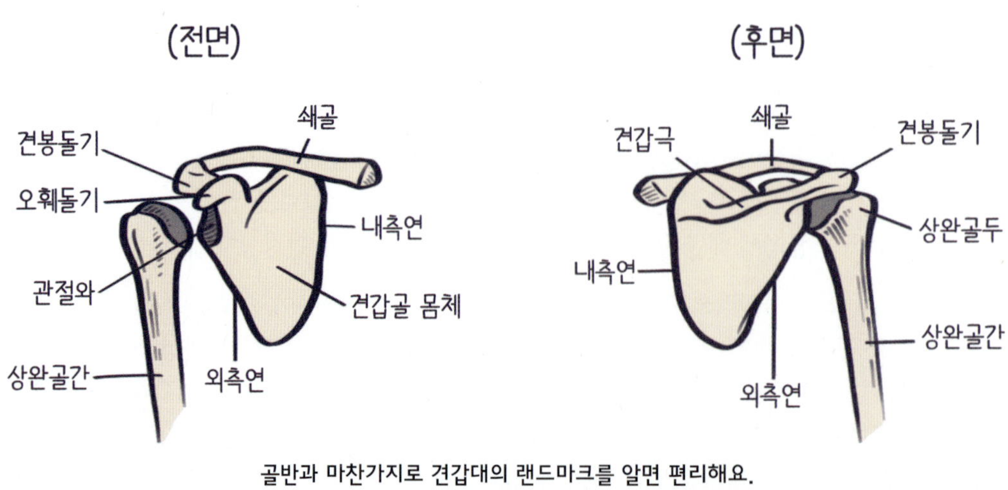


골반과 마찬가지로 견갑대의 랜드마크를 알면 편리해요.

견봉돌기의 형태

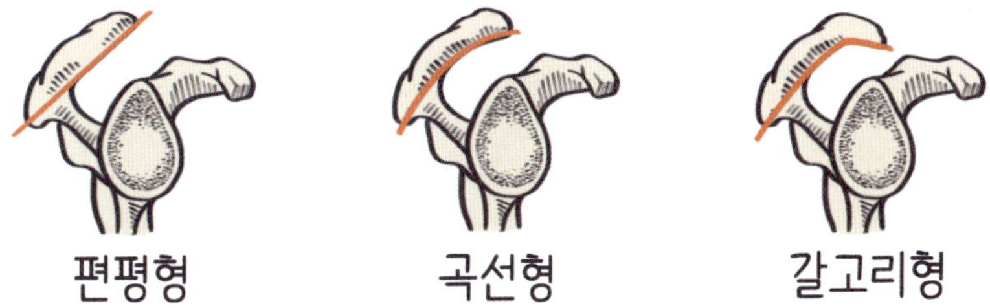


각기 다른 모양의 견봉돌기. 실제로 다른 방향으로 구부러진 4번째 유형도 있어요.

견갑골은 3개의 돌출부를 가지고 있는데, 어깨의 상단을 가로질러 오는 견봉돌기(acromion process), 쇄골 바로 아래에서 가슴으로 파고드는 오훼돌기(coracoid process), 그리고 척추라고 불리는 등을 가로질러 솟아 있는 부분입니다. 견갑극(spine of the scapula)은 편리한 랜드마크이지만 요가 수련자인 우리는 견봉돌기에 대해 더 많이 알아야 합니다. 견봉돌기는 편평형(유형 I), 곡선형(유형 II) 및 갈고리형(유형 III)의 세 가지로 분류됩니다. 인간 골격의 변동성을 고려할 때 서로 다른 길이의 견봉돌기, 측면의 돌출, 관절와의 모양, 각도 및 깊이에서 약간의 차이가 나는 것이 가능합니다. 갈고리형 견봉돌기 또는 더 많은 뼈 돌출이 있는 다른 변형일 경우 어깨 굴곡이 끝 범위까지 가기전에 상완골이 견봉돌기에 부딪힐 가능성이 높습니다(강한 압박). 이것은 다운독을 하는 사람이 몸통과 손목을 일직선으로 둘 수 없다는 것을 의미합니다. 핸드스탠드, 전사A 자세, 운카타사나와 같이 어깨가 완전히 굴곡되는 모든 자세에서 동일합니다.

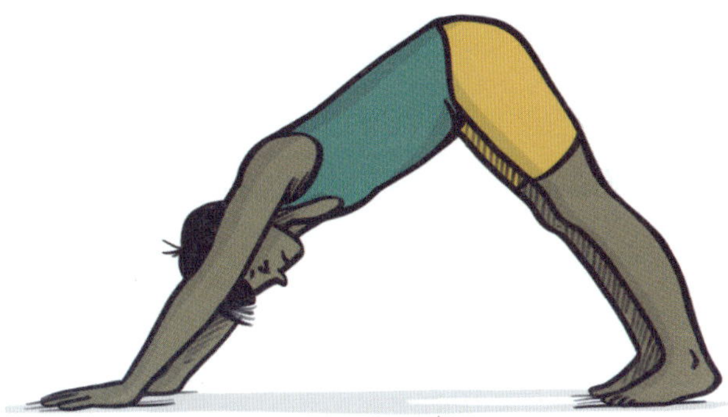

견봉돌기와 상완골에서의 강한 압박은 어깨 굴곡의 전체 범위를 수행하지 못하게 할 수도 있어요.

대부분의 사람들은 곡선형의 견봉돌기를 지니지만 모든 뼈의 기본 구조와 마찬가지로 엑스레이가 없으면 알 수 없습니다. 위와 같은 골격 구조가 어깨 굴곡을 방해하는 요소 중 하나가 될 수 있다는 점을 이해하는 것이 중요합니다. 동일한 압박 규칙이 적용되고, 뼈에 힘을 가하지 않으며 이동 방향 앞에서 불편함이 느껴질 것입니다. 상황에 영향을 줄 수 있는 유일한 것은 견갑골이 뒤에서 제대로 움직이지 않는 경우입니다. 흥미로운 점은 회전근개(돌림근띠, rotator cuff) 파열이 있는 사람들은 훨씬 더 높은 비율로 갈고리형의 견봉돌기를 가지고 있다는 것입니다.

흉쇄관절(SC joint) 및 견쇄관절(AC joint)에서 가능한 움직임은 견갑대가 상승, 하강, 전인, 후인 할 때 흉곽에서 견갑골이 쉽게 움직일 수 있도록 합니다. 천장관절(SI joint)과 마찬가지로 이 관절을 특별히 움직이는 역할을 하는 근육은 없습니다. 따라서 골격관계를 유지하는 인대가 손상되면 안정성을 회복하기 어렵습니다. 나중에 요가동작에서 이 두 관절이 어떻게 스트레스를 받을 수 있는지 살펴보겠습니다.

### 어깨 복합체를 움직이는 근육 Muscles That Move the Shoulder Complex

어깨 주변에는 근육이 상당히 많습니다. 견갑대에서 시작하여 어깨관절(관절와관절, shoulder joint, glenoid fossa joint)로 이동합니다. 견갑대에서 가능한 움직임은 거상(elevation), 하강(depression), 전인(protraction), 후인(retraction)입니다.

### 전거근(앞톱니근, Serratus anterior)

전거근은 몸통을 감싸고 있는 손가락 다발처럼 보이는 근육으로 권투 선수에게서 쉽게 볼 수 있습니다. 견갑골의 내측연에서 시작되어 견갑골 밑으로 이동하여 몸통 측면 주변으로 도달하여 늑골 1번부터 8번 또는 9번까지 부착됩니다. 전거근의 작용은 견갑골을 전인시키고 어깨를 굴곡하거나 외전시킬 경우 견갑골을 위쪽으로 회전시키는 것입니다(상방회전). 또한 전거근은 견갑골을 흉곽 방향으로 부착 시키는 작용을 합니다. 익상견갑골(winging scapula)을 보면, 이것은 전거근이 약하다는 증거이며 다음 나올 근육인 능형근도 마찬가지일 것입니다.

## 견갑대 근육

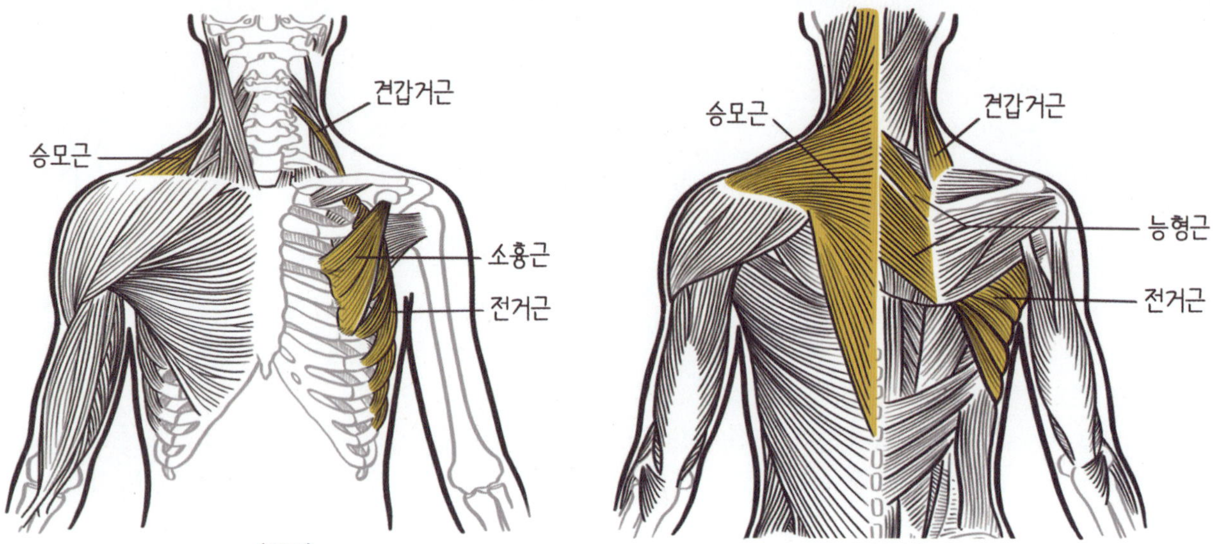


### 능형근(마름근, Rhomboid)

척추와 견갑골의 안쪽 가장자리 사이에 능형근이 있습니다. 대능형근(rhomboid major)과 소능형근(rhomboid minor)이 있고 견갑골을 후인, 거상 뿐만 아니라 하방회전도 돕습니다. 전거근(serratus anterior)과 함께 작용하면 견갑골을 안정화하는데 도움이 되므로 견갑대가 움직이지 않고도 팔을 사용할 수 있습니다.

### 견갑거근(어깨 올림근, Levator scapulae)

이 근육은 견갑골의 거상을 수행하며 견갑골의 상각에 붙어 C1~C4 횡돌기에 부착됩니다. 능형근과 마찬가지로 안쪽에서 위쪽으로 당겨 견갑골을 하방회전하는데 도움을 줄 수 있습니다. 하방회전을 시각적으로 확인하고자 한다면 L자 모양으로 앉아서 몸통을 들어 올리는 것을 생각해보세요. 견갑대가 하강하면 견갑골도 아래쪽으로 회전할 것입니다.

### 승모근(등세모근, Trapezius)

목, 등, 어깨에 걸쳐 있는 거대한 다이아몬드 모양의 근육을 승모근이라고 합니다. C7에서 T12까지의 극돌기에 부착될 뿐만 아니라, 목 뒤쪽으로 이어지는 인대, 외측 쇄골, 척추와 견갑골의 견봉돌기, 두개골 기저부에도 부착됩니다. 크기 때문에 섬유가 서로 다른 방향으로 뻗어 있어 세 가지 주요 부분이 서로 다른 작용을 합니다. 상부는 견갑골을 위로 올리고, 중부는 후인하며, 하부는 견갑골을 아래로 내리는 움직임을 수행합니다. 상부와 하부 또한 견갑골을 후인시키는데 도움이 되며 팔을 올릴 때 견갑골의 상방회전을 위해 함께 작용할 수 있습니다. 승모근은 매우 강력한 근육으로 견갑대와 독립적으로 팔을 움직일 때, 등에 있는 견갑대를 제자리에 고정시켜주는 주요 근육 중 하나입니다.

### 소흉근(작은가슴근, Pectoralis minor)

대흉근(큰가슴근, pectoralis major)과 소흉근(작은가슴근, pectoralis minor), 두 가지 흉근이 있으나 소흉근만이 견갑골의 오훼돌기(coracoid process)에 부착되기 때문에 견갑대를 움직이며, 대흉근은 상완골에 부착됩니다. 소흉근의 다른 쪽 끝은 3, 4, 5번째 늑골에서 시작되며 견갑골을 당겨서 아래쪽으로 회전시킵니다(하방회전). 따라서 전거근(상방회전근)과 함께 작용하면 회전이 없는 상태로 내전이 가능합니다. 또한 호흡의 보조 근육 중 하나이며 흉곽을 위로 당겨 더 큰 부피를 만듭니다.

## 후인

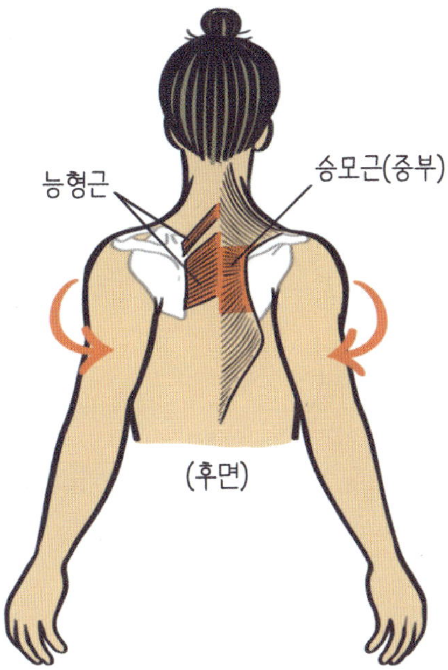


## 전인

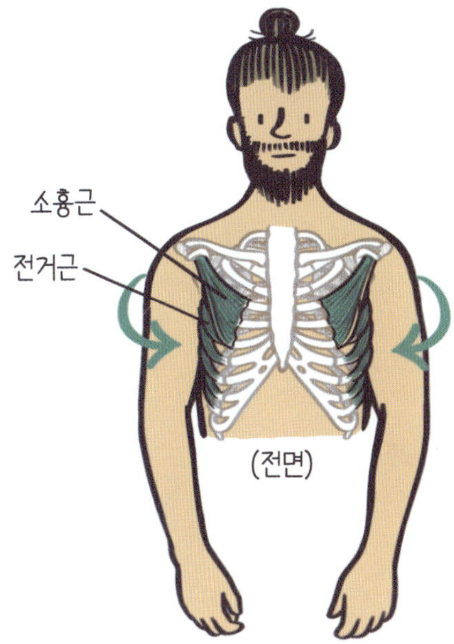


**모두의 관심사는 전거근이죠. 마치 전거근은 요근과도 같으며 견갑대를 안정화 하는 매우 중요한 역할을 합니다. 또한 능형근과 승모근과 함께 견갑골의 전인과 후인의 균형을 유지하는 작용을 합니다.**

## 어깨 거상

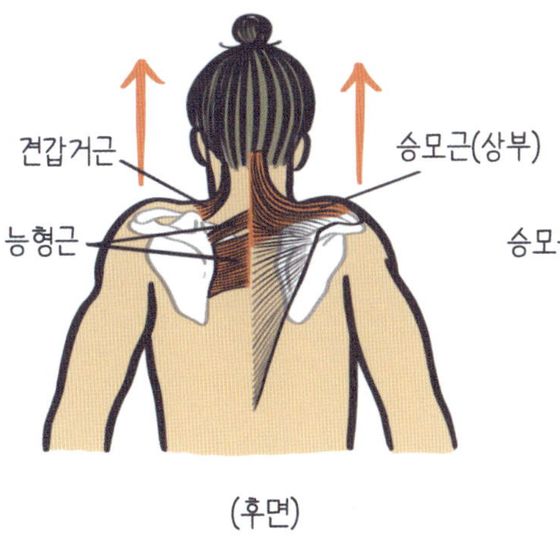


## 어깨 하강

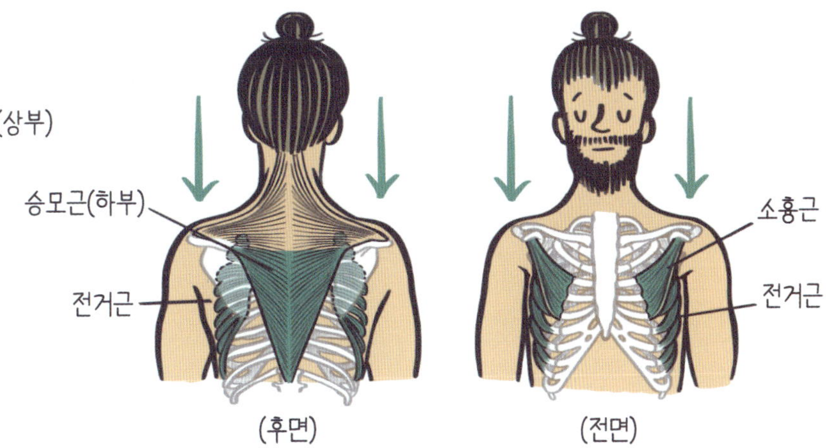


이제 어깨관절을 움직이는 근육에 대해 생각해 봅시다. 제가 수련생들에게 말할 때, 수련생들은 어깨 관절을 움직이는 근육에 대해 약간 헷갈려 합니다. 즉, 우리는 상완골(위팔뼈, humerus)의 움직임에 대해 이야기하고 있으므로 움직임을 만들어낼 근육은 상완골에 부착되어야 합니다. 방금 다룬 근육 중 일부는 어깨 오목면이 있는 견갑골(견갑와)에 붙어 있지만, 상완골이 아닌 다른 곳에 부착되어 있습니다.

우리는 견갑골에서 시작하는 근육들을 갖고 있는데, 모두 상완골 어딘가에 부착됩니다. 근육의 당기는 방향과 Key Concepts 챕터의 Secondary Action of Muscles에 관하여 떠올려보세요. 이는 근육이 어깨 주위에서 움직임을 만드는 이유를 시각화 하는데 도움이 되기 때문입니다. 어깨 관절의 움직임은 내회전과 외회전, 굴곡과 신전, 외전과 내전, 수평외전과 수평내전이 있습니다.

### 회전근개(돌림근띠, Rotator cuff)

회전근개라고 일컫는 총 4개의 근육을 묶어서 설명하려 합니다. 왜냐하면 이 근육들의 힘줄은 어깨의 관절낭과 합쳐지고 얕은 소켓관절에서 상완골두를 안정화하는 것을 돕기 때문입니다. 회전근개는 어깨 안정화의 중요한 역할을 제공할 뿐만 아니라 많은 어깨 움직임을 담당하기도 합니다. 이는 특히 반복적으로 팔을 머리 위로 올리는 동작이나 하중으로 인해 부상을 입기 쉽다는 것을 의미합니다.

회전근개

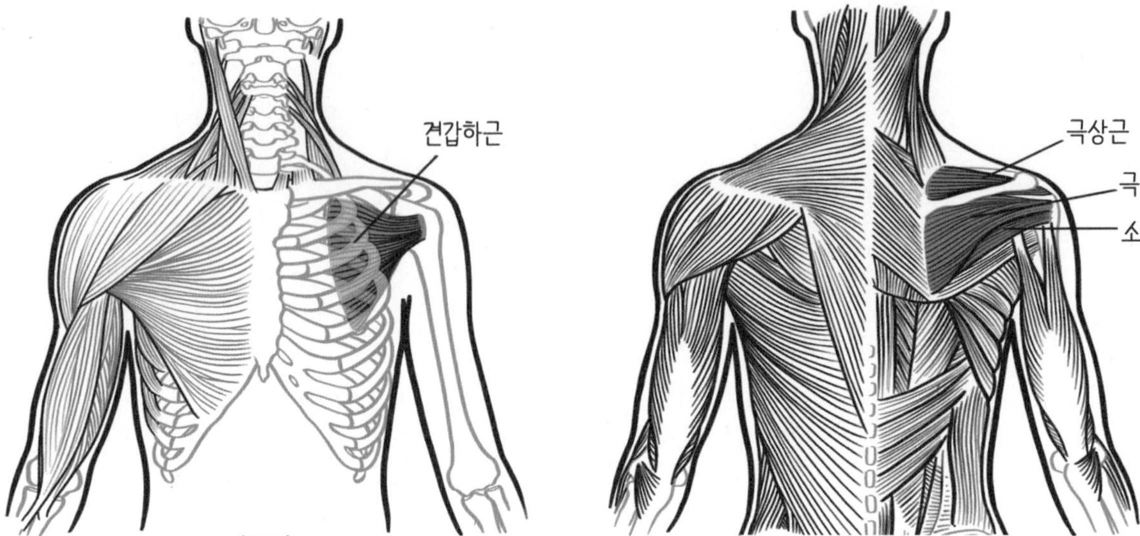


(전면) (후면)

### 극상근(가시위근, Supraspinatus)

극상근은 견갑극(spine of scapula) 위에서 견봉돌기 아래로 이동하여 상완골의 상단에 부착됩니다. 극상근은 어깨 외전과 함께 삼각근을 돕습니다. 덧붙여서, 회전근개 파열로 인해 손상될 가능성이 가장 높은 근육 힘줄입니다. 움직이지 않는 팔을 앞으로 들어 올리거나 옆으로 뻗을 때 통증이 있는 경우, 치료를 받지 않으면 더 악화되는 악순환을 초래할 수 있으므로 조언과 지도를 받을 필요가 있습니다.

### 극하근(가시아래근, Infraspinatus)

극하근은 주요 외회전근이므로 강력한 내회전근에 대한 과로로 인해 통증유발점이 생기기 쉽습니다. 또한 극하근은 수평 외전 및 신전을 도울 수 있습니다. 극하근은 견갑극 아래 전체 영역을 차지하고 상완골의 후외측(등/측면)에 부착되는 회전근개 근육 중 가장 큰 근육입니다.

### 소원근(작은원근, Teres minor)

소원근은 견갑골의 외측연에서 상완골의 후방으로 이동하며 외회전과 내전을 도울 수 있습니다.

### 견갑하근(어깨밑근, Subscapularis)

견갑하근은 견갑골의 견갑하와(전면)에서 상완골의 전면까지 이어져 내회전을 합니다. 또한 내전 및 신전을 도울 수 있습니다.

## 내회전

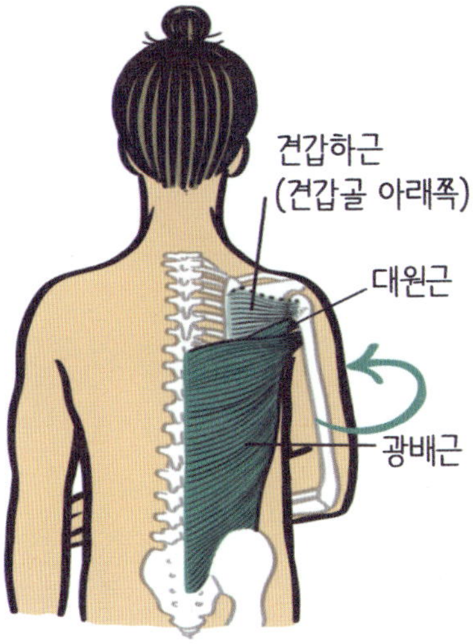

(후면)

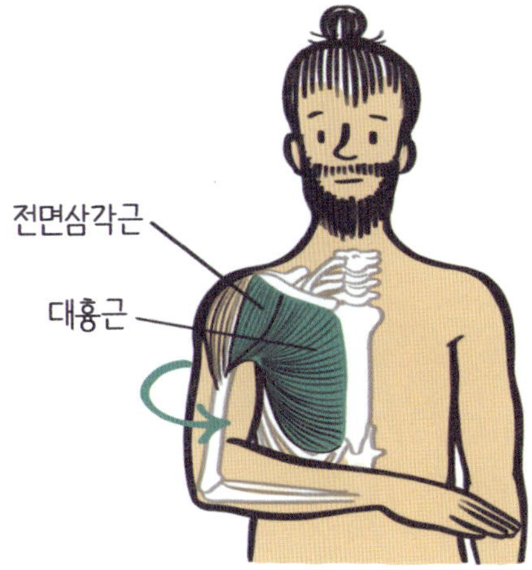

(전면)

## 외전

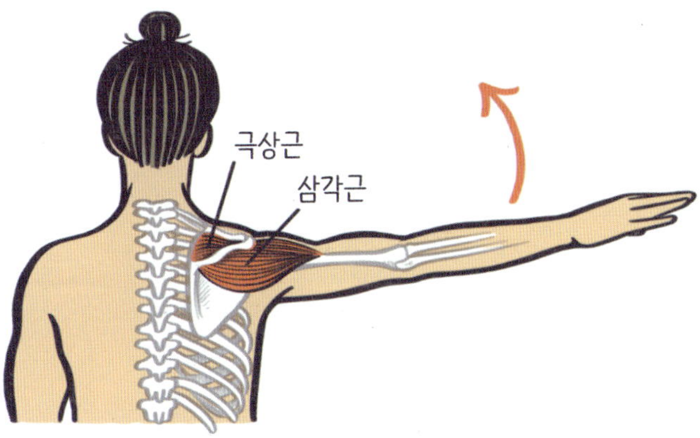

(후면)

## 외회전

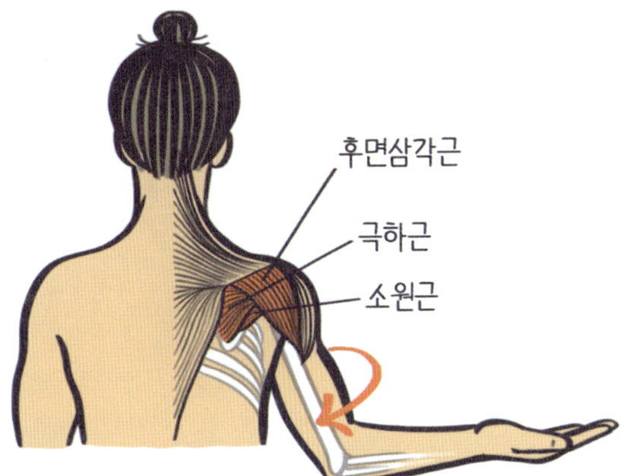

(후면)

## 내전

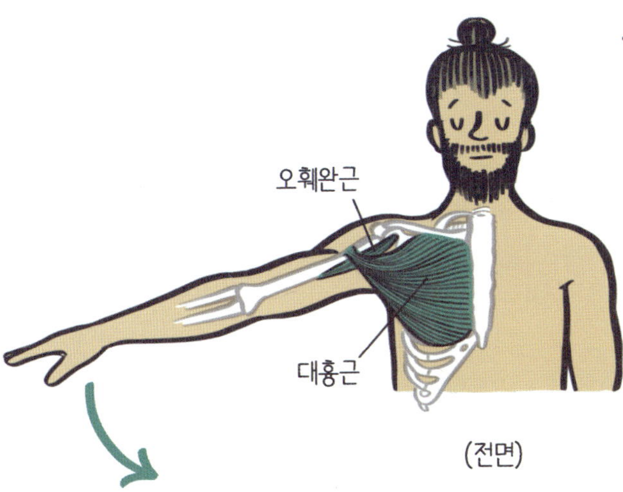

(전면)

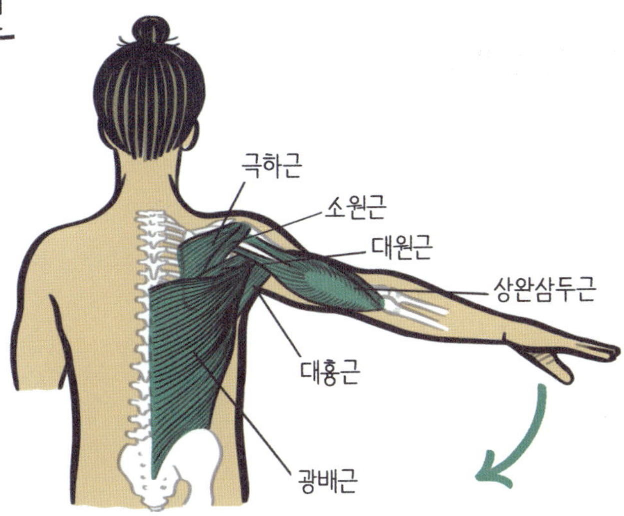

(후면)

굴곡

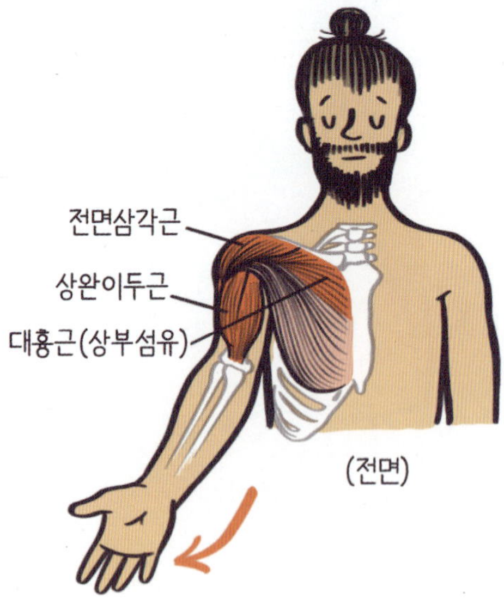


신전

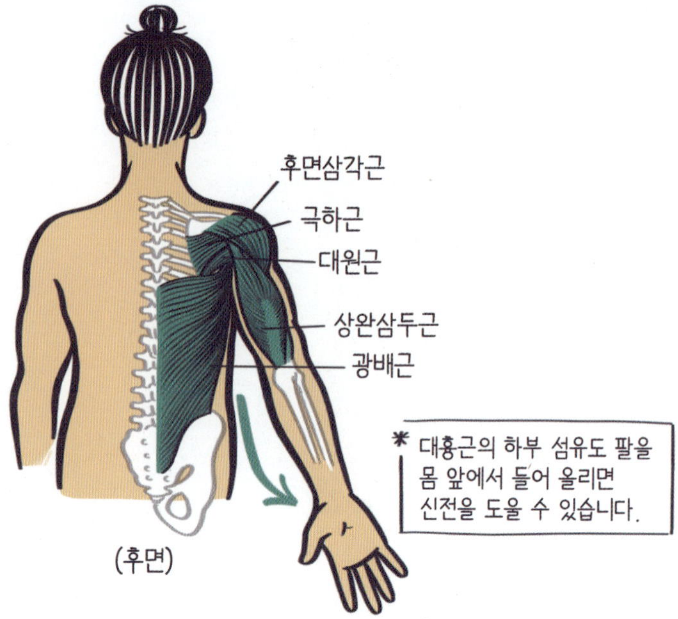


수평내전

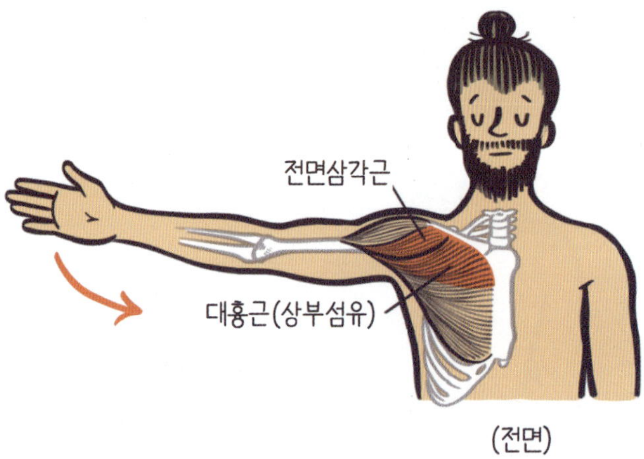


수평외전

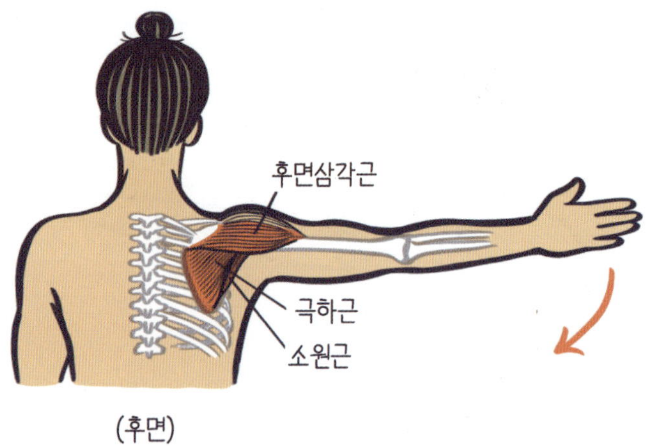


**어깨 관절을 움직이는 기타 근육** Other Muscles That Move the Shoulder Joint

**대흉근(큰가슴근,** Pectoralis Major)

대흉근은 상부 가슴 앞쪽에 위치하며 소흉근을 완전히 덮습니다. 흉골과 쇄골, 처음 6개의 늑연골에서 부착되어 상완골의 전외측면(앞/바깥쪽)에 붙습니다. 대흉근은 크고 강하기 때문에 섬유는 다양한 부분으로 나뉘어 움직임의 방향을 만들어 냅니다. 일부는 높거나 낮게 또는 직선으로 당겨집니다. 상부(쇄골), 중부(흉골), 하부(늑골)의 세 부분으로 나뉩니다. 모든 부분은 어깨를 내전하고 내회전 할 수 있습니다. 상부 섬유는 어깨관절을 굴곡하고 수평 내전할 수 있고, 하부 섬유는 반대 작용을 할 수 있습니다. 상당히 유용한 근육임을 알 수 있습니다. 당기는 방향은 항상 변하기 때문에 이동곡선을 통해 단계에 따라 이러한 동작 중 일부를 더 잘 수행할 수 있습니다.

**광배근(넓은광근,** Latissimus dorsi)

광배근은 허리의 전체를 덮습니다. 상체에서 가장 큰 근육으로 T7에서 천골에 이르는 모든 극돌기, 흉요근막, 장골능, 아래쪽 4개 늑골을 포함하여 곳곳에 붙어있습니다. 다른 쪽 끝에서는 팔 아래로 내려가 상완골의 내측면에 부착됩니다. 동심성

## 어깨를 움직이는 다른 근육

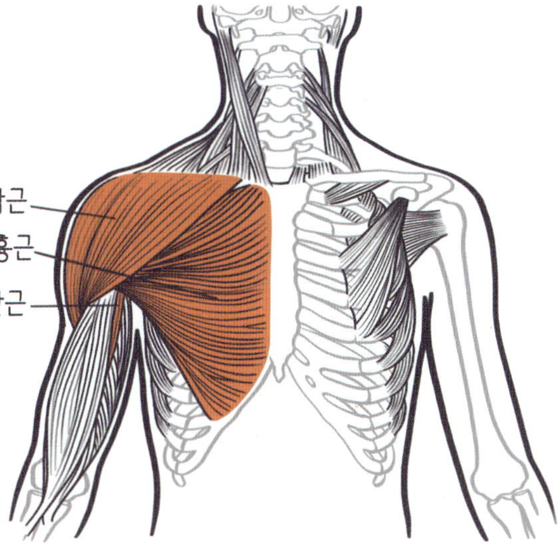

(전면)

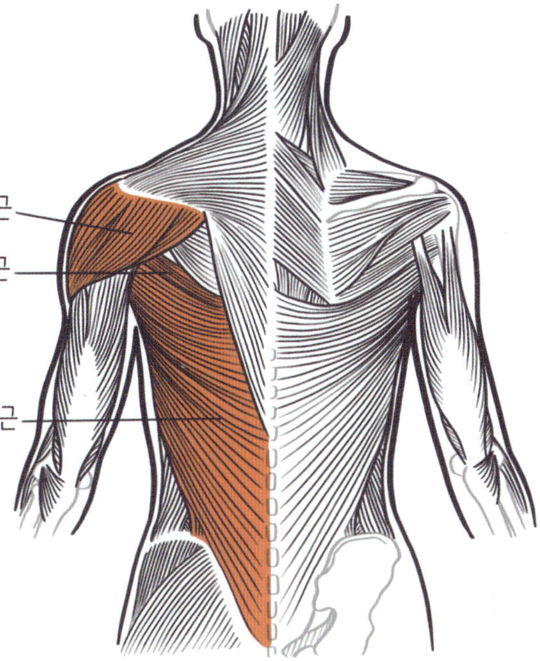

(후면)

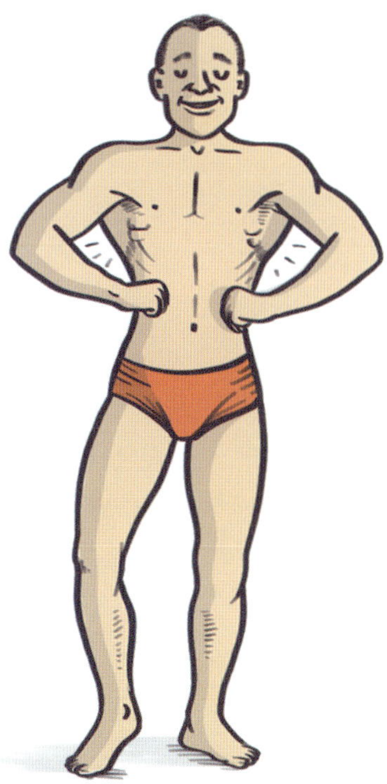
으아! 힘주고! 랫스프레드!

으로 수축할 때 신전과 내회전을 합니다. 광배근은 거대하고 매우 강력한 근육이 될 수 있으며, 이 근육이 발달하면 좁은 허리에서 넓은 어깨까지 V자 모양을 만들 수 있습니다. 이것은 많은 올림픽 대회에서 본적이 있는 수영선수의 근육이라고 생각할 수 있습니다. 또한 뒤에서보면 거북이 같고 앞에서는 곤충 같아 보이는 보디빌딩 포즈의 대표적인 동작인 Lat Spread는 잘 발달한 광배근의 형태를 보여주는 동작입니다. 그러나 요가에서는 당기는 동작을 하지 않으므로 광배근의 긴장도를 많이 볼 수 없는데 이는 바로 어깨관절의 신전 때문입니다.

광배근은 팔이 굴곡된 상태에서 뒤로 당기거나 몸을 팔쪽으로 당기는 역할을 합니다. 또한 Key Concepts 챕터의 Strength에서 팔이 머리 위에 있는 경우 약간의 저항이 없다면, 광배근의 수축이 아니라 중력이 팔을 아래로 내릴 수 있음을 배웠습니다. 당기는 움직임의 부족함에 대해 지금 바로 몇 가지를 생각해 볼 수 있습니다. 예를 들면, 머리서기, 핸드스탠드, 어깨서기, 다운독, 차투랑가는 모두 밀어내는 동작입니다. 간혹 그룹수업에서 약간의 재미를 위해 주변에 바가 있으면 저는 수련생들을 들어 올려서 바를 잡게 한 다음, 그들이 스스로 당기도록 지도하곤 합니다. 이때 극소수를 제외하고는 모두 소금에 절인 생선을 햇볕에 말리는 것처럼 제자리에 매달려 있었습니다. 그러므로 우리는 당기는 근육과 미는 근육의 균형을 유지하려면 상체의 당기는 근육을 강화하는 다른 방법을 찾아야 합니다. 여기에는 상완이두근도 포함됩니다.

### 대원근(큰원근, Teres major)

대원근은 견갑골 외측에서 비슷하게 시작되어 소원근의 형제 근육으로 불립니다. 그러나 다른 쪽 끝은 팔 아래로 내려가 광배근처럼 상완골의 내측면에 부착됩니다. 결과적으로, 견갑하근과 마찬가지로 내회전을 합니다. 대원근은 소원근과 이름은 비슷하지만 회전근개에 속하는 근육은 아니며, 몸의 뒤쪽에서 앞쪽으로 오면서 내전과 신전에도 도움을 줄 수 있습니다.

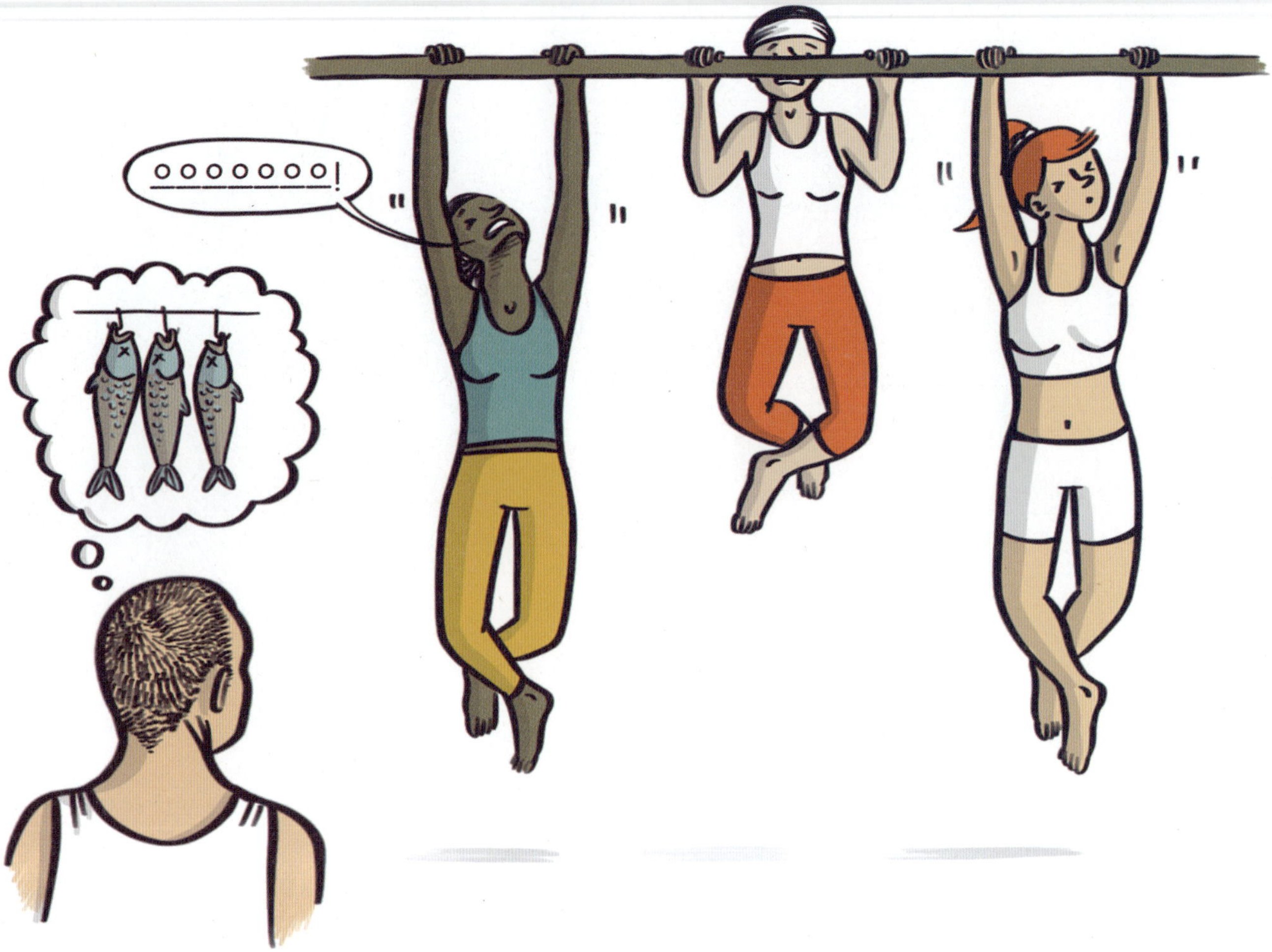


### 삼각근(어깨세모근, Deltoid)

삼각근의 어원은 그리스 문자 델타 Δ와 같은 독특한 삼각형 모양에서 유래되었지만 형태는 반대 방향으로 되어있습니다. 근육의 상단은 어깨를 감싸고 견갑극, 견봉돌기, 쇄골을 따라 선을 그립니다. 모든 섬유가 상완골의 측면에 동일한 부착물을 가지고 있음에도 불구하고 하나의 같은 움직임과 서로 다른 움직임을 갖는 3개의 별개의 부분이 있습니다. 세 부분은 일반적으로 위치에 따라 전면, 측면 및 후면으로 지칭됩니다. 3개의 모든 부분은 공통적으로 어깨관절의 외전을 수행하지만 측면 삼각근이 가장 많은 일을 합니다. 전면과 후면삼각근은 각각 반대되는 작용을 합니다. 전면 삼각근은 굴곡과 내회전, 후면 삼각근은 신전과 외회전을 합니다.

### 오훼완근(부리위팔근, Coracobrachialis)

저는 이 근육에 대해 실제로 언급한 적은 없습니다. 그러나 동작을 살펴보면 Garudasana(가루다아사나, 독수리자세)에서 팔을 몸통을 가로질러 가져오는 것처럼 어깨의 굴곡과 내전을 합니다. 소흉근과 같이 견갑골의 오훼돌기에 붙은 다음 상완골의 내측면에 연결됩니다. 또한 어깨 소켓에 상완골두를 고정하는데 도움을 줍니다.

상완이두근(위팔두갈래근, biceps brachii)과 상완삼두근(위팔세갈래근, triceps brachii)은 어깨관절을 가로지르지만 다른 근육에 비해 움직임이 약합니다. 상완이두근은 어깨관절 굴곡에 도움이 되고 삼두근은 신전에 도움이 됩니다.
팔꿈치에 대해서는 다음 챕터에서 더 자세하게 설명하도록 하겠습니다.

### 쉬운 참조를 위한 근육 운동표 Quick Reference Muscle Action Tables

| 거상(올림) | 하강(내림) |
|---|---|
| 승모근(상부섬유) | 승모근(하부섬유) |
| 대능형근 & 소능형근 | 전거근 |
| 견갑거근 | 소흉근 |

| 후인(뒤당김) | 전인(내밈) |
|---|---|
| 승모근(중부섬유) | 전거근 |
| 대능형근 & 소능형근 | 소흉근 |

| 수평외전(수평벌림) | 수평내전(수평모음) |
|---|---|
| 후면삼각근 | 전면삼각근 |
| 소원근 | 대흉근(상부섬유) |
| 극하근 | |

| 굴곡(굽힘) | 신전(폄) |
|---|---|
| 전면삼각근 | 후면삼각근 |
| 대흉근(상부섬유) | 광배근 |
| 상완이두근 | 대원근, 소원근 |
| 오훼완근 | 극하근 |
| | 대흉근(하부섬유) |

| 외전(벌림) | 내전(모음) |
|---|---|
| 삼각근(모든섬유) | 광배근 |
| 극상근 | 대원근, 소원근 |
| | 극하근 |
| | 대흉근(모든섬유) |
| | 상완삼두근 |
| | 오훼완근 |

| 외회전(바깥돌림) | 내회전(안쪽돌림) |
|---|---|
| 후면삼각근 | 전면삼각근 |
| 극하근 | 대흉근 |
| 소원근 | 광배근 |
| | 대원근 |
| | 견갑하근 |

### 맥락잡기 Putting Things into Context

흉쇄관절(SC joint)과 견쇄관절(AC joint)은 인대가 손상되면 안정화되기 어렵기 때문에 특히 주의해야 합니다. 그러면 어떤 자세에서 이런 일이 일어날 수 있을까요? 견쇄관절에서 어깨가 신전되고 어깨 관절 움직임이 멈춘 상태에서 팔을 몸 뒤로 더 가져가려고 할 때 문제가 발생할 수 있습니다. 제가 판단한 것은 어깨 관절인 견갑골의 가동범위의 끝범위에 있는 근육의 긴장에 의하여 견갑골이 상완골과 함께 움직이게 되어 견쇄관절에서 과도한 회전 운동이 발생할 수 있다는 것입니다. 팔은

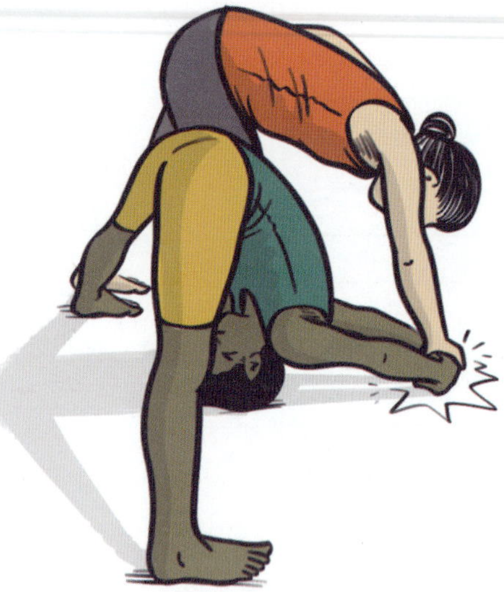

안돼! 이건 적절하지 않아요!

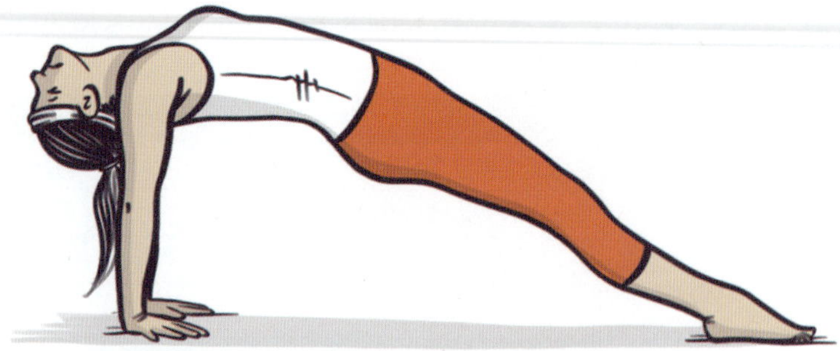

이 자세에 대한 조정은 학생의 엉덩이를 들어 올리는 것입니다.
너무 열정적으로 하면 견쇄관절(AC joint)에 스트레스를 줄 수 있어요!

긴 구조물로 강력한 지렛대 역할을 할 수 있는데 두 가지 예를 들면, 하나는 상대적으로 몸통보다 팔이 더 움직이고, 다른 하나는 팔보다 몸통이 더 움직이는 것입니다. *Prasarita Padottanasana C*(프라사리타 파도타나아사나 C)에서 선생님이 팔을 너무 세게 누른 경우와 *Purvottanasanana*(푸르보타나아사나)에서 엉덩이를 너무 높게 들어 올리는 경우입니다.

흉쇄관절은 쇄골이 흉골의 지렛대 역할을 하는 것에 취약합니다. 이것은 *Kurmasana*(쿠르마사나, 거북이 자세)와 같이 수련생이 고관절의 굴곡이 충분하지 않고 등을 과하게 둥글게 만들어 가슴을 가로지르는 공간을 줄이는 자세에서 발생할 수 있습니다. 팔에 있는 다리의 무게로 인해 견갑대의 수축 정도에 따라 쇄골이 앞뒤로 힘을 받으면서 흉쇄관절에 스트레스가 가해질 수 있습니다. 일부 수련생들에게 *Supta Kurmasana*(숩타 쿠르마아나사나, 누운 거북이 자세)와 같은 자세가 이와 같은 문제를 유발할 수 있습니다.

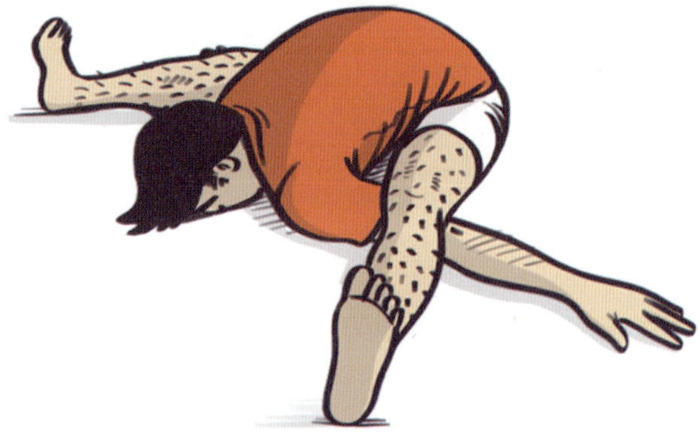

흉쇄관절은 척추를 너무
둥글게 만들 때 취약해져요.

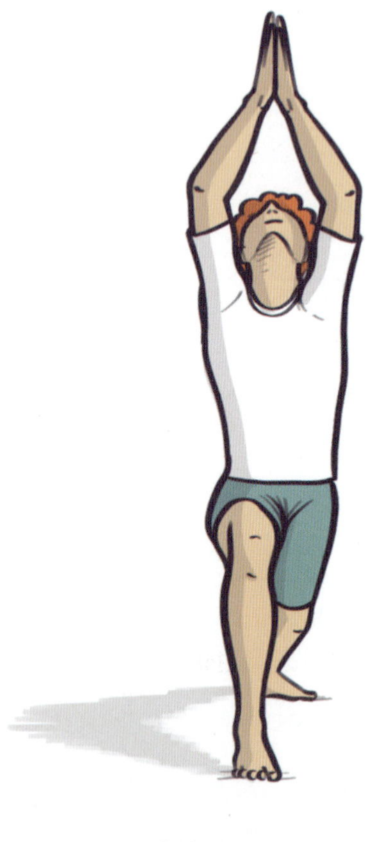

회전근개 근육인 극상근의 힘줄과 상완이두근의 장두는 상완골 상단과 견봉돌기 사이를 지나가기 때문에 이 두 뼈 사이에서 눌릴 가능성이 있습니다. 이는 반복적으로 압박이 되면 시간이 지남에 따라 힘줄이 닳거나 염증을 일으킬 수 있음을 의미합니다. 이러한 취약성을 많이 만들어내는 움직임은 팔을 머리 위로 들어 올릴 때인데, 특히 반원을 그리듯 팔을 외전하며 들어 올릴 때입니다. 바로 이 동작은 태양경배에서 일어날 수 있는 일이며, 많은 수련생들이 이 동작에서 약간의 불편함을 느낍니다. 잠재적인 스트레스를 제거하기 위한 두 가지 유용한 방법이 있습니다. 첫 번째는 어깨관절을 외회전시켜 손바닥이 위를 향하도록 하는 것입니다. 두 번째 동작은 팔을 약간 몸 앞으로 가져와 약 45° 정도 각도가 되도록 하는 것입니다. 이 두 가지 동작은 힘줄이 충돌할 가능성이 훨씬 적은 위치에 놓이도록 합니다.

팔을 머리 위로 들 때 일어날 수 있는 일은 우리가 의도하지 않았을 때 팔꿈치가 바깥으로 나갈 수 있다는 것입니다. 일반적으로 *Kapotasana*(카포타사나, 비둘기자세), *Urdhva Danurasana*(우르드바 다누라사나, 위로 향한 활 자세)와 같은 후굴동작 또는 *Virabhadrasana* A(비라바드라사나A, 전사A자세)와 *Ardha Pincha Mayurasana*(아르다 핀차 마유라사나, 돌고래자세)에서 발생할 수 있습니다. 이 현상은 어깨의 제한에 원인이 있기 때문에 팔꿈치가 구부러져 있든 곧게 펴져 있든 상관없이 일어날 수 있습니다. 팔이 구부러져 있으면 더 쉽게 식별할 수 있습니다. 어깨를 신전하는 근육 중 가장 큰 근육은 내회전의 2차 작용을 하는 대흉근과 광배근입니다. 우리는 Key Concepts 챕터의 Secondary Action of Muscles의 핵심을 여기에 적용할 수 있습니다. 어깨 관절을 굴곡하며 팔이 앞으로 올라갈 때 움직임을 제한하는 것은 반대의 움직임을 하는 근육이 될 것입니다. 근육 섬유의 당김선이 늘어나면서 2차 작용을 하며 이 경우에는 내회전이 발생할 수 있습니다. 팔이 안쪽으로 회전하면 팔꿈치가 바깥쪽을 가리킵니다.

만약 제한이 있다면 두 가지의 근육을 떠올릴 수 있을 것입니다. 대원근과 견갑하근은 모두 어깨관절의 내회전을 하므로 팔을 머리 위로 뻗으면서 팔꿈치가 다시 구부러질 수 있습니다. 그래서 우리는 이 두 가지 근육이 제한한다는 것을 어떻게 알 수 있을까요? 경험상, 각 근육을 별도로 스트레칭 한 후 개선된 부분이 있는지 확인하기 위해 원래 위치를 다시 테스트해 보는 것입니다. Posture Groups 챕터에서 자세히 설명하도록 하겠습니다. 적절한 근육을 찾게 된다면 효과적으로 그 근육을 잘 움직이기 위해 여러가지 요가자세들을 선택할 수 있게 됩니다.

어깨 관절을 굴곡할 때 팔꿈치가 밖으로 나가는 것만이 아니라 때로는 가슴이 당겨지는 경우가 있습니다. 태양경배의 예로 돌아가서, 대부분의 수련생들은 머리 위로 팔을 들고 천장을 가리킬 것이라고 생각합니다. 그 움직임이 완성되기 전에 어깨 관절에서 굴곡의 움직임에 한계에 도달했다면, 몸을 뒤로 젖혀 아치형으로 만들게 될 것입니다. 지금은 이 정도의 요추 신전이 태양경배를 할 때마다 반복해도 문제가 될 것이라고는 생각하지 않지만, 그 수련생은 어깨 관절을 움직일 기회를 놓치고 있는 것입니다.

복직근이 흉곽에서 치골로 연결되어 있는 것을 생각하면, 복직근의 등척성 수축을 유지함으로써 요추의 신전을 방지할 수 있습니다. 이제 어깨관절 굴곡의 제한에 도달하면 수련생은 움직임을 능동적으로 수행할 수 있습니다. 필요한 경우 복부를 점차적으로 이완하며 진행을 계속할 수 있습니다. 태양경배의 첫 번째 단계에서 백밴드로 들어가는 것을 선호한다면 동일한 원칙을 적용할 수 있습니다. 먼저 어깨관절에서 가동범위를 만든 다음 척추의 신전으로 접근하세요.

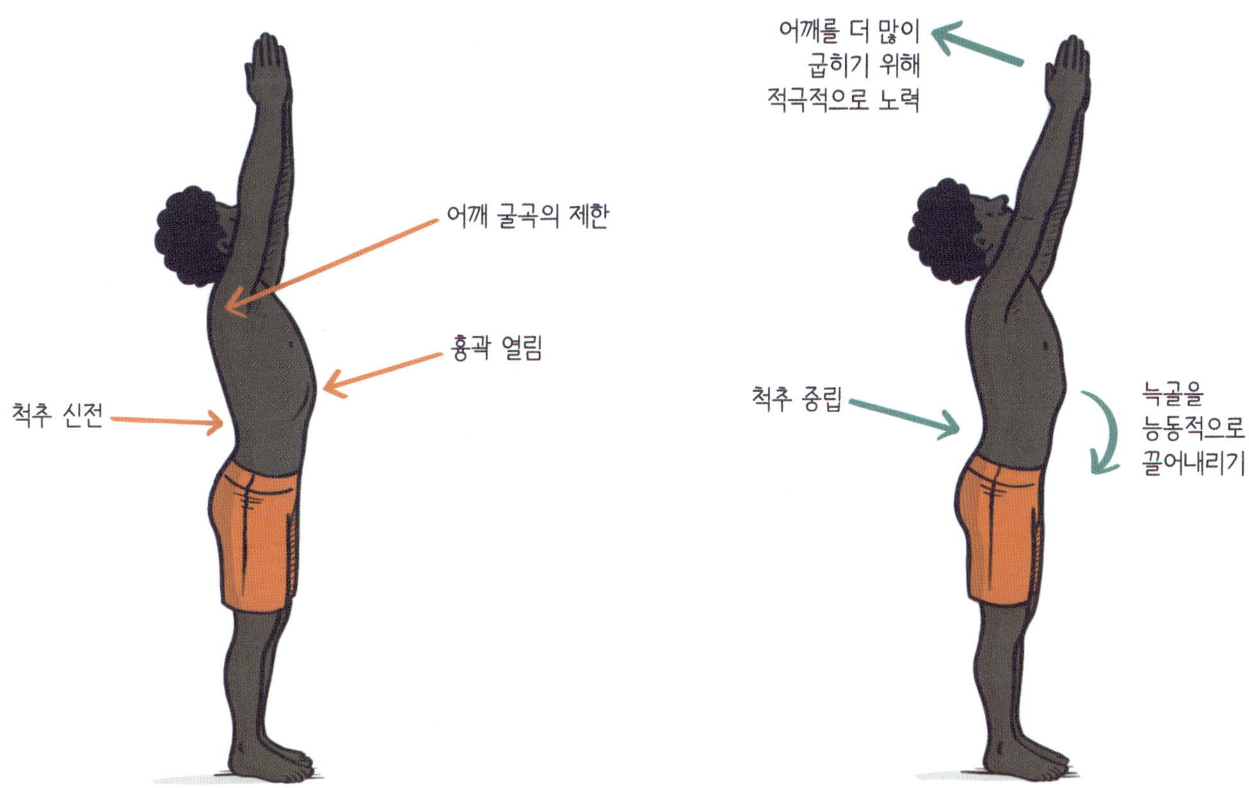


어깨 굴곡의 제한으로 흉곽은 벌어지고
허리는 전만이 생길 수 있어요.

흉곽과 치골 사이의 연결을 유지하는 것은 수련생의 제한점을
해결하고 어깨 굴곡의 능동적인 움직임을 가능하게 합니다.

이제 견갑대의 움직임인 거상(올림, elevation), 하강(내림, depression), 전인(내밈, protraction) 및 후인(들임, retraction)에 대해 생각해 볼 것입니다. 우리의 몸을 두 팔로 지탱할 때 우리는 견갑골이 흉곽에 꼭 맞기를 원합니다. 완전히 견갑골이 전인된 자세에서는 등이 너무 둥글게 되어 가슴 전체가 좁아지는 원인이 될 수 있다고 생각합니다. 전인과 후인 사이의 균형을 찾고 전거근(전인근)과 능형근, 승모근(후인근) 사이의 상호작용으로 보다 역동적인 안정성을 찾을 수 있도록 하는 것이 중요합니다. 하이플랭크 자세를 유지하는 것은 자세를 잡는 훈련에 좋습니다. 일부 수련생들은 이 자세에서 머리를 바닥을 향해 숙이기도 하는데, 이는 다시 흉추와 경추의 불필요한 굽힘을 유발합니다. 머리와 목은 중립을 유지하는 것이 좋습니다.

견갑골이 후인되면 가슴 앞쪽에 공간이 생기고, 등 위쪽이 둥글게 되는 것을 방지하는데 도움이 됩니다. *Uthitta Hasta Padangushtasana*(우티타 하스타 파당구쉬타아사나)와 같은 자세에서 많은 수련자들은 들어 올린 다리의 무게와 제한으로 인해 어깨가 앞으로 당겨지기도 합니다. 이때 능형근과 승모근을 적극적으로 사용하여 견갑골을 척추쪽으로 당겨 유지해 봅니다.

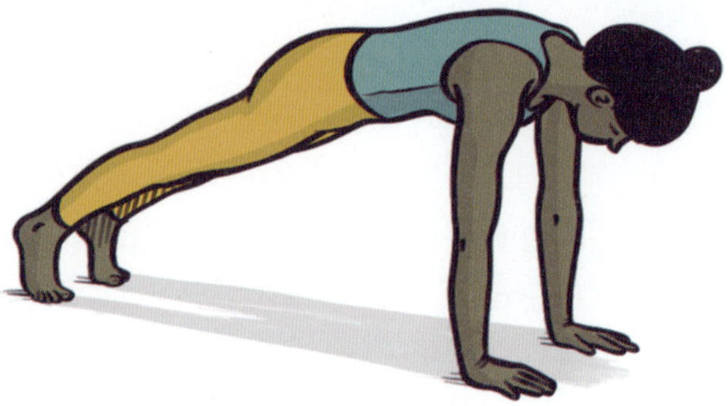

Myra는 보다 중립적인 자세를 위해 머리를 바닥에서 멀어지게 하는 것이 좋을 것 같아요!

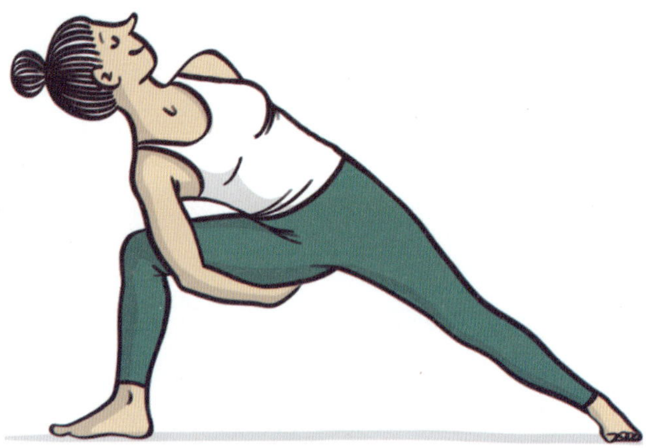

Sasha는 견갑대를 후인시켜 가슴이 열린 상태를 유지하기 위해 열심히 노력하고 있어요.

견갑골의 후인에 집중할 수 있는 또다른 좋은 자세는 *Baddha Parsvakonasana*(받다 파르스바코나아사나, 맞잡은 측각도 자세) 또는 *Marichyasana C*(마리차아사나 C)와 같은 뒤에서 팔을 맞잡은 회전 자세입니다. 다리를 감싸는 팔의 어깨가 앞으로 당겨지겠지만, 그래도 뒤로 당기려는 노력을 하는 것이 좋다고 생각합니다. 어깨가 유연하면 더 쉽게 제어할 수 있고, 뒤쪽 방향으로의 수축을 통해 가슴이 열리며 척추가 길어지고 흉추 부위의 회전력을 증가시킬 수 있습니다.

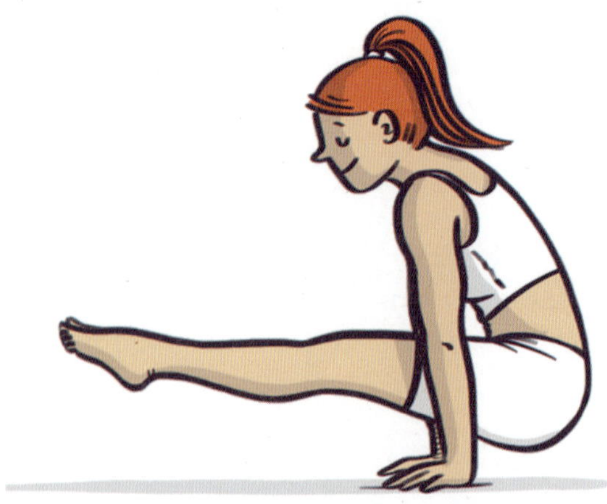

L-sit (L모양으로 앉은 자세)는 근력 운동과 특히 견갑대의 하강에 좋은 동작이죠.

견갑대의 하강은 *Tadasana*(타다아사나, 산 자세)에서 *Virabhadrasana B*(비라바드라아사나 B, 전사B 자세)에 이르기까지 어깨가 계속 귀쪽으로 올라갈 때 사용하기 좋은 방법입니다. 또한 L자 모양으로 앉은 자세 또는 *Utplutih*(우트플루티히, 연꽃자세 들어 올리기)와 같은 모든 들어 올리는 자세에서 견갑대의 하강으로 팔을 더 길게 만들고 지면과 더 많은 간격을 만들며 심지어 몸을 들어 올릴 수 있는 힘도 기를 수 있습니다. 팔을 머리 위로 가져갈 때는 견갑골이 위로 회전해야 한다는 점에 유의하세요. 따라서 다운독과 같은 자세에서 일반적으로 팔과 머리 사이에 약간의 공간이 있어야 하지만 목의 긴장을 풀어주는 것이 더 중요합니다. 자주 사용되는 멘트인 '견갑골을 뒤로 아래로'는 *타다아사나*와 같은 자세에서는 적절할 수 있지만 일반적이진 않습니다. 실제로 현대의 핸드스탠드에서는 견갑골의 올림과 팔이 귀에 닿는 움직임이 적극적으로 권장되어지고 있습니다.

또한, 여러분은 어느 정도의 어깨 신전이 필요한 지에 대해 궁금할 수 있습니다. 사람들의 평균적인 각도는 약 45°에서 60°이며, 이 정도는 등을 긁거나, 팔을 흔들거나, 차에서 손을 뻗어 뒷좌석에서 무언가를 집는 일들을 하기에 충분합니다. 기능적 요구사항을 많이 갖는 것이 더 도움이 되진 않습니다. 어깨관절에 내재된 불안정성과 탈구 위험에 대해 알고 있는 상태에서 90°도 이상의 신전 능력을 향해 노력하는 것은 좋지 않다고 생각합니다. 이미 과하게 유연한(hypermobile) 수련생들은 어깨관절을 과도하게 움직이는 것이 매우 일반적이므로 그들은 어깨 주변에서 더 많은 근력을 기르기 위해 부지런히 노력해야 합니다. 지도자로서 어깨 유연성 동작과 관련한 시퀀스를 준비한다면 이러한 수련생들을 위한 근력을 사용하는 동작도 추가하는 것이 좋습니다.

### 머리 움직임에 대한 정보 A Bit About Moving the Head

이제 머리의 움직임에 대하여 이야기 해보도록 하겠습니다. 이전 챕터에서 이미 경추에 대해 살펴 보았기 때문에 경추의 구조에 대해서는 더 이상 언급하지 않겠습니다. 머리와 목을 움직이는 데는 많은 근육들이 관련되어 있지만, 다른 몇 가지를 소개하고, 이미 언급한 것들에 대해 다시 살펴보도록 하겠습니다.

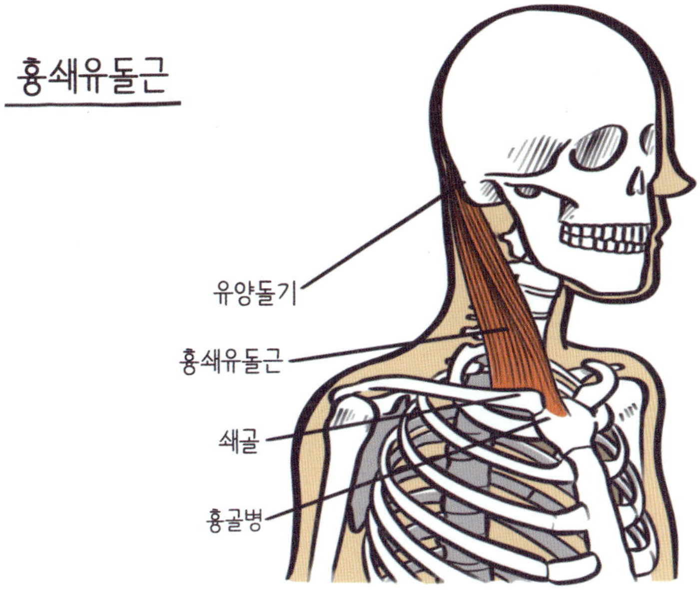


### 흉쇄유돌근(목빗근, Sternocleidomastoid-SCM)

흉쇄유돌근은 부착되어 있는 뼈인 흉골, 쇄골 및 유양돌기에서 이름이 유래되었으며, 마치 꼭두각시의 줄처럼 생겨 고개를 돌릴 때 쉽게 찾을 수 있습니다. 흉쇄유돌근은 귀를 같은쪽 어깨로 향하게 머리를 움직이거나 고개를 돌려 반대쪽 어깨를 향하게 합니다. 양쪽이 수축하면 경추를 굴곡합니다. 또한 흉곽을 들어 올려 호흡의 보조 근육으로 작용합니다.

### 승모근(등세모근, Trapezius)과 견갑거근(어깨올림근, Levator scapulae)

승모근(상부 섬유)과 견갑거근 모두 목의 신전, 측면 굴곡 및 회전(승모근은 반대쪽으로, 견갑거근은 같은 쪽으로 회전)을 도울 수 있습니다.

### 맥락잡기 Putting it into Context

특히 목이 뻣뻣해서 굴곡에 방해가 되는 경우가 아니라면 목은 자세의 제한 요인이 아니며, 이때는 바닥에서 다리가 머리 위를 넘어가는 동작이 필요합니다. 스트레스를 주지 않으면서 경추의 자연스러운 움직임을 유도하고자 한다면, 비틀기 동작에서 머리가 먼저 돌아가는 것보다 비틀기의 가장 마지막에 머리를 돌리면 목 근육에 과도한 긴장이 생길 가능성을 낮출 수 있습니다. 몇몇 자세에서는 머리를 과하게 움직이지 않고 눈으로만 응시할 수도 있습니다. 일상생활에서 이미 머리를 앞으로 내미는 자세의 빈도가 높다는 점을 고려하여 많은 수련생들이 머리에 체중을 가하는 것을 완전히 피하고 무게를 최소화해야 한다고 이미 언급 했습니다. 가장 조심해야 할 두 가지 자세는 목에 하중이 가해질 때의 불안정성이라고 생각합니다. 예를 들면, 삼각대 모양의 머리서기(시르사아사나 2)에서 목이 눌리고 뒤로 신전되는 것입니다. 후자의 경우 척추를 뒤로 기울이는 것보다 테니스 공만 한 크기로 척추를 구부리고 있다고 상상하는 것이 항상 더 좋습니다. 목을 뒤로 젖힐 때 통증이 발생하면 원인을 찾을 때까지 움직임을 중단해야 합니다.

많은 수련생들이 생활습관이나 스트레스로 인해 목이 긴장된 채로 요가원에 방문합니다. 목을 위한 약간의 공간을 만들고 이완을 돕기 위해 체중을 싣지 않는 거꾸로 된 간단한 자세로 시작하는 것이 도움이 될 수 있습니다. *Uttanasana*(우타나아사나, 서서 앞으로 숙인 전굴동작)와 같은 자세는 머리의 무게를 허용하여 부드러운 견인력을 줄 수 있습니다. 이 자세를 사용하여 목을 풀 때는 햄스트링이나 허리에 과도한 스트레스를 주지 않기 위해서 필요한 만큼 무릎을 구부리는 것이 좋습니다.

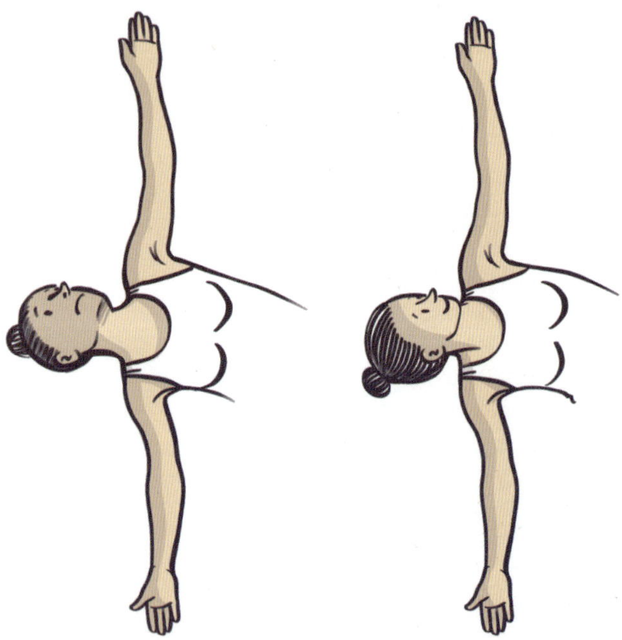

목 근육에 제한이 있는 일부 수련생들은 고개를 돌릴때 턱을 들어 더 많이 회전한 것처럼 동작을 취하게 되지만, 턱을 약간 당기고 고개를 많이 돌리지 않는 것이 경추 정렬에 이롭습니다.

위로 뻗고 있는 손에 시선이 가 있는 *Trikonasana*(트리코나아사나, 삼각 자세)와 같은 선 자세에서 많은 수련생들이 목을 더 많이 회전시키기 위해 머리를 뒤로 젖히는 것을 보았습니다. 이는 머리의 무게로 인해 목 앞쪽에 부담을 줄 수 있습니다. 턱을 약간 당긴 상태를 유지하고 편안한 만큼만 돌리는 것이 좋습니다. 눈의 움직임이 차이를 만들 수 있습니다.

이전 챕터에서 *Setu Bandhasana*(세투반다아사나, 브릿지 자세)의 아쉬탕가 버전에 대한 우려를 표현했습니다. 만약 그 부분을 건너 뛰었다면 충고는 간단합니다. '하지 마십시오'. 몇 년 전 한 수업에서 선생님이 "적어도 한 번은 해봐"라고 말씀하셨던 것이 기억납니다. "아냐 괜찮아!"라고 말하는 것을 두려워하지 마십시오. 나의 목이지, 그들의 목이 아닙니다!

아쉬탕가에서 사용되는 자세가 하나 더 있는데 *Chakrasana*(차크라사나, 수레바퀴자세)라고 하는 뒷구르기이며, 이 자세에서 수련생들이 목의 문제를 경험하는 경우가 많습니다. 동작 자체는 그다지 문제가 되지 않지만, 수련생의 힘과 기술이 부족한 경우가 많아 이를 대신하기 위해 종종 머리를 튕기거나 목을 위로 또는 옆으로 구부려 문제를 만들게 됩니다. 기존의 목 문제를 해결하고 시도하더라도, 움직임을 올바르게 이해하고 수행할 수 있는지 확인해 보시길 바랍니다.

# ELBOW & WRIST

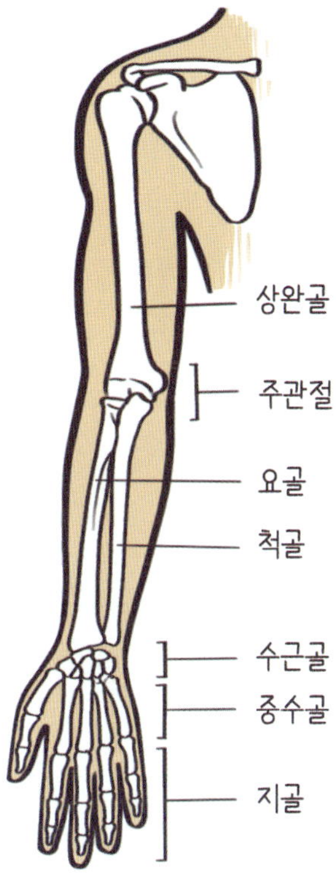


팔꿈치는 큰 유연성이 필요한 관절은 아니지만, 깊게 살펴볼 만한 가치가 있는 유용한 관절입니다. 우리는 팔꿈치의 형태가 좀 이상해 보이거나, 팔을 펴고 싶지만 마음대로 펴지지 않을 때 비로소 팔꿈치를 인식하게 됩니다. 마찬가지로, 팔목도 특별하게 신경쓰지 않는 관절 중 하나입니다. 부상을 당하거나 아픔을 느끼게 되지 않는 이상, 팔목에 신경을 쓰지 않는 경우가 대부분입니다.

## 팔꿈치의 구조 Construction of The Elbow

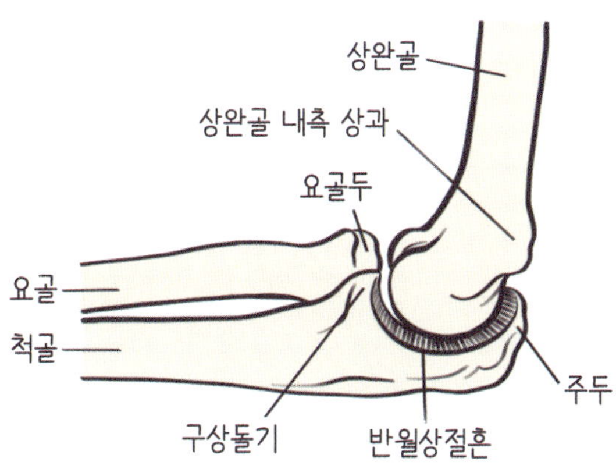


팔꿈치 관절은 아래 팔의 두 뼈와 위 팔이 관절로 이어진다는 점에서, 무릎과는 다릅니다. 상완–척골(위팔–자관절, Humeroulna)관절은 주두돌기(팔꿈치 머리돌기, Olecranon process)라 불리는 일종의 뼈 마개(Stopper)와 함께 단순히 접고 펴는 경첩 운동을 하고, 상완–요골(위팔–노관절, Humeroradial)관절은 회전에 관여하는 관절입니다. 이 결합은, 손바닥을 위로(회외, 뒤침, supination)한 자세에서 손바닥을 아래로(회내, 엎침, pronate)한 자세로 바꿀 때, 요골이 척골 위로 교차되면서 드라마틱한 회전을 가능하게 해줍니다. 주두돌기는 팔꿈치를 얼마나 펼 수 있는지 그

가동범위를 물리적으로 제한합니다. 팔꿈치의 과신전이 가능한 수련생들은 주두돌기가 반대쪽 관절의 얕게 패인 팔꿈치 오목을 만나기까지의 가동범위가 더 큽니다. 팔꿈치 신전 정도에 영향을 주는 다른 요인들은 인대의 이완, 팔꿈치 굴곡근의 긴장도, 관절낭의 제한이 있습니다.

여러 요소들이 과신전의 범위를 제한하는데 영향을 주지만, 마주하는 두 뼈 사이에 생기는 압박은 과신전의 범위를 제한하는 최종적 요인이 됩니다. 우리는 이 현상을 이해하기 위해 네 명의 수련생을 예로 들어 살펴 볼 것입니다. 극도의 과신전부터 팔이 다 펴지지 않고 살짝 굽힌 채 유지되는 경우까지, 완전히 반대인 두 경우도 우리가 이야기해 볼 예시에 포함되어 있습니다.

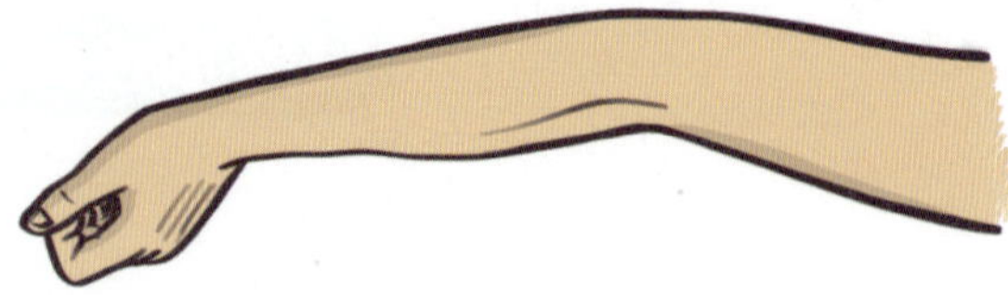

수련실에서 과신전은 흔한 일이죠.

수련생 1은 뼈와 뼈가 만나기까지의 가동 범위가 일직선인 180° 보다 더 크고, 두 뼈 간 압력이 생기는 지점 이상으로는 움직이지 않습니다. 여기서 연부조직(인대, 근육, 힘줄, 관절낭)은 영향을 주는 요인이 아닙니다.

수련생 2는 정반대 경우로, 두 뼈가 180°가 되기 전에 만나기 때문에 팔을 곧게 다 펼 수 없는 경우입니다. 저는 수 년에 걸쳐, 이런 경우의 수련생을 꽤 보아왔습니다. 이번에도 연부조직의 변화는 중요 요인이 아닙니다. 이 수련생의 경우, 뼈와 뼈의 맞물림이 관절 전체 범위의 움직임을 제한하게 됩니다.

수련생 3은 180° 이상으로 늘일 수 있는 골격을 가지고 있으나, 팔꿈치에 있는 굴곡근의 긴장이 과신전이 되지 않도록 돕는 경우입니다.

수련생 4는 180°로 펼 수 있는 뼈의 정렬을 가지고 있지만, 근육의 과도한 긴장으로 인해 팔을 곧게 펼 수 없고, 항상 팔꿈치가 살짝 굽혀져 있는 경우입니다.

이제 뼈 사이의 압박이 최종 제한 요인이라는 것을 이해했을 것입니다. 하지만 연부조직의 긴장도를 이용한다면 관절의 가동 범위를 줄이고, 필요 이상의 신전으로 인한 부상을 예방할 수 있습니다. Key Concepts 챕터의 Compression과 같은 맥락으로, 강한 압박은 팔꿈치 뒤쪽의 통증과 앞쪽의 연부조직의 제한을 통해 느낄 수 있습니다. 우리는 팔꿈치의 과신전이 필요한 가와 함께 어떻게 하면 우리가 충분한 회전을 쓸 수 있는 가에 대해 나중에 다시 알아볼 것입니다.

지금 그대로 앉은 상태에서 손바닥이 위 천장을 향하게 하고 팔을 앞으로 곧게 펴보세요. 그리고 팔의 아랫부분을 자세히 보세요. 팔 전체가 곧은 일직선인가요? 아니면 팔꿈치에서 엄지손가락까지의 방향이(측면으로 비스듬히) 바뀌었나요?

어느 정도였든 모두 정상이니 걱정하지 마시길 바랍니다. 이 방향의 전환을 과신전과는 전혀 다른 운반각이라고 부릅니다. 어떤 사람들은 편차가 없거나 아주 작으며, 어떤 사람들은 좀 더 큽니다. 이렇게 팔꿈치가 디자인 된 이유는 팔을 앞뒤로 움직일 때 골반 뼈에 닿지 않게 하기 위해서입니다. 제가 관찰해 본 바에 의하면, 보통 여자가 남자에 비해 좁은 어깨와 넓은 골반을 가졌지만 이 각도의 변화는 성과 비율에 상관성이 없어 보입니다.

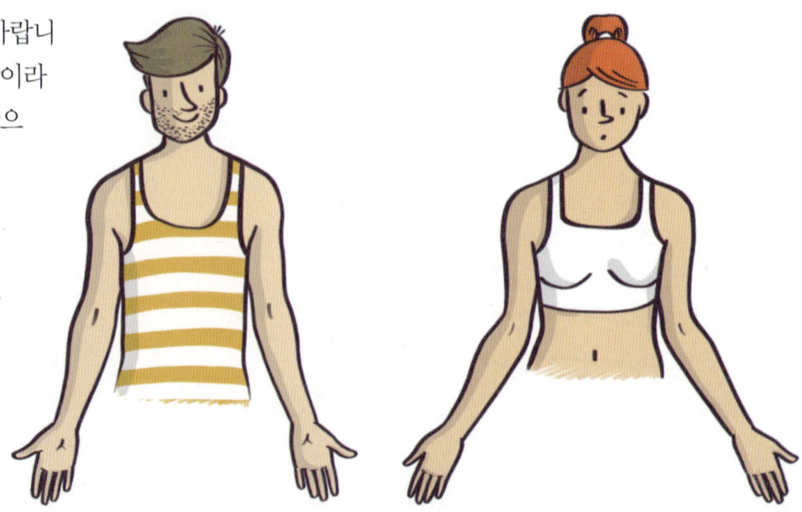

운반각과 과신전은 다릅니다. 큰 운반각과 과신전을 둘 다 가지고 있을 수도 있고 둘 중 하나 또는 둘 다 없을 수도 있어요.

감사하게 여겨야 할 중요한 점은, 계속 신경 써서 제어해야 하는 과신전과는 달리 운반각은 바뀌지 않는다는 것입니다. 운반각은 자주 과신전으로 잘못 인식되어, 큰 운반각을 지닌 수련생들은 Down dog(다운독) 같은 자세를 할 때 자주 그 오해의 타겟이 됩니다. 과신전과 큰 운반각을 같이 지닐 수도 있고 한 가지만 가지고 있거나, 둘 다 없을 수도 있습니다.

**팔꿈치를 움직이는 근육** Muscles that move the elbow

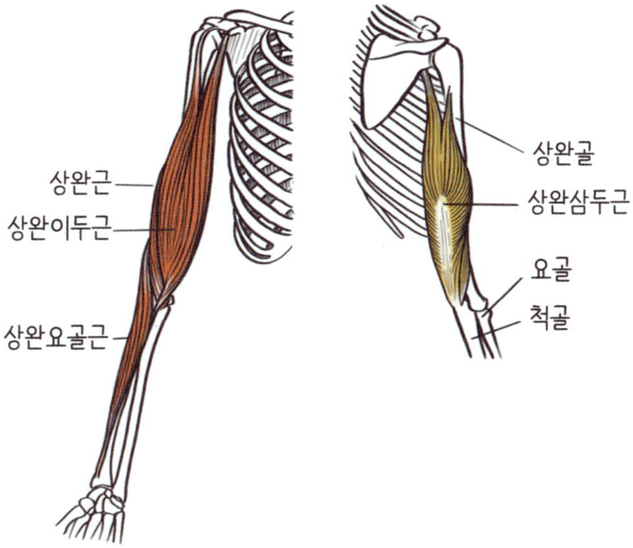


**상완이두근** Biceps brachii

요즘은 대부분 첫 음절을 생략하고 그냥 이두근이라고 많이 쓰기는 하지만 두툼한 힘줄인 대퇴이두근과 상완이두근을 구분지을 수 있는 것은 바로 첫 음절입니다. Brachii는 라틴어로 팔이라는 뜻입니다. 상완이두근의 가장 위쪽 두 머리는 둘 다 견갑골에 부착되지만, 붙어있는 위치가 다릅니다. 장두(긴머리, long head)는 얕게 패어있는 관절와(관절오목, Glenoid fossa) 바로 위, 오훼돌기(부리돌기, coracoid process)의 거의 아래 쪽에 붙어있고, 단두(짧은머리, short head)는 오훼돌기 끝에 붙어 있습니다. 근육의 가장 아래 끝은 요골에 연결됨으로써 전완(아래팔, forearm)의 회외와 팔꿈치 굴곡을 만들며 어깨관절의 굴곡을 돕습니다.

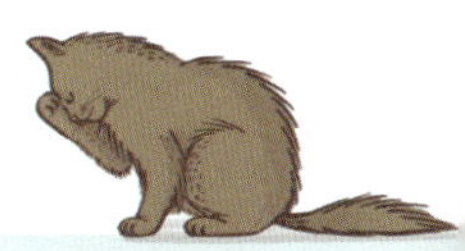

간단하고 재미있는 운동을 해보겠습니다. 팔을 회내(손바닥이 바닥을 향하게)하여 팔꿈치를 끝까지 굽히고, 작은이두근에 힘을 주어 쥐어짜보세요. 지금 작은 이두근을 언급하는 이유는, 앞에서 말했듯이 우리는 요가에서 당기는 동작을 많이 하지 않기 때문입니다. 이제 굽혀진 팔꿈치는 유지한 채 전완만 완전히 회외하고, 손가락 아래의 근육들이 단단하게 힘이 들어가는 것을 느껴봅니다. 우리는 지금 이두근의 두 가지 주요 움직임을 사용하고 있습니다.

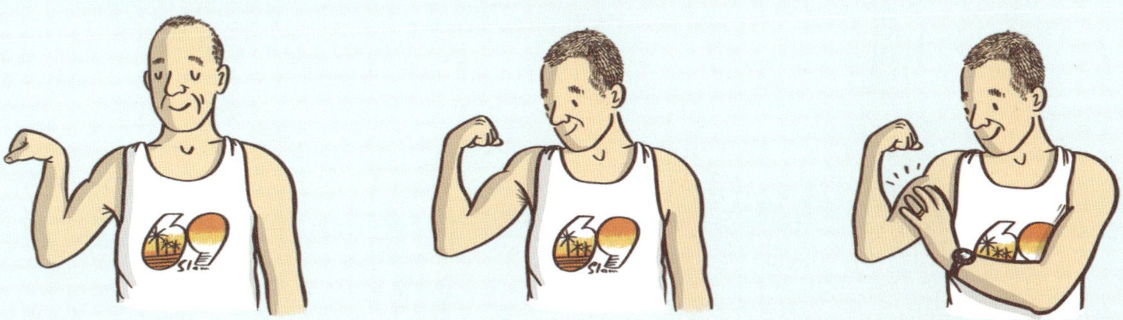

**상완삼두근** Triceps brachii

삼두근은 위팔 뒤 쪽에 붙어 있습니다. 삼두근은 긴 근육, 안쪽 근육 , 옆쪽 근육으로 이루어져 있으며, 오직 긴 근육만이 견갑골에 붙어 어깨의 신전을 돕습니다. 다른 두 근육은 상완골 후면에 붙어 반대쪽 끝은 척골의 팔꿈치 주두돌기(olecranon prosess)에 연결되어 있고, 팔꿈치의 신전근에 힘을 줄 수 있게 합니다. 요가를 하는 많은 사람들은 상완이두근이 상대적으로 약한 대신 아주 강한 삼두근을 가지고 있습니다. 그 이유는 암발란스(Arm balance)와 같은 자세에서, 바닥을 밀어내고 몸을 공중에 띄워 유지할 수 있게 하는 굽힌 팔의 힘이 바로 삼두근에서 나오기 때문입니다. 물론, 어떤 자세를 주로 수련하는지에 따라서 강화된 근육은 다를 수 있습니다.

### 팔꿈치를 움직이는 다른 근육들 Other Muscles That Move the Elbow

팔꿈치를 지나는 여러 근육들은 굴곡과 회내 및 회외의 움직임을 돕습니다. 이 책에서는 요가에 필요한 해부학만 다루다 보니 더이상 팔의 회내나 회외의 제한이 되는 요가동작들은 생각나지 않는군요. 그러니 여기서는 이정도만 다루도록 하겠습니다.

어깨와 팔꿈치의 신전

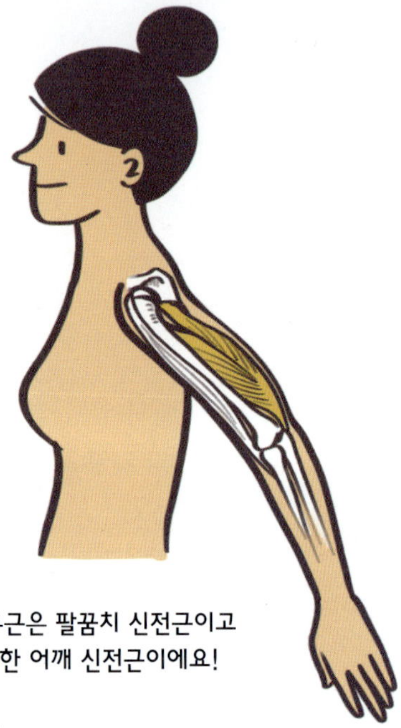

삼두근은 팔꿈치 신전근이고
약한 어깨 신전근이에요!

(옆면)

어깨와 팔꿈치의 굴곡

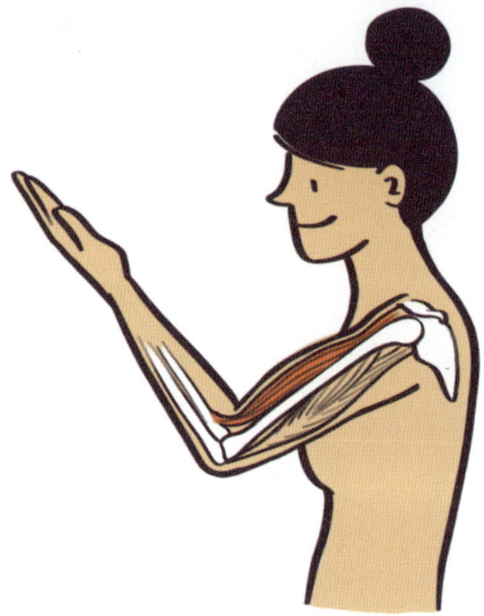

이두근은 팔꿈치 굴곡근이고
약한 어깨 굴곡근이랍니다!

회외

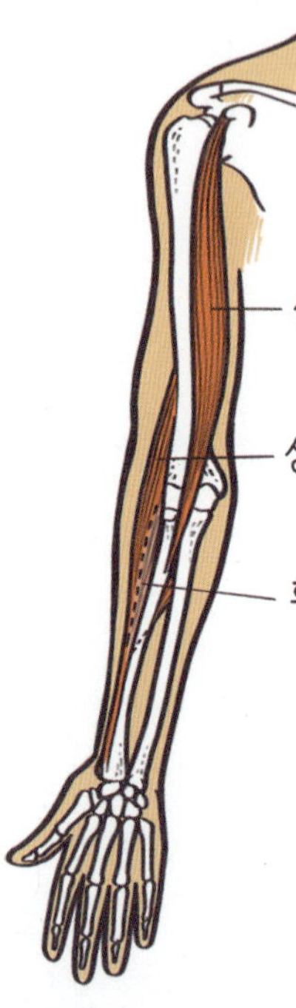


회내

내전과 외전을 담당하는 근육을 세세하게 암기할 필요는 없다고 생각하지만, 완성도를 위해서 첨부하겠습니다. 근육에 붙여진 이름 그 자체에 단서가 있다는 것을 기억하세요.

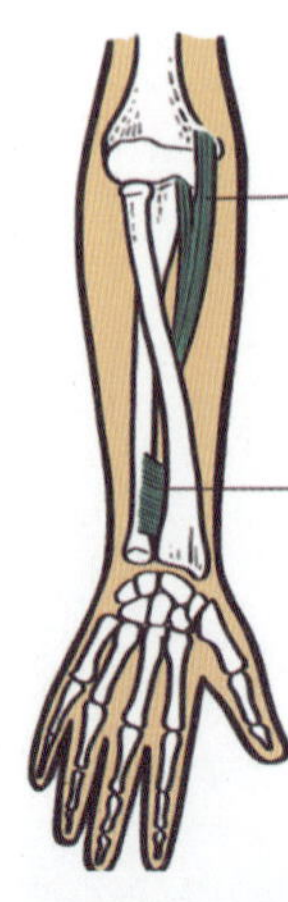

## 쉬운 참조를 위한 근육운동표 Quick Reference Muscle Action Tables

| 굴곡 | 신전 |
|---|---|
| 상완이두근 | 상완삼두근 |
| 상완근 | |
| 상완요골근과 다른 근육들 | |

| 회내 | 회외 |
|---|---|
| 원형회내근 | 회외근 |
| 방형회내근 | 이두근(단두) |
| | 상완요골근 |

## 맥락잡기 Putting Things into Context

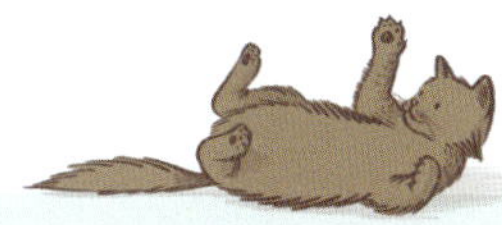

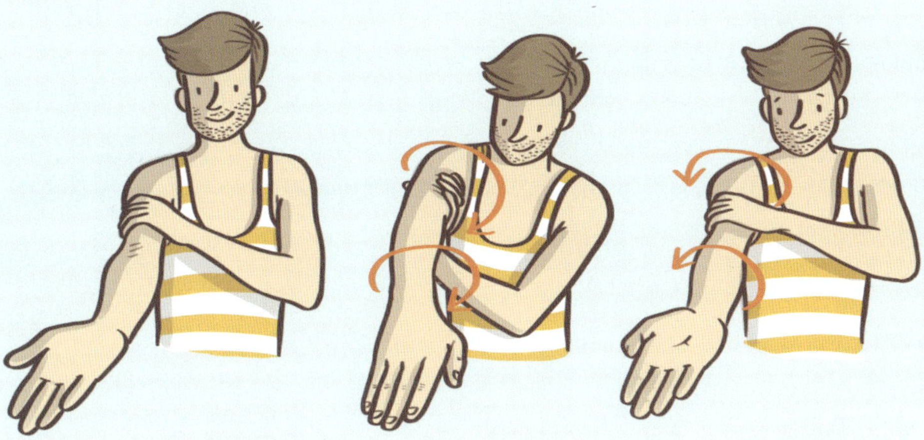

회내와 회외를 다뤄볼까요? 우선, 한쪽 팔의 손바닥을 위로 향하게 하여 앞으로 곧게 펴봅니다. 위팔과 아래팔의 정렬을 그대로 유지한 채, 위팔을 잡아 안쪽으로 돌려 손바닥이 바닥을 향하게 해보세요. 이제 위팔이 다시 원상태가 되도록 돌려보세요. 이 움직임은 어깨에서 일어나는 내회전과 외회전입니다.

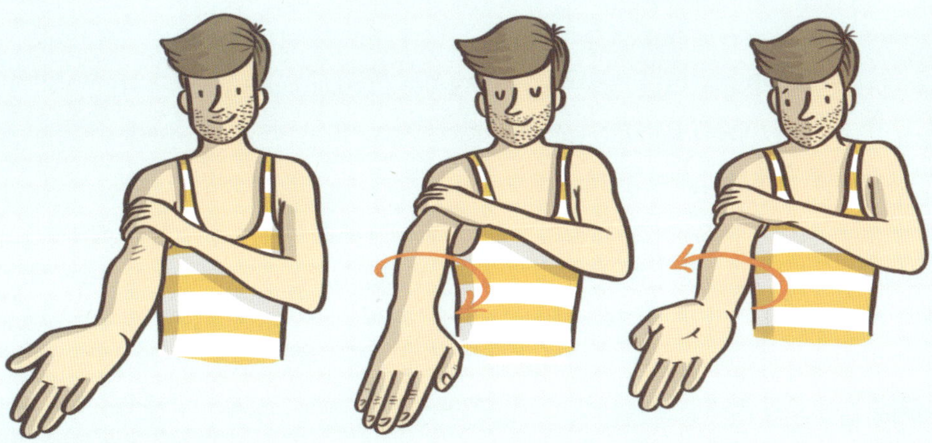

이번에는 위팔을 잡아 움직이지 못하게 고정한 채, 손바닥이 바닥을 향하도록 아래팔을 회전해 보세요. 마지막으로 손바닥이 위쪽을 향하도록 아래팔만 회전해 보세요. 이 움직임은 상완골에 연결되어 있는 요골이 회전되면서 팔꿈치에서 일어나고, 각각 회내와 회외라 불립니다.

우리가 팔을 등 뒤로 보내고 양손을 깍지를 끼거나 합장한 손을 만들때, 대부분의 경우 어깨를 내회전하라고 강조합니다. 저는 이런 경우를 많이 보았고, 이것이 어깨 통증을 느끼는 몇몇 수련생들에게는 오히려 앞쪽 어깨에 불필요한 부담을 준다고 생각합니다. 만약 팔꿈치에서 가능한 회전을 더 이용한다면 어깨의 부담을 줄일 수 있고, 많은 사람들은 편하게 자세를 수행할 수 있습니다. 이러한 움직임을 자신의 몸이 어떻게 받아들이는지 생각해보고, Posture Groups 챕터에서 생각을 발전시켜 보세요.

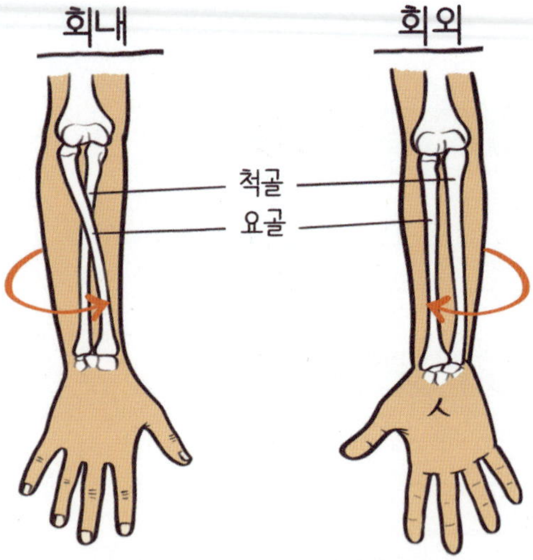


요골과 상완골 사이의 중쇠관절은 팔꿈치가 회내할 때 요골이 척골 위로 교차할 수 있게 합니다.

이전 챕터에서, 자세를 취할 때 팔꿈치가 몸 바깥 쪽으로 열리는 것에 관하여 설명했습니다. 다시 이 주제로 돌아와서 이번에는 *Chaturanga*(차투랑가, 팔다리 자세)자세를 이야기해 보겠습니다. 여기서는 근육 가동범위의 제한이 원인이 아니라 약한 근력이 원인이 됩니다. 팔을 몸통 옆 가까이 붙여 몸을 아래로 낮추어 내려갈때, 팔꿈치를 천천히 굽힐 수 있게 하는 것은 삼두근의 수축이고, 어깨 근육을 서서히 신전할 때는 주로 전방삼각근이 그 역할을 하며, 부차적으로 대흉근 위쪽 섬유도 움직임에 도움을 줍니다. 팔꿈치가 몸에서 멀어질수록 대흉근이 점점 더 개입하게 됩니다. 그러므로 삼각근이 약한 수련생들은 무의식적으로 삼각근의 힘을 쓰기보다는 좀 더 큰 대흉근의 힘을 이용합니다. 이런 습관이 가져오는 첫 번째 문제는, 삼각근의 강화가 더뎌진다는 것입니다. 두 번째는, 상체근육의 당기는 힘(광배근)과 미는 힘의 불균형이 생기는 것입니다. 이러한 습관은 상체 불균형을 악화시킬 것이고, 이 불균형으로 인해 어깨가 앞으로 말리는 자세가 될 수 있습니다.

이 전 챕터에서 언급한 다른 자세는 *Kurmasana*(쿠르마사나, 거북이자세)입니다. 만약 고관절의 굴곡이 불가능한 경우라면, 팔꿈치가 과신전되는 수련생들에게 이 자세는 위험할 수 있습니다. 이미 다룬 Key Concepts 챕터의 Multi Segmental Movement를 통해 짐작할 수 있듯이, 어깨가 바닥에서 멀어져 떠 있게 되면, 다리의 무게는 팔에서 가장 저항이 약한 부분에 걸리고, 그 무게로 약한 부분을 아래로 누르며 내리게 됩니다. 이런 수련생들의 경우, 보통 그 무게를 견디는 것은 팔꿈치이고, 팔꿈치는 과신전 됩니다. 저는 전완은 바닥에 닿지만 어깨는 공중에 떠 있는 수련생들을 본 적이 있습니다. 쿠르마사나를 할 때, 우리가 주시해야 할 움직임은 골반에서부터 시작되어야 합니다. 고관절의 굴곡을 이용해 자세를 만들어 되도록이면 팔꿈치의 부담을 줄여야 합니다.

이제 팔꿈치의 과신전이 문제가 되는지, 그렇지 않은지 생각해 볼 시간입니다. 제일 처음 이야기해 볼 경우는 수련생의 팔꿈치 허용 가동 범위가 180° 이상이고, 체중부하가 없다면 부상이 생기지 않을 것이라는 점입니다. 여기서 체중부하가 없다는 것이 중요한 요점입니다. 체중부하 유무의 차이점은, 상당한 무게가 팔에 전해지는지의 여부입니다. 지지기반의 요소가 적을수록, 부담은 더욱 커집니다. 뼈가 일직선으로 정렬되어 있는 상태에서는 압박이 가해지더라도 관절과 인대가 안정적인 위치에 놓일 수 있게 됩니다. 하지만 팔꿈치가 과신전된 상태라면, 압박은 팔꿈치를 더 뒤로 밀어내, 더욱 심한 과신전이 되고 맙니다. 주두돌기가 그 움직임을 멈추겠지만, 관절은 온전히 그 부하를 견뎌야만 합니다. 이러한 이유로 근력을 이용하여 팔을 곧게 편 자세를 유지해야 한다는 의견이 대부분입니다. 이런 경우에 속하는 자세는 *Ustranasana*(우스트라사나, 낙타자세), *Purvottanasana*(푸르보타나사나, 구름다리자세), *Setu Bandhasana*(세투반다사나, 브릿지자세), *Bakasana*(바카사나, 두루미자세), 물구나무서기 자세까지 매우 다양합니다.

그렇다면 체중부하가 없는 자세에서는 어떻게 해야 할까요. 이것이 새로운 패턴을 만들어 내기 위해 우리가 생각해 봐야 할 부분입니다. 만일 수련생이 *Virabhadrasana B*(비라바드라사나 B, 전사 B 자세)나 *Ardha Matsyendrasana*(아르다 마첸드라사나, 반 물고기자세)와 같은 자세에서 팔꿈치를 과신전 되도록 놔둔다면, 그것이 습관이 되어 과신전 된 팔이 가장 자연스럽게 느껴질 것입니다. 다른 자세를 할 때도 주의를 덜 기울인다면, 이러한 습관은 자연스럽게 나올 것입니다. 그렇기 때문에 저는 체중부하가 없더라도 항상 아주 미세하게 구부린 상태를 유지하라고 조언합니다. 또 근육의 긴장을 이용해 과도한 신전을 방지할 수 있도록 팔꿈치 굴곡근(상완이두근)을 강화하라고 합니다.

과신전 가능성이 있는 팔을 일직선으로 유지하려면 많은 자각이 필요합니다. 간단한 팁을 주자면, 팔을 굽힌 자세부터 시작해서 굴곡근의 신장성 운동을 이용해 관절이 제한하는 범위까지 저항운동을 하는 것입니다. 미세하게 굽힌 상태를 유지하는 것이 좋습니다. 이것은 관절을 최대치까지 펴는 것보다도 더욱 힘들 것입니다. 왜냐하면 근육이 아주 미세하게 굽힌 상태를 유지하기 위해 관절은 다 편 상태보다도 매우 열심히 쓰이고 있기 때문입니다. 매우 힘들어도 저는 살짝 굽힌 상태가 관절 건강에 좋다고 생각합니다.

이해의 폭을 넓히기 위해 다른 시각을 통해 생각해 볼까요? 물구나무서기를 많이 수련하는 사람들과 서커스 아티스트들은 아주 자연스럽게 과신전 상태의 팔꿈치를 유지하며 동작을 합니다. 이렇게 하는 이유는 근육을 이용해서 유지하는 것보다 관절을 지렛대처럼 이용해 고정하는 것이 힘이 덜 들기 때문입니다. 제가 조사한 바에 의하면, 이렇게 팔꿈치 관절을 써서 과신전한 채로 동작을 하는 경우 근육 힘줄이나 인대의 부상뿐만 아니라 그 외의 부상이 생기는 일이 팔꿈치를 미세하게 굽힌 상태를 유지하는 그룹에 비해 더 많았습니다. 이제 어떻게 수련할 것인가는 자신의 몫입니다. 만약 체중부하가 있는 자세에서 과신전 되었을 때 팔꿈치에 통증이 느껴진다면, 과신전을 절대 하지 말아야 합니다. 통증이 생기지 않는 사람이라면, 어떻게 수련할지 선택할 수 있는 여지가 있습니다. 하지만 요가 수련자로서 우리는 일반적인 자세나 거꾸로 서기(inversion)를 서커스 아티스트처럼 오래 유지하지 않기 때문에 근력을 덜 쓰고 에너지를 아껴야 하지 않을까 걱정할 필요가 없다는 말로 이 주제를 마무리하고 싶습니다. 여러가지를 고려해 본 결과 저는 미세하게 굽힌 상태를 유지하는 것이 요가 수련에 유익하다고 생각합니다.

큰 운반각을 지닌 사람은 어떻게 하면 안전하게 물구나무서기를 수련할 수 있는지 질문받은 적이 있습니다. 운반각 또한 과신전과 마찬가지입니다. 강한 힘이 팔아래로 전해져 내려가면, 큰 운반각의 팔에서는 힘의 방향에 전환이 생길 것이고, 자연스레 팔꿈치에 무리가 될 것입니다. 모든 부정적인 충격은 각도의 전환뿐만 아니라 개인의 골격체계의 긴장도에도 영향을 줄 가능성이 있습니다. 이러한 경우, 조심스럽게 점진적으로 부하를 늘려 가는 것이 가장 좋다고 생각합니다.

무릎과 같이 관절사슬(Chain of joint)을 지닌 팔은, 연결된 부위의 위와 아래에서 충분한 ROM이 허용되지 않으면, 주로 중간에 위치한 관절에서 타협을 하게 됩니다. 팔꿈치의 안정을 위한 하나의 비결은 어깨에서 필요한 움직임을 만드는 것입니다. 굴곡의 움직임을 할 때는 특히나 어깨를 사용하는 것이 더 중요합니다. 왜냐하면 이때 가장 큰 부하가 걸리는 경향이 있기 때문입니다. 어깨의 강화는 팔꿈치의 안정에 있어서 가장 주된 요소입니다. 다리와는 다르게, 우리는 손에 체중이 실리는 것에 대해 이야기 하는 것이 익숙하지 않습니다. 근력이 부족하여 어깨에서 타협이 생긴다면 이것은 아래 관절에까지 영향을 미치게 됩니다.

### 손목의 구조 Construction of the Wrist

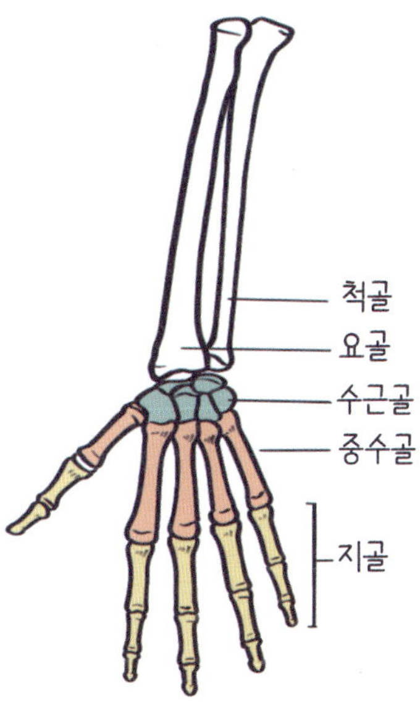


우리는 발목과 발에 대한 많은 세부사항들을 살펴 보았습니다. 하지만 손목과 손에 대해서는 좀 더 간소하게 이야기할 것입니다. 그 이유는 요가에서 원하는 움직임은 무언가를 잡으려 하거나, 무게를 견디거나, 합장 자세를 하는 것과 같이 비교적 단순하기 때문입니다. 손목에서는 미세한 조정의 움직임이 많이 일어나며 이 움직임들은 우리가 일상생활에서 매일 사용하는 상호작용과 다르지 않습니다. 우리가 가장 필요로 하고 또 몇몇 수련생들에게 문제가 되는 움직임은 손목의 신전입니다. 손목에 다른 문제가 절대로 생기지 않는다고는 할 수 없지만, 대부분의 문제는 체중부하로 야기된다 할 수 있습니다.

아래팔의 두 뼈, 요골과 척골은 손목에서 관절로 서로 이어져 있습니다. 하지만 요골만이 수근골의 근위수근골(네 개 중 세 개)과 연결됩니다. 이것을 요수근관절(노손목관절, Radiocarpal joint)이라 부르고, 이 부위가 결합하고 원회선(휘돌림)하면서 손목의 신전, 굴곡, 노쪽치우침, 자쪽치우침을 가능하게 합니다. 손가락쪽으로 따라 내려가면서 살펴보면, 우리는 한 열을 이루는 다른 네 개의 수근골을 가지고 있고, 손에는 중수골과 지골들(손가락)이 차례로 연결되어 있습니다.

### 손목을 움직이는 근육들 Muscles That Move the Wrist

손목의 신전에는 네 개의 근육이 관여하고, 굴곡에는 다섯 개의 근육이 관여합니다. 우리는 이것들을 한 덩어리로 묶어, 손목의 신근은 전완의 뒤에, 굴근은 앞에 붙어있다고 합니다. 만약 어디가 앞쪽이고 뒤쪽인지 헷갈린다면, 해부학적 자세를

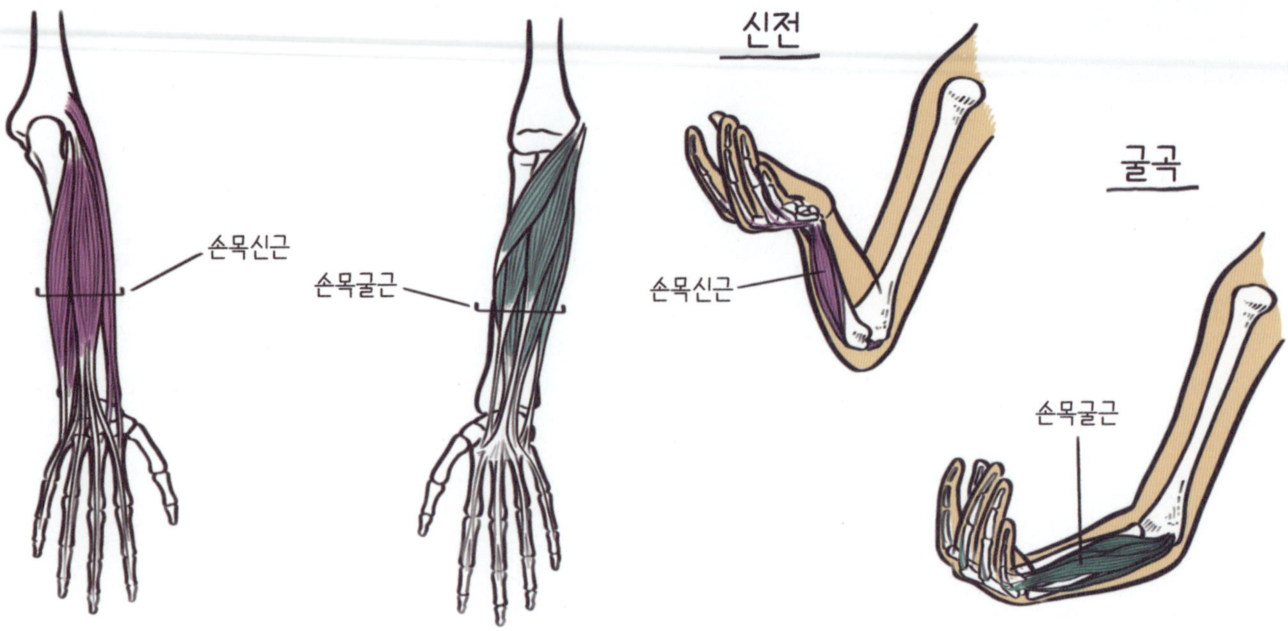


떠올려 보세요. 이 근육의 결합은 손목의 노쪽치우침, 자쪽치우침을 가능하게 합니다. 수련생들은 자주 굴곡과 신전을 혼동하곤 합니다. 다운독, 플랭크, 물구나무서기 또는 바카사나를 할때 우리의 손목은 다양한 각도로 신전합니다. 신전이 중요한 움직임인 것을 이제는 이해할 수 있을 것입니다.

**맥락잡기** Putting it into Context

요가수련생들이 손목통증을 느끼는 경우는 비교적 많습니다. 특히 새로운 수련생일수록 더 그렇습니다. 우리의 발과 발목은 손과 손목에 비해 더 강인하게 디자인되어 있습니다. 왜냐하면 우리는 대부분의 시간을 서 있는 채로 보내기 때문입니다. 손목통증을 유발하는 가장 주된 요소는 '너무 빨리, 너무 많이' 입니다. 근육, 힘줄 그리고 뼈가 더 큰 비율의 몸무게를 견디고 강해지는 데에는 시간이 좀 필요합니다. 천천히 몇 달에 걸쳐서 부하를 조금씩 늘려가는 것이 좋습니다.

다른 중요 요소는 손목의 ROM(가동 범위)입니다. 컴퓨터를 장시간 사용하는 것과 같은 생활습관들은 손목을 경직되게 만듭니다. 이런 경우라면, 손목은 이미 약해져있으며 쉽게 악화될 수 있습니다. 더 큰 ROM이 필요하고 손목에 무게가 더 실리는 암발란스와 같은 자세를 수련할 때는 추가적인 주의를 기울여야 합니다. 상황에 따라 손아래에 두고 고정할 수 있는 도구의 도움을 받는다면 좀 나을수도 있습니다.

마지막으로 이야기할 요소는 동적부하입니다. 예를 들면, 앉은 자세로 전환하기 위해 앞이나 뒤로 뛰어 이동하는 경우입니다. 움직임이 진행될 때, 탄력이 붙으면서 우리 몸의 준비된 가동범위를 순간적으로 넘어설 수 있기 때문에, ROM을 제어하기는 더 어려워집니다. 역동적인 움직임에서의 안정화는 인대와 힘줄에 추가적인 스트레스를 줄 수 있습니다. 체중이 무거운 편이거나, 팔이 불안정하게 흔들린다면, 이러한 동작 전환시 받는 부하를 면밀하게 파악하는 것은 특히 더 중요합니다.
이 점은 어깨에도 적용됩니다. 우리의 몸이 공중에 떠있을 때, 중력은 우리를 다시 아래로 끌어 당깁니다. 우리의 팔은 체중의 적은 무게 만을(약 5–6%) 감당하기 때문에, 거의 모든 무게는 비교적 작은 근육에 속하는 어깨가 감당하게 되는데, 어깨는 많은 경우 이를 견디지 못할 수도 있습니다. 즉, 건강한 손목과 어깨를 유지하는 비결은 역동적인 전환 동작들을 욕심내지 않고 몸의 속도에 맞춰 천천히 늘려가는 것입니다.

통증에 대한 이야기를 계속 하자면, 몇몇 수련생들은 Reverse prayer(역 합장자세)와 같은 자세에서 손목에 불편함을 느낀다고 호소합니다. 제 경험에 의하면 이러한 수련생들은 손목에 더 많은 가동성이 필요한 것이 아니라, 어깨의 가동성이 필요합니다. 합장한 손을 몸 앞에서 할 때에는 이 같은 불편함을 호소하는 것을 본 적이 없습니다. 만약 어깨가 유연하고 충분한 움직임이 가능하다면, 몸통 앞에서 하는 아래팔과 손의 동작은 몸 뒤 쪽에서도 똑같이 할 수 있을 것입니다. 이제 우리는 어깨움직임의 한계가 손목 정렬의 변화를 유발하고, 이 때문에 타협된 자세가 손목을 악화시키는 원인이 된다는 것을 알 수 있습니다.

손목과 어깨에 심한 과부하가 걸릴 수 있는 물구나무서기와 같은 동작들을 수련하려면, 손목과 어깨의 준비운동을 위해 충분한 시간을 갖기를 권합니다. 다음은 제가 가장 좋아하는 손목굴곡근 스트레칭 방법입니다.

기본 시작 자세는 네발기기 자세에서 양손은 어깨너비로 벌리고, 손은 뒤집어 손끝의 방향이 무릎을 향하게 내려놓습니다. 손목과 가까운 손꿈치 부분을 바닥에 강하게 고정시키고, 천천히 무릎을 구부리며 몸무게를 뒤로 가져갑니다. 이 동작은 손목 신장 범위를 증가시키고, 굴곡근을 늘립니다. 이 자세를 유지하거나, 작은 원을 그리며 시계방향과 반시계 방향으로 움직이는 것을 번갈아가면서 할 수 있습니다. 이 스트레칭에서 과신전이 되는 경우에 손목은 움직이지 않고, 팔꿈치를 꺾기 쉽습니다. 바른 동작을 하기 위해 팔꿈치를 구부린 상태에서 시작하여 손목 신전의 가동범위가 나올 때까지 굽힌 팔꿈치를 유지한 채 동작을 하는 편이 낫습니다. 그리고 나서 팔을 미세하게 굽힌 상태까지 펴보도록 합니다.

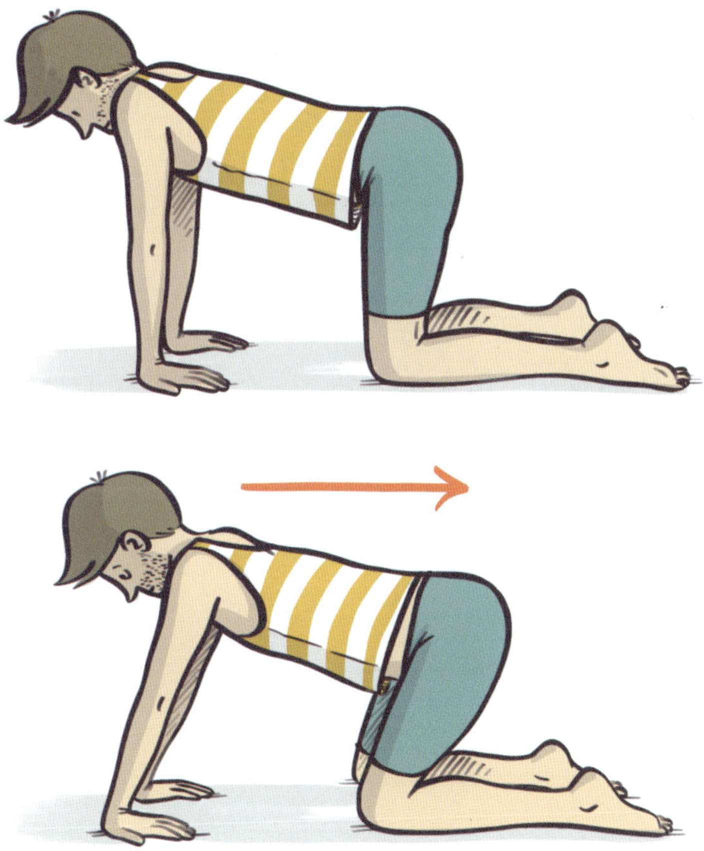

몸을 뒤로 보낼 때, 손꿈치를 바닥에 붙인 상태를 유지해주세요.

비록 손목의 신전이 가장 유용한 움직임이라고 설명하였지만, 그럼에도 멈추어야 할 한계점은 있습니다. 약 110° 이상의 신전을 할 수 있다면 이것으로 신전은 충분합니다. 그 이상의 신전을 하려 노력하기 보다는 손목 강화에 더 집중하시기를 바랍니다.

'이 책에서 사용한 구분법은 아니지만 일반적으로
요가자세는 선 자세, 앉은 자세, 회복 자세, 균형 자세
등으로 나눌 수 있으며 하나의 자세는
여러 그룹에 포함될 수 있습니다.
하지만 무엇보다 중요한 것은 수련이 왜 행해지고
있는지에 대한 목적과 의도일 것입니다.'

# Posture Groups

# FORWARD BENDS

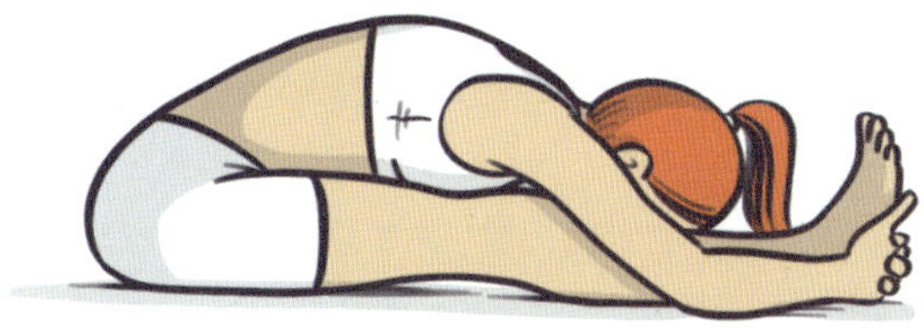

전굴의 핵심 움직임은 고관절 굴곡입니다. 우리는 크게 다리를 곧게 편 동작과 다리를 굽힌 변형동작으로 나누어 볼 수 있습니다. 더 나누게 되면 골반의 회전이나 외전이 일어나는 동작도 있고, 대칭이 되거나 비대칭인 자세도 있습니다. 전굴에서 다루어 볼 자세들은 고관절 굴곡의 90° 이상을 지나 상체가 앞으로 내려가거나 움직임이 고관절에서만 일어나는 경우입니다. 예를 들면, *Marichyasana C*(마리치아사나 C, 현인 마리치의 자세 C)에서 양쪽 고관절은 서로 다른 각도로 굴곡합니다. 하지만 이 자세의 본질은 비틀기입니다. 충분한 고관절 굴곡이 안된다고 수련에 영향을 주는 것은 아닙니다. 몇몇 자세는 복합적으로 구성되어 있어서, 하나 이상의 자세그룹에 속하기 때문에, 우리는 그 자세를 논의하기에 가장 적합한 그룹으로 분류할 수 있습니다. 예를 들면, *Janushirshasana*(자누시르사아사나, 머리를 무릎보다 멀리 보내는 자세)에서 한쪽 다리는 고관절의 굴곡이, 다른 쪽에서는 외회전이 일어납니다. 뻗은 다리 쪽으로 상체를 숙여 내려갈 때, 고관절의 굴곡과 반대쪽 고관절의 회전이 커지면서 자세의 강도는 더욱 세집니다. 이 자세는 비대칭 전굴동작으로 무릎을 굴곡한 다리의 고관절에서 일어나는 움직임은 Hip Rotation 챕터에서 다루도록 하고, 곧게 편 다리에서 발생하는 움직임은 내전된 곧게 편 다리의 전굴동작과 같으므로 이곳에서 다루도록 하겠습니다.

### 굽힌 다리와 곧게 편 다리 Bent-Leg or Straight-Leg

전굴은 다리를 곧게 편 자세와 굽힌 자세로 나눌 수 있습니다. 다리를 굽힌 자세는 90° 이상의 무릎 굴곡을 의미합니다. 무릎을 어떻게 하느냐에 따라 고관절 굴곡에 제약이 되는 근육도 달라집니다. 골반의 전방경사에 제약이 있는 수련생들이 뻗은 다리로 전굴을 할 수 있게 하기 위해서는 무릎을 살짝 구부리는 변형동작이 자주 이용됩니다. 이들은 무릎을 살짝 굽혀도 햄스트링의 자극을 충분히 느낄 수 있습니다. 햄스트링의 말단은 무릎 뒤쪽에 연결되어 있기 때문에, 무릎을 많이 구부리면 햄스트링의 제약은 사라지게 됩니다. 만약 여전히 제약이 느껴진다면 이것은 대둔근(큰볼기근, Gluteus Maximus) 때문일 것입니다. 예를 들면, 편안한 스쿼트를 위해 필요한 동작 중 하나는 무릎을 굽힌 상태에서 깊은 고관절 굴곡을 하는 것입니다. 뒤에서 더 다루겠지만, 깊은 전굴로 들어가는 움직임에는 상당수의 근육이 관여합니다. 그 중 가장 제약이 되는 근육은 다리를 곧게 폈을 때는 햄스트링, 굽혔을 때는 대둔근입니다. 둔근은 편 다리와 굽힌 다리로 진행하는 전굴의 ROM에 모두 영향을 줄 수도 있지만, 햄스트링은 오직 다리를 곧게 편 전굴에서만 제약이 됩니다.

### 고관절 굴곡 테스트 Assessing Hip Flexion Capability

오래된 유연성 측정 테스트 중 하나는 선 자세나 앉은 자세로 손이 발에 닿는지 해보는 것입니다. 아직도 어느 공원에서 달리기나 다른 운동을 하는 사람들이 이런 스트레칭을 즐겨하는 것을 쉽게 볼 수 있습니다. 하지만 우리는 골반이 더 이상 움직이지 않게 되면, 척추를 둥글게 말아서 내려가는 것이 더 쉽다는 것을 알고 있습니다. *Paschimottanasana*(파스치모타나사나, 앉은 전굴자세)가 쉽게 해볼 만한 테스트처럼 보이긴 하지만, 우리는 등이 관여하지 않는 자세가 필요합니다. *Supta*

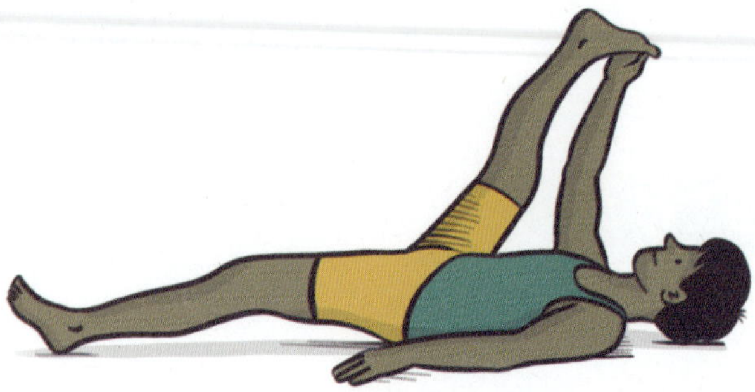

만약 바닥에 있는 다리가 공중에 뜨거나 무릎이 굽혀진다면, 든 다리의 고관절 굴곡을 정확히 측정할 수 없어요.

*padangushtasana*(숩타 파당구쉬타사나, 누워서 손으로 엄지발가락을 잡는 자세)는 곧게 편 다리의 고관절 굴곡 움직임을 제어하는 가장 완벽한 자세입니다. 공중에 들어 올린 다리는 완벽히 곧게 펴야 하고, 반대편 다리의 종아리는 바닥과 닿아 있어야 합니다. 다리가 바닥에 닿아 있지 않다면, 다리를 들어 올리면서 골반도 얼굴 쪽으로 같이 당겨진 것이라고 볼 수 있습니다. 이 테스트를 통해 우리는 골반과 연결된 다리의 현실적으로 가능한 가동 범위를 알 수 있습니다. 만약 다른 요가동작을 수행할 때와 이 테스트의 가동 범위에 큰 차이가 있다면, 신체의 어느 부위에서 타협이 생기는지 꼭 찾아보아야 합니다. 숩타 파당구쉬타사나에서 다른 요소들을 엄격히 통제하고 오직 다리만 천장을 향해 들어 올린다면, 고관절의 90° 굴곡이라 할 수 있습니다. 파스치모타나사나에서 허리를 곧게 펴고 앉은 자세, Uttitha Hasta *Padangushtasana*(웃티타 하스타 파당구쉬타사나, 서서 발 잡고 뻗기)에서 다리만 바닥과 평행하게 올리고 상체를 숙이지 않은 자세, 선 전굴 자세에서 상체를 바닥과 평행하게 숙인 자세 모두 고관절의 90° 굴곡을 보여주는 동작입니다.

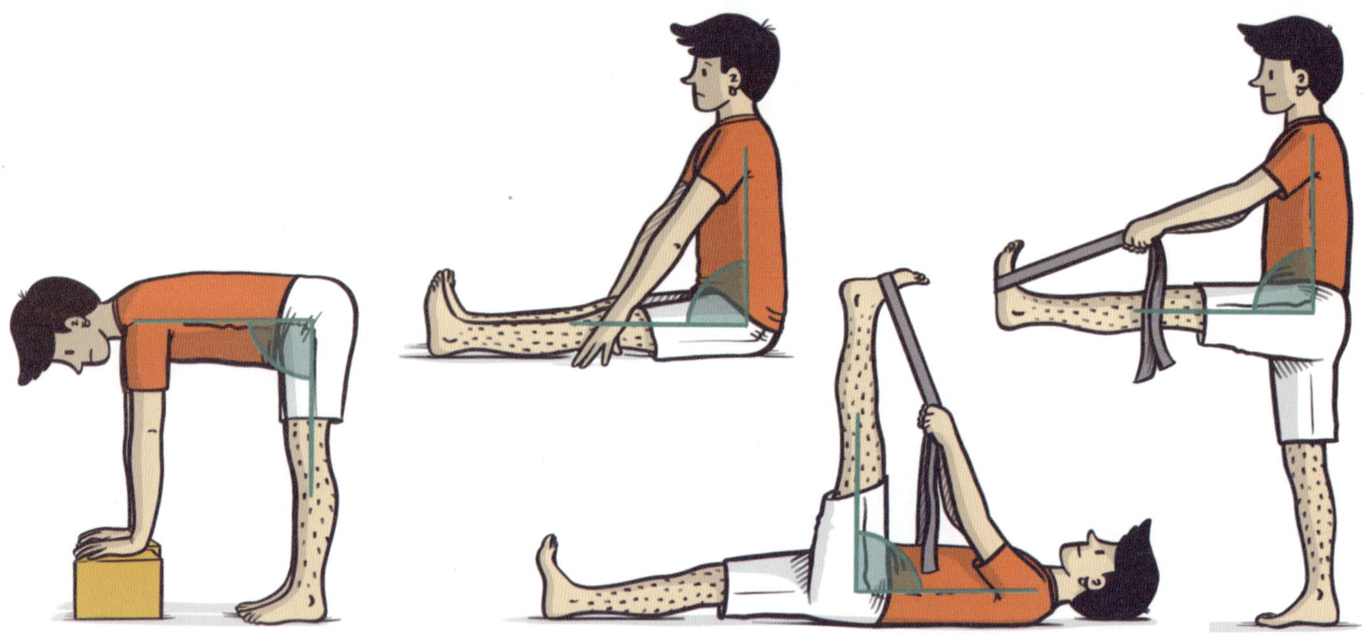

여기에서 고관절의 움직임은 방향성과 관계없이 근본적으로 모두 같아요. 다른 것은 오직 중력이 주는 영향뿐이죠.

굽힌 다리의 고관절 굴곡을 가늠하기 위해 저는 주로 Ananda balasana(아난다 발라사나, 행복한 아기자세)를 해봅니다. 이 자세의 올바른 정렬은 아래 다리는 바닥과 수직을 유지하고, 발은 뒤틀리지 않고 마치 천장을 딛고 서 있는 것과 같은 느낌이어야 합니다. 손은 발의 안쪽을 잡아도 되고 바깥쪽을 잡아도 괜찮습니다. 허벅지는 흉곽 옆 가까이에 유지해야 합니다. 우리가 Key Concept 챕터의 *Compression*에서 이야기 했듯이, 어떤 수련생들은 이 동작에서 중간 강도의 압박을 느낄 것입니다. 만약 눌리는 살을 빼내어 공간을 만드는 것이 자세의 편안함에 별다른 영향을 주지 않는다면, 동작을 더 이상 깊게 진행시키지 않아야 합니다. 여기서 가장 많이 보이는 제한점은 발에 손이 닿지 않거나 무릎이 흉곽보다 높게 떠 있는 경우입니다. 이런 경우 어깨가 들려 바닥에서 떨어지지 않도록 요가 스트랩을 사용해야 합니다. 만약 무릎이 흉곽 바깥쪽까지 내려온다면, 이것은 꽤 좋은 ROM을 갖고 있는 것입니다. 만약 무릎이 바닥까지 내려온다면, 이것은 (1) 골반의 구조가 이 동작이 가능하게끔 되어 있는 것이고 (2) 다리를 굽히고 고관절을 굴곡하는 자세를 수련할 때 어려움이 없을 것입니다.

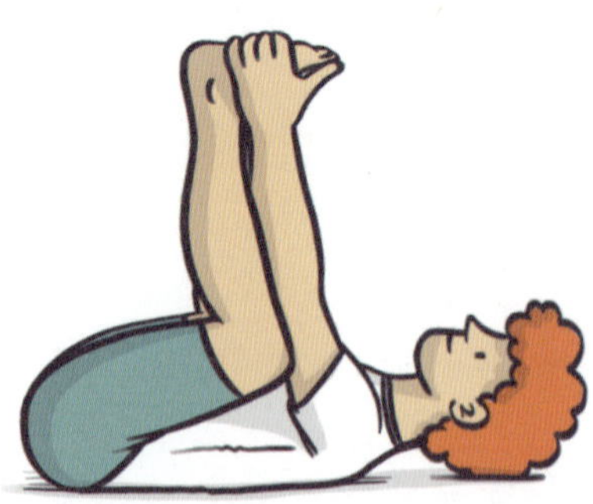

행복한 아기자세는 테스트 자세일 뿐만 아니라, 집에서 스스로 수련하도록 추천하는 자세이기도 해요.

### 전굴자세에서 둥글게 말리는 척추 Rounding The Spine in Forward Bending

만약 물리치료를 받으러 간다면 치료사는 우리에게 선 자세에서 손을 최대한 발 가까이 가져가 보라고 할 것입니다. 제 생각에 치료사는 고관절의 굴곡을 보려는 것이 아니라 내려가는 동작을 하는 동안 골반의 전방경사와 척추가 얼마나 말리는지를 확인하려는 것이며 대개, 고관절 굴곡 시 척추 만곡이 균등한지를 보려고 할 것입니다. 굴곡 시 서로 연결되어 있는 몸의 후면 사슬이 덜 유연한 부분이 없이 모두 균등하게 움직이는 것이 좋습니다. 정확히 하나만 선택할 필요는 없지만 무릎을 굽히거나 척추의 중립을 유지하는 것이 바람직합니다. 그러나 우리는 간혹 운동을 할 때 통제된 전방 굴곡 운동인 Jefferson Curl(제퍼슨 컬, 선 자세의 전굴 운동에 하중을 더하는 것)과 같은 강화 동작을 하기도 합니다. 경추부터 시작해서 요추를 거쳐 마지막으로 고관절까지 둥글게 말아 내려가고(신장성), 거꾸로 골반부터 경추까지 말아 올라옵니다(단축성). 비록 부분적으로 불안정적이거나 운동성에 문제를 지니고 있는 수련생에게는 부적합하지만, 이 운동은 척추를 둥글게 마는 것이 항상 나쁜 것만은 아니라는 것을 보여줍니다.

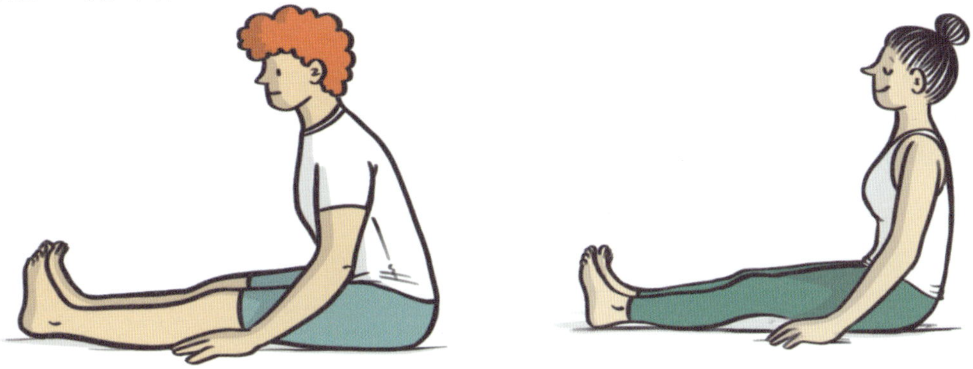

단다사나에서 골반이 앞으로 기울어지지 않는다면, 동작을 시작하기도 전에 골반과 척추는 이미 말려있을 거예요.

하지만 요가의 앉은 자세에서, 우리는 고관절 굴곡을 강조하는 편입니다. 고관절 굴곡에 집중하는 것은 요추를 보호하는데 도움이 되고, 굴곡이 어디에서 시작되는지 의식하게 되며, Kurmasana(쿠르마사나, 거북이자세) 또는 Tittibhasana(티티바사나, 곤충자세)와 같은 큰 ROM이 필요한 동작에서 고관절 굴곡이 가능하도록 미리 대비하여 우리의 몸을 준비할 수 있습니다. 골반을 앞으로 기울여 전굴의 움직임을 이끌어내는 것은 척추의 자연스러운 굴곡을 가능한 오랫동안 유지할 수 있게 합니다. 당연히 자세가 더 깊어지면 척추는 그대로 유지되지 않으며 특히 흉곽이 허벅지에 닿으면 척추는 둥글게 말리게 됩니다. 수련생들의 흉추는 개개인마다 형태가 다르므로 깊은 전굴 시 다양한 각도로 말리게 될 것입니다. 뻗은 다리의 고관절 유연성이 부족한 경우, 수련생은 척추가 둥글게 되지 않도록 노력해야 하며 발에 닿아야 할 정도의 깊은 전굴의 경우 스트랩을 사용해야 합니다. 이는 앞서 언급한 ROM 테스트를 참조하기에 알맞으며 이 테스트는 가동 범위의 현실적인 위치를 알려 줄 것입니다.

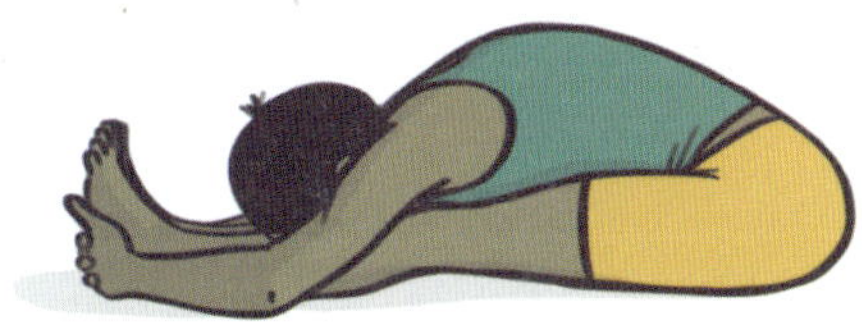

늑골이 다리에 완전히 닿은 후, 머리를 내려 놓음에 따라 척추가 자연스럽게 말립니다.

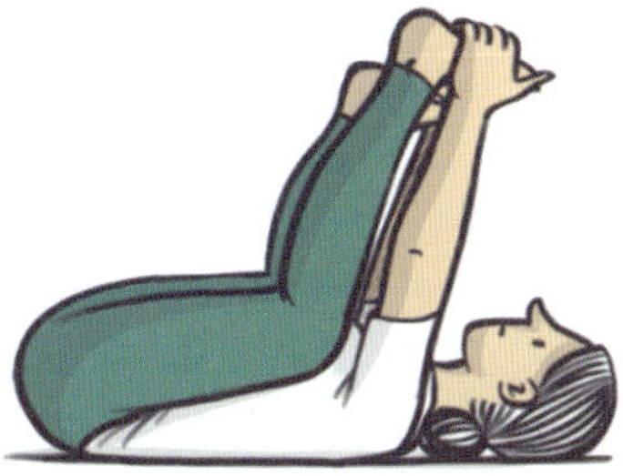

천골을 바닥에 붙여 유지해주세요.

굽힌다리로 전굴자세를 할 때, 고관절에서 일어나는 움직임과 척추의 움직임을 구별하는 것에 대해 빈번히 논하게 됩니다. 행복한 아기 자세를 예로 들면, 요추가 굴곡되면 무릎은 바닥과 가까워질 수 있습니다. 만약 이것을 고관절 가동 테스트라고 했을 때, 우리는 고관절의 ROM에 대해 잘못 이해할 수도 있습니다. 이 자세의 핵심은 천골을 바닥에 붙여 유지하는 것입니다. 스쿼트에서 가슴을 다리의 앞쪽보다 멀리 가지 않게 하고, 등을 곧고, 길게 세우도록 노력하는 것은 등이 동그랗게 말리는 것을 방지하기 위해서 입니다.

### 중력의 영향 Gravitational Influence

중력은 우리가 하는 모든 자세에 영향을 미치지만, 특히 전굴과 후굴 동작에서의 중력의 영향에 대해 논의하기가 더 쉬울 수 있습니다. 중력은 한편으로는 우리가 이용해야 할 힘이고, 다른 한편으로는 극복해야 할 힘입니다. 상체와 하체를 서로 가깝게 가져가는 전굴자세

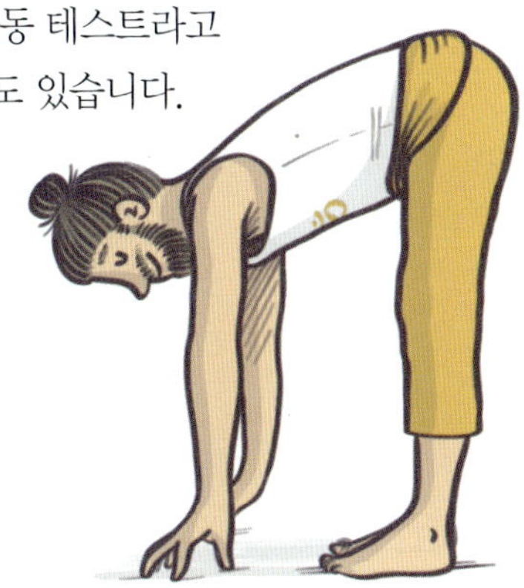

이 방향에서 중력은 Zane의 고관절을 굽히도록 도와주는 힘이예요.

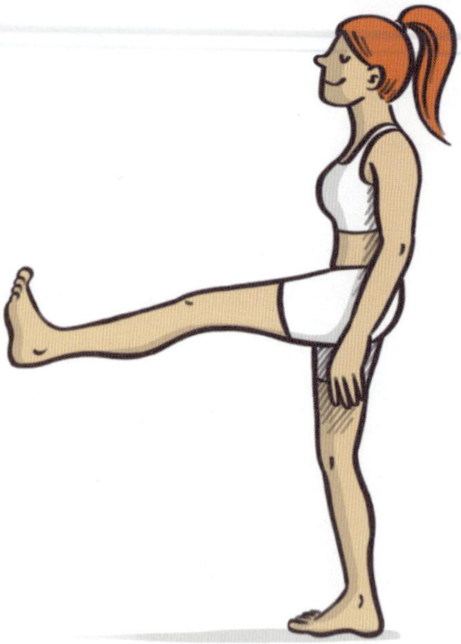

이제 중력은 극복해야하는 힘이예요.

를 생각해 보면, 우리는 상체와 하체 양쪽 모두를 움직여 전굴할 수도 있고, 상체만 가져가거나 하체만 가져갈 수도 있습니다. 이 모든 변형자세들은 고관절 굴곡의 증가를 이끌어 냅니다. 우리에게 익숙한 방향을 가진 자세를 먼저 살펴보고, 서로 다른 유연성을 가진 수련생들에게는 이러한 변형이 어떤 영향을 미치는지 생각해 봅시다.

선 자세에서 상체를 숙여 다리쪽으로 가져간다면, 중력은 이 움직임을 도와줄 것입니다. 이때 내려가는 움직임을 통제하기 위해 이미 신장된 근육들은 수축하게 됩니다(신장성 수축). 전굴이 쉽거나 어렵거나 관계없이, 중력은 우리를 도와줍니다. 하지만 우리가 선 자세에서 다리를 들어 올리기 시작하면, 중력은 다리를 바닥으로 끌어당기게 됩니다. 고관절 굴곡에 저항이 강한 사람일수록 다리를 들어 올리는 데에 힘이 들 것이고, 중력은 거기에 한 술 더 더해질 것입니다.

대부분 앉은 자세는 한 다리나 두 다리 모두를 곧게 뻗고, 상체가 바닥과 수직인 상태에서 시작합니다. 이 시작 자세에서는 중력이 전굴의 움직임에 영향을 주지 않지만, 골반에 전방 기울임이 일어남과 동시에 중력은 상체를 다리와 가까워지도록 끌어당길 것입니다. 골반 굴곡의 움직임이 90° 정도만 가능한 수련자는 *Dandasana* (단다사나, 막대자세)를 하는 것과 같기 때문에 중력의 도움을 받지 못할 것입니다. 만약 고관절 굴곡이 90°가 되지 않는다면, 골반은 후방경사로 중력은 몸통을 뒤쪽으로 끌어당깁니다. 이 자세가 부자연스럽고 유지하기 어렵게 느껴질 때, 수련생들은 상체를 골반 위쪽으로 당겨 오기 위해 무의식적으로 아래 허리를 말게 됩니다. 전굴을 시작하기도 전에 척추의 중립을 잃게 되는 것입니다. 골반을 조금이라도 전방으로 움직이게 하기 위해서는 다리를 살짝 굽히거나 좌골 아래에 담요나 다른 보조 도구를 놓아 도움을 받는 것이 좋습니다. 15° 이상의 전방 움직임을 스스로 이끌어 낼 수 없는 수련생이라면 가벼운 도움을 받기 위해 요가스트랩을 발에 걸어 사용하는 것이 좋습니다. 반대로, 골반이 전방으로 잘 기울어지는 사람은 편안하게 중력의 도움을 받아 내려가는 경험을 할 수 있습니다.

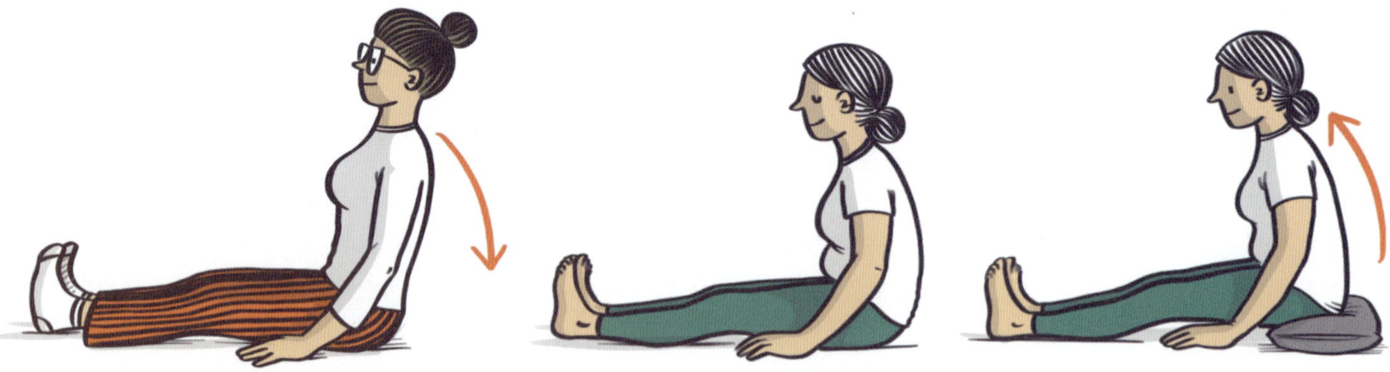

골반이 후방으로 기운다면, 중력은 상체를 뒤로 끌어당길 거예요. 그러면 수련생은 힘을 덜 들이기 위해서 자연스럽게 등을 말게 되죠.

숩다 파당구쉬타사나와 같이 누워서 하는 자세는 다리를 들어 상체 쪽으로 당겨옵니다. 들어 올린 다리가 90° 미만의 범위에 있다면, 중력은 다리를 원래 있던 자리로 끌어내리는 방향으로 작용합니다. 중간 지점을 지나면 우리는 중력의 도움을

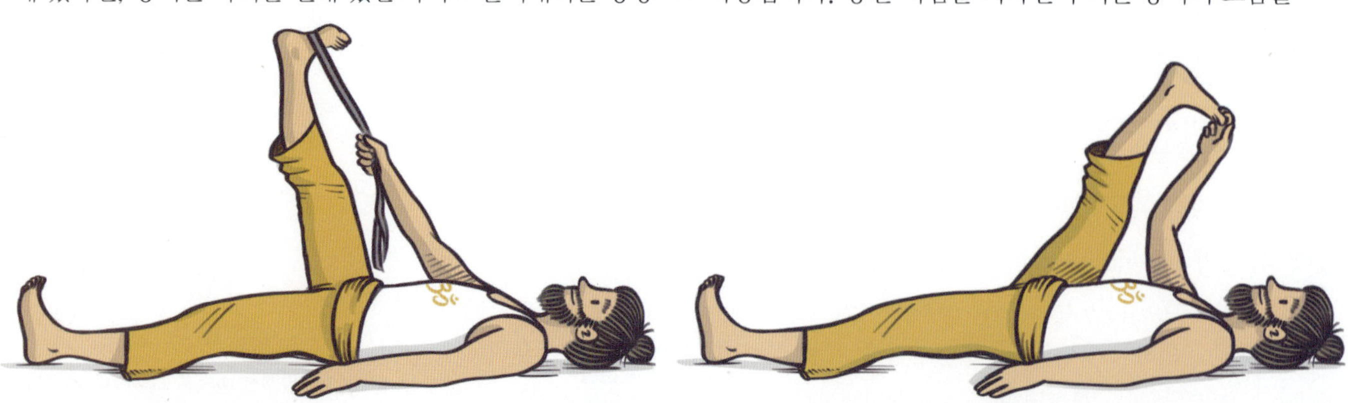

유연한 수련생들은 중력 또한 고관절 굴곡을 돕기 때문에 더 편안할 거예요. 더욱 편안한 수련을 위해 스트랩은 놓아주세요.

느끼기 시작하는데, 특히 다리가 가슴과 가까워질 때 더 크게 느낄 수 있습니다. 누운 자세에서도 앉은 자세와 같이 고관절 굴곡이 힘들다면 스트랩을 발에 걸어 사용하는 편이 좋으며 상체를 바닥에 붙인 채 유지하면서 편안하게 호흡하는 데에 집중합니다. 굴곡이 제한적인 수련생은 동적인 ROM을 이용하여 수련할 때는 중력 뿐만 아니라 연부조직의 긴장으로 저항할 수 있습니다. 그러나 반대로 굴곡이 자유로운 수련생은 다리가 몸 쪽으로 자연스럽게 이동하여 더 쉽게 동작을 할 수 있습니다.

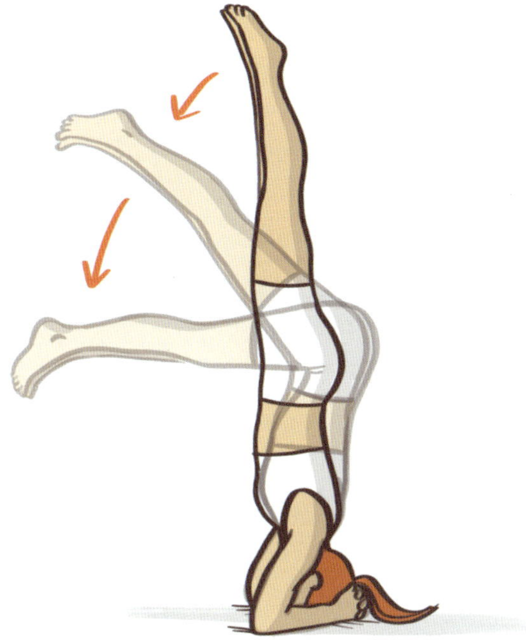

천천히 제어하면서 내려가면 햄스트링의 신장성 운동이고, 올라가면 단축성 운동이예요.

고관절 굴곡에서 중력의 도움을 가장 많이 느낄 때는 거꾸로 선 자세를 수행할 때라고 생각합니다. 머리서기(headstand), 어깨서기(shoulderstand), 물구나무서기(handstand)와 같은 거꾸로 선 채 하체를 바닥으로 내리는 움직임이 일어날 때 골반의 위치가 고정되어 있다면, 중력의 영향을 받는 긴 지렛대와 같은 다리에서는 강한 움직임이 생겨납니다. 거꾸로 선 자세에서 하체를 들어 올리고 천천히 내리는 동작은 고관절 신전 강화에 이상적입니다. 물론, 이와 같은 자세에서는 목의 취약성을 유념해야 합니다.

위에서 나눈 이야기를 고려한다면 움직임이 제한된 수련생들은 선 자세에서 고관절 굴곡을 수련하는 것이 더욱 효과적일 것이라 생각됩니다. *Uttanasana*(우타나사나, 선 전굴자세), *Parsvottanasana*(파르스보타나사나, 강한 측면자세), *Prasarita Padottanasana*(프라사리타 파도타나사나, 다리 넓게 벌린 전굴자세)와 같이 단순한(난이도와는 다릅니다) 자세를 선택하는 것이 좋습니다.

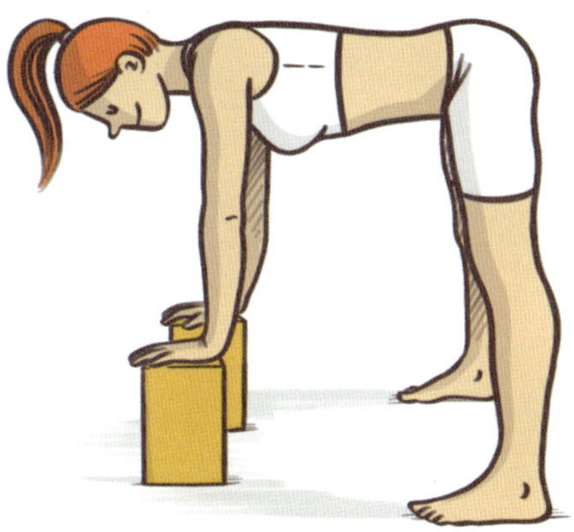

등을 동그랗게 말기 보다 손과 바닥 사이 공간에 블럭을 놓아 공간을 채우는 것이 좋아요.

고관절의 굴곡을 도와주는 중력의 도움은 척추를 둥글게 말게끔 유혹하기도 합니다. 손이 바닥에 닿지 않는다면 척추의 중립을 유지하기 위해서 블럭을 사용하는 편이 낫습니다. 선 자세의 기반은 앉은 자세에 비하면 상당히 좁으므로 블럭은 균형을 잡는데 도움을 줄 수 있습니다. 만약 몸이 앞쪽으로 넘어질 것처럼 느껴지면, 앞으로 가기 위해 필요한 몸의 후면 근육들이 긴장되고 유지되는데 수축된 근육을 신장할 수 없다는 말은 사실이 아닙니다. 왜냐하면, 이것이 바로 신장성 수축에서 일어나는 본질적인 현상이기 때문입니다. 그렇지만 불안정한 자세에서 깊은 스트레칭으로 들어가는 것은 어려울 수 있습니다. 엄격하게 정렬을 지켜 수련한다면 누운 자세는 전굴하기 가장 좋은 자세가 되며 이는 등이 바닥에 놓여있기 때문에 척추가 둥글게 말리는 것을 통제할 수 있기 때문입니다. 하지만 유연성에 한계가 있는 수련생들은 중력의 도움을 받지 못할 수도 있습니다.

## 전굴에 영향을 미치는 고관절 근육들

Hip Muscles That Affect Forward Bending

이 주제는 다리의 중립 정렬을 유지한 고관절 굴곡 운동으로 한정해 다루도록 하겠습니다. 고관절이 회전하고 굴곡 되었을 때 일어나는 현상에 대해서는 다른 챕터에서 다루겠습니다. 대립하는 근육들은 서로 제한한다는 우리의 기본 개념을 적용하면, 고관절 굴곡을 제한하는 주요 억제근은 햄스트링과 대둔근이 됩니다. 그러나 다른 근육들도 고관절 굴곡을 제한할 수 있습니다. 다리가 벌어진 상태(외전된)에서 내전근은 신장되며, 골반이 전방으로 기울어지는 움직임은 이를 더욱 증가시킬 것입니다. 이때 대내전근 또한 골반의 전방경사에 관여합니다. 대내전근은

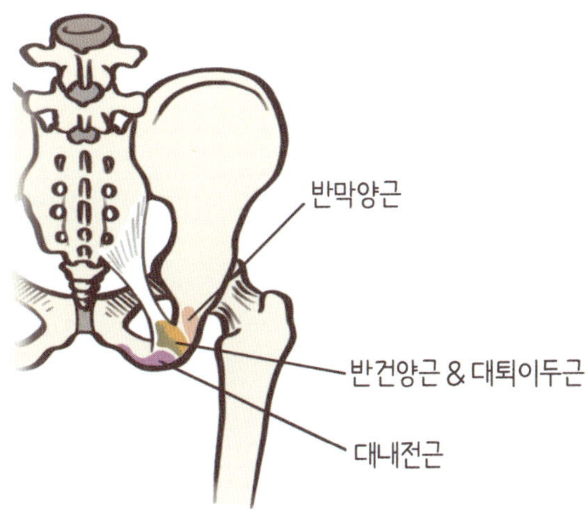



대내전근은 좌골결절에 붙어 내전근 뿐만 아니라 햄스트링과 비슷한 일을 해요.

햄스트링과 비슷하게 위치하지만 그보다 좀 더 내측에 위치하며 좌골(좌골결절)에 연결됩니다. 그러므로 이 근육은 네 번째 햄스트링이라고 불리기도 합니다. 내전근이 주는 제한은 근육의 상대적인 유연성에 달려있습니다. 예를 들면, 고관절을 쉽게 외전할 수 있는 수련생들은 다리를 모았을때 내전근에서 오는 제한은 매우 적다는 것을 알게 될 것이고, 고관절이 외전되고 굴곡 운동이 더해질 때야 비로소 제한을 느낄 것입니다. 반대로, 고관절의 외전에 어려움이 있는 수련생은 다리를 붙였을 때에도 내전근의 팽팽한 긴장이 방해가 되는 경우도 있습니다. *Upavishta Konasana*(우파비스타 코나사나, 위를 향한 박쥐자세)와 같이 다리를 적당히 열었을 때 골반에 대한 다리의 각도가 바뀌므로 외측 햄스트링의 신장은 덜 강조되고 내측 햄스트링(반건양근과 반막양근)의 신장은 가중됩니다. 햄스트링과 함께 내전근에 뚜렷한 제한이 있는 수련생들은 다리를 벌리면 쉽게 골반이 후방으로 기우는 경향이 있어, 무릎을 굽히는 변형동작을 취하거나 블럭 위에 앉아 도움을 받는 것이 골반의 후방경사를 방지하는 효과적인 방법이 됩니다.

고관절의 내회전과 외회전에 관여하는 중둔근과 소둔근 그리고 깊은 외회전근과 같은 근육에도 같은 원리가 적용됩니다. 이 근육들은 대퇴골 대전자에 붙어있기 때문에, 골반이 대퇴골두 주변을 회전하면서 전굴 할 때 근육들이 늘어나게 됩니다. 역시 고관절 회전이 쉬운 수련생들은 다리가 중립인(앉은 전굴자세와 같은) 상태로 고관절 굴곡 운동을 할 때 저항이 적은 것을 경험합니다. 하지만 제한적인 회전력을 가진 수련생들은 같은 굴곡의 움직임이여도 큰 저항을 느낄 수 있습니다.

곧게 편 다리로 전굴자세를 수행하면 골반을 전방으로 기울이는 데에 있어 저항이 크게 느껴질 수 있습니다. 이 저항은 햄스트링이 원인일 수 있지만 위에서 언급했듯이 두 다리를 벌린 외전된 상태라면 내전근과 내측햄스트링이 강한 저항을 할 수 있습니다. 하지만 다른 근육들에 제한이 아예 없다는 것은 아닙니다. 겉보기에 비협조적인 햄스트링이 제한 요소라고 쉽게 단정 짓기보다는, 어느 근육이 실제로 전굴에 제한을 주는지 테스트를 해보는 것이 좋습니다. 그 전에 준비운동을 철저히 하고 엄격한 정렬을 가지고 있는 파스치모타나사나와 같은 전굴자세를 이용해 테스트를 진행합니다. 현재 자세의 깊이가 자신의 일반적인 가동 범위라고 보여질 때까지 필요한 만큼 반복한 후 아래 이미지의 자세(또는 대안)를 하나씩 수행해 봅니다. 하나의 자세를 마친 후에는 꼭 다시 전굴자세를 반복합니다. 우리는 각각의 자세 후 깊은 전굴을 하는 자신의 가동 범위에 어떠한 변화가 생기는지 알아볼 수 있습니다.

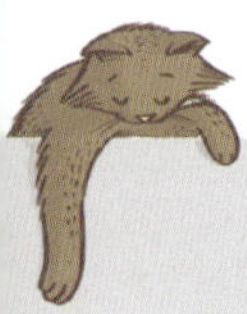

**준비운동**

파스치모타나사나 또는 대안으로 선택한 전굴자세를 여러 번 반복합니다. 어떤 자세가 가장 큰 변화를 이끌어내는지

1

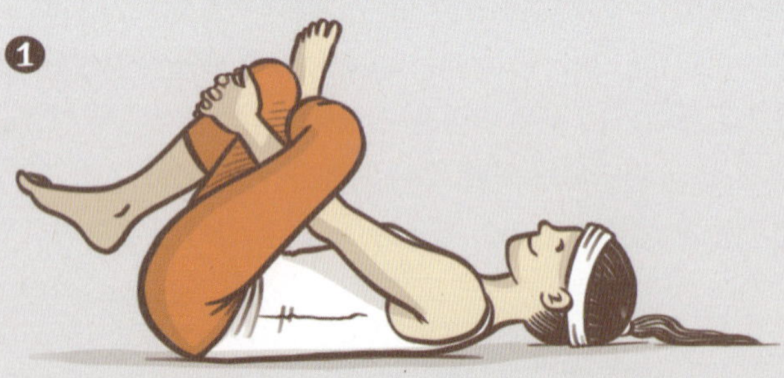

고관절 외회전: 바늘꿰기자세

2

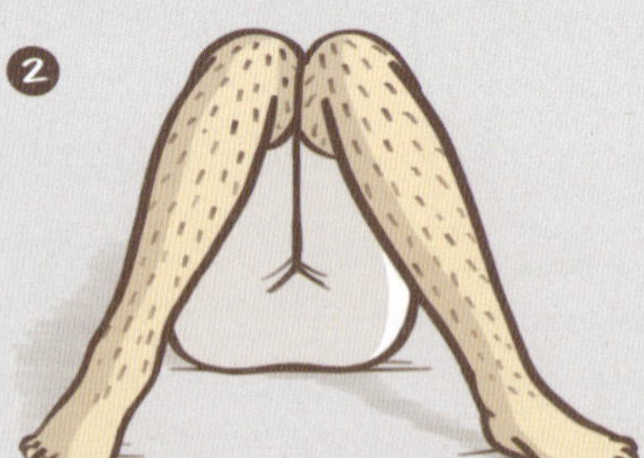

고관절 내회전: 누워서 두 무릎 붙이기

3

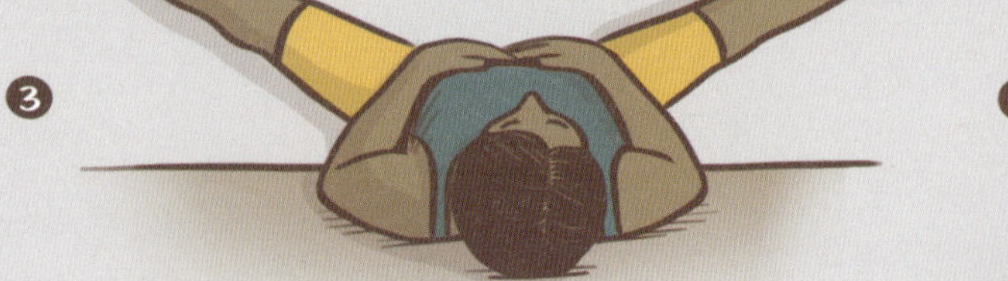

외전: 벽에 다리올리기

4

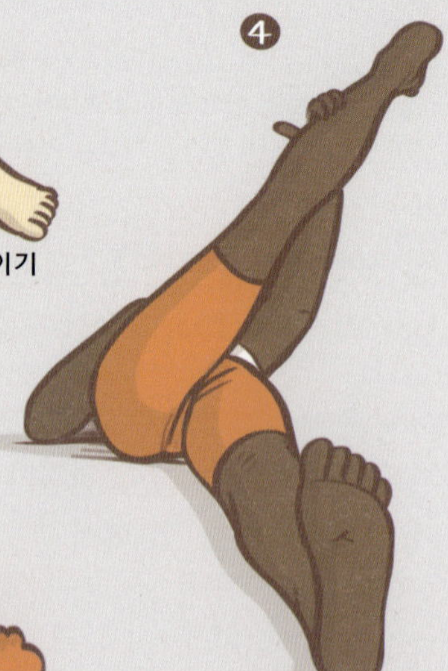

내전: 누운채 다리를 반대편으로 보내기

5

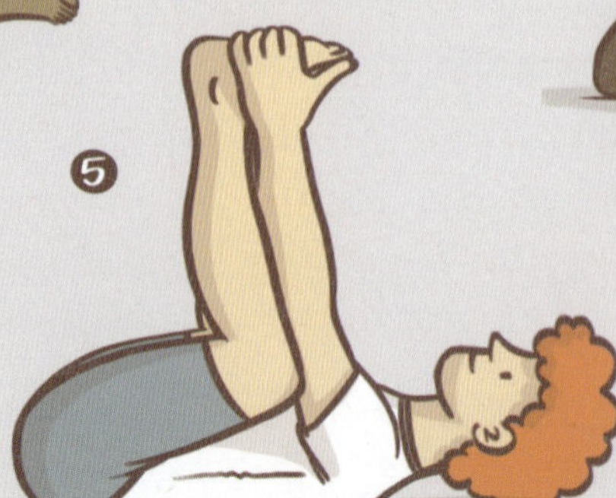

대둔근 확인하기: 행복한 아기자세

확인해 보기 위해 원래의 전굴자세를 각각의 자세 중간중간에 반복합니다.

여러 근육 중 전굴을 수행하는데 영향을 미치는 근육을 알게 되었다면 그 근육의 신장과 관련있는 동작들을 먼저 수련한 후 전굴에 들어가도록 시퀀스를 구성하는 것이 좋습니다. 이미지의 동작이 아니더라도 같은 근육을 타깃으로 하는 다른 동작들로 대체해도 좋습니다. 전굴을 하는 데 어려움을 느끼는 다수의 수련생들을 위한 수업을 진행한다면, 전굴자세를 하기 전에 골반의 움직임을 다루는 다양한 동작들을 먼저 수련하도록 시퀀스를 짜는 것이 좋습니다.

### 유기적으로 연결된 몸의 후면 사슬 Back Chain of the Body

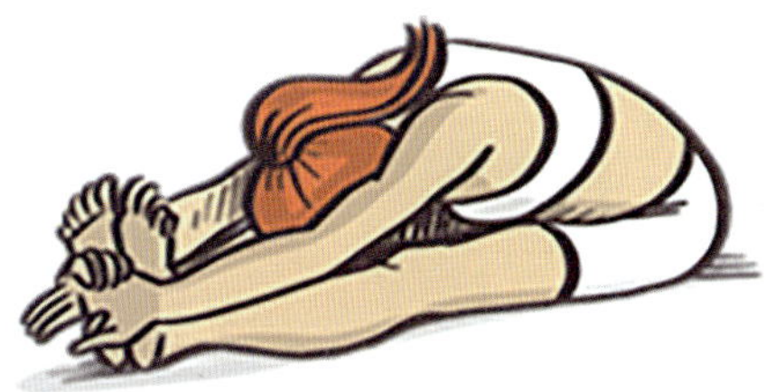
파스치모타나사나는 우리 몸 후면부 전체를 여는 대표적인 자세예요.

우리는 앞서 고관절 굴곡 움직임에 목적을 두고 전굴자세를 수련하자고 이야기했습니다. 하지만 자세가 깊어질수록 고관절 부위 외의 다른 부위들 또한 관여하게 됩니다. 이 주제는 두 개의 파트로 나눌 수 있습니다. 자세를 수행하는데 직접적인 원인을 제공하는 부위와 간접 영향을 줄 가능성이 있는 부위입니다. 파치모타나사나에서 흉곽이 다리에 닿은 후, 머리를 다리 가까이 가져가기 위해 서는 척추가 둥글게 말리게 됩니다. 이는 예정된 움직임으로, 다리를 어깨 너머로 보내야 하는 *Tittibhasana A*(티티바사나 A, 반딧불이자세 A)와 같은 깊은 전굴자세도 마찬가지입니다. 이 두 가지 사례에서 척추 굴곡은 전굴자세의 일부분입니다. 이 움직임에 대한 저항이 자세를 완성하는 마지막 한 끗이 됩니다. 제 생각에는 부상으로 인한 등의 경직이 있지 않는 한, 우리가 지금 이야기하는 유형의 전굴자세에서 생기는 척추 굴곡의 정도는 대부분의 수련생들이 편안하게 할 수 있는 현실적인 범위 안에 있습니다. 물론, 이 척추 굴곡이 다른 자세에서도 그렇듯 과장되어 나타나기도 합니다.

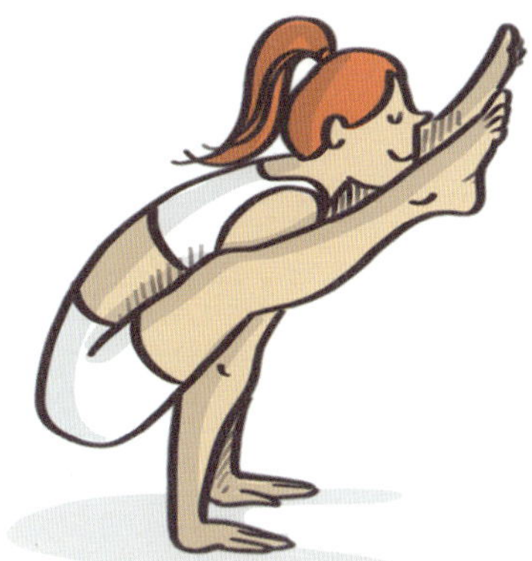
티티바사나는 깊은 전굴자세로 자연스러운 척추 말림이 생겨요.

간접적인 영향에 대해 말해보자면 전반적으로 모든 부위가 고관절 굴곡에 긴장성 저항을 줄 수 있다는 것입니다. 이 견해는 한 부위와 다른 부위 사이의 근막연결성과 매우 근접하게 연관되어 있습니다. Thomas W. Myers(토마스 마이어)는 두개골의 앞 쪽에서부터 뒤로 주행해 발바닥의 족저근막까지 연결된 결합조직(표면 후방선–Superficial back line)을 분석해냈습니다. 여기에 담긴 내용은 한 부위에서 생겨난 긴장이 유기적 사슬로 연결되어 있는 다른 부위로 전달될 수 있다는 것입니다. 저는 잦은 컴퓨터 사용으로 인해 뻣뻣해진 목을 스트레칭 했을 때 고관절 굴곡에 변화가 생긴다는 것을 알게 되었습니다. 자신의 몸을 여러 방법으로 탐색하고 움직여보세요. 표면후방선을 살펴보고 어떤 움직임이 이로운 변화를 가져오는지 확인해 보시길 바랍니다.

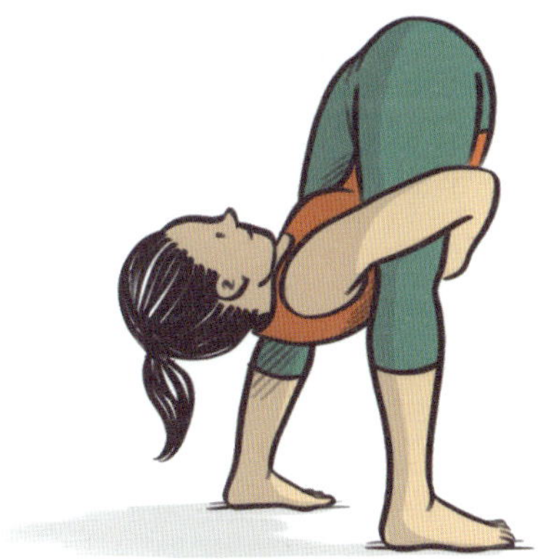
우왓, 내 꼬리뼈는 이렇게 생겼구나!

항상 그렇듯이 저는 대안이 될 만한 관점을 제시하고 함께 논의하려고 합니다. 저는 표면 후방선과 관계 없는 팔꿈치 굴곡 스트레칭을 했을 때도 고관절 굴곡에 차이를 느꼈습니다. 역시 신경계에서 이것에 관한 답을 찾을 수 있지 않을까 생각합니다. 한 부위가 긴장 상태라는 것은 긴장성 저항이 전신에 영향을 주는 수준으로 변할 수도 있다고 판단됩니다. 제 가설은 신체의 한 부분이 약하고 매우 예민하다면, 최악의 상황을 면하기 위해 그 취약한 부분이 희생되어 전신을 붙들고 있는 것 일 수도 있고, 만약 그렇다면 보호받는 다른 부위들은 조금 더 편안하고 전반적으로 조금 더 이완될 수도 있다는 것입니다. 이러한 관점으로 생각해 본다면, 경추 스트레칭 후 조금 더 편안해진 고관절 굴곡 운동은 후방선의 존재와는 관계 없는 그저 우연일 수도 있습니다. 저는 아마도 척추 기립근 보다 승모근을 더 많이 스트레칭 했을지도 모릅니다. 자, 이제 스스로 시도해보고 생각해 볼 시간입니다. 긴장되는 부위를 스트레칭 한 후의 느낌을 탐색해 보세요.

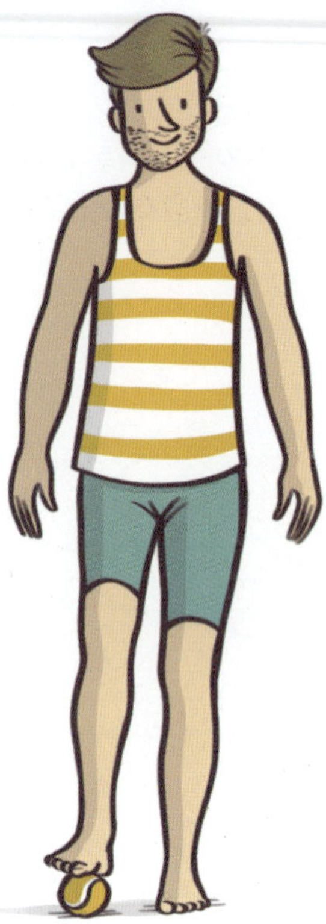

이 표면 후방선 개념의 매우 유명한 테스트는 테니스 공을 발로 굴려 마사지 한 후 전굴을 해보는 것입니다. 여기에 내포된 아이디어는 테니스 공을 밟고 있는 족저근막의 긴장을 풀면, 표면 후방선이 저항을 덜 느끼게 되고 더 깊은 고관절 굴곡을 가능하게 한다는 것입니다. 거의 대부분의 사람들이 발바닥으로 테니스 공을 굴리고 난 이후 전굴이 더 깊어지는 긍정적인 변화를 느꼈습니다. 해보지 않았다면 직접 이 테스트를 해보시길 바랍니다. 일이 분 정도 적당한 압력을 주며 공을 앞뒤로 굴리면 이 마술에 걸릴 수 있습니다. 이 마술은 테니스 공이 아니라 굴릴 수 있는 어느 것이라도 좋으며 저는 주먹을 사용한 적도 있습니다.

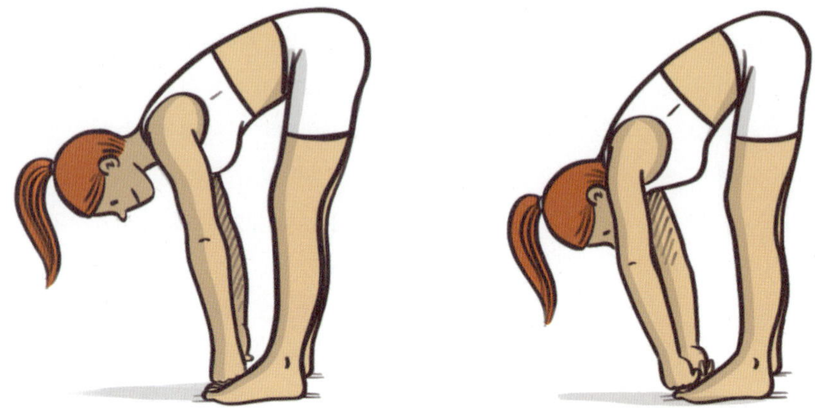

발바닥으로 공을 굴려 마사지했을 때, 대부분은 고관절 굴곡에 차이를 느낍니다.

자, 이제 2단계로 넘어가 봅시다. 이 단계는 분리하여 진행하는 것이 좋습니다. ROM이 비교적 작은 부위를 선택하여 뭉친 것 같은 느낌이 사라질 때까지 움직임을 여러 번 반복합니다. 이제 전과 같이 발바닥을 테니스 공으로 몇 분간 마사지하고 다시 원래 선택했던 동작을 시도해 봅니다. 전 후의 차이를 느꼈나요? 저는 자주 다름을 느낍니다. 이 현상에 대한 저의 설명은 또 다시 신경계의 유기적 영향으로 되돌아 갑니다. 다른 그럴듯한 이유는 반사요법과 같은 많은 이론을 가지고 있는 발의 역할에서 올 수도 있습니다. 만약 이런 것들이 호기심을 자극한다면, 마사지 후 자세 테스트를 진행하는 또 다른 방법들을 고안해 보세요. 무언가를 찾아낸다면 언제든지 저에게도 이야기 해주시길 바랍니다.

### 발의 위치 Foot Position

표면 후방선의 주목할 만한 다른 부위는 아래쪽 다리입니다. 발이 배측굴곡(족배굴곡, Dorsiflexion)이 되면, 비복근(장딴지근, Gastrocnemius)의 힘줄이 반대쪽으로 무릎을 교차해 경골에 연결되는 햄스트링을 밀어내며 긴장이 증대됩니다. 근막의 유기성에서 야기되든, 이 힘줄에 의한 긴장이든, 발의 위치는 편안한 고관절 굴곡에 영향을 미치는 것처럼 보일 것입니다. 잘 관찰해 본다면, 깊은 전굴자세에서 많은 사람들은 저측굴곡(족저굴곡, Plantar flexion)이 생기는 것을 볼 수 있습니다. 지금 스스로 시도해 보시길 바랍니다. 숩다 파당구쉬타사나에서 무릎을 편 상태를 유지하면서 편 다리를 가장 깊은 고관절 굴곡이 되도록 당겨옵니다. 동작을 유지하며 배측굴곡, 저측굴곡을 각각 해보면서 둘 사이의 변화를 관찰해 보고, 서로 다른 점을 알아차릴 수 있는지 확인해 보세요.

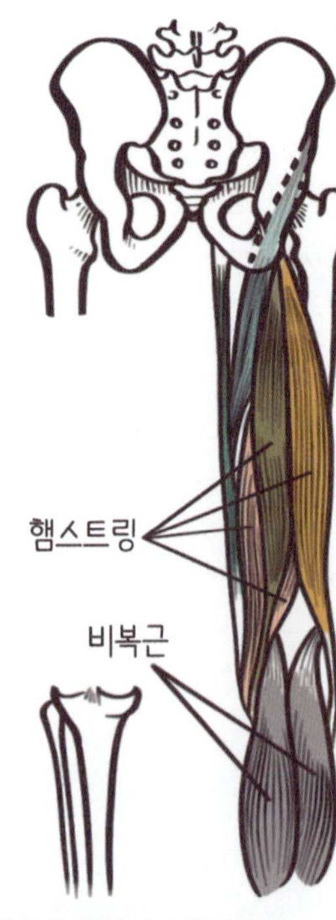


비복근은 무릎을 교차하여, 햄스트링의 안쪽을 지나갑니다.

만약 발의 위치가 고관절 굴곡 가동 범위에 조금이라도 긍정적인 변화를 준다고 믿는다면, 자세를 깊게 발전시키는데 어려움을 겪는 수련생들에게 발의 움직임에 신경 쓰도록 이야기해 줄 만한 가치가 충분하다고 봅니다. 또한 저의 개인적인 견해로 좌골에 통증을 경험하는 사람들에게도 발의 움직임이 어느 정도 통증을 완화하는데 유익하다고 생각합니다.

### 대립자세 Counter Postures

어떤 수련생들은 반대되는 고관절 운동(예, 고관절 신장)을 먼저 하는 것이 깊은 전굴자세로 들어갈 수 있는 공간을 만들어 주는 것이라 생각합니다. 예를 들면, 로우 런지를 먼저 한 후에 파치모타나사나를 해볼 수도 있습니다. 이런 방법은 저에게는 도움이 되지 않았습니다만, 다른 많은 수련생들이 효과를 보았으므로 시도해 볼만하다 생각합니다.

### 비대칭자세 Asymmetric Postures

한 다리는 앞으로 곧게 뻗고 반대쪽 다리는 다른 동작을 하는, 많은 요가자세들이 있습니다. 두 다리는 각각 따로 생각할 수 있습니다. 예를 들면, *Janushirshasana A*(자누시르사사나 A, 머리가 무릎에 닿는 자세)에서 굽힌 다리의 고관절은 외전 및 외회전을 하고 반대쪽 다리는 매트 끝 쪽을 향해 곧게 폅니다. 다음 챕터에서 다룰 예정인 굽힌 다리에서 일어나고 있는 일 혹은 곧게 편 다리의 고관절 굴곡은 수련생이 골반을 전방으로 기울이지 못하는 원인이 될 수도 있습니다. 고관절 굴곡에 어려움을 느끼는 수련생들은 한쪽 다리에서만 움직임이 생기는 자세를 할 때, 조금 더 깊은 전굴이 가능해 보였습니다. 반대쪽 다리가 균형이나 기반에 영향을 주지 않는다는 전제하에, 상체 전체의 무게를 이용해 저항을 이겨낸다면 파치모타나사나와 같이 두 다리를 이용하는 동작보다 곧게 편 한 다리의 저항을 더 쉽게 이겨낼 수 있었습니다.

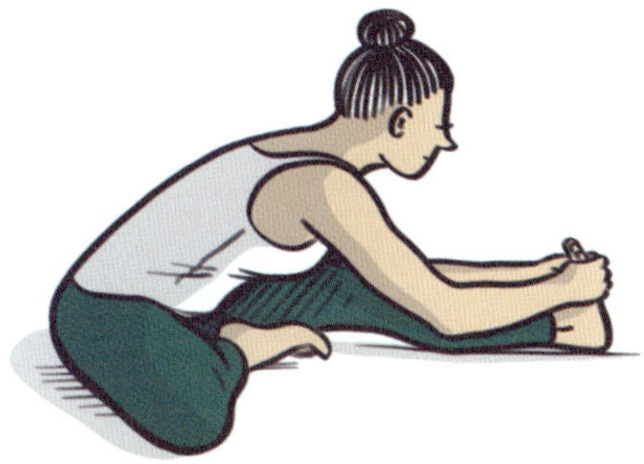

왼쪽은 고관절굴곡, 오른쪽은 고관절 외회전이 일어나고 있죠.

### 전굴의 진실 Disguised Forward Bends

이제는 알겠지만, 요가에서 우리가 만들어내는 자세는 주요 관절의 기본적인 움직임을 이용하여 만들어졌습니다. 우리가 거꾸로서기, 암발란스, 선 자세, 앉은 자세 중 어떤 자세를 취하든지 상관없이 중립을 유지하는 다리(회전되지 않은)와 몸통은 서로를 향해 움직여야 하며, 전굴의 요소를 지녀야 합니다. 다른 방향성과 위치를 가진 자세를 수련할 때 이 간단한 문제는 간과되기 쉬우나, 일단 원리를 인지하면 어떠한 어려운 도전도 간단하게 풀어낼 수 있습니다. 아래의 예시들이 이해할 수 있도록 도와줄 것입니다.

*Navasana*(나바사나, 보트자세)는 단순한 형태를 지니고 있지만 균형감각과 코어를 기르는데 필요한 자세입니다. 보통 수련자들은 V모양을 만들어 낼 수 없을 때 근력이 충분하지 않다고 여깁니다. 하지만 근력은 주된 제한점이 아닙니다.

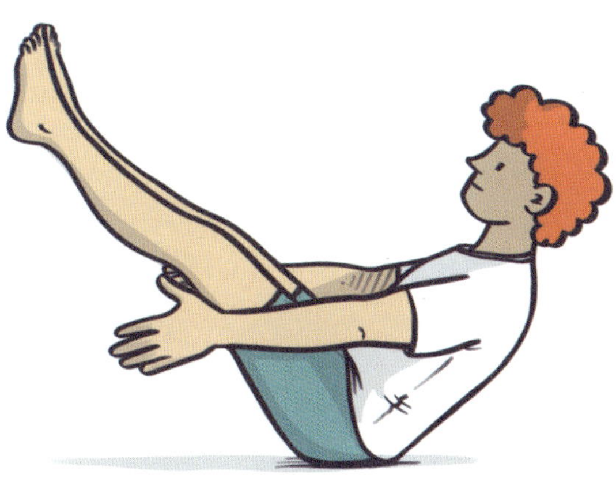

고관절 굴곡이 90° 또는 그 이하라면, 넓은 보트 모양으로 척추를 말게 될 가능성이 커요.

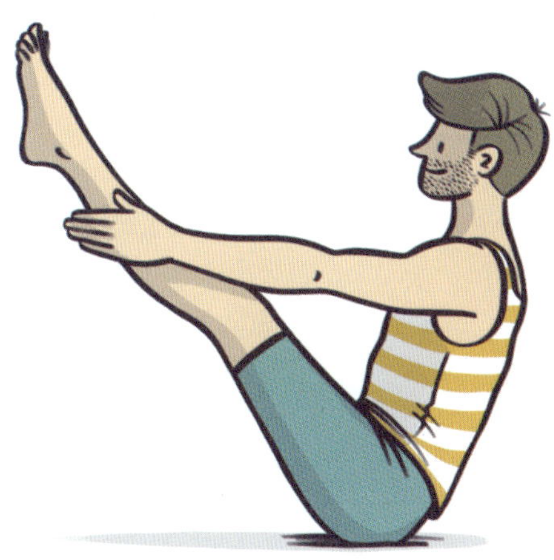

깊은 고관절 굴곡이 가능하면 날렵한 보트 모양이 만들어져요.

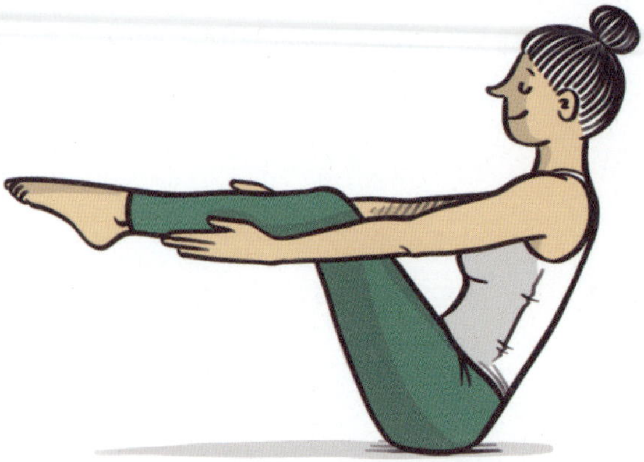

다른 전굴자세와 같은 맥락으로, 무릎을 굽히면 골반을 좀 더 자유롭게 움직일 수 있어요.

이 자세는 살짝 기울어진 전굴 자세이고 균형점은 좌골입니다. 다리를 뻗어 유지한다면, 파치모타나사나에서 경험하는 것과 같은 제한사항이 여기서도 또 발생하며 다리를 바닥으로 끌어내리는 중력의 힘도 더해질 것입니다. 앉은 자세에서 수련생의 전굴이 90° 밖에 안된다면, 다리와 몸통 사이의 간격은 척추를 둥글게 말지 않고는 줄일 수 없게 됩니다. 척추를 곧게 세워 유지하려면 넓은 보트자세가 됩니다. 수련자의 전굴 가동 범위가 90°가 안된다면, 골반이 후방경사 하려는 경향이 있을 것이고, 등은 말려 날렵한 보트라기 보다 노를 젓는 널찍한 통통배처럼 보이게 됩니다. 하루 천 개의 윗몸일으키기를 한다 해도, 보트의 모양은 달라지지 않을 것입니다. 왜냐하면, 골반과 흉곽 사이의 정렬이 바르게 유지된다 하더라도, V자세는 골반에 연결된 다리의 움직임(전굴)이 만들어내기 때문입니다. 그러므로 이 자세의 변형 동작은 다른 전굴자세와 같습니다. 골반이 전방 경사할 수 있을 때까지 필요한 만큼 무릎을 굽히세요. 수련생의 전굴자세가 향상되면 다리도 점진적으로 펼 수 있을 것입니다.

곧은 다리로 Headstand(머리서기자세)를 하고 싶지만 오리발을 신은 것처럼 발을 바닥에서 뗄 수 없던 적이 있나요? 이 동작을 하기 위해서 필요한 것 역시 근력이 아니라 전굴에 있다는 것을 예상할 수 있습니다. 아마도 Downdog(아래를 향한 개)자세에서(발을 도약하지 않고) 두 발을 동시에 들어 올려 머리 서기를 하는 것은 한번도 생각조차 해본 적이 없을 것입니다. 하지만 물구나무서기를 할 때, 골반을 어깨 바로 위로 충분히 가져가지 않고 동작을 시도하는 것은 이와 마찬가지 상황입니다. 지지 기반으로부터 골반이 멀리 있게 되면, 발에 들어 올리지 못할 만큼의 무게가 실리게 됩니다. 그러므로 발이 가볍게 느껴질 때까지 앞으로 걸어오라는 팁을 주는 것입니다. 하지만 많은 수련생은 살짝 뜨는 것 같은 짜릿함이 들때까지 충분히 앞으로 걸어 나오지 못합니다. 그렇게 하지 못하는 이유는 충분한 전굴이 되지 않기 때문입니다. 골반을 바른 위치에 놓기 위해서는 90° 이상의 고관절 굴곡이 되어야 하며, 여기에서 기반을 안정화 시키고 두려움을 극복하는것이 가능하다면 그때 다리를 들어 올릴 힘을 갖게 됩니다.

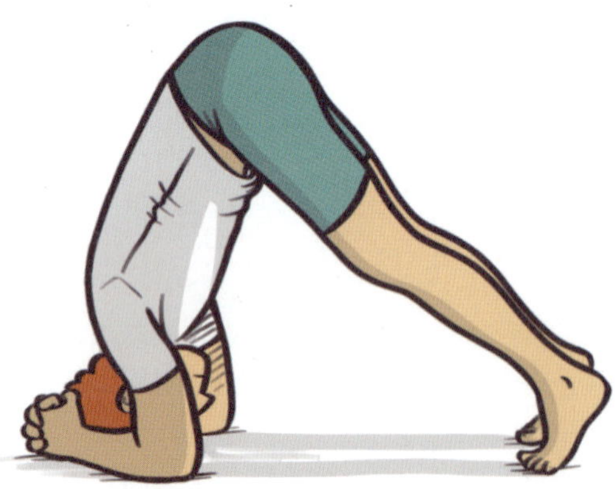

이 자세에서 곧게 다리를 펴 머리 서기를 하기에는 발에 너무 많은 무게가 실려요.

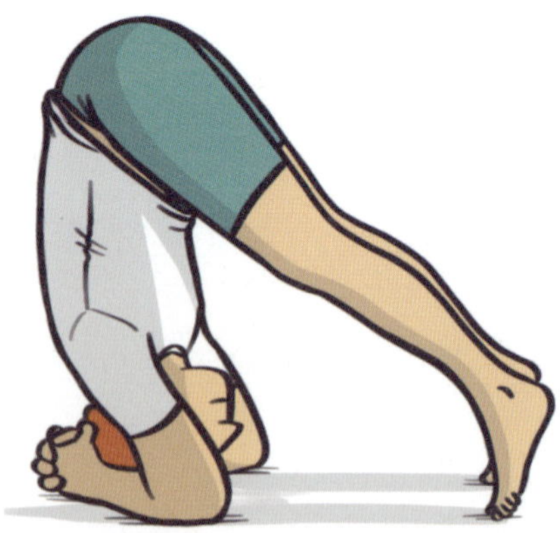

이제 골반이 어깨 바로 위에 있어 발은 쉽게 뜰거예요. 하지만 고관절 굴곡이 얼마나 깊이 일어나야 하는지 좀 보세요.

Spine 챕터에서 *Halasana*(할라사나, 쟁기자세)에 대해 더 다루고 있지만, 여기서도 발을 바닥에 내려놓기 위해 같은 개념이 적용되었습니다. 잠시 이 움직임이 무엇인지 스스로 생각해보고, 머리 속에서 그려보세요. 이미 여러 번 이야기해 보았던 티티바사나나 몇몇 암발란스 자세들에도 같은 진실이 숨어 있습니다. 바로 깊은 고관절 굴곡이 다리를 곧게 펴기 위해서는 꼭 필요하다는 것입니다.

### 능동적 전굴 Active Forward Bends

일반적으로 할 수 있는 능동적 고관절 굴곡운동은 수동적 운동에 비해 적습니다. 대부분 고관절 굴곡근의 강화와 관련된 동작들이지만, 우리가 고려해야 할 핵심은 근육조직의 경직입니다(Key Concept 챕터의 Flexibility를 참고하세요). 경직이 심할수록 유연하지 않은 것은 아니지만, 고관절 굴곡근의 힘이 더 필요해집니다. 수련생들에게 능동적 움직임과 수동적 움직임 사이의 ROM차이를 줄이도록 노력할 것을 자주 제안합니다. 순응하는 조직을 가진 수련생들은 대부분의 ROM을 적극적으로 제어함으로써 좋은 성과를 얻을 수 있지만, 좀 더 경직되어 있는 수련생들은 눈에 띄는 차이를 기대하기 어렵습니다. 이는 특히 중력에 반하는 자세(예: 나바사나, 욷티타 하스타 파당구스타사나 C)를 수련할 때 더 어렵게 만듭니다.

저의 고관절 굴곡근은 경직되어 있지만 비교적 유연하다고 생각합니다. 예를 들면, 손의 도움(수동적)을 이용한 숩타 파당구쉬타사나에서 다리를 들어 145°의 고관절 굴곡을 할 수 있지만, 저의 능동적 범위는 사실 95° 밖에 되지 않습니다. 이 차이는 자세를 수련할 때 쉽게 드러납니다. 파치모타나사나를 할 때 중력과 손의 도움을 받아 상체를 다리로 쉽게 가져가 납작하게 접을 수 있지만, 그 방향을 뒤집어 나바사나를 한다면 완전히 달라집니다. 이 자세에서, 능동적 범위에 갇혀 중력과 싸운 결과는 제가 원하는 만큼의 날렵한 보트 자세가 아닙니다. 반면에 제 와이프는 좋은 순응도를 가지고 있고, 140° 이상의 완벽한 능동적 고관절 굴곡을 가지고 있으며, 도움을 받는다면 조금 더 깊은 150°까지의 수동적 운동범위를 가지고 있습니다. 물론 그녀는 파치모타나사나에서 상체를 편안하게 다리 위로 가져갈 수 있습니다. 비록 저 만큼의 강한 고관절 굴곡을 가지고 있진 않지만, 너무나도 쉽게 날렵한 V모양의 나바사나를 만들 수 있습니다. 이전에 이야기 했듯이, 유연성과 마찬가지로 근력도 분명히 중요합니다. 그러나 큰 ROM이 요구되는 대부분의 요가 동작을 할 때 부족한 근력보다는 조직의 저항성이 장애물이 될 확률이 높습니다.

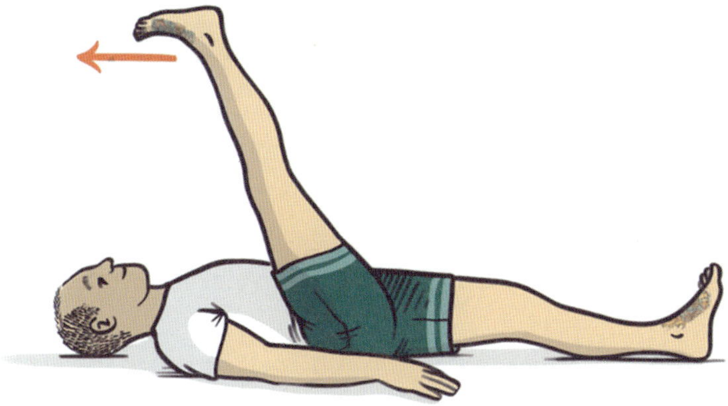

능동적 ROM을 따라 움직일 때, 양쪽 다리를 완전히 곧게 뻗어 유지하세요.

능동적 ROM을 요가 수련에 포함하는 유용한 방법은 수동적 운동을 먼저 한 후에 진행하는 것입니다. 이 방법을 이용하면 신경계에 새롭게 활성화 된 ROM을 적용해 동작에 잘 접근할 수 있다고 생각합니다. 제가 가장 선호하는 방법 중 하나는, 숩다 파당구쉬타사나에서 시작하는 것입니다. 첫 번째 단계는, 다리를 올리고 서너 번의 호흡을 통해 고관절 굴곡근을 수축하면서 능동적 ROM만을 이용하여 얼마나 깊이 발을 머리 가까이로 가져갈 수 있는지 확인합니다. 그리고 나서 엄지발가락을 잡고 다리를 가까이 가져옵니다. 수동적 움직임을 할 때에는 다리의 긴장을 완전히 풀고 다섯 번의 호흡동안 자세를 유지한 뒤, 서서히 신경계가 익숙한 만큼 스트레칭을 진행합니다. 세 번째 단계는 능동적 고관절 굴곡과 발을 잡은 손의 도움으로 수동적 굴곡을 같이 사용하면서 다리를 가까이 당겨옵니다. 마지막으로, 손을 놓고 고관절 굴곡근의 수축과 힘을 이용하여 다리의 모양을 그대로 유지하려 노력하면서 서너 번 호흡합니다. 이러한 일련의 방법으로 ROM을 늘이는 연습을 할 수 있습니다.

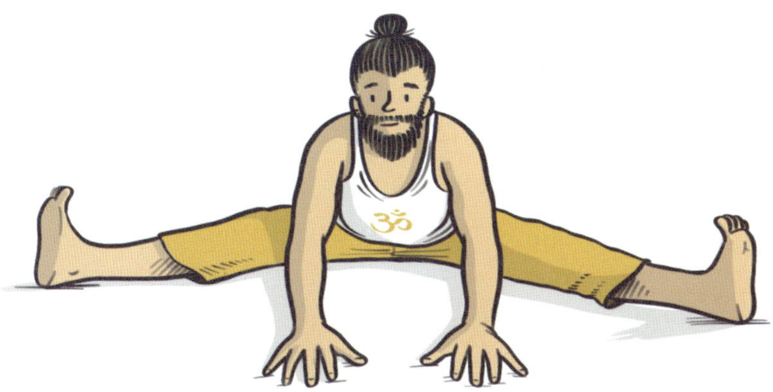

척추 중립을 유지한 채 가장 깊이 들어간 자세에서 5-10회 호흡하세요.

제가 좋아하는 또 다른 조합은 다리를 넓게 벌리고 앉아 전굴하는 능동적 자세와 중력의 도움을 받아 블럭을 밀어내는 수동적 동작의 조합입니다. 가능한 가장 깊은 자세를 다섯에서 열 호흡 정도 유지한 후, 손가락이 블럭에 닿을 수 있게 팔 길이에 맞추어 놓습니다. 이제 고관절 굴곡근을 수축함과 동시에 상체를 낮추어 블럭을 더 멀리 밀어냅니다. 다시 능동적 운동으로 돌아가 척추가 동그랗게 말리지 않도록, 고관절에서부터 움직임을 이끌어 내는 것을 상기하면서 다섯 번에서 열 번의 호흡을 이어갑니다.

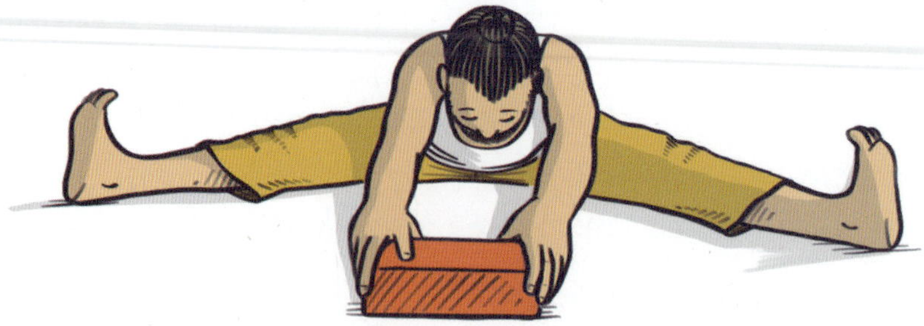

블럭을 가능한 멀리 계속해서 밀어내기 위해
능동적으로 수축하세요 무릎은 천장을 향하고 있어요.

비슷한 작용의 다른 방법은 능동적 ROM이 사용된 수동적인 특징이 뚜렷한 자세를 수련하는 것입니다. 예를 들면, 양쪽으로 벌린 다리를 들어 올린 우파비스타코나사나의 변형 동작을 수련하는 것입니다.

### 가동 범위 끝범위에서의 근육활성화 Activation at End Range

이 책이 전하고자 하는 주요 맥락 중 하나는 ROM을 조절하는 일차적 책임을 맡고 있는 것은 신경계라는 것입니다. 몸이 안정적이라고 느낄수록 광범위하게 관절을 통제할 수 있게 되며, 느끼고 이해할 수 있게 됩니다. 자전거를 처음 타는 아이가 넘어지지 않겠다는 믿음이 생길 때까지, 아이 자전거에서 보조바퀴를 떼지 않는 것과 비슷합니다. 간단하지만 효과 좋은 전략은 한 자세에서 충분한 시간을 들여 늘어난 근육을 인지한 후 사용하는 것입니다. 몸의 위치와 방향에 따라 어떤 자세는 다른 자세에 비해 좀 더 쉽게 수행할 수 있습니다.

예를 들면, 파르스보타나사나에서 발을 앞으로 가져갈 때 앞의 다리는 바닥의 마찰과 반대 방향인 뒤쪽으로 끌어당깁니다. 다리가 움직여질 필요는 없고 바닥을 저항해 그런 느낌을 유지할 뿐입니다. 근육이 완전히 늘어났을 때 부상에 더 취약하기 때문에, 이런 방법을 이용해서 서서히 수축을 진행해 자세를 마무리해야 합니다. 우리는 다리에 전신의 무게를 실어 당겨오려는 것이 아니므로 이 자세에서 다리에 가해지는 힘은 그리 크지 않습니다.

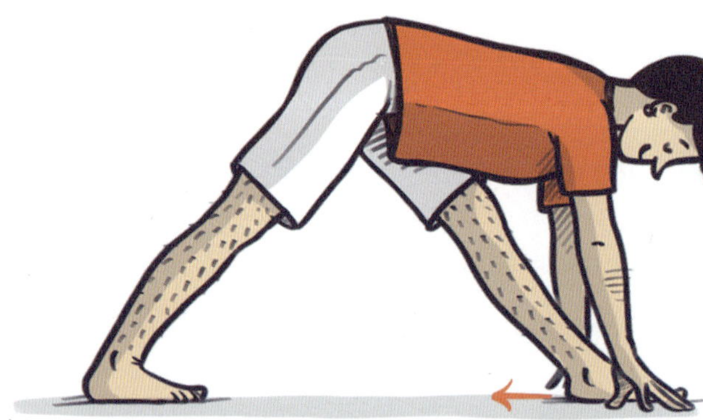

다리를 뒤로 끌어당기는 느낌을 위해, 햄스트링과 대둔근을 사용하죠.
하지만 다리는 그 자리에 그대로 있는 정적 수축을 해야해요.

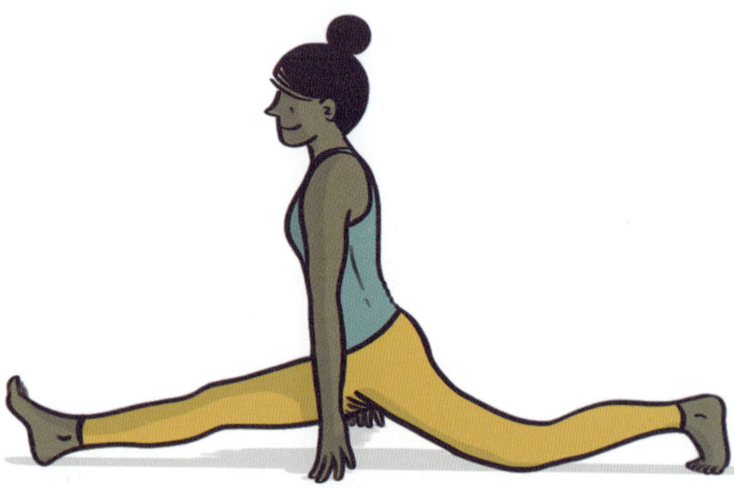

시간이 지남에 따라 손의 지지력을 감소시키면 뒷다리의 고관절 굴곡근과
앞다리의 고관절 신전근이 여러분의 무게를 지탱해줍니다.

*Hanumanasana*(하누만아사나, 원숭이자세)와 같은 동작은 훌륭한 수련이 될 수 있지만 조금 더 조심스러운 접근이 필요합니다. 가능한 ROM보다 조금 더 높은 위치에서 시작하는 것이 바람직합니다. 몇 번의 호흡동안 앞쪽 다리의 햄스트링과 둔근 그리고 뒤쪽 다리의 고관절 굴곡근은 몸의 하중을 지탱하기 위해 사용됩니다. 근력이 강해질수록, 유지하는 시간을 늘릴 수 있습니다. 필요한 경우 블럭을 사용하거나 손으로 지탱하여 근육에 실리는 부하를 제어하는 것도 좋은 방법입니다. 이후의 요가 수련은 더 깊은 자세를 목표로 하고, 천천히 ROM의 끝범위를 향해 움직이는 것입니다. 이후에는 완전한 하누만아사나로 이어질 수 있으며 손을 이용하지 않고

신장성 근육운동을 이용해 내려가는 힘을 제어할 수 있을 것입니다. 이미 근력이 강한 사람들은 동작에 들어갈 때부터 ROM에 가깝게 수련하는 것이 편안하게 느껴질 수 있습니다. 하지만 바로 최대치를 향하기보다는 편안한 깊이부터 시도하는 것이 현명합니다.

### 어려움을 느끼는 수련생을 도울 수 있는 방법 Helping the Challenged Student

위에서 논의한 것을 바탕으로, 동작에 어려움을 느끼는 수련생들에게 무엇이 가장 유익하고 생산적인 해결책이 될 것인가를 생각해 볼 수 있습니다. 먼저, 이겨내야 하는 저항을 덜어낼 수 있도록 한 번에 한 다리씩 수련하는 것입니다. 두 번째로는 전굴에 영향을 주는 다른 근육들을 이해하고 본격적인 전굴동작을 수련하기 전에 고관절과 몸의 후면을 쓸 수 있도록 시퀀스를 구성하는 것입니다. 열정적인 수련생을 제외한 대부분의 수련생들에게 등을 둥글게 만드는 속임수를 쓰는 것은 쉬운 선택지로 느껴지겠지만, 등을 이용할 가능성이 적은 단순한 자세를 선택하여 이러한 속임수를 최대한 배제하는 것이 좋습니다. 단순한 자세들은 다른 제한점의 방해로 인해 집중을 흐리지 않게 하여 전굴의 움직임에 집중하기에 용이합니다. 또한 도구를 사용하여 자세를 잡을 때 몸이 편안하게 이완할 수 있도록 도움을 받을 수 있습니다. 마지막으로, 가능하다면 중력을 이용하고 능동적 움직임을 더하여 ROM을 넓히도록 합니다.

우리가 바로 전 능동적 움직임에 사용한 파르스보타나사나는 적절한 예시입니다. 이 자세는 비대칭적이며 중력의 도움을 받을 수 있습니다. 앞쪽 발은 저측굴곡이고, 손아래에 블럭을 놓고 지지하면 등이 말리는 현상을 간단히 방지할 수 있습니다. 이 자세는 앞·뒤로 위치한 다리의 넓은 기반이 균형을 비교적 쉽게 잡도록 도와줍니다. 마지막으로 능동적인 고관절 굴곡을 더해 효과적으로 자세가 깊어질 수 있도록 합니다.

### 전굴이 수월한 수련생들을 위한 방법 Considering the Comfortable Forward Bender

어떤 수련생들은 전굴이 주특기이고 앉은 자세로 쉽게 상체를 다리에 가져갈 수 있습니다. 만약 이런 상황이라면 우리는 동작에서 다른 부분에 중점을 둘 필요가 있습니다. 전굴이 어려운 수련생은 골반을 전방으로 기울이는데 온 힘을 들이고, 움직임이 편안해지면 더 이상 그것에 집중할 필요가 없습니다. 골반을 앞으로 기울이는 것과 결부되므로 좌골이 뒤쪽으로 움직이고 이 움직임이 지나치게 되면 나중에 이야기할 무서운 좌골 통증의 원인이 될 수도 있습니다. 이미 유연한 수련생들에게 머리가 더 발과 가까워지도록 계속해서 지도하는 것은 더 이상 얻을 수 있는 유익한 점이 없으며, 대신에 이 수련생들은 좌골을 바닥으로 끌어내리는 미묘한 움직임을 만들어 내야 합니다. 예를 들면, 앉은 전굴 자세에서 골반은 전방으로 기울어져 있지만 몸통이 다리를 향해 내려가면 좌골을 바닥으로 깊게 눌러 뒤쪽으로 미는 것을 멈추는 데에 신경 써야 합니다. 가벼운 요추 굴곡과 다리를 원래의 위치로 가게끔 뒤로 미는 것(고관절 신전)의 본질은 여기에 있습니다. 같은 맥락으로 다운독에서 자세를 완성하고 나면, 적극적으로 좌골을 바닥으로 끌어내릴 필요가 있습니다. 이미 말했듯이 유연한 사람에게는 ROM을 늘리려 하기보다는 자세를 통합하고 강화하는데 힘쓰는 것이 더 이롭습니다.

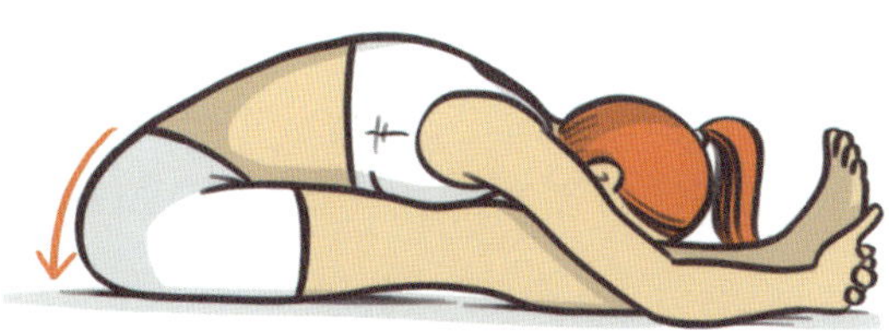

쉽게 전굴이 가능한 사람은 좌골을 적극적으로 바닥에 붙이는 느낌을 생각하는 것이 좋아요.

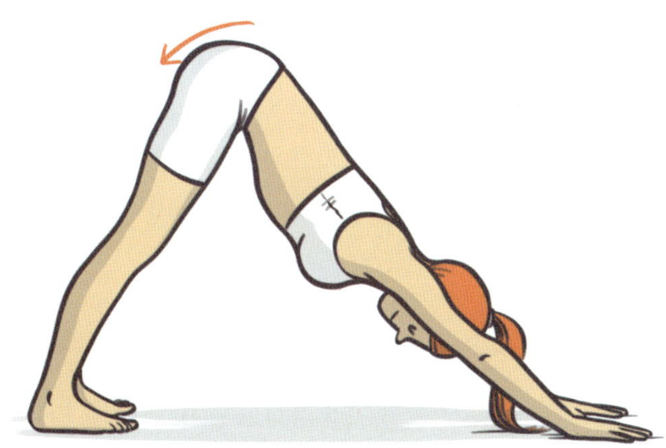

다운독에서도 좌골을 바닥쪽으로 가지고 내려가는 느낌으로 동작을 해봅니다.

### 무릎의 과신전 Hyperextending Knees

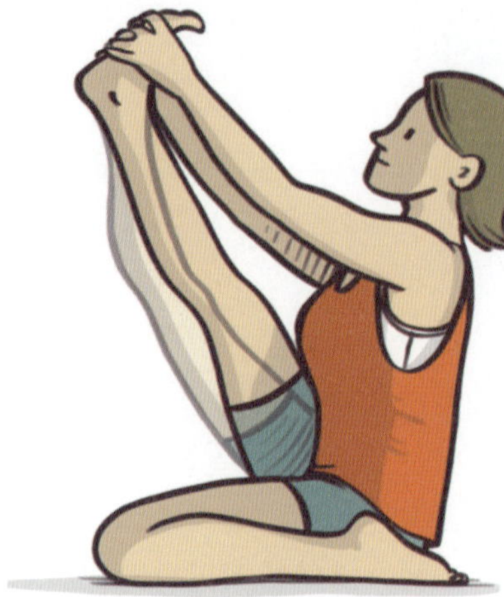
다리를 당기는 자세에서 과신전의 가능성이 높아지므로 각별한 주의가 필요해요.

과신전 되는 무릎을 가진 수련생은 전굴 자세에서도 당연히 과신전의 습관이 드러납니다. *Trikonasana*(트리코나사나, 삼각자세)와 같이 앞쪽다리를 과신전 하기 쉬운 비대칭의 선 자세를 할 때에는 특별히 주의를 기울여야 합니다. 앉은 자세의 경우 발뒤꿈치는 바닥에 닿게 유지해야 합니다. 뒷꿈치가 바닥에 닿아 있지 않는 것은 곧, 무릎이 바닥으로 눌리고 있다는 것을 의미합니다. 수련생들이 무릎을 과신전시켜 잠그기 쉬운 경향의 자세들은 다리를 손으로 잡고 바닥에서 떨어져 있는 *Krounchasana*(크라운차아사나, 왜가리자세)와 같은 자세가 대표적입니다. 과신전을 방지할 효과적인 방법은 무릎을 살짝 굴곡한 상태에서 자세를 시작하고, 과신전 되는 움직임을 제한해 대퇴사두근(넙다리네갈래근, Quadriceps femoris)에 힘을 주어 햄스트링으로 다리를 펴는 것입니다. 수련생들은 다리가 곧게 펴진 것을 확인하면 과도하게 뻗는 것을 멈추고 미세하게 굽힌 상태를 유지해야 합니다. 다리를 곧게 펴고 무릎을 잠그지 않은 자세는 보여지는 것이라기보다는 주관적인 느낌일 수 있지만 무릎 관절을 감싸는 근육들이 충분히 활성화됩니다. 수련생들은 이 자세의 느낌을 기억해 눈에 다리가 보이지 않을 때도 습관적으로 안정적인 정렬이 나올 수 있도록 수련해야 합니다.

무릎의 장기적인 취약성이 문제가 되는 것은 하중이 걸리는 자세를 수행할 때이지만, 모든 자세에서 과신전을 통제하는 것이 현명합니다. 예를 들면, 다리를 든 Virabhadrasana C(비라바드라사나 C, 전사 C 자세)에서도 무릎은 미세하게 굽혀야 합니다. 이렇게 일관성을 유지하고 새로운 습관을 발전시키면 결국에는 미세하게 굽힌 것이 기본 움직임이 될 것입니다.

### 요가형 엉덩이 Yoga Butt

좌골 통증이 매우 일반적이게 되어 요가형 엉덩이(Yoga butt)라는 별칭까지 있다는 것은 매우 안타까운 일입니다. 엉덩이 주름 바로 밑, 좌골결절 근처의 깊은 통증이 특징적이고, 위쪽 다리에까지 통증이 퍼지기도 합니다. 초기에 해결하면 증상은 미약하지만, 많은 수련생들은 도전을 멈추지 않고 스스로를 몰아세우다 보니 통증은 점점 심해지고 걸을 때, 계단을 오를 때, 앉을 때는 물론 요가 수련 후에도 통증을 느끼게 됩니다. 물리치료사들은 이것을 햄스트링 근위부 건병증이라는 명칭으로 부르며, 좌골결절과 햄스트링이 만나는 위치에 만성통증을 느끼는 것이라 설명합니다. 불행하게도, 저는 이 통증을 몇 년 동안 겪어 온 많은 수련생들을 만났습니다. 문제는 우리는 늘 하던 방식이 편하기 때문에 바꾸고 싶지 않아 하며 몸을 풀고 다시 동작을 시도하면 불편한 느낌이 들지는 않는다는 것입니다. 하지만 이러한 동작을 마친 후 통증은 다시 우리를 기다리고 있습니다.

요가에서 통증을 유발하는 원인은 아마도 곧게 편 다리로 고관절 굴곡을 하는 많은 자세와 관련된 오래 묵은 부상 때문일 것입니다. 하지만 모두가 엄청난 좌절감을 주는 부상을 경험하지는 않기 때문에 이것은 분명히 간단한 문제는 아닙니다. 초급자에서 상급자까지 그리고 유연하거나 유연하지 않은 사람에게도 이 통증은 광범위하게 나타납니다. 축구나 육상과 같은 다른 스포츠에서도 갑작스러운 움직임이나 역동적인 고관절 굴곡에 의해서도 통증은 유발될 수 있습니다. 이런 갑작스러운 움직임은 요가에서는 거의 볼 수 없기 때문에, 스트레칭의 규칙적 주기와 강도가 주된 요인이라 말할 수 있습니다. 근육과 힘줄을 강화하지 않는 것과도 연관성이 있는 것으로 보여집니다. 강렬한 스트레칭에 연관된 힘은 힘줄을 강하게 변화시키기에는 부족하지만, 계속되는 반복은 힘줄을 약화시킬 수도 있다는 견해가 있습니다. 가장 성공적인 치료방법은 일시적으로 전굴의 깊이를 줄이고(통증이 생기기 전에 멈추기), 햄스트링 강화 프로그램에 들어가는 것입니다. 또한 발의 저측굴곡도 시도해 보세요.

햄스트링 강화(전반적 근력 강화도 함께) 전략을 미리 계획하는 것 역시 좋은 해결책입니다. 이전의 한 문단에서 제안한 가동 범위 끝지점에서의 근육활성화를 시작하기에 아주 적절한 운동이지만, Strength 챕터에서 언급한 의견도 확인하시길 바랍니다. 만약 좌골 근처에서 사소한 통증이 느껴지기 시작한다면, 바로 한 주정도 휴식을 취하시길 바라며 운이 따른 다면 문제를 미연에 방지할 수 있을 것입니다. 박쥐자세와 같이 다리를 넓게 벌려 전굴을 할 때에는 다치기 쉬운 대내전근에 특별히 더 주의를 기울이도록 합니다. 햄스트링이 아니라 대내전근이 통증을 유발하는 요인이라면, 불편한 느낌은 좀 더 안쪽에서(서혜부 가까이지만 좌골에) 느껴질 수 있습니다.

주목할 만한 가치가 있는 또 다른 사항은 가끔 관련 없는 사고가 문제점을 유발한다는 것입니다. 딱딱한 바닥에 앉는 것과 같은 것이 나비의 날갯짓이 될 수도 있습니다. 그리고 통증은 과사용으로 인해 악화될 수 있습니다. 괜찮아질 거란 희망은 좌골 통증에 대한 해답이 되는 경우는 거의 없으니, 통증 시 초기에 바로 잡으려고 하는 노력이 더 효과적이라는 점을 기억하시기를 바랍니다.

### 다리굽힌 전굴자세 Bent Leg Forward Bends

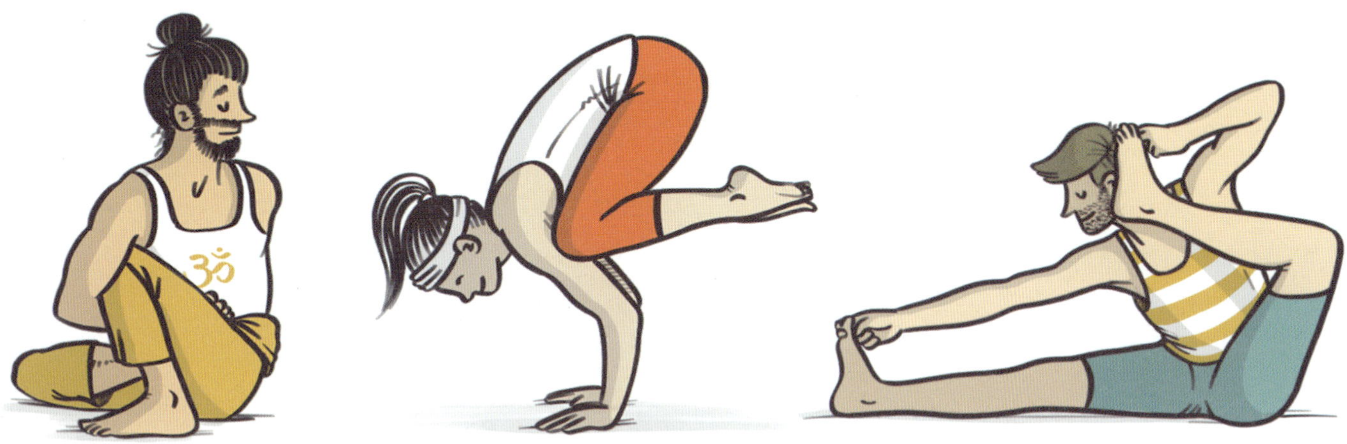

굽힌 다리의 깊은 고관절 굴곡 자세들은, 다행히 햄스트링을 신경쓰지 않아도 돼요.

본 주제를 보면 바로 떠오르는 자세는 *Malasana*(말라아사나, 화환자세 또는 깊은 스쿼트)입니다. 하지만 *Marichyasana A* (마리차사나 A, 현인 마리챠의 자세 A), *Baddha Parsvakonasana*(받다 파르스바코나사나, 묶인 측각도자세), *Akarna Dhanurasana*(아카르나 다누라사나, 궁수자세)와 같이 깊은 고관절 굴곡이 필요한 비대칭 자세도 꽤 있습니다. 한 발로 *Padmasana*(파드마사나, 연꽃자세)를 하거나 트위스트를 더한 추가적인 변형을 포함한 복잡한 자세도 많지만 다리가 시상면에 가깝게 유지되면 기본적인 변형 자세는 무릎의 굽힘 여부에 달려 있습니다. 우리는 Knee 챕터에서 무릎 굴곡의 제한사항에 대해 이야기 했습니다. 만약 무릎의 굴곡이 문제가 된다면 우리 몸의 무게중심이 바뀌기 때문에 깊은 고관절 굴곡이 더 어려운 상황에 놓이게 될 수도 있습니다.

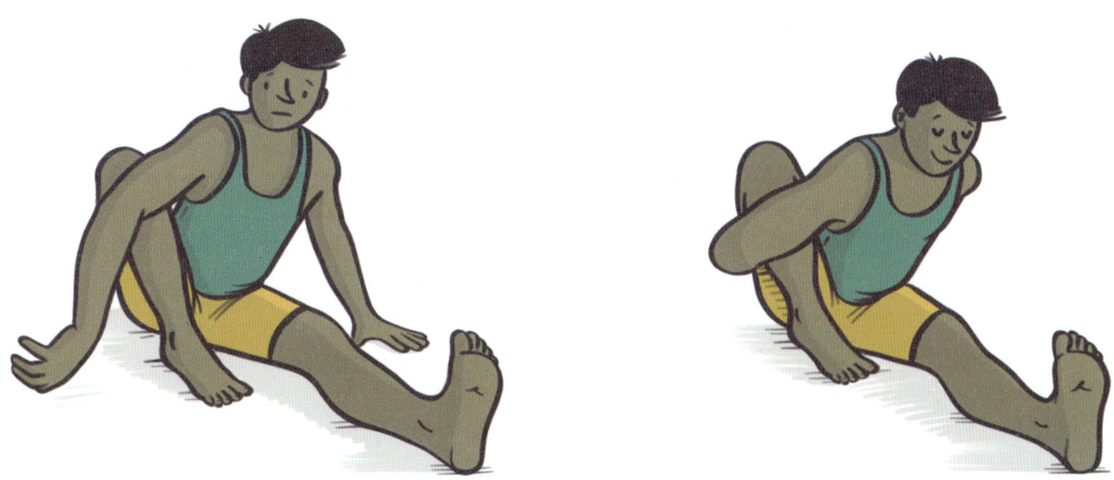

굽힌 다리로 깊은 전굴 동작에 들어갈 수 없다면, 겨드랑이 아래에 위치해야 하는 정강이가 팔 뒤쪽에 있기 때문일 거예요.

마리차사나 A와 파르스바코나사나는 어떤 스타일의 요가를 수련하든 대부분의 수련생이 마주하게 될 자세이므로 이 자세들을 예로 들겠습니다. 첫 번째 자세 마리차사나 A에서 한 다리는 앞으로 뻗고 한 다리는 굽혀 팔로 감아 잡습니다. 다리를 앞으로 곧게 뻗는 순간, 위에서 논의한 내용들에 의하여 앞쪽으로 나아가는 움직임이 제한될 가능성이 생깁니다. 반대쪽 다리를 감아 잡고 결국에는 뻗은 다리 위로 상체를 숙이기 위해 앞으로 나아가는 능력은 굽힌 다리의 고관절 굴곡에 의해 좌우됩니다. 다리를 감아 잡을 수 없는 것은 종종 어깨 문제로 여겨지지만, 대부분의 원인은 다리보다 앞으로 몸통을 가져가지 못해서 뒤로 감아야 할 팔이 자유롭지 못하기 때문입니다. 그리고 짐작한데로, 접은 다리의 고관절 굴곡과 파치모타나사나에서 볼 수 있는 정도의 척추 굴곡으로 이야기는 귀결됩니다.

파르스바코나사나에서 앞 다리는 넓은 *Virabhadrasana A*(비라바드라사나 A, 전사A 자세)와 비슷한 자세로 시작합니다. 이 단계에서 무릎과 고관절 굴곡이 허벅지를 바닥과 평행하지 않도록 유지하는데 그다지 어려움은 없지만, 몸통과 골반을 허벅지와 가깝게 붙이기 위해 가져가게 되는 순간, 자세를 위해 필요한 굽힌 다리의 고관절 굴곡은 극적으로 증가하게 됩니다. 굴곡이 충분하지 않다면, 보상 움직임으로 등이 둥글게 말리는 것을 주의해야 합니다. 팔을 뒤로 감는 변형자세에서 어깨를 앞 허벅지보다 아래로 가져가야 한다면 동일한 움직임으로 여러번 반복해 수련해야 가능할 것입니다.

# HIP ROTATIONS

대부분의 요가자세는 골반의 움직임을 반드시 포함하지만, 이번 챕터에서는 동작을 만드는데 가장 필수적인 요소인 고관절의 내회전 또는 외회전이 일어나는 움직임에 초점을 맞출 것입니다. Key Concept 챕터에서 다룬 것처럼 정렬을 고치지 않은 경우의 충분하지 않은 골반 회전은 다른 곳에서 보상 움직임을 유발하고 잠재적인 부상을 일으키게 될 것입니다. 이러한 기본적인 움직임이 필요한 곳들을 이해하는 것은 피크포즈를 향한 효과적인 시퀀스와 취약한 관절에 스트레스를 피하는데 도움을 줍니다. 먼저 골반의 외회전과 관련된 자세들을 살펴보도록 하겠습니다.

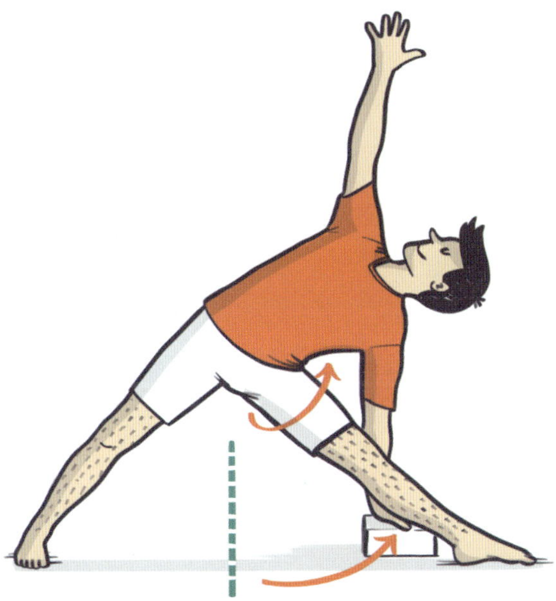

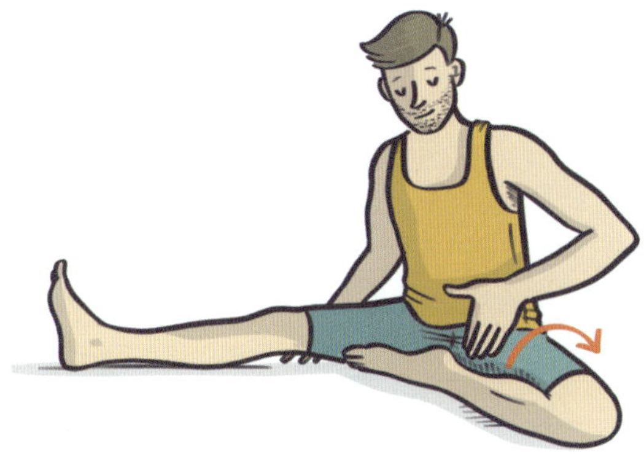

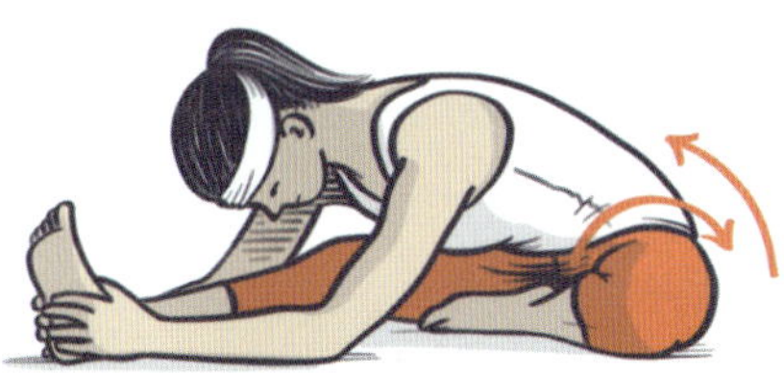

Jasmine이 상체를 앞으로 굽힐때, 골반은 외회전된 대퇴골을 중심으로 회전합니다.

다리를 곧게 펴고 무릎과 발이 몸으로부터 회전할 때 고관절에서는 외회전이 일어납니다. 무릎을 굽히게 되면 발은 몸의 반대쪽 방향으로 이동하게 됩니다. 따라서, *Trikonasana*(트리코나사나, 삼각자세)와 같은 선 자세에서 앞에 있는 골반은 바깥쪽으로 회전하고, *Janushirshasana*(자누시르사아사나, 머리가 무릎을 향하는 자세) 같은 앉은 자세에서는 굽힌 무릎과 골반이 동일한 움직임을 만들게 됩니다. Key Concept 챕터의 Relational Movement에서 우리는 골반을 기준으로 다리를 움직이거나 반대로 다리를 기준으로 골반을 움직일 때 자세에 따라 기존의 동작을 더 향상시킬 수 있다고 언급했습니다. 이러한 움직임의 조합은 필요한 회전의 강도를 더할 수도 있지만, 반대로 동작의 완성에 제한 요인이 될 수도 있습니다.

## 고관절 외회전 평가 Assessing External Hip Rotation

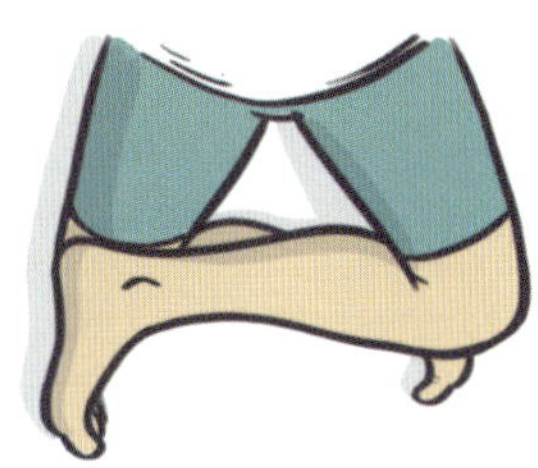

위에서 바라 본 더블피존 포즈

Double pigeon(더블피존, 쌍비둘기자세)은 고관절 회전의 가능 정도를 알 수 있는 평가법 중 하나입니다. 양반다리와 비슷한 이 앉은 자세에서 발은 반대 무릎 아래에 있어야 하고 정강이는 매트의 앞면과 거의 평행해야 합니다. 아래를 보았을 때, 사타구니, 허벅지, 장딴지 사이로 만들어진 정삼각형의 공간을 통해 바닥이 보여져야 합니다. 만약 이 자세에서 무릎이 반대쪽 발을 받치고 있지 않는다면, 다른 어떤 움직임도 이러한 동작이 일어나는 것을 제한하지 않고 있기 때문에 약간의 외회전이 부족하다는 것을 알 수 있게 됩니다. 양쪽에 차이가 있는지 확인하기 위해서 항상 반대쪽 다리도 교차시켜 확인해 보도록 합니다.

여기서 다리는 발목에서 무릎까지 서로의 위에 포개어지고 배측굴곡(족배굴곡, dorsiflxion)된 발과 정강이는 매트의 앞면과 평행하게 됩니다. 아래쪽 다리 위에 위쪽 다리가 있고 아래쪽 다리가 바닥에 편하게 앉아있는 상태라면 고관절의 외회전은 잘 된 상태입니다.

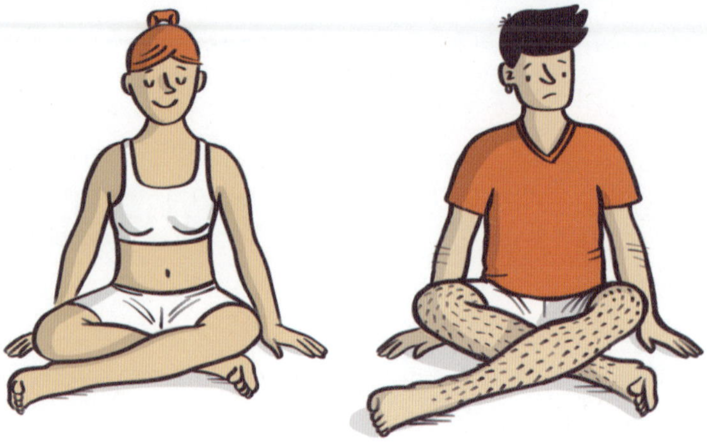

수카사나로 빠르고 쉽게 고관절 외회전의 저항을 알아보세요(쉬운 버전).

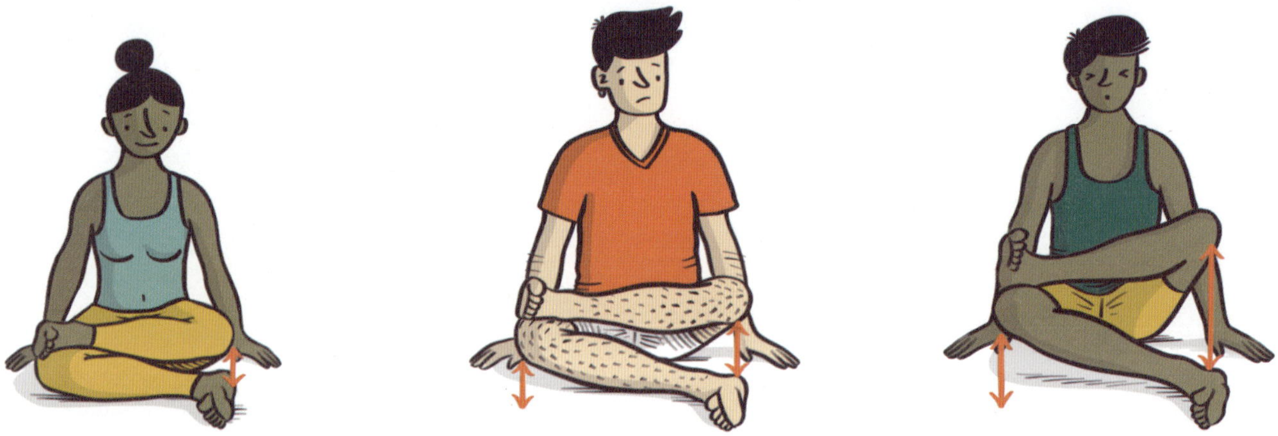

더블피존포즈에서 Dave(가운데)와 Vihan(오른쪽)처럼 무릎이 공중에 떠있으면 계속 유지하기보다는 다른 동작을 취하는 게 낫습니다.

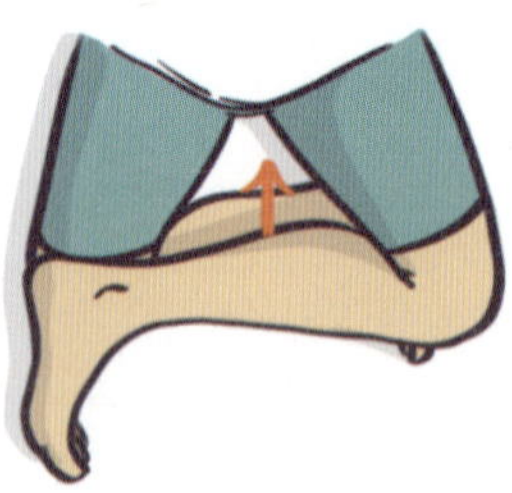

종종 아래쪽 정강이는 몸쪽으로 미끄러져요.

상체를 앞으로 숙여 흉곽을 정강이에 놓고 이마를 바닥에 놓는 것이 가능하다면 아마도 이 움직임이 요구하는 깊은 자세를 제외한 모든 동작을 충분히 하실 수 있을 겁니다. 아래쪽 다리와 바닥, 아래쪽 다리와 위쪽 다리 또는 둘 다 사이에 공간이 있는 경우, 그 공간의 정도는 상급자세를 시도할 수 있는 가능성과 제한을 나타냅니다. 다시 위에 있는 다리를 바꿔서 양쪽의 불균형을 찾아보세요. 이 자세에서 아래 정강이를 당겨오거나, 두 무릎을 벌린다거나, 발목을 접지른 상태로 두거나, 두 좌골로 체중이 고르지 않게 함으로써 속임수를 쓸 수도 있으니 주의하시길 바랍니다.

## *Janushirshasana*(자누시르사아사나, 머리가 무릎을 향한 자세)

자누시르사아사나 A는 고관절 외회전을 포함한 더 단순한 자세 중 하나입니다. 약간의 외전과 약간의 고관절 굴곡도 있지만 이것은 앞으로 움직일 때까지 90°에 불과합니다. Forward bends 챕터에서 뻗은 다리에 관하여 설명했으므로 본 챕터에서는 굽힌 다리에 대해 생각해보겠습니다. 이 자세에서의 기본 정렬은 굽힌 무릎의 고관절에서 무슨 일이 일어나는지를 결정합니다. 자누시르사아사나 A에서는 발의 위치에 따라 두 가지의 뚜렷한 방식이 있습니다. 첫 번째는 무릎을 같은 쪽 골반과 함께 가능한 한 뒤로 빼는 것입니다. 이것은 두 무릎 사이에 둔각을 만들고 발은 저측굴곡이 되도록 합니다. 두 번째는 두 대퇴골이 직각을 이루고 굽힌 다리의 정강이는 뻗은 다리와 90° 이하의 각을 만들며 발은 배측굴곡 되는 방법이 있습니다.

상체를 숙일 때, 발과 무릎의 위치는 굽힌 다리에서 일어나는 움직임과 동작의 강도를 결정합니다. 무릎을 더 멀리 뒤에

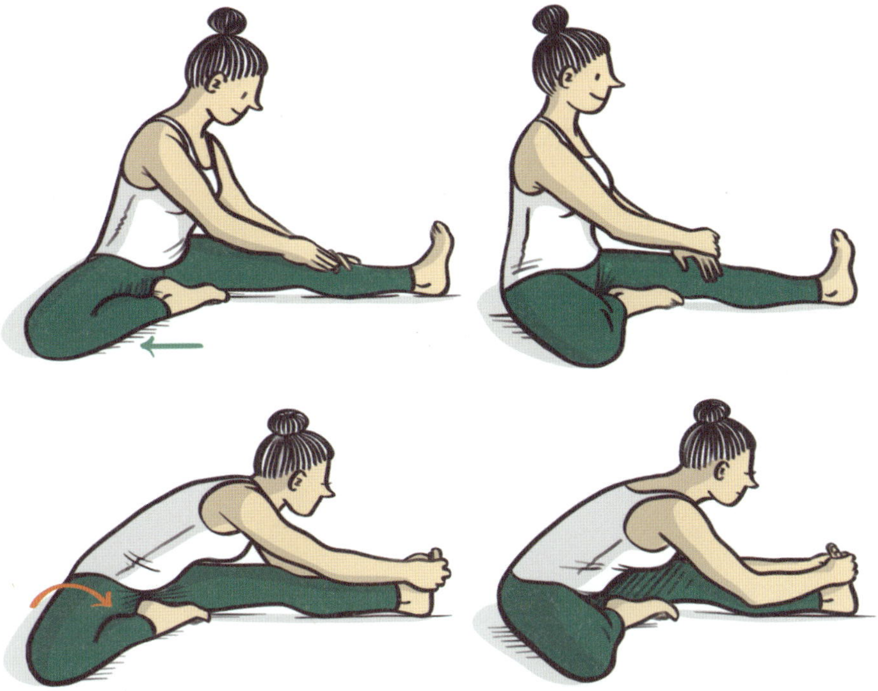

굽힌 무릎을 뒤에 두고 골반을 일부러 선 밖에 놔둔 채 상체를 앞으로 숙이면 허벅지는 안쪽으로 굴러갈 수 있습니다.

위 그림에서 직각의 골반과 배측굴곡된 발은 고관절의 더 큰 외회전을 필요로 합니다.

두고 발끝을 찌르게 되면 가장 먼저 나타나는 것은 몸의 외측에서 느껴지는 비대칭적인 당김입니다. 뻗은 다리를 향해 움직일 때 반대쪽 다리는 허벅지가 천장을 향하고 정강이가 바닥에 닿을 때까지 앞으로 구를 수 있습니다. 굽힌 다리는 외회전으로 시작했기 때문에 고관절은 내회전되지 않고 허벅지가 위를 향하면서 중립으로 돌아온 것이 됩니다.

두 번째 두 다리 사이가 직각인 상태에서는, 몸의 양쪽 면에서 일정한 움직임을 만들어냅니다. 이번에는 상체가 앞으로 향할 때 배측굴곡된 발은 정강이와 허벅지가 앞으로 구르는 것을 막아 고관절이 외회전 된 상태를 유지하게 합니다. 골반이 앞으로 기울어지기 위해서는 더 많은 외회전이 필요하기 때문에 더 이상 외회전을 하지 않으면 더 깊은 자세로 갈 수 없게 됩니다. 이 버전은 자누시르사아사나 A를 향상시키는데 훌륭한 방법이 되기도 하지만 Knee 챕터에서도 보았듯이 지나치게 적극적으로 움직임을 시도하면 내측 반월상연골의 압박을 발생시킬 가능성도 있습니다.

### *Baddha Konasana*(받다코나사나, 나비자세)

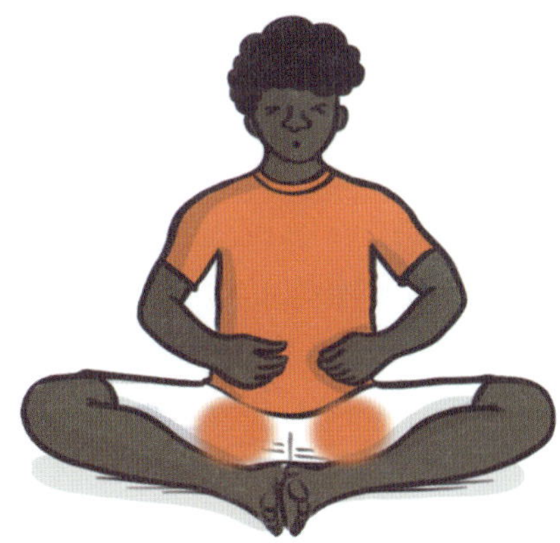

이 자세는 두 번째 버전의 자누시르사아사나에서 설명된 것처럼 배측굴곡된 두 발 때문에 고관절 외회전이 강조됩니다. 이 자세의 주된 움직임은 고관절 외전입니다. 발과 서혜부가 가까울수록 고관절은 더 많은 외전을 할 필요가 있습니다. 따라서 이 동작 중 무릎이 공중에 떠있는 경우에는 하나 또는 둘의 움직임을 다룰 필요가 있습니다. 나아가 이 동작을 방해하는 근육인 고관절 내전근과 내회전근(중둔근과 소둔근) 스트레칭이 강조됩니다.

또한 비율은 무릎 높이에 영향을 준다고 생각합니다. Hip 챕터에서 우리는 대퇴골두의 길이와 각도, 그리고 잠재적으로 무릎을 위로 세우는 동작과 관련된 대전자의 길이에 대해 이야기했습니다. 그러나 저는 경골과 대퇴골 길이의 비율이 어떠한 관계가 있을 수 있다고 생각합니다. 경골이 평균보다 조금 더 길면 발은 서혜부에 더 가까워지기 때문에 고관절 외전은 증가하고 무릎은 더 세게 밀리게 됩니다. 발 사이에 책을 껴놓고 이 동작을 시도했을 때 무슨 일이 일어나는지 확인해 보세요. 어쩌면 평균보다 짧은 경골에서는 그 반대가 일어날 수 있습니다. 만약 무릎은 올라갔지만 여전히 상체를 숙이기 위해 골반을 앞으로 기울였다면, 이는 무릎을 세우는 것이 근육의 긴장 때문은 아닐지도 모릅니다.

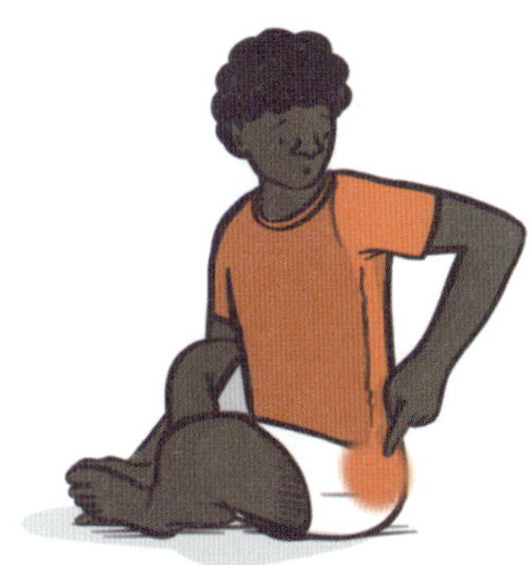

무릎을 든 상태를 유지할 때에도 충분한 긴장이 있다면, 상체를 내려가는 움직임은 근육의 긴장을 증가시키기 때문에 앞으로 내려가서는 안됩니다. 척추가 앞으로 내려가기 위해 동그랗게 말려있다면, 이 상황에서 골반은 그대로 있기 때문에 동일하지 않다는 점에 유의하세요.

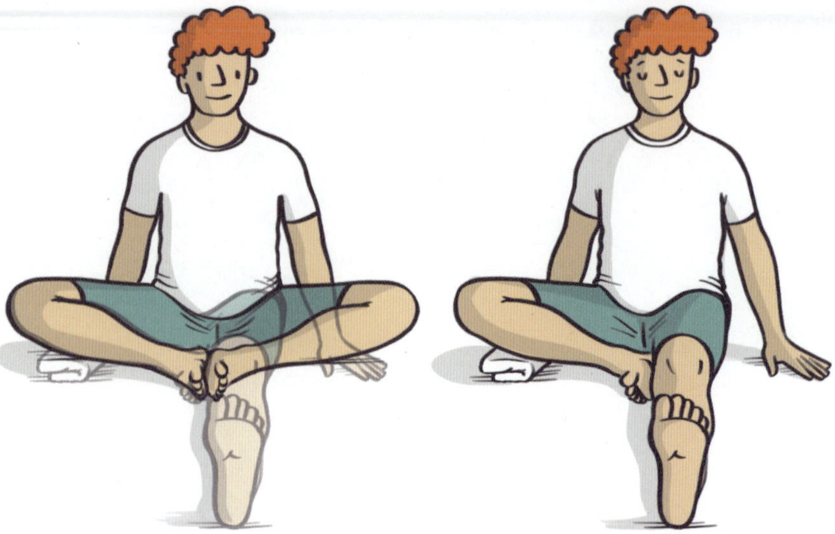

자누시르사아사나 A에서 무릎의 위치가 어디에 있어야 하는지 받다코나아사나를 통해 배울 수 있습니다. 발목이 배측굴곡된 자누시르사아사나 A에서 발바닥을 다른 발 옆에 두기 위해 무릎을 굽히고 뻗은 다리만 움직인다면, 받다코나아사나를 하고 있는 자신을 발견하게 될 것입니다. 이 전에도 살펴보았듯이, 대칭 자세에서는 눈에 띄지 않는 적응이 나타나는 것을 허용하지 않기 때문에 ROM을 보다 정확하게 보여주는 경향이 있습니다. 그러므로 받다코나아사나에서 무릎이 위로 올라간다면, 자누시르사아나사 A에서 무릎은 받다코나아사나의 반쪽과 같으므로 같은 높이에 있어야 합니다. 골반을 미세하게 움직이는 것은 다리의 무게 때문에 무릎을 아래로 내리게 할 수는 있지만, 무릎을 받치고 양쪽의 무게를 고르게 하는 것이 더 좋습니다.

### *Ardha Padmasana*(아르다파드마사나, 반연꽃자세)

요가가 인도에서 기원 되었기 때문에 파드마자세에서 다리를 꼬고 앉는 것은 매우 자연스러울 수 있습니다. 하지만 의자에 앉아서 자란 많은 사람들에게는 이 동작을 접근하는데 있어 많은 어려움을 겪을 수 있습니다. 완전한 파드마사나 혹은 아르다파드마사나를 만들기 위해 발을 서혜부로 가져가기 위해서는 좋은 무릎의 굴곡과 충분한 고관절 외회전이 필요합니다. Key Concept 챕터의 Multi-Segmental Movement에서 언급되었듯이, 충분한 ROM을 사용할 수 없다면 발목과 무릎의 약한 연결은 반대로 스트레스에 놓이게 됩니다. 아르다파드마사나는 그 자체로도 자세이지만 더 복잡한 동작의 일부분이 되기도 합니다. 발과 다리의 중요한 위치는 서로 관련되어 있지만 우리는 먼저 자세를 생각해 볼 것입니다.

아르다파드마사나에서 이상적인 발의 위치는 뒤꿈치가 배꼽선에 일직선이고 발의 옆면은 서혜부에 있어야 합니다. 발은 저측굴곡되어야 하고, 발가락은 엉덩이를 지나 살짝 튀어나와야 합니다. 발목은 내번 되지 않습니다. 건강한 자세를 만드는 가장 좋은 방법은 먼저 무릎을 완전히 굽힌 다음, 발 자체를 당기기 보다는 발목을 감싸고, 고관절에서 회전하여 발을 제 위치로 가져가는 것입니다.

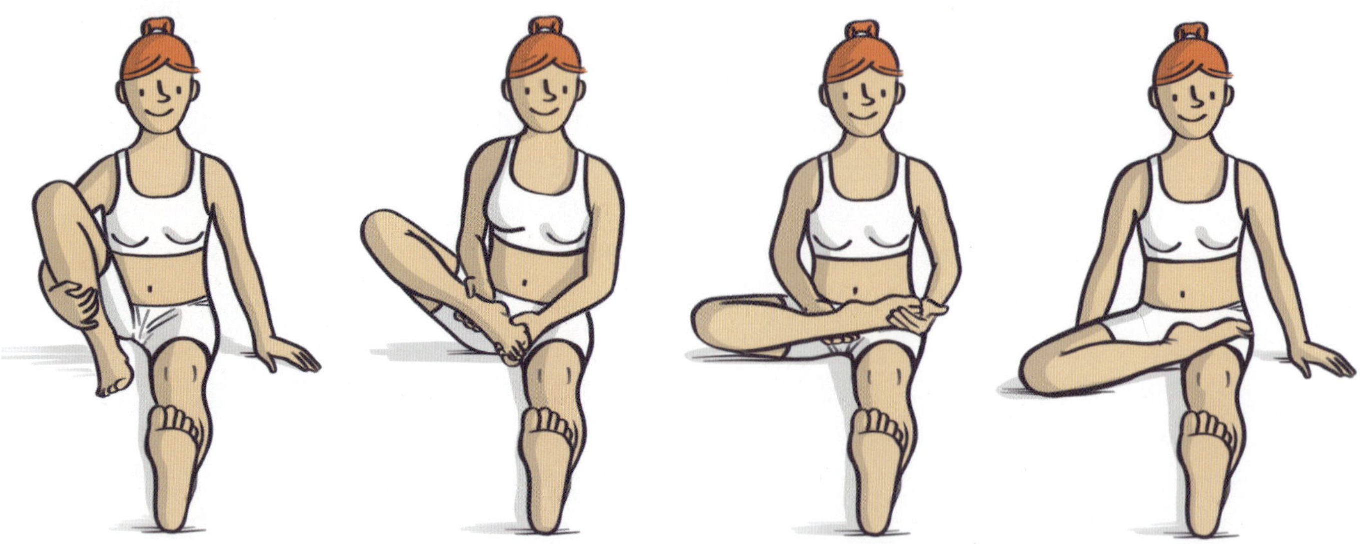

Victoria는 매우 조심스럽게 아르다파드마사나로 접근하고 있어요. 무릎은 바닥에 닿고 엄지발가락과 무릎사이는 직선을 만듭니다. 발목은 절대로 접지르지 마세요.

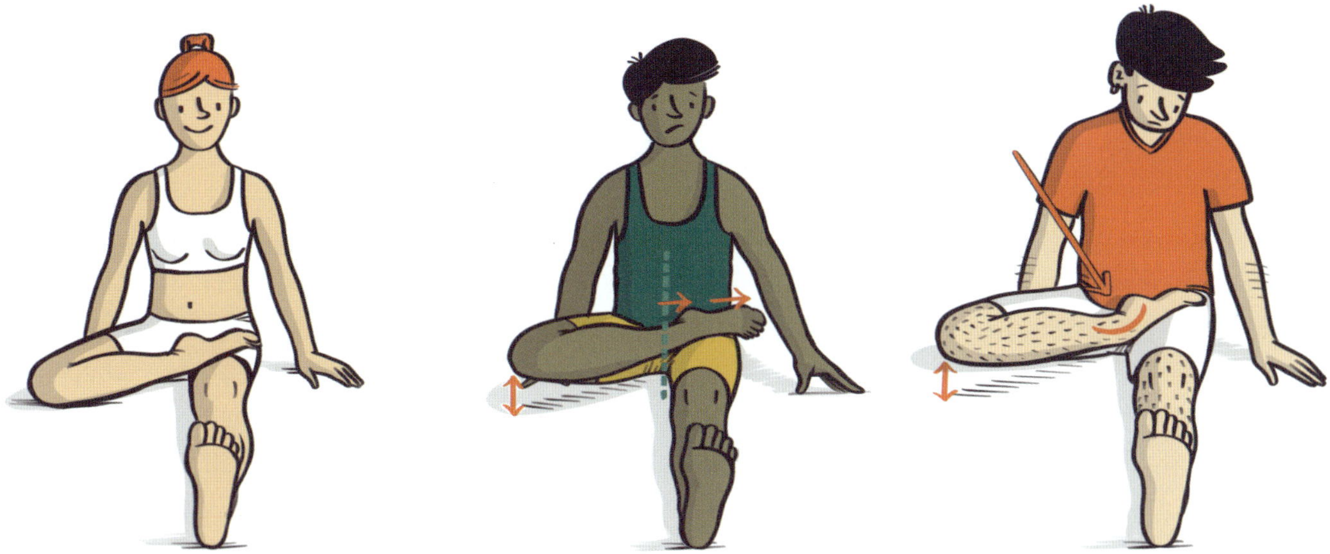

첫 발을 위치시킬 때 몇 가지 일들이 생길 수 있습니다. 발이 몸의 측면을 훨씬 지나거나(가운데 그림), 발이 허벅지 어딘가에 있으면서 그 발은 접질려진 채 있을 수 있습니다(오른쪽 그림). 일단 발이 놓이면 굽힌 다리의 무릎 아래는 손으로 받치면서 반대쪽 다리를 그 무릎 아래로 미끄러지듯 놓는 것이 좋다고 생각합니다. 아래쪽 다리는 위쪽 무릎과 발목을 지지하고 있으므로 필요한 외회전을 줄이고 파드마사나의 정확한 발의 위치를 강조하지 않아도 괜찮습니다. 만약 위쪽 무릎과 아래쪽 다리가 닿지 않는다면 두 다리 사이에 추가적인 지지대를 놓아야 합니다.

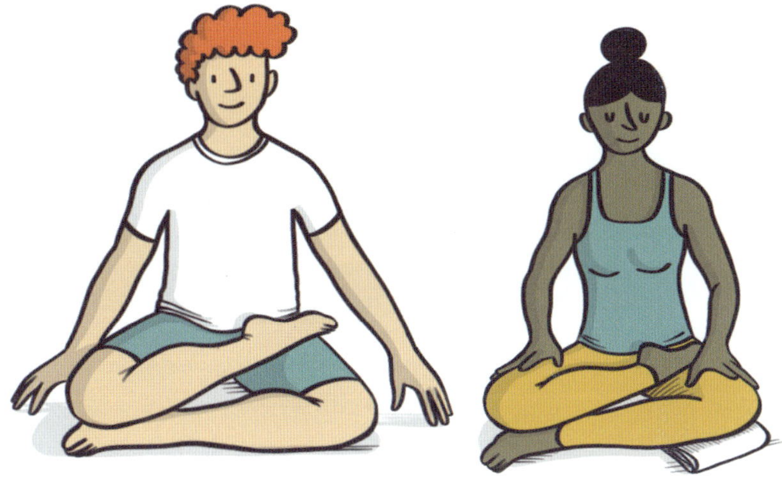

아르다파드마사나에서 한쪽 또는 양쪽 무릎 아래에 지지대를 추가해야 할 수도 있어요.

다음으로, 우리는 아르다파드마사나를 동작의 구성요소로 생각해 볼 것입니다. 저는 무릎에 문제가 있는 많은 요가 수련생들을 만나왔기 때문에 이것에 대해 꽤나 진지한 견해를 갖고 있습니다. 그 출발점으로, 저는 소수의 수련생들을 제외한 모두에게 정확한 더블피존 포즈를 취할 수 없다면(고관절 외회전 테스트) 파드마사나의 다리 정렬은 삼가해야 한다고 말하고 싶습니다. 일부에게는 괜찮을 수 있음을 암시해 여러분에게 약간의 혼란을 더하게 되었지만, 이를 명확히 하기 위해 구조적 혹은 기하학적인 특정 골격으로 정강이와 매트 앞면이 평행하지 않을 때, 골반이 더 많이 움직이는 특이한 경우도 있다는 것을 말하고 싶습니다.

지금 우리가 이야기하고 있는 파드마사나와 아르다파드마사나의 큰 차이점은 아래쪽에서 받치는 다리가 없다는 것입니다. 충분한 고관절 외회전이 일어나지 않는다면 무릎은 공중에 떠있게 됩니다. 이런 일이 발생한다면, 무릎 아래에는 무언가를 받쳐야 하고 자세에 추가적인 복잡성이 더해지면 안됩니다. 더 나아가기 위해서 저는 무릎이 바닥에 놓이고 체중이 반대쪽 좌골로 치우치지 않게 할 필요가 있다고 제안합니다. 엄지발가락에서부터 무릎까지는 일직선이 되어야 합니다. 바닥에 기반을 둔 자세는 골반이 바닥에 고정되어 있어 무의식적으로 불필요한 움직임을 더하는 것은 쉽지 않기 때문에 골반의 중립상태를 더 명확하게 보여준다고 생각합니다. 그러므로 앉은 자세에서 아르다파드마사나의 발과 무릎의 좋은 위치를 달성하지 못하였다면 선 자세에서 시도해서는 안 됩니다. 예를 들면, *Ardha Baddha Padma Paschimottanasana*(아르다 받다 파드마 파스치모타나사나, 아래를 향한 반 연꽃자세)의 앉은 자세에서 무릎이 바닥에서 떨어져 있다면, 무언가를 아래에 받쳐야 하고 수련생은 앞으로 굽혀서는 안 됩니다. 또한 선 자세의 *Ardha Baddha Padmottanasana*(아르다 받다 파드모타나사나, 반 연꽃으로 감싼 선 전굴자세)에서는 똑바로 서있거나 굽힌 다리를 4자모양으로 정렬하기를 결정해야 합니다.

반대쪽 고관절의 굴곡이 더해지거나 마리차아사나 B & D와 같이 비틀기가 추가되어 더 많은 복잡함이 더해질 때, 잘못된 위치에 놓인 발은 무릎과 발목에 스트레스를 줄 수 있을 뿐만 아니라 척추와 천장관절에도 문제를 가져올 수 있습니다. 이러한 견해들을 분석하기 위해 두 자세를 언급하여 설명하도록 하겠습니다.

제가 이 포즈에서 관찰한 것은 많은 수련생들의 골반이 매우 삐뚤어져 있었으며 이것은 척추가 옆으로 굽어지는 결과를 만들었습니다. 첫 번째로 생각해 볼 점은 이 자세에서 골반이 바닥에 똑같이 유지될 수 있는지의 여부입니다. 이것은 상체와 하체의 비율과 무릎을 굽힌 고관절의 정도에 따라 달라집니다. 대부분의 수련생들은 조금 들어 올려지겠지만 일반적으로 볼 수 있는 정도와는 거리가 멀 수 있습니다. 동작에 앞서 한 다리는 곧게 펴고 다른 다리는 굽혀 엉덩이 옆에 두어, 마치 마리차아사나 B & D를 하고 있는 것처럼 테스트를 해보는 것이 좋습니다. 옆으로 기대지 말고 똑바로 유지하도록 합니다. 좌골이 바닥에서 들린 경우 간격을 측정합니다. 여러분은 가능한 한 이 자세에서 골반이 바닥과 가까워지는 것을 목표로 하세요. 만약 큰 차이가 있다면, 고관절의 외회전을 먼저 살펴볼 수 있습니다.

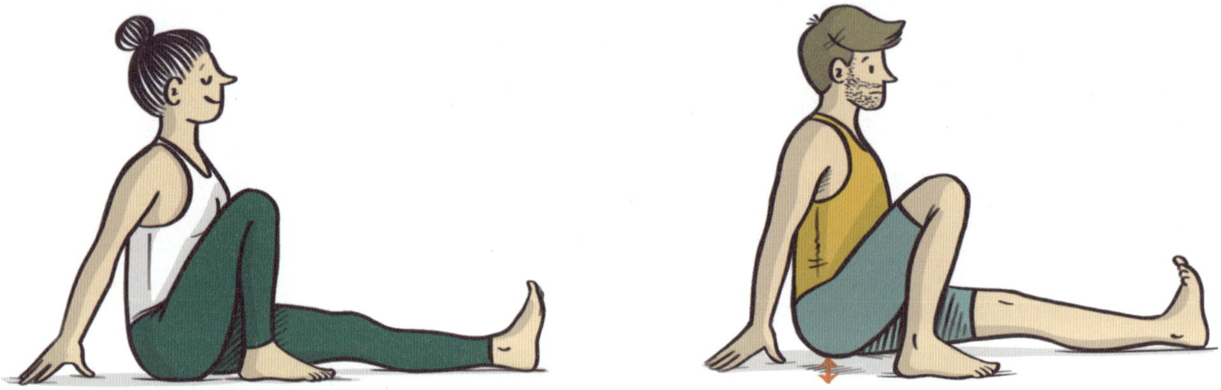

**이러한 방법으로 골반이 얼마나 높이 떠있는지 테스트하면 아르다파드마사나에서 고관절의 외회전을 보충하기 위해 자세에 얼마나 많은 기울임이 더해지는지 알 수 있어요.**

다리가 아르다파드마사나로 놓였을 때 무릎이 바닥에서 떨어지는 경우가 많이 있습니다. 이때 무릎을 내리기 위해 옆으로 이동하는데 이러면 무릎은 더 안전할 수 있지만 골반은 수평에 있지 않게 됩니다. 무릎이 높을수록 더욱 기울어집니다. 이러한 왜곡은 아마도 발이 이상적인 위치에 있지 않기 때문에 발목은 상당히 접질려진 형태로 정렬될 가능성이 높습니다. 많은 수련생들은 동작을 완성하고 싶고 이렇게 하는 것이 동작을 더 잘하는데 도움이 될 것이라 생각하기 때문에 발목의 불편함을 참습니다. 그러나 이것은 고관절의 외회전을 증가하는데 도움이 되지 않을 뿐만 아니라 발목이 통증을 견뎌야 하기 때문에 발목을 더욱 불안정하게 만들 뿐이며, 무릎 또한 강한 회전력을 받을 수 있습니다.

이것은 지도자들이 주로 지도하는 방식이자 가끔 제안하기도 하는 흔한 수련방법입니다. 앞서 언급한 것처럼 아르다파드마사나에서 무릎이 바닥에 있지 않는 경우 더 이상 마리차사나 B & D로 나아가지 않기를 권장합니다. 대신 바닥에 있는 발을 반대쪽 엉덩이 옆이나 다른 쪽 발에 인접한 바닥에 놓아 동작을 수정해야 합니다. 파드마자세를 만든 다리가 바닥에 닿도록 집중하면 이러한 보상의 움직임이 발생했다는 또 다른 신호를 확인할 수 있습니다. 이상적인 자세는 허벅지와 종아리 옆면이 아래로 놓여지게 되는데 고관절을 더욱 외회전하게 되면 허벅지 윗부분이 바닥에 닿게 될 것입니다. 물론 이러한 패턴은 반대편의 파드마자세를 만들지 않은 다리의 좌골에서 바닥까지의 높이로도 확인할 수 있습니다.

아르다파드마사나를 포함한 모든 좌법에서 똑같은 방법들이 적용되며, 첫 번째 다리의 무릎은 바닥에 있어야 하는 반면 두 좌골은 똑같이 바닥에 붙어있어야 합니다. 제 개인적인 견해로 아르다파드마사나와 완전한 파드마사나에서 필요한 ROM은 따로따로 움직여주고 주기적으로 위치를 확인하기 위해 돌아오는 것이 중요하다고 생각합니다. 취약한 무릎과 발목에 스트레스를 주는 것은 너무 쉽기 때문에 올바른 위치에서 시간을 보내는 것이 가치가 있습니다. 만약 불편함이 느껴진다면 4자 모양으로 다리를 놓고 다시 무릎 아래에 무언가를 두거나 다른 변형 동작을 사용하는 것이 유익합니다.

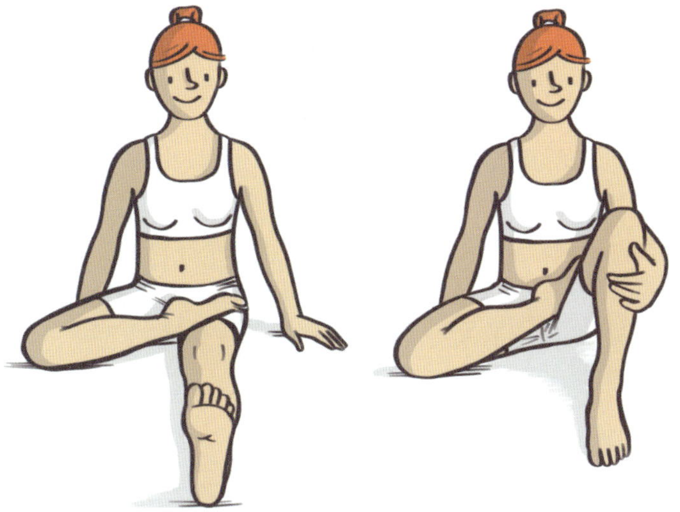

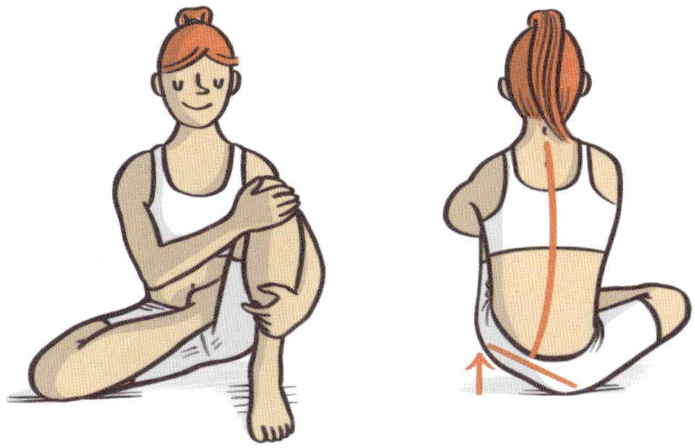

Victoria는 두 번째 다리를 가져오기 전과 가져오는 동안 무릎을 바닥에 놓기에 충분한 고관절 외회전 가동 범위를 지니고 있어요.

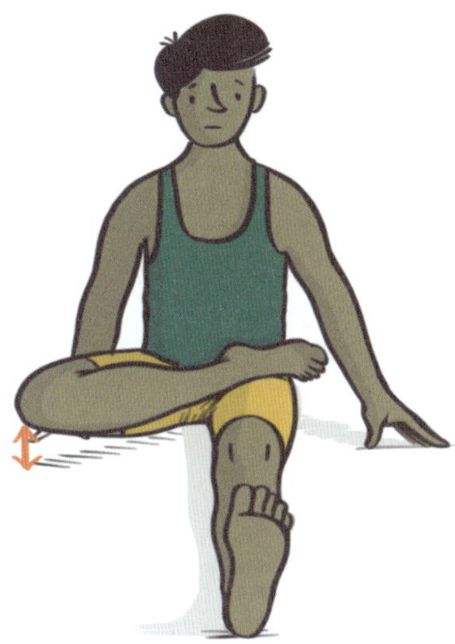

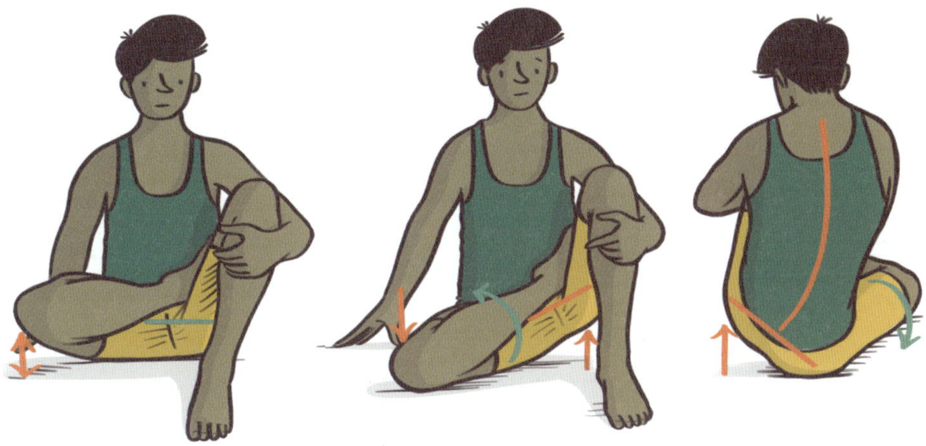

Vihan은 무릎이 바닥에서 떨어진 상태에서 시작하여 무릎을 아래로 가져가기 위해 옆으로 삐딱하게 앉아있어요. 이것은 반대쪽 엉덩이가 올라가고 척추가 옆으로 더 휘어지게 해요.

오른쪽은 Victoria와 Vihan 모두 마리차아사나 D에 있지만 동작의 질에는 큰 차이가 있으며 이는 준비 자세에서 비롯되었습니다. 보시다시피, Vihan의 발은 허벅지의 가운데로 올라가있고 골반은 엄청나게 기울었으며 요추는 아마 단단히 죄여있을 거에요. 무릎과 발목도 스트레스를 많이 받고 있습니다. 수련생이 양쪽 엉덩이를 바닥에 붙이는 경우는 매우 드물지만 자세는 바람직하답니다.

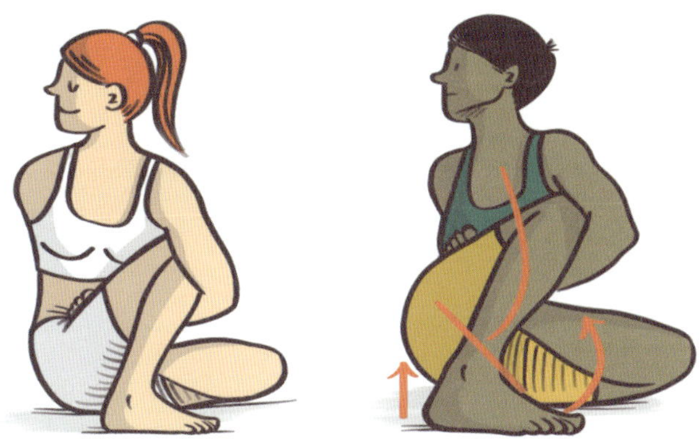

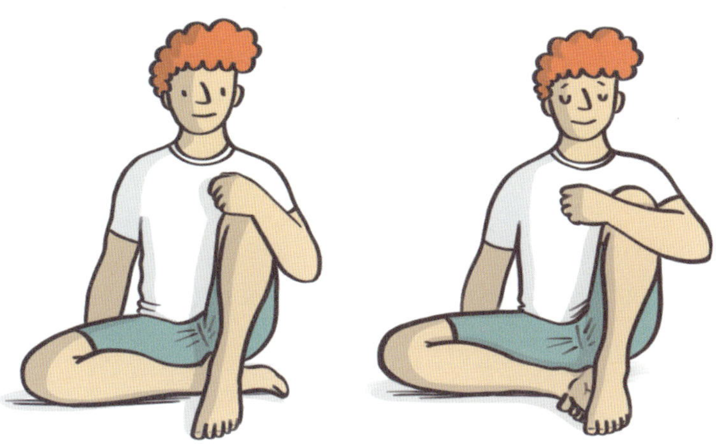

Doug(왼쪽)는 발을 아르다파드마사나에 두는 것이 바람직하지 않는 경우, 사용할 수 있는 발 배치의 두 가지 변형자세를 시연하고 있어요. 발바닥을 반대쪽 발에 두는 것은 고관절을 더 여는데 효과가 있습니다. 아르다파드마사나와 같은 규칙이 적용되지만 너무 많이 옆으로 기대지 않도록 하고 두 좌골은 바닥을 향해 기반을 둔다고 생각하세요.

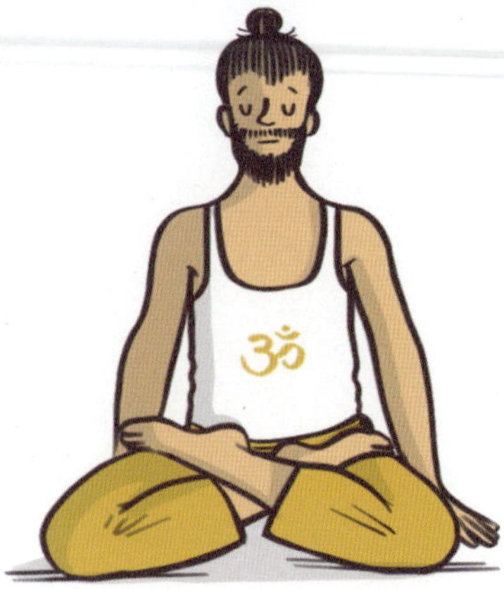



### *Padmasana*(파드마사나, 완전한 연꽃자세)

아르다파드마사나가 편하다면, 이제는 완성 동작에 대해 생각해 볼 수 있습니다. 하지만 두 번째 다리는 더 많은 부담이 가므로 고관절의 충분한 외회전이 가능해야 하며, 아르다파드마사나에서 발이 내번되지 않고 올바르게 놓이면서 무릎은 아래로 내려가는 것이 중요합니다. 저는 다리를 들어 이 자세를 취하는 것은 나쁜 자세를 부추기고 무릎을 위치시키는데 더 많은 부담을 가져오기 때문에 지양합니다. 천천히 체계적으로 수행할 수 없다면 수련생은 준비가 되지 않은 것입니다. 마찬가지로, 역 자세를 시도하기 전에 앉은 파드마사나에서 매우 편안함을 느껴야 합니다.

파드마사나에 들어갈 때 첫 번째 발은 무릎을 완전히 굽힌 다음 고관절의 회전을 강조하여 움직임을 시작해 반대쪽 서혜부에 위치하도록 합니다. 두 번째 다리의 무릎 굴곡은 첫 번째 다리가 방해되어 어려울 수 있으나 발을 제 위치로 가져가는 동안 가능한 한 무릎의 굴곡으로 발을 정강이에 가깝게 가져가도록 유지하는 것이 중요합니다. 발을 잡아당기기보다는 발목을 감싸는 것이 발의 내번 가능성을 줄여줄 것입니다. 두 번째 다리의 무릎은 바닥에 있지 않을 수 있지만 전체 자세는 힘을 가한 것처럼 느껴서는 안되며 발목과 무릎에 전혀 통증이 없어야 합니다. 통증을 느끼며 자세를 유지한다고 개선되는 것은 아닙니다. 이러한 자세는 부상을 유발하고 뇌에서 이 자세의 부정적인 경험으로 기억할 수 있습니다.

많은 시퀀스에서 완전한 파드마사나를 하기 위해 단 한 번의 기회만 있거나 어떤 다리를 먼저 놓는지에 대한 선호가 있습니다. 균형을 유지하기 위해서 양쪽을 연습하는 것이 최선이라고 조언하고 싶습니다. 고관절 사이에 사용 가능한 ROM에 차이가 있는 것은 드문 일이 아니기 때문에 이 자세가 양쪽에서 쉽게 수행되어야 한다고 생각하지 마세요. 차이를 존중하고 필요하다면 몸이 준비될 때까지 보다 엄격한 방법을 선택하도록 합니다.

### *Ekapada Shirshasana*(에카파다시르사아사나, 머리 뒤 발 자세)

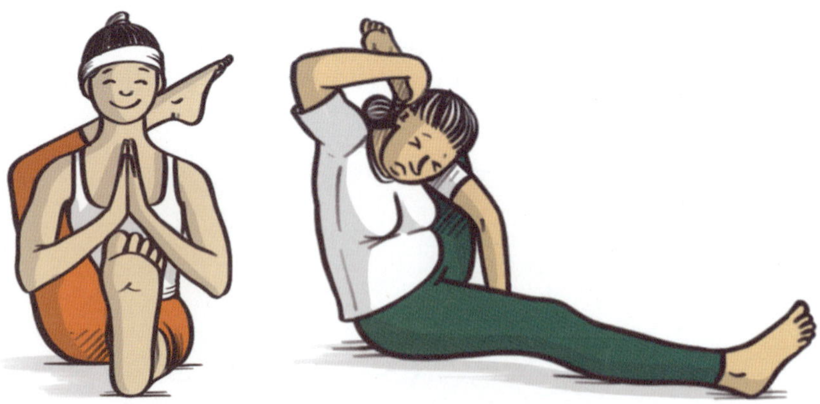

Jasmine(왼쪽)처럼 에카파다시르사아사나를 할 수 있다면 몸 위에 불필요한 압박을 주지 말아야 합니다. 그러나 Wendy(오른쪽)처럼 몸을 뒤튼다면 다치는 건 시간 문제예요.

머리(어깨) 뒤로 발을 가져가기 위해서는 엄청난 양의 고관절 외회전과 굴곡이 필요합니다. 제 생각에는 이 동작을 위한 고관절 ROM은 기능적으로 필요 이상의 큰 가동범위를 요구한다고 생각됩니다. 이 동작 시 육안으로 확인할 수 있는 큼직한 뒤틀림은 결과적으로 잠재적인 부상의 큰 위험이 되기도 합니다. 스스로 이 자세를 취하면서 도전의 매력에 감사할 수 있겠지만 우리는 또한 과정을 생각해야 합니다. 제가 자주 목격하는 것은 삐뚤어진 골반, 돌아간 천장관절, 눌린 경추와 요추였습니다. 목 뒤에 있는 발의 위치와 제한된 고관절의 ROM 때문에 이 자세로 들어가는 힘은 어마어마합니다.

우리는 Hip 챕터에서 대퇴골두의 다양한 가동 범위에 대해 이야기하였습니다. 그리고 이것은 이 동작을 성공하는 가능성을 결정짓는 요소 중 하나일 수 있습니다. 비록 여러분이 이런 종류의 동작을 수련하는 중이더라도, 현재의 ROM을 확인할 수 있는 다음의 작은 테스트를 해 볼 것을 제안합니다.

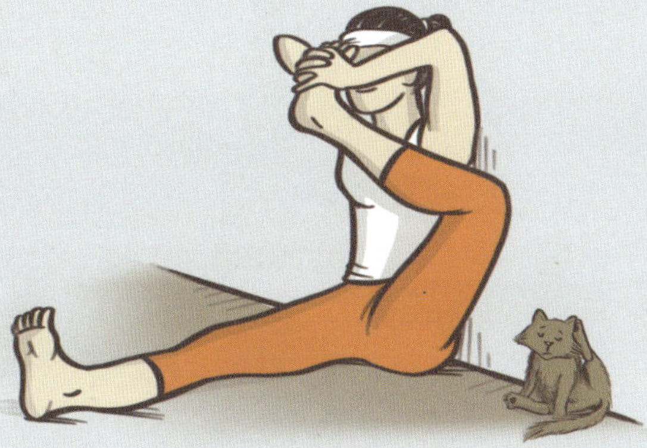

골반, 상체, 뒤통수가 벽에 닿은 채 기대어 *Dandasana*(단다사나, 막대기 자세)로 앉습니다. 두 좌골은 바닥에 기반을 둔 채 오른쪽 다리를 가져와 고관절을 외회전하고 발은 얼굴을 향해 가져갑니다. 발이 얼마나 얼굴로부터 떨어져 있는지는 몸을 비틀어야 하는 정도를 나타냅니다. 발이 뒤로 가야 하기 때문에 몸은 훨씬 더 많이 비틀어질 것입니다. 이는 고관절의 외회전력을 강조하기 때문에 꽤 엄격한 테스트입니다. 고관절 굴곡이 많이 되는 사람들은 무릎이 옆보다는 뒤 쪽으로 가져가기 쉬우나 발은 아주 좋은 위치에 놓여지지 않을 것이고 그로인해 무릎은 더 약해지게 될 것입니다.

### 외회전 향상시키기 Improving External Rotation

규칙적인 시퀀스의 자세에만 의존하는 것은 고관절 회전의 움직임으로 고생하는 사람들에게는 충분하지 않습니다. 엄격한 테크닉을 포함한 능동 및 수동적인 동작을 모두 포함시키는 것이 중요합니다. 수동적으로 움직일 때 무릎이 굽는 것은 아래 다리가 고관절을 회전시키기 위한 지렛대로 사용되기 때문입니다. 능동적으로 다리가 굽든 펴지든 고관절을 회전시키는 것도 물론 가능하지만 대부분 다리를 굽힙니다. 사실 저 두 동작을 하는 근육에 대한 강조는 조금씩 다르기 때문에 사실상 둘 다 사용하는 것이 낫다고 봅니다. 특히 저는 다리를 굽혔을 때 봉공근(넙다리빗근, Sertorius)이 더 도움이 된다고 느꼈습니다.

다리를 굽힌 채 동작을 할 때 정강이를 매트의 앞면과 평행이 되도록 유지하면 회전 운동에서 벗어나기가 더 어려워지게 됩니다. 다음의 각 예에서 고관절의 움직임은 분리하고 허리는 거의 중립상태를 유지하도록 합니다. 그렇지 않으면 둥글게 말린 척추는 실제보다 더 자세를 성공한 것처럼 보이게 할 것입니다. 신체의 나머지 부분을 정렬하면 동작에 접근하기 쉬워질 것입니다. 비록 이러한 자세들 중 많은 것들은 어느 공간에서든 할 수 있지만 가능하다면 정확성과 특수성을 더하기 위해 벽을 이용하는 것이 좋으며, 이때 반드시 골반은 벽에 닿게 합니다.

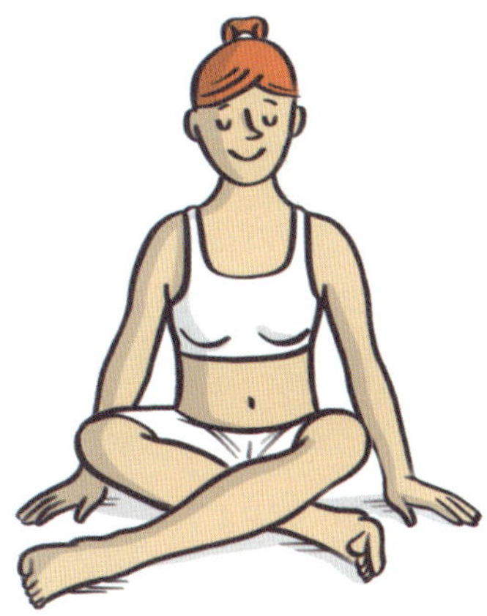

수카사나에서 만약 여러분의 무릎이 올라가 있다면, 이것은 효과적으로 골반을 열기 위한 유지동작이 될 거예요.

이 자세들을 강도 순으로 제시할 테니, 알맞은 단계를 찾으시길 바랍니다. 외회전을 평가하는 자세로 제안한 수카사나(쉬운버전)가 시작자세가 됩니다. 이전에 자세히 언급했듯이 벽에 기대어 시간을 보내도록 하며, 중간에 다리를 교차해 바꾸는 것을 잊지 마세요.

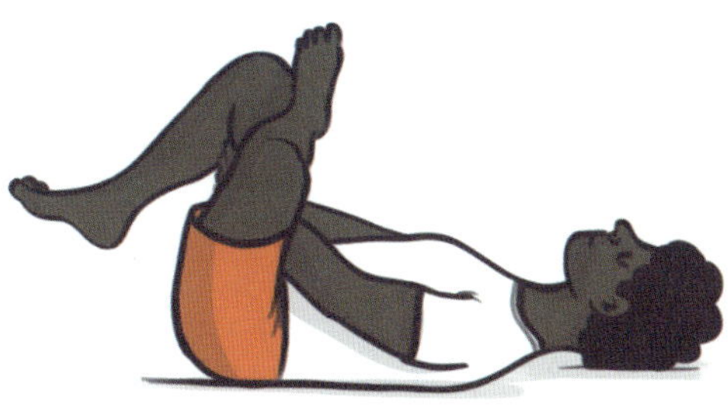

교차된 다리의 무릎을 같은 쪽 어깨에서 멀리하는 것이 가장 효과적입니다.

다음은 바늘 꿰기 자세입니다. 등을 대고 누워 한 다리를 발목에서 무릎까지 다른 다리로 교차합니다. 굽힌 무릎의 다리를 따라 고리모양의 다리 공간으로 손을 뻗습니다. 손은 다리 아래 또는 위에 위치합니다. 무릎에 민감한 사람들은 손을 다리 아래로 가져가길 제안합니다. 계속해서 외회전을 유지하면서 다리를 몸통 쪽으로 당기며 무릎이 어깨를 가리키지 않도록 지도합니다. 천골이 바닥에 닿은 채 고관절만 움직이며, 머리와 어깨는 아래로 내리고 긴장은 풀어줍니다. 편안한 자세를 유지하는 것이 힘들다면 다리를 잡는 대신 한 발을 벽에 놓을 수 있습니다(다음 페이지의 왼쪽 위 그림).

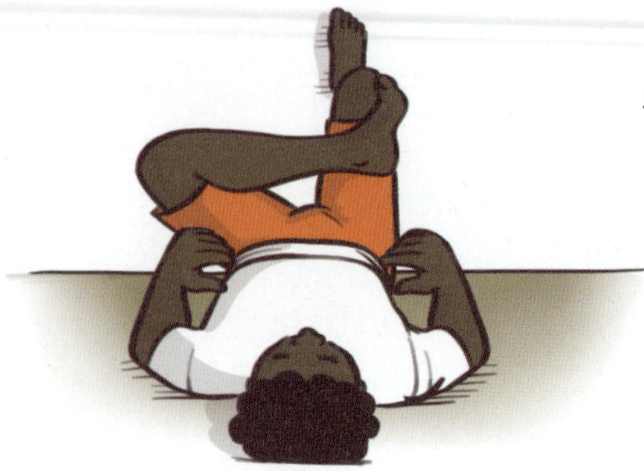

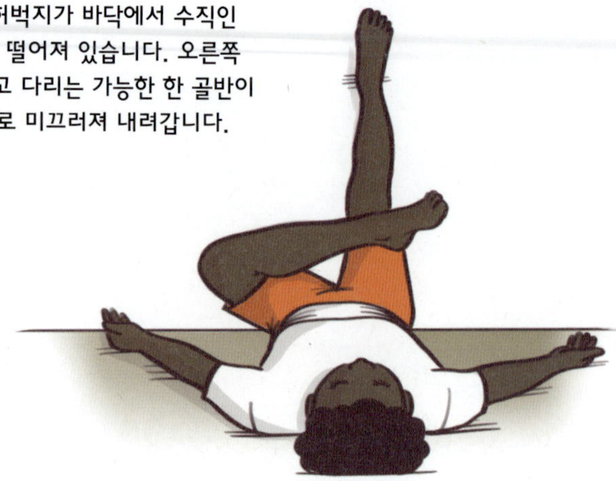

왼쪽 그림은 오른쪽 허벅지가 바닥에서 수직인 상태로 골반은 벽에서 떨어져 있습니다. 오른쪽 그림은 골반이 벽에 닿고 다리는 가능한 한 골반이 들리지 않게 벽 아래로 미끄러져 내려갑니다.

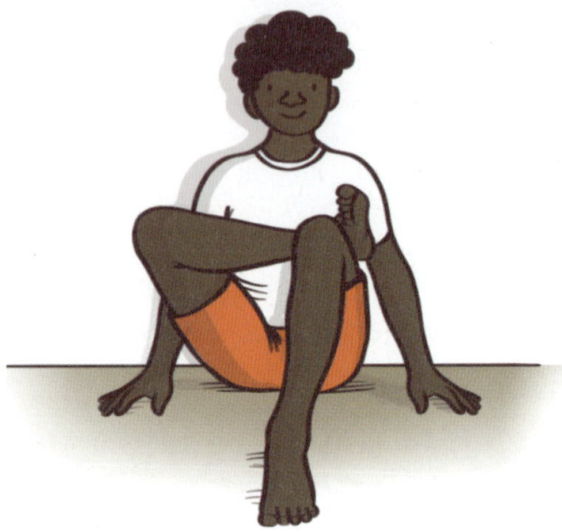

이 자세에서는 골반과 허리는 벽에 붙어있습니다.

조금 더 도전적인 자세는 골반이 벽에 닿도록 다리를 벽 위로 올리는 것입니다(오른쪽 위). 그런 다음 발은 아래로 미끄러지는데, 골반이 바닥에서 들리면 멈춥니다. 전과 마찬가지로 회전된 다리의 무릎은 밖을 향하게 합니다.

이 동작이 쉽다면, 등과 골반을 벽에 기대어 앉아야 할 때입니다(왼쪽). 한쪽 다리는 발바닥이 바닥에 닿을 때까지 당겨집니다. 그리고 나서 한 다리는 발목이 무릎 위에 숫자 4모양으로 다른 다리에 교차됩니다. 회전된 고관절의 무릎이 밖을 향하도록 유지하면서 고관절을 굽힌 다리를 당겨 강하게 스트레칭을 할 수 있습니다. 만약 발바닥을 바닥에 고르게 놓을 수 없다면, 다리를 그대로 유지하기 위해 저항 대신 햄스트링의 힘을 사용해야 합니다. 이것은 너무 빨리 피곤해지므로, 이런 경우에는 준비운동을 미리 하기를 권합니다.

제가 제안할 마지막 수동적인 동작은 더블 피존 포즈입니다. 즉, 이 자세 또한 외회전을 테스트해 볼 수 있는 동작 중 하나였고, 기본적인 동작의 방법은 이미 다루었습니다. 여기서 다리를 포갠 것이 편안하다면 전굴을 시작해 보도록 합니다. 곧게 편 상태로 상체를 기울이기, 머리가 무릎을 향해 내려가기, 머리가 발을 향해 내려가기의 세 가지 변형 동작이 있습니다.

능동적인 ROM 운동은 신경계를 강화하는 데 도움이 되기 때문에 다음의 몇 가지 동작은 매우 유용할 것입니다. 이 동작은 서있거나 누워서 약 90° 정도 굴곡한 고관절을 가져온 다음 고관절을 외회전 하는 근육을 사용해 수행할 수 있습니다. 만약 무릎을 굽혔다면 반대쪽 어깨로 발을 가져가는 것을 생각할 것입니다. 다리가 곧게 펴졌다면 발은 밖을 향합니다. 이러한 종류의 움직임은 요가수련과 함께 진행할 수 있습니다. 이 운동을 따로 따로 한다면 수동적인 움직임을 먼저하고 능동적으로 하는 것이 좋습니다.

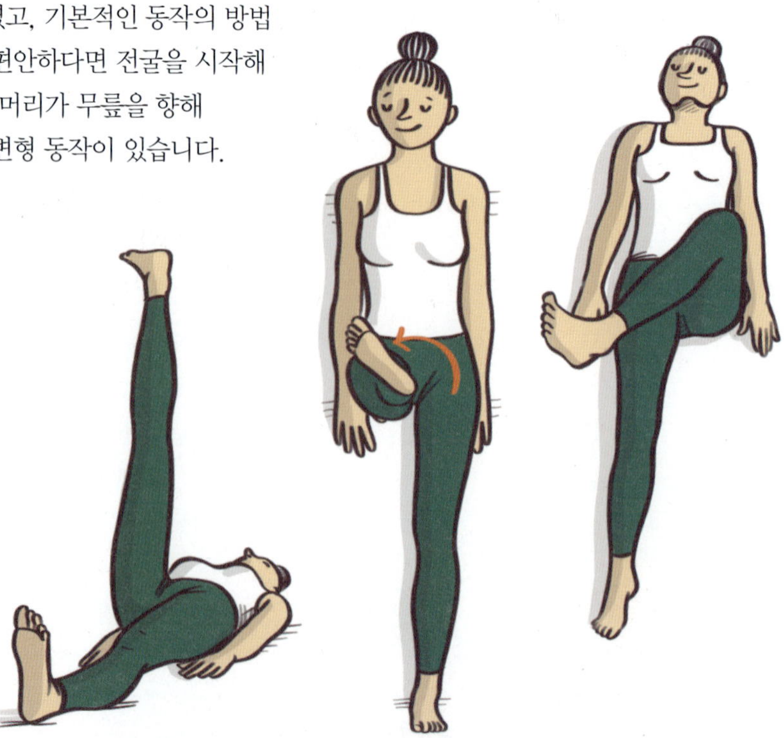

누운자세로 표현되었지만 서서 수행할 수도 있어요. 5–10초간 유지하여 동작의 강도를 높이고 몇 주에 걸쳐 수행해보세요.

### 외회전에 대한 고찰 Final Thoughts on External Rotation

단순한 움직임의 반복은 종종 양쪽의 ROM 차이로 이어질 수 있습니다. 앉은 자세에서 많은 흐름이 있는 아쉬탕가와 같은 스타일에서 나타나는 한 가지 예로 수련생들은 동작을 전환할 때마다 같은 방식으로 다리를 교차한다는 것입니다. 골반의 균형을 유지하기 위해 교대로 교차하는 것이 중요합니다. 명상이나 호흡을 위해 앉아 있을 때도 마찬가지로 반대로 번갈아 앉아보도록 합니다.

### 내회전 평가 Assessing Medial Rotation

고관절 내회전은 요가에서 외회전 만큼은 사용되지는 않지만, 내회전이 부족하면 *Virasana*(비라사나, 영웅자세)처럼 다리가 고관절의 바깥으로 접히는 동작에서의 편안함에 분명히 영향을 주게 됩니다. 얼마나 할 수 있는지 확인하는 간단한 방법은 배를 바닥에 두고 엎드려 허벅지를 모은 다음, 무릎을 90°로 굽히고 정강이와 발을 옆으로 떨어뜨리는 것입니다. 뒤에서 보면 허벅지가 밖으로 굴러가지만, 앞에서 보면 허벅지는 안쪽으로 굴러갑니다. 두 다리가 어느 정도 바닥에서 떨어졌는지를 통해 수동적 회전의 정도를 명확히 확인할 수 있습니다. 능동적인 회전을 위해 수련생은 근육에 힘을 주고 바닥 방향으로 발을 더 많이 가져가려고 시도할 수 있습니다. 어떤 근육인지 말하지 않았다는 것에 주목하세요. 움직임을 수행하는 근육에 대해서는 앞서 다루었지만, 지도를 할 때 움직임의 의도만 생각하는 것이 더 직관적일 수 있습니다.

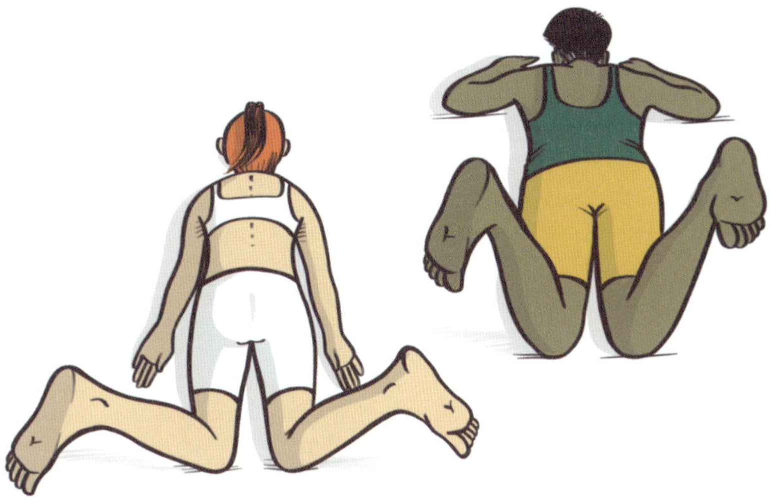
이같이 엎드린 동작은 내회전을 관찰하기 아주 좋은 방법이에요.

### 내회전 향상시키기 Improving Medial Rotation

고관절 내회전 움직임을 위해 가장 선호하는 수동적, 능동적 움직임 몇 가지를 공유하겠습니다. 능동적인 움직임은 외회전에 대해 앞서 설명한 것과 동일한 자세에서 할 수 있습니다. 차이점은 다리를 굽히면 발은 몸에서 멀어지고 다리가 곧게 펴지면 몸의 반대쪽을 향하게 된다는 것입니다. 발은 무슨 일이 일어나고 있는지 보여주는 깃발이라는 것을 기억하세요. 또한 다리를 곧게 폈을 때 무릎이 향하는 방향이 바뀌는지 확인하시길 바랍니다. 이것은 발목의 과도한 움직임으로 조작되지 않고, 고관절에서 회전이 일어나고 있다는 것을 확인할 수 있습니다.

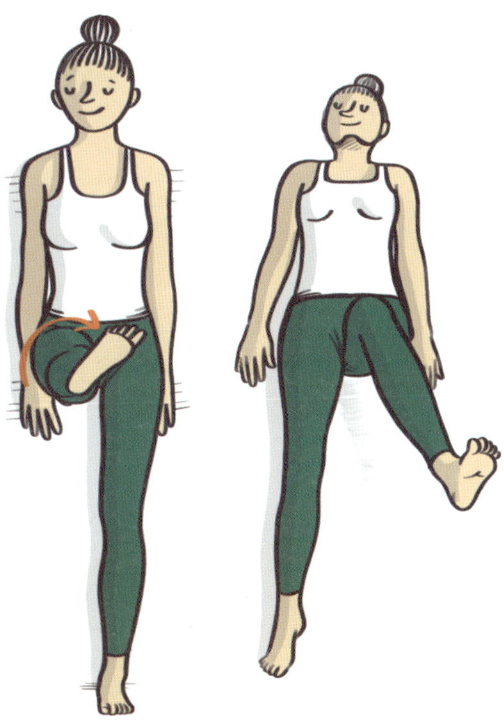
굽힌 다리 버전에서 익숙하지 않을 때 고관절 내회전근인 대퇴근막장근에 경련이 시작될 수 있습니다. 그럴 때는 할 수 있는 만큼으로 돌아오세요. 외회전을 늘리는 버전과 마찬가지로 몇 주 이상 시간과 강도를 서서히 높여갑니다.

수동적인 움직임에는 두 가지 방법이 있습니다. 첫 번째는 등을 대고 누워 무릎과 고관절을 굽히고 발은 골반 넓이보다 조금 더 넓게 해 무릎이 서로를 향해 안쪽으로 떨어지도록 하는 것입니다. 내회전이 양호하다면 무릎이 서로 기대지만 이것은 그리 중요하지 않습니다. 적당한 선에서 발을 밖으로 움직여 스트레칭을 더 깊게 하실 수 있습니다. 내회전이 어려운 경우, 이 자세는 무릎이 만나서 유지하도록 하는 능동적인 운동이 될 수도 있습니다.

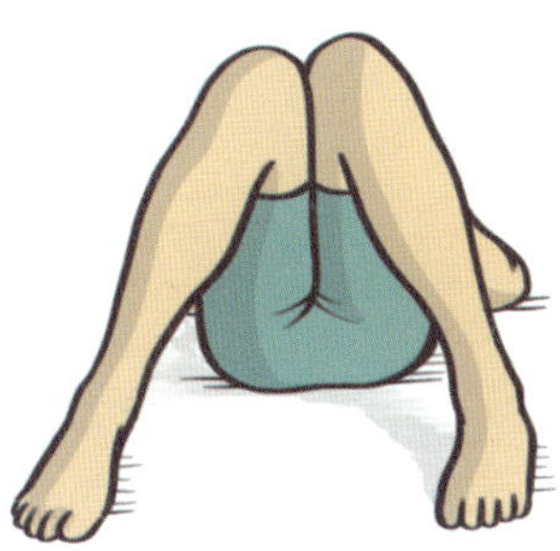

이 동작이 수월하다면 한 다리를 다른 다리 위에 교차시키고 바닥을 향해 무게를 실어 눌러보도록 합니다. 척추의 회전은 줄이고 고관절에서 더 많이 움직이는데 초점을 맞출 필요가 있습니다. 이미 언급했듯이 중력의 도움을 받고 싶다면, 내회전 테스트를 통해 적극적으로 발을 바닥을 향해 더 가까이 내리려고 시도해 보세요.

# BACKBENDS

요가에서 후굴 동작들은 수련생들의 호불호가 꽤 있는 편입니다. 일반적으로 이러한 편견들은 얼마나 쉽게 동작에 접근하는지 기존의 부상이나 취약성 그리고 두려움(흔히 취약성과 연관됨)을 기반으로 나뉩니다. 물론 모든 후굴 동작은 척추 신전을 포함하지만 가장 간단한 후굴 동작을 제외하고는 골반과 어깨의 주요 관절 또한 후굴의 원하는 형태를 성공적으로 완성하는데 결정적인 역할을 합니다. 어떤 자세는 등 근육의 강화를 강조하고 또 다른 자세들은 등의 후굴을 강조합니다. 이러한 초점은 중력 안에서 몸의 방향과 관련이 있습니다.

## 후굴과 중력의 방향 Backbending and Orientation in Gravity

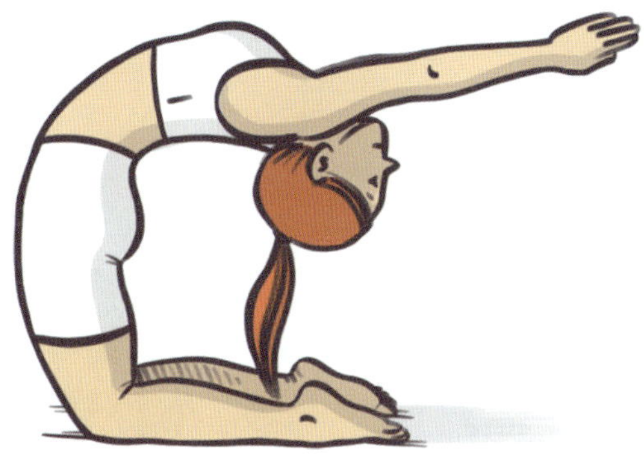
중력이 Victoria의 등을 당기고 있어요.

후굴을 시작하기 위해 우리는 반듯이 누울 수도(얼굴이 위를 향한 채) 있고 엎드릴 수도(얼굴이 아래를 향한 채) 있습니다. 그러나 *Parsva Dhanurasana*(파르스바 다누라사나, 측면 활자세)와 같이 측면에 기반을 두거나 물구나무서기, 무릎 꿇기 또는 선 자세로부터 전환하는 것처럼 바닥에서 수직으로 시작할 수도 있습니다. 그러므로 후굴의 첫 번째 원칙은 중력이 수련생을 돕는지 저항하는지와 관련이 있습니다.

얼굴이 위로 향하거나 정면을 바라볼 때 중력은 머리와 어깨의 무게를 바닥으로 가져갑니다. 이것은 척추 신전을 만드는데 대부분의 움직임을 만듭니다. 수련생이 해야 할 일은 몸의 앞쪽 근육의 신장성 수축을 이용해 후굴의 속도를 조절해야 합니다. 중력이 더 이상 후방이동에 대한 저항을 극복하지 못한다면 몸의 뒤 쪽이 맞물리게 될 것입니다.

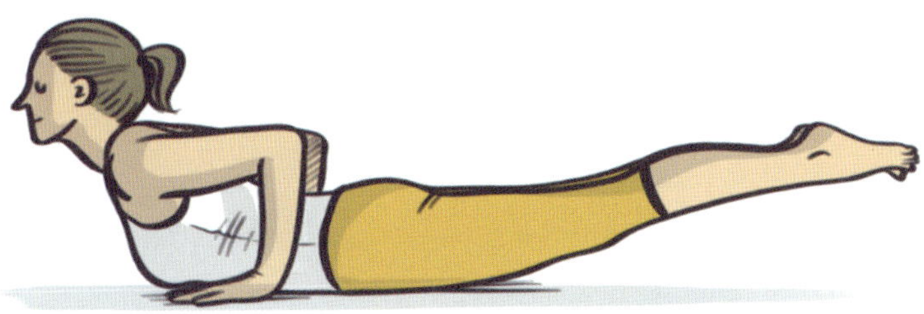
척추의 신전을 위해 척추기립근이 쓰이고 있어요.

그러나 엎드렸을 때 중력은 바닥을 향하기 때문에 몸을 들어 올려 신전한다면 등 근육은 수축해야만 합니다. 신체 전면으로부터 뻗어나가는 저항은 중력의 영향과 결합하여 얼마나 열심히 수행해야 할지를 결정합니다. 그러므로 *Shalabhasana*(사라바사나, 메뚜기자세)와 같은 자세는 팔이나 다리의 도움이 없기 때문에 등을 강화하기 좋은 자세가 됩니다.

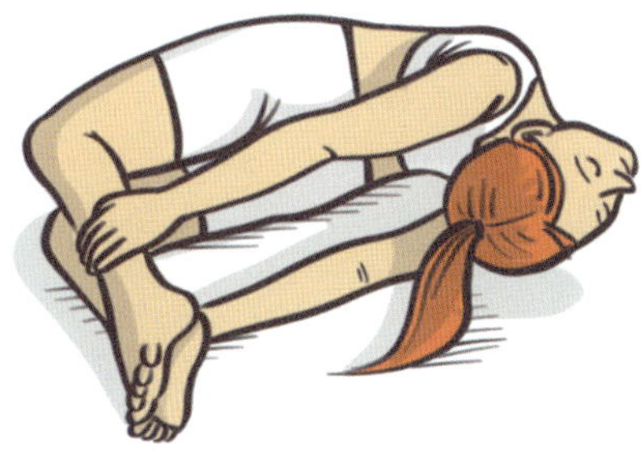
옆으로 누우면 중력은 자연스러워져요.

옆으로 누운 자세는 중력의 저항이나 도움이 없기 때문에 흥미롭습니다. 몸을 들어 올리지 않고 후굴하기 때문에 견고하고 정교한 동작을 수행할 수 있는 절호의 기회입니다. 앞서 언급된 것에서 몸을 움직이는 방법을 바꾸는 몇 가지 예시를 추가할 수 있습니다. 얼굴이 아래로 향해 엎드린 자세에서 바닥에 있는 어깨를 들어 올리기 위해 팔로 바닥을 밀어낸다면 *Bhujangasana*(부장가사나, 코브라자세), Upward facing dog(위를 향한 개 자세, 업독자세)와 같이 중력의 영향은 바뀌게 됩니다. 이제 척추를 펴는 근육이 아니라 어깨를 들어 올리는 팔의 힘이 후굴을 돕게 됩니다. 몸은 자연스럽게 후굴이 이루어지는데, 부드러운 후굴을 위해 복부는 강하게 수축하고 발등으로 바닥을 견고하게 눌러야 합니다.

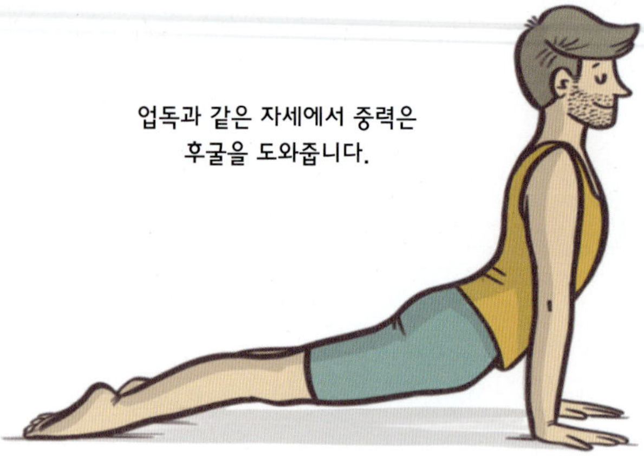

업독과 같은 자세에서 중력은
후굴을 도와줍니다.

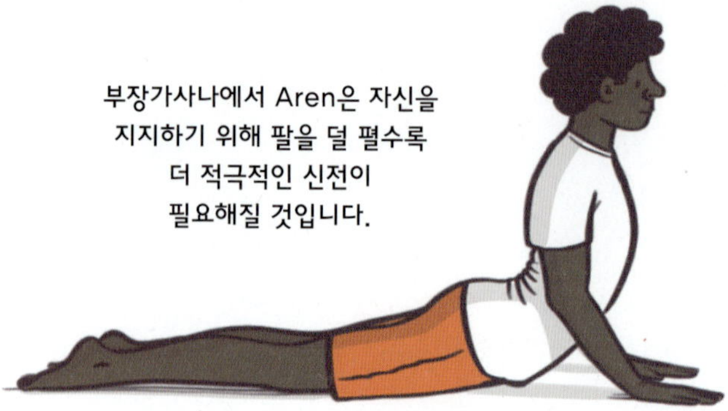

부장가사나에서 Aren은 자신을
지지하기 위해 팔을 덜 펼수록
더 적극적인 신전이
필요해질 것입니다.

*Dhanurasana*(다누라사나, 활 자세)와 같은 자세는 팔을 뻗어 발목을 움켜쥐어 팔과 다리 사이에 장력을 사용해 후굴을 증가시킬 수 있습니다. 후굴이 쉽게 되지 않는 경우, 중력에 저항하기 보다 장력을 사용해 척추 신전을 더 깊게 만들도록 합니다.

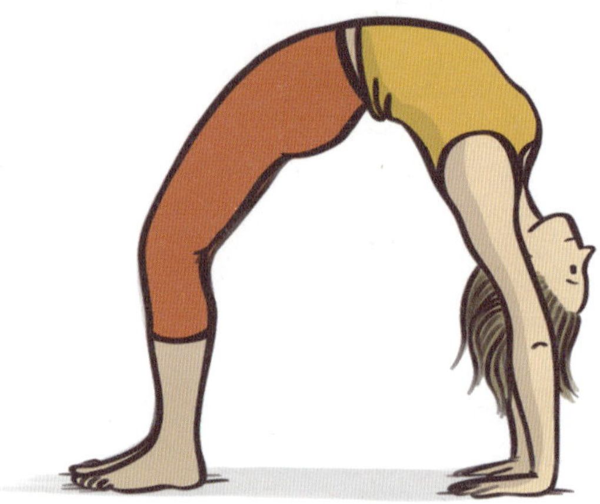

ROM을 충분히 크게 사용할 경우, 팔과 다리는
곡선을 지지할 수 있습니다.

또한 팔과 다리의 힘을 이용해 고개를 들면 더 깊은 후굴에 도움이 됩니다. 고전적인 Urdhva Dhanurasana(우르드바 다누라사나, 위를 향한 활 자세)와 *Ustrasana*(우스트라사나, 낙타 자세)는 팔과 다리가 몸통의 끝을 지탱하는데 어떻게 사용될 수 있는지를 보여주는 좋은 예시입니다. 어깨는 팔에 의해 제자리에서 받쳐지므로 중력의 영향은 바뀝니다. 상체의 무게는 더 이상 후굴의 도움을 주는 힘이 아닌 바닥을 밀어내는 역할을 하게 됩니다. 여기서 수련생의 경험은 어깨 굴곡과 고관절 신전에 필요한 가동범위에 따라 더 드라마틱하게 달라질 것입니다. 제한이 있는 경우에는 열린사슬 후굴과 비교할 때 후굴의 깊이는 줄어들 수 있습니다(예: 선 자세에서 후굴 또는 물구나무서기). 우르드바 다누라사나와 우스트라사나는 골반에서 같은 움직임을 수행하지만 어깨에서는 반대의 움직임을 수행합니다. 그러므로 우스트라사나의 경우, 어깨 신전의 제한은 가슴을 아래로 끌어당기고 후굴의 깊이를 감소시킬 것입니다.

## 열린사슬 후굴과 중력 Open Chain Backbends and Gravity

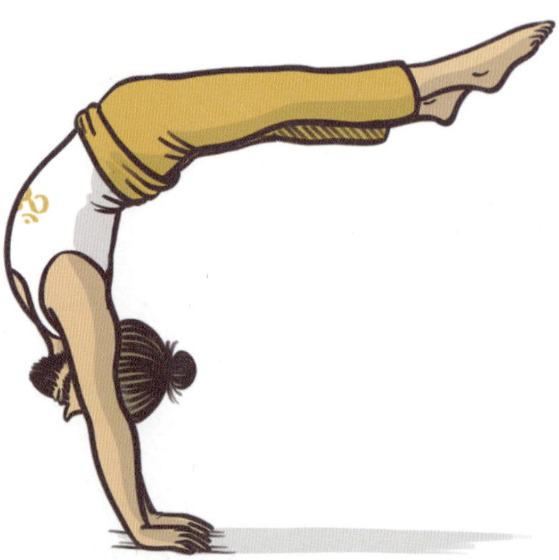

열린사슬 후굴은 아치의 한쪽 끝만 바닥과 접촉하는 후굴입니다. *Shalabhasana*(살라바사나, 메뚜기자세)와 같은 자세는 열린사슬이지만 아치의 중앙이 바닥에 있고 중력의 도움을 받지 않습니다. 열린사슬로 고개를 든 채 후굴을 하면 신체의 움직이는 부분의 무게와 길이가 척추의 지렛대 역할을 할 수 있습니다. 예를 들면, 언급된 선 후굴 자세에서는 중력과 머리 및 어깨의 무게가 척추 신전을 증가시킬 수 있습니다. 몸의 앞쪽을 완전히 이완시킨다면, 척추에서 가장 가동성이 큰 부분이 많은 움직임을 수용할 수 있습니다. 그 부위가 지나치게 느슨하게 유지된다면, 긴 지렛대는 계속해서

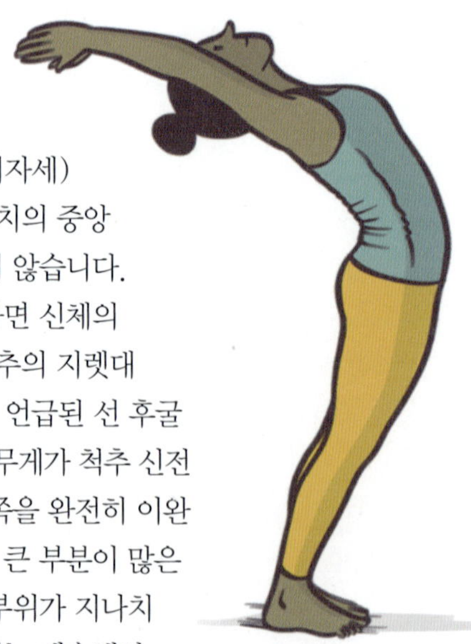

직접적인 힘을 같은 곳에 가할 것입니다. 물구나무서기의 후굴에서도 같은 원리가 적용되며, 다리의 무게와 지렛대의 길이 때문에 훨씬 더 과장될 수 있습니다. 그래서 처음에는 신전을 위해 몸의 앞면을 완전히 이완시키는 것이 유리하게 느껴질 수 있지만 복부근육의 수축을 유지해 척추를 보호하는 것이 더 필수적입니다. 복부의 힘은 허리 부분의 곡선을 부드럽게 하고 골반과 어깨에 더 집중할 수 있도록 도와주기 때문입니다. 돌출된 늑골(ribs flaring)의 모양이라면 복부의 힘이 완전히 상실되었다는 증거가 되므로 주의하시길 바랍니다.

### 고관절과 어깨의 결합 Hip and Shoulder Combinations

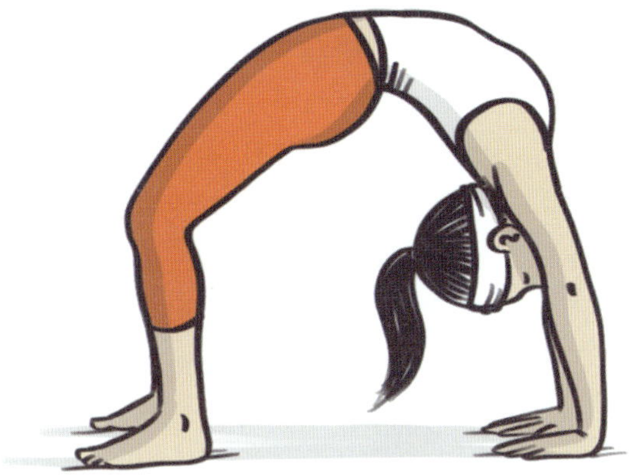
어깨굴곡과 고관절 신전

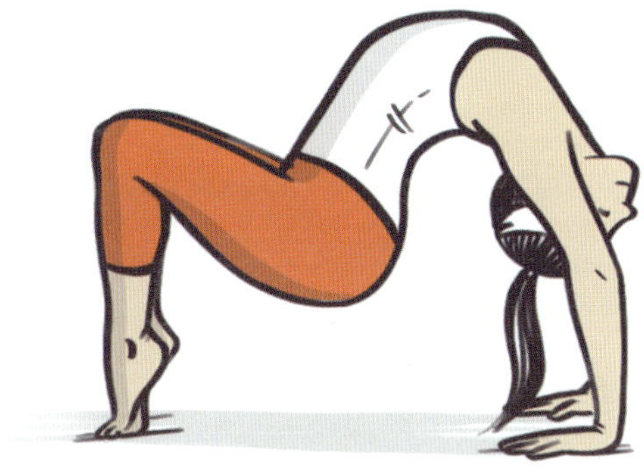
굴곡된 어깨와 고관절

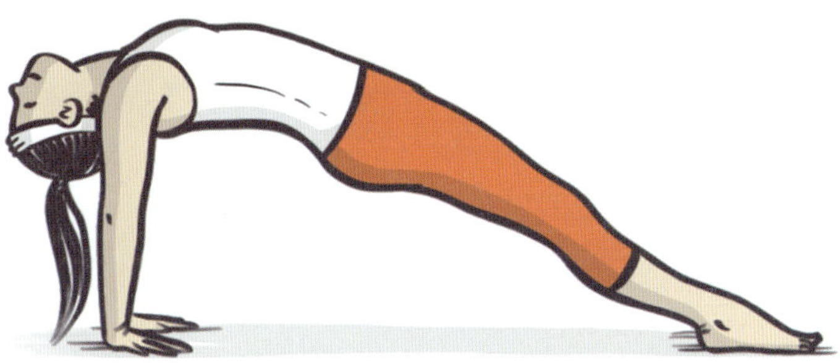
신전된 어깨와 고관절

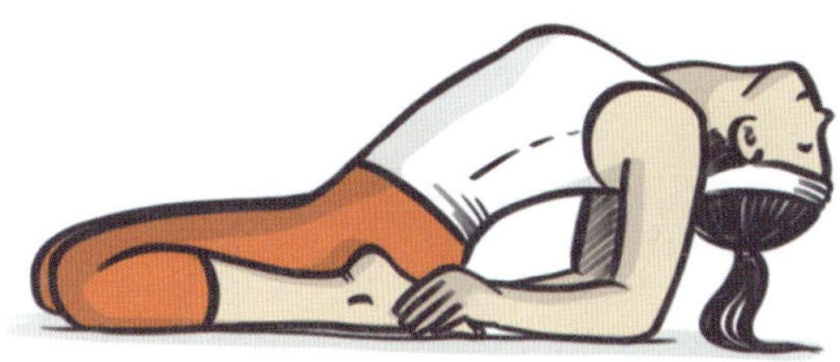
신전된 어깨와 굴곡된 고관절

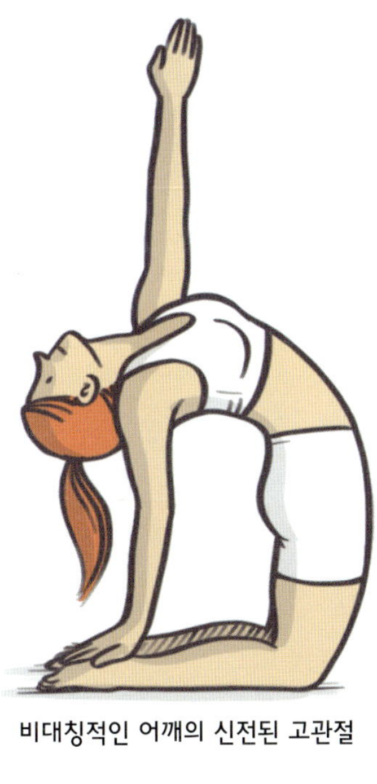
비대칭적인 어깨의 신전된 고관절

이제 우리는 각각 다른 후굴에서 어깨와 골반의 위치에 관해 생각해 볼 수 있습니다. 굴곡된 어깨와 굴곡 또는 신전된 고관절의 조합 혹은 신전된 어깨와 굴곡 또는 신전된 고관절의 자세들이 있습니다. 또한 팔꿈치나 무릎이 굽는다든가, 고관절이 회전한다든가 하는 비대칭적인 자세들과 같은 더 많은 후굴동작의 변형이 있습니다. 예를 들면, *Eka Pada Rajakapotasana*(에카 파다 라자카포타사나, 한다리의 왕 비둘기자세)는 비대칭적인 자세로 무릎과 팔꿈치는 구부러져 있으며, 정강이가 어디에 있는지에 따라 앞의 골반의 외회전 정도가 다양합니다.

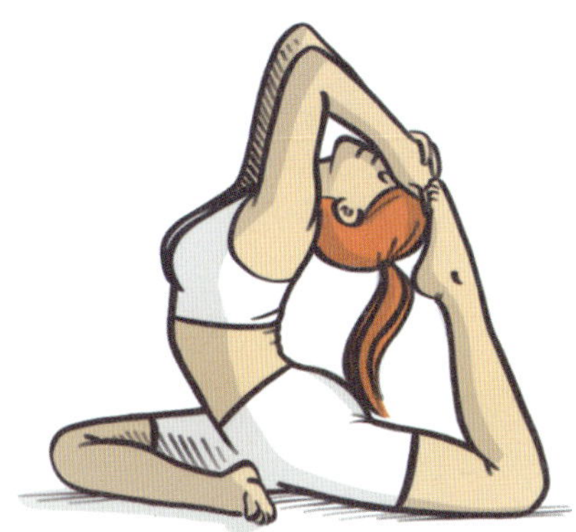
굴곡된 어깨와 비대칭적인 고관절

Key Concepts 챕터의 *Making Shape*와 ROM을 바탕으로, 대부분의 성공적인 후굴동작의 완성은 척추 신전이 얼마나 준비되었고, 어느 정도 고관절과 어깨의 가능한 ROM

이 준비되었는지에 달려있습니다(구체적으로 방향을 기억하세요). 덧붙여 요추를 보호하고 팔과 다리의 힘(일부 자세의 경우)을 줄이기 위해 복부 근육을 사용하는 것이 중요하며, 후굴은 몸에 자극이 될 수 있으므로 차분한 호흡을 유지하는 것이 좋습니다. 골반과 어깨의 가동범위가 많을수록 척추에 부담이 줄어들 수 있습니다.

## 후굴곡선 The Backbend Arc

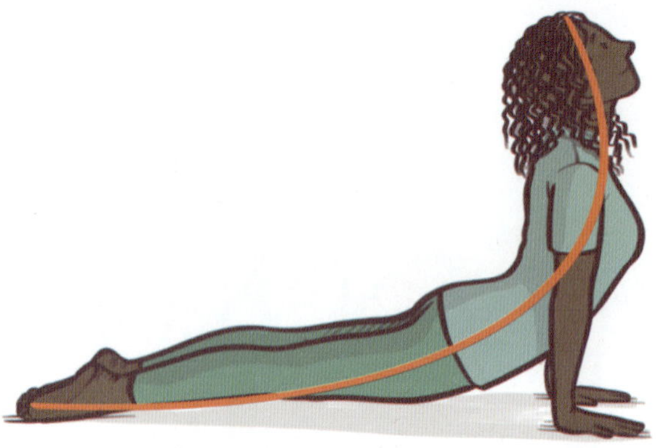

이렇게 매끄러운 곡선을 만들기는 보기보다 어려워요.

후굴 자세를 만들 때 신체의 일부 또는 전체는 포물선을 만드는데 사용됩니다. 척추는 신전 되고 있지만 전체 자세의 일부일 뿐입니다. 어떤 자세들은 많은 신전을 필요로 하고 어떤 자세들은 아주 적게 요구됩니다. 우리는 이미 척추에서 흉추부위의 신전은 최소만 가능하다는 것을 알고 있습니다. 그러므로 후굴자세에서 척추의 만곡만 포물선으로 그려보면 부드러운 곡선이 될 수 없습니다. 아마 요추부에서 더 많은 만곡이 일어날 것입니다. 팔과 다리를 포함해 만들어진 모양은 원이 아닌 타원의 일부와 더 유사합니다. 포물선의 끝부분이 서로 가까울수록 곡선은 더욱 날카로워지고 척추에서 더 많은 신전을 불러오게 됩니다. 동작에 따라 포물선의 끝부분은 항상 발과 손은 아니며 무릎, 엉덩이, 머리 또는 팔꿈치일 수도 있습니다.

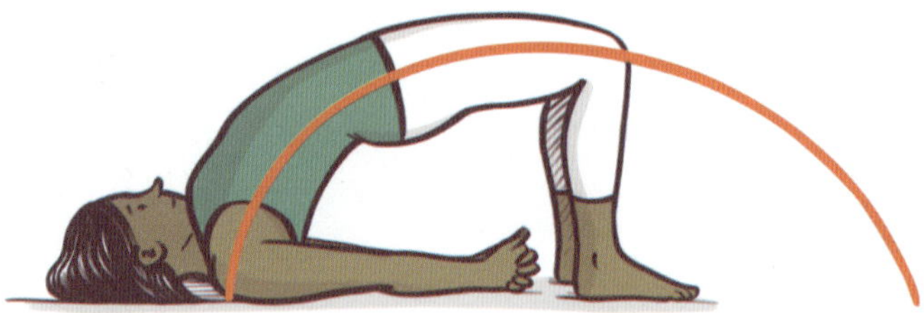

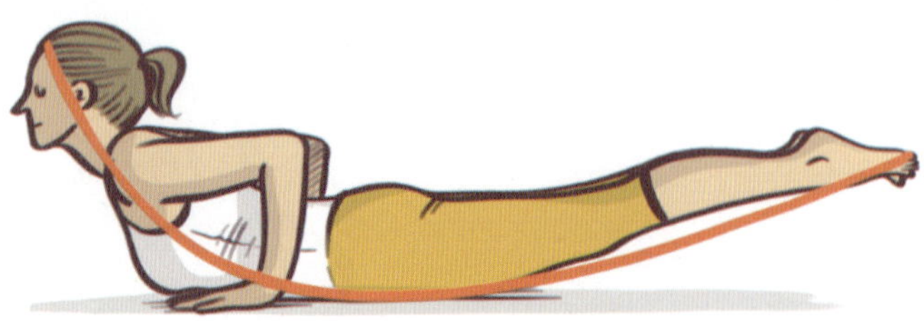

포물선이 좁을수록 척추에서 더 많은 신전이 필요해져요.

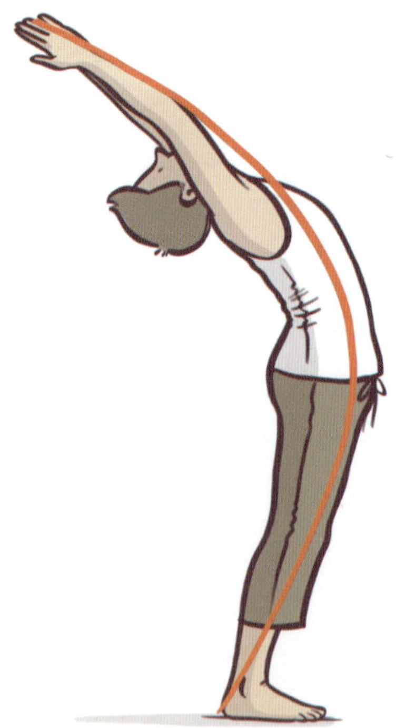

팔과 다리의 위치는 후굴의 깊이를 결정하는 주요 요인 중 하나입니다. 고관절이 신전되면 그 방향이 신체의 전체적인 포물선에 기여하고 일반적으로 필요한 척추의 신전은 줄어들게 됩니다. 고관절이 굴곡되면 골반이 곡선의 한쪽 끝이 됩니다. 만약 이 골반의 위치가 어깨 굴곡과 결합한다면 완성자세는 엄청난 척추 신전을 만들어야 하지만, 대부분의 수련생들은 척추 골격의 구조 때문에 가능하지 않을 겁니다. 고관절 굴곡과 어깨 신전의 특징이 있는 동작은 일반적으로 더 얕은 곡선을 보여줍니다.

전신을 후굴 한 채 어깨를 굴곡하면 팔이 곡선의 일부를 만들 수 있으며 결과적으로 척추 신전이 충분해질 것입니다. 물론, 포물선의 곡선이 두 끝을 더 가까이 가져옴으로써 과장될 경우 무시될 수 있습니다. 예를 들면, 우르드바 다누라사나와 카포타사나(비둘기 자세)에서 발이 손을 향해 걷는다거나 서 있는 후굴 자세에서 다리의 뒤쪽을 잡는 것을 포함할 수 있습니다. 이 날카로운 곡선으로 대부분의 수련생들은 몸이 마치 폴더처럼 접혀야만 할 것입니다. Body Bits 챕터의 Spine에서 척추 신전의 역할에 대해 다룬 모든 생각들을 고려할 때 깊은 후굴의 이점에 관하여 탐구해보시길 바랍니다.

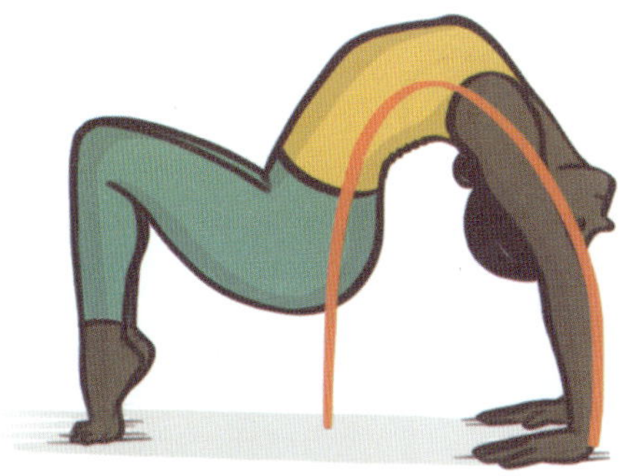

고관절을 굴곡한 상태로 어깨를 굴곡하면 날카로운 곡선을 만들게 돼요!

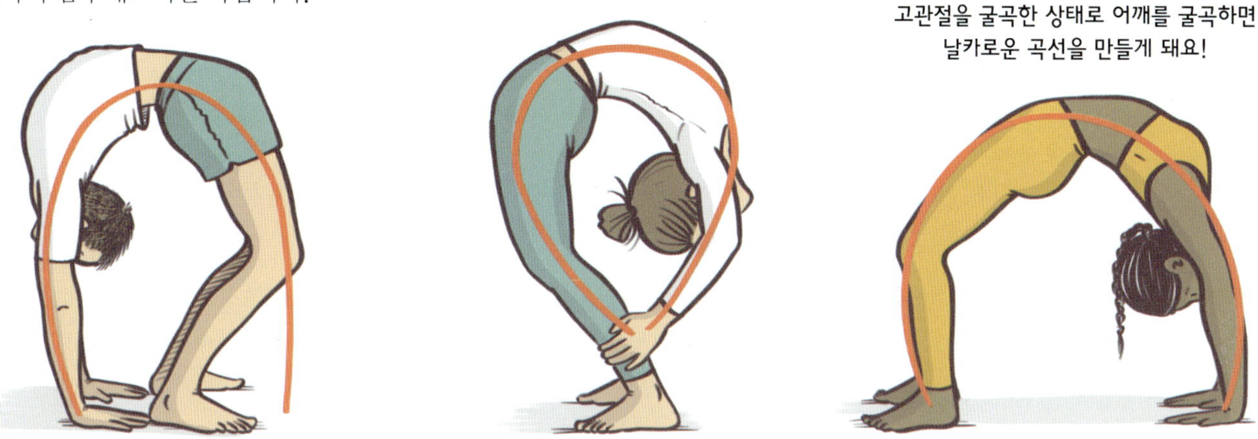

과한 곡선일수록 몸도 과하게 꺾일 가능성이 더 높아져요.

## **피크포즈 또는 전환동작** Peak Posture or Transitioning Pose

후굴의 전체적인 모양은 피크포즈인지 아니면 다른 더 도전적인 자세를 위한 전환 또는 준비 동작인지를 결정합니다. 만약 전자라면, 동작에 앞서 순서를 정하는 것은 고관절과 어깨에서 일어날 움직임을 고려해야 할 뿐만 아니라 가능한 한 보다 덜 극적인 후굴과 강화된 후굴도 들어가야 합니다. 예를 들면, 피크포즈가 우르드바 다누라사나였다면 이 포즈를 하기 전에 고관절 앞을 열어주는 것을 목표로 하는 런지의 변형동작, 코어를 강화할 수 있는 자세(예를 들면, 전완 플랭크), 그리고 외회전을 유지하면서 어깨 굴곡을 수행하는 *Ardha Pincha Mayurasana*(아르다 핀차 마유라사나, 돌고래자세)와 같은 자세와 부장가사나, *Setu Bandhasana*(세투반다사나, 교각 자세)와 우스트라사나와 같은 후굴 동작으로 준비운동을 합니다. 이후 피크포즈를 마주하게 되면, 주요 관절들 사이에 곡선이 넓어질 가능성이 더 높고 어떠한 과한 척추 전만을 마주해도 제어할 가능성이 더 높아지게 됩니다. 모든 도전 자세에서 동일한 접근 방식을 따라야 하지만, 허리에 과도한 스트레스를 주기 쉬우므로 후굴에 관해서는 특히 중요하다고 생각합니다. 물론, 어떤 수련생들에게는 후굴이 매우 쉽고 우르드바 다누라사나가 훨씬 더 깊은 후굴을 위한 준비 동작 중 하나가 될 수도 있습니다. 심지어 물구나무서기를 위해 어깨를 열어내는 준비 운동으로 우르드바 다누라사나를 활용하는 수련생들도 있습니다. 따라서 모든 시퀀스와 마찬가지로 개인마다 차이가 있어야 합니다.

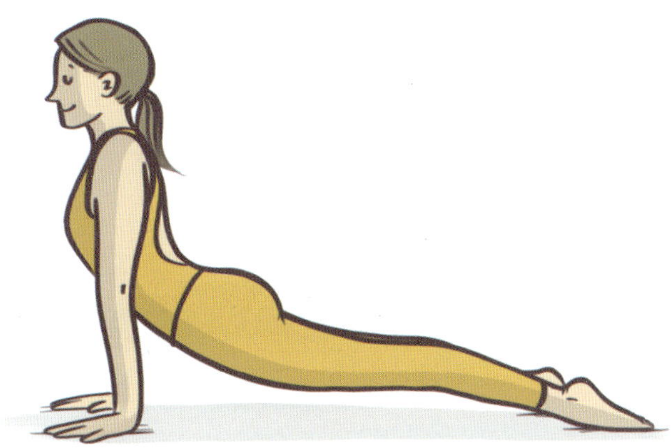

### **업독** Urdhva Mukha Svanasana(**우르드바 무카 스바나사나, 위를 향한 개 자세)**

이제 업독과 *Kapotasana*(카포타사나, 비둘기자세)의 후굴 포물선의 양 끝점과 관련해 몇 가지 예를 더 살펴보겠습니다. 업독은 그 자체로도 동작이지만 예를 들면, 수리야나마스카라(태양경배자세)의 연결동작으로도 자주 사용되곤 합니다. 업독은 몸의 앞면을 단단하게 하며 후굴의 깊이를 조절하기 쉽고, 중력의 도움을 받기 때문에 완만하고 적당한 후굴이라 생각될 수 있습니다.

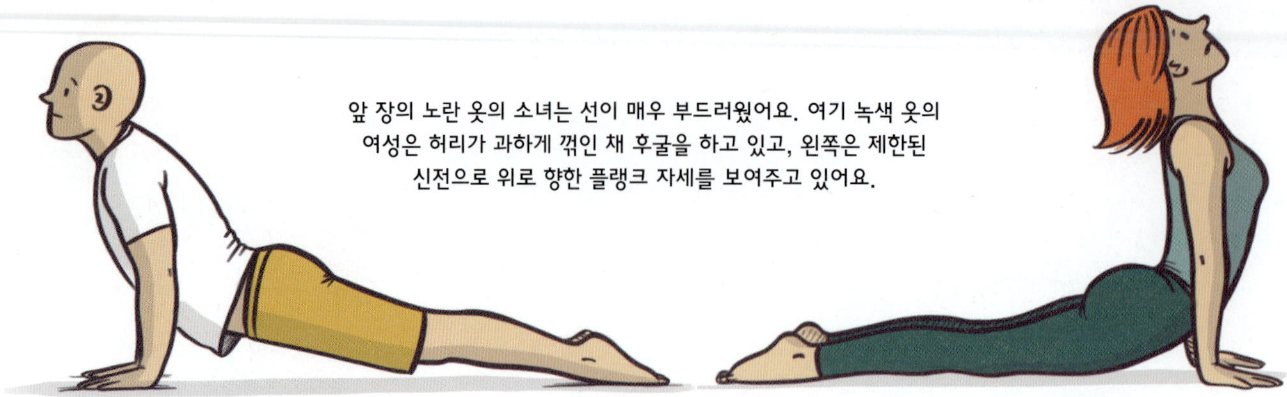

앞 장의 노란 옷의 소녀는 선이 매우 부드러웠어요. 여기 녹색 옷의 여성은 허리가 과하게 꺾인 채 후굴을 하고 있고, 왼쪽은 제한된 신전으로 위로 향한 플랭크 자세를 보여주고 있어요.

그러나 업독은 꽤 깊은 후굴로도 수행될 수 있으며, 저는 많은 수련생들이 더 복잡한 자세보다 이 자세에서 보다 더 극도로 허리를 꺾는 것을 보아왔습니다. 실제로 업독자세에서 반대로 등을 단단하게 조여 놓은 경우, 업독자세는 거의 신전되지 않습니다. 우리는 이것을 위로 향한 플랭크(Upward Facing Plank) 자세라고 부르기도 합니다.

그렇다면 무엇이 훌륭한 업독일까요? 여기에 제가 생각하는 답안이 있지만 언제든 개인에 맞게 조정해야 할 수도 있음을 염두해 두시길 바랍니다.

- 발등이 바닥을 고르게 누른다.
- 발, 발목 그리고 정강이를 일렬로 둔다.
- 무릎이 바닥에서 떨어진다.
- 대둔근을 사용한다.
- 하체의 힘은 견고하게 사용한다.
- 복부 앞쪽에 긴장을 유지한다.
- 어깨는 손목 뒤 또는 손목과 일직선에 위치한다.
- 팔꿈치의 과신전 혹은 과도한 견갑대 수축은 피하면서 가슴을 연다.
- 손으로 바닥을 고르게 누르고 견갑대를 내린다.
- 고개를 들 수는 있으나 고개를 뒤로 젖혀 경추를 꺾지 않는다.

이 요소들이 합해지면 몸의 앞부분이 곡선의 양쪽 끝, 발과 어깨 사이에서 축 처지지 않도록 보조해주는 역할을 하는 견고한 자세가 완성됩니다. 어깨가 손목 앞에 있는 많은 수련생들을 볼 수 있는데 이는 손목과 어깨에 무리가 갈 수 있습니다. 업독으로 전환하기 위해서 발가락을 굴리기 전 발을 뒤로 움직여야 추가적인 공간이 제공되고 점진적으로 곡선을 받아들이게 됩니다. 몸이 후굴에 대한 저항이 클수록 발은 더 뒤로 가야 합니다.

요추가 과하게 전만되어 꺾이는 경우, 손과 발 사이의 거리가 좁고 골반에서부터 척추는 거의 수직선에 있는 경향이 있습니다. 이러한 과도한 수축은 흔히 L5/S1에서 중력이 가중되어 발생합니다. 이 경우 대부분은 어깨에 수동적으로 매달려 있습니다. 발을 더 뒤로 움직이고, 바닥에서 허벅지를 더 위로 들어 올리고 복부를 끌어당겨 복부 내에 압력을 만들어 후굴을 줄이면 굉장히 힘든 작업일 수 있지만 좋은 접근 방법이 됩니다.

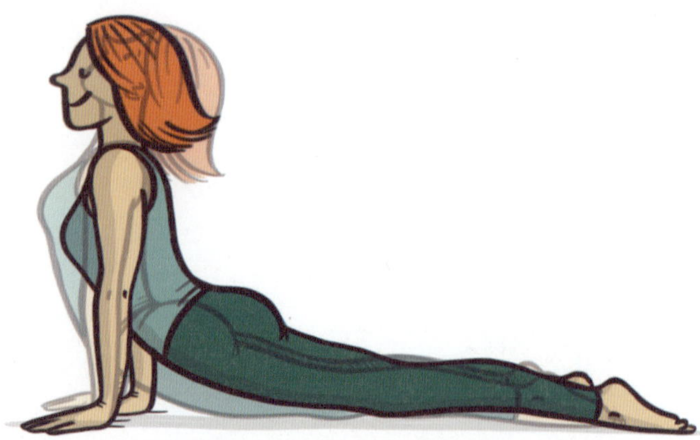

과유불급은 업독을 두고 하는 말이죠.

### *Kapotasana*(카포타사나, 비둘기자세)

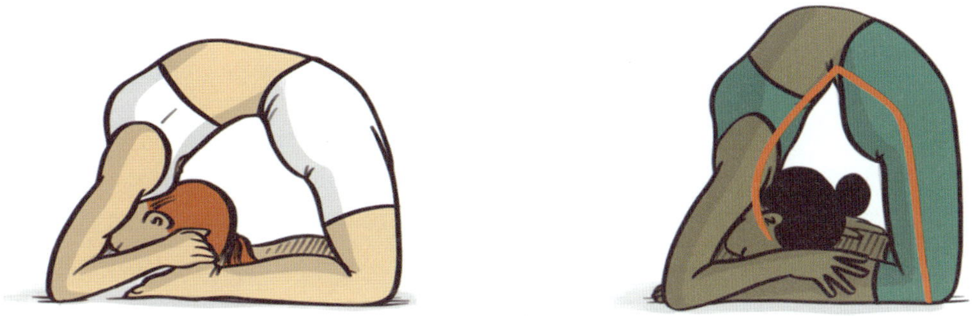

음, 저도 제가 어떤 몸이고 싶은지 알아요.

*Kapotasana*(카포타사나, 비둘기자세)를 너무나도 쉽게 부드럽고 깔끔한 형태로 수행하는 것을 보기도 했지만 허리에 곧 문제를 가져오게 만드는 방식으로 도전하고 심지어 완성하는 것 또한 보아왔습니다. 저는 이 자세가 상급 후굴 동작이라고 생각하며 건강하게 수행할 수 있는 범위를 벗어난다고 생각합니다. 카포타사나는 아쉬탕가 중급 시리즈의 3분의 1에 불과하다는 점을 고려하면 이는 좀 놀라운 일입니다. 제가 볼 때 이 자세의 문제는 후굴의 포물선은 날카롭고 고관절 신전과 어깨 굴곡은 많이 필요하며 바닥이나 발을 사용해 더 깊은 후굴을 취해야 한다는 것입니다. 고관절과 어깨에 필요한 ROM이 없고 이를 보완하기 위해 무릎은 더 멀어지고, 고관절은 뒤로 젖혀지며 척추가 접힌다는 것은 확실합니다. 만일 정말로 더 깊은 후굴로 접근한다면 고관절과 어깨의 이 같은 작업은 모두 무시된 채 오로지 척추를 꺾어야만 할 것입니다.

주의를 기울이는 지도자라면 이러한 보상패턴을 좀 더 간단한 자세로 알아차렸어야 합니다. 조금 더 간단한 후굴 자세로 올바른 ROM으로 움직이고 난 뒤 몇 달 뒤 카포타사나를 다시 시도하는 것을 권합니다. 척추가 쉽게 무너질 정도로 불안정한 부위가 있는 경우 단순한 반복과 어깨와 고관절의 ROM을 바꾸기를 바라는 것만으로 강도 높은 후굴 자세를 수행하는 것은 매우 힘들다고 생각합니다. 불안정한 부위가 없다면, 개별적인 움직임뿐만 아니라 자세 자체도 향상될 수 있습니다.

### 후굴 비교하기 Comparing Some Backbends

카포타사나 A를 고수한다면, *Laghu vajrasana*(라구 바즈라사나, 작은 번개 소리자세), 우스트라사나, 카포타사나 B(곧게 뻗은 팔 버전)와 비교할 수 있습니다. 네 가지 자세는 모두 무릎을 골반 너비로 벌린 상태에서 시작하지만, 카포타사나 A & B에서는 어깨가 굴곡되고 라구 바즈라사나와 우스트라사나에서는 어깨가 신전 됩니다. 네 가지 동작의 곡선은 매우 다릅니다. 가장 부드러운 후굴은 라구 바즈라사나이지만, 이게 가장 쉽다는 것을 의미하지는 않습니다. 골반이 뒤로 움직이고 아래로 내려가기 때문에 이 동작은 가장 큰 힘을 필요로 합니다.

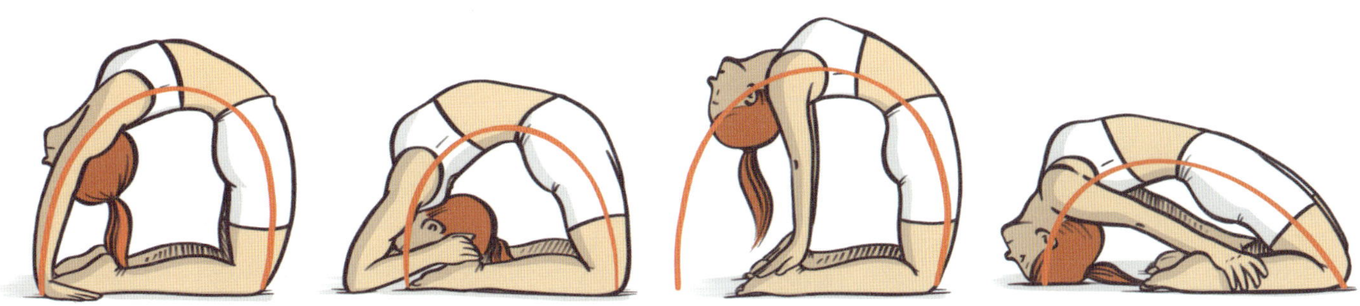

왼쪽에서부터 오른쪽으로: 카포타사나 B, 카포타사나 A, 우스트라사나 그리고 라구 바즈라사나

라구 바즈라사나는 몸의 긴 지렛대가 아래를 향해 신장성 수축으로 움직이고 위로 올라갈 때는 단축성 수축으로 움직이기 때문에 대퇴사두근에 큰 부담을 줄 수 있으므로 단계적으로 수행하는 것이 좋습니다. 저는 자신의 능력을 과대평가해 슬개골

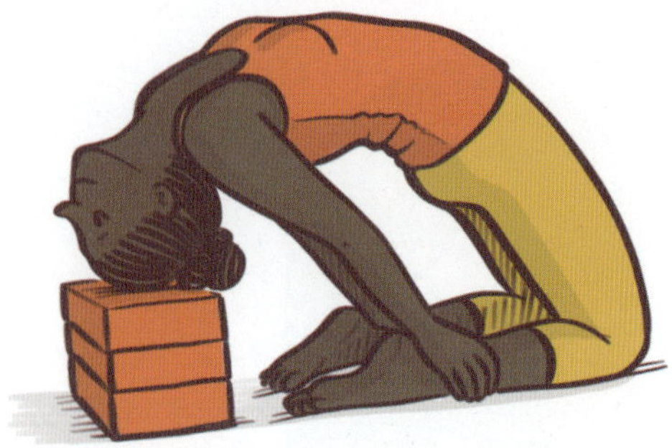

블럭은 편안함을 더해주고 시간이 지남에 따라 강도가 증가함에 따라 줄일 수 있어요.

힘줄(정강이에 부착하는 대퇴사두근의 힘줄)을 삐끗한 여러 수련생들을 마주한 적이 있습니다. 매트에서 수련생이 뒤로 내려갈 수 있는 곳에 블록을 쌓아 두고 몇 주 혹은 몇 개월에 걸쳐 블록의 수를 줄여 나가는 것이 좋습니다. 분명 강한 하체의 힘은 더욱 깊은 후굴의 기반이 될 것입니다.

카포타사나는 더 과한 곡선을 만들기 위해 고관절의 강한 신전이 요구되어지고 우스트라사나는 중간, 라구 바즈라사나는 일반적으로 가장 적게 나타납니다. 라구 바즈라사나에서 무게 중심이 낮기 때문에 대퇴사두근은 무릎을 굽히는 중력에 더 강하게 저항하고 엉덩이는 공중에 떠있는 상태를 유지하도록 움직입니다. 대퇴사두근인 대퇴직근은 골반의 앞쪽을 당기기 때문에 고관절 신전의 크기를 완만하게 하는 경향이 있습니다(이들은 고관절 굴곡근이라는 것을 기억하세요).

몸을 제 위치로 낮추기 위해 모든 자세들은 초반에 복부 근육과 고관절 굴곡근의 신장성 운동을 수반합니다. 우스트라사나는 뒤쪽으로 가장 적게 움직이지만, 허벅지를 바닥에 수직으로 유지하는 것은 많은 수련생들에게 어려운 일이며 특히 고관절 신전이 제한된다면 더욱 어렵습니다. 카포타사나에서 몸의 앞쪽은 내려가는 것을 제어하기 위해 열심히 움직여야 하지만 어깨가 더 열리고 척추가 더 쉽게 신전될수록 몸이 만드는 지렛대는 더 짧아질 것입니다.

위에서 언급된 것처럼 카포타사나에서 어깨가 굴곡된 자세는 대부분의 수련생들이 어려움을 느낍니다. 겨드랑이에서 직선을 만드는 어깨 굴곡의 ROM이 없으면 자세의 곡선은 더 평평해지고 골반이 뒤로 내려가면서 손은 더 멀어지기 때문에 발에 닿을 수가 없게 됩니다. 우리가 말했듯이 우스트라사나와 라구 바즈라사나 둘 다 어깨를 신전하지만 어깨 ROM에 어려움을 느끼는 것은 우스트라사나입니다. 이런 경우에는 가슴을 더 들어 올릴 수 없어 자세를 낮추게 됩니다. 그럴 땐 발을 잡으려고 하는 대신 골반을 받치거나, 블럭을 이용하여 블럭 위에 손을 올려두는 것이 좋습니다.

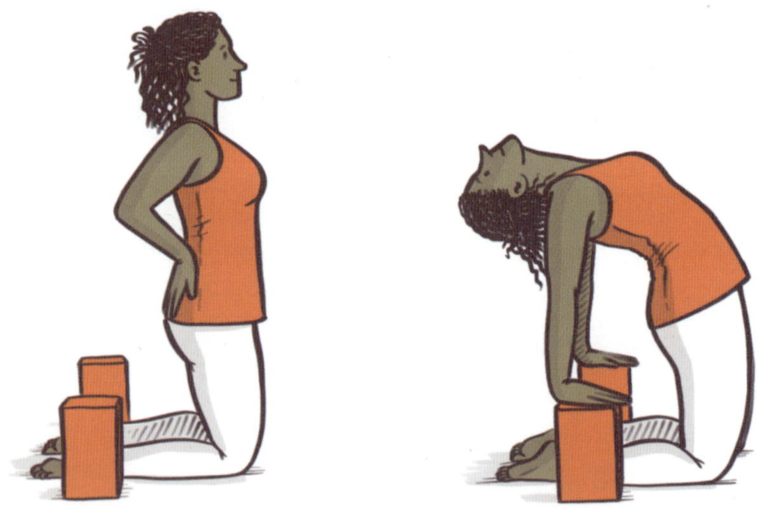

후굴을 할 때는 몸을 유리하게 위치시키는데 도움이 되는 소도구를 사용하는 것이 훨씬 더 중요하다고 생각합니다.

### 과도한 요추전만 Hinging

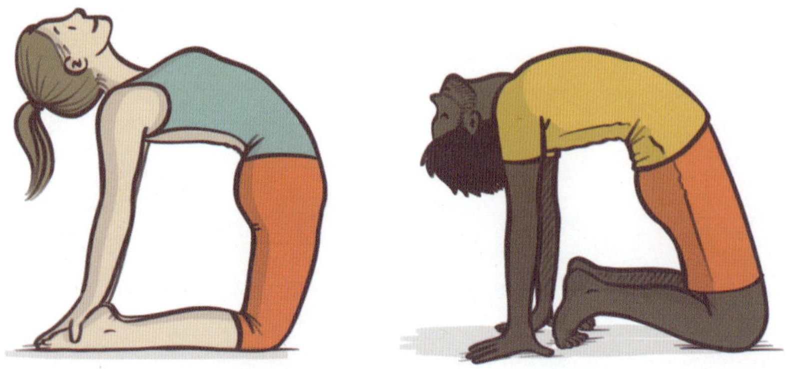

허리를 꺾을때 괜찮았다면 경추에서도 추가해 볼까요?

많은 수련생들이 후굴을 할 때 주요 관절의 움직임을 피하는 방법으로 척추에서 경첩운동을 시작하는데, 자신의 척추가 과하게 꺾여버렸다는 것을 인지하지 못하므로 동작을 과장하거나 후굴의 깊이가 요추의 과전만을 유발해도 그들은 척추가 완전히 정상적이라고 느낍니다. 이것은 강도 높은 후굴에서만 발생한다고 생각할 수도 있지만, 업독에서도 언급했듯이 언제든지 일어날 수 있습니다. 제 말을

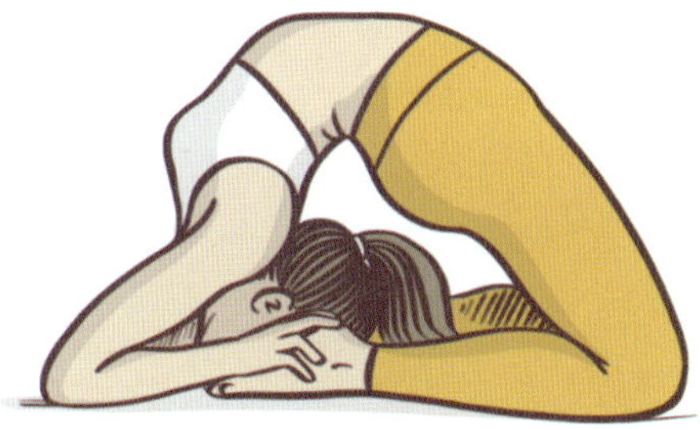

카포타사나를 할 때 요구되어지는 후굴의 깊이는 대부분 요추의 과전만을 의미해요.

못 믿겠다면 SNS를 둘러보세요. 만약 BKS아헹가가 살아있고 SNS계정이 있다면 저는 여러분을 그의 SNS로 보내어 살펴보게 했을 겁니다. 그는 실제로 후굴 동작에서 꽤 많은 요추 과전만을 만들었는데 그 이유는 아헹가는 큰 흉곽을 가졌고 흉곽의 아래부분과 골반사이의 공간이 크지 않았기 때문입니다.

제가 특별히 어떤 스타일을 맹비난 하는 건 아니지만, 대부분의 자세에서 척추를 과도하게 꺾는 동작을 수련하는 저명한 스승님들이 많이 있습니다. 그리고 가장 정렬에 기반한 스타일의 선두주자인 아헹가가 충분히 좋았다면 저는 왜 이것이 부정적인 것이라고 계속 불평할까요? 자, 이것은 Spine 챕터에서 제시된 아이디어에 근거한 견해입니다. 그러나 다른 견해로 흉추와 요추에서 가장 큰 신전 범위를 제공하므로 L5/S1 접합부를 따라 신전으로 움직이는 것이 좋습니다. 저는 아헹가가 그러한 후굴 스타일을 선택한 이유는 잘 모르겠습니다. 그리고 모든 것이 그렇듯 제시된 아이디어가 가치가 있는지를 결정하는 것은 여러분에게 달려있습니다.

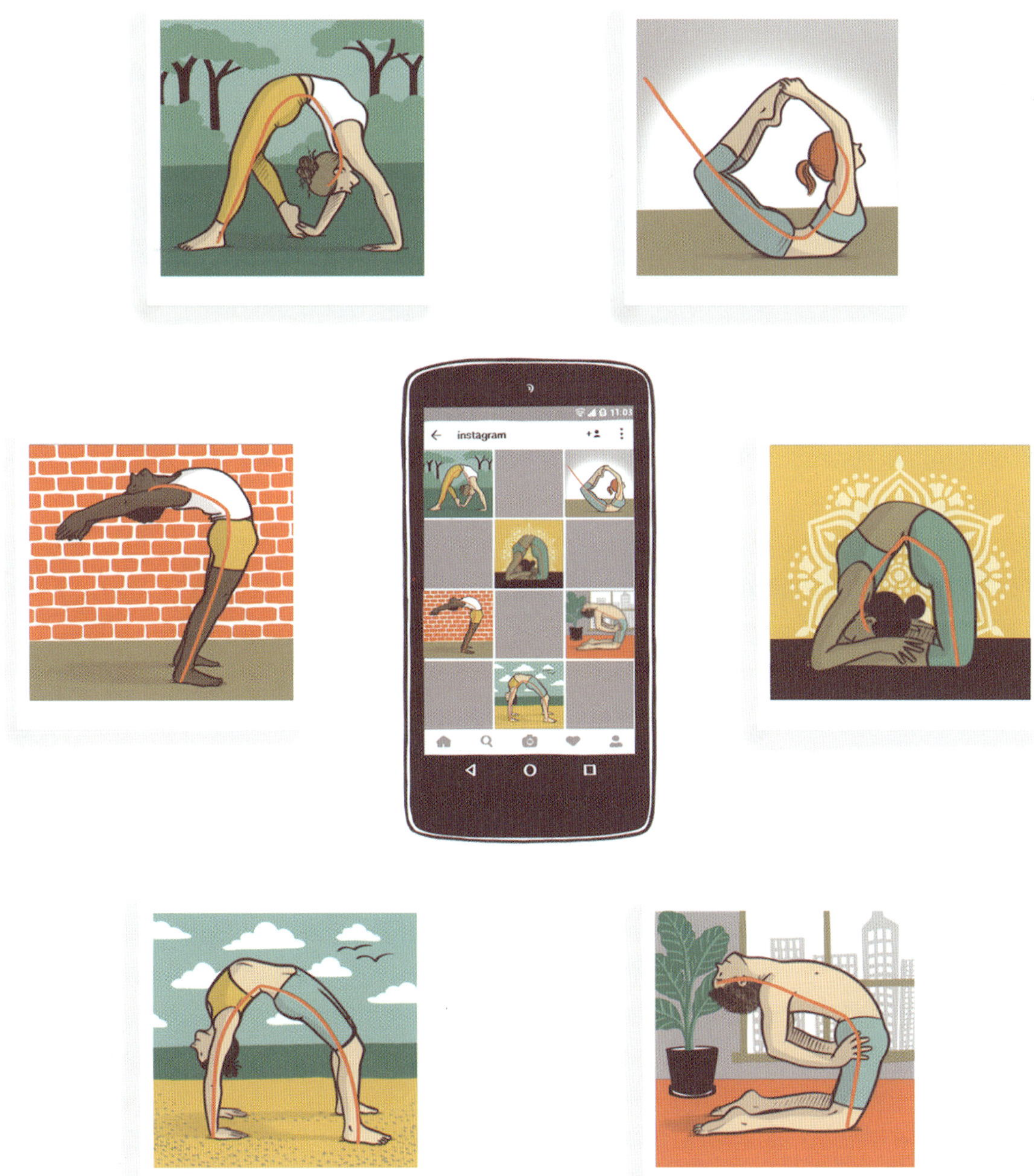


SNS에서 시선을 사로잡는 요가사진을 게시하고자 하는 욕심으로 인해 우리는 수 많은 위험한 묘기에 가까운 동작의 사진을 쉽게 볼 수 있습니다.

### 흉추후만증과 후굴동작 Hyperkyphosis and Backbending Postures

Spine 챕터에서 논의하였듯, 흉추의 후만을 가진 사람들은 깔끔한 후굴선을 찾는데 어려움을 겪을 수 있습니다. 평균적으로 흉추에서는 거의 신전되지 않지만 후만증의 척추에서는 굴곡 상태를 유지할 가능성이 높습니다. 특히 어깨가 굽어진 상태라면 앞으로 동그랗게 말린 자세로 인해 ROM 또한 제한 되는 경향이 있습니다. 따라서 우리가 논의한 위의 모든 자세들은 현명하게 접근해야 하고 시도해서는 안되는 카포타사나를 제외하고는 변형 동작과 도구를 사용해 접근해야 합니다. 제가 언급하는 것들은 수련생들이 장애물을 극복하는 것을 보고 싶어하는 열정 많은 지도자들과 그러한 지도자들이 가하는 피해를 의식하지 못하는 수련생들 앞에서 가끔 사라져버립니다. 저는 부상을 입히느니 차라리 안전한 쪽에서 실수하는 것이 낫다고 생각됩니다.

흉추의 후만을 지닌 사람들 중에는 요추 분절의 과운동성(hypermobile)이 있는 경우가 많습니다. 한 부위가 고착된다는 기본 전제하에 인접한 부위가 부담을 떠맡아 긴장이 발생하게 됩니다. 만약 전혀 신전되지 않는 부위와 함께 과도한 신전 동작을 수행하려고 한다면 이 부위의 문제는 더욱 악화될 가능성이 있습니다. 우리가 흉추후만증이라는 용어를 사용할 때, 우리는 극단적인 경우가 아닌 주로 나쁜 자세로 인해 발생하는 조금 더 경미한 상태를 의미합니다. 실제 사례를 들어서 여러분에게 골치아픈 이야기를 하나 들려드리도록 하겠습니다.

### 골치 아픈 이야기 A Troubling Tale

몇 년 전 저는 눈에 띄는 후만증과 요통을 겪고 있는 수련생을 만났습니다. 그 수련생과 가까운 위치에서 우연히 수련을 하게 되었는데 우르드바 다누라사나에서 요추를 꺾으며 아파하는 모습을 보게 되었습니다. 다음에 그 수련생을 다시 만났을 때 통증의 원인은 이와 같은 방법으로 후굴을 하기 때문에 생길 수 있으며 자신의 체형으로 인해 깊은 후굴은 삼가는 대신 코어를 강화하는데 힘쓰라고 조언했습니다. 충고를 받아들이기 싫었던 그 수련생은 계속해서 저에게 자신은 후굴 동작은 너무 재미있고 이전의 기본 반 선생님께서 선·후굴 자세에서 발목을 잡을 수 있게 지도해 주었다고 말했습니다. 저는 거의 소스라치게 놀랐습니다. 공격적으로 척추가 거의 꺾이다 못해 접히는 것 말고 다른 대안이 없는 극단적인 자세로 지도해가는 것은 터무니 없을 뿐만 아니라 지도자와 수련생 모두 스스로도 매우 부주의한 경우입니다. 자세 위주의 요가는 해를 입힐 수 있습니다. 이제는 바꿔야 합니다!

### 대둔근의 역할 The Role of Gluteus Maximus

둔근 중에서도 특히 대둔근(큰볼기근, gluteus maximus)이 후굴에서 하는 역할에 관해 생각해 보겠습니다. 우선, 고관절을 굴곡한 상태의 후굴이라면 앉아있을지도 모른다는 사실을 제외하고는 실제로 아무런 역할도 하지 않습니다. 대둔근을 고려하고 싶은 이유는 대둔근의 주요 움직임은 고관절 신전이기 때문입니다. 다리를 포함한 후굴 곡선을 만들 때 이미 언급했듯이 요추 신전의 양이 줄어들도록 가능한 한 많은 고관절의 신전을 해야 하는데 이때, 대둔근은 가장 강한 고관절 신전근으로 후굴을 수행할 때 사용하기 딱 좋습니다. 그러나 몇 가지 일어날 결과들에 대해 충분히 생각해 보아야 합니다.

우리는 대둔근을 적극적으로 사용함으로써 무심코 천장관절이나 허리 쪽으로 스트레스가 쏠릴 수 있다는 점을 우려해야 합니다. 따라서 처음에 이러한 일이 왜 일어나는지 그리고 어떻게 피할 수 있는지에 대해 논의할 것입니다. 가장 먼저 확인해야 할 것은 수축력입니다. 둔근에 힘을 주라는 수축 신호는 감자즙을 짜는 것처럼 사정없이 쥐어 짜라는 의미가 아닙니다. 허리로부터 골반을 분리하려는 시도를 해 본 경험이 없다면 힘들기 때문에 지나치게 강한 수축은 전체 부위를 방해할 수 있습니다. 우르드바 다누라사나 같은 자세에서 수련생이 간신히 머리를 바닥에서 들어 올릴 수 있을 때가 바로 그것이며, 마치 강한 수축이 엉덩이를 위로 유지하는 유일한 방법인 것처럼 느낍니다. 그러나 더 높이 들어 올릴 수 있을 때만 수축을 통해 다리의 힘을 적절하게 사용하여 엉덩이를 섬세하게 연결하고 허리를 더 편안히 유지할 수 있도록 해야 합니다. 이런 이유로 저는 수련생들이 바닥에서 애를 쓰며 몸의 긴장을 조성할 가치가 없다고 생각합니다. 먼저 그들의 다른 곳에서의 ROM을 늘리고,

부족한 힘을 키워 준비되었을 때 우르드바 다누라사나로 돌아가는 것이 좋으며 이전까지는 접근하기 쉬운 우스트라사나와 같은 자세를 수련할 것을 권장합니다.

대둔근의 역할에는 단순한 작용 이상의 것들이 숨겨져 있습니다. Hip 챕터에서 기억할 수 있다면, 대둔근의 다른 움직임은 외전과 외회전입니다. 동작에 대한 두려움은 움직임을 제어하는 힘의 부족으로 이어져 발과 함께 무릎을 밖으로 내보내고 힘을 천장관절과 허리로 향하게 하는 보상작용을 초래합니다. 이러한 보상작용은 고관절을 신전하는 장골근과 대요근의 제한을 피하려는 시도와 관련 있다고 생각됩니다. 이 시나리오에 대한 답은 두 가지입니다. 이 자세를 수행하기에 앞서 몸이 충분히 열려있다면 대둔근은 너무 많은 노력을 기울이지 않아도 되며, 의식적으로 다리를 평행하게 유지하는 것은 쉬울 것입니다. 더 많은 움직임이 필요하다면 더 능동적인 통제가 필요합니다. 발이 밖으로 향하지 않는 한 다리를 넓게 벌리는 것은 쉽지 않습니다. 발이 바닥에 잘 붙어있고 뒤꿈치가 회전하지 않는다면 발은 밖으로 향하지 않을 것입니다.

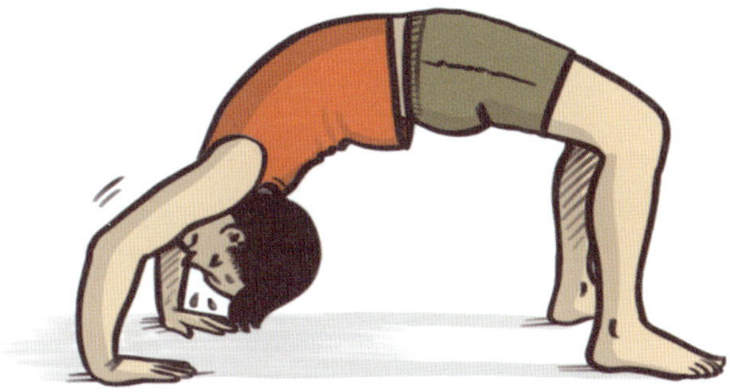

바닥으로 내려오기 위해 고군분투 중이라면 많은 긴장을 만들 가능성이 커요. 이때는 더 큰ROM이 도움이 될 거예요.

따라서 저는 우르드바 다누라사나와 같은 후굴 동작에서 밀어 올리기 전에 발의 기반을 다지기를 권합니다. 발 전체 특히 엄지발가락의 바닥에 걸쳐 체중을 유지하세요. 반드시 발이 움직이지 않도록 먼저 바닥에서 엉덩이를 떼어내며 천천히 조절하며 올라갑니다. 이것은 내전이 아니라 외전의 힘을 무력화하기 위해 고관절에 내전감을 만들어내면서 수행됩니다. 허벅지는 평행을 유지합니다. 이러한 패턴을 확립하기 위해 세투반다사나에서 항상 연습한 다음 우르드바 다누라사나로 진행합니다. 어깨 굴곡이 충분치 않다면 골반의 끝에서 타협하려는 유혹이 더 커지게 됩니다. 그러나 지금의 상태를 유지하며 형태는 잃지 않고 가능한 한 높이 올라가세요.

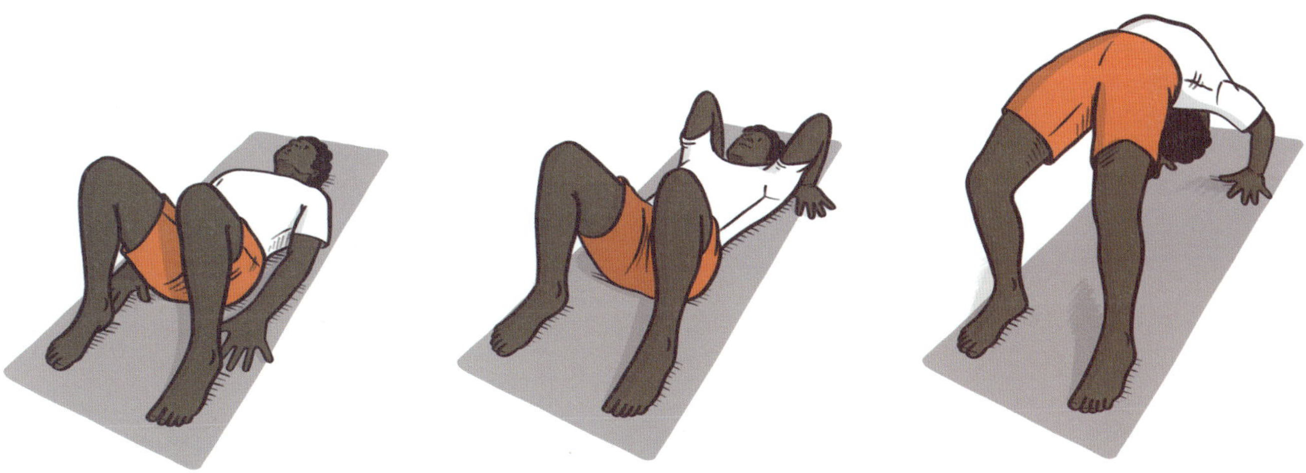

발 전체는 지면에 고르게 닿아있고, 무릎은 처음부터 끝까지 일정한 간격을 유지합니다.

업독, 부장가사나 그리고 살라바사나 같은 자세에서도 골반은 맞물릴 수 있으며 고관절이 바깥으로 회전하는 것을 예방하기 위한 교정 관점의 지도방법은 발바닥이 천장을 향하도록 유지하는 것입니다. 아마 대부분의 수련생들은 새끼발가락 쪽이 더 높은 경향이 있을 것입니다. 시작하기 전에 고관절을 살짝 내회전 시키면 올바른 동작을 하는데 도움이 될 수 있습니다. 업독에서 발목이 빠지지 않도록 하고 체중이 발등 쪽으로 고르게 분산 되도록 합니다.

둔근을 사용하는 자세의 장점은 둔근이 더 강해진다는 것입니다. 대둔근은 대근육으로 많은 일을 하도록 되어 있습니다. 약한 둔근은 종종 자세 문제와 통증 패턴의 원인이 됩니다. 또 다른 장점은 힘과 함께 탄력이 생긴다는 것입니다. 처진 엉덩이는 절대 예쁜 모습이 아니죠. 1992년 영화 'Basic Instincts'에서 카메라로부터 멀어지는 벌거벗은 마이클 더글라스의 장면을 기억할 만큼 나이가 많은 사람이라면 제 말이 무슨 뜻인지 아실 겁니다.

## 코어 Core

윗몸 일으키기를 천 번 할 필요가 없다는 것은 좋은 소식입니다. 요즘 코어를 구성하는 개념은 식스팩을 키우거나 복횡근을 활성화하는 것보다 더 광범위합니다. 코어하면 여전히 가장 먼저 떠오르는 생각은 흉곽과 골반 사이의 공간이지만 실제로는 최소한 골반에서부터 어깨까지 그 영역을 확장시킬 수 있습니다. 한 영역의 불안정성이 다른 영역의 보상작용을 유발하는 것을 알고 있기 때문에 아마도 코어는 몸 전체를 포함하는 것이 나을 것입니다. 그럼 이제 몸 전체를 생각할 수 있게 되었는데 무엇에 집중해야 할까요?

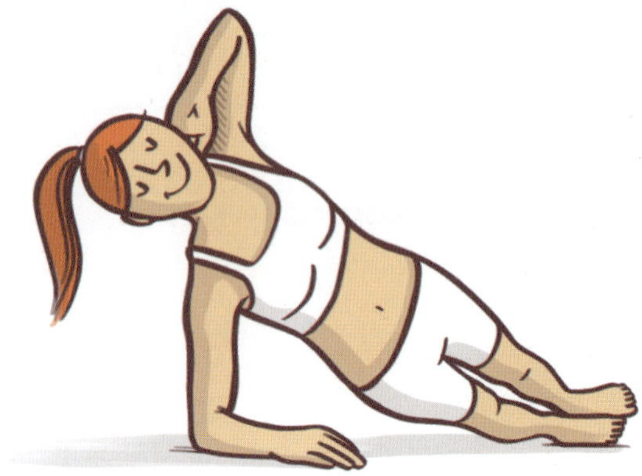

다중 분절 또는 전신의 움직임을 수행할 때 다양한 방향성과 계획에서 협응되고 안정감을 느낄 필요가 있습니다. 그러므로 스스로를 테스트하고자 하는 복합적인 움직임의 유형들이 있습니다. 하프 플랭크와 풀 플랭크도 좋지만 모든 종류의 균형 자세도 좋습니다. 불안정할수록 몸 전체가 더 열심히 움직입니다. 그래도 어색하게 넘어지는 건 싫으니 차곡차곡 강화해가며 편안하게 할 수 있는 선 자세를 취하고 도전적인 자세들을 더해봅니다. 여러분은 어느 부위에서 안정성의 강점과 약점이 있는지 탐색해 보도록 합니다. 저의 경우 척추 신전과 옆구리가 약하다는 것을 알게 되었는데, 아마 이 부위들과 관련된 동작을 피했기 때문이거나 주로 수련하는 시퀀스 때문이라 생각합니다.

이전에 저는 허리부상으로 당시 허리가 아팠기 때문에 적극적인 척추 신전의 동작들을 많이 피했다는 것을 깨달았습니다. 최근 몇 년 동안 수련 중에 있는 특정 암발란스 동작들을 강화하고 싶어 긴 시간 동안 살라바사나와 같은 유지동작을 수련했습니다. 저는 이 동작이 허리를 더 아프게 하는 것과는 달리 초반 동작에 익숙해지고 나면 요통은 보통 줄어들거나 더 이상 신전된 자세를 유지하는데 통증이 발생하지 않는 다는 것을 알아냈습니다. 저는 이제 바닥에서 지지하는 양을 줄이기 위해 블록에서 두 발을 벌린 변형된 살라바사나(옆의 두 번째)를 수행하여 둔근과 햄스트링을 강하게 사용합니다. 올바른 운동은 개개인의 체형이나 취약성에 따라 다릅니다. 더 많은 스트레칭이 항상 정답은 아니라는 것의 단적인 예를 생각해 보세요.

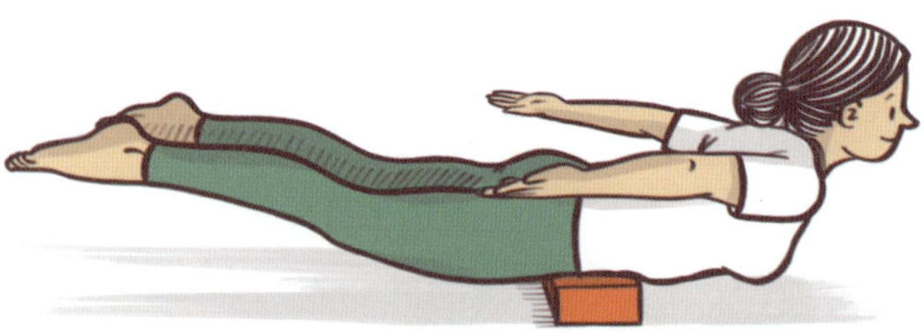

**몸을 지지하는 기반이 적기 때문에 더 많은 안정화 운동이 필요해요. 보통 이렇게 15번의 호흡을 한 세트로 한 다음 블록을 옆으로 돌려 또 15번의 호흡을 두 세트 해봅니다. 어깨 아래에 손을 둘 수는 있지만 앞은 안됩니다.**

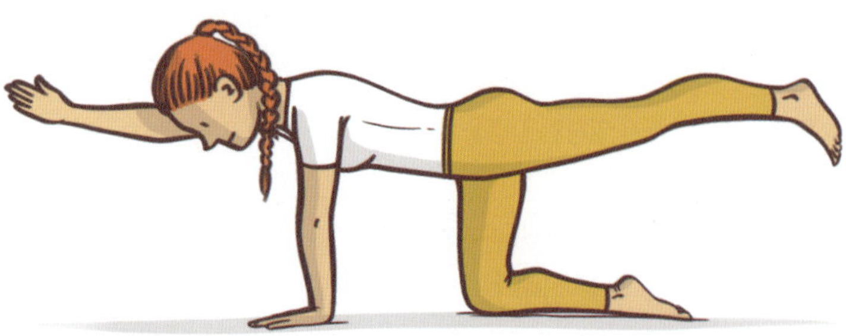

**버드독은 요가 수련 시 쉽게 해 볼 수 있는 훌륭한 동작입니다. 허리의 과신전을 주의하며 가능한 한 다리는 높게 들어주세요.**

주의사항으로 능동적인 신전 동작은 모든 사람들에게 적용되는 것은 아닙니다. 팔과 다리를 독립적으로 움직일 수 있는 안정적인 몸통을 만드는 훌륭한 방법으로 버드독 같은 자세가 도움이 될 수 있습니다.

어깨 앞으로 손을 뻗으면 지렛대의 길이는 커지고 허리 근육은 더 열심히 움직여야 합니다. 실제로 슈퍼맨이라고 불리는 머리 위로 두팔을 뻗어낸 자세에서 요추에는 상당히 큰 힘이 가해질 수 있습니다. 허리에 문제가 있는 사람에게 이 자세는 의심할 여지 없이 고통스러운 자세가 될 것이며, 이 동작은 다른 자세의 대체 동작인 경우가 아니라면 그다지 필요한 동작이 아닙니다. 팔은 어깨와 수평에서 유지하는 버드독과 같은 자세가 좋습니다.

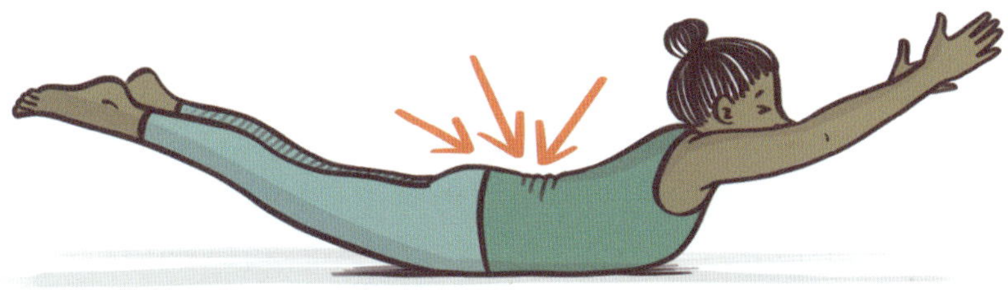

팔을 앞으로 뻗는 것은 대부분의 수련생들을 아프게 해요.

수 년간 아쉬탕가의 기본 & 중급 시리즈를 수련한 후 상급 A 시리즈의 몇 자세들을 해보기로 결심 했습니다. 첫 번째 자세는 사이드 플랭크의 변형 자세인 *Vasishtasana* (바시스타사나, 옆 널판지자세) 입니다. 이 자세를 시도하였을 때 바닥에서 들어 올리는 힘이 얼마나 약한지 정말 놀랐습니다. 처음 두 시퀀스에서는 그런 동작이 없었기 때문에 충분히 힘들만 했습니다. 이 동작과 다른 쉬운 버전의 동작을 수련하는 것은 전반적인 일체감에 정말 도움이 되었습니다. 이 동작은 저에게는 효과가 있었지만 개개인마다 무엇이 나에게 필요한지 그리고 무엇이 동작을 완성하는데 올바른 방법인지 찾아야 합니다.

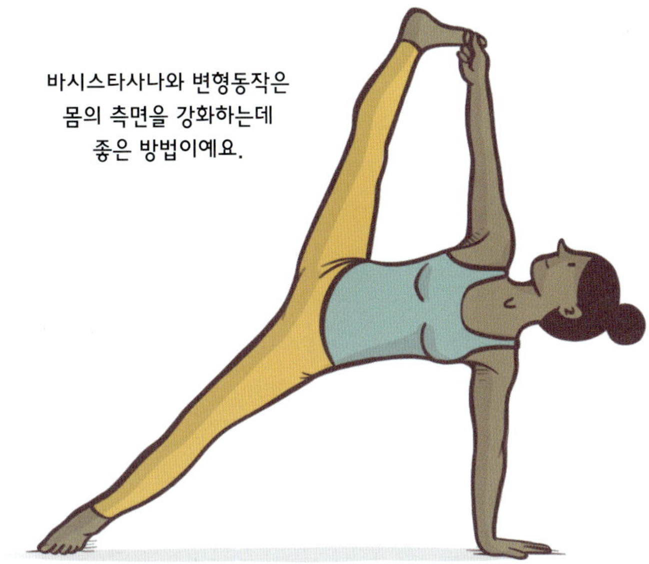

바시스타사나와 변형동작은 몸의 측면을 강화하는데 좋은 방법이예요.

## 비율 Proportions

이 전에 언급했듯이, 우리의 일반적인 비율은 어떻게 요가 아사나의 형태를 만드는지에 따라 큰 차이를 만듭니다. 상반신과 하반신의 길이 사이에 뚜렷한 차이가 있다면 전신 후굴에서도 마찬가지로 차이가 있습니다. 신체의 더 짧은 부위는 곡선을 변화시키고 움직임이 가능한 모든 범위를 통해 반대쪽 끝의 움직임을 멈추게 합니다. 예를 들면, 몸통과 팔 길이가 골반과 다리 길이에 비교해 더 짧다면 아마도 골반은 더 많이 신전할 수 없을 것입니다. 손 아래에 블록을 배치하면 사실상 균형을 더 잘 잡을 수 있고 고관절이 사용 가능한 전체 ROM을 실현할 수 있습니다. 비율이 반대의 경우라면 발 아래에 블록을 놓을 수 있습니다.

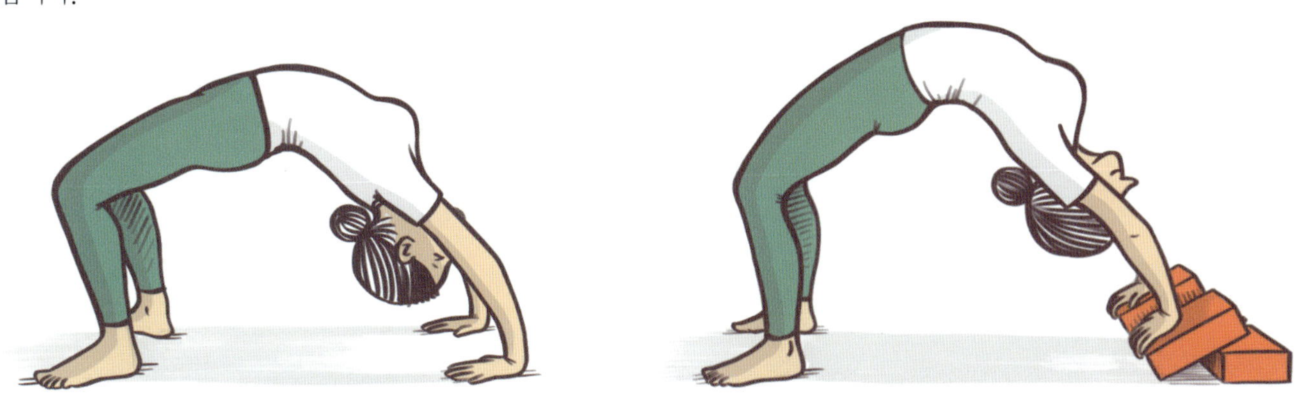

블록이나 다른 도구의 사용은 비율의 차이를 해소하는데 도움이 됩니다.

## 측굴 Side Bends

위에서 언급한 측면의 힘 뿐만 아니라 많은 시퀀스에서 포함하지 않은 중요한 자세 그룹은 옆으로 굽히는 측굴입니다. 서거나 앉은 자세에서의 측굴은 골반과 흉곽 사이 공간을 만드는데 이상적입니다. 측굴을 하고 나서 후굴 동작과 비틀기 동작을 하면 굉장히 자유로움을 느낄 수 있습니다. 허리 주변(예: 복사근(배빗근, oblique)과 요방형근(허리네모근, Quadratus lumborum))에 많은 근육들이 요추의 자유로운 움직임을 제한하거나 골반과 관련한 흉곽의 움직임을 저항할 수 있기 때문입니다. 머리 위로 팔을 들어 올려 옆으로 내려가면 광배근(넓은등근, Latissimus dorsi)도 스트레칭 됩니다. 흉요근막에 기시하고 등을 따라 이동해 어깨 근처 상완골의 전면에 부착되는 광배근은 우르드바 다누라사나와 카포타사나 같은 자세에서 충분한 어깨 굴곡에 쉽게 저항할 수 있는 근육 중 하나입니다. 또한 종종 어깨 내회전의 2차 움직임으로 언급된 자세와 같은 동작들에서 팔꿈치가 밖으로 향하는데 원인이 되는 근육이기도 합니다. Key Concept 챕터에서 더 많은 이야기를 확인해 보세요.

## Cat-Cow(소-고양이자세)

저는 척추의 워밍업으로 움직이는 소-고양이 자세를 매우 좋아합니다. 더욱이 이 동작은 요추의 과전만과 제한된 움직임을 평가하고 개선할 때 활용할 수 있는 동작입니다. 물론 이 동작을 할 때 자신의 뒷모습을 볼 수는 없지만 언제든지 피드백을 받거나 동영상을 촬영해 확인할 수 있습니다(측면 및 상단 녹화가 유용합니다). 이 동작을 수행할 때 문제나 균형, 두려움이 없기 때문에, 구체적으로 동작을 시도해 볼 가치가 충분합니다. 척추의 한쪽 끝에서 다른 쪽 끝으로 움직이는 것은 시작 지점을 흉추에서 요추로 번갈아 가며 바꾸는데 매우 유용한 동작입니다. 많이 움직여지지 않는 부위가 있는지 또는 굴곡에서부터 신전 또는 그 반대로 바뀌는 동안 한쪽이 수축하지는 않는지 비교적 쉽게 확인할 수 있습니다. 이번에는 T12/L1과 L5/S1의 공통적으로 꺾이는 부분을 관찰해 보세요.

### 호흡 Breath

후굴은 신경계를 자극할 수 있습니다. 강한 후굴에 관한 회의론적인 태도에도 불구하고 호흡은 신경계와 얼마나 밀접하게 연결되어 있는지 우리는 익히 알고 있습니다. 후굴에서 편안함을 찾고자 애쓴다면 가쁜 호흡은 진정시키고 들숨과 날숨으로 척추의 자연스러운 기복을 조율하는데 집중해야 할 가치가 있습니다. 또한 편안한 호흡은 차분한 마음과 이완된 몸에 반영됩니다. 심지어 호흡으로부터 여러분은 감자 자루처럼 무겁고 가라앉아있다는 느낌보다는 가볍게 떠 있다는 긍정적인 시각으로 변화할 수 있습니다.

# TWISTS

비틀기 동작 자체는 몸을 지렛대로 쓰거나 당기기보다는 복사근(배빗근, oblique)의 근수축으로 만들어야 유익합니다. 그러면 비틀기는 너무 지나치게 진행되지 않고 능동적인 ROM은 증가하게 될 것입니다. 다른 많은 부위에서 진행하듯 수동적인 비틀기를 하는 것은 좋은 방법이지만 강제로 만들지는 않도록 합니다. 우리는 이미 무릎에서 팔꿈치를 사용해 억지로 더 깊게 비트는 것은 잠재적으로 해로운 결과를 초래한다고 논의했습니다.

우리가 비틀기 동작을 할 때, 대부분의 움직임을 수행하는 근육은 전체적으로 더 표면적인 근육이며, 주로 척추와 가까운 복사근으로 더욱 치밀하고 안정적인 동작을 수행합니다. 저는 각 흉추의 횡돌기에서 바로 위의 극돌기를 지나 회전근(돌림근, Rotatores)이라고 불리는 근육이 실제로 척추를 회전시키지 않는다는 견해를 신뢰합니다. 그러나 대부분의 다른 해부학 책에서는 회전을 보조하는 근육으로 다열근(뭇갈래근, multifidus)과 함께 나열되기 때문에 자유롭게 분류하도록 합니다.

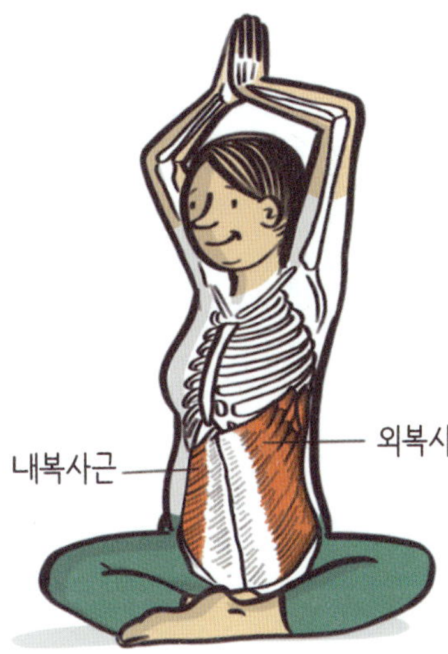


많은 수련생들이 햄스트링이나 대퇴사두근을 수축할 때는 꽤 좋은 고유감각 수용기를 지니고 있어 잘 인지하지만 복사근의 관여는 특히 각 면에 두 층이 존재하므로 꽤 까다로워 느끼기가 쉽지 않습니다. 제가 알기로는 다음과 같습니다.: 외복사근(배바깥빗근, External oblique)은 같은 쪽 어깨를 앞으로 당기고, 내복사근(배속빗근, Internal Oblique)은 반대 쪽 어깨를 앞으로 당깁니다. 그래서 우리가 오른쪽으로 비틀기를 하면 왼어깨가 앞으로 가고 오른어깨는 뒤로 갑니다. 즉, 오른쪽 내복사근과 왼쪽 외복사근이 수축하고 오른쪽 외복사근과 왼쪽 내복사근은 늘어나는 것을 의미합니다. 이해하려고 하면 헷갈릴 수 있지만, 단지 비틀기의 목적은 양방향으로 움직여 우리의 균형을 맞추는 데 있다는 것만 기억하시길 바랍니다.

Body Bits 챕터의 Spine에서 우리는 비틀기 동작을 위해 설계된 척추 부위인 흉추에서 대부분의 비틀기 동작이 일어난다고 살펴보았습니다. 다시 말해, 관절돌기의 방향(위 아래로 달라붙은 조각들)은 척추의 회전이 용이한 관상면(frontal plane)에서 정렬됩니다. 요추부는 시상면(sagittal plane)에 정렬되어 회전에 저항합니다. 그래서 비틀기를 할 때 요추부는 먼저 움직여지지만 조금만 움직이며 견고하고 안정적이어야 합니다. 그 다음 흉추부에서 주된 회전이 발생하고 마지막으로, 머리는 이동 방향을 향해 최대한 편안하게 돌아갑니다. 경추부는 상대적으로 더욱 취약하므로 부담을 줄 수 있어 눈이나 머리로 움직임을 유도하지 않는 것이 중요합니다.

현대사회의 업무환경은 목의 긴장을 유발시켜 머리를 많이 회전하고 싶어도 수련생들의 경추 ROM은 제한되기 마련입니다. 또한 그들은 경추를 더 회전하고 싶어 머리를 뒤로 떨어뜨리는 경향이 있습니다.

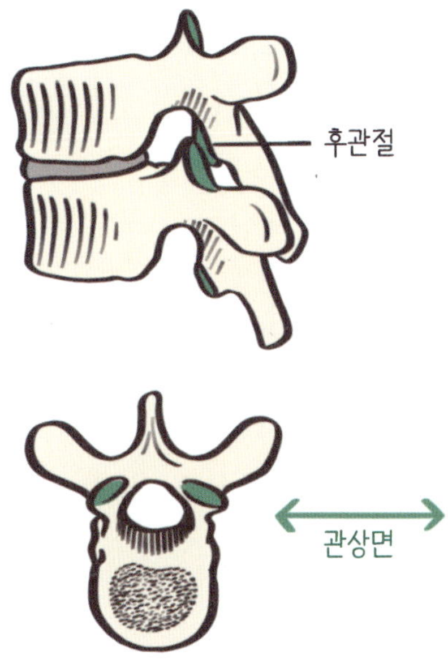


흉추는 비틀기를 위해 디자인되었어요.

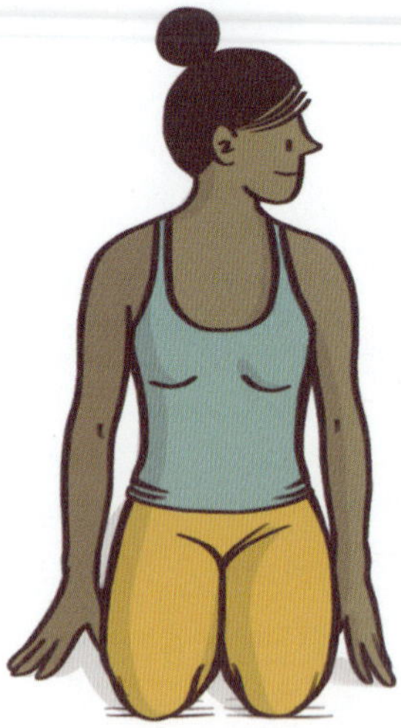

부드럽게 움직이는 경추의 회전

저는 회전을 만들기 위해 그 자세 안에서 의식적으로 움직일 수 있다고 말하고 싶지만, 발뒤꿈치에 무릎을 꿇고 앉아 능동적으로 고개를 돌리고 여러 번의 호흡을 유지하는 것이 경추의 회전력에 더 유익하다고 생각합니다. 저는 움직임을 모두 분리하고 간단한 동작들을 수행한 다음에 다시 모든 동작을 합쳐 이어가기를 항상 선호합니다.

평균적인 경추 회전은 연령대별로 다르고 연령에 따라 감소하지만 대략 70°~90° 범위에 있습니다. 이것은 꾸준한 움직임으로 바뀔 수 있습니다. 예를 들면, 자유형을 하는 수영선수들은 고개를 많이 돌리는 호흡법 때문에 보통 경추의 회전범위는 더 좋습니다. 많은 직장인들은 보통 70°~80°의 경추 회전력을 지니고 있습니다. 이는 머리를 돌렸을 때 턱이 어깨선에 닿지 않는다는 것을 의미합니다. 나머지 회전은 시선으로 만들 수 있지만 보기에는 그다지 좋아 보이지 않을 수 있습니다. 저는 약 110°를 회전하고 90°는 쉽게 늘어나는 (평균이 70°) 한 여성을 만난 적이 있는데, 제가 느끼기엔 그 모습은 매우 기이했으며 뱀을 연상케 했습니다. 또한 자기 팔꿈치를 핥을 수 있는 또 다른 여성도 만났었는데 여러분도 한번 시도해 보세요!

비틀기 동작은 가능한 한 의도치 않게 굴곡하지 않고 척추의 수직축을 중심으로 비틀어지는 것을 목표로 해야 합니다. 둥글게 말리면 더 큰 회전을 달성할 수 있는 것처럼 보이지만, 이것은 굴곡으로 요추 후관절(척추관절돌기 사이)에 공간이 생겨 더 많은 회전을 허용했기 때문이라고 볼 수 있습니다. 요추부를 비틀어 내려가면 추간판과 허리인대는 더 취약해질 수 있습니다. 다리를 뒤로 감아 잡은 경우, 골반이 옆으로 기울어지는 경우, 다중평면 움직임, 수련생들의 비율 등을 포함해 척추 굴곡이 동작의 형태로 불필요하게 도입되는 수많은 경우들이 있습니다. 다음에 이것들에 대해 생각해 보겠습니다.

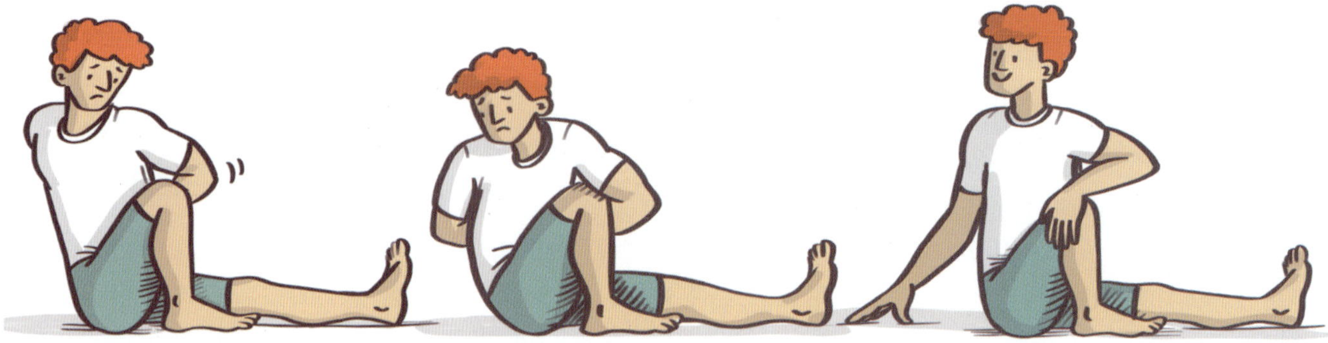

초반 챕터에서 Doug를 기억하시나요? 그의 긴 몸통은 팔을 뒤로 감는 자세를 시도하지 않는 것이 더 유익하답니다.

우리의 개별성을 고려했을 때, 비율적으로 더 긴 몸통은 마리차아사나 C와 같은 비틀기 포즈에서 등을 아래로 굽히고 동그랗게 말지 않고서야 뒤로 감는 동작은 할 수 없다고 언급했으며 대신에 무릎을 껴안고 똑바로 앉는것이 유익하다고 설명했습니다. 비율에 영향을 받지 않는 단순히 누운 비틀기와 같은 자세는 이상적인 대안이 될 수 있습니다. 하체가 길다면 서 있는 자세도 마찬가지입니다. 손을 얹을 블럭 같은 도구가 없다면, 더 많은 고관절 굴곡이 요구될 수 있고 어렵다면 바닥에 닿기 위해 척추를 굴곡해야만 할 것입니다(파리브리타 트리코나사나를 떠올리세요).

다리와 함께 비트는 경우(예: 마리차아사나 C & D), 중심선과 관련해 위치를 고려해야 합니다. 다리가 골반과 일직선상에 있다면 다리를 지나기 위해 척추를 굽힐 필요가 있습니다. 저는 몸의 중심선을 지나 다리를 감싸는 것이 바람직하다고 생각합니다. 이상적인 비틀기 동작은 어깨가 다리에 닿지 않게 한 다음, 편안하게 감싸 안도록 합니다. 이러한 방식으로 척추는 수직축을 중심으로 회전할 수 있습니다. 가끔 아르다 파드마사나의 보다 덜 이상적인 발의 위치나 내전을 저항하는 고관절 근육들 때문에 다리가 원하는 곳으로 이동되지 않을 수도 있습니다. 이 경우에는 다시 다리를 끌어안는 것이 더 나은 옵션이 됩니다. 제 생각에 어떤 방법으로든 자세를 취하는 것에 대한 확실한 지침이 있지는 않습니다. 그것은 하고자 하는 자세의 의도에 달려있습니다.

골반은 척추와 연결되어 있기 때문에 골반이 움직이면 척추의 방향도 바뀌게 됩니다. 골반이 측면으로 기운다거나(한쪽이 들린), 돌아간다면(한쪽이 앞으로) 평평하지 않다고 생각할 수 있습니다. 우리는 여기서 골반의 비대칭적인 자세를 언급하는 것이 아니라 골반이 움직였을 때를 말하고 있습니다. Hip Rotations 챕터에서, 아르다 파드마사나의 충분하지 못한 고관절의 회전은 고르지 않은 골반으로 인해 척추의 측면 굴곡을 어떻게 유발하는지 언급했습니다. 예를 들면, 마리차아사나 *C*와 같이 골반 가까이에 발을 위치시키고 한 다리를 가져올 때 좌골은 들릴 수 있습니다. 따라서 이제 우리는 측면으로 기울어진 자세에서 골반의 위치가 기울어지면 척추에는 굴곡이 추가적으로 더해질 수 있다고 생각할 수 있습니다.

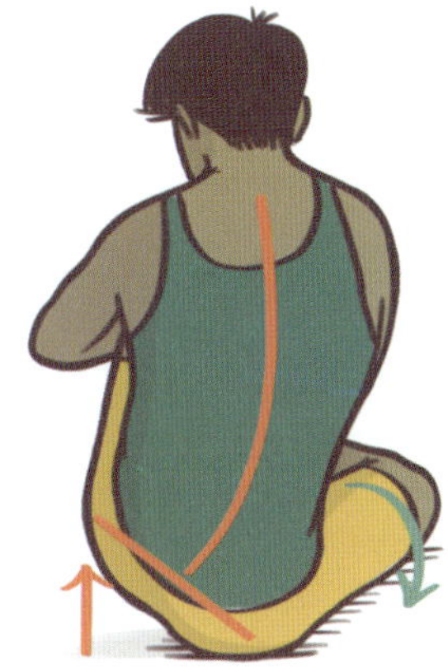
Vihan의 척추는 골반이 너무 고르지 않아 측면으로 휘어졌어요.

또 꽤나 많이 관찰되는 자세로는 비틀어질 때 골반이 뒤로 빠지도록 하는 것입니다. 이것은 비틀기를 더 쉽게 만드는 것처럼 보일 수 있지만, 위에서 언급된 것과 같은 이유라고 생각됩니다. 골반의 후방경사가 있다면 요추는 더 동그랗게 말릴 것이고, 후관절은 더 벌어지게 될 것입니다. 그렇다면 높이(높은 곳에) 앉고 골반의 중립을 유지하는 것이 더 바람직하다고 생각합니다.

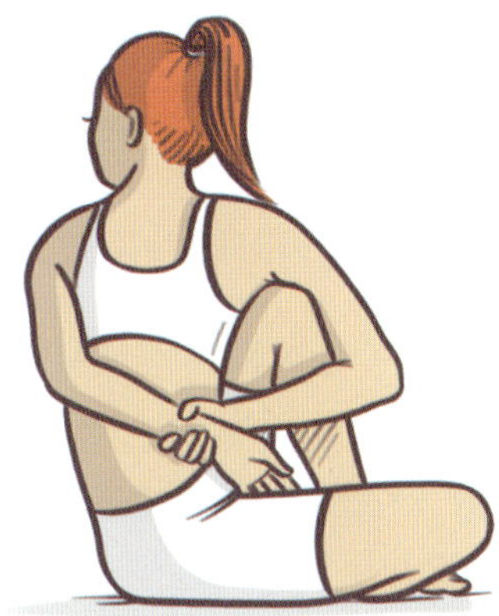
Victoria는 자세에서 힘을 풀고 골반을 뒤로 젖히고 있어요

우리는 동작을 지나치게 단순화하기 쉽고 골반이 요가 매트의 옆이나 앞에 항상 정렬되어야 한다고 생각하기 쉽습니다. 이것은 대칭적인 자세에서는 동작을 지도하는데 용이할 수 있지만 어떤 상황에서는 회전된 골반이 올바르거나 바람직할 수 있습니다. 전굴 동작에서 회전된 골반은 일반적으로 측면을 향해 굽혀지거나 몸통의 한쪽을 더 심하게 늘어나게 합니다. 반면 비틀기 자세에서 회전된 골반은 비틀기의 강도를 줄일 수 있습니다. 몇 가지 예를 살펴보도록 하겠습니다.

*Paschimottanasana*(파스치모타나사나, 앉은 전굴자세)는 대칭적인 전굴 동작이기 때문에 골반이 수평으로 있지 않다면 긴장된 패턴이나 자세의 문제로 나타날 수 있습니다. *Janushirshasana*(자누시르사아사나, 머리를 무릎보다 멀리 보내는 자세)는 비대칭적인 전굴 동작이며 단계를 유지하느냐 마느냐의 선택은 동작에 대한 경험에 따라 달라집니다. 굽힌 다리를 안으로 가져올 때 매트의 앞면과 평행으로 정렬되면 가슴을 앞으로 가져갈 때 최소한의 측면 굴곡이 만들어지게 되며 굽힌 다리의 골반과 편 다리의 후면에 중점을 두게 됩니다. 반면 굽힌 다리의 골반을 뒤로 가져갈수록, 다리를 향해 움직일 때 몸통의 측면은 더 길어져야 합니다. 마찬가지로 가슴의 방향은 측면 굴곡의 양을 바꿀 것입니다. 가슴의 중앙을 뻗은 다리로 가져가면 상체는 옆으로 움직이기 때문에 측면으로 굴곡이 발생합니다. 이는 동시에 일어나는 비틀기가 아니므로 이 상황에서 측면으로의 굴곡

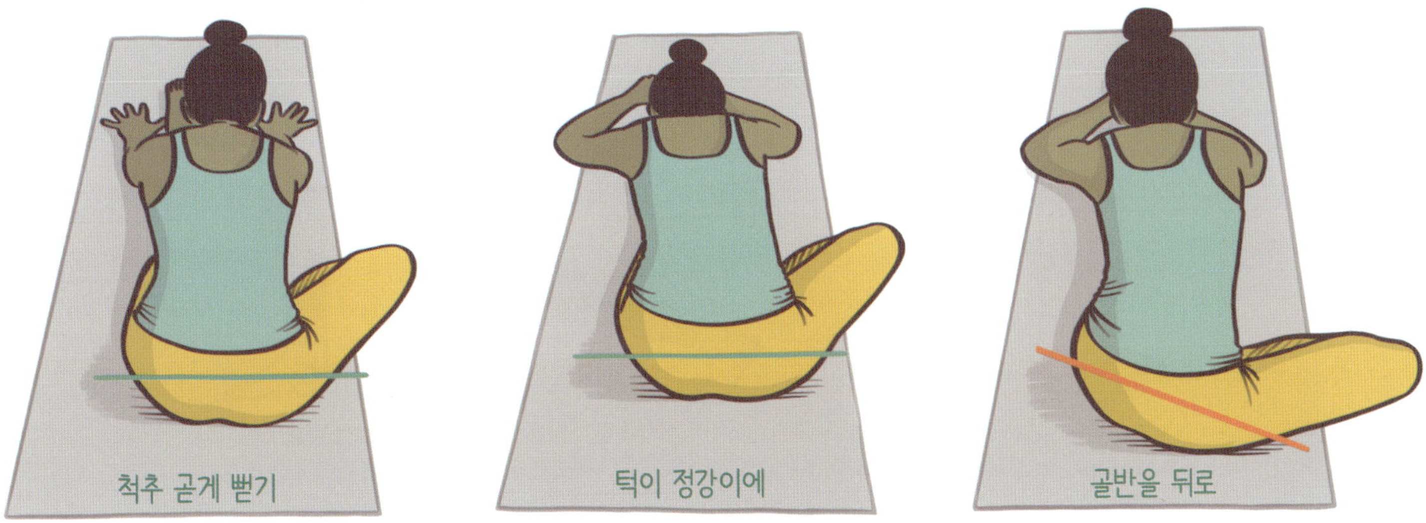

가슴을 다리로 가져가면 약간의 측면 기울임을 만들지만, 반대쪽 골반을 뒤로 더 빼면 기울임은 더 커지게 됩니다.

이 만들어지는 것은 부정적인 움직임이 아닙니다. 그러나 자누시르사아사나에서 수련생들은 골반을 스스로 뒤로 가져가는 것을 택했나요? 아니면 골반이 굽힌 다리를 허벅지 안쪽으로 가져오면서 우연히 뒤로 갔나요?

만약 우리가 다시 마리차아사나 C를 예로 들어 본다면 매트의 앞쪽과 골반이 평행하게 유지되지 않아야 동작을 완벽하게 수행할 수 있다고 생각합니다. 우리는 좌골 한쪽을 들어 올리는 것이 아니라 한쪽을 뒤로 빼는 것에 대해 이야기하고 있습니다. 왼쪽으로 회전하면 왼쪽 좌골이 뒤로 이동합니다. 따라서 골반이 몸을 돌리기 시작해 요추와 골반 사이의 관계는 유지될 수 있습니다. 몸은 비트는 방향으로 돌아가기 때문에 척추의 비틀림은 전반적으로 덜 일어납니다. 비틀기는 대부분 흉추에서 일어난다는 원리가 여기서도 동일하게 적용됩니다. 비틀기를 잘 할수록 골반은 정사각형의 반듯한 모양으로 뒤를 향할 수 있게 됩니다.

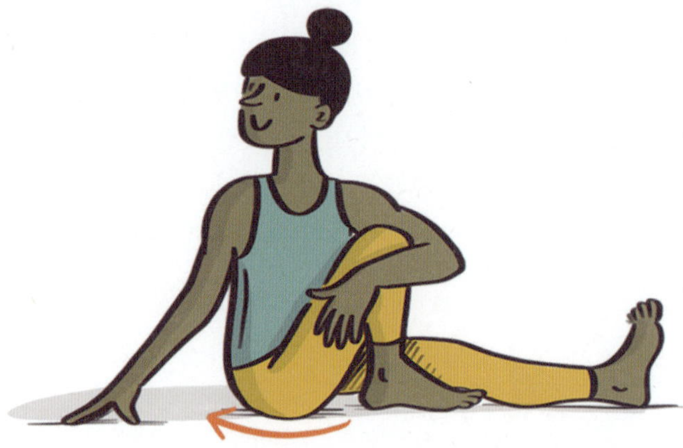

Myra는 오른 골반을 뒤로 뺐으니, 척추를 덜 비틀어야 해요.

파리브리타 트리코나사나와 파리브리타 파르스바코나사나에서도 같은 종류의 움직임이 일어날 수 있습니다. 이 예에서는 비트는 방향의 반대쪽 골반이 바닥을 향해 약간 이동합니다. 움직임은 동일하며 비트는 방향으로 골반은 회전하지만 공간의 방향은 바뀝니다. 다시 자세를 취하는 동안 골반이 수평으로 다시 위를 향해 이동하는 움직임이 있을 수 있고, 동시에 흉추에서 추가적인 비틀림이 발생하는지 확인해야 합니다. 이전과 마찬가지로 깨닫지 못한 채 골반의 수평이 우연히 맞춰지는 것과 스스로 깨닫고 맞추는 것에는 차이가 있습니다. 전자는 수련생 스스로 실제보다 더 많이 비틀어지고 있다고 생각하거나 요추-천골-골반의 관계를 덜 인식하는 경향이 있으며 후자는 비틀기의 어려움을 스스로 알고 동작 완성의 목표를 장기적으로 잡고 더 편안한 자세를 찾기 위한 조정 및 수정이 이루어지는 경우입니다.

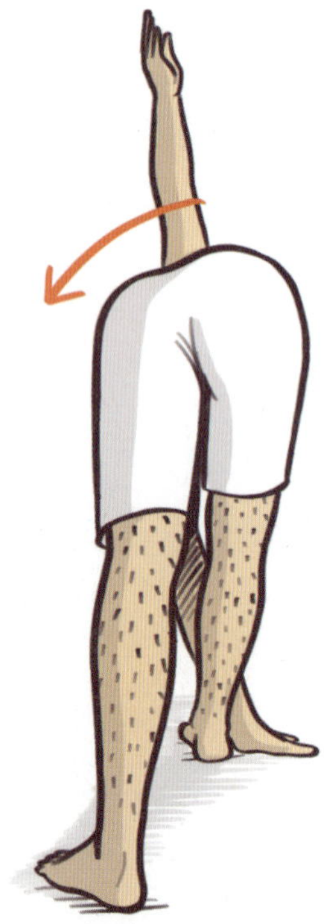

고르지 않은 골반이 항상
나쁜 것만은 아니예요.

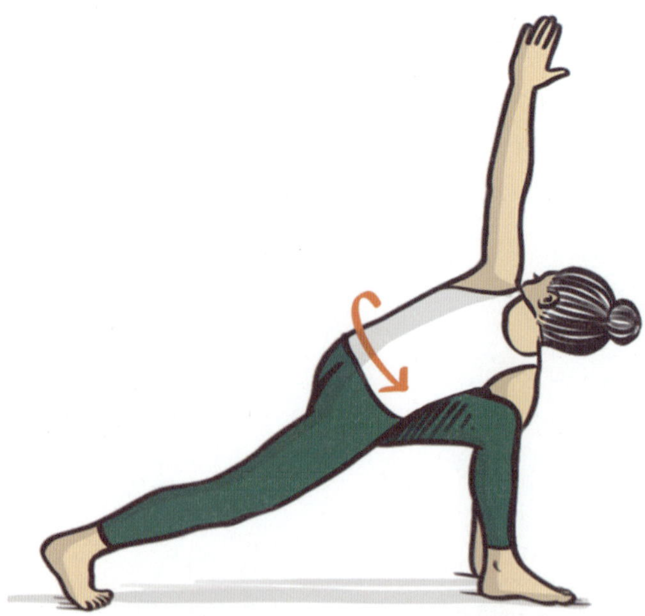

여기서 오른쪽 골반이 아래로 떨어지고 있으므로
다시 척추의 비틀기는 줄어듭니다.

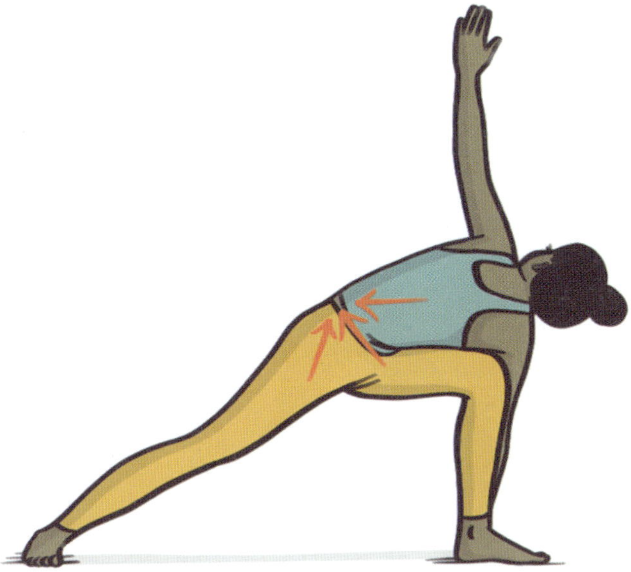

발이 밖을 향한 채 팔을 무릎 반대쪽에 둔 상태에서 지렛대로 움직인 비틀기는 천장관절에 스트레스를 줄 수 있어요.

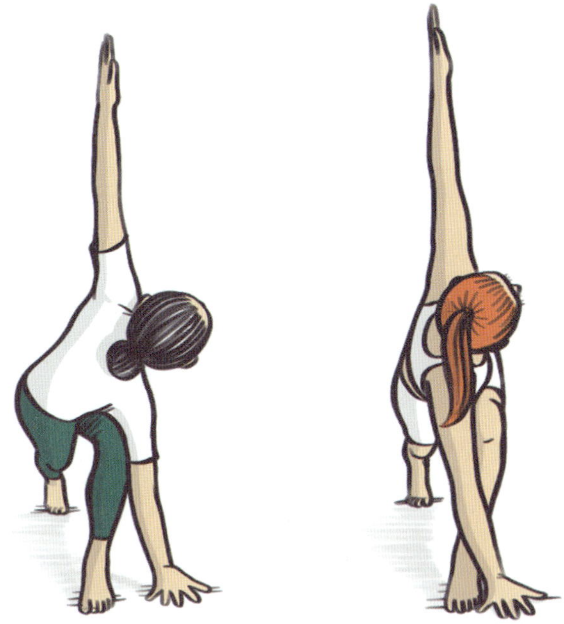

손이 발과 멀리 떨어져 있을 때 비틀기의 문제들이 나타납니다. 이 경우에는 손을 더 앞 쪽에 가로질러 놓는 것이 좋아요.

*Parivrta Parshvakonasana*(파리브리타 파르스바코나사나, 상체 측면 기울이기 자세) 역시 바깥쪽 허벅지에 닿은 팔꿈치를 지렛대로 사용할 가능성이 있습니다. 수련생이 앞에 위치한 다리의 바깥면에 팔을 대고 충분히 안전하게 흉추 회전이 가능할 때는 문제가 되지 않습니다. 그러나 많은 수업에서 관찰되는 것처럼, 그리 일반적이지 않습니다. 만약 손이 발과 같은 선상보다 멀리 떨어져 위치하거나 바닥에 놓기 힘든 경우라면 지렛대 움직임이 이루어지고 있다는 신호가 됩니다. 이때 어깨를 무릎의 바깥쪽에 대는 것보다 팔이 정강이 앞에 교차되도록 하는 것이 조금 더 안전한 동작이 됩니다.

이제 이와 같은 개념을 반복하기 위해 반듯이 누워서 하는 간단한 비틀기 동작을 해보겠습니다. 슬개골의 높이에 맞춰 양 무릎을 포개어 놓는다면, 골반이 바닥에서 수직으로 위치할 수 있습니다. 이 자세가 유지되고 있을 때, 먼 어깨 또한 바닥에 잘 고정되어 있다면 비틀기 동작이 잘 되고 있는 것입니다. 어깨가 바닥에 닿지 않거나 공중에 떠 있다면, 몸의 무게로 비틀기를 증가시켰을 가능성이 있습니다. 또한 이것은 팔의 무게가 어깨관절의 지렛대 역할을 하기 때문에 어깨에 좋지 않습니다. 이런 상황에서는, 어깨를 아래로 내려놓기 위해 위쪽에 있는 무릎을 바닥에 내려놓고 골반을 회전하는 것이 좋습니다 (아래 무릎의 뒤로 가게). 만약 두 다리가 떨어진다면, 다리 사이나 또는 아래쪽에 어떤 것을 놓아줄 수도 있습니다.

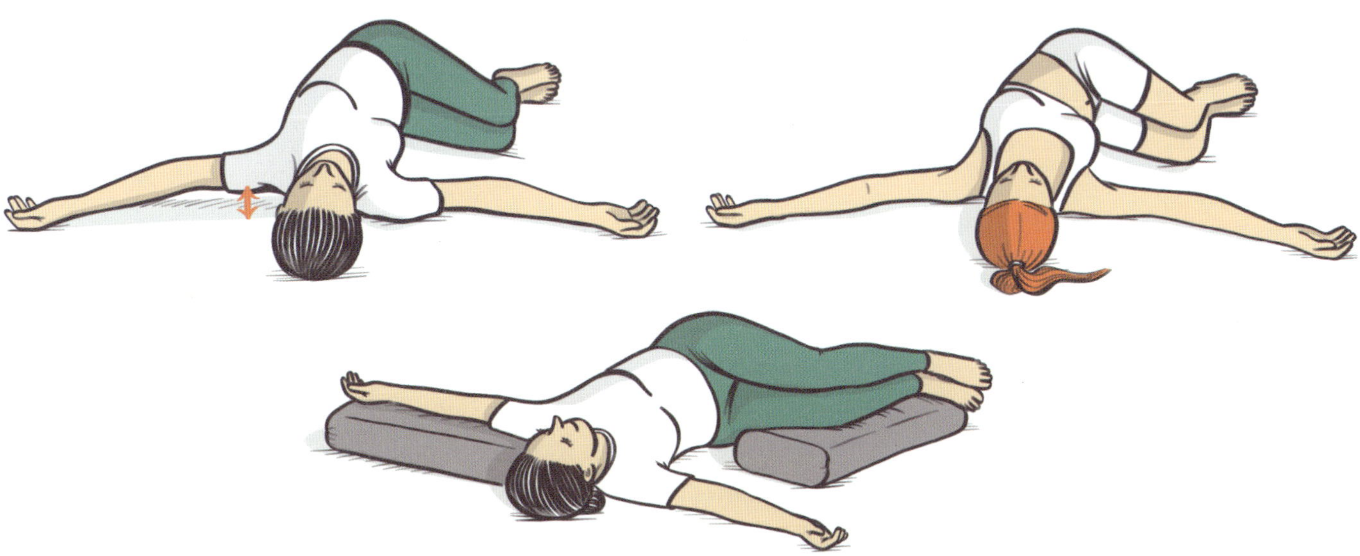

Victoria(오른쪽)는 모든 것이 지면에 닿아 있습니다. 지면에 닿지 않는 경우라면 어깨나 무릎이 공중에 떠있는 채 내버려 두기보다는 도구로 받치는 것이 좋습니다.

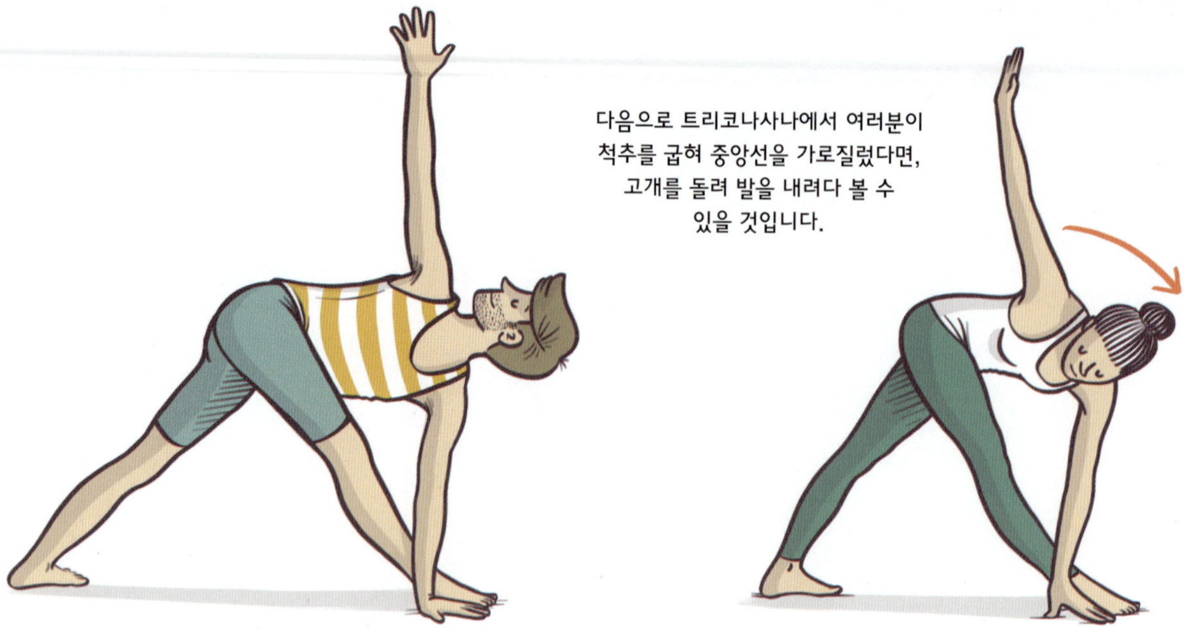
다음으로 트리코나사나에서 여러분이
척추를 굽혀 중앙선을 가로질렀다면,
고개를 돌려 발을 내려다 볼 수
있을 것입니다.

각각 다른 평면에서의 움직임들이 결합되었을 때, 정밀하고 정확한 위치에 도달하기는 더 어려워집니다. 이번에는 *Parivrta Trikonasana*(파리브리타 트리코사나, 회전하는 삼각자세)를 예로 들어 보겠습니다. 이 자세에서 팔이 앞쪽 다리를 가로질러 앞으로 넘어가면서 아래쪽을 향하는 부드러운 나선형의 움직임과 동시에 골반은 전방으로 기울어지며 척추는 회전을 합니다. 그러나 수련생들에게서 주로 볼 수 있는 점은 골반의 움직임을 멈췄을 때 척추의 유연함을 인식하지 못한다는 것입니다. 무의식중에 머리와 어깨는 더 이상 발과 같은 수직선상에 있지 않고 중심선을 벗어나 있습니다. 한 동작이 다음 동작에 혼합되더라도 비틀기 동작에서 전굴 동작을 분리하는 것이 정렬을 맞추기에 더 좋다고 생각합니다. 골반을 앞으로 기울인 다음, 머리를 앞의 발 위로 유지하면서 비틀기를 시작할 수 있습니다.

요추, 천골, 골반의 관계를 이해하는 것은 필수입니다. 셋이 같은 방향으로 움직인다면, 어떠한 비틀림도 일어나지 않을 것입니다. 결과적으로, 골반을 회전하는 것보다 흉추 부위의 과한 회전력으로 그 회전이 요추, 천골까지 이어진다면 잠재적으로 더 해가 될 가능성이 큽니다. 이 개념을 이해하면 동작에 적용하기 유용하므로 왜 수련생들이 특정한 방식으로 움직이고 자세를 취하는지에 대해 정렬을 평가하고, 잠재적인 스트레스나 통증을 인식하는데 도움이 될 것입니다. 또한 골반의 아래쪽(예: 무릎)에 압박을 줄 수 있는 골반의 과도한 회전은 권장하지 않습니다.

대부분의 비틀기 동작들은 흉추에서 일어나지만, 뻣뻣한 허리는 늑골이 장골에 어느 정도 고정되어 비틀기를 심각하게 제한할 수 있습니다. 경련(쥐, 담)이 나거나 긴장된 요방형근(허리네모근, Quadratus Lumborum) 또는 척추기립근(척추세움근, Erector Spinae)은 문제를 일으키는 원인이 될 수 있습니다. 그러므로 이 부위들을 따로 짚는 것은 깊은 비틀기 동작 전에 고려되야 할 사항입니다. 만약 그렇다면 이 경우, 측굴 동작은 비틀기 동작 전 준비운동으로 꽤나 부드러운 비틀기에 도움이 될 것입니다.

*Pashasana*(파샤아사나, 올가미자세) 같은 자세들이나 *Parivrta Ardha Chandrasana*(파리브리타 아르다 찬드라사나, 회전한 반달자세)에서는 견고한 기반이 이루어지지 않는다면, 시선을 수월하게 천장으로 가져갔다 하더라도 동작을 완성했다 할 수 없습니다. 특히 선 비틀기 자세에서 머리가 천장을 바라보게 되는 경우 쓰러지는 것에 대한 불안함과 두려움은 몸을 경직되게 만듭니다. 시선 옮기기는 재미있는 도전이 될 수도 있지만 실패로 이어지기도 쉽습니다. 성공에 도달하기 전까지 매우 약간의 시선 이동일지라도 기반이 갖추어진 상태에서 비틀기 동작을 제대로 하는 것이 오히려 도움이 될 것입니다. 견고한 기반의 균형과 머리가 움직이는 방향에 맞춰 옮겨지는 시선 모두가 결합되었을 때 비로소 비틀기 동작은 완성될 것입니다.

만약 여러분이 양팔을 뒤로 감는 동작이나 손을 뻗어 비틀기 동작을 잘 수행한다면 일반적으로 견갑대의 전인근육과 후인근육들의 상호작용은 잘 이루어질 것입니다. 그러나 이것은 비틀기 동작 중 척추에는 영향을 미치지 않습니다. 견갑골은 단지 흉곽에서만 움직이고, 전거근(앞톱니근, serratus anterior)이 전인의 움직임을 하는 동안 능형근(마름근, rhomboids)은 후인의 움직임을 이룹니다. 만약 여러분이 과장된 전인의 상황이라면 이것은 어깨를 앞으로 돌출시킬 것이고, 후면의 등은 여러분이 원하는 중립상태의 방향으로 다시 끌어당길 것입니다. 예를 들면, 마리차아사나 D의 동작을 할 때, 저는 양쪽 견갑골의 후인에 대해서 생각하고 가슴의 앞면을 활짝 엽니다.

## POSTURES INVOLVING THE SHOULDERS

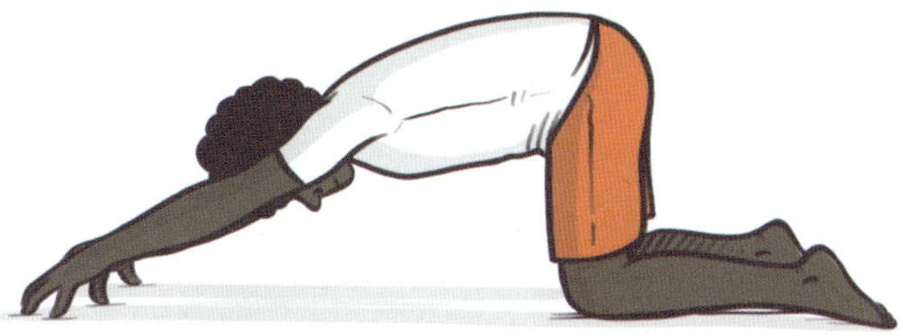

어깨관절은 볼과 소켓 관절로 이루어져 있어 고관절과 같은 움직임을 할 수 있지만 견갑대(Shoulder Girdle)도 고려해야 합니다. 요가와 관련하여 가장 유용한 가동 범위들은 굴곡과 외회전, 그리고 그 다음이 신전과 내회전이라 생각합니다. 내전과 외전의 움직임, 그리고 다양한 수평선상의 움직임들도 사용되긴 하지만 자세를 만드는데 있어서 그다지 중요한 요소가 되지는 않습니다. 견갑대의 가장 큰 문제는 유연성보다는 견갑대의 약화로 인한 문제가 더 많은 비중을 차지합니다.

보통 많은 후굴 동작이나 양손을 뒤로 잡아 묶는 자세, 또는 역자세에서 어깨의 움직임은 주된 움직임이기 보다는 동작을 이루는 요소 중의 하나입니다. 그러나 *Garudasana*(가루다사나, 독수리 자세), *Gomukhasana*(고무카사나, 소머리 자세) 등, 어깨를 타겟으로 한 자세들도 있습니다. 그리고 *Pincha Mayurasana*(핀차마유라사나, 공작 깃털 자세), *handstand*(핸드스탠드)와 같은 동작들이 어깨를 다루는 자세라 생각되진 않을 수 있지만, 어깨의 가동범위에 제한이 생기는 경우 이 동작들 역시 위태로워지게 됩니다.

종종 많은 수련생들은 고관절을 쉽게 인지하고, 수련을 더 깊이 들어가는 것에 있어서 고관절 주변의 제한을 더 빨리 알아차리지만 어깨에 관해서는 무엇을 해야 하는지에 대해서 혼란스러워 합니다. 그러나 어깨도 다른 곳과 마찬가지로 동일한 기본 핵심 개념을 따릅니다. 어깨 굴곡의 움직임이 필요한 경우에는 불특정한 어깨 자세들을 하는 것보다는 해당 움직임을 대상으로 준비 자세를 수련하는 것이 필요합니다.

### 어깨의 굴곡과 신전의 평가 Assessing Flexion and Extension

벽을 이용하여 능동적 어깨의 굴곡과 신전 움직임을 테스트하는 간단한 방법이 있습니다. 먼저 어깨의 굴곡을 평가하기 위해, 발을 벽에서 약 20cm 정도 거리를 둔 채로 벽에 등을 대고 무릎을 구부립니다. 복부를 사용하여 흉곽을 아래로 끌어당기고 허리를 벽과 평평하게 만듭니다. 뒤통수도 벽에 놓으시길 바랍니다. 팔을 앞으로 곧게 펴 손바닥이 서로 마주보게 한 뒤, 두 주먹을 쥡니다. 이제 허리를 벽에 고정하고 흉곽을 아래로 당긴 상태에서, 어깨에서만 움직임이 나올 수 있도록 양팔을 반원을 그리며 머리 위로 팔을 가져갑니다. 이때 양팔을 평행하게 하며 견갑대가 자연스럽게 올라가도록 합니다. 팔꿈치가 구부러지지 않거나 손목이 기울어지지 않은 채로 양 주먹이 벽에 닿으면,

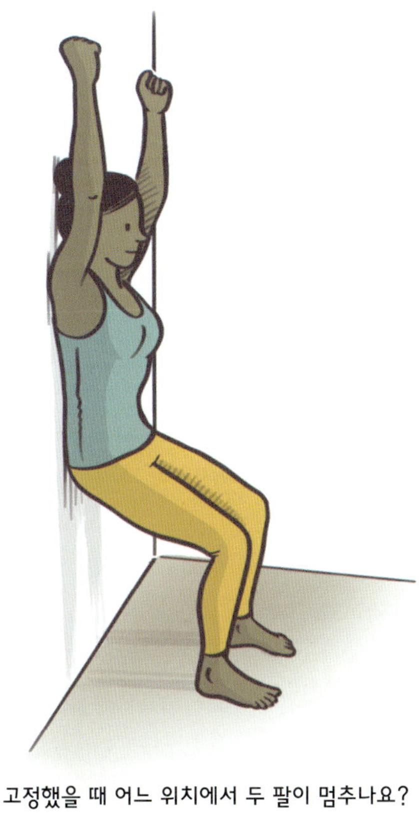

흉곽을 고정했을 때 어느 위치에서 두 팔이 멈추나요?

어깨는 좋은 가동범위를 갖고 있는 것이며 반면에 벽에 닿지 않고 더 이상 가지 않는다면 어깨 굴곡에 제한이 있는 것으로 볼 수 있습니다. 흉곽을 고정했을 때 어느 위치에서 두 팔이 멈추나요?

다음은 어깨의 능동적 신전 움직임을 평가하는 동작입니다. 얼굴이 벽을 향하도록 선 채로 이마, 흉곽, 그리고 허벅지를 벽에 놓습니다. 바로 앞에서 사용된 방법처럼 양팔을 놓고, 이제는 뒤 쪽을 향해 반원을 그리며 뻗습니다. 이 방향에서 예상되는 가동범위는 40°에서 90° 사이일 것입니다.

굴곡을 수동적으로 평가하기 위해 *Uttana Shishosana*(우타나 시쇼사나, 강아지자세)와 같은 자세들을 시도할 수 있습니다. 여기서의 핵심은 어깨의 움직임을 독립적으로 만들기 위해 척추를 약간 굴곡된 상태로 놓고 유지하는 것입니다. 그런 다음 겨드랑이 각도를 관찰할 수 있습니다. 신전을 평가하는 간단한 방법은 *Prasarita Padotanasana C*(프라사리타 파도타나사나 C , 두 다리를 넓게 벌려 숙이는 자세 C)에서 할 수 있는데, 이때 억지로 누르는 것이 아니라 중력의 영향으로만 테스트 합니다.

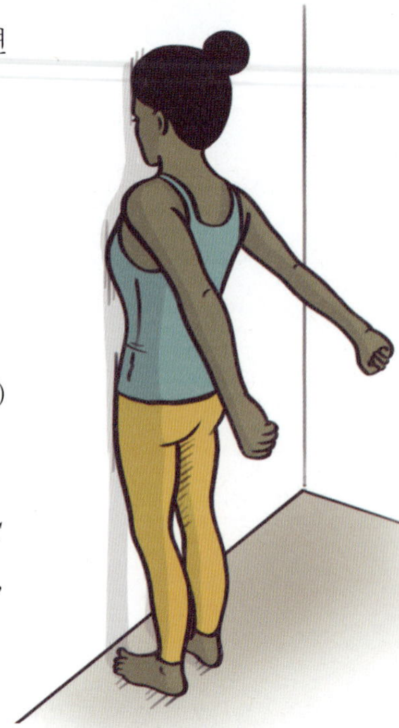

어깨 신전 테스트. 골반을 고정하고 이마와 가슴을 벽에 붙이세요.

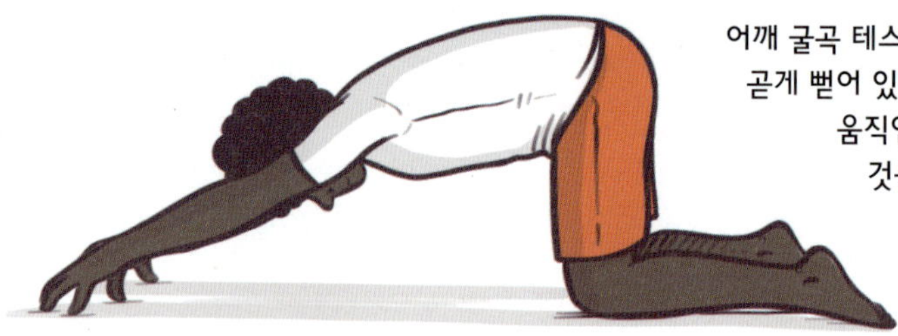

어깨 굴곡 테스트에서 Aren은 겨드랑이가 곧게 뻗어 있지 않기 때문에, 어깨 굴곡 움직임에 제한이 있다는 것을 알 수 있어요.

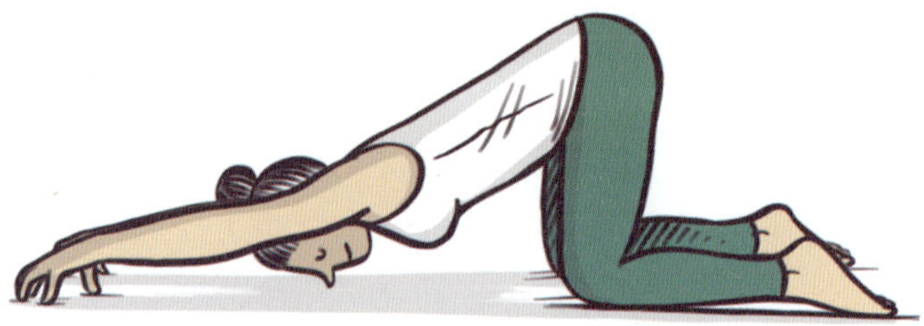

Sasha에게 너무 쉬운 이 자세는 어깨 굴곡에 필요한 자세예요.

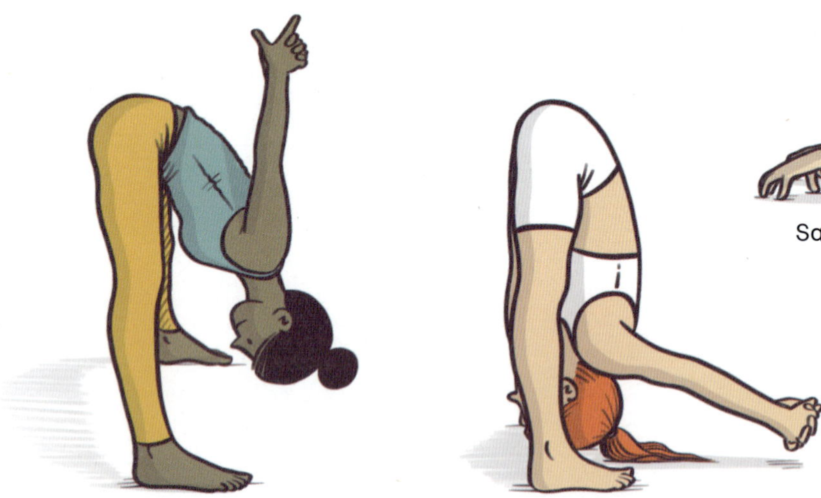

어깨의 신전 범위를 관찰하기 위해 얼마나 앞으로 숙였는가가(고관절 굴곡) 아니라 몸에서 팔의 각도를 보아야 해요.

## 외회전과 내회전의 평가 Assessing External and Medial Rotation

어깨에서 회전의 움직임을 하거나 평가를 할 때, 고통스러운 범위까지는 움직이지 않아야 합니다. 이것은 몸의 어느 부분에서나 마찬가지이지만 어깨 관절은 특히 복잡하고 관절끼리 충돌 문제가 발생하기 쉽기 때문입니다. 움직일때 통증이 있다면 연부조직들은 자극이 더욱 심해질 수 있습니다. 이러한 움직임들이 제한적이기 보다 불편하다고 판단이 되면 어깨의 심층적인 기능적 평가를 하는 것이 좋습니다. 실제로 어깨의 굴곡 평가도 동일하게 적용됩니다.

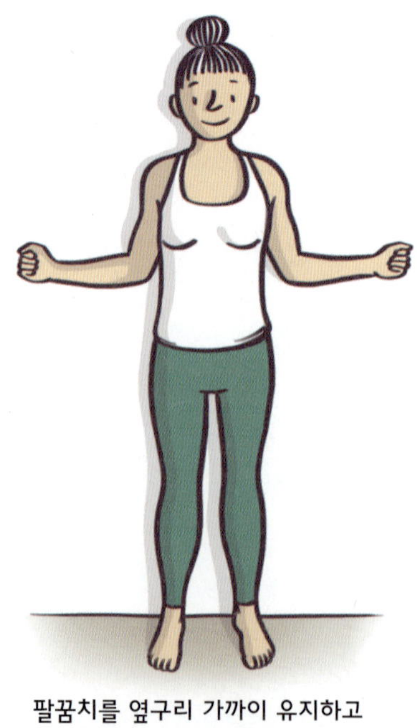

팔꿈치를 옆구리 가까이 유지하고 어깨를 외회전 해보세요.

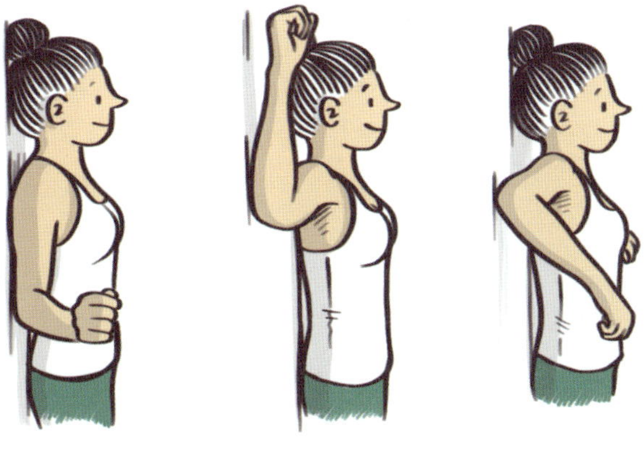

외회전은 팔꿈치를 옆구리에 대거나 어깨와 같은 선 상에 놓고 능동적으로 움직여 평가할 수 있어요.

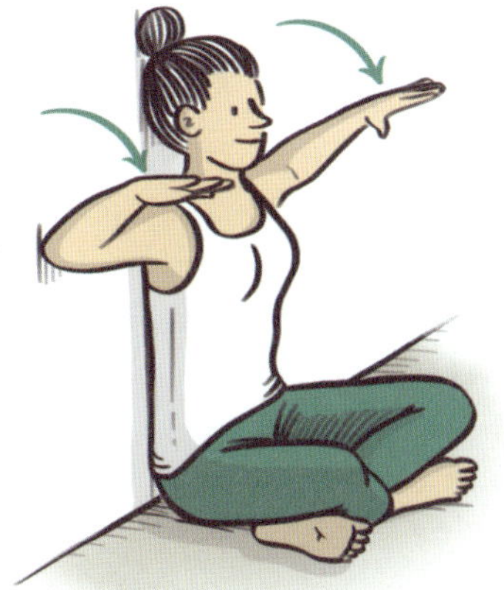

손이 바닥 쪽으로 향하는 것은 내회전이며, 척추가 중립상태라면 서서 또는 앉아서 모든 동작들이 가능해요.

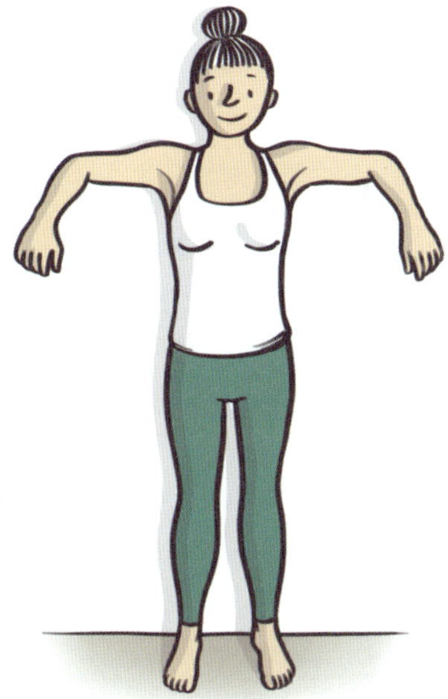

견갑골이 벽에 놓일 수 있도록 하고 손목을 곧게 편 채로 유지하세요.

어깨의 능동적 외회전 평가도 벽에 등을 대고 위와 동일한 방법으로 평가할 수 있습니다. 이번에는 팔꿈치를 90°로 구부린 상태에서 팔을 옆구리에 가깝게 유지합니다. 손등이 벽 쪽을 향하도록 놓고 어깨로만 움직일 수 있도록 합니다. 흉곽을 아래로 당기고 팔꿈치에서 손목 라인을 곧게 펼 수 있도록 합니다. 외회전이 충분히 가능한 사람은 편안하게 전완이 벽에 닿을 것입니다. 외회전이 제한된 사람이라면 다소 짧게 움직이다가 멈출 것입니다. 벽에 닿기 위해 손목을 신전하는 것(손등을 뒤로 젖히는 것)은 올바른 방법이 아닙니다.

내회전을 평가하기 위해서, 외회전과 같이 벽에 등을 대는 자세를 이용할 수 있지만 팔을 어깨 높이로 옮겨야 합니다. 시작 자세는 어깨 선상의 팔꿈치를 위로 90° 구부리고 어깨를 외회전한 상태로 전완의 뒷부분을 벽에 붙입니다. 이 위치는 어깨의 외회전에 다소 도전적일 수 있지만, 반대 방향으로 평가할 것이기 때문에 벽에 완전히 팔꿈치를 붙이지 않아도 괜찮습니다. 팔꿈치를 어깨 높이로 벽에 유지한 채 전완이 바닥을 향해 반원을 그리며 아래로 움직입니다. 바닥과 평행이 되기 전에 멈춘다면 내회전이 상당히 제한된 것으로 평가됩니다. 이때 견갑골이 등을 벗어나 회전하지 않도록 하는 것이 중요합니다.

빠르게 능동적인 내회전을 평가하는 방법으로는 팔꿈치를 굽혀 등 뒤로 가져가 손끝을 가능한 위로 뻗는 것입니다. 반대쪽 견갑골의 아랫부분을 터치하는 데에 어려움이 있다면 내회전에 제한이 있음을 알 수 있습니다. 반면에 일부 수련생들은 손가락 끝이 일곱 번째 경추(C7) 또는 그 이상까지 닿도록 아래쪽 팔을 척추 위로 올릴 수 있을 것입니다. 여기에서 견갑골을 관찰해야 하는데 그 이유는 만약 견갑골의 내측연이 늑골에서 현저하게 떨어져 나오면, 어깨 관절인 관절와상완관절(오목위팔관절, Glenohumeral joint)에서만 움직임이 이루어지는 것이 아니기 때문입니다. 비록 이 테스트가 약간의 어깨 신전 움직임을 포함하고 있긴 하지만 제 생각엔 두 손을 뒤로 묶는 자세 등 뒤로 합장하는 것, 또는 *Gomukhasana*(고무카사나, 소머리자세)에서의 팔과 같은 대부분의 요가 동작들과 깊은 관련이 있다고 생각합니다.

### 어깨의 굴곡과 외회전의 결합 평가 Assessing Flexion and External Rotation

어깨의 내회전이 주로 신전과 함께 결합되는 것처럼 굴곡은 종종 외회전과 함께 결합합니다. 그러나 방식은 조금 다릅니다. 저는 보통 "외회전을 유지하면서 굴곡으로 움직이세요"라는 말을 사용하지만, 실제로 이것이 정확한 것은 아닙니다. 대부분의 요가 자세는 어깨가 안쪽으로 내회전 하며 팔꿈치가 바깥쪽으로 이동하는 것을 방지하면서 바람직한 정렬을 유지하려고 합니다. Shoulder 챕터에서 다뤘던 것처럼, 어깨에는 광배근(넓은등근, latissimus dorsi)이나 대흉근(큰가슴근, pectoralis major)과 같은 큰 근육이 있으며 스트레칭할 때 이차적인 움직임으로 내회전이 일어날 수 있습니다. 또한 내회전을 하는 더 작은 근육들인 견갑하근, 대원근은 어깨의 굴곡 움직임 시 스트레칭이 됩니다. *Urdhva Dhanurasana*(우르드바 다누라아사나, 위를 향한 활 자세) 그리고 *Pincha Myurasana*(핀차 마유라아사나, 공작깃털 자세)는 결합된 움직임을 평가하는 좋은 지표가 될 수 있습니다. 이미 수련생이 외회전 테스트에서 아래쪽 팔을 벽에 붙이는데 어려움을 보였다면, 아마 이러한 자세들에서도 힘들어할 것입니다.

어깨의 굴곡과 외회전을 테스트하기 위해서는, 팔을 어깨 너비로 유지하기 위한 무언가가 필요합니다. 이때 두 개의 블록을 사용할 수 있습니다. 물론 개인마다 다른 어깨너비를 갖고 있기 때문에 약간의 조정이 필요할 수 있음을 기억하시길 바랍니다. 우선적으로 해야 할 것은 어깨 움직임을 분리하고, 척추가 신전되지 않도록 하는 것입니다. 이것은 위에서 진행했던 테스트와 동일하게 흉곽을 아래로 당기는 것을 의미합니다. 더 정확한 평가를 위해 보조자의 도움을 받는 것이 좋습니다.

무릎을 구부리고 엉덩이와 뒤꿈치가 닿은 앉은 자세로 시작합니다(필요하다면 엉덩이 아래에 무언가를 놓아도 괜찮습니다). 두 개의 블럭을 팔뚝과 손 사이에 놓고, 팔꿈치를 90° 로 구부립니다. 블록은 어깨너비에 맞게 맞춰질 수 있고 대부분의 수련생들은 블록의 긴 부분 쪽으로 맞출 수 있습니다. 보조자는 한 손을 늑골의 아랫부분(가슴 아래쪽)에 놓고 다른 한 손은 견갑골에 놓습니다. 등에 있는 손이 늑골에 있는 손보다 높아야 합니다. 이제 어깨에서만 움직임이 나올 수 있게 하며 팔꿈치를 구부린 채로 팔을 머리 위로 가져갑니다. 굴곡과 외회전의 결합 기능이 제한된 수련생들은 팔이 위로 움직일 때 팔꿈치가 블록으로부터 떨어질 것입니다. 팔꿈치와 블록이 떨어지지 않기 위해서는 견고한 힘이 필요합니다. 평균 이상의 가동범위를 가진 사람들은 팔꿈치가 천장 방향으로 향할 것이지만, 이와는 반대로 팔을 절반 정도만 올릴 수 있다면 결합된 움직임에서 매우 제한적인 가동 범위를 갖고 있다고 평가할 수 있습니다. 이러한 수련생들은 굴곡과 외회전이 결합된 자세에서 큰 문제에 직면할 가능성이 있습니다.

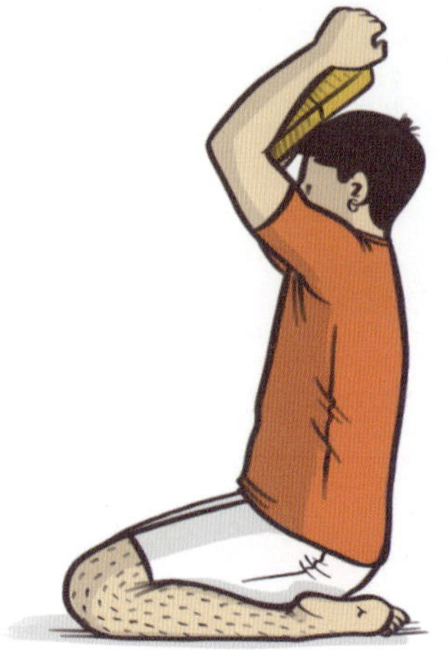

블록을 이용한 이 평가는 팔꿈치가 밖으로 움직이는지 여부를 알려줘요. 따라서 블록에 팔뚝을 대고 단단히 잡은 채 유지해 보세요!

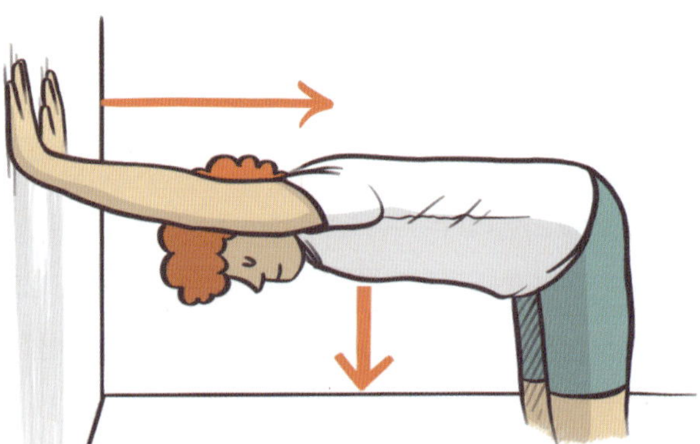

팔을 곧게 펴고, 가슴을 바닥 방향으로 가져가는 동시에 벽을 강하게 밀어냅니다.

### 어깨의 굴곡 기능 증가시키기 Increasing Shoulder Flexion

Shoulder 챕터에서, 태양 경배 자세를 진행하는 동안 능동적인 어깨 굴곡 움직임에 대한 아이디어를 소개했습니다. 이와 같은 아이디어들은 팔이 머리 위에 있는 모든 다양한 자세에서 사용될 수 있습니다. 위에서 언급했듯이 어깨의 움직임을 분리하는 가장 중요한 핵심은 흉곽을 가만히 유지하는 것입니다. 이는 능동적, 수동적 움직임에 모두 사용될 수 있습니다. 제가 가장 좋아하는 움직임 중 하나는 소도구 없이 그저 단순하게 양손을 벽에 대고 가슴을 바닥 쪽으로 향하도록 하는 것입니다. 이때 깊게 느껴지는 범위를 찾기 위해 양손의 높이나 너비를 조정할 수 있습니다. 이 자세는 어깨 굴곡을 수동적으로 행하거나 또는 능동적으로 더 깊게 할 수도 있습니다. 그러기 위해서는 가슴이 바닥을 향해 움직일 때 벽을 강하게 밀어내는 것이 도움이 됩니다. 척추를 약간 둥글게 유지하면 어깨의 움직임에 초점을 맞출 수 있습니다.

또 다른 좋은 방법은 견갑골 사이에 블록을 놓고 반듯이 눕는 것입니다. 블록 대신 폼롤러나 볼스터를 사용하면 조금 더 편안하게 유지할 수 있습니다. 여기서 양손을 능동적으로 바닥을 향해 끌어내리거나 조금 더 수동적인 움직임을 위해 나무 블럭이나 또 다른 무게가 있는 것들을 잡은 채로 유지할 수 있으며, 이때의 무게는 근력에 도움을 줄 수 있습니다. 동작시 등이 블록 위로 구부러지는 경향이 있을 수 있으므로 무릎을 너무 가슴 쪽으로 당기지 않아야 합니다.

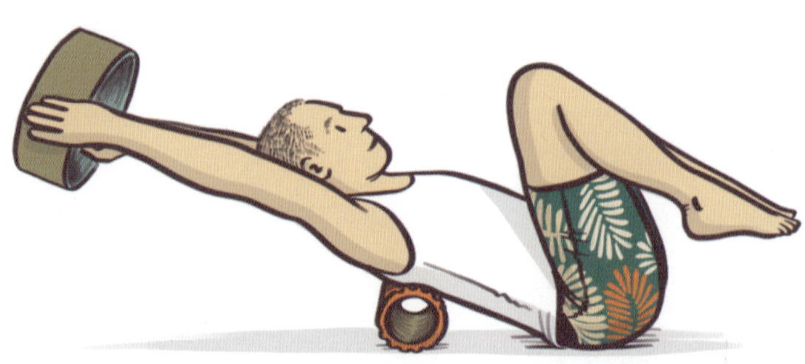

무릎을 위로 들면 어깨만 움직이기에 딱 좋아요.

종종 상부 흉추와 어깨가 하나의 움직임으로 결합되므로 방금 설명한 운동에서는 늑골을 부풀려 확장하거나 아래로 당기는 것을 번갈아 가면서 수행할 수 있습니다.

양팔을 곧게 뻗은 상태에서 열어낼 때, 어깨의 외회전을 조절하기는 더 어려울 수 있습니다. 동작의 목적이 어깨의 외회전과 굴곡 움직임의 결합이라면, 평가 테스트와 마찬가지로 팔을 구부려 양팔의 간격을 띄운 자세로 테스트하는 것이 유용할 것입니다. 또 다른 운동으로는 양손 사이 블록을 놓고 양팔을 앞으로 평행하게 뻗어 팔꿈치 위에 스트랩을 거는 'butcher's blcok'(두꺼운 나무블럭을 활용한 팔꿈치와 손목 운동)이 있습니다. 의자나 테이블 같은 높은 곳에 팔꿈치를 올리면, 가슴이 바닥 쪽으로 향할 수 있게 됩니다. 물론, 이 움직임도 동일하게 어깨의 움직임을 구분하기 위해 등을 약간 둥글게 유지하여 진행합니다.

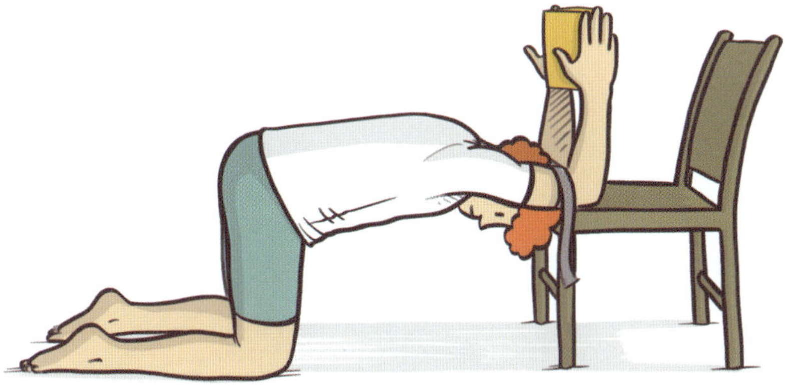

외회전과 굴곡의 결합이 상상처럼 잘 안된다면, Butcher's block이나 블록과 스트랩을 이용한 운동을 해보세요.

위에서 언급한 것처럼 대흉근과 광배근은 팔을 머리 위로 들어 올리는 동안 어깨를 내회전시킬 수 있고 또 어깨 굴곡을 저항할 수 있습니다. 이때 팔을 선인장 모양으로 만들어 대흉근이 스트레칭 될 수 있도록 합니다. 이처럼 팔을 구부려 진행하면 팔꿈치에서 발생되는 잠재적인 스트레스 또한 완화할 수 있습니다. 여기서 제가 자주 사용하는 두 가지 변형이 있습니다. 하나는 벽에서 다른 하나는 바닥에서 진행하는 것입니다. 고정된 팔에서 몸을 수평 외전으로 돌리는 것이 기본 원리이며, 두 가지 방법 모두 시작 위치에서 위팔을 몸통에서부터 90°(또는 약간 이상)가 되도록 합니다. 팔을 벽에 대고 몸을 앞으로 내밀거나 바닥에서는 다리와 반대쪽 손의 도움을 받아 몸을 돌릴 수 있습니다.

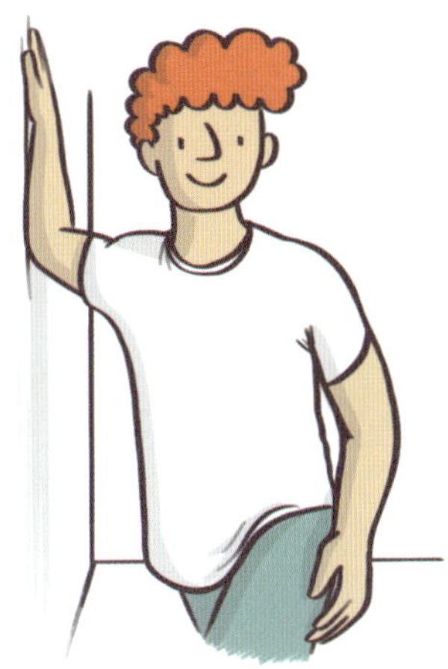

이 동작은 팔을 뒤로 곧게 펴고 할 수도 있지만 그러면 팔꿈치에 압박을 줄 수 있어요! 팔을 구부리고, 팔꿈치를 어깨와 같은 높이에서 하는 것을 추천해요.

광배근에 접근하려면 엉덩이에서부터 손가락 끝(또는 팔꿈치)까지 집중하며 몸을 옆으로 구부리는 측면 굴곡(side bend)동작을 취해야 합니다. 이때 요방형근(허리네모근, quadratus lumborum)보다 광배근에 집중하기 위해 양팔은 중심선을 향하게 하고 외회전을 유지한 채 어깨 움직임에 집중해야 합니다. 쉽게 접근 가능한 방법은 한 팔을 머리 위로 들어 올려 귀 옆에 상완이두근을 대고 반대손으로 그 손목을 잡으며 측면으로 기울이는 것입니다. 또 다른 방법으로는 스틱을 잡거나 기둥을 잡고 매달리는 방법이 있는데, 이를 이용하면 더 깊은 스트레칭을 할 수 있습니다.

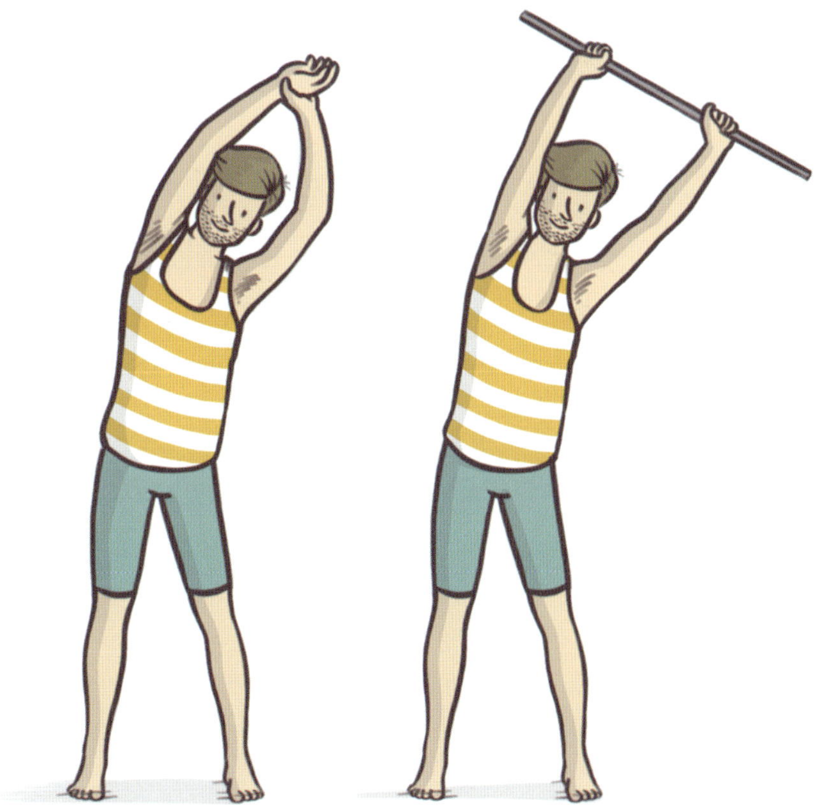

광배근에 집중하기 위해서 골반을 중립으로 놓고 골반을 밀어내며 팔을 쭉 뻗어요. 뻗은 팔은 머리 쪽으로 더 가까이 가져가보세요.

### 어깨 내회전 기능 증가시키기 Increasing Medial Rotation

능동적 움직임으로는 벽 테스트 방법과 같은 자세로 몸의 모든 부분은 고정된 상태에서 전완으로 반원을 그리며 손바닥면이 바닥을 향해 내려가는 동작을 시도할 수 있습니다. 척추를 평평하게 하기 위해서 발을 바닥에 대고 무릎을 구부린 자세로도 동일하게 수행할 수 있습니다.

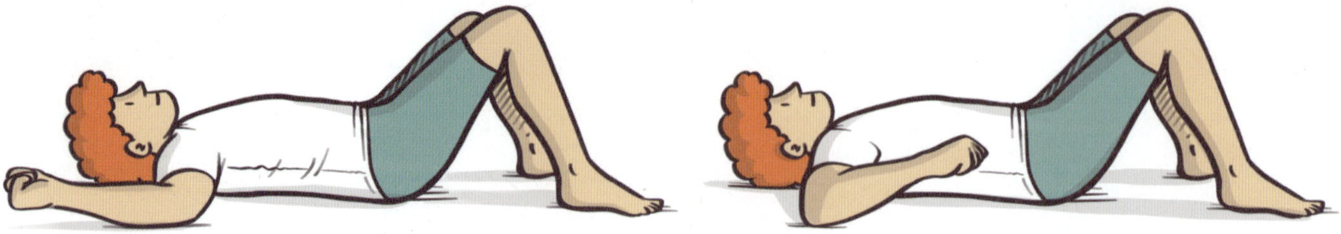

내회전이 제한적이라면 이 동작은 능동적으로 내회전을 시도할 수 있는 방법이 될 수 있어요. 이때 어깨가 올라가지 않게 하세요.

또 다른 유용한 방법은 두 손으로 스트랩을 쥐고 *Gomukasana*(고무카사나, 소머리자세)의 팔 모양에서 수행해 볼 수 있습니다. 이때 우리는 CR(Contract-Relax, 수축-이완)스트레칭기법(PNF 스트레칭 방식 중 하나)을 사용할 것입니다. 먼저 아래에 위치한 팔이 불편하지 않을 때까지 조금씩 위로 올라가며 스트랩을 잡습니다. 위에 위치한 팔에서는 30% 정도의 힘을 사용해 충분한 저항을 제공하면서 아래에 위치한 팔은 아래를 향해 스트랩을 당깁니다. 이 움직임을 8~10초 동안 유지한 다음, 아래에 위치한 손이 스트랩의 위치를 조금씩 더 위로 이동하면서 세 번 정도를 반복해 봅니다. 앞서 언급했듯이, 이 움직임이 통증을 유발한다면 하지 않아야 합니다.

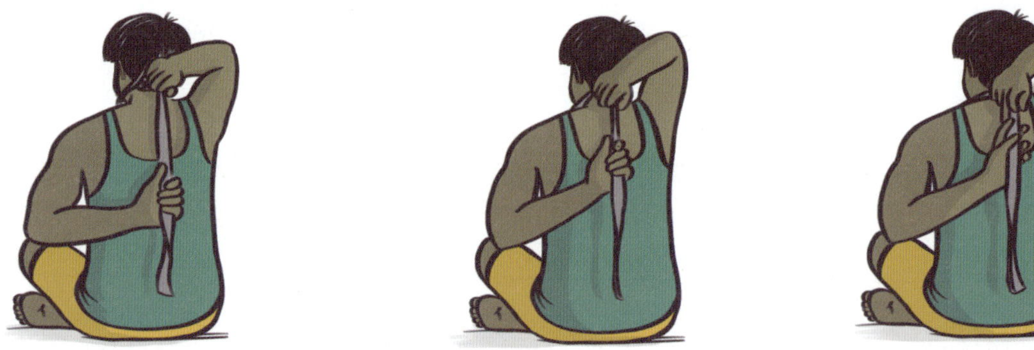

각각 반복하면서 점진적으로 손을 스트랩 위로 가져가 보세요. 이때 어떠한 통증도 겪지 않는 것이 중요해요.

### 어깨 신전 기능 증가시키기 Increasing Extension

이 움직임은 실제로 적용했을 때 ROM의 제한을 가장 많이 느꼈던 움직임입니다. Shoulder 챕터에서 견봉쇄골관절(봉우리빗장관절, acromioclavicular joint)은 쉽게 스트레스를 받을 수 있다고 언급했습니다. 이러한 이유로 저는 수련생들에게 팔을 몸 뒤로 가져가기 위해 적극적으로 움직이라고 조언합니다. 어깨는 주로 귀 쪽으로 올라가려는 경향이 있기 때문에 견갑대를 계속 아래로 끌어 내린 상태로 유지하시길 바랍니다.

### 매달리기 Hanging

매달리기 운동은 최근 몇 년간 인기를 끌었습니다. 매달리기는 어깨의 굴곡을 제한하는 몇몇 근육들을 스트레칭 하는데 도움이 될 뿐만 아니라 시간이 지남에 따라 견봉 아래쪽에 약간의 공간을 만들어 줄 수도 있습니다. 매달리기는 악력을 증가시키고 척추에 가벼운 견인력을 제공하며 손목의 불안정성에도 도움을 줄 수 있습니다. 발이 바닥에 충분히 닿아 있는 상태로 시작하고 만약 그렇지 않다면 더 이상 버틸 수 없기 전까지 길지 않게 매달릴 수 있습니다. 어떤 사람들은 몇 분 동안 버티기도 하지만 처음에는 30초 가까이 버티는 것으로 시작해도

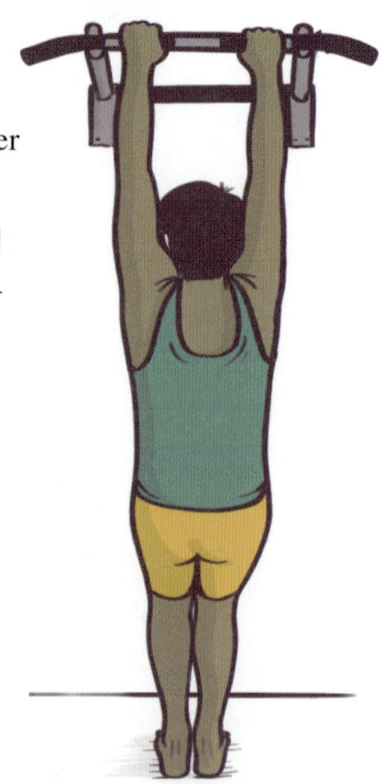

발은 약간의 무게가 있을 거예요.

좋습니다. 긴 시간 동안 매달리기 동작을 하기보다 짧은 시간 매달리기 동작을 여러 번 반복하는 것이 조금 더 유익합니다. 바에서 양손의 간격을 어깨너비로 단단히 잡고 손이 풀리기 시작하면 아래로 내려오도록 합니다. 매달리기는 능동적으로나 수동적으로 수행할 수 있습니다. 어깨나 손목의 통증 같은 상체의 부상을 겪고 있다면 먼저 전문가의 조언을 받도록 합니다.

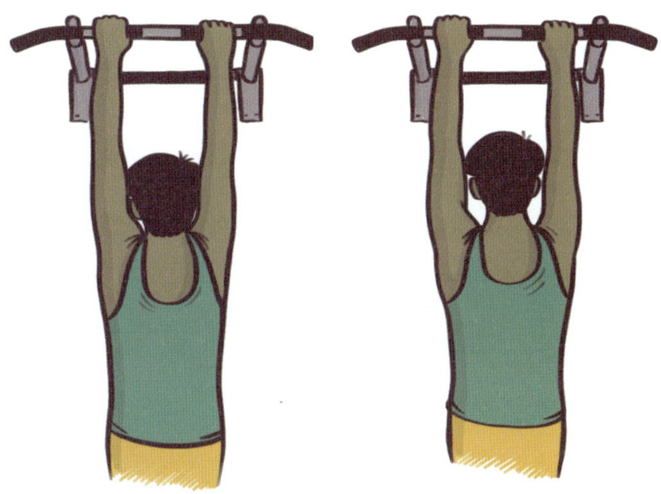

(왼쪽) 수동적인 매달리기(오른쪽) 능동적인 매달리기. 능동적인 매달리기에서는 견갑대를 아래로 끌어내려요. 두 방법 모두 양손으로 바를 꽉 쥐는 것은 동일합니다.

수동적 매달리기 방법에서, 바를 잡고 있는 손은 더 꽉 쥐게 되지만 나머지 다른 신체 부위들은 여유로워집니다. 팔을 곧게 뻗어 손은 어깨너비로 바를 잡고 견갑대는 위로 들어 올릴 수 있습니다. 만약 이미 어깨 주변이 너무 유연하거나 과도하게 움직이는 경향이 있다면, 수동적 매달리기 대신 능동적 매달리기를 하는 것이 좋습니다.

능동적 매달리기에서는 견갑대를 아래로 끌어내리는 것을 제외하고는 이전의 나온 예시들과 동일합니다. 이번에도 팔꿈치를 구부리지 않고 등이 굽어지지 않게 합니다. 다양한 매달리기 기술들이 존재하기 때문에 여러분이 매달리기에 관심이 있다면 매달리기에 관련한 자료들을 찾아 연구해 보는 것이 좋습니다.

### 양손 뒤로 묶기 Binding

수련생들이 양손을 뒤로 묶는 자세(binding pose)를 어려워하는 것은 매우 흔한 일이며 주로 어깨의 제약을 탓하곤 합니다. 저는 등 뒤로 합장하는 자세와 달리 대부분의 수련생들이 팔을 뒤로 감기 위한 충분한 어깨의 가동범위를 갖고 있다고 생각합니다. 어깨의 제한이 아니라 고관절과 같은 다른 부위의 가동범위 제한이나, 그들의 비율이 더 문제가 될 수 있다고 생각합니다.

*Marichyasana A*(마리차아사나 A, 현인 마리치자세 A)로 예를 들 수 있습니다. 겨드랑이 아래에 굽힌 다리의 정강이가 위치하기 때문에 어깨는 자유롭게 회전할 수 있습니다. 몸이 앞으로 숙여지지 않으면, 정강이는 팔꿈치와 어깨 사이의 팔 위쪽 어딘가에 놓여질 것입니다. 이 위치에서 위팔은 뒤로 이동하는 것이 아니라 바깥쪽으로 밀리게 됩니다. 그래서 이 자세에서는 어깨보다는 고관절의 부족한 가동성이 문제가 된다고 볼 수 있습니다. 반면에, 어깨를 올바른 위치에 놓을 수 있지만 다리와 몸통이 두껍고, 팔이 짧은 다부진 체형의 유형이라면 팔을 뒤로 보내기 힘들 수 있습니다. 그럴 땐 스트랩을 사용하시길 바랍니다.

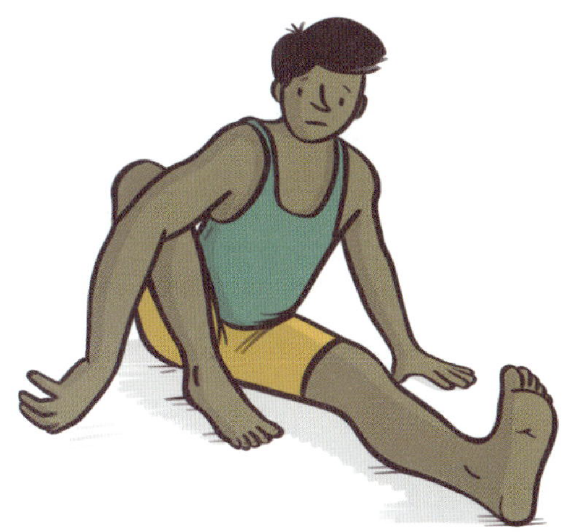

일반적으로 묶는 자세가 잘 안되는 것은 어깨의 제한보다는 비율이나 고관절의 유연성 때문일 수 있어요.

묶는 자세에서 어깨의 앞부분이 불편하다는 수련생들을 많이 볼 수 있습니다. 이것은 양손을 등 뒤에서 합장하는 자세나 고무카사나와 같은 자세에서 흔히 경험되는데, 어깨의 내회전을 지나치게 강조하여 어깨 관절의 약간의 충돌로 인한 불편함이 발생하는 것입니다. 이때 상완골(위팔뼈, Upper arm bone)의 가장 윗부분은 앞으로 돌출되어 있고, 그 부분과 가슴 사이에 깊은 주름이 있는 것을 주로 관찰할 수 있습니다. 다음으로, 묶는 자세에 있어 대부분의 수련생들에게 유익할 수 있는 대안을 자세히 설명하도록 하겠습니다.

*Ardha Baddha Padmottanasana*(아르다 받다 파드모타나사나, 묶인 반 연꽃 자세)를 예로 들면, 이 동작은 팔이 몸을 뒤로 감아 발을 잡는 자세입니다. 일반적으로 수련생들은 어깨를 안쪽으로 돌리고 팔은 등 뒤로 가져갑니다. 이것 대신 저는 여기서 다음과 같은 방법을 제안합니다.

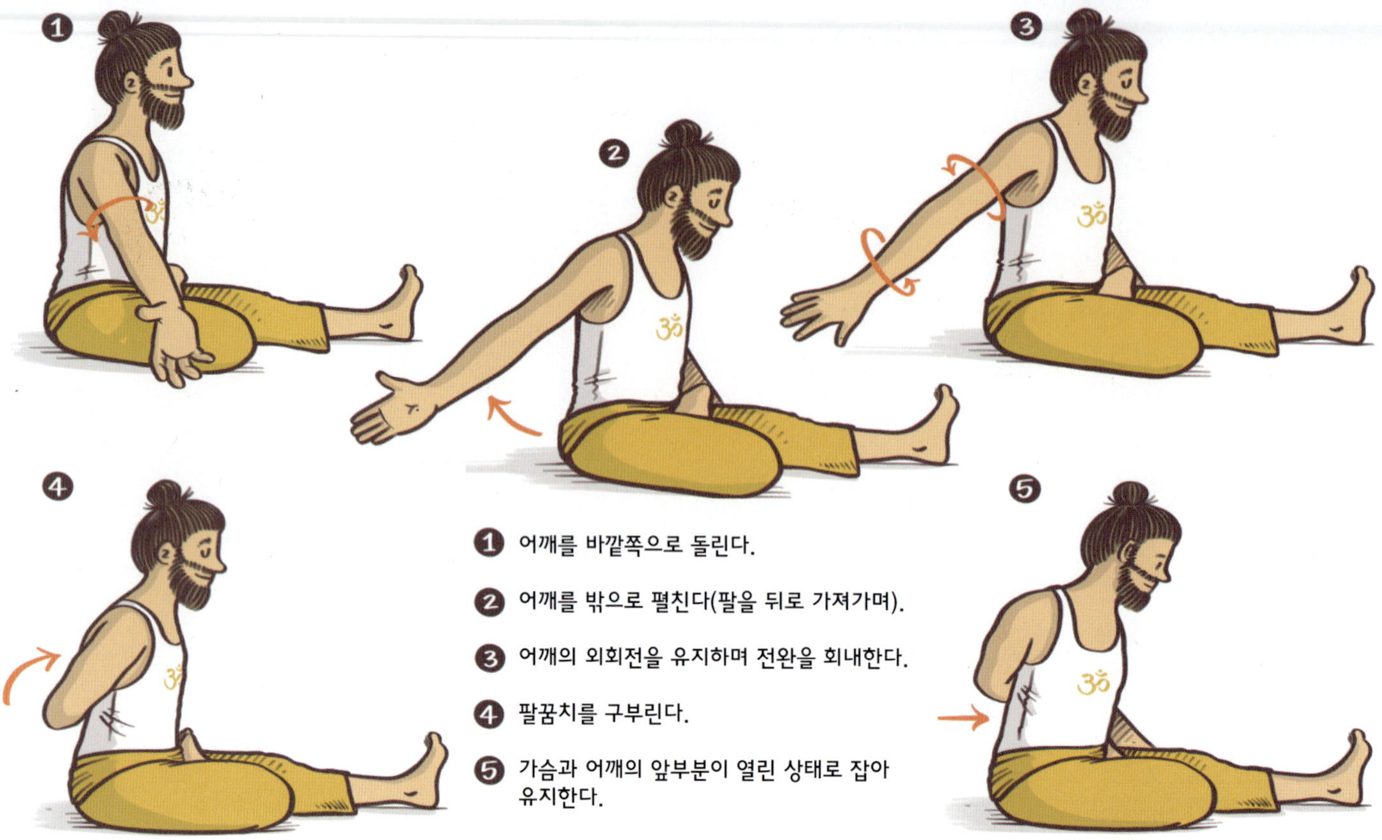
1 어깨를 바깥쪽으로 돌린다.
2 어깨를 밖으로 펼친다(팔을 뒤로 가져가며).
3 어깨의 외회전을 유지하며 전완을 회내한다.
4 팔꿈치를 구부린다.
5 가슴과 어깨의 앞부분이 열린 상태로 잡아 유지한다.

발을 서혜부에 놓은 뒤, 어깨를 외회전합니다. 손이 몸에서 멀어지도록 전완을 바깥쪽으로 돌리면서(회외) 시작하는 것이 어깨의 회전을 충분히 얻는데 좋습니다. 외회전을 유지하는 동안, 어깨는 가능한 만큼 최대한 신전시킵니다. 이 자세에서 이제 전완을 회내(엎침, pronation)시키고 손바닥이 뒤쪽을 향하도록 합니다. 네 번째 단계는 팔꿈치를 구부려 등 뒤로 팔을 가져오게 하는 것입니다. 마지막으로 어깨의 움직임으로 발을 잡기 위해 손을 미끄러트릴 수 있습니다(팔꿈치가 등의 가운데를 향해 이동한다고 생각하세요). 그리고 동시에 가슴과 어깨 전면이 열린 상태를 유지합니다.

물론 이 예시에서는 *Half Padmasana*(하프 파드마사나, 반 연꽃자세)를 포함한 자세를 취하고 있으므로 발의 안전한 위치도 필수적입니다. 또한 발을 올바르게 놓지 않으면 손이 발에 닿지 않을 수 있습니다.

고무카사나와 양손을 등뒤로 합장한 자세 또한 모두 같은 방법들이 사용될 수 있습니다. 마리차아사나 C와 같이 다리 주변을 잡는 자세에서는 이 방법이 딱 들어맞지 않을 수 있습니다. 하지만 움직임은 반드시 내회전보다는 외회전으로 시작되어야 합니다.

### 상체 근력 Upper Body Strength

팔 균형자세와 같은 몇몇 자세들은 분명히 상체 근력을 필요로 하지만 여기에서는 신체의 균형을 만드는 방법에 대해 소개하려고 합니다. 사냥, 채집, 또는 땅을 경작할 필요 없이 쉽게 음식을 구할 수 있기 때문에 적극적으로 근력 운동을 하지 않는 한 대부분의 현대인들은 근력이 약해질 수밖에 없습니다. 종종 요가원을 다니다 보면, 유난히 상체가 약한 수련생들을 많이 만날 수 있습니다. 부상을 제외하고는 팔을 곧게 펴거나 구부린 상태에서 체중을 지탱할 수 있어야 한다고 생각합니다. 이것은 신체를 전환하거나 안전한 위치에 두는 것뿐만 아니라, 전반적인 몸의 안정성을 위해 필요합니다.

수련생들이 플랭크를 유지하지 못하거나 무릎을 대지 않고 차투랑가를 진행했을 때 하이플랭크에서 *Chaturanga*(차투랑가, 사지)로 내려오는 과정을 컨트롤하지 못한다면 상체 근력이 충분하지 않다고 볼 수 있습니다. 이것은 차투랑가를 할 때 모두가 무릎을 바닥에서 떼야 한다는 것을 의미하지는 않지만 단지 그 동작을 더 잘 진행하기 위해 해야 할 일이 있음을 일깨워줍니다. 물론, 노인이나 부상자에게 적용하는 경우 적절한 강도를 평가하기 위해 각별한 주의가 필요한 경우도 있을 것입니다.

차투랑가는 요가 수련생들이 상체 강화를 생각할 때 가장 많이 찾는 자세라고 생각하지만 상체 근력만으로는 충분하지 않습니다. 근력은 방향에 따라 다르고 근육에 따라 다르므로 차투랑가로 전환하는 움직임은 상체를 강화하기 위한 다양한 접근 방법 중 하나로 봐야 합니다. 사이드플랭크, 버드독, 핸드스탠드, 견갑대 안정화 자세들(앞으로 설명할)은 상체 강화의 몇 가지 예에 불과합니다. 또한 팔로 지지하지 않는 동작에서 어깨의 근육을 이용할 수 있는 동작들도 많이 있습니다. 예를 들면, *Virabhadrasana B*(비라바드라사나 B, 전사 B 자세)를 오래 유지하면 쭉 뻗은 팔에는 힘이 생기게 됩니다. 또한 *Virabhadrasana A*(비라바드라사나 A, 전사 A 자세)에서 팔은 귀 쪽으로 뻗어지는데, 이는 어깨 주변의 제약이 적은 수련생들에겐 간단할 수 있지만 그렇지 않은 수련생들에게는 상당한 양의 운동이 될 수 있습니다.

### 차투랑가 단다아사나 Chaturanga Dandasana

비록 차투랑가(로우플랭크)가 어깨 부상을 유발하는 것으로 좋지 않은 평가를 받지만 이것은 잘못된 기술, 근력 및 가동범위의 불균형 또는 너무 많은 반복적인 수련 때문일 가능성이 가장 높습니다.

차투랑가에서 내려오는 동작에 대한 많은 의견들이 있는데, 주로 바닥에서 특정한 위치를 달성하는 것에 중점을 두고 있습니다. 일단, 차투랑가 포지션 자체가 어떤 모습일지 생각해 봅시다.

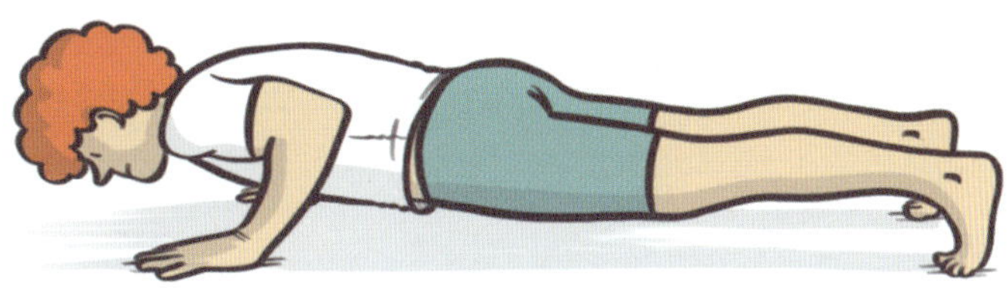

팔꿈치가 손목 뒤에 있네요, 이건 잠시 후에 다루도록 할게요!

위에서 언급했듯이, 가능하다면 차투랑가는 무릎을 바닥에서 띄우고 진행해야 한다고 생각합니다. 무릎을 내린 채로 진행했던 경험으로 비교해 보았을 때 코어와 다리 활성화 정도가 너무나 다르기 때문입니다. 제가 목격한 바로 수련생들은 무릎을 바닥에 놓을 수 있다고 들은 후로는 계속적으로 무릎을 바닥에 놓고 차투랑가를 하는 모습을 자주 봐서 수련생들의 도전 또한 많이 줄어들었다고 생각합니다. 그들이 무릎을 떼지 않는 이유는 무릎을 떼기 위한 과정들이 힘들기 때문일 것입니다. 물론, 근력이 약한 수련생들이 즉시 바닥에서의 자세를 할 수 있기를 기대하는 것은 아니므로 점진적으로 동작에 접근할 수 있는 몇 가지 제안을 해보도록 하겠습니다. 우선 수련생들이 무릎을 대고 시작하는 것보다 너무 낮아지지 않도록 하는 것입니다. 이러한 방법으로 근력과 통제력이 증가되고 안정성이 증가됨에 따라 수련의 깊이를 늘려갈 수 있습니다. 내려가는 시도를 하기 전, 하이플랭크를 견고하게 유지하는 것이 중요합니다. 하이플랭크로 잠시 되돌아가보겠습니다.

차투랑가에서 가장 낮은 자세로 왔을 때 힘과 견고함은 중요한 요소입니다. 특히 근력이 향상될 때까지 지속적으로 아래 방향으로 향하게 하는 중력을 이겨내며 숨을 여러 번 참을 수 있는 위치에 멈추는 것이 필요합니다. 특히 불안정한 수련생들은 볼스터를 사용해 아래 방향으로 내려가는 것이 좋습니다. 이동 범위가 어떻든 간에 팔꿈치는 몸에 가까운 위치를 유지하되 너무 조이지 않아야 합니다. 저는 종종 '팔 안쪽이 늑골의 옆면을 스치는 느낌으로'라는 표현을 사용합니다. 일반적으로 차투랑가는 멈춰 있는 자세보다는 지나가는 자세로 사용되기 때문에 짧게 멈추거나 차투랑가에 잠시 머물러있지 않는 것으로 자세를 피해 가기 쉽습니다. 근력의 변화를 효과적으로 시작하기 위해서는 긴장상태의 지속 시간이 길게 유지되는 것이 중요합니다. 차투랑가 동작은 천천히 낮은 자세로 내려와 잠시 멈추는 것을 포함해야 하며, 낮은 자세에서 5번~10번 정도 호흡을 하는 동안 멈추고 유지하는 것이 차투랑가를 더 빠르게 개선할 수 있습니다.

차투랑가가 어떻게 수행되어야 하는지에 대한 주된 의견충돌은 어깨와 팔꿈치의 관계, 팔꿈치와 손목의 관계, 그리고 자세를 얼마나 낮추어야 하는지에 관한 것입니다. 차투랑가에서는 관절의 안정성과 특정 각도를 선호하는 경향이 있기 때문에 지도 방법은 용이해지고 근육의 사용은 더 적어지게 됩니다. 그러나 항상 운동을 더 쉽게 만들고 변화를 이끌어내기 위해 몸을 움직이는 자세들을 찾아야 하는 것은 아닙니다. 우리가 정말로 고려해야 할 것은 어떤 자세가 몸을 취약한 상태로 만드는지의 여부입니다. 하지만 그 전에 언급했듯이 간단하지는 않습니다. 그 이유는 올바른 근력과 견고함을 갖고 있다면 우리는 도전적인 자세에서도 온전함과 안전함을 찾을 수 있으며, 심지어 그런 자세를 찾아 나갈 수도 있습니다. 이제, 제가 경험한 차투랑가의 중요한 부분들과 차투랑가의 올바른 정렬법에 대해 제시하겠습니다.

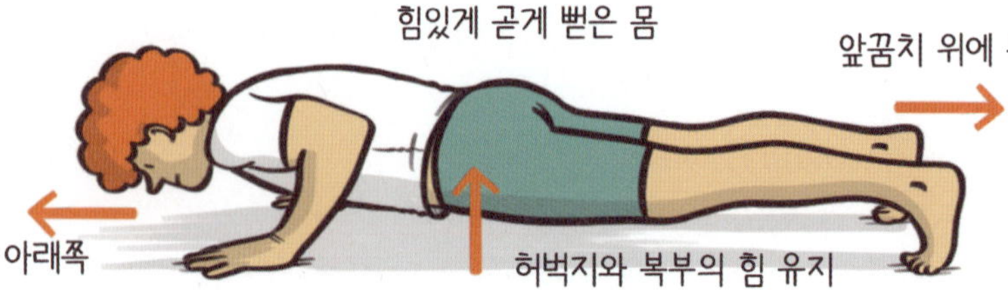


만약 우리가 차투랑가 동작을 하나하나 분리해 본다면 다음과 같은 점들이 우리 몸에 상당한 신체적인 통합과 적절한 도전을 제공한다고 생각합니다. 발끝에서 뒤꿈치를 일직선으로, 허벅지와 복부의 압력을 단단하게 유지하고, 쳐지거나 굴곡되지 않게 몸통을 곧게 뻗으며, 어깨는 길게 유지되지만 가슴은 넓게 유지하며, 팔꿈치는 90°에 있으면 손목 위로 또는 90° 보다 낮을 경우 팔은 몸통 가까이에 그리고 머리는 중립 상태로 위치합니다. 만약 팔꿈치가 손목 위로 유지되고 굽힘이 90° 이상 증가하면 어깨는 아마 팔꿈치 아래로 내려가며 어깨관절은 신전하게 될 것입니다. 몇몇 사람들에게 이러한 자세는 어깨의 앞쪽에 많은 부담을 줄 수 있습니다. 그러므로 낮은 차투랑가 자세를 취하고 싶다면, 팔꿈치를 어깨와 같은 높이로 유지하기 위해 필요한 만큼 뒤로 빼는 것이 좋습니다.

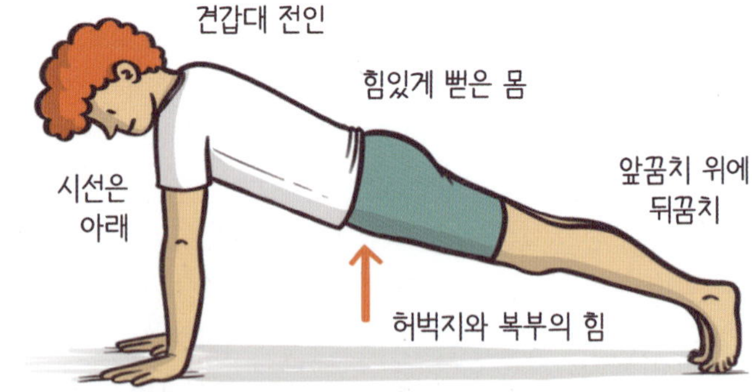


하이플랭크의 시작자세에서 손목 위에 어깨 그리고 앞꿈치 위에 뒷꿈치로 위치를 잡는 것이 중요합니다. 견갑대를 전인된 상태로 유지하며, 머리가 바닥으로 떨어지게 하거나 흉추가 과신전되지 않도록 해야 합니다. 이때 머리는 중립 상태를 유지하여 경추를 편안하게 하고, 머리부터 발끝까지 양쪽으로 뻗어내는 힘을 사용할 수 있습니다. 이때 허벅지 사이를 붙여야 하고, 요추가 전만이 되는 경향이 있으면 꼬리뼈를 가볍게 끌어내리도록 합니다. 저는 머리부터 발뒤꿈치까지 쭉 뻗은 막대기를 상상하는 것을 좋아합니다. 엉덩이가 올라간 것은 곧게 뻗은 몸보다 유지하기가 훨씬 쉬운 자세이기 때문에 코어가 풀리고 있다는 것을 의미합니다. 또한 배가 바닥으로 축 늘어진 것은 늑골과 치골 사이 더 강한 수축이 필요하다는 것을 의미합니다. 이때 복부의 힘을 사용할 수 있습니다. 차투랑가로 내려오기 전에 견고하고 안정적인 하이플랭크에서 5~10회 정도 호흡을 할 수 있는지 확인하는 것이 좋습니다. 이같은 방법으로 자세를 유지할 경우, 견갑대의 위치를 안정적이게 하며 팔을 독립적으로 움직일 수 있는 충분한 힘을 얻을 수 있습니다.

하이플랭크에서 차투랑가로 전환할 때는 오로지 팔만 움직이면 됩니다. 몸의 나머지 부분은 곧게 뻗은 안정된 상태를 유지하여야 합니다. 발뒤꿈치의 위치가 앞꿈치 위에 유지되어야 하며, 이것이 팔꿈치와 어깨의 최종 위치를 결정합니다. 발뒤꿈치에서 어깨까지의 몸 길이는 일정하므로(견갑대의 전인 또는 후인이 안정되어 있는 경우) 상완이 앞으로 이동하는 위치에 따라서 팔꿈치가 손목의 뒤로 이동해야 하는지 여부를 결정합니다. 팔꿈치가 손목 위에 있고 몸이 아래로 내려갈 때 발뒤꿈치가 움직이도록 하면, 수련생의 상완이 길수록 어깨는 더 앞으로 가고 발뒤꿈치는 함께 움직이게 됩니다. 제 생각에 발뒤꿈치가 앞꿈치보다 앞에 있으면 발을 뒤로 미는것은 더 힘들어지며 허벅지와 복부의 강한 결합을 유지하기 어려워진다고 생각합니다. 결론적으로, 발뒤꿈치의 위치를 유지하면서 필요에 따라 팔꿈치의 위치를 조절하는 것이 좋다고 볼 수 있습니다.

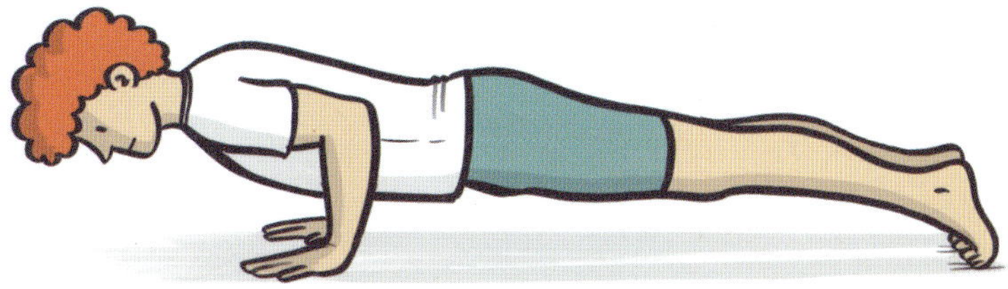

여기서 Doug는 팔꿈치를 손목 위로 고정했지만, 이것은 뒤꿈치를 앞으로 이동한다는 것을 의미해요.

수련생은 다른 부위들의 온전함을 유지할 수 있는 정도까지만 몸을 낮춰야 하며, 근력이 향상됨에 따라 더 아래로 내려갈 수 있습니다. 차투랑가에 대한 이러한 접근방법은 개인의 근력과 비율에 따라 위치를 조절해야 합니다. 만약 내려오는 동안 견갑골이 모이거나 흉곽으로부터 견갑골이 떠버리면, 이것은 수련생의 견갑대가 견고하지 않다는 것을 의미하기 때문에 근력향상을 위해서는 하이플랭크에서 오랜 시간 머물러야 할 것입니다.

태양경배자세(수리야나마스카라)의 구성 동작들 중 하나인 차투랑가는, 점프백을 진행함과 동시에 자세를 낮추는 것이 더 나은지 아니면 점프백 전환 후 하이플랭크를 취한 뒤 자세를 낮추는 것이 나은지에 관한 질문이 종종 제기되곤 합니다. 제 관점에서는 점프백과 동시에 차투랑가로 자세를 낮추는 것은 수련생이 동작을 제대로 제어할 수 없다면 피해야 한다고 생각합니다. 자세를 낮추며 체중을 지지할 때 어깨 주변 근육에 과도한 스트레스를 줄 가능성이 있기 때문입니다. 숙련된 수련생을 제외한 모든 수련생들에게 제가 권장하는 것은 점프백한 후 하이플랭크에서 차투랑가로 내려오는 것입니다. 이때 부드러운 착지를 위해 곧게 뻗은 팔로 체중을 조절하는 힘이 필요합니다.

### 차투랑가에서 업독으로의 전환

The Transition from Chaturanga to Updog

차투랑가에서 바로 이어지는 가장 대표적인 자세는 업독자세입니다. Backbends 챕터에서, 건강하게 업독 자세를 하기 위한 요점들을 다뤘기 때문에 여기서는 수련생들이 발을 뒤로 움직여야 하는 필요성에 관하여 초점을 맞출 것입니다. 어깨가 손목보다 앞쪽으로 나와있지 않은 상태에서 부드럽게 업독자세로 이어질 수 있도록 하는 것이 목적입니다. 유연한 척추를 가진 수련생들은 차투랑가에서 별도의 조정 없이 발가락을 굴려 업독으로 이어질 수 있겠지만, 이미 논의한 바와 같이 이러한 전환은 업독자세가 가파르고 과하게 꺾인 형태가 됩니다.

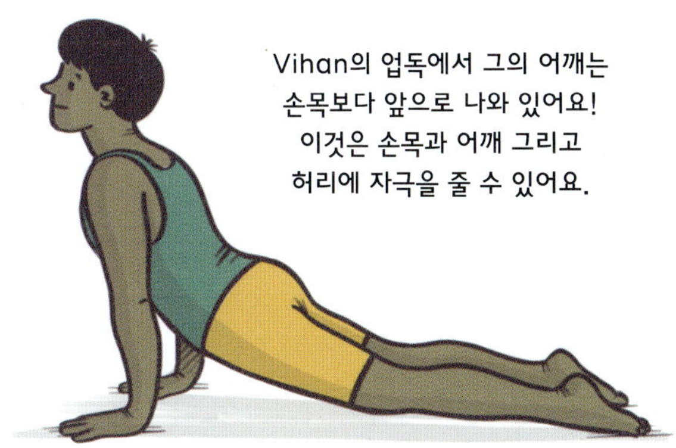

Vihan의 업독에서 그의 어깨는 손목보다 앞으로 나와 있어요! 이것은 손목과 어깨 그리고 허리에 자극을 줄 수 있어요.

발을 뒤로 옮기는 세 가지 간단한 방법이 있습니다. 첫 번째는, 발을 구르는 것은 완전히 배제하고 그 대신 한 번에 하나씩 발끝으로 움직이는 것입니다. 다른 두 가지 방법은 첫 번째 방법과 달리 부드러운 전환을 제공하지만 자세를 낮춘 위치에서 더 강한 근력을 필요로 합니다. 이 방법들 중 더 쉬운 것은 몸을 고정시켜 놓고 발가락을 구부린 뒤, 뒤로 밀어 저측굴곡을 시키는 것입니다. 발가락이 젖혀지기 전, 발을 굴리며 앞으로 이동합니다.

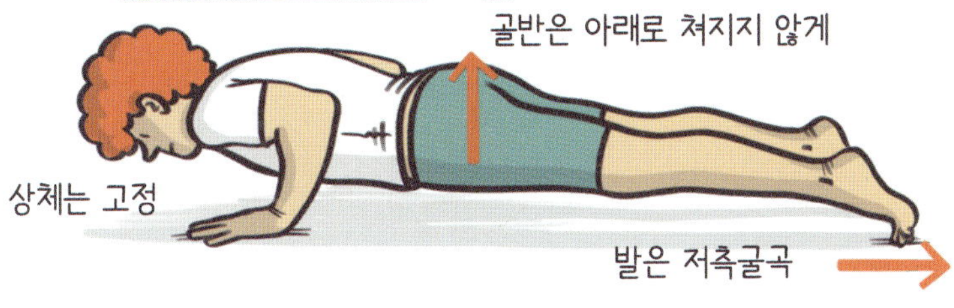


마지막 방법은 발의 배측굴곡을 유지한 상태로 손으로 지면을 단단히 누른 채 몸 전체를 뒤로 미끄러지도록 하며 발가락을 위로 굴리는 것입니다. 이 두 가지

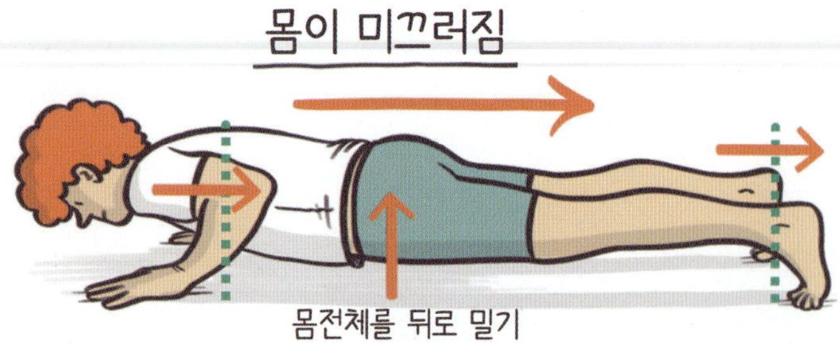


방법 모두 수련생 개개인의 비율과 척추 신전의 저항성에 따라 얼마나 발을 뒤로 보내는지가 조절될 수 있습니다. 조금은 쉽게 후굴이 될수록 발을 더 뒤로 미끄러트려야 합니다. 처음에는 원하는 업독 위치에 도달하기 위해서는 약간의 시행착오가 필요하겠지만, 위치를 잡고 여러 번 반복 수련하면 몸이 패턴을 기억할 것입니다.

### 굽힌 팔의 근력 Bent-arm Strength

만약 여러분이 암발란스 자세들을 유지하고, *Nakrasana*(나크라사나, 악어자세)와 *Bakasana*(바카사나, 두루미자세)와 같은 낮은 단계의 자세들을 수행하고, 깔끔하게 점프백 하기를 원한다면 차투랑가는 숙달해야 할 필수적인 자세입니다. 차투랑가를 숙달하기 위해서는 처음 아래로 내려올 때 느리게 내려오면서 약 4초 동안 버티고, 점차 시간을 늘려가는 것입니다. 하이플랭크에서 차투랑가로 전환될 때마다 이것을 달성하기 위해 노력하는 동시에 위쪽 팔이 바닥과 평행하거나 더 낮아질 수 있도록 깊이를 점차적으로 늘립니다. 그런 다음 전환으로 넘어가는 자세가 아니라 그 자체를 자세로서 자세마다 5~10초 정도 머무르는 것까지 시도해 볼 수 있습니다. 여기에서 안정감이 생기면, 업독으로 전환하는 것이 아닌 하이플랭크로 천천히 되돌아가며 밀어내는 것을 추가할 수 있습니다. 목표로 삼기 딱 좋은 정도는 4초 동안 자세를 낮추면서 내려가고, 4초 동안 머무르고 그리고 다시 4초 동안 밀어 올려 하이플랭크로 되돌아 가는 것입니다.

이러한 모든 점진적인 수련 과정에서 몸이 지치기 시작할 때는 움직임을 주의 깊게 관찰하는 것이 중요합니다. 하이플랭크로 다시 돌아갈 때 엉성하게 올라가는 모습을 가장 흔하게 볼 수 있습니다. 만약 몸이 버팀목이 되지 못한다면, 약간의 척추 신전과 함께 어깨가 가장 먼저 올라갈 것입니다. 주로 하프업독과 하프푸쉬업을 하는 것처럼 보여집니다. 만약 혼자 수련한다면, 즉흥적으로 자세를 성공시키기 위해 교묘하게 술수를 쓸 수도 있고 속임수 움직임들을 알아차릴 수 없기 때문에 수련하는 모습을 보기 위해 동영상 촬영을 해보는 것도 좋습니다. 보다 안정적인 방향으로 엄격하게 단계별로 수련하는 것이 상체와 하체 사이의 관계를 컨트롤 해야 하는 *Shirshasana*(시르사아사나, 머리서기)와 같은 자세에서도 도움이 될 수 있습니다.

### 견갑 안정화 Shoulder Girdle Stability

Body Bits 챕터의 Shoulder에서 언급했듯이 견갑골은 흉곽에서 움직임으로써 팔이 더 큰 ROM으로 굴곡, 외전, 수평 내전의 움직임을 하는 것을 돕습니다. 견갑골을 견고하게 유지하며 팔이 독립적으로 움직일 수 있도록 하려면 시간이 걸릴 수 있습니다. 견갑골 후인의 근육들(능형근, 중부승모근) 그리고 전인의 근육들(전거근, 소흉근)이 등척성수축(isometrically contracted)으로 견갑골을 제자리에 고정시킬 수 있으므로 어깨관절을 가로지르는 근육들은 팔을 제어하기가 더욱 쉬워집니다.

하이플랭크는 견갑골 안정화를 다루는 이상적인 자세입니다. 앞서 소개한 것처럼 그 자세에서 5~10번의 호흡을 견갑골 전인의 상태로 유지하며 근력을 쌓을 수 있습니다. 전인에서 후인으로의 전환 그리고 그 반대의 움직임은 또 다른 유익한 운동이 될 수 있습니다. 팔을 계속 곧게 유지하고 몸 주변으로 견갑골 사이를 넓게 떨어트리고, 그리고 다시 견갑골을 척추가 있는 안쪽으로 부드럽게 끌어당기는 움직임을 번갈아 진행합니다. 두 동작들을 적극적으로 진행하면서 견갑골 전인시에는 팔을 강하게 밀고 후인 할 때는 두 견갑골 사이를 수축합니다.

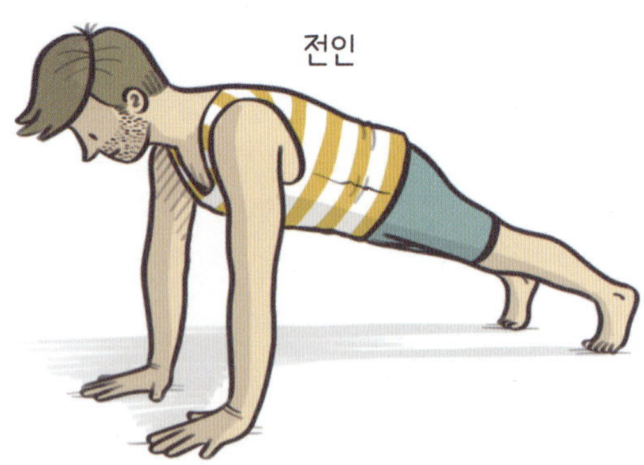


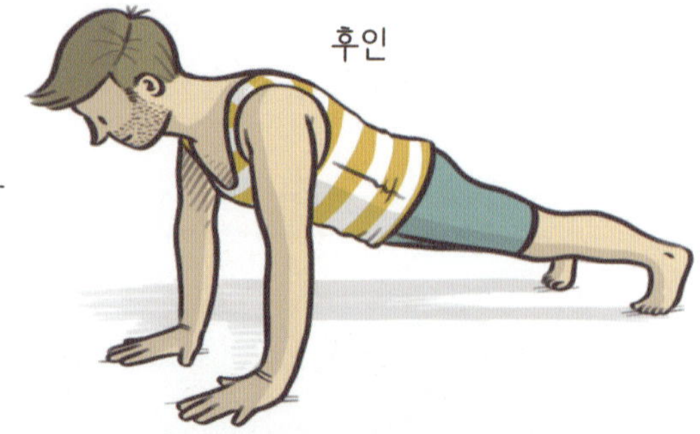


견갑골을 넓게 펼치는 것(전인)과 척추방향으로 끌어당기는 것(후인)을 제외하고는 몸 전체를 완전히 동일하게 유지해요!

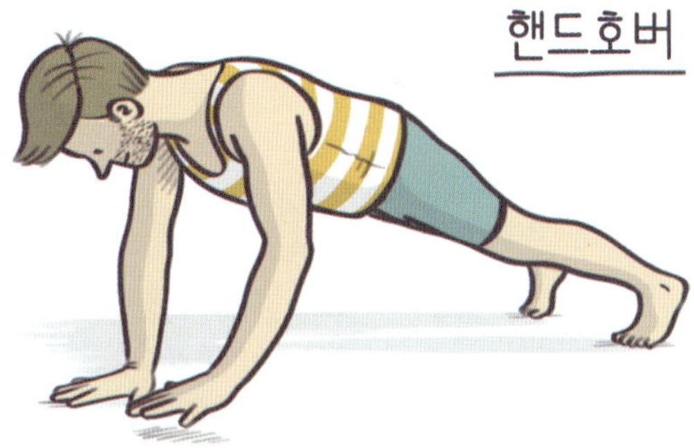


손을 바닥으로부터 살짝 몇 cm 정도 들어 올릴 때, 나머지 몸의 모든 부분은 정확하게 같은 위치에 유지할 수 있도록 하세요.

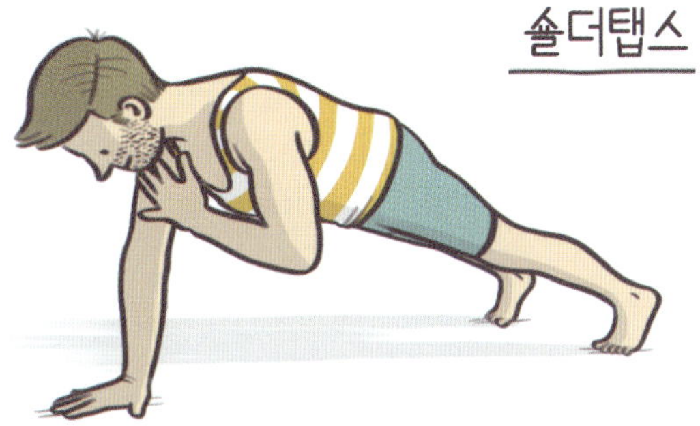


마찬가지로, 반대쪽 어깨를 터치할 때 몸은 계속 동일하게 유지하세요. 조절하며 천천히 움직이도록 합니다.

핸드호버(Hand Hovers, 손을 공중에 띄우는 동작) 또한 견갑골 안정화에 좋은 반복 동작입니다. 견갑골이 전인된 하이플랭크에서 시작하고 한 손을 약 1cm 정도 바닥에서 들어 올립니다. 양손마다 5~10번의 호흡을 번갈아 합니다. 바닥에 놓인 한 팔에 의지하지 않도록 주의하고 공중에 있던 팔을 다시 바닥에 중립상태로 놓을 땐 몸의 나머지 부분은 정확히 같은 위치에 있어야 합니다. 또 다른 변형 동작(Shoulder Taps)은 한 팔로 지지하며 반대 팔로 어깨를 가볍게 터치하는 것입니다. 동작 후 팔은 내려놓고 반대쪽을 번갈아 진행합니다. 제가 지켜본 수련생들은 이 반복 동작들을 급하게 진행하는 경향이 있었습니다. 하지만 이 동작들은 매우 천천히 움직이는 것이 좋습니다. 긴장지속시간(TUT: Time Under Tension)이라는 중요한 개념을 다시 한 번 기억하시길 바랍니다.

핸드스탠드에 자신이 있는 경우, 얼굴이 벽을 향한 상태로 견갑대의 상승과 하강을 연습하는 것은 매우 좋은 운동이 됩니다. 이미 손에 힘이 실리고 자신감이 있는 수련생들은 여기서 어깨를 터치하는 동작들까지 가능합니다.

### 당기기 Pulling

앞서 요가는 밀고 당기는 동작 사이에 불균형이 내재되어 있다고 언급했으므로, 이 챕터에서 미리 소개한 매달리기를 보완하기 위해 몇 가지 당기기 운동들을 설명할 것입니다.

탄력밴드는 몸의 모든 부분에서 간단한 근력운동을 할 수 있도록 도움을 주기 때문에 요가 수련에 있어 좋은 도구가 될 수 있습니다. 어떤 방식으로든 할 수 있는 요가 자세들과는 달리 당기는 동작은 도구가 필요하기 때문에 여기에서는 요가수련에 사용 가능한 탄력밴드를 소개할 것입니다. 강도에 따라 밴드의 두께를 선택하시길 바랍니다. 처음에는 생각보다 가벼운 두께의 밴드로 시작하는 것이 가장 좋습니다. 시작 자세에서 약간의 긴장이 있도록 밴드를 잡지만, 늘릴 수 없을 정도로 많이 잡지는 않습니다.

첫 번째 운동은 *Dandasana*(단다아사나, 막대기 자세)로 시작합니다. 시작 자세는 밴드를 발에 둘러 감싸고 견갑골은

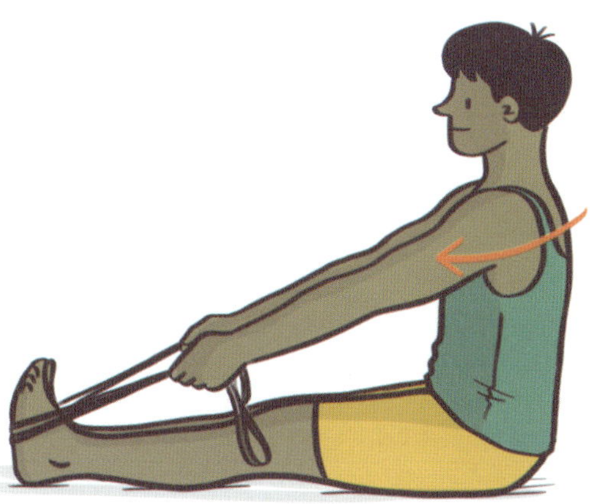

팽팽한 밴드를 사용하여 똑바로 앉습니다. 견갑골을 전인한 상태에서 밴드가 여러분을 끌어당기게 하되 저항함으로써 움직임을 늦춰보세요.

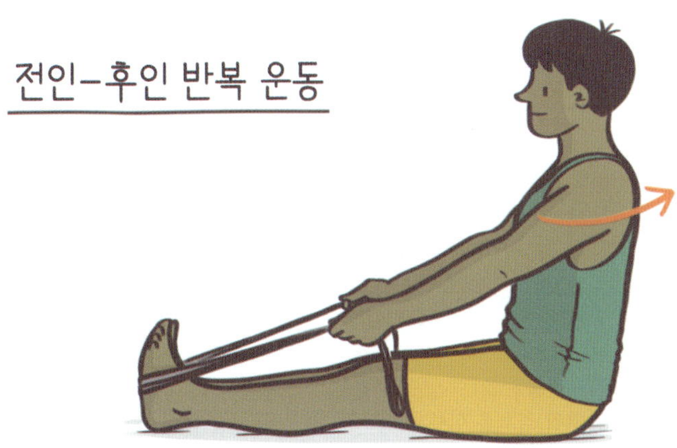


팔은 완전히 곧게 뻗으며 골반과 같은 위치를 유지하면서 견갑골을 척추 쪽으로 천천히 끌어당기세요.

전인시키며 팔은 앞으로 곧게 뻗어 준비합니다. 팔을 굽히지 않고 견갑골이 척추 쪽으로 당겨진 (후인) 자세에서 견갑골을 서로 쥐어짜듯 5초 동안 유지합니다. 전인의 시작 위치로 돌아갈 때, 당기고 있는 밴드의 긴장감을 유지하며 가능한 천천히 움직입니다(신장성 수축). 10번의 반복을 목표로 합니다.

위 운동은 하이플랭크에서의 전인–후인 운동과 같은 견갑대 움직임을 사용하지만 전거근과 소흉근(전인 근육)이 아닌 능형근과 중부승모근(후인 근육)을 대상으로 합니다. 차이점은 방향이 바뀌었고 저항 밴드가 중력 대신 작용하도록 힘을 제공하고 있다는 것입니다. 하이플랭크 자세에서 중력은 몸을 바닥쪽으로 끌어당기고, 전인의 움직임은 이 힘의 방향에 반대로 작용하는 것을 의미합니다. 그리고 후인은 전거근과 소흉근의 이완시 이루어집니다. 움직임이 끝날 때 견갑골을 척추 방향으로 쥐어짜는 것은 능형근과 중부승모근에 중요한 작용이 될 것입니다. 그러나, 이 운동에서는 정반대의 움직임이 일어납니다. 능형근과 중부승모근이 당기는 동작을 제공하고 전거근과 소흉근은 큰 역할을 하지 않습니다.

### 낮게 당기기

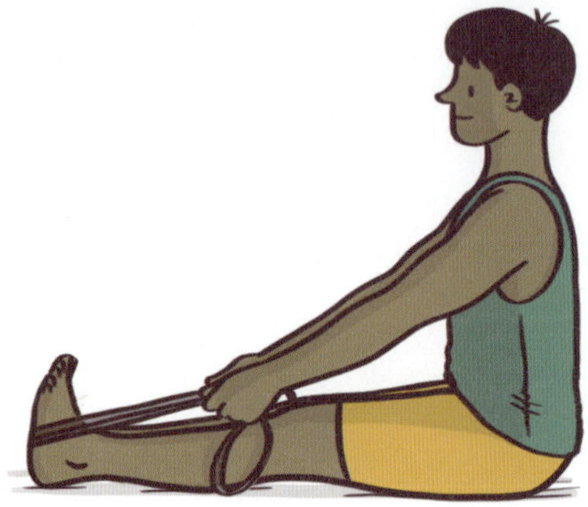

탄력있는 밴드와 함께 똑바로 앉아 시작합니다.

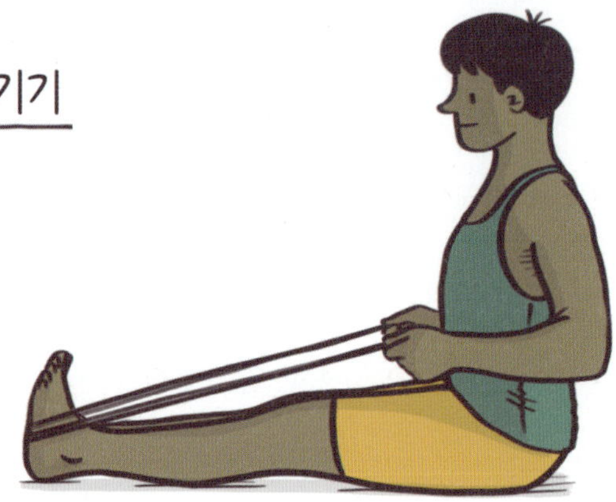

자세나 위치의 변화 없이 손을 허리쪽으로 당겨보세요.
그리고 밴드가 시작 위치로 다시 끌어당겨질 때 저항해 보세요.

두 번째 운동은 같은 자세에서 시작하지만 견갑골을 전인하지 않은 상태로 시작합니다. 이번에는 팔을 굽히고 손을 허리쪽으로 당깁니다. 저항을 견디며 5초 동안 유지하고 컨트롤 한 상태로 다시 시작 자세로 돌아갑니다. 다시 시작 위치로 돌아갈 때 가능한 한 천천히 이동하며 신장성 수축을 활용합니다. 이 운동으로 위팔은 견갑골에 상대적으로 움직이고(어깨 신전), 아래팔은 위팔에 상대적으로 움직이기(팔꿈치 굴곡) 때문에 후면삼각근 뿐만 아니라 광배근과 상완이두근을 운동할 수 있는 기회를 얻을 수 있습니다.

### 얼굴 쪽으로 당기기

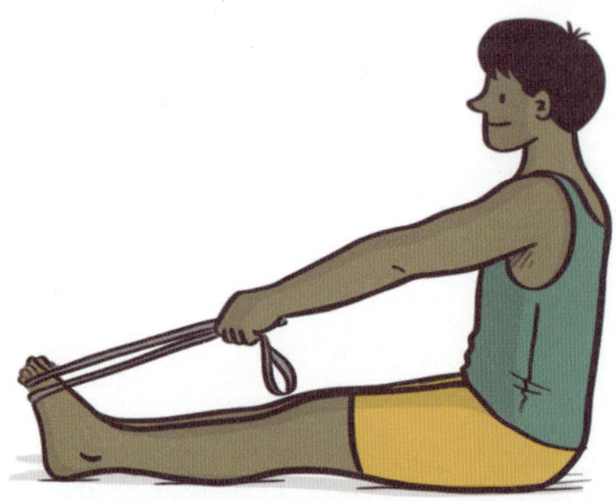

위쪽으로 더 멀리 당겨야 하니 밴드를 발에 더 단단히 걸도록 하세요. 그리고 작은 근육들을 목표로 하기 때문에 가벼운 밴드를 사용하세요.

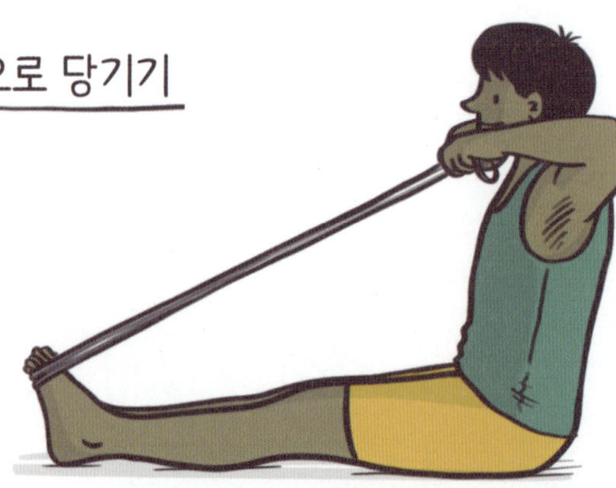

밴드를 얼굴 쪽으로 천천히 당기고, 저항을 유지하며 시작 위치로 돌아가세요.

마지막 운동은 교정 운동이라고 할 수 있으며, 헬스장에서 오버헤드 프레스 운동을 많이 하거나 핸드스탠드를 많이 하는 사람과 같이 과도한 오버헤드 프레스로 인해 어깨 통증이 유발되는 사람들에게 특히 유용합니다. 어느 정도 어깨 부위에 균형을 잡는 데 초점이 맞춰져 있지만, 이번에는 더 작은 근육인 후면삼각근을 대상으로 할 것입니다. 앉은 상태에서 팔을 곧게 펴고 몸을 똑바로 세우며 몸의 다른 부분의 변화 없이 밴드를 턱이나 얼굴 쪽으로 당기는 방법입니다. 이 운동에서는 이전에 목표로 둔 큰 근육들에 비해 타겟 근육이 약하며, 아마 상태가 그다지 좋지 않을 것이기 때문에 저항력을 적게 사용하고 자세를 엄격하게 유지하는 것이 중요합니다. 또한 밴드에 경사를 만들며 당겨올 때 밴드가 발에서 미끄러지지 않게 주의해야 합니다.

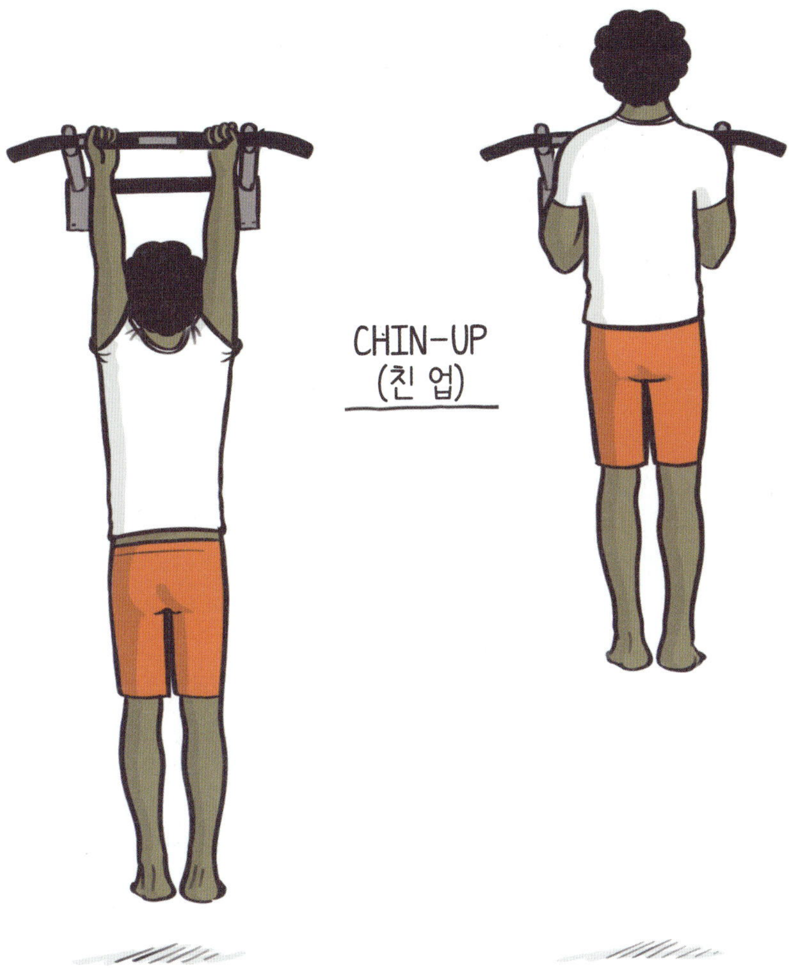


턱걸이 아래쪽에서 팔을 구부리고 싶은 유혹이 있을 수 있지만 완전한 ROM을 사용하는건 아니므로 속임수가 될 수 있어요! 턱을 바 위로 당겨오도록 하세요.

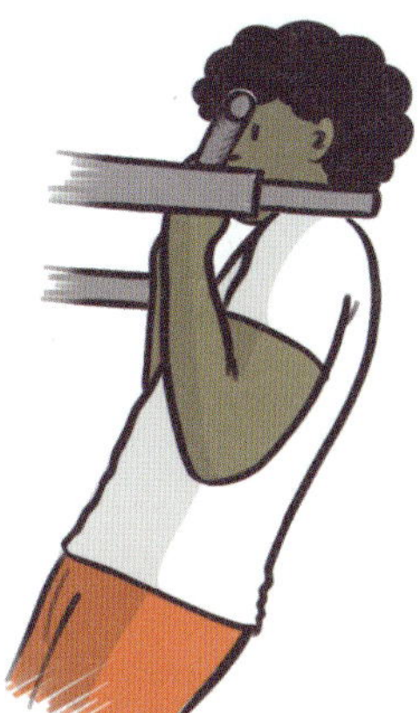

약해진 상완이두근과 광배근에 효과가 있어요.

마지막으로 매달릴 수 있는 적절한 장소가 있다면, 친 업(Chin-up)과 풀 업(Pull up)이라는 두 가지의 다른 당기기 운동을 할 수 있습니다. 친 업은 어깨 너비의 언더그립(UnderHand Grip)으로 풀 업은 더 넓은 오버그립(OverHand Grip)으로 진행됩니다. 이 두 가지 운동에서 동작이 변형되지 않는 한 몸의 무게를 손 쪽으로 당겨야 합니다. 요가에서는 이러한 움직임이 없으므로 다른 형태의 강화 운동을 하지 않는 한 대부분의 요가 수련생들은 스스로를 끌어당길 수 없을 것입니다. 그러나 다행히도 이 움직임을 위해 할 수 있는 운동들은 많이 있습니다.

첫 번째 옵션은 두께에 따라 하나 또는 두 개의 탄력밴드를 사용하여 몸을 들어 올리는 데 도움을 받는 것입니다. 탄력밴드에 너무 많이 의지하지 않고 6~10회의 반복이 이루어질 수 있는 적절한 강도를 찾는 것이 좋습니다. 친 업이나 풀 업을 위해서 시작 자세에서는 그립을 단단히 잡고 밴드에 한 발 또는 두 발을 넣고 팔을 뻗으면 닿는 곳에 밴드를 이용해 매달립니다. 턱을 손 높이보다 약간 높게 올라가는 것이 목표입니다. 흔들림 없이 천천히 부드럽게 움직일 수 있도록 합니다. 내려올 때는 전과 같이 천천히 내려오고 팔이 곧게 펴지는 위치로 돌아갑니다. 근력이 증가할수록 탄력밴드의 도움을 서서히 줄여 나갑니다. 여러분이 차투랑가에 강하다고 해서 이 움직임을 잘할 것이라는 기대는 하지 마시길 바랍니다. 이 두 가지의 운동 사이에는 아무런 연관성이 없습니다.

두 번째 옵션은 탄력밴드가 없는 상황에서 반대 방향(여기서는 중력의 방향)으로 신장성 수축 운동을 통해 강화하는 것입니다. 이 변형에서는 시작 위치는 맨 위에 있으므로, 턱이 손 위로 올라갈 수 있는 안정적인 곳에 서서 시작합니다. 이 운동은 가능한 천천히 내려가는 것입니다. 일단 팔을 곧게 뻗으면, 다시 올라가 같은 횟수의 반복을 달성하도록 다시 시작합니다. 이 운동도 근력이 약한 수련생에게는 큰 부담이 될 수 있으므로 발을 지지대 위에 유지하는 것으로 시작하고 아래로 내릴 때 다리로 가볍게 누르며 몸무게를 어느 정도 보조해 주는 것이 좋습니다. 다리로부터 받는 도움의 강도는 시간이 지남에 따라 줄어들 수 있습니다.

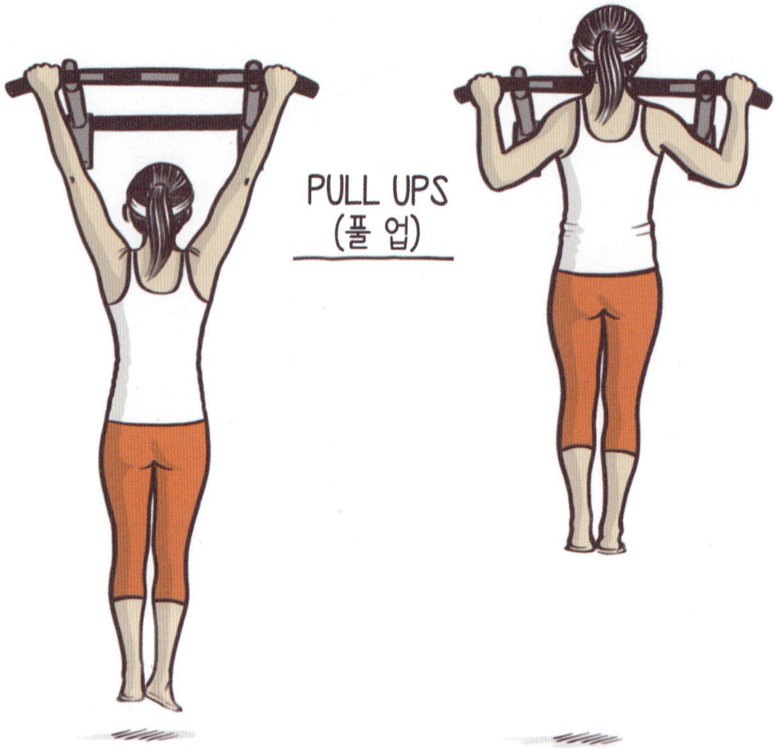


팔이 넓어지면 상완이두근의 도움이 줄어들기 때문에 더 어렵게 느껴질 수 있어요.
풀 업이 힘들다면 반대로 버티면서 가능한 천천히 내려오는 게 좋아요.

# INVERSIONS

이 챕터에서는 *Pincha Mayuransana*(핀차 마유라사나, 공작새 깃털 자세), *Shirshasana*(시르사아사나, 머리서기), *Sarvangasana*(사르방가사나, 어깨서기), *Mukta Hasta Shirshasana A*(묵타 하스타 시르사아사나 A, 손이 자유로운 머리서기)에 초점을 맞출 것이며, 이 모든 것들은 다른 챕터에서도 부분적으로 논의된 바 있습니다.

Inversions(여기서는 역자세로 지칭함)은 면역체계와 정맥 환류량 개선을 비롯해 노화방지, 질병예방, 내부 장기 강화, 독소 제거와 같은 다양한 생리적 이점을 지니고 있습니다. 저는 요가 자세의 생리학적 효과는 직접 보기 어려우며 주장을 입증하기도 힘들기 때문에 기능 해부학만큼 흥미롭지 않았다고 솔직히 인정하지만 역자세의 효과로 자연스러운(얼굴) 주름 개선이라는 것을 어디선가 읽은적도 있습니다. 또한 수련생들이 거꾸로 있는 동안만큼은 마치 손을 베었을 때 팔을 드는 것과 같은 방식으로 정맥 환류량을 개선시킨다고 생각합니다. 그러나 중력과 뒤집어진 포지션 때문에 그 자세를 취하는 동안에는 머리 속 혈압도 증가할 것이기 때문에 이는 고혈압을 앓고 있는 사람에게는 고려사항 또는 금기가 될 수 있습니다. 저는 대부분의 보고된 생리학적 영향이 사실이 아니라고 말하고 싶지는 않지만, 저는 그것에 대해 회의적이거나 이에 조언할 입장은 아니므로 이 부분이 흥미롭다면, 제대로 수행된 관련 연구를 찾아보는 것을 추천합니다.

모든 자세들처럼, 역자세도 동작의 의도가 중요합니다. 수련생 여러분이 원하는 것이 역자세(물구나무)의 생리학적 이점이라면, 간단하게 Viparita Karani(비파리타 카리니, 벽 위로 다리 들기)를 수행하시길 바랍니다 Spine 챕터에서, 우리는 척추의 구조를 살펴보았고, 저는 머리를 기대거나 목을 너무 강하게 구부리는 것에 대한 잠재적인 부정적인 결과 중 몇 가지를 언급했습니다. 그리고 이번 챕터에서는 자세를 만드는 것에 좀 더 집중하려고 합니다.

### *Pincha Mayurasana*(핀차 마유라사나, 공작새 자세)

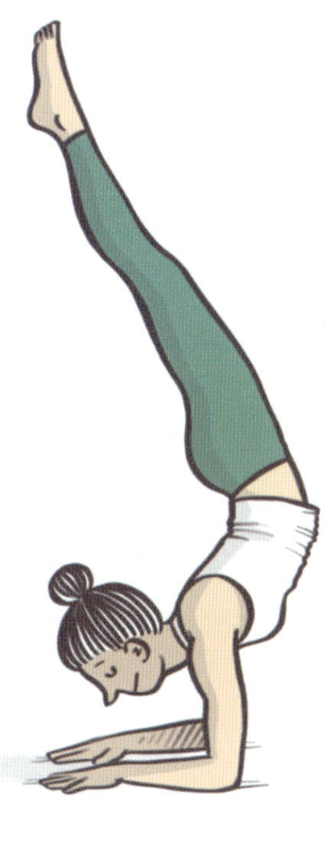

이 자세는 꽤 간단한 모양으로 보이지만, 자세를 만들고 유지하려면 엄청난 도전이 될 수 있습니다. 이 포즈를 요약하면 전완을 바닥과 평행하게 하면서 팔꿈치부터 뒷꿈치까지 직선으로 만드는 것입니다. 또한 적은 어깨 굴곡과 바나나처럼 휜 등(바나나 등)으로도 동작을 취할 수 있다는 점에서 물구나무서기와도 유사하다고 볼 수 있습니다. 사실 수행 목적이 *Vrschikasana*(브리츠카아사나, 전갈 자세) 변형으로 이어지는 것이라면, 두 번째 변형이 필요할 것입니다. 동작에 차이가 있을 때마다 여러분은 스스로 그 자세를 그렇게 취하기로 선택하신 건가요? 아니면 그 자세가 여러분의 한계를 보여주는 건가요? 휘어진 자세는 더 쉬우므로, 신체를 보다 잘 표현할 수 있는 곧은 자세를 지향할 것을 추천합니다.

무릎을 바닥에 꿇어서 정강뼈를 바닥에 놓으면 누구나 아래팔을 매트 위에 평행하게 놓을 수 있다고 생각합니다. 다만 문제는 엉덩이를 들었을 때, 몸통과 상완의 각이 커졌을 때입니다. 우리는 이것을 외회전된 어깨 굴곡이라고 이전에 언급한 적이 있습니다.

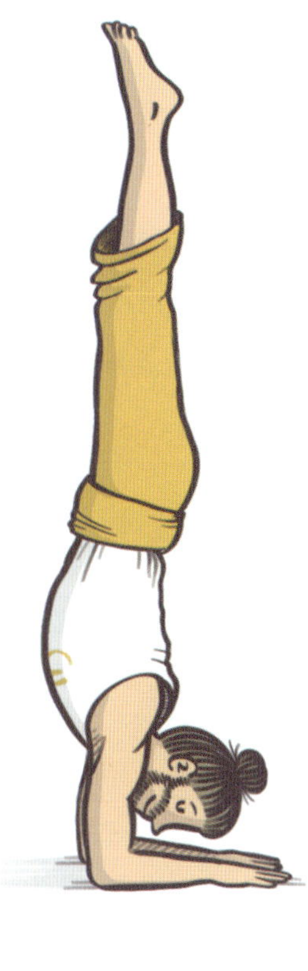

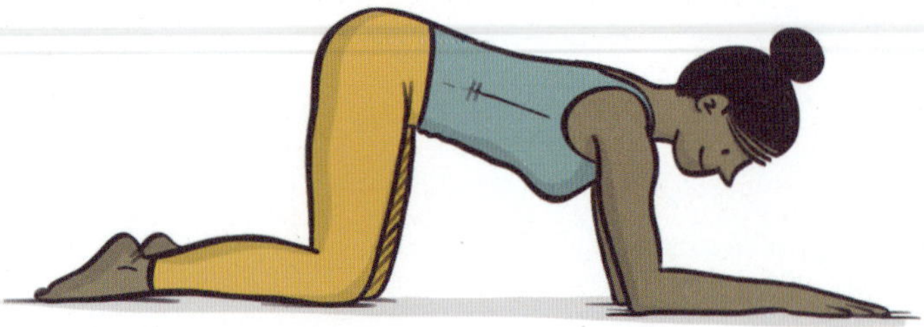

두 손이 서로 향하면서 어깨가 내회전하거나, 팔을 제자리에 유지하는데 제한이 있다면, 어깨 굴곡은 겨드랑이에서 몸통이 직선으로 되기 전에 멈추게 됩니다.

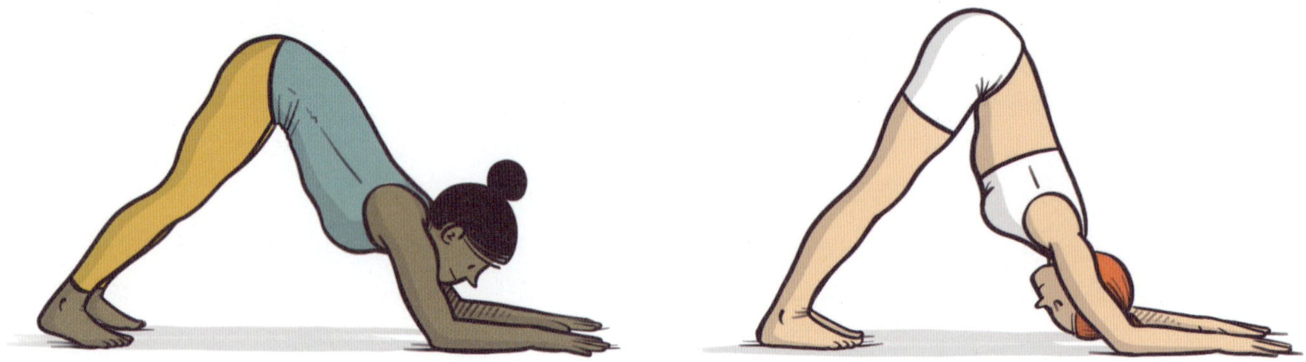

(오른쪽) Victoria는 돌고래 자세에서 먼 거리를 걸을 수 있지만, (왼쪽) Myra는 어깨 근육의 긴장으로 인해 더이상 걸어 들어오지 못하고 멈췄어요.

이 움직임의 가동성을 평가하는 첫 번째 단계는 *Ardha Pincha Mayurasana*(아르다 핀차 마유라사나, 돌고래 자세)를 해 보는 것입니다. 여기에서 균형에 대한 걱정 없이 어깨 움직임을 재현해 볼 수 있습니다. 이때 두 팔은 평행하게 유지되어야 합니다. 그렇지 않으면 이에 저항하려는 어깨 내회전의 움직임이 일어나게 됩니다. 이 제한은 팔꿈치와 고관절 사이에 일직선이 무너지는 것으로 쉽게 설명됩니다. 아르다 핀차 마유라사나를 수행할 때 두 손을 모으는 것이 편하다면 상관은 없겠지만, *Pincha Mayuransana*(핀차 마유라사나, 공작자세)의 수련 목적으로는 부적절합니다. 시각적 피드백 뿐만 아니라, 수련자의 주관적인 경험도 크게 바뀔 수 있습니다. 가동 범위가 더욱 큰 수련생에게는 이 자세가 편안할 수 있고 동일한 가동 범위에서 더 많은 자세를 수련할 수도 있지만 반대로, 가동 범위가 작다면 극복하기 어려운 도전이 될 수 있고 도움 없이는 편안한 자세를 찾기 어려울 수 있습니다.

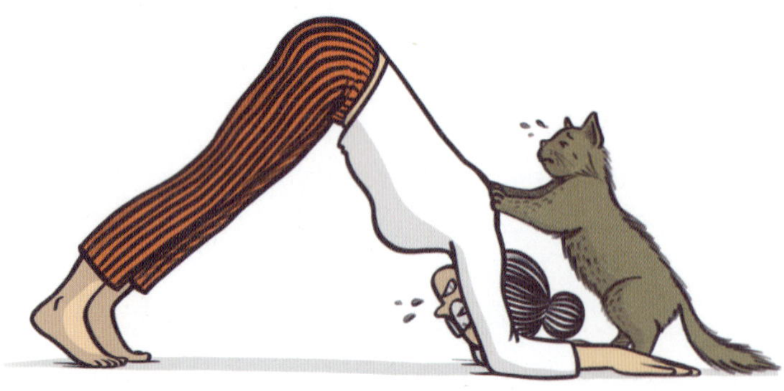

Gerald가 열심히 도와주지만, 저항을 극복하는 것이 힘들 수 있어요.

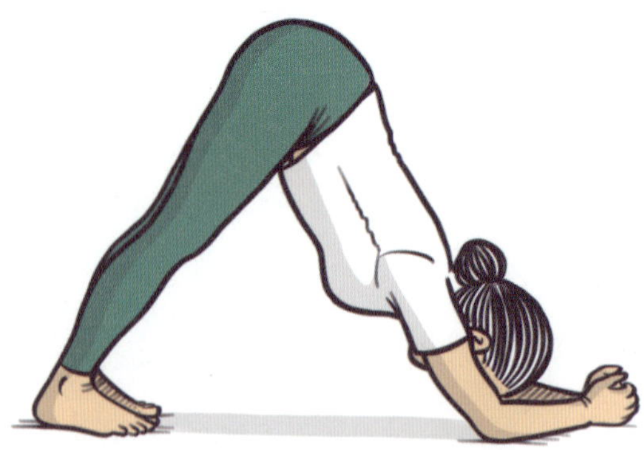

손을 모으면 어깨 굴곡이 보다 쉽지만,
핀차 마유라사나에에 필요한 동작과는 맞지 않아요.

이 작은 테스트는 핀차 마유라사나에서 기대되는 성과에 대해 많은 것을 제시합니다. 지면에서 팔꿈치와 몸통을 직선으로 만들 수 없다면 공중에서도 직선을 만들 수 없다는 것을 의미하며, 구부러진 척추가 유일한 선택사항이 될 수 있습니다. 그렇게 되면 양손이 움직이면서 몸의 안정성을 떨어뜨릴 수 있습니다. 좋은 정렬로 아르다 핀차 마유라사나가 가능하다면, 자세를 곧게 할 수 없는 것은 ROM의 문제는 아닙니다. 이 경우 견갑대 및 팔 힘이 부족하거나 코어 힘이 불안정하기 때문입니다. 만약 이런 케이스라면, 팔꿈치를 바닥에 놓은 상태로 플랭크를 다시 해야 합니다. 넘어질 것 같아 불안하다면 벽에서부터 시작 하시길 바랍니다. 척추가 심하게 휘어지지 않도록 손가락 끝이 벽에 닿도록 간격을 유지한 채 시도해 보시길 바랍니다.

핀차 마유라사나로의 가장 우아한 진입은 정확한 아르다 핀차 마유라사나로부터 시작하는 것입니다. 제대로 하려면 좋은 고관절 굴곡 뿐만 아니라 이전에 언급한 어깨 가동범위가 충분해야 합니다. 이런 요소들이 갖춰지면 엉덩이를 어깨 너머로 보낼 수 있고, 발은 가벼워질 것이며, *Shirshasana*(시르사아사나, 머리서기) 자세와 비교해 다리를 곧게 펴기 위한 문제도 없어질 것입니다. 어깨가 뻣뻣하거나 고관절 신전근이 타이트하다면 몸통을 곧게 위로 뻗는 것이 어려워질 수 있습니다. 이때 남은 선택지는 아마 킥업 뿐인데, 가능한 큰 걸음으로 다리를 걸어 들어오고 천장을 향해 최대한 높이 다리를 뻗는 것이 중요합니다. 가능한 다리를 더 가까이 딛을수록, 킥 업으로 발생하는 가속도가 줄어들며, 빠르게 균형을 잡을 수 있습니다. 다리를 보다 더 가까이 걸어 들어오면 그 다리는 천장을 가리키게 되며, 반대쪽 다리는 가속도가 붙은 점프의 힘이 아닌(=껑충뛰기가 아닌) 근육의 개입으로 들어 올릴 수 있게 됩니다. 이렇게 된다면 완전히 두 다리를 동시에 위로 밀어 올릴 수 있는 힘을 기를 수 있습니다.

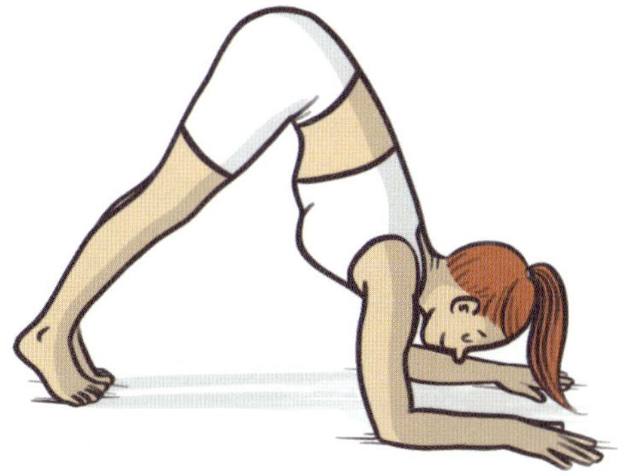

Victoria가 걸음을 멈춘 지점에서는 엉덩이가 Pincha Mayurasana로 들어 올릴 만큼 충분하지 않아요. Victoria는 킥 업을 해야 해요!

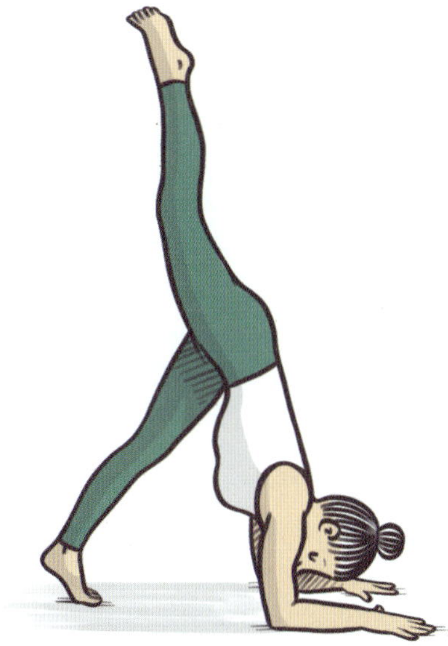

이 자세에서 Sasha는 아마 체중을 이동하여 바닥에 놓여진 다리를 끌어올릴 수 있을 거예요. 두 다리를 들어 올리는 것 또한 도전할 수 있어요!

허리가 유연한 수련생들은 종종 다리를 벌린 자세(straddle)에서 균형을 잡으려 합니다. 이 방법은 낮은 무게중심(COG) 때문에 동작 초반에 균형을 잡기에는 다소 수월하겠지만 바나나 자세로 동작을 취할 가능성이 높습니다. 저는 이 경우 늑골을 치골 쪽으로 당겨 복부를 단단히 유지하고, 첫 번째 다리를 먼저 머리 위 일직선으로 유지한 뒤 두 번째 다리를 자연스럽게 따라오도록 들어 올리는 것을 추천합니다.

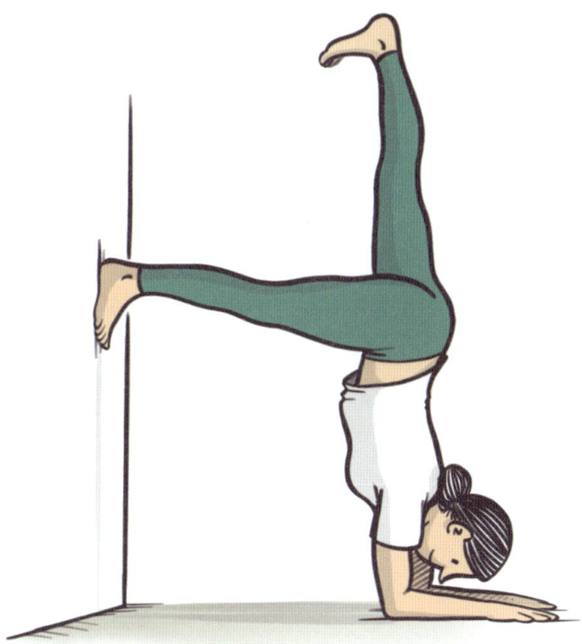

단단한 벽은 몸을 곧게 뻗고 어깨의 힘을 단련하기에 완벽한 장소죠.

근력 부족으로 자세가 불안정하거나 내려 앉는다면, 벽을 활용해 한쪽 다리만 수련하는 것도 유용합니다. 이렇게 수련하면 균형 요소의 개입이 최소화 되기 때문에 긴장이 유지되는 동안 더 많은 힘을 기를 수 있고, 정렬에 알맞은 좋은 자세를 수련할 수 있습니다. 따라서 스텝을 둘 때 다리는 벽과 수직이 되도록 놓고 나머지 몸은 일직선으로 만듭니다. 단단한 벽이 제공하는 안정성은 어깨를 바닥에서 밀어내는 동안 전완의 위치를 보다 쉽게 유지할 수 있다는 것을 의미하기도 합니다. 관절 가동범위에 대한 이러한 종류의 능동적인 수련은 근육의 저항이 적을수록 더 쉬울 것입니다. 따라서 Shoulder Postures 챕터에 자세히 설명되어 있는 'butcher's block'과 같은 중력 보조 운동으로 보충할 필요가 있을 수 있습니다.

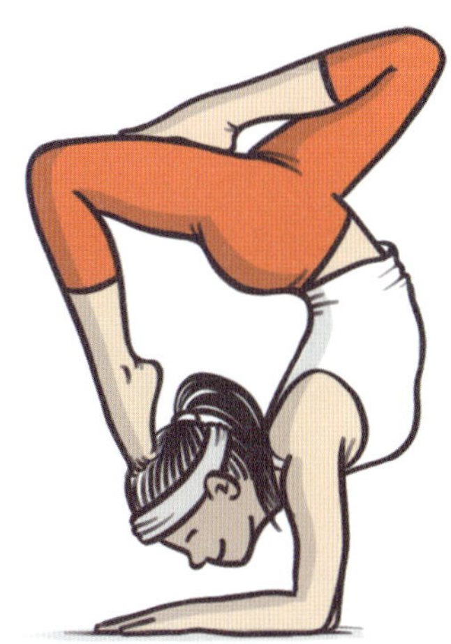

일단 기초가 탄탄하면 모든 형태의 자세를 탐구할 수 있어요.

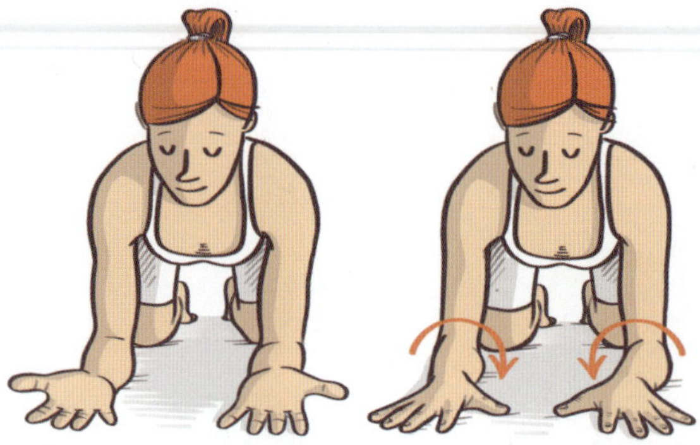

핀차 마유라사나에 대해 마지막으로 얘기할 것은 팔을 정렬하는 팁입니다. 기반이 흔들리면, 가동 범위가 무너지면서 자세가 불안정해집니다. 손바닥이 천장을 향하게 한 뒤 바닥을 향하도록 돌리면 바닥에 손바닥이 밀착되어 꽉 움켜잡을 수 있습니다. 이후 걸어들어오기 시작할 때 기반이 미끄러지지 않도록 열심히 버텨야 하며 손바닥과 전완으로 지면을 단단히 누르는 것이 도움이 될 것입니다.

### *Shirshasana*(시르사아사나, 머리서기)

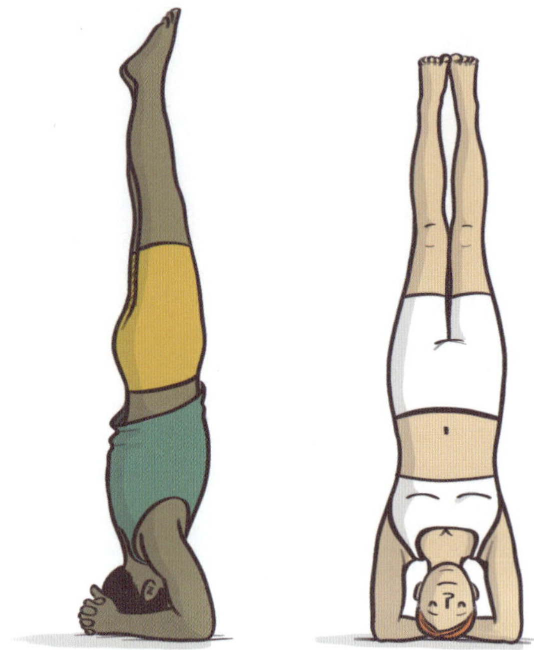

*Shirshasana*(시르사아사나, 머리서기)를 고려하기 전에 먼저, 정상적인 자세에서 척추를 바르게 잘 정렬할 수 있어야 하며, 경추의 다른 문제가 없어야 하는 것이 가장 중요하다고 생각합니다. 또 하나 중요한 요건은 팔과 견갑대의 견고함 즉, 힘입니다. 수련생에게 머리서기를 지도하기 전에 그들이 머리를 대고 발을 벽에 기댄 L자 모양의 유지 동작에서 최소 25회 호흡을 할 수 있어야 한다고 권장합니다. 이렇게 하면 힘과 안정성을 확보할 수 있습니다.

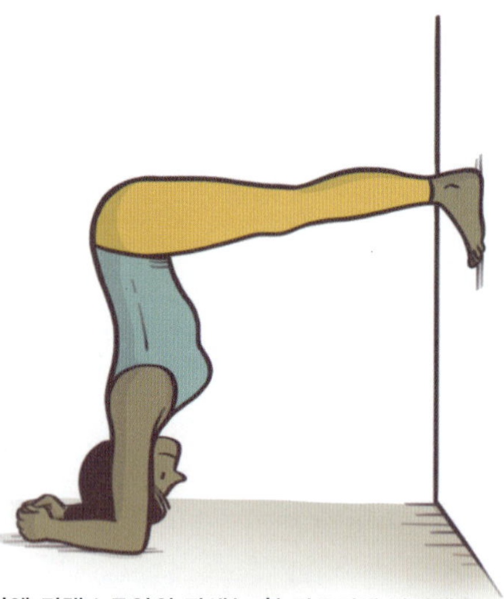

발을 벽에 기댄 L모양의 자세는 힘 기르기에 딱이에요.

이 자세에서 양손이 모아진다는 사실은, 필요한 어깨 굴곡을 얻기가 핀차 마유라사나보다 쉽다는 것을 의미합니다. 또한 정렬이 겨드랑이와 일직선으로 떨어지지 않기 때문에 어깨 굴곡이 덜 필요합니다. 손의 경우 Open Grip(손가락만 깍지를 끼우고 손바닥은 열려 있는 상태)에 비해 Clasped Grip(손가락에서부터 손꿈치까지 깍지를 끼워 손을 주먹처럼 맞잡은 상태)이 더 바람직하다고 생각합니다. 이러한 손의 정렬은 기반에 더 큰 안정성을 제공하고 머리를 바닥에서 들어 올리기에 더 적합하기 때문입니다. 경추의 건강이 최우선이므로 머리를 바닥에서 뗄 수 없다면 이 자세의 수행 시간을 최소한으로 가져가라고 조언합니다. 머리서기는 충분히 매력적이지만 머리를 들 수 없다면 다른 것을 하는 것이 더 나을 것입니다.

또 다른 주의사항으로는 신체 비율과 관련이 있습니다. 팔을 굽혀 귀 옆으로 가져갔을 때 팔꿈치가 머리 위로 튀어나올 만큼 충분히 상완이 길지 않은 수련생은 어깨 견갑대를 들어 올리더라도 머리에서 체중을 들어 올리기가 힘듭니다. 이런 상황이라면 아예 머리서기 상태로 두거나 무게를 어깨에 실을 수 있도록 도구를 사용하는 것이 좋습니다.

가장 목이 취약할 때는 자세로 들어갈 때와 빠져나오는 단계입니다. 점프는 하지 말아야 하며, 체중이 가해질 때 경추는 둥글게 말리지 않아야 합니다. 이는 두 다리가 걸어 들어와 엉덩이를 어깨 너머로 놓을 수 있는 충분한 고관절 굴곡이 없이는 불가능합니다.

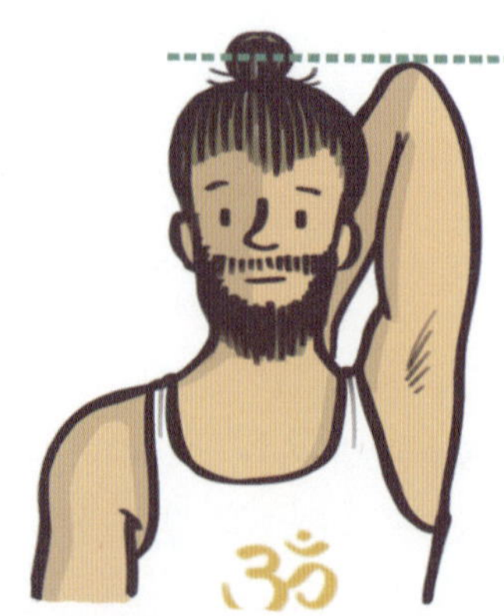

Zane은 팔길이가 머리를 넘어요.

골반이 올바른 위치에 있을 때, 발은 바닥에서 매우 가볍게 느껴질 것입니다. 몸의 안정화가 이루어져야 고관절 신전근(햄스트링과 대둔근)이 다리를 들어 올릴 수 있습니다. 처음에는 이 작업을 줄이기 위해서 한쪽 다리를 천장을 향해 올리고 그 다음에 다른 쪽 다리를 올리는 것이 좋습니다. 하지만 중요한 것은 두 번째 다리는 반동으로 차 올리는 것이 아니라 근육의 개입으로 들어야 한다는 것입니다. 어깨와 등 뒤쪽의 신전근을 사용하면 골반을 머리 위로 이동시키면서 발을 바닥에서 들어 올리는데 도움이 될 것입니다.

### *Sarvangasana*(사르방가사나, 어깨서기)

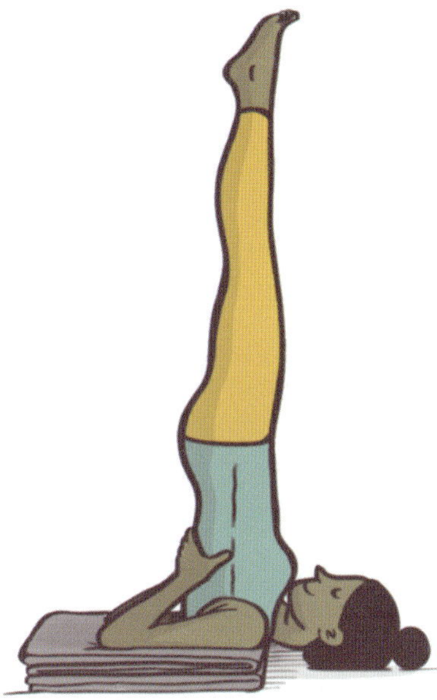

담요를 사용하면 목에 훨씬 부담 없는 각도로 동작을 만들 수 있어요.

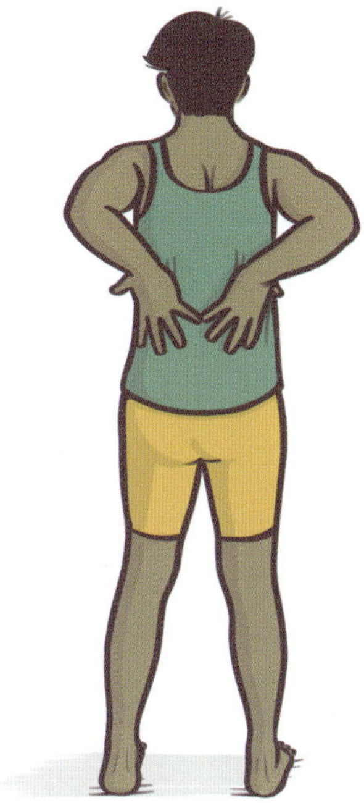

이것은 가슴 앞면을 여는 꽤 좋은 방법이죠.

*Sarvangasana*(사르방가사나, 어깨서기)를 하기 위해 앞서 Spine 챕터에서 경추의 긴장 완화를 위한 현명한 방법으로 한 장의 담요를 사용할 것을 제안했습니다. 담요를 이용해서 경추 굴곡의 정도를 줄일 수 있으며 남은 관심사는 팔로 지지하는 것입니다. 몸통 후면을 지지하려면 손은 골반이 아닌 흉곽에 두어야 합니다. 또한 팔꿈치도 손과 일직선이 되어야 합니다. 만약 수평 외전에 저항하는 가슴 앞면의 제한이 있으면 이 동작은 해내기 어려울 수 있습니다. 이 경우 사르방가사나를 취하면 팔꿈치가 점점 바깥으로 벌어지기 쉬운데, 그렇게 되면 몸의 토대가 약해지거나 가라 앉게 됩니다. 보다 직립 자세에서 몸을 견고하게 하기 위해 다리는 천장을 향해 뻗고 복부 근육과 등 뒷면 신전근을 결합하여 팔에 가해지는 무게를 줄여야 합니다. 서 있을 때 팔꿈치 위치를 적극적으로 개선하는 것이 필요한 데, 정확히 같은 방식으로 팔을 등 뒤로 가져가 몇번의 호흡 동안 팔꿈치는 서로를 향해 당기면서 등척성 수축(isometric contraction)을 유지합니다.

보통 사르방가사나와 이어지는 *Halasana*(할라사나, 쟁기자세)와 관련된 해부학적 이해는 Spine 챕터를 다시 참조하시길 바랍니다.

### *Mukta Hasta Shirshasana A*(묵타 하스타 시르사아사나A, 손이 자유로운 머리서기)

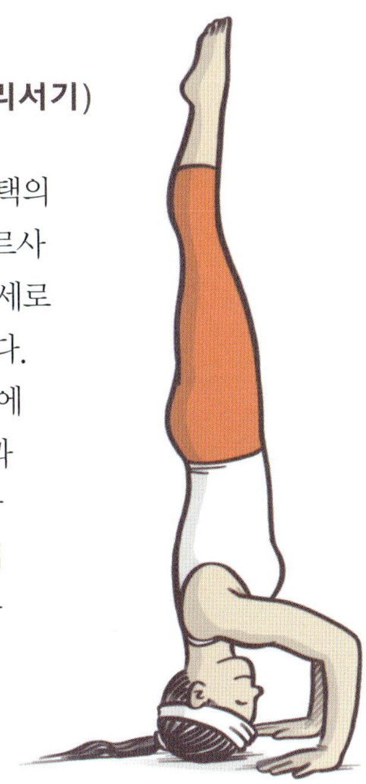

머리서기는 팔이 머리에서 멀어지는 것과 같이 다양한 변형동작들이 있어 머리서기에서는 선택의 여지 없이 머리로 무게가 실릴 수밖에 없습니다. *Mukta Hasta Shirshasana A*(묵타 하스타 시르사아사나 A, 손이 자유로운 머리서기)는 Arm Balances(암발란스, 팔 균형잡기)와 같이 다른 자세로의 전환에 훌륭한 위치를 제공하기 때문에 가장 보편적으로 사용되는 머리서기의 변형자세입니다. 또한 이 자세는 *Prasarita Padottanasana*(프라사리타 파도타나사나, 다리를 넓게 선 전굴자세)에서 전환할 수도 있습니다. 하지만 재밌고 유용한 만큼 주의해야 하고, 정렬에 신경써야 하며 힘과 안정성, 머리에 안전한 체중부하가 요구됩니다. 시르사아사나에서 요구되는 것처럼 점프로 동작에 접근하지 않고 잘못된 목의 움직임은 피하는 방식으로 이 자세를 취할 것을 제안합니다. 책에서는 저의 생각과 경험들을 공유하겠지만 중요한 것은 수련생에게 잠재된 신체적 위험과 관련한 결정은 결국 여러분에게 달려 있습니다.

저는 10여년 전, 척추 X-ray를 찍었을 때 경추 몇 군데서 디스크 팽윤을 발견했습니다. 당시 컴퓨터를 너무 오래 한 탓에, 목 통증과 경직으로 고생 중이었습니다. X-ray는 실제로 이것을 조사하기 위해서가 아닌 유전적 상태의 징후를 찾기 위한 것이었습니다. 그 당시 7가지의 머리서기 변형을 포함하는 Astanga Intermediate Series를 연습 중이었는데, 이 중 6가지의 동작에서 머리를 들어 올릴 수 없었습니다. 디스크 팽윤이 그렇게 흔하지 않았고, 이에 관련한 통증도 없었지만 찾아본 지식을 바탕으로 머리서기를 중단하는 것이 가장 합리적이라고 결정했습니다. 그 후 몇 달이 지나자 목의 불편함은 가라앉았고 그 이후로 재발하지 않았습니다. 이것은 단지 저의 개인적인 경험일 뿐이며 과학적 근거와는 거리가 멀지만, 지금은 전반적인 건강에 우선순위를 두어 오랫동안 요가 수련을 하는 것에 더 큰 행복을 느낍니다.

묵타 하스타 시르사아사나 A를 수행을 할 시에는 머리와 양손을 삼각형 모양으로 기반을 만들고 목은 중립을 유지해 흔들리지 않도록 하며, 너무 오래 머물지 말고 조절하면서 자세로부터 빠져나오도록 합니다.

책과 유튜브, 온라인 수업은 결코 숙련된 강사를 대체할 수 없으며, 특히 머리에 무게가 가해지는 역자세에서는 수련 경험이 많은 선생님의 지도가 필요합니다. 특히 이러한 자세가 처음이거나 정렬과 코어를 잡는 것에 자신이 없다면, 수련에 앞서 제대로 된 선생님과 함께 수련할 수 있을 때까지 기다리길 바랍니다.

# ARM BALANCES

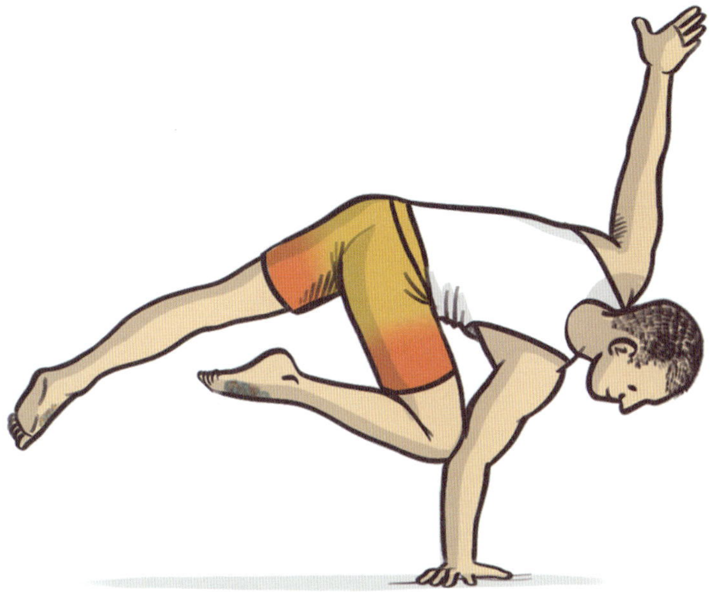

Arm Balances(암발란스, 팔 균형잡기)는 정말 재미있지만, 몸에 상당한 부담을 줄 수 있어, 변형 동작의 횟수나 수련 시간을 점진적으로 늘려가는 것이 현명합니다. 저는 수 년간 요가를 수련하면서, 프레첼 자세들(다리와 팔을 복잡하게 꼬아서 취하는 자세)보다는 팔 균형을 잡는 것이 더 쉬워 보였기 때문에 자연스럽게 암발란스 자세들에 끌렸습니다. 암발란스 동작에는 확실한 힘의 요소가 필요하긴 하지만, 고관절과 관련한 관절가동범위(ROM)가 충분하지 않으면 암발란스의 많은 자세들을 수련하기 어려울 수 있습니다.

저는 처음 암발란스를 시작했을 때, 할 수 있는 만큼 꾸준히 수련하면 시간이 지남에 따라 개선될 것이라 확신했고, 그리고 점점 유연해지면서 더 다양한 자세들이 가능해질 수 있었습니다. 늘 말하지만, 직접 해보지 않으면 나아지기 어렵습니다. 특정 요인만 훈련한다고 이룰 수 있는 것이 아니라 신경계가 적응되어야 하며 그만큼 시간도 오래 걸릴 수 있습니다. 암발란스를 이해하는 것은 다른 요가 자세를 설명할 때 고려했던 것과 같은 방법으로 접근할 수 있습니다. 이러한 특정 방식으로 자세를 만들려면 무엇이 요구될까요? 암발란스를 위해 제가 중점을 두는 네 가지는 상체의 힘과 손목의 건강함, 그리고 고관절 유연성과 밸런스입니다. 또한, 여러분은 지면에서 들어 올려져야 하기 때문에 과체중이라면 어려울 수 있습니다. 따라서, 계체량(Fighting weight)을 달성할 수 있다면 암발란스를 더 쉽게 접근할 수 있습니다.

몇 가지 구체적으로 다뤄볼 암발란스의 동작들은 많은 공통점을 지니고 있습니다. 우리는 기본적으로 한 손이나 두 손으로 지탱하며, 팔은 굽혀지거나 펴져 있고, 다리는 꽤나 멋지게 자세를 취하지만 필요한 ROM과 무게중심의 이동에 따라 자세는 더욱 더 도전적이게 될 수도 있습니다. 자세히 다룰테지만, 핸드스탠드는 이번 챕터 마지막에 이야기 하도록 하고, 먼저 바닥과 가까이 유지하는 동작들부터 이야기 하도록 하겠습니다.

### 손목건강 Wrist Health

손바닥의 기반과 몸의 접점은 손목이며, 암발란스의 문제점은 이곳에서 드러나곤 합니다. 불안정한 자세를 시도하기에 앞서 손목은 가벼운 움직임과 웨이트 운동으로 철저한 준비가 돼 있어야 합니다. 또한 손목의 구조가 적응하고 강해질 수 있도록 손 운동에 할애하는 시간을 점차 늘려가야 합니다. 평균적으로 손목의 신전 범위는 대략 70° 가량이며, 힘을 가할 때 약 90°로 증가합니다. 손목을 편안하게 90°로 신전할 수 있어야 하며, 몇 가지 팔을 뻗은 자세의 변형 동작을 위해서는 조금 더 유연성이 필요합니다. 손목에 대한 부담을 줄이기 위해 소도구(wrist wedge)를 사용하거나 손목에 부담이 되는 특정 변형 동작들을 피하는 것이 현명합니다. Elbow and Wrist 챕터에서 다뤘던 손목 신전 운동은 손목 ROM(관절가동범위) 증가뿐만 아니라 손목 준비운동에 추가할 수 있는 훌륭한 방법입니다. 팔을 뻗은 변형동작에서 손목이 더 많이 신전되는 것을 줄이기 위해 손목을 10~15°의 약간 바깥쪽으로 돌리는 것이 도움이 될 수 있습니다.

### 균형 Balance

균형 동작들에서 몸은 대부분 지면과 가깝게 위치하므로, 이를 유지하기 위해서는 자세를 유지하는데 필요한 힘과 능력이 매우 중요합니다. 두 손으로 지지하는 것은 좌·우 움직임에 큰 문제가 되지 않지만, 앞 뒤로 움직이는 것은 어려울 수 있습니다. 그러나 한 손으로 지지하는 경우에는 모든 방향에서의 움직임에 대처해야 하며, 회전할 가능성도 높습니다. Gravity와 Balance 챕터에서 논의했듯이, 안정된 자세는 무게중심(COG)을 기저면(BOS) 위로 위치시켜야 하는 것과 관련이 있습니다. 이 상태가 아닌 자세를 유지하는 것은 잠시 동안은 가능하겠지만, 그 경우 더 많은 힘이 필요하게 됩니다.

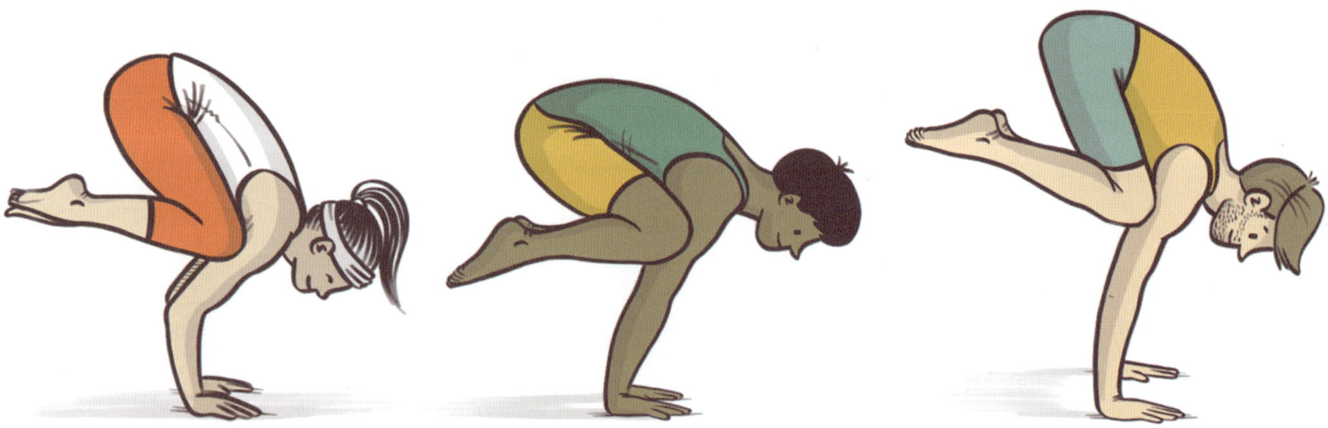

팔을 구부리고 엉덩이를 공중에 띄우면 무게중심이 앞으로 이동하여 손목은 덜쓰게 되고 신전의 정도는 줄일 수 있어요.

무게중심(COG) 이동은 항상 앞이나 뒤쪽일 필요는 없으며, 위로 이동할 수도 있습니다. 예를 들면, 팔을 곧게 뻗은 *Bakasana*(바카아사나, 두루미자세)에서 목표가 몸통을 바닥과 평행하게 유지하는 것이라면 많은 손목 신전이 필요할 것입니다. 엉덩이와 다리는 무겁기 때문에 무게중심(COG)이 기저면(BOS)이 되는 손에 안정적으로 위치하려면 어깨가 앞으로 움직여야 합니다. 이 자세가 조금 무섭거나 자세에서 요구하는 만큼 손목이 유연하지 않다면, 엉덩이를 위로 더 높이 들어 올려 보도록 합니다. 이 동작 또한 무게중심(COG)을 앞으로 이동시킵니다. 팔을 구부리면 손목 신전의 정도가 줄어들기 때문에 많은 경우 팔꿈치를 구부리거나 완전히 곧게 펴지 않은 중간 상태로 자세를 취합니다. 반면에 *Titthibhasana*(티티바아사나, 곤충자세)는 양쪽으로 곧게 뻗은 다리가 기반이 되고 있는 팔 앞쪽으로 체중을 분산시켜 엉덩이 위치에 따른 손목 신전이 많이 필요하지 않습니다.

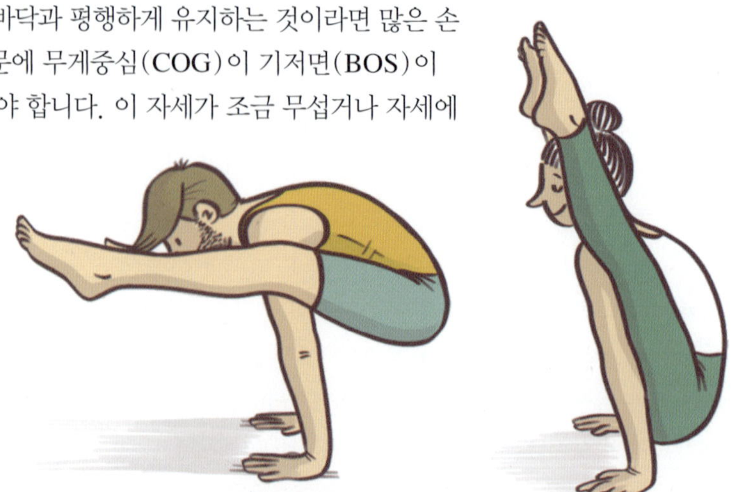

티티바사나에서 다리는 지렛대 역할을 하여 COG를 앞쪽으로 이동시켜요.

## 굽힌 팔과 곧게 편 팔의 힘 Bent-arm and Straight-arm Strength

대부분의 암발란스는 '굽힌 팔 힘'의 범주에 속하며 요가에서 팔균형을 이뤄내는 가장 쉬운 방법은 차투랑가 즉, 로우 플랭크입니다. 만약 수련생이 하체를 아주 견고하게 쓸 수 있고, 자세를 위한 고관절 가동범위가 충분하다면 수련생이 다리로 무엇을 하든지 중요하지 않습니다. 저는 암발란스 자세에서 어깨 불균형을 꽤 목격하곤 합니다. 이건 때때로 미학적인 선택이지만, 더 일반적으로는 불균형한 어깨 정렬이 암발란스를 쉽게 만드는 속임수가 되기 때문입니다. 시소처럼 다리를 들어 올리기 위해 한쪽 어깨를 떨어뜨려 다리를 한쪽으로 뻗으면 동작은 만들 수 있지만 하체의 힘을 그다지 사용하지 않게 됩니다. 하체의 힘이 강하고 견고하다면 동작의 틀을 유지하거나 고관절의 집중적인 고립운동을 가능하게 해줍니다. 저는 이 방법이 동작의 완성도를 높이기에 좋다고 생각합니다.

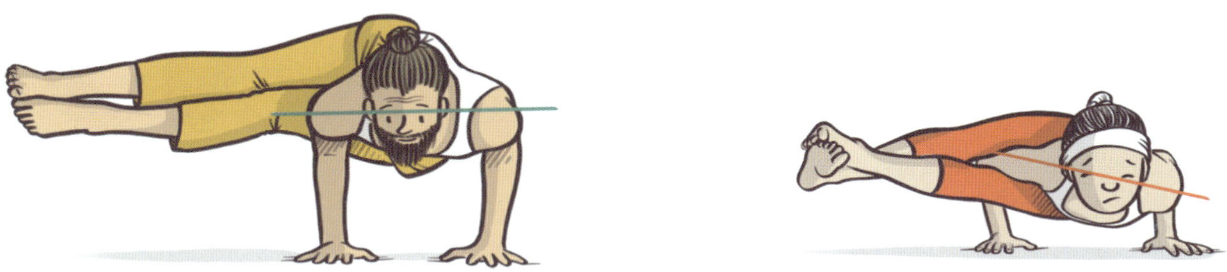

특정 어려운 자세나 미적인 모습을 만드는 것을 목표로 하지 않는 한, 한쪽 어깨를 떨어뜨리는 것은 피하세요.

구부린 상태의 팔 힘을 기르는 좋은 시작은 차투랑가에서 시간을 늘리는 것이지만, 수련생이 유지하고 싶은 자세를 다시 만들 필요가 있습니다. 그것은 상완을 바닥과 평행하게 하고 아래로 내려가는 것을 의미합니다. 만약 여러분이 책을 자세히 보지 않았다면, *Chaturanga*(차투랑가)에 대한 팁이 나와 있는 Shoulder Postures 챕터를 다시 보기를 바랍니다. 몸이 지치면 바닥으로 가라앉거나 덜 도전적인 자세를 수행하려고 합니다. 더 정확한 자세를 만들기 위한 똑똑한 방법은 어깨 아래에 블록을 놓고 그 위(공중)에서 머무는 것입니다. 이렇게 하면 우리 몸은 강철같이 강해지며 완전한 집중상태임에도 즉각적인 피드백을 얻을 수 있습니다.

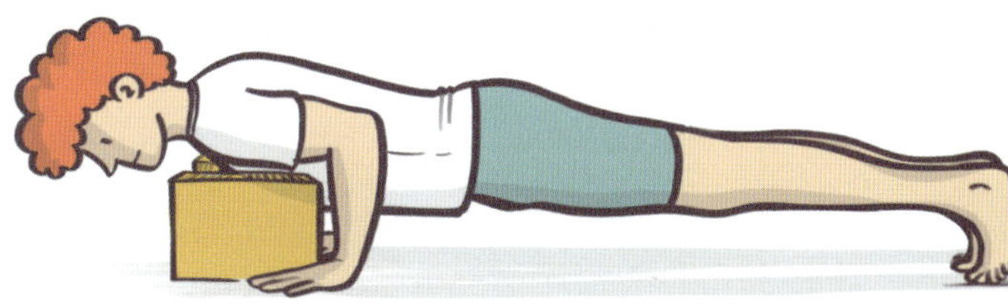

블록에 닿지 않고 공중에 머무는 것은 자세를 완성하는데 좋은 피드백을 줘요.

차투랑가 자세를 유지하는 것이 첫 번째 테스트지만, 10번의 호흡 동안 이 자세가 편안하다면 이제 난이도를 높일 차례입니다. 하이-플랭크에서 차투랑가로 상승과 하강을 여러 번 반복하는 것을 다음 목표로 삼는다면 결국 쉬워질 것입니다. 하이 플랭크에서 차투랑가로의 전환이 능숙해지면, 중간지점에서 멈추거나 임의로 방향을 전환하는 것 또한 즐길 수 있습니다. 예를 들면, 차투랑가에서 하이플랭크로 반쯤 올라가 자세를 유지하고 다시 차투랑가로 돌아오고, 다시 위로 올라가고 유지하고 반쯤 내려가서 유지하고 다시 하이플랭크로 돌아오고 차투랑가로 내려오는 것 등등. 이는 고개를 바닥에 박거나 무너지는 것에 대한 걱정을 줄이고 암발란스의 기술과 몸 정렬에 집중할 수 있게 해줍니다.

근력 향상을 위한 움직임에 대해 구체적으로 이야기 했지만, 시퀀스의 구성이든 수련생의 준비 유무를 확인함에 있어서도 동일하게 적용할 수 있습니다. 암발란스 자세를 시도하기 전에 차투랑가를 유지하면 팔과 어깨의 힘이 준비되었는지 확인할 수 있고, 목표 자세에 들어가기 전에 다른 자세로 수정이 필요한 수련생을 찾아내는 데 도움을 줍니다. 이미 언급했듯이, 어깨는 본래 불안정하고 상대적으로 혹사되기 쉬우므로 차투랑가에서 5번의 호흡 동안 자세를 유지하기 어려운 사람들은 암발란스 자세를 도전하지 않는 것이 좋습니다.

곧게 편 팔 힘은 자세 전환을 더 안전하게 만들고, 바카사나, 티티바사나, *Eka Pada Bakasana*(에카 파다 바카사나, 한 다리를 뻗은 두루미자세)와 같은 자세의 기반이 됩니다. 굽힌 팔 힘을 증가시키는 것과 유사하게, 곧게 편 팔 힘을 증가시키는 첫 번째 단계는 견갑대를 약간 앞으로 내밀면서(전인) 견갑골 사이를 채워 하이플랭크 자세를 유지하는 시간을 늘리는 것입니다.

Postures Involving the Shoulders 챕터에서 자세히 설명했던 하이플랭크에서 전인과 후인의 반복적인 움직임 연습을 통해 견갑골 전인의 근력을 향상시킬 수 있습니다. 팔을 곧게 뻗은 암발란스는 대부분 어깨가 손목 앞으로 나오기 때문에 이 자세를 별도로 훈련하는 것이 좋습니다. 기계체조에서는 이 자세를 플란체(Planche)라 부르며, 이것은 플랭크에서 어깨가 손목 앞에 있을 수 있도록 체중을 앞으로 옮기는 자세입니다. 매우 어려울 수 있기 때문에 점진적으로 연습해야 하며 처음부터 무리하지 않도록 하여야 합니다.

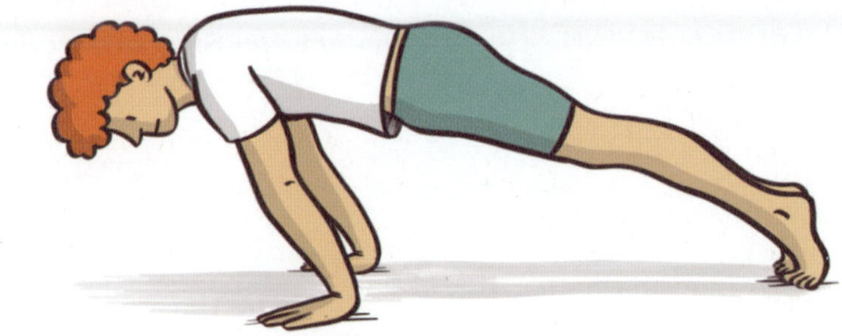

이 상태에서 손을 살짝 바깥으로 돌리면
손목에 가해지는 부담을 줄일 수 있어요.

암발란스를 할 때 몸에 추가적인 스트레스를 주는 기술상의 일반적인 부주의는 ROM 또는 근력 부족으로 인한 팔과 어깨 위치의 변화가 있습니다. 앞서 어깨 불균형을 언급했지만, 어깨가 앞으로 튀어나와, 팔꿈치가 몸에서 멀어지거나 가슴 앞면이 말리는 경우입니다. 원인은 많은 요가 자세와 마찬가지로 반대의 움직임, 에너지 분배 및 인지에 있습니다. 만약 수련생이 자세에서 버티기 위해 싸우고 있다면 잘못된 움직임들을 쉽게 간과할 수 있습니다. 그러니 근력을 발휘해 보세요.

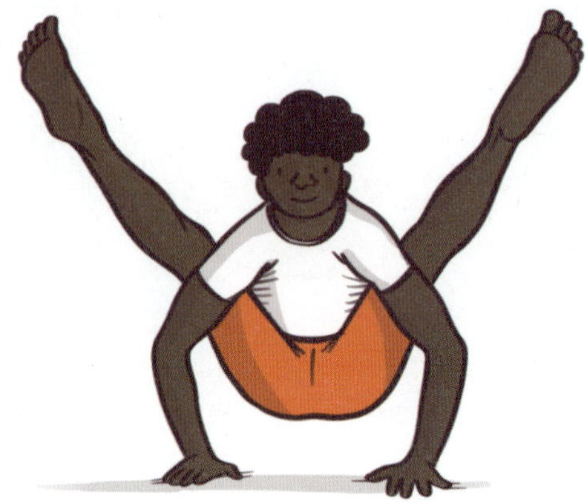

Aren은 가슴이 말려 있어요.

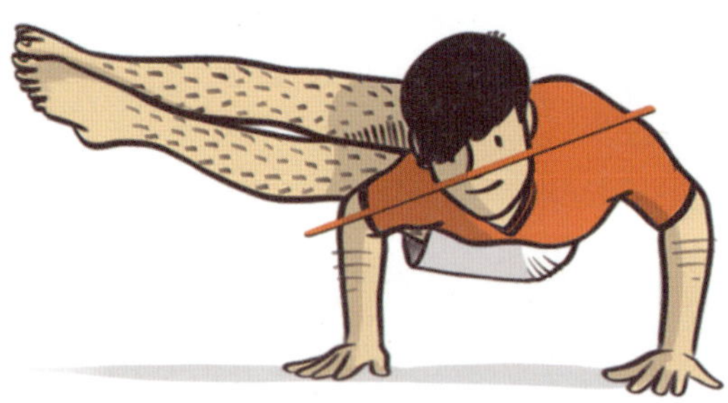

Dave는 팔꿈치가 덜 굽혀진 상태에서 어깨가 들려 있어요.

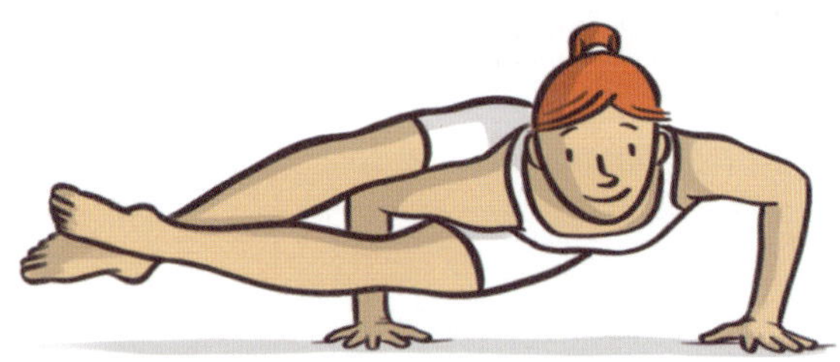

Victoria는 손을 너무 넓게 두었기 때문에
자세 전환이 어려울 수 있어요.

## 고관절 유연성 Hip Flexibility

암발란스의 몇 가지 자세에서는 몸의 충분한 ROM으로 트위스트 하는 힘이 필요할 때도 있지만 고관절의 유연성이 중요한 경우도 있습니다. 여기서는 고관절의 유연성에 대해 이야기 할 것입니다. *Pincha Mayurasana*(핀차 마유라사나, 공작새 깃털 자세)를 역자세라고 부른다면 이 자세를 포함하는 경우를 제외하고 물구나무서기를 하기까지 어깨 ROM을 테스트하는 동작은 딱히 없습니다. 암발란스를 위해 다리를 놓는 위치는 다른 요가자세에서 그랬던 것처럼 정확히 동일한 문제를 지니고 있습니다. 다양한 암발란스는 고관절에서 특정한 움직임을 요구할 것입니다. 간혹 바카사나와 마찬가지로 실제로 고관절 유연성이 제한요소가 되지 않을 수도 있습니다. 그러나 고관절 굴곡, 외회전, 외전 등 다른 고관절 움직임에 문제가 있는 경우 자세를 완성하는 것을 심각하게 방해하거나 심지어 자세를 취하는 것 조차 불가능하게 할 수 있습니다. 암발란스에 접근하는 방식에 따라 고관절의 문제는 이상적인 정렬을 어렵게 할 수 있습니다. 예를 들면, *Astravakasana*(아스타바크라사나, 팔각 자세)를 고려했을 때, 완성동작에서의 고관절 굴곡은 어느정도만 필요로 하므로 이때의 고관절 위치는 큰 문제가 되지 않습니다. 그러나 일반적으로 동작의 시작은 한쪽 다리를 팔 위로 높이 걸고 팔을 윗다리와 아래 다리 사이에 고정하는 것입니다. 만약 무릎을 굽힌 고관절 굴곡이 어렵다면 무릎이 팔 아래로 너무 많이 내려와 전체적인 자세는 망가지게 됩니다. 물론, 앞으로 이어질 모든 내용은 우리의 어깨와 팔의 힘이 해결되었다는 가정하에 이루어집니다.

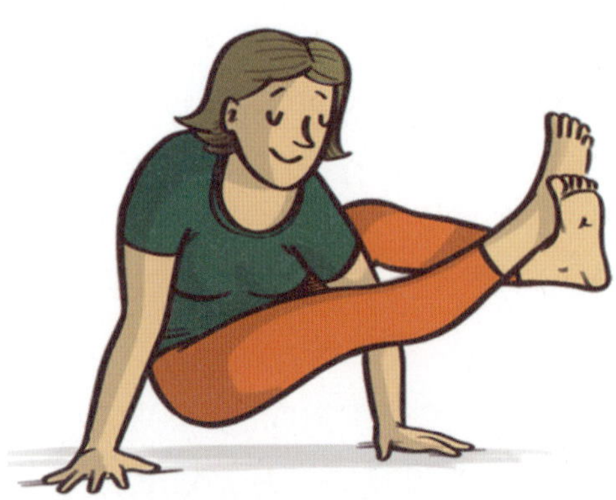

잘못된 준비자세는 동작의 완성으로
이어지지 않을 수 있어요

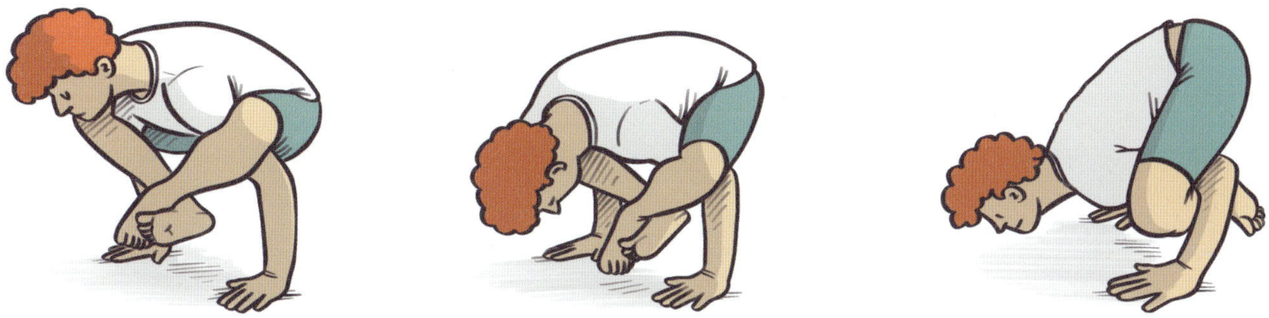

부자피다사나는 교차된 다리를 통과시킬 만큼 충분한 고관절 외회전을 필요로 해요.

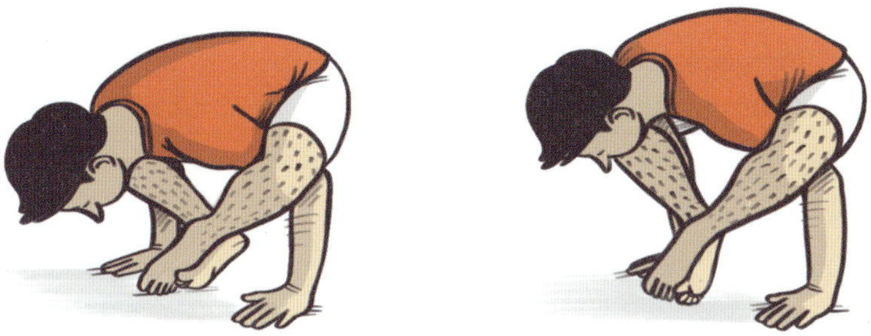

Dave는 고관절에 제한으로 바닥에서 발을 떼지 못하고 있어요.

ROM에 제한이 있는 몇 가지 예시를 더 이야기하자면, 고관절 굴곡에 기반한 무릎 굴곡이 충분하지 않았을 때 *Bhujapidasana*(부자피다사나, 어깨 압박 자세)에서도 아스타바크라사나처럼 접근하는 과정이 동일하게 힘들 수 있습니다. 무릎이 팔 아래로 너무 많이 내려오기 때문입니다. 고관절의 외회전이 잘되지 않으면 다리를 교차하기는 힘들고, 만약 교차를 했다면 다리의 각도가 낮아져 발은 바닥에 걸리게 됩니다. 만약 수련생이 이 움직임을 시각화하기 어렵다면 고관절이 외회전시에 다리가 바닥에서 멀어지게 회전하면서 위치를 유지한 채 머리를 앞으로 기울여 엉덩이가 위로 올라올 때 발이 손 사이로 통과할 수 있습니다. *Eka Pada Koundinyasana* 2(에카 파다 코운딘야 아사나 2)는 상당한 고관절 굴곡과 수평 벌림(horizontal abduction)이 필요하며, 그렇지 않으면 팔 위에 다리를 유지하기 어려울 것입니다. 이러한 방식으로 자세를 분해하고 어떤 움직임이 자세를 구성하는지를 인식하면 올바른 자세를 만들기 위해서 순서대로 접근할 수 있습니다.

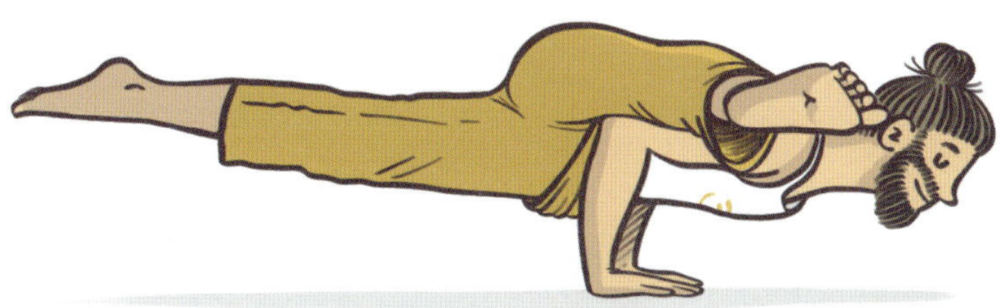

Zane은 굽힌 팔의 근력과 고관절의 유연성이 좋네요. 굉장히 가벼워 보여요.

### 손 위치 및 팔 각도 Hand Position and Arm Angle

더 나아가 팔꿈치가 밖으로 나가고 어깨의 균형이 맞지 않거나 튀어나오는 것에 대해 언급했습니다. 근력이 부족하다는 것 외에 이런 일이 일어날 수 있는 주된 이유 중 하나는 손을 너무 넓게 짚었기 때문이라고 생각합니다. 처음 시작할 때 손이 넓어지면 더 쉬울 것 같지만, 실제로는 기반을 더 약하게 만들 수 있습니다. 양손을 어깨 너비로 놓으시길 바랍니다.

암발란스의 팔의 형태는 기본에 충실하지만 팔을 굽혔을때 상완은 바닥과 평행해야 하고, 팔을 폈다면 곧게 뻗어야 한다고 생각합니다. 이것이 항상 가능한 것은 아니지만 무엇을 목표로 하는지 알고 있는 것은 중요합니다. 여기에는 심미적인 이유뿐만이 아니라 더 많은 이유가 있습니다. 암발란스에서 팔을 곧게 펴는 경우 다리에 대한 팔의 지지는 최소화되며, 동작을 유지하기 위해 코어(복부 및 기타)와 다리의 더 많은 수축이 필요하게 됩니다. 팔을 굽힌다면 이러한 힘을 조금은 덜 수 있게 됩니다. 한편 팔을 굽힌 자세에서 상완은 다리와 무릎 또는 발이 기댈 수 있는 충분한 기반을 제공합니다. 상완이 바닥과 평행한 위치에서 신체가 위로 움직이는 것은 덜 안전하며 자세가 앞으로 미끄러질 가능성이 더 높아집니다. 수련생이 자세에서 어려워한다면, 왜 어렵게 느껴지는지 알아내려고 노력하고 해당 요소들을 위해 수련하시길 바랍니다. 완성 자세와 비슷한 것만으로 만족할 수 있지만 다른 모든 자세와 마찬가지로 개선이 필요할 수 있습니다.

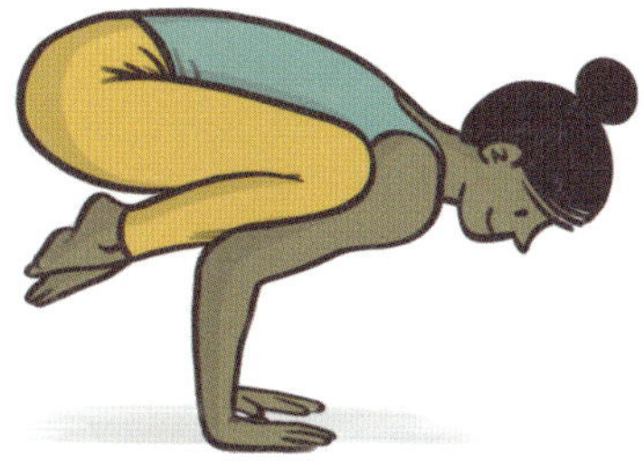

이 자세는 더 많은 코어 근력을 필요로 하지만 정강이에 좋은 기반을 제공해요.

**예시** Examples

시퀀스 내에 암발란스 자세를 포함한 경우, 앞서 소개한 주요 동작들을 대상으로 하면 수행하기가 더 쉬워집니다. 아마도 여러분은 다양한 동작을 구성하는 세부 자세들을 알고 있을 수도 있지만, 그 과정을 돕기 위해 몇 가지를 살펴보도록 하겠습니다. 수련생의 팔 근력이 부족한 경우 모든 암발란스 동작에 제한이 있을 것입니다.

*Galavasana*(갈라바사나, 날으는 비둘기 자세)는 고관절 외회전이 필요한데, 외회전이 이루어지지 않으면 올바른 다리 위치가 불가능하고 무릎에 스트레스를 줄 수 있으며 자세에서 다리가 미끄러질 수 있습니다. 옆의 이미지에서 올려진 다리의 방향을 보면, 바닥과 평행해야 합니다. 이는 *Agnistambhasana*(아그니스탐바사나, 겹비둘기자세)와 같은 위치이기 때문에 갈라바사나의 훌륭한 준비 자세가 되면서 동시에 암발란스를 시도할 수 있는지의 여부를 보여주는 지표가 됩니다. 여기서는 무릎 부상의 가능성이 있으므로 각별히 주의해야 하므로 아그니스탐바사나에서 겹쳐진 다리 사이의 간격이 1–2cm 이상이 있으면 ROM이 충분할 때까지 하지 말라고 조언하고 싶습니다.

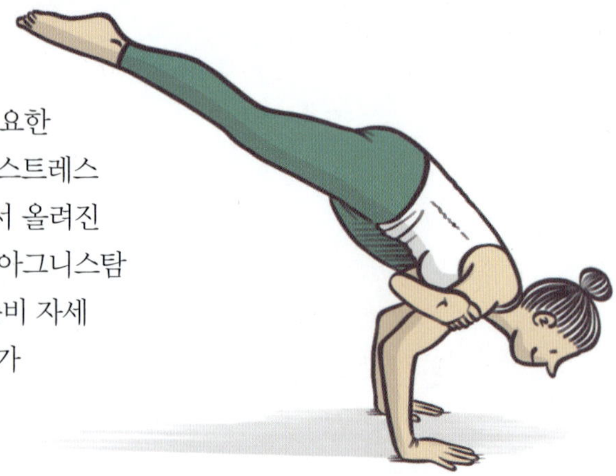

갈라바사나는 고관절 외회전이 충분하지 않으면 무릎에 스트레스를 줘요!

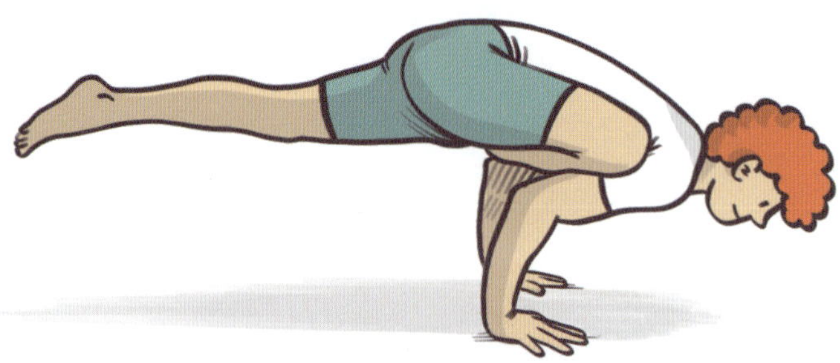

Doug의 낮은 갈라바사나는 화려하게 다리를 높이 든 버전의 갈라바사나보다 유지하는데 더 많은 힘이 필요해요.

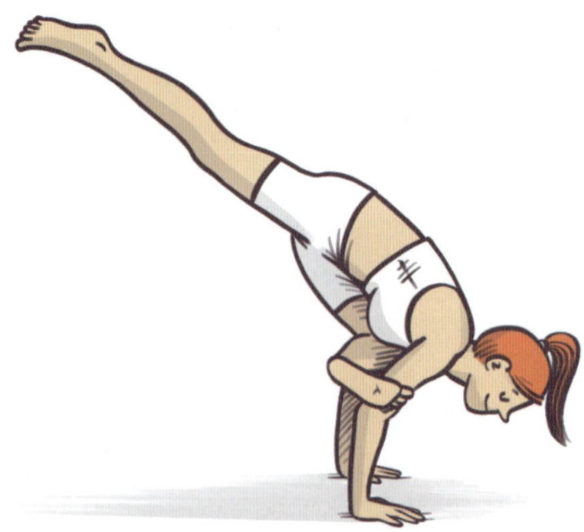

여러분은 Victoria가 고관절의 외회전이 좋다는 것을 기억할 것입니다. 그러나 그녀는 배측굴곡을 잘 못하기 때문에 발이 팔 아래로 미끄러질 거예요.

준비 과정에서 또 하나의 주의해야 하는 신호는 양쪽 겨드랑이에 정강이가 있는 상태에서 몸통이 다리에 평평하게 놓일 수 없는 경우입니다. 발끝이 팔 아래로 내려갔거나 몸통이 다리에 얹혀 있지 않다면 고관절 외회전이 충분하지 않기 때문에 중단해야 합니다. 저는 이 자세에 대한 모든 방향성을 보았는데, 운동량이 달라지고 높은 각도에서도 무릎을 보호하기 위해 가슴을 정강이에 두어야 한다는 사실 외에는 해부학적인 중요성은 없었습니다. 이 자세에서 여러분이 자주 보게 될 것 중 하나는 발이 팔꿈치를 향해 팔 아래로 미끄러지는 것입니다. 이렇게 되면 오래지 않아 자세가 무너질 수 있습니다. 이를 예방하는 방법은 우선 충분한 고관절 외회전을 익히고 강한 배측굴곡을 유지한 채 발등으로 팔을 꽉 잡듯 고정하는 것입니다.

*Parsva Bakasana*(파르스바 바카사나, 측면 까마귀자세)는 중간 정도의 비틀기를 제외하면 실제 ROM의 제한이 없기 때문에 가장 접근하기 쉬운 암발란스 중 하나입니다. 이 자세는 팔의 근력과 머리가 바닥으로 떨어지지 않는다는 자신감에 달려있습니다. 척추의 회전력이 좋고 좋은 비율을 가진 수련자는 손쉽게 두 다리를 포개어 두 팔 위에 얹을 수 있겠지만, 반대로 (저와 같은)다른 수련자들은 무릎 끝만 팔에 놓고 엉덩이는 들어 올려 자유롭게 두는 것이 더 편안할 수 있습니다. 상당히 모양이 작은 동작인 만큼, 다른 동작들에 비해 상대적으로 앞이나 뒤쪽으로

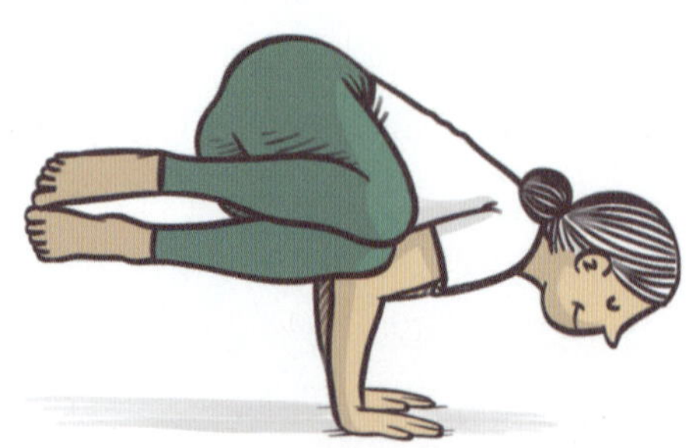

이 자세가 얼마나 접근하기 쉬운지 해보시면 기뻐 놀랄거예요!

움직임을 조절하기 쉽습니다. 이 자세가 익숙해지면 발은 서로 맞닿게 붙여 놓고 위쪽 무릎을 천장으로 받다코나사나(나비자세)의 변형된 다리 모양을 시도해 보시길 바랍니다.

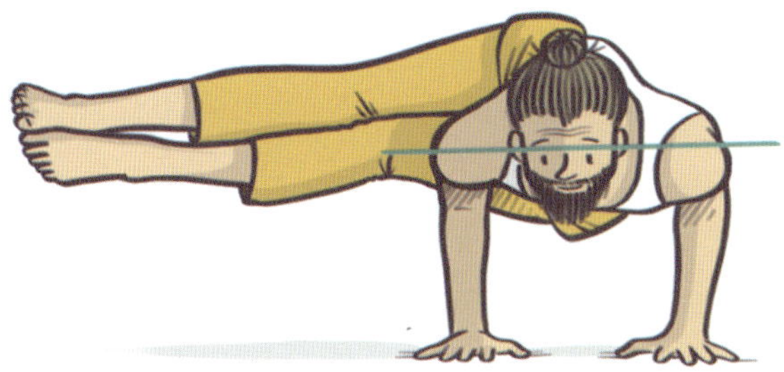

드위파다 코운딘야사나는 다리 위치에 따라 다양한 가능성을 지닌 멋진 자세예요.

*Dwi Pada Koundinyasana*(드위파다 코운딘야사나, 현인 코운딘야의 두 발 자세)는 종종 파르스바 바카사나에서 접근하지만, 여기서 다른 점은 다리를 구부린 상태의 고관절 굴곡에서 다리를 편 상태의 고관절 굴곡으로 바뀐다는 것입니다. 이 자세에서 다리를 곧게 펼 수 없거나 다리를 곧게 펴면 고관절 굴곡이 줄어들어 팔에서 다리가 떨어질 수도 있기 때문에 고관절의 굴곡은 90° 이상이 되어야 합니다. 통증은 항상 피하는 것이 좋지만 이 자세가 익숙하지 않을 경우 다리 바깥쪽 장경인대에 가해지는 팔의 압력으로 약간 욱신거리는 통증이 있을 수 있습니다. 꾸준한 수련으로 이런 증상은 사라질 것이며 수련시 어떠한 통증도 부상도 일어나지 않아야 합니다.

*Eka Pada Koundinyasana I*(에카파다 코운딘야사나 I, 현인코운딘야의 한 발 자세 I)는 드위파다 코운딘야사나에서 종종 전환되는데 어느정도의 척추 굴곡은 자세에 필요한 고관절 굴곡의 양을 감소시킵니다. 이제 위쪽 다리는 뒤로 가져가 골반과 몸통이 곧게 펴지므로 아래쪽 다리는 팔 위에 유지하기 위해 더 곧게 뻗은 고관절 굴곡이 필요합니다. 또한 고관절의 수평 모음과 약간의 척추 트위스트를 포함하지만, 이것이 제한 요소가 되지는 않습니다. 뒤로 뻗어 있는 다리의 위치는 손목 뒤로 무게가 더 실린다는 것을 의미합니다. 따라서 무게중심(COG)은 뒤로 이동하게 될 것이고, 머리와 어깨를 바닥 쪽으로 기울이는 것보다 똑바로 곧은 자세를 유지하는 데 더 많은 힘이 필요할 것입니다.

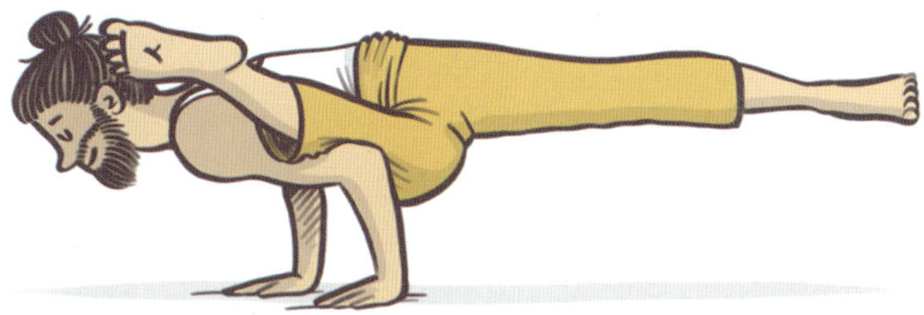

코운딘야사나 변형을 시퀀스에 함께 넣는 것은 재미있는 도전이 될 수 있어요!

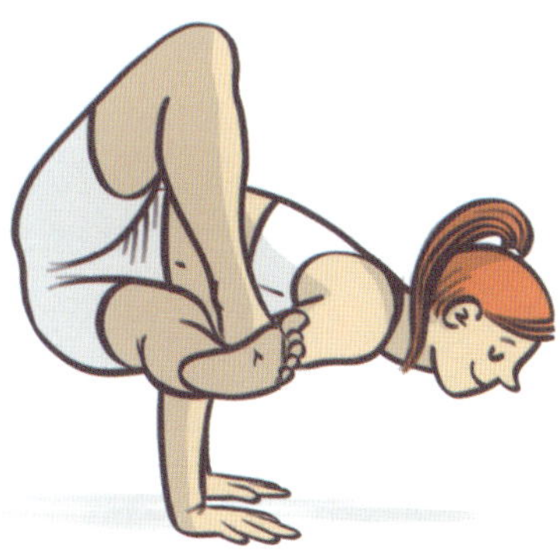

이 각도에서는 위쪽 다리의 고관절 외회전을 볼 수 있어요.

그림과 같이 매우 재미있지만 까다로운 포즈인 *Grasshopper Pose*(메뚜기자세)는 발을 팔 위에 올려놓을 수 있도록 무릎을 굽힌 상태에서 충분한 고관절 굴곡과 고관절 외회전이 필요합니다. 척추 비틀기 동작과 함께 다리를 쭉 뻗기 위해서는 최소 90°의 고관절 굴곡이 필요하며 각은 더 커질수록 좋습니다. 또한 힘이나 안정성이 떨어져 지지하는 팔을 충분히 굽힐 수 없는 경우 발이 팔에서 미끄러져 다리가 떨어질 수 있습니다.

바카사나는 요가수업에서 가장 많이 볼 수 있는 암발란스 자세라고 생각합니다. 준비가 비교적 간단하기 때문에 기초 수준의 팔 균형 잡기라고 할 수 있으며, 단순히 다리를 흔드는 것과 한쪽 다리를 들어 올리는 것, 안쪽 허벅지로 팔의 바깥쪽을 감싸 안는 것 또는 발가락을 아래로 터치하는 것 등 활용 가능한 점진적 단계의 동작들이 매우 많습니다. 가동범위의 제한은 없지만 몸의 비율에 따라 영향을 받으며, 하체가 무거울수록 COG(무게중심)를 이동시키는데 더 많은 노력이 필요합니다. 팔을 충분히 구부리지 못하는 것과 머리가 바닥을 향해 앞으로 넘어지는 것에 대한 두려움은 굽힌 팔의 힘이 부족하기 때문에 발생합니다. 팔에 있는 다리나 무릎과의 단순한 마찰로 버티는 것은 쉬운 선택사항이기 때문에 이 자세에서 많이 사용되지만, 다리가 팔에서 미끄러질 것 같은 불안정함이 더 많은 변형동작을 만들게 합니다. 척추를 둥글게 하고 팔에 기대기보다 팔에서 멀어지도록 위로 올리는 것을 시도 한다면 자세의 경험을 변화시킬 수 있습니다.

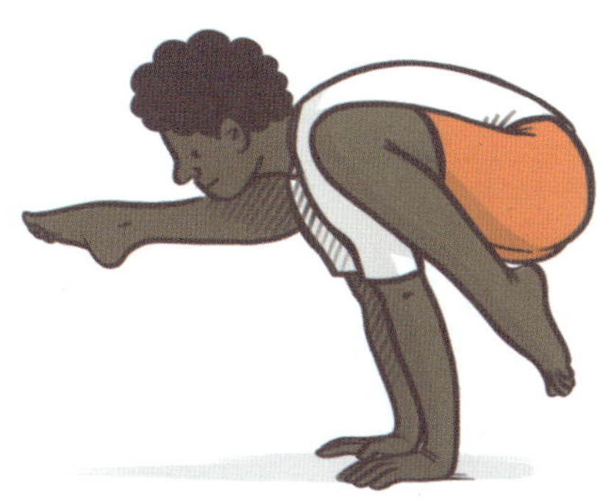

이 자세를 성공하기 위해 그냥 팔에 무릎을 기대고 있는 건 좋지 않아요.

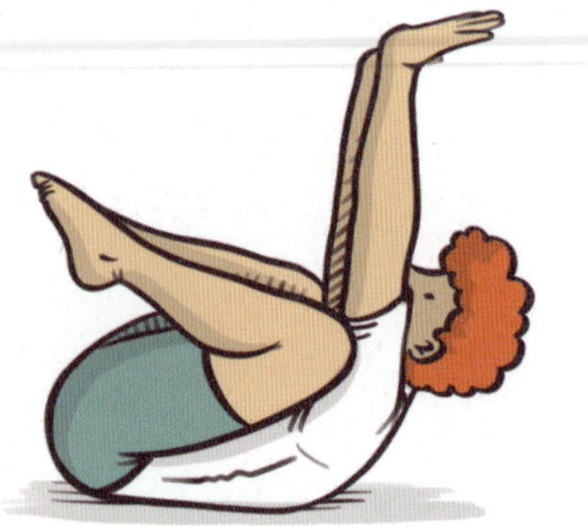

매트 위에서 등을 대고 하는 바카사나는 동작을 다듬기에 딱 좋아요.

바카사나는 체중을 지탱하는 힘을 들이지 않고도 등을 대고 재현할 수 있기 때문에 코어 개입에 집중할 수 있습니다. 무릎을 구부린 채 등을 대고 누워서 견갑대를 전인하며 양손은 천장을 향해 밀어냅니다. 이제 무릎이 겨드랑이 또는 팔의 후면을 향해 강하게 당겨지면서 척추를 둥글게 만듭니다. 바닥에서 천골을 끌어당깁니다. 이 자세에서 5~10회 호흡을 유지한 다음 동일하게 반복합니다. 의외로 굉장히 힘든 작업일 수 있습니다. 그런 다음 바카사나에 다시 접근하여 매트 위에서 등을 대고 했던 동일한 움직임을 시도해 보세요.

## 핸드스탠드, 물구나무서기 Handstands

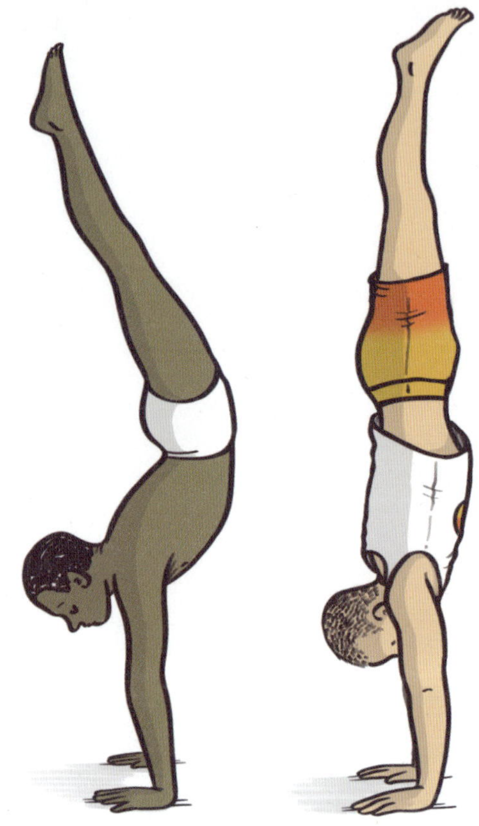

핸드스탠드 곧 물구나무서기는 제가 무척 좋아하는 자세이지만 저는 스스로를 핸드스탠드를 지도하는 사람이라고는 생각하지 않습니다. 핸드스탠드는 그 자체로 특별합니다. 핸드스탠드에 대해 제가 보고 경험한대로 해부학적 통찰을 바탕으로 이야기하도록 하겠습니다.

우선 지금까지 논의한 다른 암발란스보다 무게중심(COG)이 훨씬 높다고 말할 수 있습니다. 이 자세에서의 균형은 훨씬 더 기본적인 요소가 되므로 작은 기저면(BOS)과 신체의 긴 지렛대, 그리고 높은 무게중심(COG)이 있을 때 안정성을 갖는건 매우 힘듭니다. 또한 팔과 견갑대는 체중을 지탱할 수 있는 힘이 충분해야 하며 또 다른 중요한 요소는 보조도구를 쓰지 않는 한 손목 신전각이 최소 요구 사항인 90° 이상이 될 수 없다는 것입니다. 제가 조언할 수 있는 바는 다음과 같습니다. 하이플랭크에서 10회 이내의 호흡을 유지하는 것조차 버거운 사람들은 핸드스탠드를 하기 전에 하이플랭크를 먼저 수련해야 합니다.

최근 몇 년 동안 핸드 밸런싱(hand balancing)에 대한 관심이 급증했으며 이와 함께 자세에 대한 훨씬 더 정교하고 세부적인 접근이 이루어지고 있습니다. 처음에는 자세가 완벽할 필요는 없지만 안전해야 합니다. 기술은 동작의 점진적 진행과 변형을 구축할 수 있는 기반을 제공하는 경우에 더 유용할 수 있습니다. '고전스타일' 또는 '바나나' 물구나무서기로 불리는 물구나무서기 자세는 많은 수련생들이 더 쉽게 달성할 수 있지만 이것으로 할 수 있는 것은 많지 않습니다. 백밴드(backbend)는 업독보다 훨씬 깊지 않기 때문에 요추의 과전만을 제어하는 한 인체에 해롭지는 않습니다. 그러나 이 곡선모양의 자세를 취하는 것은 직선적인 자세를 만드는데 필요한 노력과 움직임의 발견을 찾을 수 없습니다. 하지만 깔끔한 형태인 직선의 자세를 달성하는 것은 오랜 시간이 걸릴 수 있으며, 그 과정 중 약간의 바나나 자세는 충분히 받아들일 수 있습니다. 손으로 균형을 잡는 동작은 짧은 시간이라도 우리 몸에 건강한 에너지를 불어넣어 줍니다.

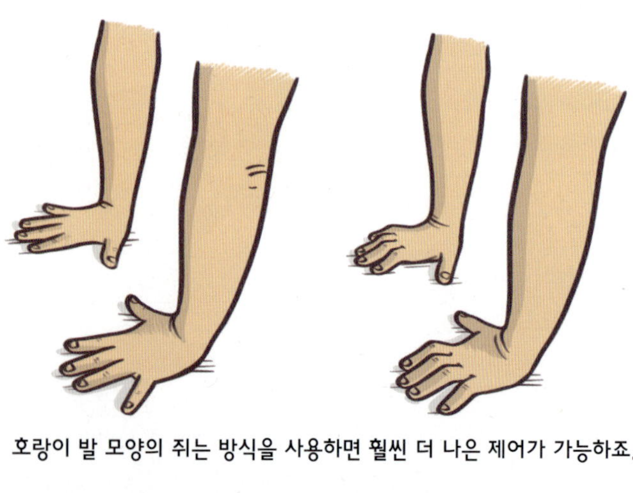

호랑이 발 모양의 쥐는 방식을 사용하면 훨씬 더 나은 제어가 가능하죠.

현대 기술은 주로 체조와 퍼포먼스 핸드 밸런서에서 비롯되었으며, 이것은 시선, 손의 정렬, 어깨와 골반의 위치에 대한 통찰력을 제공했습니다.

양손을 사용할 때 좌우 균형은 실제로 문제가 되지 않으며, 필요한 것은 몸이 앞으로 넘어가는 것과 뒤로 넘어가는 움직임을 제어하는 것입니다. 일반적인 요가에서 바닥을 짚는 손의 모양은 핸드

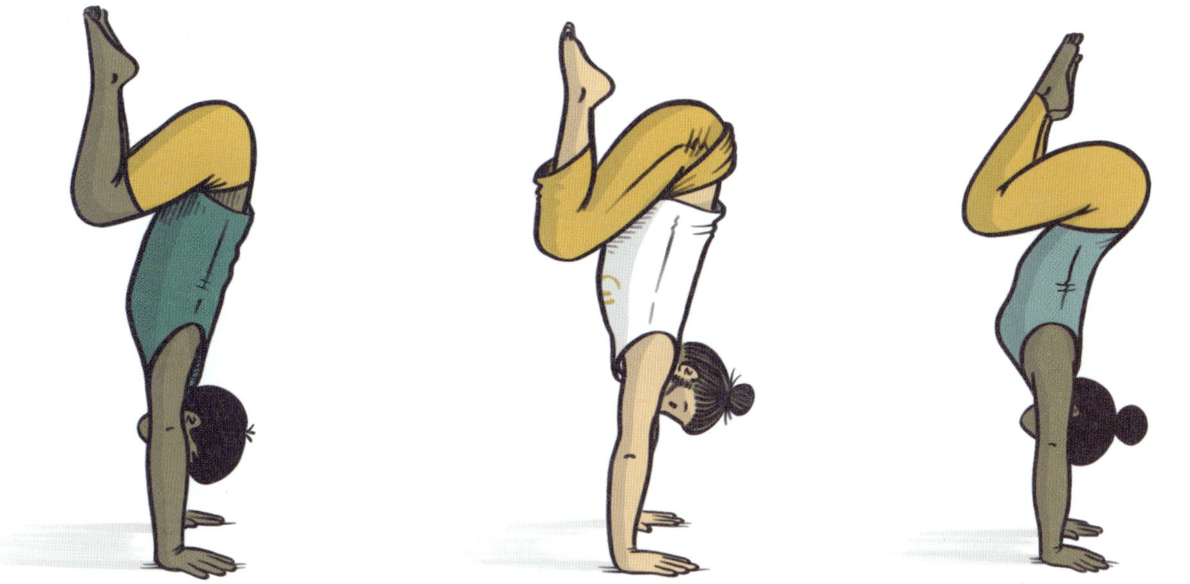

더 많은 체중이 뒤쪽으로 이동함에 따라 무게중심(COG)이 기저면(BOS) 위에 유지되도록 해야 합니다.
Vihan(왼쪽)은 어깨를 더 구부리고, Zane(가운데)은 손목을 더 신전했고, Myra(오른쪽)는 요추를 더 신전시켰어요.

스탠드 작업을 위한 최선이 아니며, 대부분의 핸드스탠드 수련자들은 호랑이 발 모양의 쥐는 방식을 채택합니다. 이것은 손가락 첫마디와 끝부분은 바닥에 있지만, 가운데 손가락 관절이 위로 올라와 훨씬 더 많은 제어력을 제공합니다.

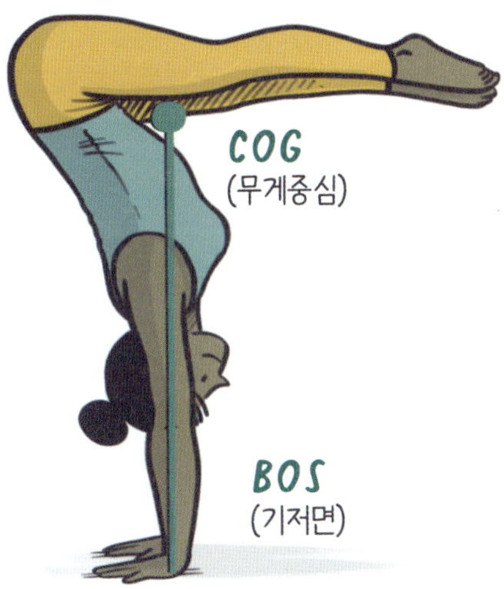


그림과 같은 자세에서는 균형을 유지하기 위해 더 많은 적응이 필요해요.

수련할 때 가장 눈에 띄는 차이 중 하나는 어깨 굴곡의 정도의 차이입니다. 곧게 뻗은 핸드스탠드에서는 견갑대가 최대한 위로 올라가 팔 내측을 귀에 가깝게 하고, 겨드랑이에서 일직선이 됩니다. 그러면 팔꿈치가 쭉 펴진 상태로 고정되어 팔의 피로를 줄일 수 있습니다. 어깨 굴곡의 ROM은 현대의 핸드스탠드에 필수적인 요소입니다. 몸통과 팔이 일직선이 될 수 없다면 척추를 신전하여 다리를 머리 위로 올리고(바나나 모양의 물구나무서기), 중력선을 손 위로 가져오는 방법으로만 균형을 유지할 수 있습니다. 다리가 몸 균형에 맞지 않는 위치에서 자세를 만들려면, 훨씬 더 많은 어깨 굴곡이 필요할 것입니다. 대부분의 핸드스탠드 중독자들의 숙제는 더 큰 어깨 굴곡의 ROM을 만드는 것입니다.

일직선을 유지하기 위해 복부 근육이 얼마나 강해야 하는지에 대한 다양한 논의가 있지만, 저는 '그다지 많지 않은' 쪽입니다. 서 있을 때 복부에서 일어나는 일을 생각해 보면 핸드스탠드는 그저 거꾸로 된 것과 동일하게 비슷합니다. 그렇지만 타고난 유연성을 가진 체형이라면 로우 플랭크와 할로우 바디 홀드(hollow body hold)(아래 그림 참조) 동작과 같은 코어 안정성 훈련이 확실히 도움이 될 것입니다. 일반적으로 곧게 뻗은 핸드스탠드에는 골반이 살짝 접혀 있어 늑골이 벌어지는 것을 방지하고 다리를 함께 모아 발가락이 천장으로 향하도록 합니다. 이러한 움직임은 할로우 바디 홀드에서 발견할 수 있습니다.

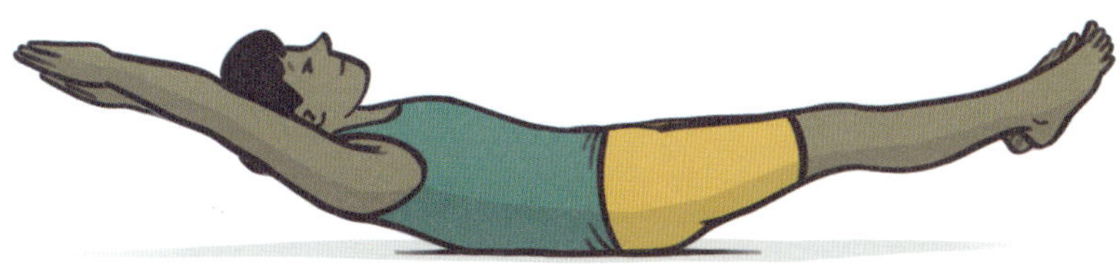

할로우 바디 홀드에서 팔이나 다리를 올리면 강도가 낮아져요.

이 운동의 핵심은 허리를 바닥에 붙여 놓는 것이고, 이는 다리의 높이를 결정합니다. 저는 다리를 천장을 향해 90°로 들어서 시작하고, 견갑골을 바닥에서 든 다음, 다리를 천천히 내릴 때 허리가 바닥에서 뜨기 전에 멈추는 것이 가장 효과적이라고 봅니다. 이제 머물러 보세요. 여러분의 목표에 따라 20~30초 또는 몇 분씩 3세트를 할 수 있을 때까지 시간을 점차적으로 늘려가세요.

핸드스탠드에서 힘과 반동을 사용해 한번에 다리를 걷어 찰 필요는 없습니다. 골반이 어깨 위로 위치되면 발은 자연스럽게 가벼워지는 것과 마찬가지로 이는 무게 전환과 관련이 있습니다. 다리를 위로 올릴 때, 어깨는 손위에 있어야 최소한의 노력으로 정지 지점을 훨씬 쉽게 제어할 수 있습니다. 벽의 도움으로 몸이 넘어갈 것 같은 불안 요소를 없앨 수는 있지만 목발 없이 걸을 수 없는 것처럼 벽 없이 물구나무를 설 수 없어서는 안 됩니다. 이에 대한 해결책은 옆돌기를 포함하여 스스로를 지키는 방법을 배우는 것입니다. 자유로운 핸드스탠드는 책으로만 배우는 것이 아니라, 선생님에게 제대로 배워야 하는 것입니다. 일단 여러분 스스로가 발로 착지할 수 있다는 것을 알게 되면 두려움은 사라집니다. *Urdhva Dhanurasana*(우르드바 다누라사나, 위를 향한 활 자세)로 떨어지는 것은 추천하지 않습니다. 자칫 잘못하면 다치기 쉽기 때문입니다.

핸드스탠드가 여러분의 수련의 일부가 되기를 원한다면, 어디에서 멈춰야 하며 어떻게 자세를 유지하는지 신체가 그것을 가늠할 수 있을 만큼의 시간이 필요합니다. 체계적인 수련의 반복만이 해답이 될 것입니다. 어느 날 갑자기 균형을 잡을 것이라는 희망을 담아 계속 벽에 몸을 던지는 것은 무의미합니다. 다른 자세들처럼 침착함, 통찰력, 인내심을 찾으세요. 균형을 유지하기 위해 고군분투함으로써, 여러분의 신경계는 성공적인 해결책을 위해 강화될 것입니다. 손목 건강이 허락하는 범위 내에서 균형을 잡는데 노력하는 시간이 많을수록 실력은 더 빨리 향상될 것입니다.

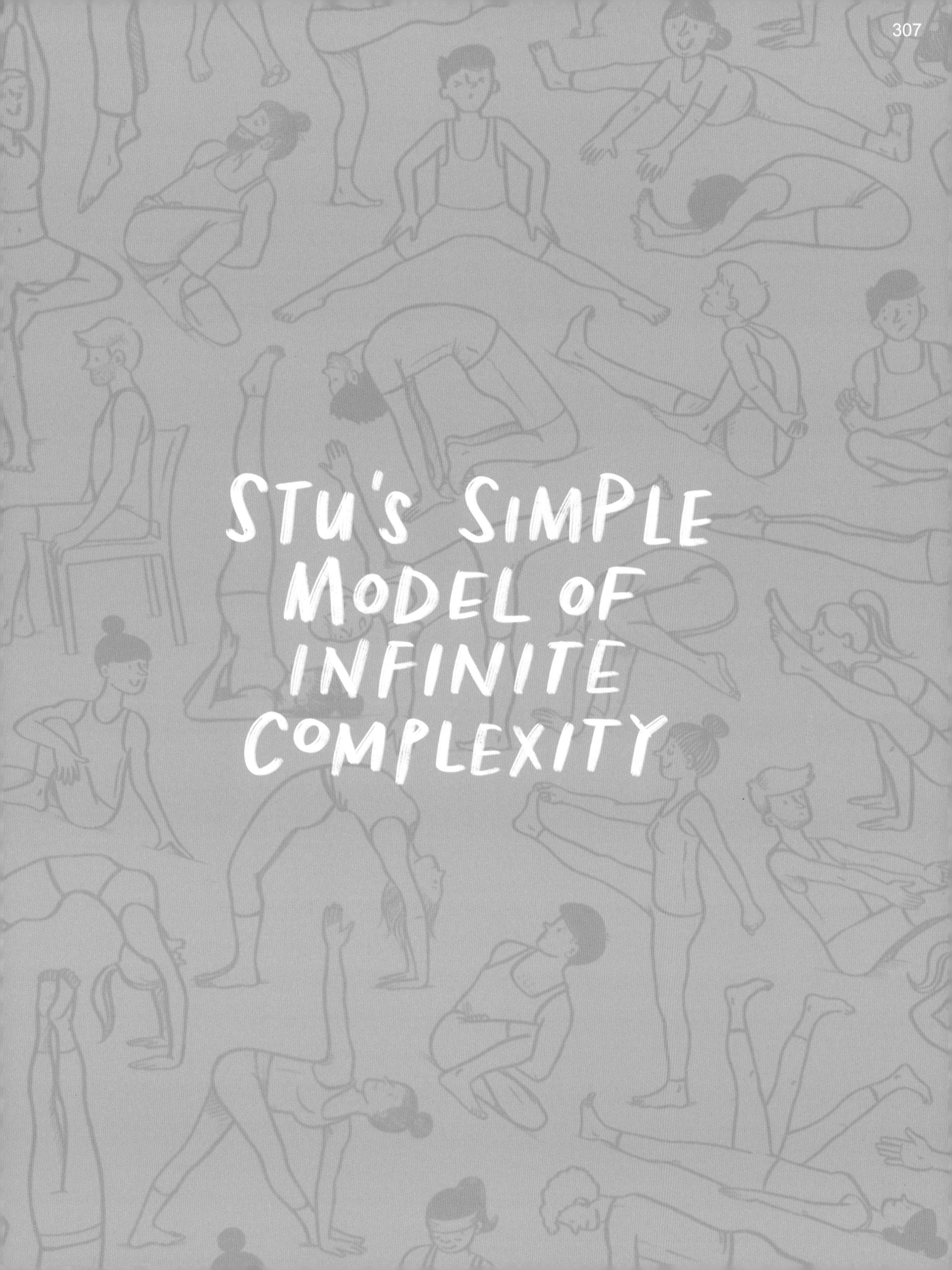

# STU'S SIMPLE MODEL OF INFINITE COMPLEXITY

# STU'S MODEL

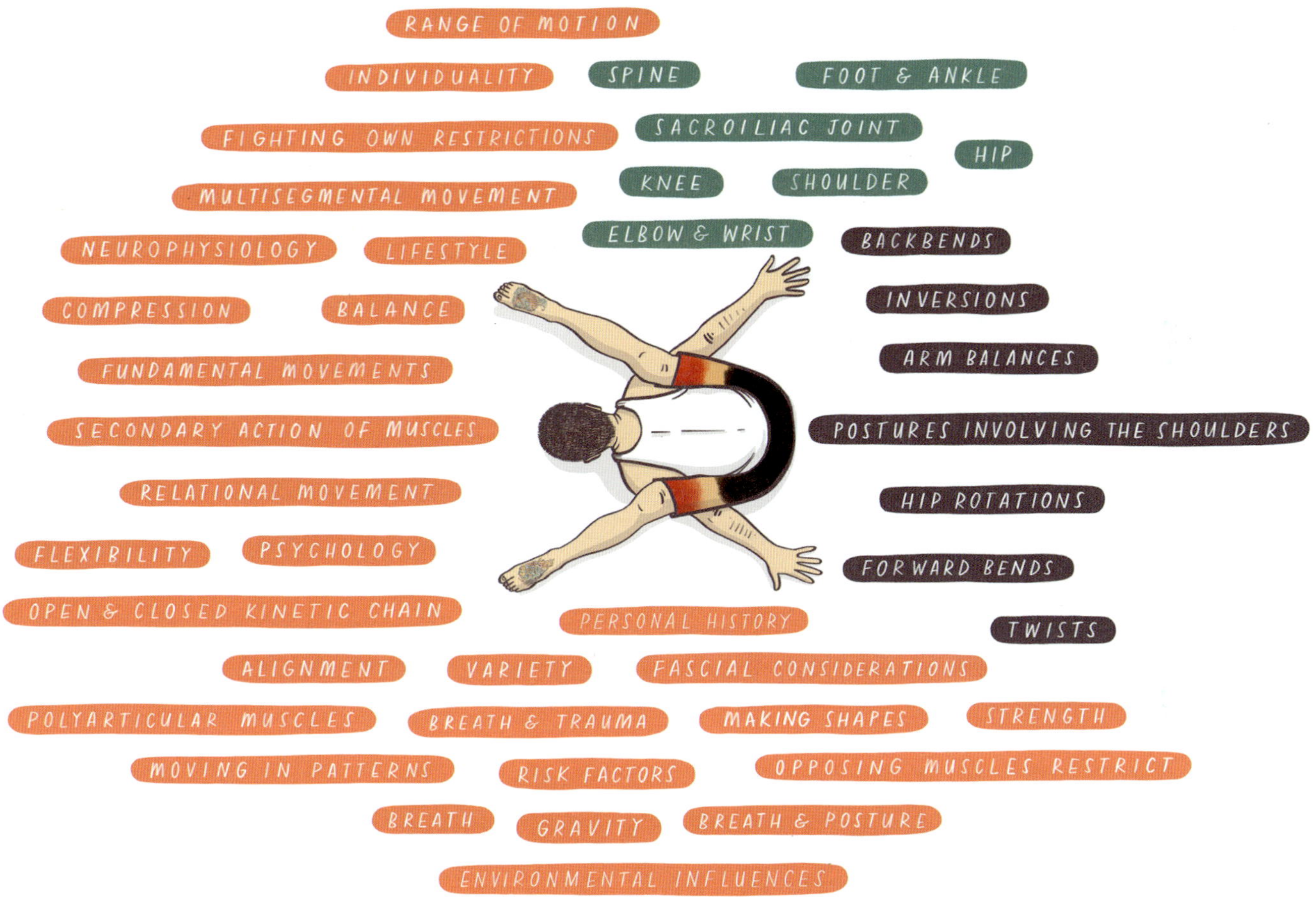


이 모델은 Stu가 하나의 요가 동작을 위해 고려해야 할 다양한 요소들을 단순화 시킨 것으로 자세에 대한 기본적인 이해부터 여러 가지 세부사항들까지 추가해 자세를 더 깊게 살펴볼 수 있도록 합니다. 대부분의 요소들은 서로 연결되어 밀접한 관련이 있으며, 우선순위를 따지거나 분리되어 고려되지는 않습니다. 이 모델의 아이디어는 자세를 분석하고 탐색하기 위한 기본적인 틀을 제공하는 것입니다. 이러한 방법으로 자세에 접근하는 것은 특정 자세를 수행하는 과정에서의 문제를 인식하고, 잠재적인 위험을 평가하며, 균형 잡힌 시퀀스를 만들고, 개인에 적합한 자세의 질과 균형을 향상시키는 방법 등 여러 가지 의도를 가질 수 있게 할 것입니다. 이를 통해 우리는 자세가 어떤 사람들에게는 어려운 반면, 다른 사람들에게는 쉬운 이유를 이해하고, 어떤 부위로 움직이는지, 자세에 더 깊게 들어가거나 단계별로 동작에 접근하는 방법 또는 자세를 더 편안하게 만들거나 두려움을 줄일 수 있는 방법을 이해할 수 있습니다.

인체는 무한히 복잡하고 모든 수준에서 얽혀 있습니다. 특정 주제를 탐색하려면 접근 방식을 정의하는 데 도움이 되는 작업 모델이 있으면 유용합니다. 어떤 모델을 선택하든 장점과 한계가 있겠지만 적어도 통찰력을 얻을 수 있는 길을 열어줄 수 있습니다. 이해가 깊어짐에 따라 지금 보다 더 복잡해질 수 있기 때문에 처음에는 간단한 것으로 시작하는 것이 좋습니다. 너무 복잡한 것부터 시작하면 시작도 하기 전에 막막함에 빠질 수 있습니다. 그러나 지나치게 단순한 계획은 중요한 것들을 빠뜨릴 수 있다는 함정이 있습니다. 그러나 시간이 지남에 따라 놓치고 가는 것들이 얼마나 중요한지 알게 될 것입니다.

**의도** Intention

육체적 요가 수련을 하는 개개인의 이유는 아마 내면의 변화를 위한 수단에서 에어로빅이나 헬스장을 대신하는 것에 이르기까지 매우 다양할 수 있습니다. 이유가 무엇이든, 일반적으로 요가는 치료적이라는 긍정적인 마음가짐에서 시작합니다. 따라서 요가에서 하는 모든 것이 모두에게 도움이 될 것으로 생각하지만 유감스럽게도 그렇지 않습니다. 수련의 의도가 무엇이든 육체적 요가가 신체에 미치는 영향을 이해하는 것은 필수라고 생각합니다.

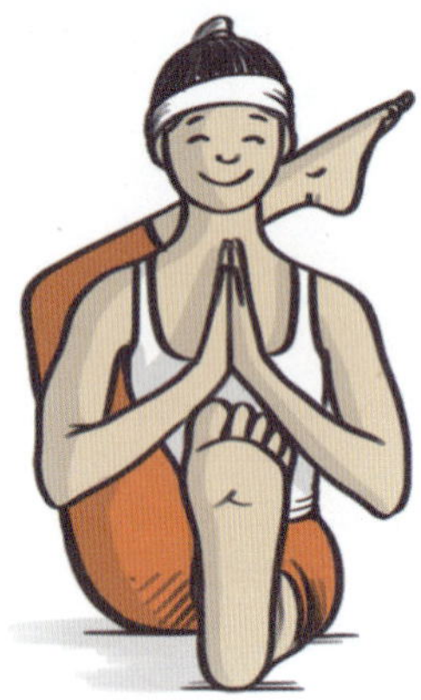

이해에 도움이 되기 위해 Eka Pada Shirshasana(에카 파다 시르사아사나, 머리 뒤로 한 발을 뒤로 건 자세)를 예로 들어보겠습니다. 머리 뒤에서 한 발 또는 두 발 모두를 건 자세(드위 파다 시르사아사나)를 하기 위해서는 고관절에서 평균 보다 더 큰 ROM이 필요합니다. 따라서 이 자세를 하기 위해서 고관절에 필요한 자유로운 움직임을 얻을 수 있도록 고관절을 목표로 한 동작들을 시작할 수 있습니다. 고관절의 구조를 살펴보면 잘 움직일 수 있도록 디자인된 볼 & 소켓 관절에 움직임을 제한하기 위한 강력한 구조물(인대)이 있다는 것을 알 수 있습니다. 체중을 지탱하고 다리에서 골반으로 보행 운동력을 전달하는 관절이기 때문에 고관절은 가동성도 필요하지만 제한적이고 안정적이게 구조화되어있습니다. 이 자세에 필요한 ROM은 일상생활에서 충분히 기능하는데 필요한 가동범위를 훨씬 초과하므로 신체에 대한 잠재적인 이점을 보기 어렵습니다. 이 자세를 취하기 위한 수련의 과정조차도 천장관절과 같은 다른 취약한 부위에 부담을 줄 수 있습니다. 단순히 도전을 위해 시도하거나 또는 구성된 시퀀스에서 지나가는 동작이거나(아쉬탕가 인터미디어트 시리즈 중간 정도) 또는 그냥 할 수 있기 때문에 이 자세를 선택했을 수도 있습니다. 그러나 제가 말하고자 하는 요점은 요가가 아무리 치료적 운동에 속한다 하더라도 모두에게 정답이 될 수는 없다는 것입니다. 물론 대부분의 수련생들은 어느 정도의 잠재력을 지니고 있으며 그들의 요가 수련은 신체의 유연성과 자세 감각, 근력과 인내력, 몸과 마음의 긴장과 스트레스 해소로부터 그들의 삶을 건강하게 증진시킬 것입니다. 그러나 한계를 넘어서는 경우 이것들이 덜 명확해지는 것은 사실입니다. 물론 우리가 한계에 도전해 보기 전까지는 우리의 한계가 어디까지인지 정할 수는 없습니다.

**고찰하기** Diving Deep

이 책에서 우리는 동작에 접근하는 다양한 방법들과 어떻게 안전하게 수련하는지에 대해 이야기했습니다. 이를 통해 여러분은 특정 자세가 신체 부위에 어떻게 영향을 미치는지를 이해하게 되고, 동작들의 구성이 알맞게 잘 이루어졌는지 알 수 있길 바랍니다. 그러나 이는 수련의 장기적인 효과에 있어서는 좋은 징조가 될 것이지만, 우리는 서로 다른 출발점에서 시작하고, 각자의 방식으로 반응하고, 다양한 환경적 요인과 움직임 패턴 및 기질이 뒤섞여 있기 때문에 모든 요소가 어떻게 작용하는지는 단정 지을 수 없습니다.

우리가 어떤 자세를 볼 때 그 자세를 주어진 깊이까지 달성하기 위해 무엇을 어떻게 해야 하는지 알 수 있는 방법이 있습니다. 우리가 다룬 Key Concepts은 잠재적인 위험뿐만 아니라 문제를 해결하는데 도움이 될 수 있습니다. 물론 각각의 자세는 다소 다른 요소들에 의해 영향을 받을 것이고, 많은 것들이 서로 상호작용하거나 심지어 상호의존적일 것이기 때문에 자세들의 순서가 정해져 있지는 않습니다. 예를 들면, 여러분이 특정한 자세에서 보다 많은 심리적 강인함이 필요하다고 생각한다면 어느 정도 근력을 향상시키거나 호흡을 통해 강화시킬 수 있을 것입니다. 또한 부족한 요소(결핍된 것이 아니라 더 필요한 요소)를 의도적으로 채우려고 하거나 다른 요소로 대체할 수도 있습니다. 저 또한 요가를 처음 시작했을 때, 헬스장에서 20년을 보냈기 때문에 무의식적으로 다른 모든 것을 힘으로만 보상하려고 했었습니다.

우선 처음에는 몇 가지 요소를 고려할 수 있지만 더 익숙해지면 서로 어떻게 연결되어 있는지 이해하고 상호작용하는 방식들로 더 편안해질 것입니다. Flexibility 챕터를 예로 들자면, 이것은 ROM과 관련 있으며, Key Concepts 챕터의 다른 많은 개념들인 Compresson, Environmental Influences, Neurophysiology 그리고 Strength 챕터와도 연결되었음을 알 수 있습니다.

우리가 이 방법으로 자세를 볼 때 모델을 사용하여 역설계 하는 것이 효과적입니다. 그렇다면 어떤 요소로 구성되어 있으며 어떤 요소가 필요할까요? 이 모델은 과학적인 방식의 연구나 분석이 아니라 자세에 대한 타당한 질문을 건네고 수련의 강조와 방향성을 제시하기 위한 수단에 가깝습니다. 이 방법으로 자세를 살펴봄으로써 여러분은 서로 다른 자세의 공통점은 무엇인지, 그리고 보기에는 다르게 보일지라도 한 자세가 다른 자세에 어떻게 도움이 되는지 알 수 있습니다. 그런 다음 특별한 옵션이 개개인에게 더 적합한 이유를 생각할 수 있습니다.

### 함께 모아보기 Putting it all Together

우리는 모델을 일반적인 방법으로 사용할 수 있지만 사람이나 결과에 따라 특정한 방법으로 사용할 수 있다는 것을 명심해야 합니다. 이는 전체적인 개념으로 고려하고 시도하는 것이 아니라 단지 그 자세에 적합한 개념만을 고려하는 것입니다. 때때로 수평적 사고는 여러분이 생각지도 못했던 연관성을 발견할 수도 있습니다. 어떤 것들은 한 사람에게는 연관이 되거나 다른 사람에게 있어서는 연관되지 않을 수 있고 잠재적으로 중요한 영향이 거의 중요하지 않을 수도 있다는 것입니다. 요가 수련의 여정이 펼쳐질수록 다른 개념들이 더욱 더 두드러질 수 있습니다. 이 모델을 플라스틱이라고 생각해 보세요. 시간이 지남에 따라 적응하고 변화한다는 것을 의미합니다. 모든 것의 중심에는 서로 다른 우리가 있습니다. 다양한 Key Concepts 챕터의 개념들에 대해 기억해 본 다음, 소개되지 않은 적절한 개념이 있다면 언제든지 언급해 주세요. 다음 네 가지 예시인 *Svarga Dvijasana*(스바르가 드비자사나, 극락조 자세), *Parivrta Ardha Chandrasana*(파리브르타 아르다 찬드라사나, 회전 반달 자세), *Malasana*(말라사나, 화환 자세), *Adho Mukha Vrksasana*(아도 무카 브릭샤아사나, 물구나무자세)를 통해 설명할 것입니다.

## Svarga Dvijasana(스바르가 드비자사나, 극락조 자세)

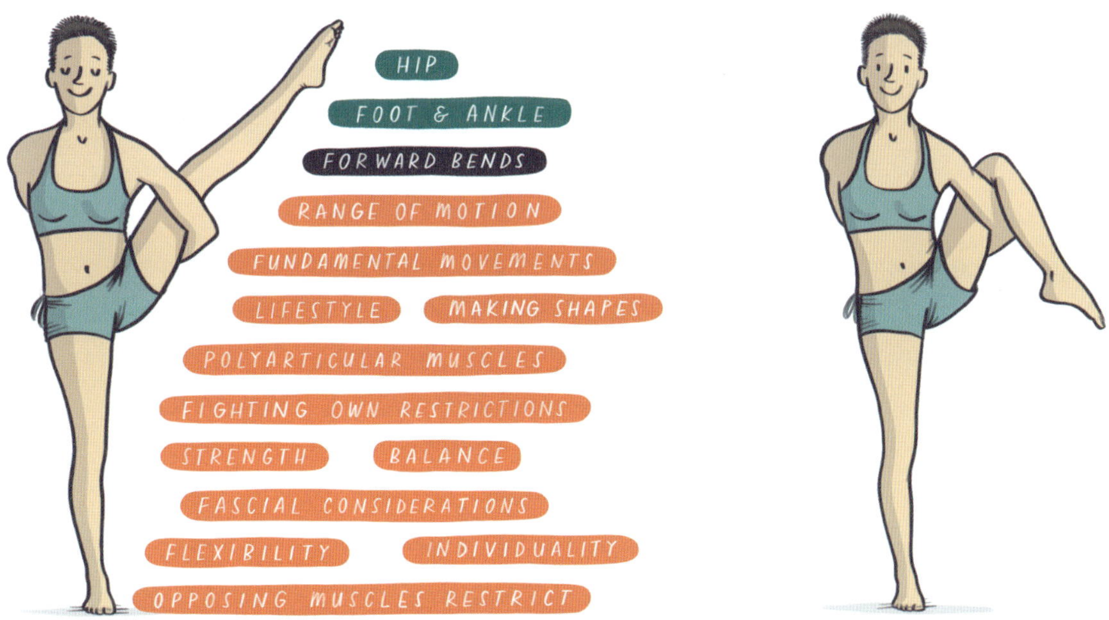


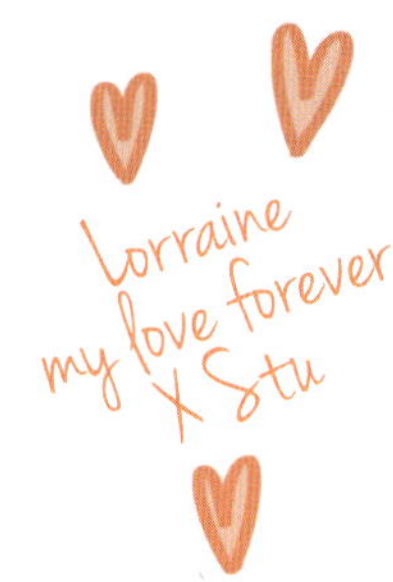


이 자세는 심플하고 우아한 형태의 묶인 한다리 균형자세(Bound single leg balance)이지만, 높이 든 다리의 위치 때문에 난이도가 높습니다. 이 자세를 도전적으로 만드는 것은 윗다리를 곧게 펼 때 강한 무릎 신전을 가져가야 한다는 것입니다. 골반의 수평, 다리의 각도 등에 따라 여러가지 변형된 스타일은 이 자세를 취하기 쉬운 정도와 요구되는 ROM에 모두 영향을 미칩니다. 다행히도 여러 수준의 유연성에 맞춰 적절하게 무릎을 접는 방법도 있습니다.

처음에는 골반이 비교적 똑바르고 척추는 최소한으로만 측면으로 기울고 다리는 어깨 높이로 가슴을 가로 질러 몸통에 가깝게(중심에서 30°정도) 있는 청사진을 설명하는 것으로 시작할 수 있습니다. 실제로 이러한 움직임 중 많은 부분이 조정될

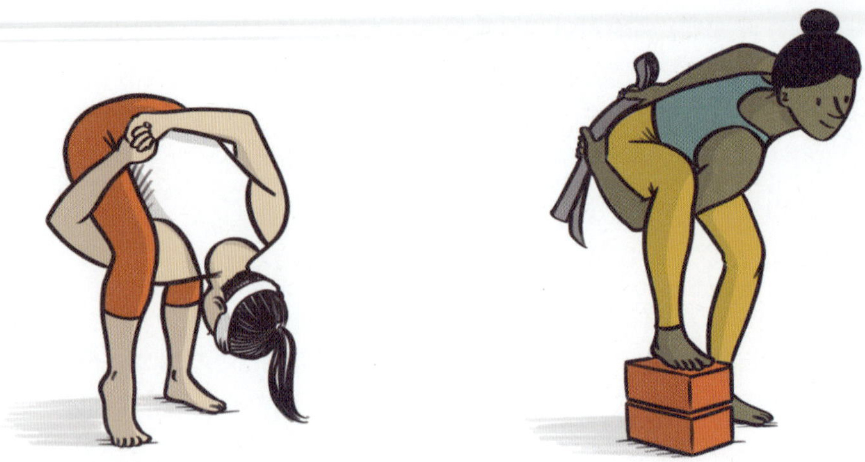

블록을 이용한 일반적 접근 방법. 스트랩을 더 세게 잡고 다리를 몸에 가깝게 붙여 더 어렵게 접근할 수 있어요.

수 있기 때문에 우리가 자세를 분석할 때 왜 이런 움직임이 일어나는지 설명할 수 있습니다.

Forward Fold

*Baddha Parsvakonasana*(받다 파르스바코나사나, 묶인 측면 각도 자세)와 같은 다른 묶인 자세에서 전환하든, 개별적으로 진행하든 기본적으로 앞으로 숙여 접은 다리에서 동일하게 시작할 수 있습니다. 체중은 서 있는 다리에 싣고 묶여진 다리는 발끝을 세웁니다. 다리의 안쪽을 감을때 체형에 따라 스트랩이 필요할 수도 있습니다. 심지어 이처럼 시작하는 것도 어떤 수련생들에게는 어려울 수 있기 때문에, 더 쉬운 방법으로 두 블록을 이용하여 묶인 다리의 발을 블록 위로 올려 시작할 수 있습니다.

Individuality / Foot & Ankle / Hips

첫 번째 테스트는 서서 균형을 유지하는 것입니다. 지나치게 발이 회내(overpronate)되는 경향이 있는 사람들은 발의 안쪽 아치가 무너질 수 있으므로 견고한 기반을 유지하기 위해 추가적인 노력이 필요합니다. 시선을 한 곳으로 고정하면 휘청거리는 것을 줄이는 데 도움이 될 수 있습니다. 또한 다리의 무게로 인해 상체가 앞으로 당겨지기 때문에 척추기립근은 척추를 중립으로 유지하기 위해 등척성 수축을 해야 합니다. 이때 골반 위로 올라간 다리는 의도치 않게 조금 더 들어 올려질 수 있고 아마 뒤쪽으로 회전할 수도 있습니다. 유연한 고관절(잠시 후에 이 문제를 다룰 것입니다)을 가진 수련생만이 몸통 뒤쪽 라인으로 다리를 놓을 수도 있습니다. 그 결과 묶인 팔의 어깨는 다리에 의해 앞쪽으로 밀려나기 쉬으므로, 이를 상쇄하기 위해 추가적인 노력이 필요합니다.

Polyarticular Muscles / Fighting Own Restrictons

처음 서 있는 자세에서, 고관절은 굴곡되고 약간 수평외전 됩니다. 이 단계에서 무릎 또한 굴곡되기 때문에 다관절 근육인 햄스트링은 어떤 저항도 주지 않습니다. 고관절이 깊은 굴곡 상태에 있지만 무릎을 구부리게 되면 앞으로 숙일 때와 마찬가지로 장력을 감소시킵니다. 다리를 곧게 피려는 시도가 있었던 *Ardha Ananda Balasana*(아르다 아난다 발라사나, 행복한 아기자세)에서 허벅지를 제자리에 고정시킨 'Fighting Own Restrictions'의 한 실험을 기억하시나요? 그때 우리가 얘기했던 자세는 *Tittibhasana*(티티바사나, 곤충 자세)였는데, 서로 전혀 닮지 않았다고 생각할지 모르지만 유사점은 거기에 있습니다. *Tittibhasana*(티티바사나, 곤충 자세)에서 엉덩이를 바닥에 내려놓고 자유로워진 팔을 뒤로 묶는다고 상상해보면, 두 겹의 극락조자세(Bird of paradise)와 비슷하게 될 것입니다. 그래서 다리를 곧게 피려는 시도와 같은 문제가 여기에 나타납니다. 고관절이 너무 깊게 굴곡되어 있기 때문에 다리를 쭉 뻗었을 때 고관절 굴곡이 충분히 가능한 수련생들만 다리를 완전히 펼 수 있습니다. 만약 제한된 수련생이 용감하게 다리를 쭉 피려는 노력을 한다면 허벅지가 몸에서 떨어질 가능성이 있습니다. 따라서 동작시 고관절을 더 많이 굴곡하고 무릎을 더 적게 신전하거나, 또는 고관절 굴곡을 더 적게하고 무릎을 더 많이 신전할 수 있는 편안한 자세를 찾는 것이 중요합니다.

Strength

대퇴사두근은 무릎은 신전시키기 위해 단축성 수축을 해야 하는데, 햄스트링의 강한 긴장성 저항으로 인해 이를 수행하기 어려울 수 있습니다. 다리가 똑바로 위로 향하는 것이 아니기 때문에 자세에서 약간의 수평 외전도 있지만 골반의 각도가 크게 바뀌지 않는 한 내전근(길항근)이 쓰이지는 않을 것입니다. 또한 Key Concepts 챕터의 Flexibility에서 근육 힘줄 단위(MTU)와 관련된 강직성(Stiffness)에 대해 이야기했습니다. 만약 뻣뻣함을 가지고 있는 유형의 수련생이라면 그들은 수동적으로 수행할 수 있는 것과 같은 동일한 정도의 ROM을 재현할 수 없을 가능성이 높습니다. 다시 말해, 다리를 완전히 펴지 못한다는 뜻입니다.

Flexibility

다리를 몸통 옆으로 하여 바닥 쪽으로 살짝 가져간다면, *Supta Padangushtasana B*(숩타 파당구쉬타아사나 B, 누워서 엄지발가락을 잡는 자세 B)와 또 다른 유사점을 발견할 수 있습니다. 이때 다리를 완전히 옆으로 쭉 뻗는 것보다, *Svarga Dvijasana*(스바르가 드비자아사나, 극락조 자세)에서 들어 올린 다리와 같은 각도를 재현해 보는 것이 유용할 것입니다. 이것은 균형요소와는 별개로 ROM과 몸의 위치를 개선할 수 있기 때문에 굉장히 훌륭한 준비 자세가 될 수 있습니다. 또한 뻗어 올린 다리가 선 자세에서의 위치를 흉내 내려고 할 때, 바닥은 골반과 몸통의 위치 변화에 대한 훌륭한 피드백을 제공할 것입니다. 바닥에 놓여있는 다리는 똑바로 유지된 채 마치 바닥을 단단하게 누르며 서있는 다리와 같이 유지하시길 바랍니다. 이것은 같은 모양의 자세로 알아볼 수 있는 멋진 사례가 되며, 극락조 자세에 대한 접근과 준비 자세를 위한 아이디어를 제공합니다.

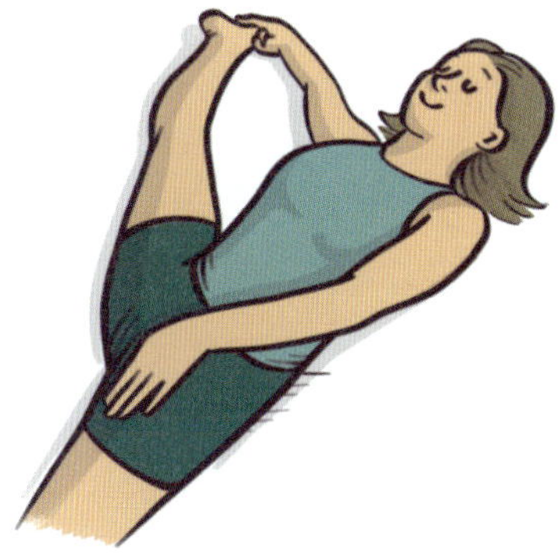

이 자세를 서서 한다고 상상해보세요. 굉장히 비슷하죠.

ROM

Making Shapes

위에서 아르다 아난다 발라사나를 언급했는데, 이 자세 또한 고관절 굴곡을 위한 훌륭한 준비 자세를 만든다고 생각합니다. 그리고 유연한 다리를 위해서도 도움이 될 수 있습니다. 이 자세를 바닥에 누운 자세(얼굴을 위로 향한)에서 엎드린 자세(얼굴을 아래로 향한)로 바꾸면 *Utthan Pristhasana*(우탄 프리스타아사나, 도마뱀 자세)가 됩니다. 여기서 다리의 근력을 기르는데 도움이 되는 움직임으로, 뒷발을 쭉 뻗어낼 수 있지만, 필요에 따라 무릎을 아래로 낮춰 발등을 누르는 것으로 바꿔 진행할 수 있습니다. 앞 발은 허벅지의 방향과 동일하게 바깥으로 향하도록 놓아 둡니다.

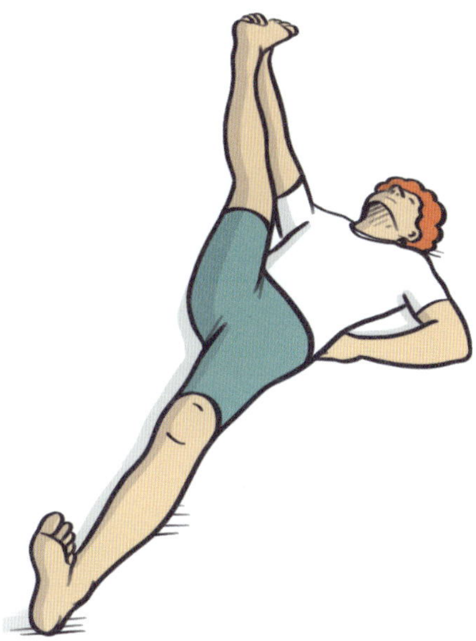

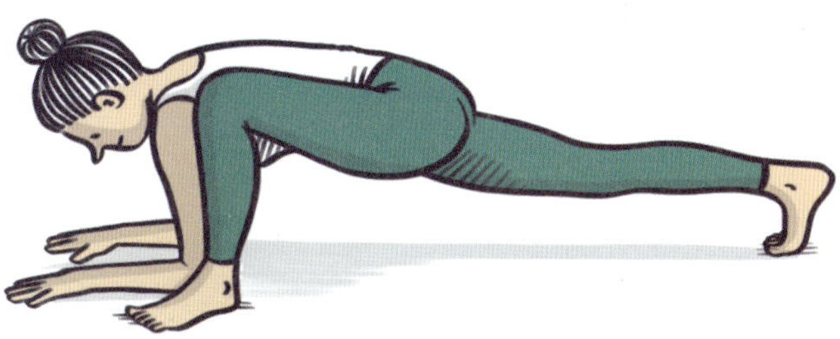

아르다 아난다 발라사나(왼쪽)와 우탄 프리스타사나(오른쪽)는 모두 고관절의 굴곡 움직임에 적합해요.

우탄 프리스타사나 동작에서 상체를 조금 더 세운 후 굽힌 다리 아래를 지나 두팔을 감싸고, 뒤에 뻗은 다리의 고관절을 외회전하여 발을 지면에 내려 놓는다면 받다 파르스바코나사나가 될 것입니다. 이제 몸은 측면을 향하지만 스바르가 드비자사나와 비슷한 위치의 자세를 만들었습니다. 물론 앞 다리의 무릎은 구부려져 있지만 우리는 다리 안으로 들어가 양손을 묶는 자세를 하고 있습니다.

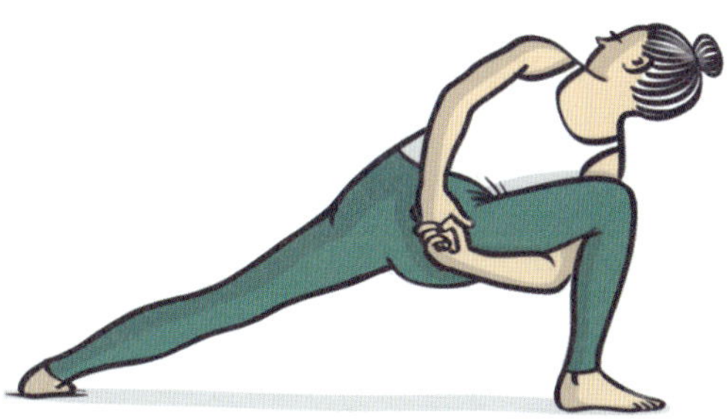

균형을 잡지 않고 묶인 비슷한 자세를 만들 수 있어요.

Opposing Muscles Resist

스바르가 드비자사나를 전체 시퀀스에서 피크 포즈로 정한다면 이 자세를 시도하기 전에 이와 같이 충분히 몸을 준비시킬 수 있습니다. 올라간 다리에서 깊이 뻗어진 고관절의 굴곡이 필요하기 때문에 이때 햄스트링이 가장 저항하는 근육이 될 것입니다. 따라서 이 자세를 전굴 자세 그룹에 넣게 되면 일반적으로 전굴의 영향에 미치는 모든 측면을 고려하여 좀 더 부드러운 전굴과 고관절 회전, 내전근 스트레칭으로 선행하는 것이 좋습니다. 또한 몸의 뒷면을 고려했을 때 발의 움직임이 배측굴곡인지, 저측굴곡인지에 따라 어떤 차이가 있는지도 알 수 있습니다.

Fascial Considerations

Balance

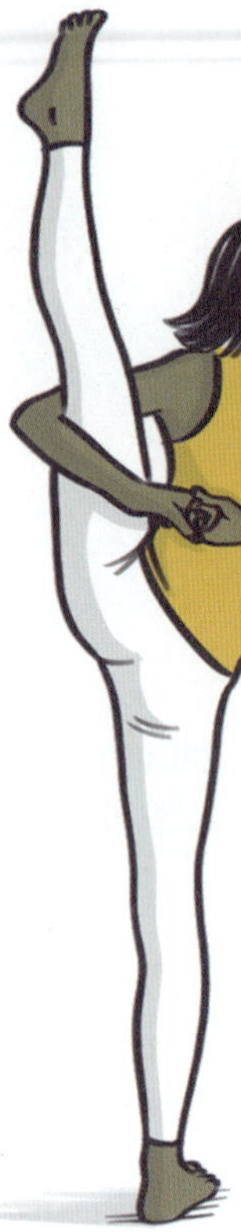

자세의 모양이 바뀌면 관절의 움직임과 특정 근육의 영향도 달라질 수 있어요.

또한 이 자세도 균형을 요구하는 자세이므로 반복과 고정된 시선, 견고하지만 유연한 몸, 집중, 기반 및 안정성 그리고 편안함과 같은 모든 지침이 동일하게 적용됩니다. 만약 팔이 유연하지 않다면 멋지게 두 손을 잡는 것은 어려울 수 있습니다. 자세 속에서의 편안함은 아주 중요한 측면입니다. 만약 여러분이 이 자세에서 무너지려한다면 멋있는 자세를 추구하는 것은 의미가 없습니다. 대신 자세를 자주 해보고 그것을 위해 무엇을 해야 하는지 스스로 알아내려고 해보세요. 안정성, 힘, 호흡과 균형을 찾아보고 다리를 곧게 펴는 수련을 많이 해보시길 바랍니다.

왼쪽에 있는 수련생은 매우 유연하며 한쪽의 고관절이 올라간 버전을 보여주고 있습니다. 이것은 스탠딩 스플릿 자세와 비슷하며 이를 통해 내전근을 늘리려는 의지가 핵심 요소가 됩니다. 척추 또한 기울어진 골반에서 몸을 똑바로 세우기 위해 옆으로 더 많이 구부려야 합니다.

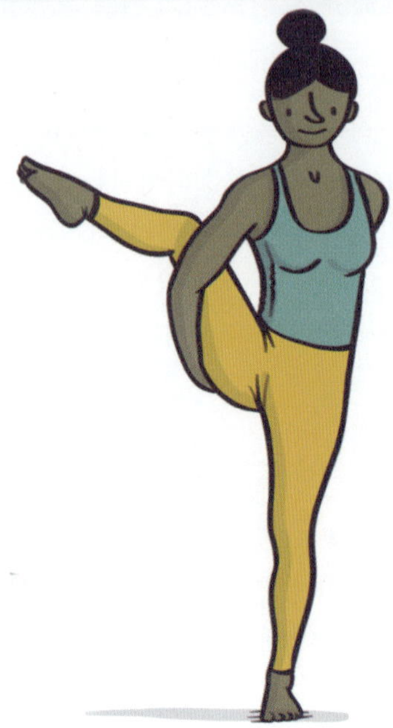

좋은 자세를 유지하며 의식적으로 다리를 곧게 펴기 위한 노력을 주기에 알맞은 자세예요.

이것이 도전적인 자세임에도 불구하고 쉽게 다가갈 수 있는 다양한 방법이 있습니다. 블록을 사용하여 몸을 들어 올리거나, 스트랩을 사용하여 두 팔을 잡는 데 도움을 받거나, 들어 올린 다리의 무릎을 구부린 상태로 유지하면서 무릎을 잡는 것으로 대체해 봅니다. 버스를 기다리거나 친구들과 수다를 떨 때와 같이 일상생활에서 동작을 적용하는 것 또한 생각해 보세요.

Lifestyle :)

### *Parivrta Ardha Chandrasana*(파리브르타 아르다 찬드라사나, 회전하는 반달 자세)

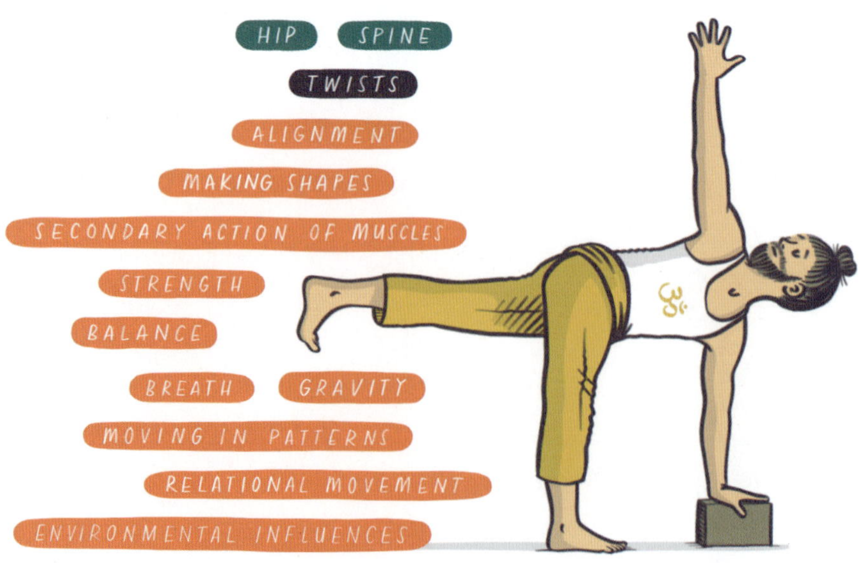


이 자세는 꽤 까다로울 수 있습니다. 우리는 다시 한 발로 균형을 잡았고, 이번에는 서 있는 다리에서 상체는 90° 앞으로 숙이고, 비틀기와 함께 마치 바람개비처럼 흔들릴 수 있는 자유롭게 쭉 뻗은 뒷다리가 있음을 알 수 있습니다. 단다사나에서 똑바로 앉아 자세를 유지할 수 있는 충분한 고관절의 굴곡이 있다 하더라도 이 자세를 유지하는데 필요한 근력을 갖추고 있다고 볼 수 있을까요?

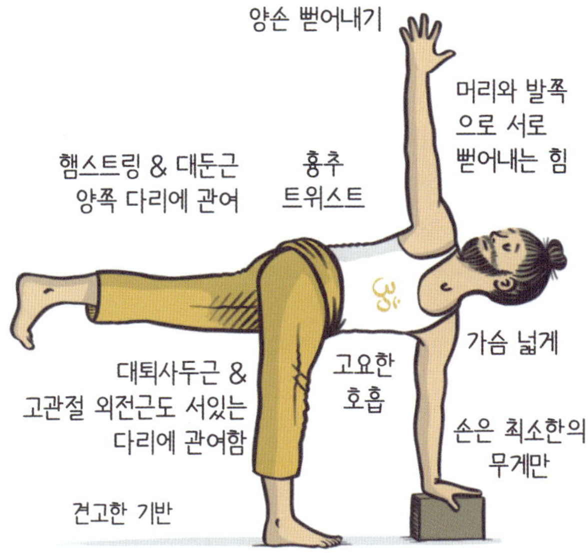


Gravity

Strength

머리, 몸통 및 팔의 무게가 보통 다리보다 더 나가기 때문에 중력은 선 다리의 고관절을 중심으로 상체를 바닥 쪽으로 끌어당길 것입니다. 이때 고관절을 신전하는 근육(햄스트링과 대둔근)은 상체와 서 있는 다리의 L자 모양의 관계를 유지하기 위해 등척성 수축을 할 것입니다. 등을 따라 올라가는 척추 기립근도 마찬가지로 등척성 수축을 하게 되며 이는 자연스러운 척추 만곡을 유지하고 상체가 아래로 처지는 것을 방지합니다. 또한 대퇴사두근의 역할은 서 있는 다리의 무릎을 펴도록 하는 것입니다. 바로 이전 균형 자세와 마찬가지로 불필요한 흔들림을 최소화하기 위해서는 좋은 기반이 되는 능동적인 발 바닥의 아치가 필요할 것입니다.

Balance

Gravity

또한 중력은 비슷한 형태의 자세인 *Utthita Hasta Padangushtasana C*(우티타 하스타 파당구쉬타아사나 C, 엄지발가락을 잡고 들어 올린 자세 C, UHP C)에서는 들어 올린 다리에 영향을 미치지만, 이 자세에서는 뒷다리에 영향을 미칩니다. 즉, 바닥과 평행하여 무릎이 위로 향하게 하는 대신 무릎을 아래로 향하도록 한다는 것입니다. 그러면 반대되는 움직임이 일어나는데 이는 고관절을 굴곡한 상태로 유지하려고 하는 대신 고관절이 신전되면서(햄스트링 및 대둔근의 개입)다리가 내려가려고 할 것입니다. 무릎은 두 자세에서 모두 펴져 있지만 UHP에서 중력에 저항하여 대퇴사두근이 무릎을 펴내려고 하는 반면, 이 자세에서는 햄스트링 및 대둔근이 무릎을 펴내려고 하는 것을 의미합니다. 이는 무릎을 과신전하는 경향이 있는 수련생들에게 서 있는 다리뿐만 아니라 공중에 떠 있는 다리도 방심하지 않도록 도와줍니다. 체중을 견디지 못하더라도 무릎을 미세하게 구부리면 건강한 움직임을 구현하는데 도움이 됩니다.

Moving in Patterns

상체의 회전에 대해 생각하기 전에 중력을 유지하면서 BOS(Base Of Support, 기저면)에 대한 신체의 관계를 이야기하려고 합니다. 우리는 이미 앞으로 기울어지는 것에 대해 더 저항할 필요가 있을 것이라 언급했고, 이제 이 두 개를 나란히 생각해 볼 수 있습니다. 서 있는 다리의 발은 우리의 BOS이지만 무언가를 하지 않으면 몸의 중심이 되지 않을 것입니다. 한쪽 다리에만 무게를 싣고 있기 때문에 반대쪽 골반이 지지되지 않고 바닥을 향해 당겨집니다. 이는 서 있는 다리의 고관절의 약간의 수평내전의 움직임과 동일합니다(골반은 서 있는 다리에 대해 상대적으로 움직인다는 것을 생각해 보세요). 골반의 수평을 유지하기 위해 고관절의 외전근들은 이 움직임에 저항(등척성 수축)해야 합니다. 골반이 서 있는 다리 쪽으로 이동하지 않는 한 COG(Center of Gravity, 무게중심)는 여전히 BOS보다 밖에 있지 않아야 하며, 이를 위해 더 많이 일을 해야 합니다. UHP에서 배운 것을 다시 이야기해보면 COG를 옆으로 이동시키는 것을 여기에 적용할 수 있습니다. 배꼽이 엄지발가락과 대략 일직선이 될 정도로 서있는 다리 쪽으로 골반을 들어 올려 나란하게 만든다면, BOS를 기준으로 양쪽에는 충분히 같은 무게를 지녀야 합니다.

Hip

관찰할 수 있는 또 다른 하나는 몸의 중심선으로 가져오려고 하는 들어 올려진 다리의 고관절 내전의 움직임입니다. 이는 우리 몸이 자연스레 도우려고 하는 것인데, 이 움직임은 서 있는 다리 측면에 더 많은 무게를 실리도록 하지만 자세의 모양을 왜곡시킵니다. 그런 이유로 길어진 고관절의 외전근들에 대한 수축을 조심하고 대응해야 합니다.

Secondary Action of Muscles

고관절을 외전, 내전, 굴곡 및 신전하는 근육들은 종종 회전의 2차적인 움직임을 가지거나 회전의 주된 역할 또는 외전과 내전의 2차적인 역할을 할 수도 있습니다. 예를 들면, 일부 깊은 고관절 외회전근들은 고관절이 특정 위치에 있을 때 외전을 도울 수 있으며 고관절을 신전하는 대둔근도 고관절을 외회전 하는데 도움이 될 수 있습니다. 즉 이와 같은 자세에서 항상 약간의 회전이 이루어진다는 것을 의미합니다. 일반적으로 서 있는 다리는 주변 환경에 맞춰 조정되지만 들어 올린 다리는 시야에서 벗어나거나 종종 외회전되는 경우가 많습니다. 따라서 여기에 주의를 기울이고 들어 올린 다리의 무릎이 바닥을 마주 하도록 하여 약간의 내회전을 만들어줍니다.

저는 이 마지막 몇 단락이 여러분을 완전히 이해시키기에 꽤 어려울 수 있다고 생각합니다. 그 이유는 움직임을 배웠을 때

Making Shapes

Relational Movement

와 같은 방향을 제시하는 게 아니라 자세의 형태에 우리의 개념을 적용하기 때문입니다. 이해하기 어려워도 괜찮습니다. 언급된 움직임이 일반적인 방향에서 어떻게 보일지와 몸이 회전될 때 동일한 관계를 유지하는지 시각화 하는데 도움이 될 수 있습니다. 고정된 다리에서 골반을 움직일 수 있다는 것과 고정된 골반에서 다리를 움직일 수 있다는 것을 기억해 보세요. 중력의 힘과 방향이 어떤 근육이 작용하는지를 결정하더라도 관절의 작용은 같습니다. 필요하다면 조금씩 이해하려고 해보세요.

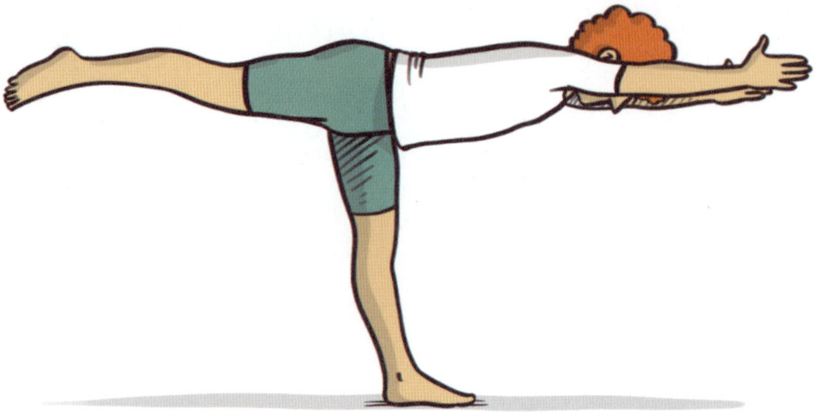

비라바드라사나 C는 같은 다리의 동작을 수행하는데 완벽한 자세예요. 팔을 옆으로 가져오면 균형을 더 수월하게 접근할 수 있으며, 번거로운 트위스트 없이 어깨 움직임을 가져갈 수 있어요.

우리는 아직 상체 회전에 대해 언급하지 않았지만 자세를 보았을 때 골반이 수직이 아니라 바닥과 평행하기 때문에 *Ardha Chandrasana*(아르다 찬드라사나, 반달자세)보다 *Virabhadrasana C*(비라바드라사나 C, 전사 C 자세)와 더 유사한 것을 볼 수 있습니다. 이는 상체 회전에 대해 이야기하지 않아도 동일한 안정화 작업과 정렬 작업을 수행하기에 알맞을 수 있다는 것을 의미합니다. 만약 당신이 비라바드라사나 C에서 훌륭하게 잘 유지할 수 있다면 파리브르타 아르다 찬드라사나에서의 완성된 자세와 비슷할 수 있습니다.

Twists

Spine

Twists 챕터에서 보통 회전되는 방향과 골반이 같은 방향으로 움직이게 하는 것이 요추와 천골 부위에 더 건강할 수 있다고 이야기했습니다. 그러나 이 자세에서는 상체가 서 있는 다리 쪽으로 회전할 때 골반을 같이 회전하도록 하면 지지되지 않은 다리의 골반을 바닥으로 당겨 자세의 모양을 왜곡시킬 수 있습니다. 따라서 이 자세에서는 골반은 수평을 유지하고 회전의 움직임은 흉추에서만 이루어지도록 제안합니다. 위팔을 천장을 향하게 하는 목표를 세우는 것보다 정확한 자세의 모양에 집중하는 것이 더 좋습니다.

Alignment

한쪽의 어떠한 단축이나 척추 굴곡을 더하고 싶지 않다면 정수리에서 들어 올려진 다리의 발을 쭉 뻗어 몸을 길게 유지하려고 하는 것이 도움이 됩니다. 그리고 손 아래에 블록 한 개를 사용하여 다리와 팔 길이의 차이를 보완할 수 있습니다. 이때 견갑골을 하강시키며 다른 한 팔을 천장으로 뻗어내는 동안 블록에 있는 팔을 길게 늘리려고 한다면 가슴과 등 위쪽에 공간을 만들 수 있습니다. 이때 복사근을 적극적으로 사용해 무게가 아래쪽으로 실리지 않도록 해보시길 바랍니다.

Spine

Twists

척추측만증이 있는 저는 이런 종류의 자세가 앉은 자세보다 양쪽의 차이를 훨씬 잘 나타내준다는 것을 알았습니다. 능동적인 트위스트 뿐만 아니라 손이 천장을 가리키고 있는 정도에 대한 판단이 얼마나 더 상체를 회전시켰는지를 판단하기가 더 쉽다는 것입니다. 균형과 안정성 요소에 대해서는 별도로 분석하고, 균형을 제외한 비슷한 트위스트 자세에 대해 테스트할 수도 있습니다. *Parivrta Prasarita Padottanasana*(파리브르타 프라사리타 파도타나아사나, 다리를 넓게 벌려 앞으로 숙인 회전 자세)와 같은 자세는 골반에서의 머리까지의 방향이 동일하기 때문에 딱 알맞게 설명이 가능합니다. 두 발 사이의 넓은 간격이 골반의 높이를 낮추기 때문에 아마도 손 아래에 블록이 필요하지는 않을 것입니다. 트위스트와 관련하여 가장 큰 차이점은 이 자세에서 골반도 회전하기 시작하면 알아차리기 힘들다는 것입니다. 그럴 땐 안쪽 서혜부(내전근)의 양쪽 사이의 긴장 변화에 주의를 기울이거나 누군가에게 피드백을 요청하시길 바랍니다.

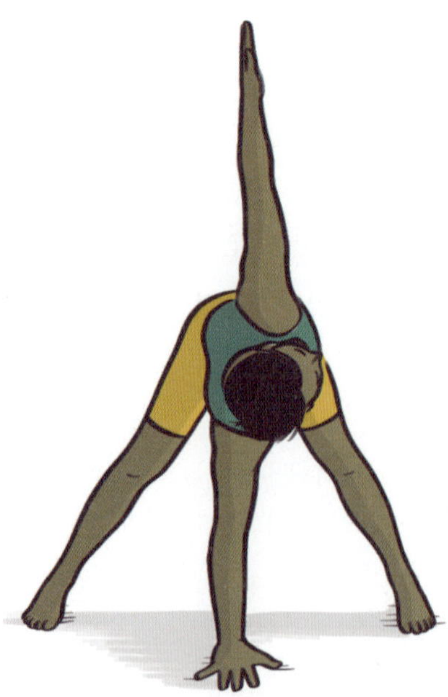

이 자세의 정렬을 더 엄격하게 수행할수록 목표 자세와 더 가까워질 거예요.

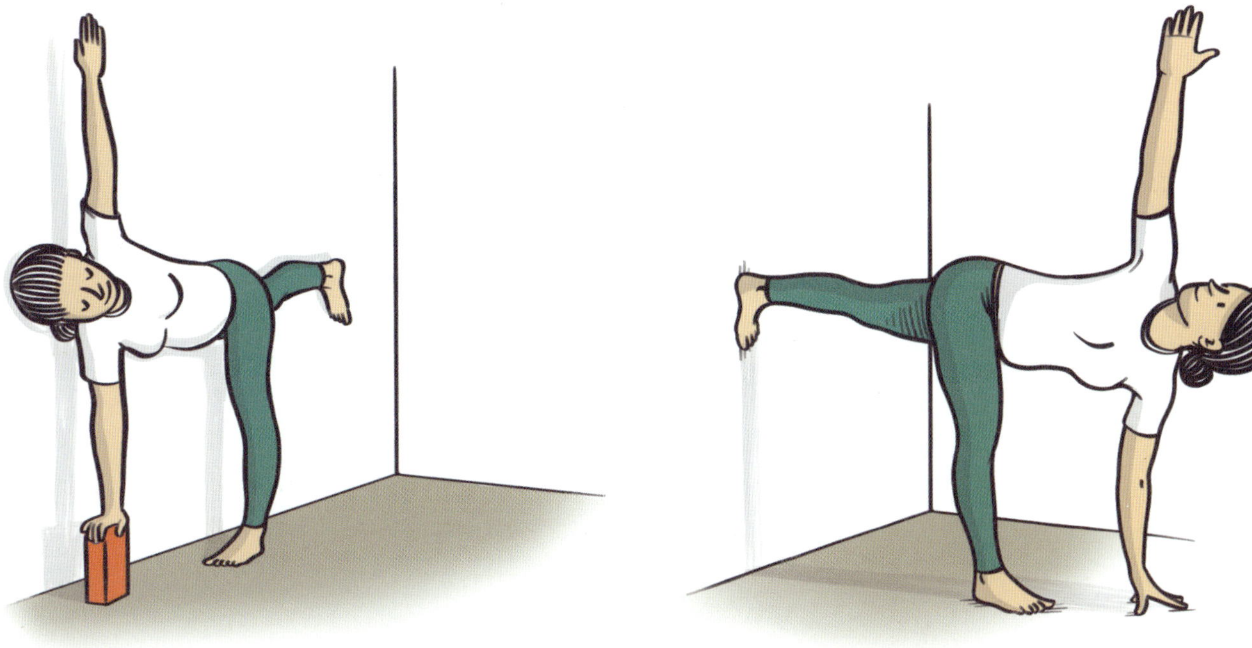

마지막으로 벽을 이용한다면 이 자세를 더욱 쉽고 완벽하게 접근할 수 있습니다. 들어 올린 다리의 발을 엉덩이 높이만큼 들어 올려 벽에 두면 흔들림을 최소화하고 균형을 잡을 수 있으며, 트위스트를 안전하게 접근할 수 있습니다. 이는 올바른 다리 정렬을 가져오기에 아주 훌륭한 수련이기도 합니다. 또 다른 방법으로 옆을 향하도록 위치를 바꾸면 등이 벽에 기대질 수 있기 때문에 고관절 위치에서의 고유수용성 감각에 도움이 되며, 쉽게 고관절 굴곡의 움직임을 더할 수 있습니다. 이를 통해 균형을 잡아야 할 필요성을 줄임으로써 자세에 더 많은 시간을 할애할 수 있게 되기 때문에, 다리와 엉덩이를 집중적으로 강화할 수 있습니다. 비록 손 아래에는 블록이 있지만 그 블록을 제거하고도 같은 위치를 유지할 수 있게 된다면 더욱 더 튼튼하고 견고한 하체를 만들 수 있습니다. *Environmental Influences*

호흡은 요가 수련 전체에 있어서도 중요하지만 특히 비틀기 동작과 균형에서 호흡은 많은 연결성을 갖습니다. 자세에서 이 두 가지 요소가 함께 있다면 호흡을 통해 마음의 평정과 균형을 찾을 수 있으며 호흡이 자세에 미치는 영향을 관찰할 수 있는 많은 기회를 얻을 수 있습니다. *Breath*

### *Squat, Malasana* (말라사나, 화환 자세)

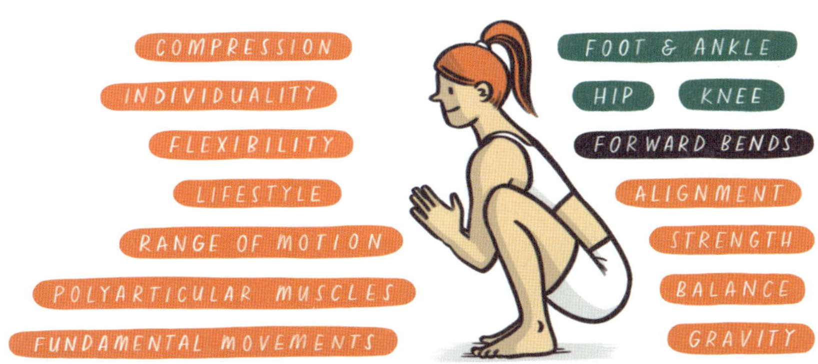


쭈그려 앉는 동작인 스쿼트는 어떤 수련생들에게는 너무나 자연스럽지만 다른 수련생들에게는 가장 불편한 자세일 수 있습니다. 저는 이 책의 앞 부분에서 기본적인 운동 중 하나로 이 자세를 일상생활에 접목시키는 방법을 소개했습니다. 편안하게 스쿼트를 할 수 있다면 좋은 준비동작이 될 뿐 아니라, 그 자체로도 훌륭한 자세가 될 것입니다. *Fundamental Movements*

해부학적으로 간단히 살펴보면, 스쿼트는 무릎과 고관절의 깊은 굴곡과 발목의 배측굴곡, 그리고 약간의 척추 굴곡이 필요한 자세입니다. 스쿼트는 무릎을 굽힌 전굴자세에 포함될 수 있습니다. 두 팔은 쭈그려 앉는 움직임을 제한하지는 않지만 결과적으로 균형과 COG에 영향을 미칠 수 있습니다. 만약 팔이 무릎 앞에 있는 경우 균형추 역할을 하여 COG를 앞으로 이동시킵니다. 반대로 몸 뒤편에 놓는다면 COG가 뒤로 이동하면서 상당한 도전이 될 수 있습니다. 쪼그리고 앉았을 때 한번 도전해 보시길 바랍니다. *Pashasana*(파샤아사나, 올가미자세)와 같이 쪼그리고 앉아 상체를 비틀때 발과 무릎을 함께 모으면 다리 사이에서 흉곽이 움직이는 것을 막아 배측굴곡의 중요성이 강조됩니다. 만약 수련생의 체형이 두꺼운 다리를 지녔거나, 흉곽이나 엉덩이가 크다면 COG를 BOS 위로 이동하는데 더 많은 노력이 필요할 것입니다.

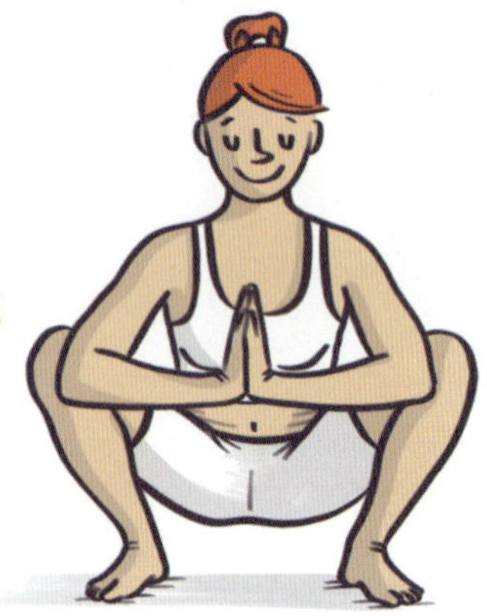
무릎과 발이 보이는 각도에 따라 내전근의 길이가 달라질 수 있어요.

고관절을 살펴보았을 때 개인에 따라 대퇴골두의 길이와 각도, 골반의 너비와 방향, 고관절 깊이(고관절 소켓)의 특정한 조합이 골반 너비와 허벅지 각도를 더 합리적으로 만들 수 있음을 알 수 있습니다. 그러나 자세에 대한 정렬 관점에서는 발을 골반 너비보다 조금 더 넓게 벌리고 의도적으로 안쪽 허벅지에 집중하는 경우가 아니라면 고관절은 최소한으로 외회전(약 10° 정도) 하는 것이 바람직합니다. 이때 허벅지가 더 많이 외전 될수록 내전근은 더 많이 늘어나게 됩니다. 발과 무릎을 앞으로 향하게 했을 때에는 선 자세로 전환하거나 *Ardha Padma Prapadasana*(아르다 파드마 프라파다사나, 반연꽃 발 끝자세)와 같은 자세를 준비하는데 보다 좋은 기능적인 위치일 수 있습니다. 다양한 각도로 난이도를 변경해 가면서 수련해 보시길 바랍니다.

종종 수련생들이 짚고 있는 발을 보면 발바닥 내측 아치가 바닥에서 떨어져 있거나 무릎이 발과 같은 방향에 두고 있지 않은 경우를 많이 볼 수 있습니다. 이는 몸 전체에 원치 않는 스트레스를 줄 뿐만 아니라 기반을 흔들 수 있습니다. 발의 각도가 어떻든 무릎도 같은 방향을 향할 수 있도록 하시길 바랍니다.

허리는 어느 정도 굴곡이 있을 것이지만 이는 다른 곳의 제한에 따른 보상 움직임으로 사용되어서는 안됩니다. 대신 골반에서부터 길게 뻗고 꼿꼿이 앉아 있도록 하는 것이 바람직합니다. 이 작업을 수월하게 수행할 수 있다면 균형을 유지하기 위해서 더 이상 팔이 필요하지 않을 것이며, 팔의 위치를 다양하게 변경하여 자세의 다양성을 추구할 수 있습니다.

자세에서 관절이 관절가동범위 끝 지점에 가까워질 때마다 관절의 압박을 고려해야 합니다. 이 개념은 Key Concepts 챕터의 Compression과 관련 관절의 Body Bits 챕터에서 이미 다루었으므로 자세히 언급하지는 않겠지만 기반부터 살펴보면 발목 앞쪽 경골과 거골에는 강한 압박이, 무릎에는 부드러운 압박이(허벅지와 종아리 살이 맞닿아 있음), 그리고 고관절에는 몸통과 허벅지 사이의 부드러운 압박과 ASIS와 대퇴골 사이의 중간 압박이 있을 수 있습니다. 이러한 압박을 배제할 수 있다면 현재 깊이에서 유지되거나 감소하지 않는 한 계속해서 더 깊은 포즈로 나아갈 수 있습니다.

자세에서 일반적인 몇 가지 측면을 보자면 발뒤꿈치가 바닥에 닿을 수 없는 경우 또는 스쿼트 자세가 많이 깊지 않은 경우, 뒤로 넘어질 것 같은 느낌과 함께 균형을 유지하기가 어려운 경우 등이 있습니다. 저는 태국의 정원사들이 몇 시간 동안 쪼그리고 앉아 일어서지도 않고 정원을 관리하기 위해 움직이는 모습을 보았기 때문에 어떤 면에서 모든 것이 적절하게 잘 정렬될 수만 있다면 이 자세는 충분히 자립할 수 있는 자세라고 생각합니다. 또한 다른 자세들에서는 유지시간이 길면 피로가 쌓이기 마련인데, 아헹가 요가 수련생들은 비라바드라사나 B를 몇 분 동안도 유지할 수 있다는 것에 감탄했습니다. 그들이 정말 대단하다는 생각을 했습니다. 다시 본론으로 들어가서, 더 깊은 말라사나를 위해 이와 유사한 포즈가 존재하는지, 제한이 있는 곳은 어디인지 고려하고자 합니다. *Ananda Balasana*(아난다 발라사나, 행복한 아기자세)를 보았을 때 엉덩이의 위치가 비슷하지만 이 자세에서는 무릎 굴곡이 적고 배측굴곡이 없으며 균형에 대해 걱정할 필요가 없기 때문에 이 자세를 예로 들 수 있습니다.

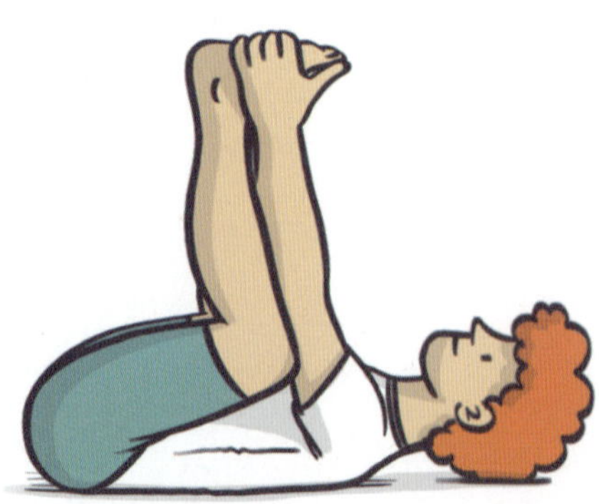
깊은 고관절 굴곡에 접근하기

아난다 발라사나에서 무릎이 흉곽의 높이보다 더 낮지 않는 한 무릎과 발목에서 일어나는 일은 말라사나와 동일합니다. 앞서 설명한 대로 무릎을 굽힌 고관절 굴곡에 문제가 있으면 COG가 더 뒤로 이동하여 자세를 유지하기가 어려울 수 있습니다. 이 자세에서 필수적인 관절 움직임은 무릎의 굽힘과 발목의 배측굴곡이며 둘 중 하나라도 부족하다면 COG를 더 뒤로 이동시킬 것입니다. 우리는 엎드린 상태에서 발뒤꿈치를 엉덩이 쪽으로 가져갈 수 있는지에 따라 무릎을 충분히 굽힐 수 있는지 알아볼 수 있고, 로우 런지(뒤쪽 무릎이 바닥에 놓여 있는 자세)나 기울어진 스쿼트 자세에서 무릎을 발목 앞으로 가져가 배측굴곡의 움직임을 평가할 수 있습니다. 이러한 움직임을 관찰할 수 있는 유사한 자세로는, 충분한 무릎 굴곡을 위한 *Virasana*(비라사나, 영웅 자세)와 배측굴곡을 위한 *Utkatasana*(웃카타사나, 의자 자세)가 있을 수 있습니다.

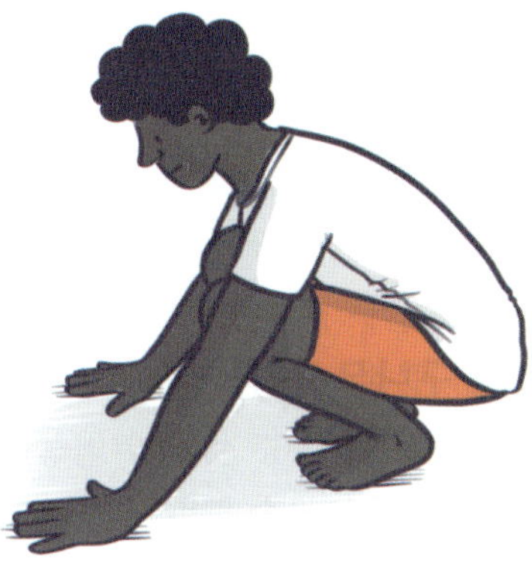

(왼쪽): 저는 이 자세를 기울어진 스쿼트(tilted squat)라 불러요. 몸을 앞으로 기울이고 체중은 뒤꿈치 쪽으로 이동해 보세요. 이 자세는 발목의 배측굴곡을 확인하는데 좋을 뿐만 아니라 여러번 숨쉬며 머물기에도 좋아요.

(오른쪽): 비라사나로 앉거나, 발뒤꿈치 위에 앉아있는 것은 스쿼트에 필요한 무릎 굴곡을 테스트할 수 있어요.

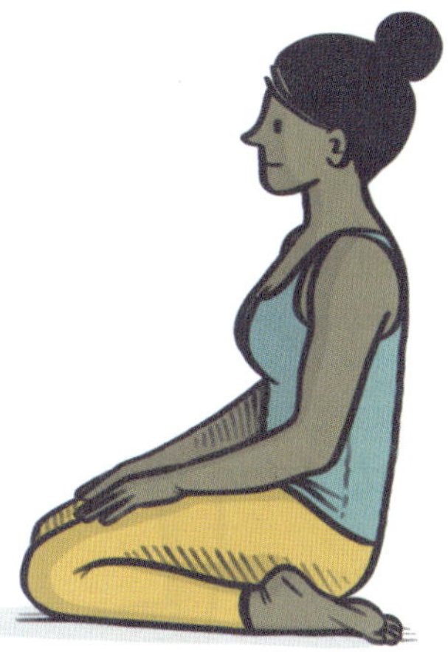

이 자세는 엉덩이, 무릎 및 발목 주변 관절의 ROM이 매우 크기 때문에, 다관절 근육(polyarticular muscle)의 충분한 스트레칭으로 인해 ROM을 제한할 가능성이 있는지 항상 고려하는 것이 좋습니다. 다관절 근육을 스트레칭 하고자 할 때는 해당 근육이 걸쳐있는 두 개 이상의 관절이 그 근육을 늘리도록 해야 합니다. 그러나 말라아사나에서의 관절 움직임의 조합은 그렇지 않습니다. 위에서 자세히 설명했듯이, 우리가 관심을 갖는 움직임은 고관절의 굴곡, 무릎 굴곡, 발목의 배측 굴곡입니다. 대퇴직근(사두근)과 햄스트링은 고관절에서 무릎으로, 비복근은 무릎에서 발목으로 연결되어 있습니다. 그러나 무릎 굽힘과 고관절 굴곡의 조합은 근육의 한쪽 끝을 다른 쪽 끝으로 더 가까이 가져가기 때문에 모든 근육에서 스트레칭이 줄어든다는 것을 의미합니다. 대퇴직근이 충분히 늘어나려면 고관절이 신전되어야 하고 햄스트링의 경우 무릎이 신전되어야 합니다. 그리고 비복근의 경우에서도 무릎이 구부러지지 않고 신전되어야 합니다. 이를 통해 우리는 ROM에 대한 근육의 제한이 있다면 개별 관절을 가로지르는 단관절 근육(monoarticular muscles)에서 비롯되어야 함을 알 수 있습니다. 즉 무릎 굴곡에는 대퇴직근을 제외한 나머지 3개의 대퇴사두근을, 고관절 굴곡에는 대둔근을, 배측굴곡에는 가자미근을 사용해야 합니다.

이는 시퀀스와 과제로 이어집니다. 고관절 굴곡과 무릎 굴곡 또는 무릎 굴곡과 배측굴곡의 동일한 관절 움직임의 조합을 모방할 수 있는 이상적인 자세로는 전자의 경우 발라사나, 후자의 경우 웃카타사나가 있을 수 있습니다. 이에 알맞은 포지션을 찾기 위해 도구를 사용할 수도 있습니다. 허공에 발뒤꿈치를 들고 유지를 하는 것은 균형과 기반의 역할에 큰 도움이 되지 못하기 때문에 지지대를 아래에 두어 신체가 더 쉽게 유지될 수 있도록 해보세요. 발뒤꿈치는 내려갔지만 무게가 여전히 뒤로 기울어진다면 기둥이나 난간과 같은 앞쪽의 물건을 잡거나 엉덩이를 벽에 대고 유지를 해보시길 바랍니다. 수련생들은 균형에 제한이 되는 움직임들을 수련하면서 도구에 대한 의존도를 점차 줄일 수 있습니다.

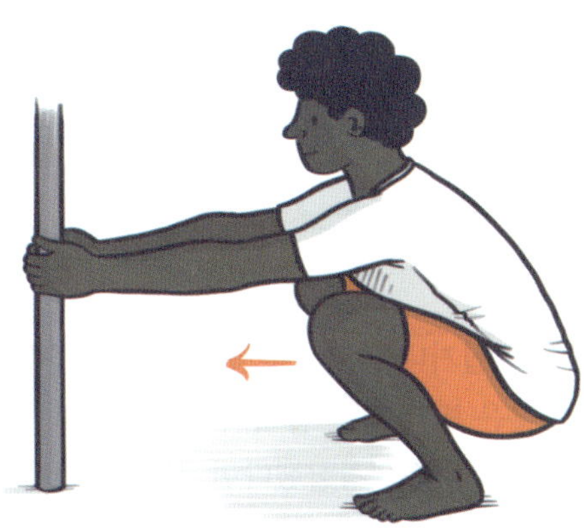

배측굴곡을 증가시키기 위해 앞으로 당겨보세요.

*Elbow & Wrist*

물구나무서기 자세에서 체중은 손목 신전에 강한 힘을 가하게 되며, 이때 손목 힘이 약하다면 인대와 힘줄 구조에 과도한 압박이 될 수 있습니다. 따라서 처음에는 물구나무서기를 하는 시간과 수련 빈도를 적게 유지하고, 몸이 적응함에 따라 점차 늘려 손목 손상의 위험을 줄여야 합니다. 필요한 경우 위에서 설명한 대로 도구를 사용하는 것도 좋습니다.

*Secondary Action of Muscles*

어깨를 가로지르는 일부 근육들은 관절이 굴곡으로 움직일 때 내회전의 2차 작용을 합니다. 이것은 Shoulder Postures 챕터에서 찾아볼 수 있는 Butcher's Block 운동에서 자세히 설명했듯이 해당 움직임을 제어함으로써 설명할 수 있습니다. 어깨 굴곡에 대항하는 주요 근육 중 하나는 어깨 신전근인 광배근이 있습니다. 이 근육은 상완골에 부착된 다관절 근육으로 척추를 지나 흉요근막을 통해 골반과 연결됩니다. 따라서 효과적으로 스트레칭을 하기 위해서는 어깨 굴곡과 측굴의 조합이 필요합니다. 또한 어깨 굴곡에 영향을 미칠 다른 근육들은 대흉근과 회전근개가 될 것입니다. 수평 외전을 목표로 하는 스트레칭은 대흉근의 주요 움직임과 반대이기 때문에 가슴 앞쪽이 타이트한 수련생들에게 도움이 될 수 있습니다. 외회전을 개선하는 동작들을 통해 물구나무서기의 반듯한 형태를 유지할 수 있습니다.

*Opposing Muscles Resist*

*Strength*

어깨와 손목의 ROM이 충분하더라도 수련생은 팔로 몸을 지탱하고 체중을 실을 때 견갑대를 들어 올리는 힘이 필요합니다. 이는 물구나무서기를 오래 버틸수록 점차적으로 증가할 수 있지만, 이를 위해 견갑골과 어깨를 으쓱하는 것과 같은 운동을 사용하여 전거근과 능형근을 훈련하고, 하이 플랭크와 같은 자세에서 정적으로 버티는 등척성 운동을 하는 것이 좋습니다.

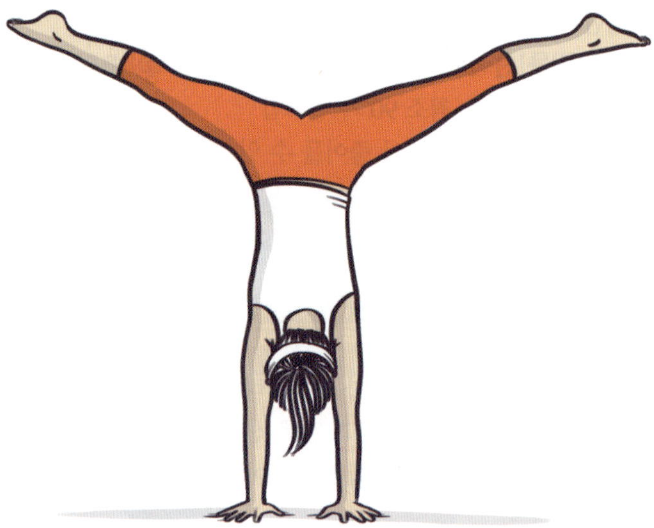

*Gravity*

다리를 찢으면 COG가 낮아지고 균형을 잡기가 더 쉬워져요!

*Balance*

똑바로 선 물구나무서기에서는 무게중심(COG)이 높아 균형을 잡기가 어렵습니다. 처음에는 다리를 찢는 스플릿 자세를 취하는 것이 COG를 낮추는데 도움이 될 수 있습니다. 우리가 손으로 균형을 잡는 데 익숙하지 않기 때문에 발이 균형을 잡는 것처럼 신체가 본능적으로 균형을 잡기 시작하는 데에는 시간이 걸릴 것입니다. 반복적인 수련은 신체가 운동 조절 능력을 학습하여 처음의 균형 잡힌 위치를 달성한 다음 유지할 수 있도록 하는 열쇠입니다. 저는 종종 몸이 끊임없이 도전을 받을 때 더 빨리 기술을 습득한다고 느낍니다. 따라서 정적인 자세에서 어느 정도 안정이 된다면 다리의 움직임을 추가하거나 새로운 형태의 자세들을 도전해 보는 것이 좋습니다. 그러면 가만히 유지하는 것이 더 쉽게 느껴질 수 있습니다.

*Breath*

팔이 구부려져 있을 때 킥 업(Kick up)과 홀딩에서 많은 근력이 사용되고 있다면 산소 요구량이 증가하는데 이때 깊은 호흡을 위해 흉곽을 크게 움직이면 균형에 부정적인 영향을 미칠 가능성이 있습니다. 그러므로 가능하면 얕게 호흡하는 것이 좋습니다. 그래서 저는 물구나무서기에 들어갈 때 숨을 들이쉬는 것이 확실히 가벼운 느낌을 주기 때문에 선호했는데, 조금 더 주의를 기울여보니 그 이유를 알게 되었습니다. 저는 요가를 할 때 호흡의 타이밍을 움직임과 맞추어 수련하곤 합니다. 그러나 물구나무서기를 할 때는 짧게 숨을 들이마시고 발을 차 올릴때(Kick up) 숨을 참은 후, 균형을 잡으면 숨을 내뱉습니다. 또한, 이 과정은 2초 안에 안정적인 자세를 찾으려고 하기 때문에 숨을 참는 시간은 실제로는 그리 길지 않습니다. 이 방법은 심부 복부에 더 많은 긴장을 주기도 하지만 여러분들께서 직접 해보시고 느껴보시는 것이 더 좋을 거 같습니다.

아난다 발라사나에서 무릎이 흉곽의 높이보다 더 낮지 않는 한 무릎과 발목에서 일어나는 일은 말라사나와 동일합니다. 앞서 설명한 대로 무릎을 굽힌 고관절 굴곡에 문제가 있으면 COG가 더 뒤로 이동하여 자세를 유지하기가 어려울 수 있습니다. 이 자세에서 필수적인 관절 움직임은 무릎의 굽힘과 발목의 배측굴곡이며 둘 중 하나라도 부족하다면 COG를 더 뒤로 이동시킬 것입니다. 우리는 엎드린 상태에서 발뒤꿈치를 엉덩이 쪽으로 가져갈 수 있는지에 따라 무릎을 충분히 굽힐 수 있는지 알아볼 수 있고, 로우 런지(뒤쪽 무릎이 바닥에 놓여 있는 자세)나 기울어진 스쿼트 자세에서 무릎을 발목 앞으로 가져가 배측굴곡의 움직임을 평가할 수 있습니다. 이러한 움직임을 관찰할 수 있는 유사한 자세로는, 충분한 무릎 굴곡을 위한 *Virasana*(비라사나, 영웅 자세)와 배측굴곡을 위한 *Utkatasana*(웃카타사나, 의자 자세)가 있을 수 있습니다.

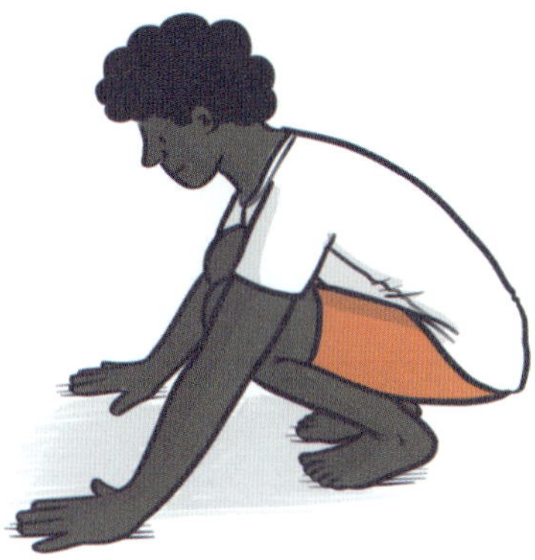

(왼쪽): 저는 이 자세를 기울어진 스쿼트 (tilted squat)라 불러요. 몸을 앞으로 기울이고 체중은 뒤꿈치 쪽으로 이동해 보세요. 이 자세는 발목의 배측굴곡을 확인하는데 좋을 뿐만 아니라 여러번 숨쉬며 머물기에도 좋아요.

(오른쪽): 비라사나로 앉거나, 발뒤꿈치 위에 앉아있는 것은 스쿼트에 필요한 무릎 굴곡을 테스트할 수 있어요.

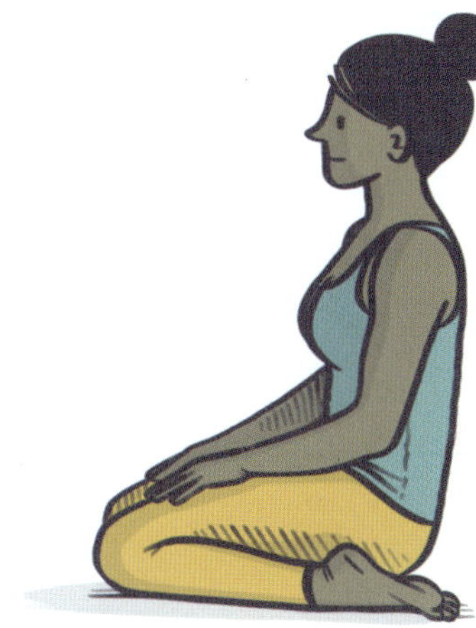

이 자세는 엉덩이, 무릎 및 발목 주변 관절의 ROM이 매우 크기 때문에, 다관절 근육(polyarticular muscle)의 충분한 스트레칭으로 인해 ROM을 제한할 가능성이 있는지 항상 고려하는 것이 좋습니다. 다관절 근육을 스트레칭 하고자 할 때는 해당 근육이 걸쳐있는 두 개 이상의 관절이 그 근육을 늘리도록 해야 합니다. 그러나 말라아사나에서의 관절 움직임의 조합은 그렇지 않습니다. 위에서 자세히 설명했듯이, 우리가 관심을 갖는 움직임은 고관절의 굴곡, 무릎 굴곡, 발목의 배측 굴곡입니다. 대퇴직근(사두근)과 햄스트링은 고관절에서 무릎으로, 비복근은 무릎에서 발목으로 연결되어 있습니다. 그러나 무릎 굽힘과 고관절 굴곡의 조합은 근육의 한쪽 끝을 다른 쪽 끝으로 더 가까이 가져가기 때문에 모든 근육에서 스트레칭이 줄어든다는 것을 의미합니다. 대퇴직근이 충분히 늘어나려면 고관절이 신전되어야 하고 햄스트링의 경우 무릎이 신전되어야 합니다. 그리고 비복근의 경우에서도 무릎이 구부러지지 않고 신전되어야 합니다. 이를 통해 우리는 ROM에 대한 근육의 제한이 있다면 개별 관절을 가로지르는 단관절 근육(monoarticular muscles)에서 비롯되어야 함을 알 수 있습니다. 즉 무릎 굴곡에는 대퇴직근을 제외한 나머지 3개의 대퇴사두근을, 고관절 굴곡에는 대둔근을, 배측굴곡에는 가자미근을 사용해야 합니다.

이는 시퀀스와 과제로 이어집니다. 고관절 굴곡과 무릎 굴곡 또는 무릎 굴곡과 배측굴곡의 동일한 관절 움직임의 조합을 모방할 수 있는 이상적인 자세로는 전자의 경우 발라사나, 후자의 경우 웃카타사나가 있을 수 있습니다. 이에 알맞은 포지션을 찾기 위해 도구를 사용할 수도 있습니다. 허공에 발뒤꿈치를 들고 유지를 하는 것은 균형과 기반의 역할에 큰 도움이 되지 못하기 때문에 지지대를 아래에 두어 신체가 더 쉽게 유지될 수 있도록 해보세요. 발뒤꿈치는 내려갔지만 무게가 여전히 뒤로 기울어진다면 기둥이나 난간과 같은 앞쪽의 물건을 잡거나 엉덩이를 벽에 대고 유지를 해보시길 바랍니다. 수련생들은 균형에 제한이 되는 움직임들을 수련하면서 도구에 대한 의존도를 점차 줄일 수 있습니다.

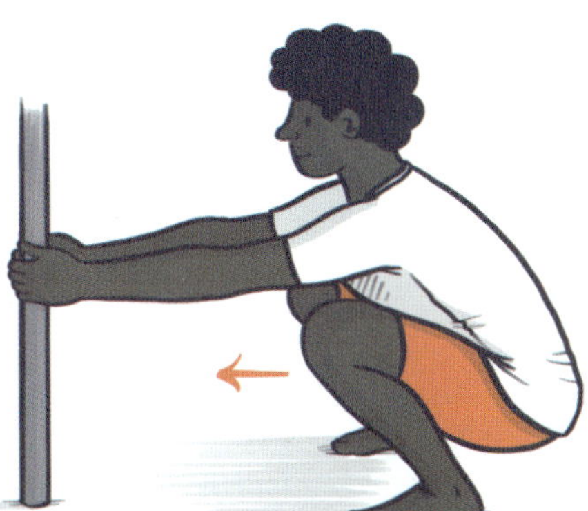

배측굴곡을 증가시키기 위해 앞으로 당겨보세요.

Strength

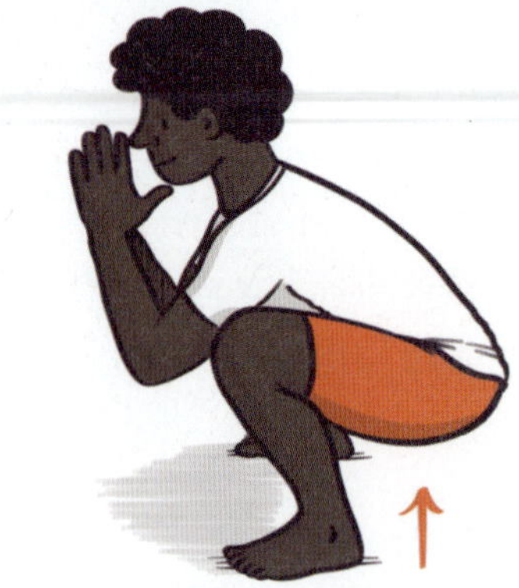

몇 센티미터만 들어 올리려고 해보세요.

저는 항상 자세 그 자체로 강화될 수 있는지 아니면 약간의 변형을 추가할지 고민하는 것을 좋아합니다. 이러한 이상적인 예로 말라사나를 들 수 있습니다. 적절한 ROM을 사용할 수 있으면 이 자세는 거의 수월하게 할 수 있다는 점에서 다운독을 연상시킵니다. 허벅지와 종아리의 뒷부분이 서로 닿아있고 COG를 앞으로 이동시킬 수 있는 충분한 배측굴곡을 할 수 있다면 근육의 관여가 최소화될 수 있습니다. 반면에 COG를 올바른 위치로 유지하는 데 어려움이 있는 경우에는 전경골근(발목을 들어 올리는 근육)에 열감이 생기거나 피로가 쌓이기 시작할 것입니다. 편안하게 쪼그려 앉을 수 있는 수련생과 그렇지 않는 수련생 사이의 차이를 줄이는 한 가지 방법은 발을 바닥에서 약 2-5cm 정도 들어 올리는 것입니다. 그러면 모든 수련생들의 다리 근육이 중력에 대항하여 체중을 지탱해야 하므로 모두가 동일하게 강화할 수 있게 됩니다. 이때 대퇴사두근은 무릎 굴곡에 저항하고 햄스트링과 대둔근은 고관절 굴곡에 저항합니다. 근육이 수축하는 방법을 기억한다면 처음에는 단축성 수축으로 몸이 들어 올려질 것이고 그 다음 등척성으로 자세를 유지할 것입니다. 몸을 뒤로 낮출 때는 신장성수축에 해당하지만, 다행이도 바닥에서 바로 몇 센티미터를 들어 올렸기 때문에 길게 유지되지는 않을 것입니다. 사실 더 높이 들수록 더 쉬워질 수 있으므로 속임수를 조심하시길 바랍니다.

### *Handstand, Adho Mukha Vrksasana*(아도 무카 브릭샤아사나, 물구나무서기)

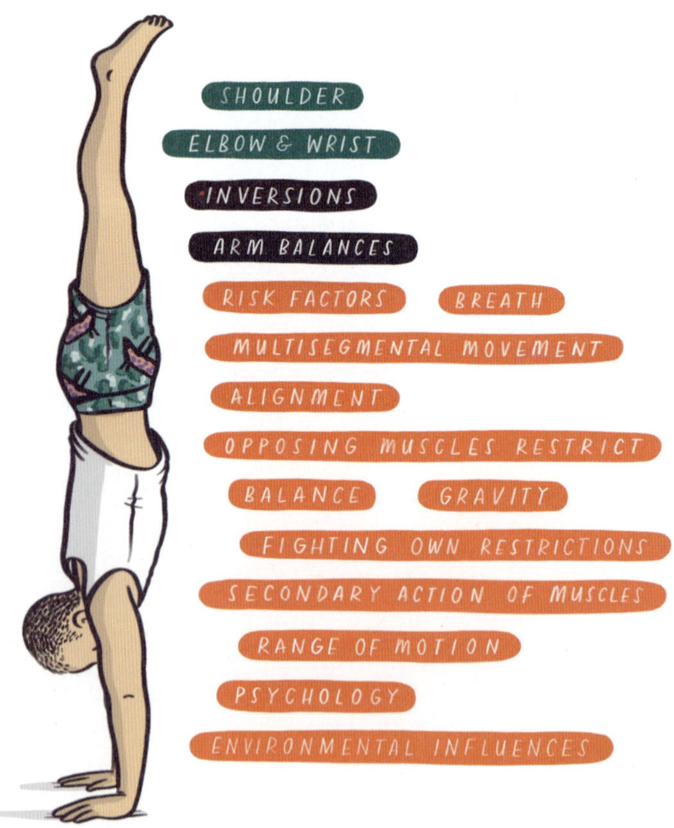


Psychology

Inversions

어렸을 때부터 물구나무서기를 해본 수련생이나 체조를 배운 수련생들에게는 몸을 홱 뒤집거나 물구나무서기를 하는 것이 그리 어렵지 않겠지만 다른 사람들에게는 굉장히 두려울 수 있습니다. 이 두려움의 대부분은 벽과 같은 움직이지 않는 물체를 사용하거나 안전하게 떨어지는 방법을 터득하면 사라질 수 있습니다. 만약 누군가가 과거에 부상을 경험했다면 훨씬 더 많은 시간이 필요할 수 있습니다. 일반적으로 역자세에 대한 경험, 도전적인 상황에 대한 정신적인 강인함 그리고 두려움에 대처하는 능력은 가장 적합한 학습 전략을 세우는데 상당한 영향을 미칩니다.

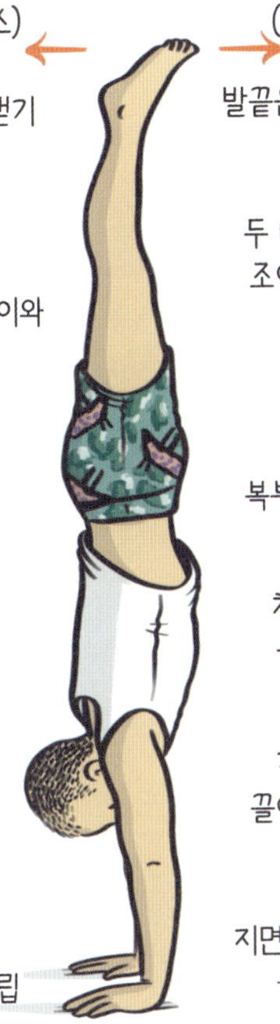
(오버밸런스)
(언더밸런스)
발 위로 뻗기
발끝은 뾰족하게
두 다리
조이기
굳건한 엉덩이와
다리
약간의 골반
후방경사
복부 끌어당기기
치골 쪽으로
흉곽당기기
겨드랑이
열기
견갑대
끌어올리기
손 사이
응시하기
지면을 단단히
누르기
호랑이 손 그립

만약 이것이 손에서 거꾸로 균형 잡혀 이루어진다는 사실을 잊는다면 몸을 직선으로 만드는 것보다 더 간단한 일이 있을까요? 가슴 아래부터는 걱정이 없겠지만 아마 어깨에 관해서는 많은 분들이 고민을 할 수 있습니다. 핸드스탠드에서 필요한 ROM은 어깨 굴곡과 견갑대의 거상입니다. 그러나 컴퓨터와 같은 기술이 발달됨에 따라 바르지 못한 자세로 인하여 많은 수련생이 이 움직임에 많은 제한이 생겼습니다. 이를 평가할 수 있는 쉬운 방법은 바닥에 누워 세부 모양을 다시 만들어 보는 것입니다. 두 다리를 모으고 발가락을 뾰족하게 하고 흉곽은 골반을 향해 당기고, 두 팔을 머리 너머로 쭉 뻗어 내며 안쪽 팔을 귀에 닿게 해봅니다. 이때 바닥과 두 팔 사이에 약간의 공간이 있다는 것이 그리 놀라운 일은 아닐 것입니다.

핸드스탠드는 전신 움직임이기 때문에 다중분절 움직임이라는 것을 알 수 있으므로 한 곳에서 ROM이 부족하면 다른 곳에서 보완해야 할 것입니다. 특별한 경우에는 척추 신전이 포함되는데 이는 위험 요소는 아니지만 동작의 발전이나 변형에 제한이 될 수 있습니다. 또한, 어깨의 움직임뿐만 아니라 지지할 수 있는 손목의 신전력도 고려해야 합니다. 팔을 비스듬히 놓을 수 없는 경우에 손목의 신전은 최소 90°가 필요합니다. 손꿈치를 들어 올리면 손목이 늘어나야 하는 정도가 줄어들 수 있습니다. 이는 블록을 사용하거나 야외의 경우 약간 볼록한 바닥을 찾아 시도할 수 있습니다. 낙하 거리가 짧은 것이 균형을 잃고 떨어짐에 있어서 저항하기가 쉽기 때문에 경사면을 향해 놓으려는 경향이 있을 수 있지만 이것은 손목 신전력을 줄이는 것이 아니라 증가시킬 수 있습니다. 두려움이 방해 요소라면 선생님의 지도 아래 수련하시길 바랍니다.

원하는 정렬이 손목에서 발뒤꿈치까지 일직선이 되도록 하는 것이라면 손목, 어깨 또는 둘다의 유연성을 사용하여 이를 달성할 수 있습니다. 그러나 수동적 스트레칭은 어깨의 굴곡과 손목 신전의 움직임을 목표로 삼을 수 있지만 어깨 굴곡은 자세에서 능동적으로 이루어져야 하기 때문에 어깨의 움직임에 제한이 있다면 극복하기 어려울 수 있습니다. 따라서 능동적 스트레칭 기술이 필요합니다.

아마 물구나무서기를 처음 접했을 때는 몸의 곡선의 느낌이나 방향성을 감지하기가 어려울 수 있는데, 이때 벽을 사용하는 것은 스스로 서 있을 때 방향을 전환할 수 있는 고유수용성 감각을 높이는데 이상적인 방법이 될 수 있습니다. 벽을 마주하는 것이 벽을 등지는 것보다는 쉽게 접근할 수 있지만 처음에는 무섭게 느껴질 수 있습니다. 또한 충분히 가까이 걸어가기 위해서는 추가적인 힘이 필요합니다.

ROM
Shoulder
Multi-Segmental Movement
Elbow & Wrist
Psychology
Alignment
Risk Factors

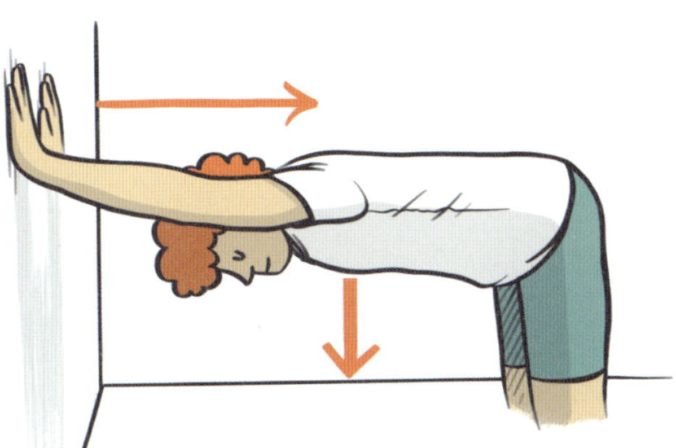

Shoulder Postures 챕터에서 소개된 이 운동은 제가 가장 좋아하는 물구나무서기 준비 운동 중 하나예요.

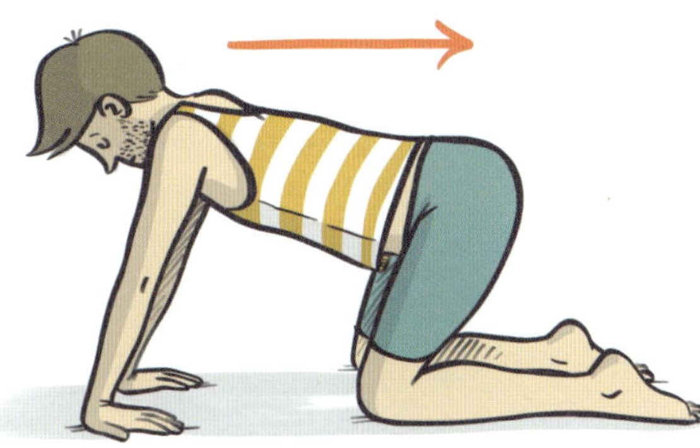

손목 신전근 스트레칭입니다. 이때 팔꿈치를 과신전하는 경향이 있다면 약간 구부린 상태로 유지하세요.

*Elbow & Wrist* 물구나무서기 자세에서 체중은 손목 신전에 강한 힘을 가하게 되며, 이때 손목 힘이 약하다면 인대와 힘줄 구조에 과도한 압박이 될 수 있습니다. 따라서 처음에는 물구나무서기를 하는 시간과 수련 빈도를 적게 유지하고, 몸이 적응함에 따라 점차 늘려 손목 손상의 위험을 줄여야 합니다. 필요한 경우 위에서 설명한 대로 도구를 사용하는 것도 좋습니다.

*Secondary Action of Muscles* 어깨를 가로지르는 일부 근육들은 관절이 굴곡으로 움직일 때 내회전의 2차 작용을 합니다. 이것은 Shoulder Postures 챕터에서 찾아볼 수 있는 Butcher's Block 운동에서 자세히 설명했듯이 해당 움직임을 제어함으로써 설명할 수 있습니다. 어깨 굴곡에 대항하는 주요 근육 중 하나는 어깨 신전근인 광배근이 있습니다. 이 근육은 상완골에 부착된 다관절 근육으로 척추를 지나 흉요근막을 통해 골반과 연결됩니다. 따라서 효과적으로 스트레칭을 하기 위해서는 어깨 굴곡과 측굴의 조합이 필요합니다. *Opposing Muscles Resist* 또한 어깨 굴곡에 영향을 미칠 다른 근육들은 대흉근과 회전근개가 될 것입니다. 수평 외전을 목표로 하는 스트레칭은 대흉근의 주요 움직임과 반대이기 때문에 가슴 앞쪽이 타이트한 수련생들에게 도움이 될 수 있습니다. 외회전을 개선하는 동작들을 통해 물구나무서기의 반듯한 형태를 유지할 수 있습니다.

*Strength* 어깨와 손목의 ROM이 충분하더라도 수련생은 팔로 몸을 지탱하고 체중을 실을 때 견갑대를 들어 올리는 힘이 필요합니다. 이는 물구나무서기를 오래 버틸수록 점차적으로 증가할 수 있지만, 이를 위해 견갑골과 어깨를 으쓱하는 것과 같은 운동을 사용하여 전거근과 능형근을 훈련하고, 하이 플랭크와 같은 자세에서 정적으로 버티는 등척성 운동을 하는 것이 좋습니다.

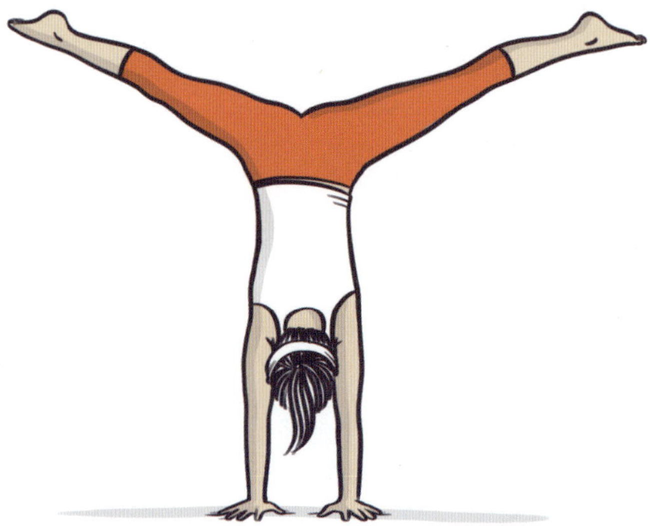

*Gravity*

다리를 찢으면 COG가 낮아지고 균형을 잡기가 더 쉬워져요!

*Balance* 똑바로 선 물구나무서기에서는 무게중심(COG)이 높아 균형을 잡기가 어렵습니다. 처음에는 다리를 찢는 스플릿 자세를 취하는 것이 COG를 낮추는데 도움이 될 수 있습니다. 우리가 손으로 균형을 잡는 데 익숙하지 않기 때문에 발이 균형을 잡는 것처럼 신체가 본능적으로 균형을 잡기 시작하는 데에는 시간이 걸릴 것입니다. 반복적인 수련은 신체가 운동 조절 능력을 학습하여 처음의 균형 잡힌 위치를 달성한 다음 유지할 수 있도록 하는 열쇠입니다. 저는 종종 몸이 끊임없이 도전을 받을 때 더 빨리 기술을 습득한다고 느낍니다. 따라서 정적인 자세에서 어느 정도 안정이 된다면 다리의 움직임을 추가하거나 새로운 형태의 자세들을 도전해 보는 것이 좋습니다. 그러면 가만히 유지하는 것이 더 쉽게 느껴질 수 있습니다.

*Breath* 팔이 구부러져 있을 때 킥 업(Kick up)과 홀딩에서 많은 근력이 사용되고 있다면 산소 요구량이 증가하는데 이때 깊은 호흡을 위해 흉곽을 크게 움직이면 균형에 부정적인 영향을 미칠 가능성이 있습니다. 그러므로 가능하면 얕게 호흡하는 것이 좋습니다. 그래서 저는 물구나무서기에 들어갈 때 숨을 들이쉬는 것이 확실히 가벼운 느낌을 주기 때문에 선호했는데, 조금 더 주의를 기울여보니 그 이유를 알게 되었습니다. 저는 요가를 할 때 호흡의 타이밍을 움직임과 맞추어 수련하곤 합니다. 그러나 물구나무서기를 할 때는 짧게 숨을 들이마시고 발을 차 올릴때(Kick up) 숨을 참은 후, 균형을 잡으면 숨을 내뱉습니다. 또한, 이 과정은 2초 안에 안정적인 자세를 찾으려고 하기 때문에 숨을 참는 시간은 실제로는 그리 길지 않습니다. 이 방법은 심부 복부에 더 많은 긴장을 주기도 하지만 여러분들께서 직접 해보시고 느껴보시는 것이 더 좋을 거 같습니다.

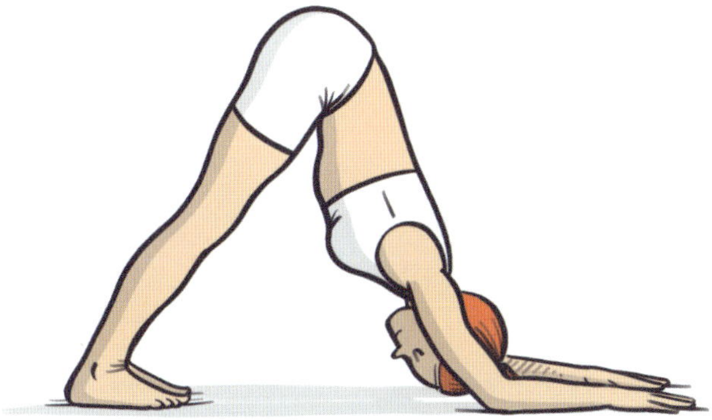

이 자세는 제한된 어깨 굴곡과 외회전을 가진
사람들에게는 굉장히 힘든 자세예요!
그러나 다행스럽게도 이 자세는 물구나무서기에서
필요한 어깨 움직임을 수련하기에 좋은 자세가 됩니다.

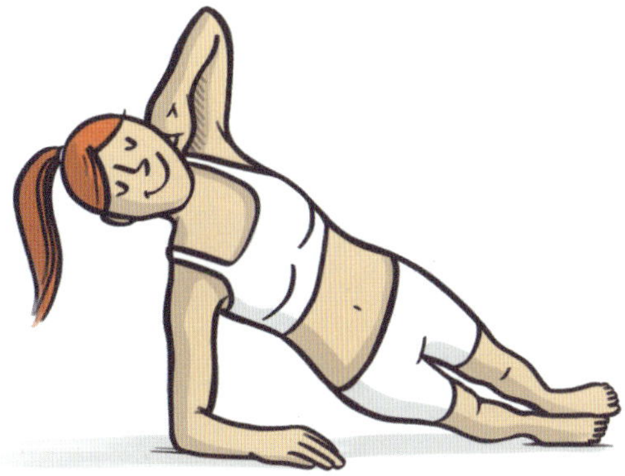

사이드 플랭크와 같은 모든 종류의 안정화 수련은 물구나무
서기를 시작할 때 어깨를 건강하게 유지하는데 도움이
됩니다. 어깨는 원래 불안정하다는 것을 기억하세요.

Fighting Own Restrictions

만약 일반적인 시퀀스 안에 물구나무를 넣는다고 생각하면 몸이 준비가 되어 있는지 확인하는 것이 중요합니다. 특히 수련 초기에는 상당히 많은 자세들이 요구될 수 있습니다. 손목은 가동범위를 늘리기 위한 준비운동을 해야 하며, *Ardha Pincha Mayurasana*(아르다 핀차 마유라사나, 돌고래 자세), Active Three-legged Dog(한다리 들어 올린 다운독), *Virabhadrasana C*(비라바드라사나 C, 전사 C 자세)와 같은 어깨 주변의 코어 움직임을 다루는 자세들이 포함되어야 합니다. 그리고 또한 *Vasishtasana*(바시스타사나, 사이드 플랭크), 엘보 플랭크 및 하이 플랭크와 같은 많은 안정성 자세도 시퀀스 안에 넣을 수 있습니다. 물구나무서기에서 유지하는 것 없이 여러번 가벼운 킥 업(Kick up)을 계속하면 체중 부하와 관절에 가해지는 하중이 증가하고, 몸의 고유수용 감각이 향상되며 물구나무서기에 들어갈 때 최소한의 힘을 사용하는 느낌을 갖게 될 것입니다.

Arm Balance

간단하지만 마지막으로 제시할 두 가지 요점은 제가 균형을 잡기까지 가장 큰 변화를 만들어내는데 도움을 준 방법입니다. 첫째로, 요가 매트에서 벗어나는 것입니다. 약간의 폭신함도 여러분의 기반을 약화시킬 것입니다. 요가 매트를 사용할 것이라면 여행용 매트를 사용하고, 밖에서는 칠하지 않은 자연 그대로의 나무토막을 사용합니다. 모래밭이나 공원에서 물구나무서기를 연습하는 것은 매력적으로 보일 수 있지만, 평평하지 않거나 움푹 들어갈 수 있는 기반은 손목에 추가적인 부담을 줄 수 있습니다. 손목이 건강해야 더 오래 더 자주 수련할 수 있음을 기억하세요.

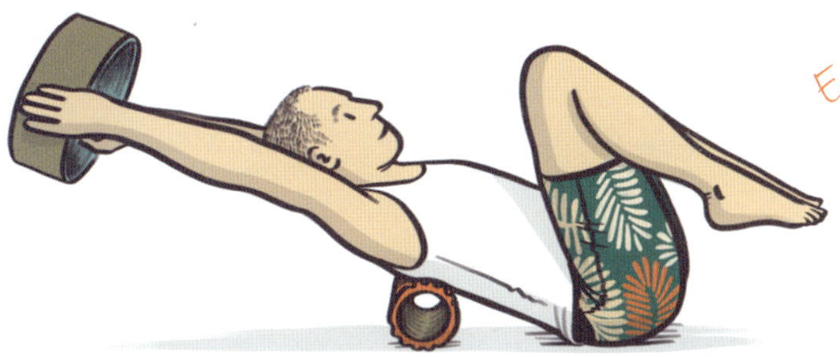

Shoulder Postures 챕터에서 말한 것처럼 이 자세는 어깨에서
올바른 ROM을 찾는 것을 돕기 위한 스트레칭 중 하나입니다.

Environmental Influences

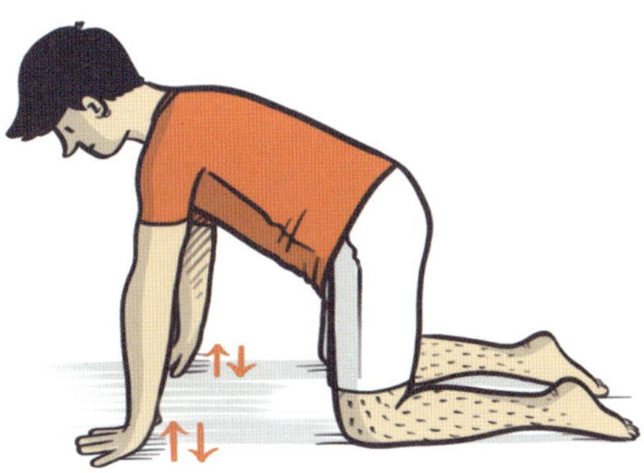

개인적으로 큰 변화를 만든 또 다른 하나는 손꿈치들기 운동을 통해 손목 굴곡근의 힘을 증가시킨 것입니다. 이 방법은 체중을 손으로 가져온 다음 하중에 맞서(단축성) 손꿈치를 들어 올리는 것입니다. 완전히 들어 올렸다가 천천히 아래로 낮추고, 잠시 무게에 저항하며(신장성) 버텼다가 다시 10회 반복합니다. 여러 세트 진행한다면 더욱 효과적일 것입니다. 손목굴곡근 강화는 과도한 손목 신전에서의 부하를 줄일 수 있기 때문에 손목의 약화로 균형을 잃고 쓰러지지 않도록 큰 도움을 줍니다.

Strength

균형, 피로, 두려움과 싸우는 과정에서도 마음의 고요함을 항상 추구하세요.

**나아가기** Moving On

여러분은 지금까지 이야기했던 *Key Concepts* 챕터의 개념들 중 일부를 어떻게 직접적으로 요가 수련에 적용할 수 있는지에 대해 생각할 수 있었습니다. 아마 지금 여러분의 마음속에 떠오른 것들이 요가수련에 긍정적인 변화를 가져다줄 것입니다. 그리고 이것이 다른 요소들에 어떻게 영향을 미칠 수 있는지도 생각해 보세요. 제가 원하는 건 여러분이 힘, 균형, 호흡 또는 자세의 다른 중요한 요소 중 하나를 선택하고 그곳에 초점을 맞춰 동작에 적용해 보는 것입니다. 그런 다음 노트에 여러분들이 원하는 기대와, 자세가 다른 영역에 영향을 미치는 곳이 어디인지, 그리고 수련의 예상 방향에 대해 적어봅니다. 그리고 한 달 후에 적었던 내용을 다시 보고 예상했던 것 중 어느 정도가 결실을 맺었는지, 어떤 부분이 바뀌었는지, 그리고 기대하지 않았던 변화를 경험한 부분이 있는지 확인해 보는 것입니다. 이러한 자기탐구를 통해 여러분들은 더 배우고 더 성장할 수 있습니다. 언젠가 따뜻하고 아름다운 곳에서 우리가 만날 때까지 이 과정을 계속 이어나가세요.

# APPENDIX

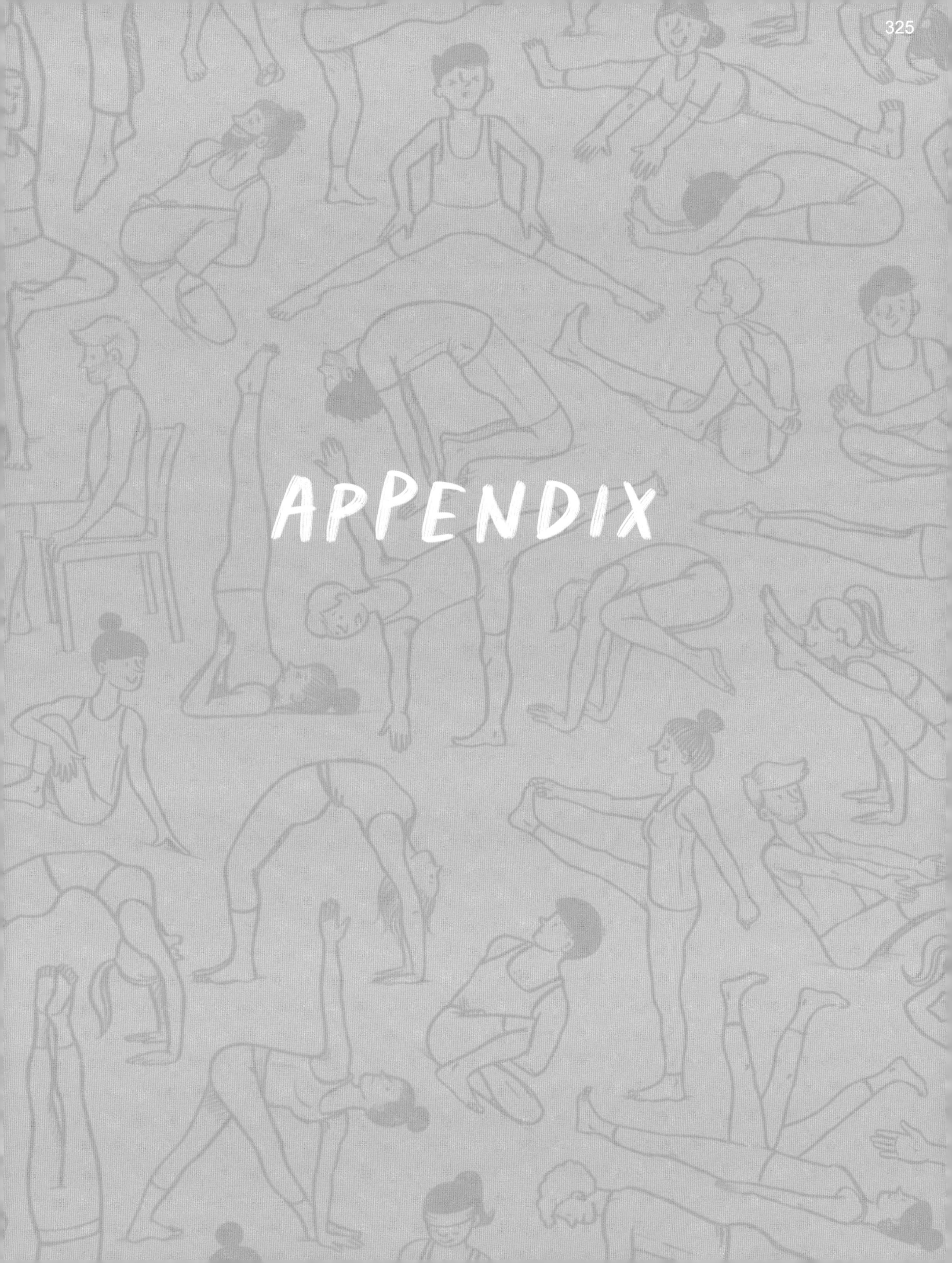

## 부록 정보 About the Appendix

이 책의 목적은 신체적으로 요가를 수련할 때 구체적으로 구현하기 위한 기초 지식을 제공하는 것입니다. 따라서 우리는 Key Concepts 챕터부터 시작했습니다. 그러나 일부 수련생들은 보다 정확한 해부학적 근거를 원하거나 필요로 합니다. Appendix는 용어, 뼈 또는 근육 명칭으로 어려움을 겪고 있는 사람들을 위한 참고 자료를 제공합니다. 또한 이전 챕터와 Josefin의 참고문헌에서 제기된 질문에 대한 답변도 여기에 있습니다.

## 해부학적 언어 Anatomical Language

아래에 소개된 해부학적 언어는 공간에서 한 구조가 다른 구조와 어떻게 관련되어 있는지, 방향 이동 및 특정 영역 또는 표면의 위치를 설명하거나 이야기 하는데 사용됩니다. 용어를 배우면 다양한 상황에서 정확하고 간결하게 조합할 수 있습니다.

해부학적 위치는 *Tadasana*(타다아사나, 산자세)와 유사합니다. 이는 움직임이나 구조적 관계를 설명할 수 있는 출발점입니다. 머리, 손, 발은 모두 앞을 향하게 하고, 팔은 약간 옆으로 벌리고, 다리는 어깨너비 정도로 벌립니다. 처음에는 주로 위치나 구조적 관계와 관련된 용어에 관심을 두지만, 그 다음에는 이러한 단어 중 일부를 다른 단어와 결합하여 내회전과 같은 관절 움직임을 설명할 수 있습니다.

## 방향 및 평면 용어 Directional Terminology & Planes

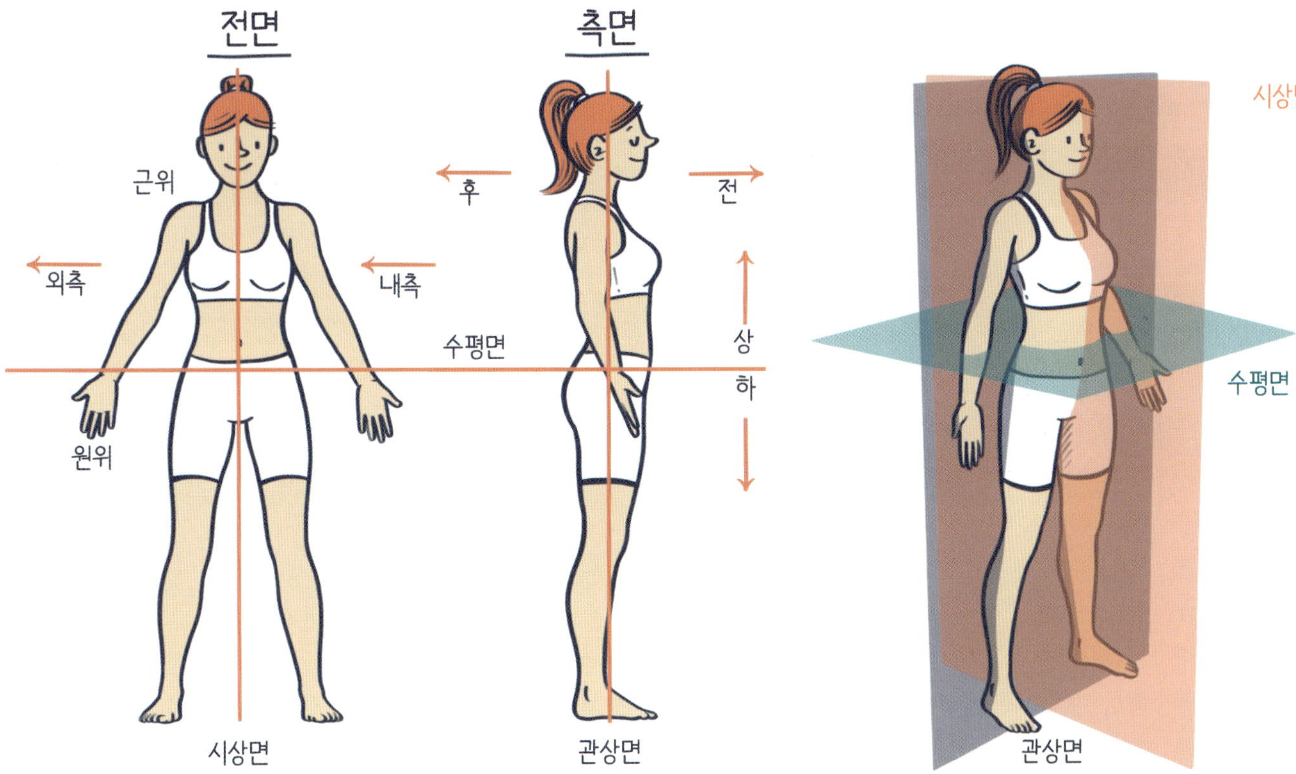


신체의 구조를 살펴볼 때, 신체를 여러 평면으로 나누어 보는 것은 신체 구조물의 위치와 상호작용을 이해하는데 매우 유용한 방법입니다. 시상면(정중면, Sagittal plane)은 몸의 중앙을 왼쪽과 오른쪽으로 나눕니다. 이 시상면에 대해 직각으로 신체를 전면과 후면으로 분리하는 관상면(이마면, Frontal plane)이 있습니다. 수평면(횡단면, Transverse plane)은 신체를 상부와 하부로 나눕니다. 요가 자세를 생각할 때, 움직임을 평면과 연관시키면 유용할 수 있습니다. *Virabhadrasana A*(비라바드라아사나 A, 전사 A 자세)를 살펴보면, 우리는 시상면에서 움직일 것입니다. *Prasarita Padottanasana*(프라사리타 파도타나아사나)를 하기 위해 다리를 벌리면 관상면에서의 움직임을 포함하게 되며 트위스트는 수평면과 관련이 있습니다. 평면은 우리가 사용하는데 그다지 중요하지는 않지만 가끔씩 등장합니다. 예를 들면, 특정 관절 움직임을 정의할 때, 굴곡은 종종 시상면에서 앞으로 움직이는 것으로 설명됩니다. 이것이 어떻게 생겼는지, 왜 무릎의 굴곡은 위의 정의대로 움직이지 않는지 생각해 보세요. 평면은 세 개 뿐이므로 기억해 두는 것이 좋습니다. 구조물의 상대적 위치를 설명하는데 사용되는 대부분의 용어는 근위(몸쪽, proximal) 및 원위(먼쪽, distal)를 제외하고는 일반적으로 친숙하지만, 근접 및 거리와의 유사성도 고려해보기 바랍니다.

| 용어 | 정의 |
|---|---|
| 상(superior) | 머리를 향하거나 구조의 상단 |
| 하(inferior) | 머리로부터 떨어져 있거나 구조의 하단 |
| 전(Anterior) | 몸의 앞쪽을 향해 있음 |
| 후(posterior) | 몸의 뒤쪽을 향해 있음 |
| 내측(medial) | 신체 또는 구조의 정중선에 더 가까운 곳 |
| 외측(lateral) | 신체 또는 구조의 정중선에서 멀리 떨어진 곳 |
| 근위(proximal) | 신체 부위의 부착 지점에서 몸통까지의 거리 또는 구조의 원점에서 더 가까운 부분 |
| 원위(distal) | 신체 부위의 부착 지점에서 몸통까지의 거리 또는 구조의 원점에서 더 멀리 떨어진 부분 |

## **위치에 따른 차이** Location Can Make A Difference

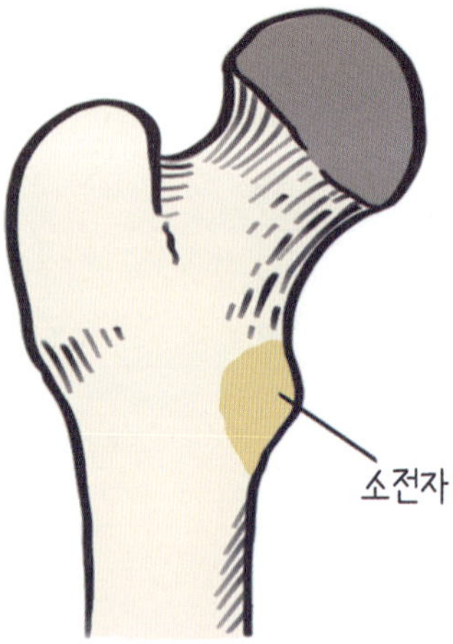


이 책에서는 근육이 붙는 뼈의 정확한 부위에 대하여 구체적으로 자세히 설명하지 않았습니다. 대략적인 위치를 아는 것만으로도 우리의 목적에 충분하다고 생각합니다. 그러나 근육의 부착 부위에 따라 움직임에 영향을 미치기 때문에 부착 부위가 어느 쪽인지, 어느 면인지는 중요합니다. 예를 들면, 대퇴골(위쪽 다리뼈)의 이미지에서 소전자(작은 돌기, lesser trochanter)라고 하는 뼈의 랜드마크가 강조 표시된 것을 볼 수 있습니다. 옆의 이미지는 뒤쪽에서 본 왼쪽 다리의 모습이며 상단의 둥근 부분은 고관절의 소켓과 맞닿는 부분입니다. 이 특별한 뼈의 돌출부는 다리의 뒤쪽과 안쪽에 있음을 알 수 있습니다. 따라서 우리는 이것이 뒤쪽과 안쪽 측면에서 대퇴골의 근위 말단에 있다고 말할 수 있습니다. 장요근은 여기에 붙어 있으므로 장요근이 수축할 때 당기는 방향이 대퇴골에 가하는 작용과 고관절의 움직임에 차이를 만들 것입니다. 만약 이 글을 읽고 있는 여러분이 관련 전문 서적에서도 이 내용의 근육 부착지를 이해하고자 한다면 더욱 확실한 정보를 숙지할 것을 권해드립니다.

## **뼈의 명칭** Bone Names

우리의 목적을 위해 약 20개의 뼈 이름을 알아두면 해부학 여행은 더 쉬워질 것입니다. 골격은 두 그룹으로 나누는 것이 유용합니다.

축성골격(몸통뼈대, Axial skeleton)(이미지의 붉은 색): 두개골, 척추(척주) 및 흉곽(늑골과 흉골)

부속골격(팔다리뼈대, Appendicular skeleton): 상지와 하지의 뼈(팔, 다리, 손과 발), 어깨와 골반대(다리이음뼈)

우리가 바로 앞에 서 있는 몸을 보면 짐작하기 어렵지만, 상지 부속골격이 축성골격에 부착되는 유일한 곳은 흉골과 쇄골이 만나는 곳(흉쇄관절)입니다.

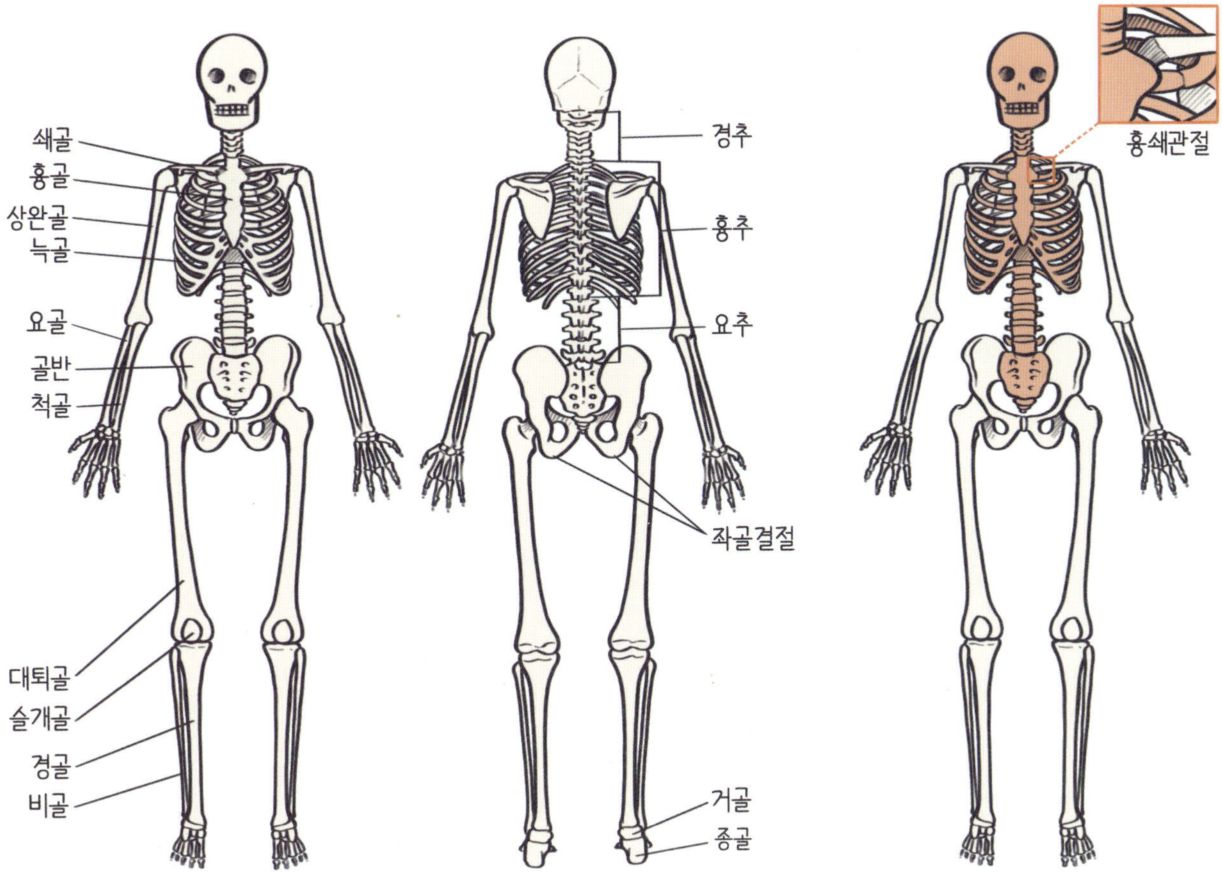


축성골격에는 두 가지 주요 역할이 있습니다.

- 보호: 뇌, 심장, 폐 및 척수와 같은 중요한 기관을 보호하기 위해 빈 공간을 형성합니다.
- 지원: 척추를 통해 우리가 똑바로 설 수 있게 해주며, 부속 골격들이 견고하게 매달릴 수 있는 구조를 제공함으로써 일부 기관이 바른 위치를 유지하는 데 도움을 줍니다.

이러한 역할을 이해하는 것은 우리가 어떤 자세로 깊이 들어갈 때, 축성골격이 유발하는 변형에 대한 저항을 이해하는데 도움이 됩니다. 척추는 척수가 손상되지 않는 정도까지만 구부리기를 원할 것입니다. 흉곽은 일부 중요한 장기를 보호하기 때문에 너무 납작해지거나 찌그러지지 않습니다. 흉곽이 큰 경우 다리와 접촉할 때 고관절 굴곡을 방해하거나 특정한 맞잡는 비틀기 동작에 불편함을 유발할 수도 있습니다. 또한 흉곽은 후굴을 제한하는 요인 중 하나입니다.

반면에 부속골격은 이동성과 다양한 환경에 따라 변화할 수 있는 능력과 관련이 있습니다. 이러한 관점에서 우리는 부속골격의 요소가 안정성과 관절의 가동범위 사이의 균형을 찾기 위해 노력할 것이라고 생각할 수 있습니다. 가동성의 필요에 대한 인식은 우리가 핸드스탠드를 할 때(여기서는 손목을 생각함)와 같이 지지하기 위해 동일한 구조를 사용하는 경우 우리가 주의해야 할 내재된 취약성이 있을 것임을 알려줍니다. 부속골격의 일부로서 다리는 지지와 운동능력의 두 가지 역할을 합니다. 따라서 우리는 환경과 상호작용하는 팔과 비교할 때, 다리와 관련된 고관절에서의 ROM이 더 적을 것으로 예상할 수 있습니다. 이러한 견해는 신체의 특정 영역에서 우리가 요구하는 움직임과 움직임을 위해 설계된 기능을 고려할 때 어느 정도의 ROM이 바람직한지 정보를 제공하는데 도움이 됩니다. 요가의 매력 중 하나는 다양한 방법으로 우리의 몸을 살펴볼 수 있게 하고 때로는 한계에 도전할 수 있도록 한다는 점입니다. 그러나 너무 많은 ROM에 집착하고 충분한 힘을 갖추지 못한 채 해당 영역을 불안정하게 만들기도 쉽습니다.

## 뼈의 랜드마크 Bony Landmarks

어떠한 뼈도 매끄럽거나 직선적이지 않습니다. 대부분은 길이에 따라 뒤틀리고 구부러지며, 융기 또는 돌기가 튀어나온 부분도 있습니다. 대게는 뼈가 서로 만나 꽤 잘 들어맞는 두 개의 관절면이 있으나, 길이가 같더라도 견갑골과 흉골이 관절을 형성하는 부위처럼 두 끝이 잘 맞지 않는 경우도 있습니다. Paul Grilley's 웹사이트에는 이러한 차이를 보여주는 훌륭한 이미지들을 게시하고 있습니다.

따라서 관절의 구조적, 기하학적 구조가 개인마다 약간이라도 다를 수 있다면 특정 관절에서 더 큰 안정성이나 관절의 가동범위를 갖게 하는 구조가 있을 것이며 그 반대의 경우도 마찬가지일 것입니다. 예를 들면, 어깨관절을 볼 때, 하나 이상의 움직임 면(plane)을 심각하게 제한할 수 있는 뼈의 특정한 모양이 있을 수 있다고 논의했습니다. 신체적으로 우리 모두는 똑같지 않습니다. 따라서 우리 몸이 할 수 있는 움직임과 움직여야 하는 방식에 대해서도 고려해야 합니다. 이는 우리가 가지고 있는 몸을 존중해야 한다는 것이며 이처럼 책 전체에 걸쳐 개성(individuality)이라는 주제가 얽혀있음을 알 수 있습니다.

융기와 돌기는 어떻습니까? 음, 대부분의 경우 이러한 융기와 돌기는 관절에 필요한 구조를 생성하거나 근육이 부착되는 영역을 형성하기 위해 존재합니다. 예를 들면, 대퇴골의 말단부는 개뼈다귀 같은 모양의 특징을 지니고 있습니다. 이것은 중앙 부분과 같은 크기를 유지했을 때보다 더 큰 관절 표면을 제공할 뿐만 아니라 모양 자체가 무릎관절에 필요한 기능을 수용합니다. 근육의 부착부위는 근육이 더 크고 강할 때 더욱 두드러지며 특히 개인 간에는 성별의 차이에 따라 영향을 받습니다.

| 용어 | 설명 | 예 | 기능 |
|---|---|---|---|
| 조면(tuberosity) | 크고 둥근돌기 | 요골조면 | 인대와 힘줄의 부착부위 |
| 능(crest) | 좁은 융기능선 | 장골 능선 | |
| 전자(trochanter) | 크고 뭉툭하고 불규칙적인 융기 | 대퇴골의 대전자 | |
| 결절(tubercle) | 작은 둥근돌기 | 상완골의 대결절 | |
| 상과(epicondyle) | 관절낭 외측에 있는 과의 상방 돌출부 | 상완골내측상과 | |
| 극(spine) | 가장 날카로운 긴 돌기 | 견갑극 | |
| 두(head) | 머리의 널찍한 표면 | 비골두 | 관절을 형성하는 돌기 |
| 관절면(facet) | 매끄러우며 거의 평평한 표면 | 척추의 관절돌기 | |
| 과(condyle) | 커다랗고 둥근 돌출부 | 경골의 외측과 | |
| 지(ramus) | 돌기 같은 가지 | 치골지 | |
| 동(sinus) | 뼈 안의 공간 | 부비동 | 신경과 혈관이 통과할 수 있는 공간의 함몰부 |
| 와(fossa) | 얕은 함몰부 | 견갑하와 | |
| 공(foramen) | 원형 또는 타원형의 열려있는 뼈 | 추간공 | |

크기와 모양에 따라 이러한 뼈의 형태는 조면(거친면, tuberosity), 과(관절융기, condyle), 상과(위관절융기, epicondyle), 지(가지, ramus) 등과 같은 명칭으로 붙여지고 일반적으로 위치를 지정하기 위해 이들이 있는 뼈의 이름과 함께 사용됩니다. 예를 들면, 치골지(pubic ramus), 대퇴과(femoral condyle) 및 좌골결절(ischial tuberosity)이 있습니다. 우리가 잘 알고 있는 햄스트링이 바로 이곳에 부착되기 때문에 알아 두면 좋습니다. 조면은 크고 둥근 돌기이며 골반의 뼈 중 하나인 좌골에 있습니다. 그래서 조면은 작고 둥근 돌기인 결절(tubercle)에 비해 상대적으로 더 큰 돌기를 가지고 있습니다. 몇 가지 중요한 랜드마크를 제외하고 이 용어들은 서로 다른 크기의 튀어나오는 부분 및 돌기 정도로 간주할 수 있습니다. 요점은 특정 근육에 대해 더 읽어보면서 그 용어 때문에 당황하지 않도록 하기 위한 것이며, 표에 표시된 목록을 넣었고 한 두번만 읽으면 용어를 알 수 있을 것입니다.

## 움직임 용어 Movement Terminology

인체에서는 두 개의 뼈가 만나는 곳에서 움직임이 발생하며 이를 관절이라고 합니다. 관절 자체의 특성에 대해서는 잠시 후에 더 이야기하겠지만, 지금은 어떤 유형의 움직임이 가능한지 먼저 살펴보겠습니다. 위에서 구조물의 상대적인 위치(예: 전방, 하부, 원위 등)를 설명하는 데 도움이 되는 용어를 소개했으며, 마찬가지로 관절의 움직임 방향을 명확하게 나타내는 용어가 필요합니다. 움직임은 해부학적 위치를 기준으로 설명됩니다.

| 움직임 | 설명 | 예 |
|---|---|---|
| 굴곡 | 각도 감소 | 팔꿈치 굴곡시 상완에 가까운 팔뚝 |
| 신전 | 각도 증가 | 선 자세에서 고관절 신전은 허벅지를 몸 뒤로 가져감 |
| 내전 | 정중선을 향한 움직임 | 허벅지가 중앙선으로 움직임 |
| 외전 | 정중선에서 멀어지는 움직임 | 팔이 몸에서 멀어지는 쪽으로 움직임 |
| 회전 | 한 평면에서 축을 중심으로 이동 | 머리를 왼쪽이나 오른쪽으로 돌리기 |
| 외회전 | 중심선에서 멀어지는 회전 | 받다코나사나를 할 때 고관절을 바깥쪽으로 회전 |
| 내회전 | 정중선을 향한 회전 | 마리차아사나 C에서 팔을 묶는 자세에서 어깨를 안쪽으로 회전 |
| 회선 | 원형운동 | 팔로 원을 동그랗게 돌리기 |
| 내번 | 평면에서 내측으로 회전(발의 움직임과 관련) | 발바닥이 안쪽으로 향하도록 회전 |
| 외번 | 평면에서 외측으로 회전(발의 움직임과 관련) | 발바닥이 바깥을 향하도록 회전 |
| 배측굴곡 | 위쪽 이동(발의 움직임과 관련) | 발을 위로 향하게 하여 발끝이 정강이에 가까워짐 |
| 저측굴곡 | 아래쪽 이동(발의 움직임과 관련) | 발을 아래로 향하게 하여 발끝이 정강이에서 멀어짐 |
| 전인 | 앞으로 움직임 | 아래턱을 앞으로 이동 |
| 후인 | 뒤로 움직임 | 견갑골을 뒤로 이동 |
| 상승 | 상향 움직임 | 견갑대를 위로 올림 |
| 하강 | 하향 움직임 | 견갑대를 아래로 내림 |
| 회외 | 전방 평면이동 | 손바닥을 위로 또는 밖으로 돌림 |
| 회내 | 후방 평면이동 | 손바닥을 아래로 또는 안으로 돌림 |

해부학에서 움직임에 관해 언급할 때, 관련된 팔다리가 아니라 관절이 참조됩니다. 예를 들면, 우리는 '상완골의 내회전'이 아닌 '어깨관절의 내회전' 또는 '다리, 허벅지, 대퇴골의 굴곡'이 아닌 '고관절 굴곡'이라고 말할 것입니다. 앞서 설명된 내측 및 외측 용어가 회전과 관련된 새로운 용어와 함께 사용된다는 것을 알 수 있습니다.

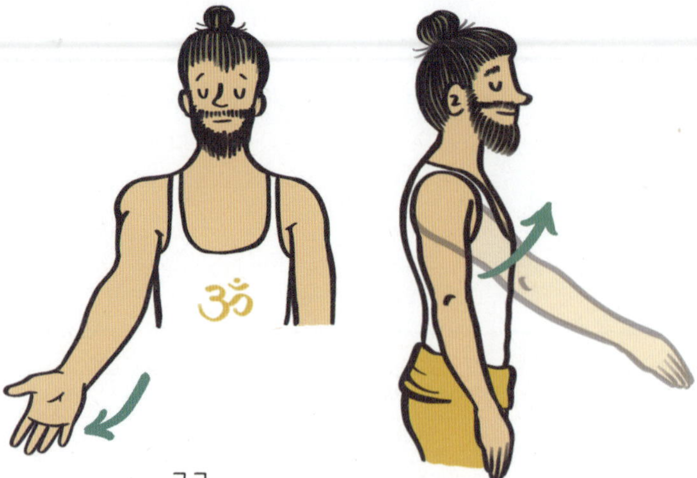

굴곡

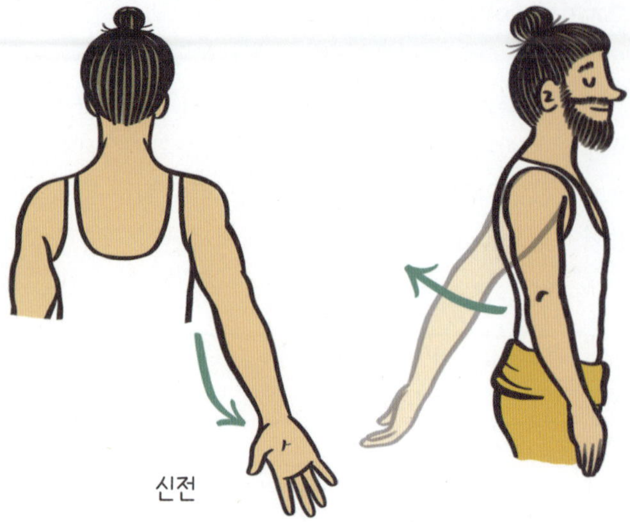

신전

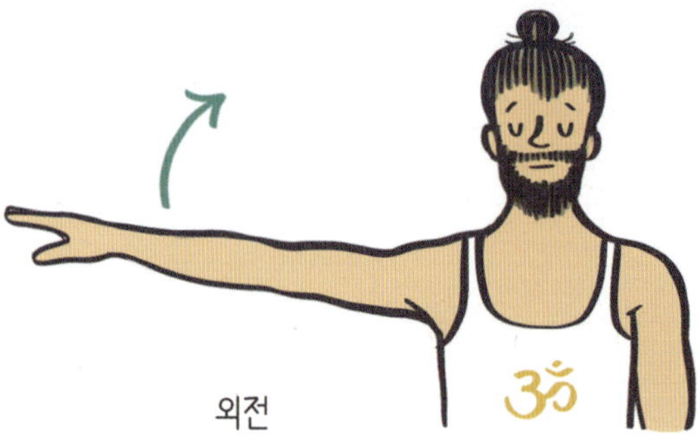

외전

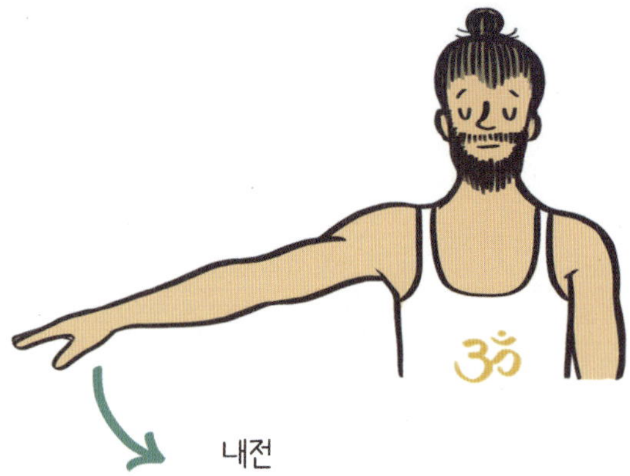

내전

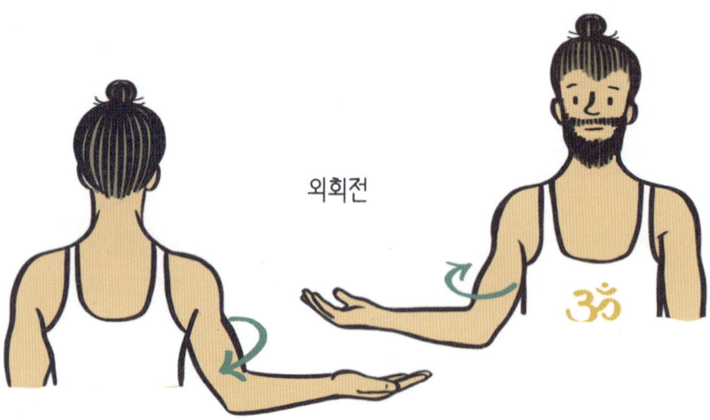

외회전

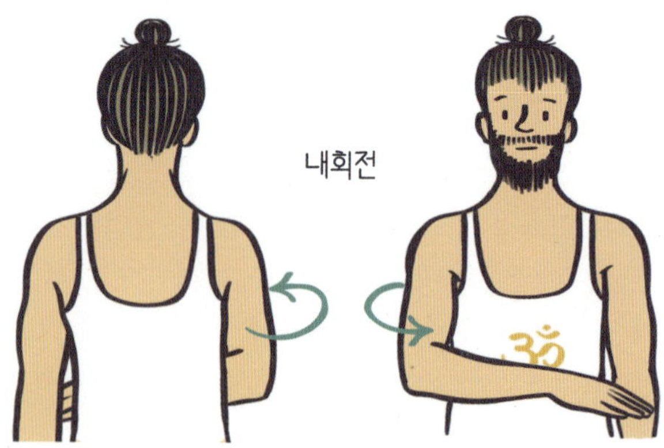

내회전

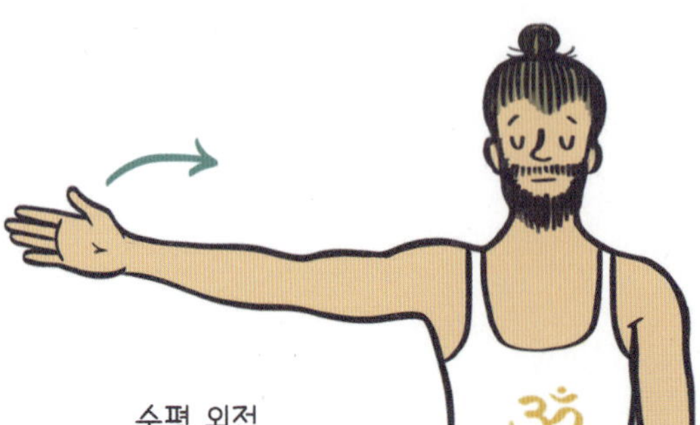

수평 외전

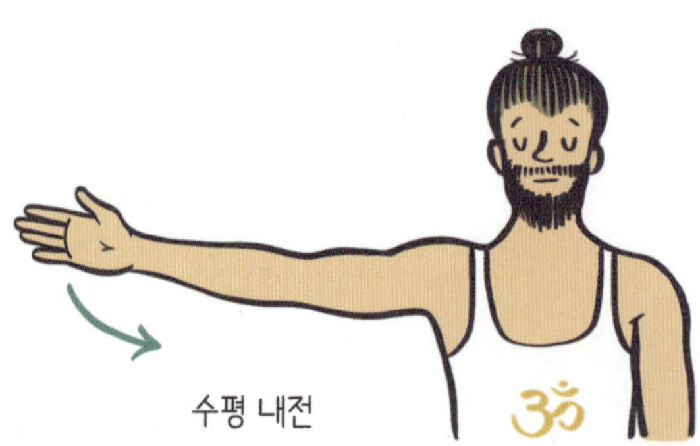

수평 내전

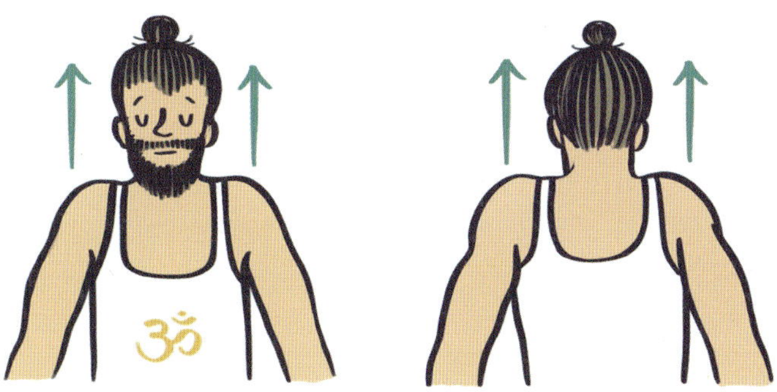

상승

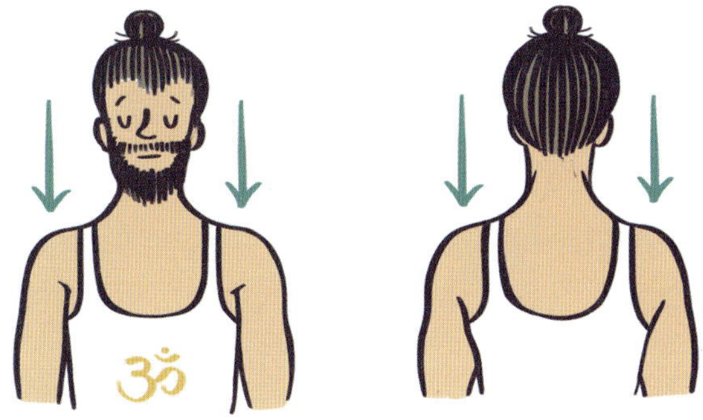

하강

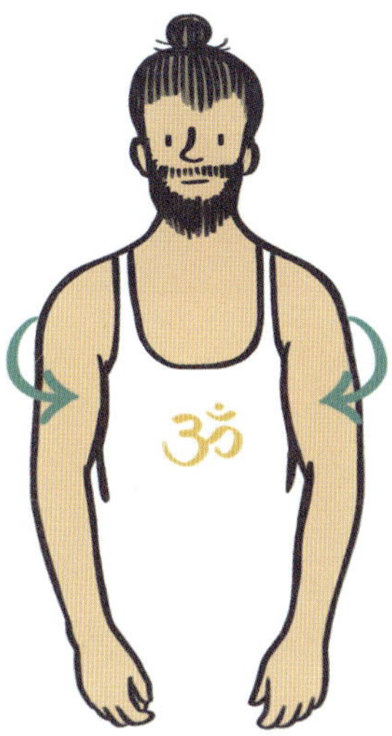

전인

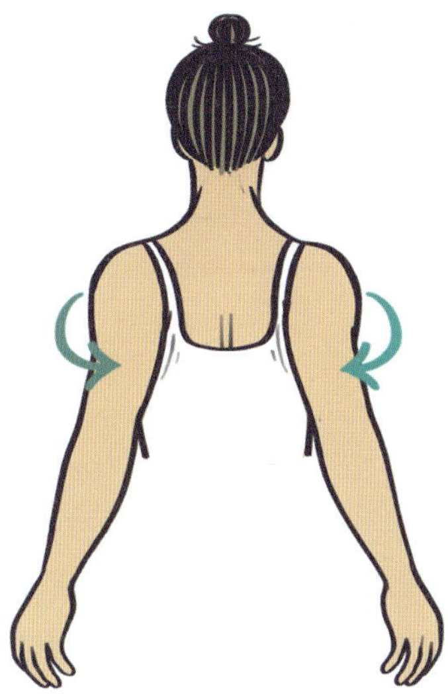

후인

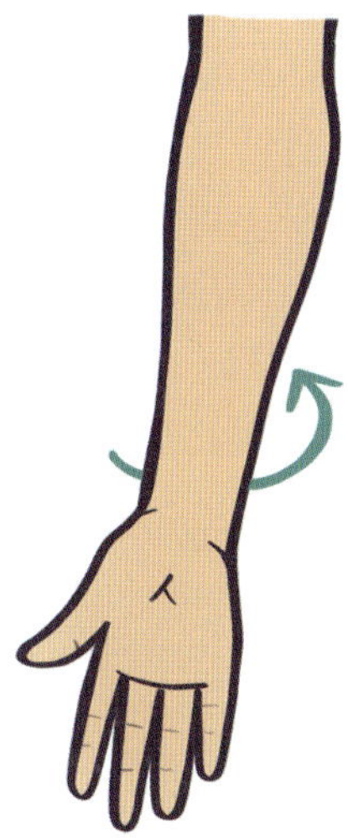

회외

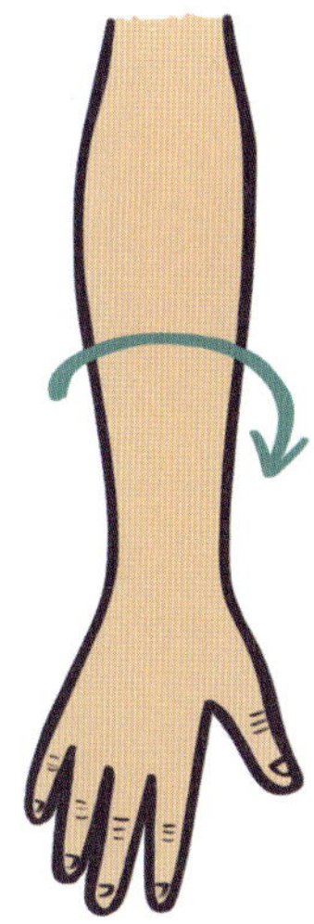

회내

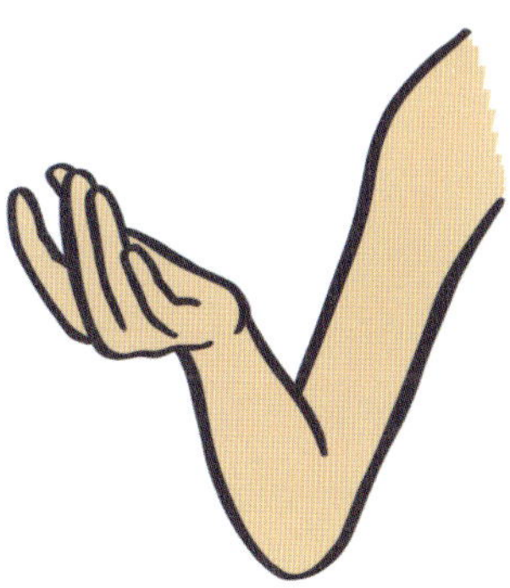

손목 신전

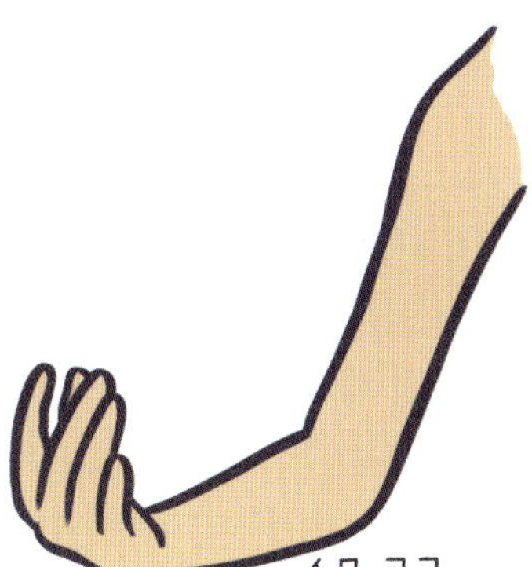

손목 굴곡

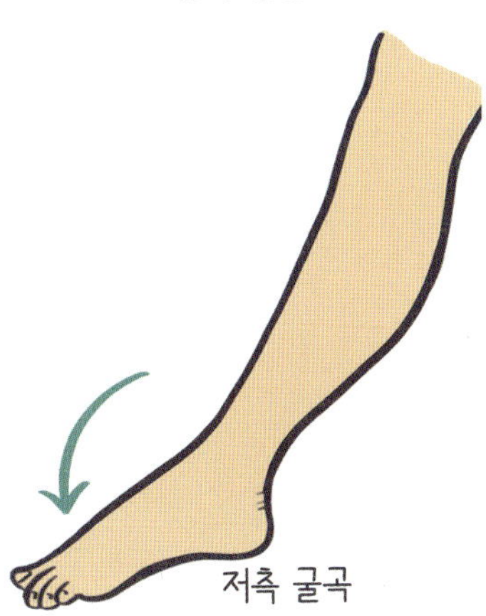

저측 굴곡

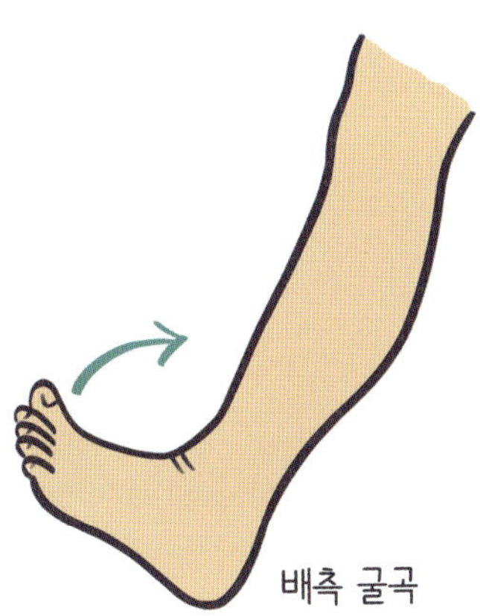

배측 굴곡

두 이미지 모두
왼쪽 다리

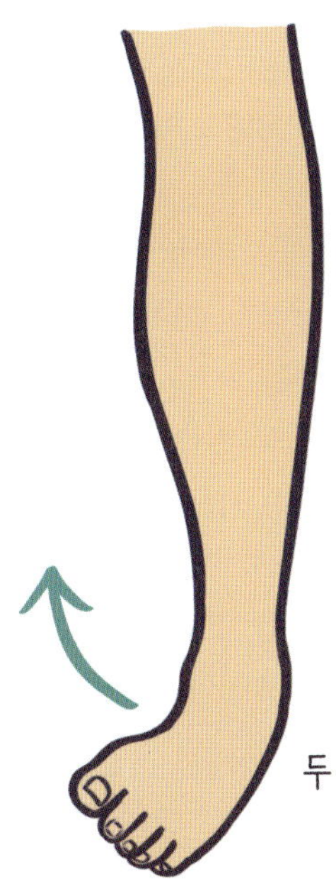

내번

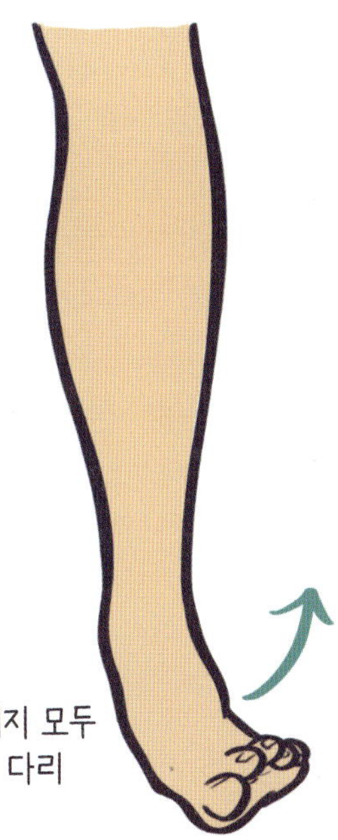

외번

자세나 동적인 움직임을 분석할 때 A 지점에서 B 지점으로 이동하는 데 필요한 움직임과 이를 달성하기 위해 어떤 근육을 사용해야 하는지 고려할 수 있습니다. 또한 주어진 자세를 수행하기 위해 특정 관절에서 어떤 움직임이 필요한지도 알 수 있으며, 또 무엇이 움직임을 방해하는지도 알 수 있게 됩니다. 특정한 동작을 수행하는 데 힘이 부족한 걸까요, 아니면 그 움직임이 제한되는 것일까요? 물론, 자세에 들어가기 위해 필요한 움직임은 우리가 그 자세를 유지할 때와 동일하지 않을 것입니다. 예를 들면, 우리는 자세를 취하기 위해 고관절을 굴곡할 필요가 있을 수 있지만, 일단 자세를 취하면 고관절을 신전하는 근육을 사용하기로 결정할 수도 있습니다. 이것은 자세에서 벗어나려는 의도가 아니며, 수동적이기보다는 안정되고 능동적인 자세를 취하기 위한 것일 뿐입니다.

### 자세에서의 세부적인 관절 움직임 Breaking down a posture by joint movement

해부학 용어에서 움직임은 해부학적 위치와 관련되지만, 요가 자세에서 움직임은 종종 훨씬 더 복잡한 위치에 놓이게 됩니다. 우리는 이러한 사고 과정을 다른 시작 위치와 관련된 신체 및 움직임에 적용할 수 있어야 합니다. 또한 우리는 신체의 여러 부분을 제자리에 고정할 수 있으며 무슨 일이 일어나고 있는지 시각화하기 위해 폭넓게 생각할 필요가 있습니다. 마지막 요점의 예를 들어보겠습니다. 단다사나에서 시작해 Janushirshasana A(자누시르사아사나 A) 자세로 들어간다면, 오른쪽 무릎을 굴곡한 다음 오른쪽 고관절을 외회전하고 외전해야 합니다. 이렇게 하면 발이 왼쪽 허벅지 안쪽으로, 구부러진 다리 바깥쪽이 바닥이나 바닥 가까이에 놓이게 됩니다. 이러한 움직임은 정적인 골반에 대해 상대적으로 움직이는 다리에 의해 발생합니다(우리는 골반이 닿는 한 단다아사나에서 계속 유지하고 있습니다). 이제 몸을 앞으로 가져간다면, 움직임은 여전히 고관절에서 발생하지만 다리가 바닥에 닿아 있기 때문에 다리에 의해 골반이 움직여 고관절에서 외회전이 증가하게 됩니다. 이는 Key Concepts 챕터의 Relational Movements에서 다루었습니다.

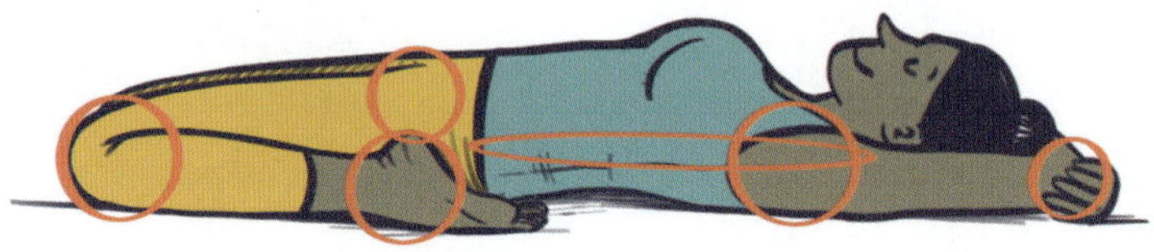

어떤 관절의 움직임이 일어나서 이 자세를 만드는지 알고 싶을 거예요.

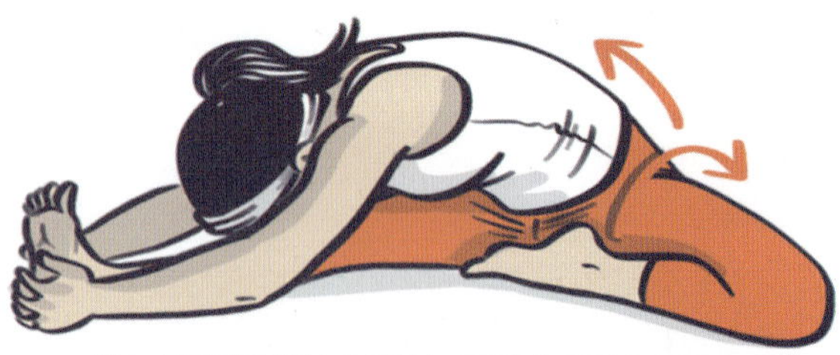

자누시르사아사나 A에서는 다리가 골반을 기준으로 회전한 다음 골반이 다리를 기준으로 회전해요.

요가 수업에서 수련생들을 지도할 때 이러한 용어들은 적절하지 않을 수 있습니다. 수업에 도움이 되는 용어를 사용하기 위해서 지도자는 스스로 판단해야 합니다. 해부학적으로 생각하는 상황에서는 관절을 언급하지만, 수련생들에게는 자세를 만들 때 이러한 지도법은 이해되기 어려울 수 있습니다. 오히려 동작에 혼란을 피하기 위해 움직이는 팔, 다리를 언급하는 것이 좋습니다. 또한 대체로 사용되는 용어들이 있습니다; 허벅지(대퇴), 종아리(비복근), 팔(상완 또는 전완) 등 어려운 해부학적 용어를 선택하기 보다는 실생활에서 흔히 사용하는 표준 어휘를 사용해 보도록 하세요. 수업에서 우리는 종종 '척추를 측굴하세요' 라는 말을 듣습니다. 그런데 이때 초보 수련생들은 무엇을, 어떻게, 어디로, 움직여야 하는지 모르는 경우가 일반적입니다.
이 책의 목적은 정보에 입각한 결정을 내리도록 준비하기 위함이지 가르치는 방법을 알려주지는 않습니다. 지도방법은 수업의 의도와 상황 그리고 대상에 따라 바뀌어야 하는 부수적인 문제입니다.

### 관절 Joints

두 개의 뼈가 만나는 이음부를 관절이라고 합니다. 모든 관절이 움직일 수 있는 것은 아니며 기능적으로 움직일 수 없는 것, 약간 움직일 수 있는 것과 자유롭게 움직일 수 있는 것으로 나뉩니다. 또한 윤활공간이 있는지 여부에 따라 구조적으로 분류될 수 있습니다. 섬유 및 연골 관절에는 윤활공간이 없으며 움직임이 거의 없거나 아예 없습니다. 반면 윤활관절은 자유롭게 움직일 수 있지만 관절의 설계가 관절마다 다르므로 모든 면에서 자유로운 것은 아닙니다. 요가와 가장 관련이 있는 것은 바로 윤활관절입니다(척추와 척추 사이의 연골 관절은 제외).

자유롭게 움직일 수 있는 관절에는 6가지 유형이 있으며, 각각의 설계에 따라 다양한 가동범위와 이동방향이 있습니다. 활주관절(미끄럼관절, gliding joint)은 가장 가동범위가 작으며, 구상관절(절구관절, ball & socket joint)은 가장 가동범위가 큽니다. 관절 주위의 움직임은 관절을 형성하는 뼈의 모양, 주변 인대의 긴장 및 관련 근육의 배열과 긴장에 의해 결정됩니다. 차이점을 보려면 아래 표를 살펴 보세요. 팔꿈치와 발목과 같은 일부 위치에는 해당 부위에 필요한 움직임을 만들기 위해 매우 가까운 두 개의 관절이 있습니다. 무릎 관절과 같은 다른 부위에서는 간혹 약간의 추가적인 움직임을 허용합니다. 무릎 관절만 볼 경우 경첩관절(hinge joint)로 간주하지만 굴곡 시 약간의 회전이 가능합니다. 각 관절마다 어떤 움직임을 기대할 수 있는지 알고, 관절이 수행하지 않아야 할 특정한 움직임으로부터 보호하는 것이 중요합니다. 예를 들면, 학생들의 고관절이 충분히 열려 있지 않을 때, 다리를 지렛대로 사용하여 *Padmasana*(파드마아사나, 연꽃 자세)를 하려고 하는 불행한 습관이 바로 그것입니다. 이것은 무릎 구조에 엄청난 스트레스를 가하고, 반복되면 불가피하게 부상을 초래하게 될 것입니다.

신체의 각 부위들로 다양한 모양을 표현하는 요가자세를 만들기 위해서는 주요 관절인 발목, 무릎, 고관절, 척추, 어깨, 팔꿈치 및 손목의 총체적인 움직임이 필요합니다. 또한, 일반적으로 손가락 신전이 다소 제한적이라고 해서 자세를 멈추지 않는 것처럼 신체의 다른 관절 부위에서 약간의 적응된 움직임이 있을 수 있습니다. 요가에서 우리가 적극적으로 관절의 가동범위와 힘을 증가시키기 위해 찾는 것은 주요 관절입니다. 아래의 관절 움직임 표에 언급된 주요 관절들을 살펴보면 우리가 가장 관심을 갖고 있는 관절의 종류는 절구관절, 경첩관절, 중쇠관절이라는 것을 알 수 있습니다. 우리는 Appendix에서 관절 유형에 대한 간략한 개요만 살펴보았지만 Body Bits 챕터에서는 주요 관절을 각각 세부적으로 다루었습니다.

| 관절 유형 | 움직임 | 예 |
|---|---|---|
| 활주관절 | 앞·뒤로 좌·우로 미끄러짐, 회전 또는 각 운동이 없음 | 손목뼈 사이(손목) |
| 경첩관절 | 굴곡과 신전 | 무릎 |
| 중쇠관절 | 회전 | 환추(고리뼈)와 축추(중쇠뼈)사이 |
| 타원관절 | 굴곡, 신전, 내전, 외전 및 회선 | 요골과 수근골 사이(손목) |
| 안장관절 | 타원관절 같지만 더 자유로운 움직임 | 대능형골과 엄지손가락 중수골 사이 |
| 절구관절 | 굴곡, 신전, 내전, 외전, 회전 및 회선 | 고관절과 어깨관절 |

관절의 명칭은 종종 만나는 두 뼈(또는 그 일부)의 명칭에서 첫 음절(또는 두 음절)을 이어붙여 지칭합니다(영어에서는 두 뼈의 이름 사이에 영어 알파벳 'o'를 붙입니다). 이것은 두 뼈대의 시작 문자로 자주 언급되는 사용의 편의성을 위한 것입니다. 일반적인 예로는 흉쇄관절(흉골과 쇄골이 만나는 곳, sternoclavicular joint), 견쇄관절(견봉돌기와 쇄골이 만나는 곳, acromioclavicular joint), 천장관절(천골과 장골이 만나는 곳, sacroiliac joint)이 있습니다. 우리는 신체의 주요 관절을 신체 위치 즉, 어깨 관절, 무릎 관절 등으로 지칭하는 경향이 있지만 더 자세히 읽을 필요가 있는 경우 동일한 유형의 명명 규칙이 다시 한 번 나타납니다. 이는 관절이 간단하지 않고 여러 관절로 구성될 수 있기 때문에 필요한 영역을 지정할 수 있어야 합니다. 예를 들면, 무릎은 앞쪽에 슬개골이 있고 대퇴골의 끝이 경골과 만나 두 개의 분리된 관절을 만들기 때문에 단순한 경첩관절이 아닙니다. 더 깊이 파고 들기 시작하면 대퇴슬개관절(femoropatellar articulation)과 내측 및 외측대퇴 경골관절(medial and lateral femorotibial articulation)에 대한 언급까지 나올 것입니다. 놀라지 마십시오. 그런 세부사항까지는 필요하지 않습니다. 다만 이름을 붙이는 것에 일관성이 있음을 알기 위한 것입니다. 미리 알아두면 이런 종류의 용어를 접하게 되었을 때 해당 용어가 말하는 위치를 쉽게 파악할 수 있게 될 것입니다.

## 인대 Ligaments

인대는 뼈와 뼈 사이를 연결하는 결합 조직의 띠이며, 그 역할은 특히 관절의 안정성을 유지하고, 원하지 않는 가동범위나 방향으로의 움직임으로부터 구조물을 보호하는 것입니다. 인대는 어느 정도 탄성이 있지만 힘줄 만큼 크지는 않으며 손상이 발생하기 전에 약 6%의 스트레칭 변형만 견딜 수 있습니다. 이는 안정성을 유지하는데 사용하려는 것이기 때문에 과도한 신전은 소용이 없지만 적응성을 위해서는 어느 정도의 유연성이 필요합니다. 인대는 가동성이 필요한 부분보다 고관절과 같이 체중이 실리는 부분에서 훨씬 더 두껍고 강합니다. 과신전(hypermobile)이라고 하는 것은 단순하게 말하면 인대가 평균보다 더 탄력적이기 때문에 관절의 ROM은 더 크지만 안정성은 떨어진다는 것을 의미합니다.

필요한 안정성의 양, 설계적 특성, 근육 지지 및 하중 지지 정도에 따라 각 관절 주위에는 다양한 양의 인대가 있습니다. 인대가 손상되면, 근육이나 힘줄의 손상과 구분되어 염좌(strain)라고 부릅니다. 스포츠에서는 무릎의 전방십자인대(ACL)와 발목 외측의 전거비인대(the anterior talofibular ligament)와 같은 일부 인대들이 자주 손상되곤 합니다. 요가를 가르치는 지도자라면 자주 다치는 인대의 이름을 알아두는 것은 수업에 큰 도움이 된다고 생각합니다. 만약 인대가 최근에 손상되었다면 통증으로 인해 사람들은 과도한 활동을 하지 않을 것입니다. 어느 정도 치유가 되어 일상적인 활동을 할 수 있게 되면, 해당 부위는 더욱 취약해져 다시 다칠 가능성이 큽니다. 인대의 역할이 관절을 안정화시키는 것이라는 것을 이해한다면, 부상 부위에 스트레스가 되는 자세는 피하도록 하고 약화된 상태에서 과도하게 부담되지 않도록 주의해야 합니다. 그러나 재활이 필요하기 때문에, 손상 당한 부위와 관련된 모든 자세를 배제하는 것은 유익하지 않습니다. 의학적 배경지식이 없다면 재활의 정확한 방법을 알기는 어렵겠지만, 우리는 치유 과정에 있는 인대가 너무 많은 스트레스를 받지 않도록 시퀀스를 수정할 수는 있습니다. 그러기 위해서는 정확한 손상 부위를 알아야 하므로 사전에 수련생에게 다친 부위를 반드시 물어보도록 합니다. 확실하지 않으면 어떤 동작에서 불편함을 느끼는지 물어보고 수업에 이를 반영하시길 바랍니다. 같은 부위의 반복적인 손상(발목에서 습관적으로 염좌가 발생하는 것처럼)은 더 큰 불안정성을 만들 것입니다.

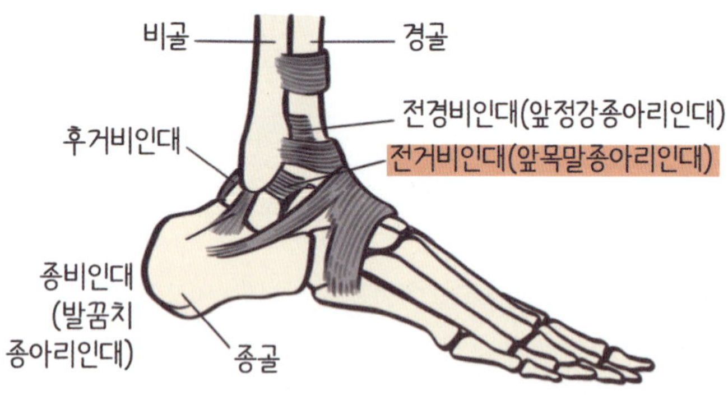


예를 들어보겠습니다. 누군가가 몇 주 전에 발목을 삐끗한 후 처음으로 수업에 복귀한다고 가정해 보겠습니다. 대부분의 발목 염좌는 발이 저측굴곡되어 발바닥이 중심선을 향하는 상태(내번된)에서 발생합니다. 이 위치에서 발에 체중이 가해지면 발목 바깥쪽의 인대에 부담이 가해집니다. 모든 발목 염좌의 거의 80%가 이 위치에서 발생하며, 관련된 주요 인대는 위에서 언급한 전거비인대일 가능성이 높습니다. 이럴 경우, 부상 당했을 때와 비슷한 형태로 발이 놓이는 자세는 당분간 피하는 것이 좋습니다. 이는 파드마사나에서 발의 모양이라던가, 무릎이 바닥으로부터 많이 뜬 받다코나사나와 다소 유사합니다. 또한 안정성의 측면에서 고려하면 양발을 딛고 있을 때보다 한 발로 균형을 잡는 자세에서 발목에 대한 요구 사항이 훨씬 더 클 것입니다. 그러나 발목이 괜찮은 자세도 많이 있습니다. 또한 부상의 기전은 반대로 일어나는 경우가 있어 오히려 안쪽 발목의 손상이 생겨 다른 자세를 금지해야 할 수도 있습니다. 그러므로 누군가 발목을 삐었다고 말하면 너무 성급한 결론을 내리지 않길 권합니다.

오른쪽에 표시된 두 인대의 이름에는 약간의 차이가 있습니다: 경비(정강종아리, tibiofibular)와 거비(목말종아리, talofibular)입니다. 전자는 경골과 비골 사이이고, 후자는 거골과 비골 사이입니다. 위의 예에서 발목 인대의 이름(전거비 인대)과 비슷한 것을 눈치채셨을 것입니다. 관절에 이름을 붙인 것과 같은 방식으로 대부분의 경우에는 인대가 연결하는 두 뼈의 이름(이 예시에서는 거골과 비골)을 언급합니다. 관절 주변에는 동일한 뼈에 부착된 많은 인대가 있기 때문에 여기서 전방과 같이 정확하게 구별하기 위해 위치에 대한 약간의 언급도 필요합니다. 이 이미지는 발목 주위의 모든 인대를 배우기 위한 것이 아니라 명칭이 붙여지는 규칙을 보여주기 위한 것입니다. 요점은 누군가가 인대를 다쳤다고 말하면, 뼈의 이름을 알고 이것이 어디에 있고 따라서 어떤 움직임을 제한해야 하는지를 어느 정도 결정할 수 있어야 한다는 것입니다. 모든 인대가 이런 식으로 명칭이 붙여지는 것은 아닙니다. 예를 들면, 전방십자인대(ACL)의 십자형은 두 개의 인대가 십자 모양을 형성하고 있음을 반영합니다(다른 하나는 후방십자인대(PCL)입니다).

요가에서는 유연성만 강조하여 동작을 취하게 되는 경우가 많으며 이때 우리는 인대에 과도한 스트레스가 가해지지 않도록 하는 것이 중요합니다. 불필요하게 인대를 늘리면 관절이 불안정해집니다. 특히 발목, 어깨, 무릎은 매우 취약합니다.

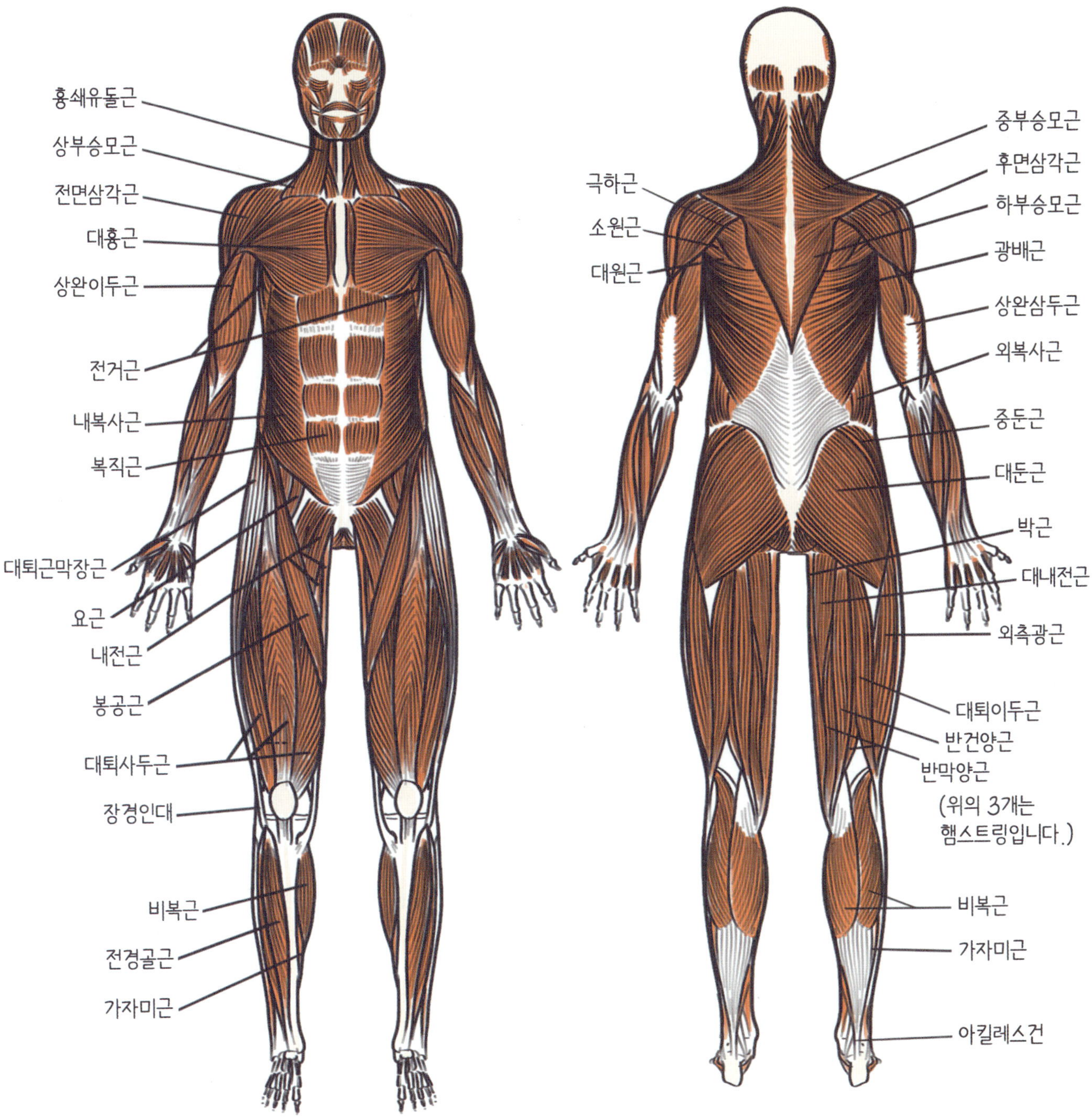

## 근육 Muscles

뼈와 마찬가지로 신체의 모든 근육을 알 필요는 없으며 20-30개 정도만 알아도 충분합니다. Key Concepts 챕터에는 근육과 관련된 많은 챕터가 있고 Body Bits 챕터에는 더 자세한 해부학적 이미지가 있으므로 여기에서 더 자세히 설명할 필요가 없습니다. 이 이미지는 근육의 대략적인 위치에 익숙해지기 위한 이상적인 학습도구입니다. 근육의 수축을 아주 정교한 수준에서 설명하는 근활주설(Sliding filament theory) 이론에 대해 배우고 싶다면 구글에서 검색할 수 있습니다. 이 책에서 이해해야 할 주요사항은 움직임뿐만 아니라 근육이 관절을 안정화하고 보호하는 역할도 한다는 것입니다. 요가 수련에서 근력을 강화하는 방법을 배우는 것은, 근력 운동을 하지 않는 사람에게 있어 건강한 신체를 유지하는 열쇠가 됩니다.

## 질문에 대한 답변 Answers to Questions

**ROM 질문 1**: 수련생이 Hanumansana(하누만아사나, 앞뒤로 다리찢기)를 할 수 있도록 하려면 어떻게 해야 될까요?

**답변**: 뒷다리는 신전되어 있지만 고관절은 약 30°이하로 제한된 범위 내에서만 신전이 가능하므로 골반은 전방으로 기울어지게 됩니다. 이때 척추를 바르게 세우기 위해서는 앞 다리에 필요한 고관절 굴곡의 가동범위가 충분해야 합니다.

**ROM 질문 2**: 무릎의 굴곡 & 신전에 따라 발목의 배측굴곡(dorsiflexion)은 어떻게 다른가요? 다운독 vs 스쿼트에 관해 생각해 보세요.

**답변**: 이 질문은 배측굴곡에 대한 근육의 제한을 고려하기 위한 것입니다. 이는 저측굴곡에 반대로 작용하는 비복근 및 가자미근 때문입니다. 둘 다 원위부에서는 아킬레스건에 부착되지만, 근위부에서 비복근은 무릎 관절을 가로지르고 가자미근은 그렇지 않습니다. 따라서 다리가 뻗어 있는 상태에서는(예: 다운독) 두 근육이 배측굴곡에 저항할 수 있지만, 무릎을 굽히는 경우(예: 스쿼트) 비복근의 부착 지점은 서로 가까워지므로 더 이상 저항할 수 없습니다. 즉, 스쿼트 동작에서 발목의 배측굴곡을 개선하고 유연성을 향상시키고 싶다면 웃카타사나와 같이 무릎을 굽힌 상태에서 배측굴곡을 하는 다른 자세를 연습하는 것이 좋습니다.

**Multi-Segmental Movement에 대한 질문 1**: 팔꿈치는 많은 수련생들이 특정 방향으로 과도하게 움직일 수 있는 또 다른 부위입니다. 손목이나 어깨에 접근하기 위해 팔을 움직이는 자세 중 수련생이 주의를 기울이지 않았을 때, 팔꿈치가 과신전 될 수 있는 자세는 무엇이 있을까요?

**답변**: 손목 신전을 늘리려고 하면 수련생들은 팔꿈치에서 신전을 과장하는 것이 일반적입니다(Body Bits 챕터의 Wrist & Elbow 참조). 쿠르마사나와 같은 자세는 종종 수련생들이 어깨가 바닥에 닿을 만큼 고관절 굴곡이 충분하지 않기 때문에 다리가 팔을 누르게 되어 팔꿈치가 과신전되는 자세를 만들게 됩니다.

**Strength에 대한 질문 1**: 스쿼트에서 선 자세로 가기 위해 단축성 수축을 하는 근육은 무엇일까요?

**답변**: 대퇴사두근은 무릎을 신전시키고, 대둔근과 햄스트링은 고관절을 신전시킵니다.

**Strength에 대한 질문 2**: 하이플랭크에서 차투랑가로 전환할 때 어떤 근육이 움직임을 조절할까요?

**답변**: 신장성 수축으로 팔꿈치 굴곡을 제어하는 상완삼두근과 어깨 신전을 제어하는 전면삼각근이 됩니다.

**Strength에 대한 질문 3**: Headstand(머리서기)에서 다리를 바닥으로 내리기 위해 어떤 근육이 쓰이나요?

**답변**: 신장성 수축으로 대둔근과 햄스트링을 사용합니다.

**Secondary Action of Muscles에 대한 질문1**: 우리는 앞서 팔을 머리 위로 올린 자세에서 팔꿈치가 밖으로 움직이는 가능성에 대하여 언급하였으며 이를 확인할 수 있는 대표적인 두 가지 자세는 Urdhva Dhanurasana(우르드바다누라사나, 위를 향한 활자세)와 Pincha Mayurasana(핀차마유라사나, 공작깃털자세) 입니다. 팔꿈치가 밖으로 움직이는 것은 어깨관절의 내회전 때문입니다. 이 움직임의 잠재적인 원인에는 두 개의 큰 근육인 광배근과 대흉근 그리고 두 개의 작은 근육인 견갑하근과 대원근이 있습니다. 이제 여러분은 이 근육들이 부착된 지점을 찾아보고 이 같은 움직임들을 설명하기 위해 위에서 언급된 개념을 적용해 보세요.

**답변**: 대흉근과 광배근은 상완골 앞쪽에 부착되어 어깨의 내회전이라는 2차적인 작용을 합니다. 견갑하근과 대원근도 상완골 전면 주위에 부착되며 주요 작용은 어깨관절의 내회전입니다. 언급된 자세의 경우 어깨관절이 굴곡된 상태로 움직여야 이 근육들이 늘어나게 됩니다. 이는 어깨를 내회전 하도록 당겨 팔꿈치가 바깥쪽을 향하게 할 수 있습니다.

### **조세핀의 참고문헌** Josefin's References


Van der Kolk, B. (2012). The Body Keeps the Score. 1st ed. Boston.

Mason, H. and Birch, K. (2018) (n.d.). Yoga for mental health.

A review of yoga of yoga for neuropsychiatric disorders –Balasubramaniam, Telles& Doraswamy 2013 Cramer–2013/17.

Streeter CC, Gerbarg PL, Saper RB, Ciraulo DA, Brown RP. (2012) Effects of yoga on the autonomic nervous system, gamma–aminobutyric– acid, and allostasis in epilepsy, depression, and post–traumatic stress disorder. Fried, Robert, and Joseph Grimaldi. The Psychology and Physiology of Breathing: In Behavioral Medicine, Clinical Psychology, and Psychiatry. The Plenum Series in Behavioral Psychophysics. Plenum 1993.

Kerekes N, Fielding C, Apelqvist S. Yoga in correctional settings: a randomized controlled study. Front Psychiatry (2017) 8:204. doi: 10.3389/ fpsyt.2017.00204.

Sfendla, A., Malmstro?m, P., Torstensson, S. and Kerekes, N. (2019). Yoga Practice Reduces the Psychological Distress Levels of Prison Inmates.

NOTES